U0204054

第 3 版

奈特神经病学
Netter's Neurology

主 编

Jayashri Srinivasan, MD, PhD, FRCP
Division of Neurology
H. Royden Jones Chair of Neuroscience
Lahey Hospital and Medical Center
Burlington, Massachusetts

Claudia J. Chaves, MD
Division of Neurology
Lahey Hospital and Medical Center
Burlington, Massachusetts

Brian J. Scott, MD
Department of Neurology
Stanford University Medical Center
Palo Alto, California

Juan E. Small, MD
Division of Neuroradiology
Lahey Hospital and Medical Center
Burlington, Massachusetts

主绘图
Frank H. Netter, MD

绘 图
Carlos A. G. Machado, MD
John A. Craig, MD
Tiffany Slaybaugh Davanzo, MA, CMI
James A. Perkins, MS, MFA
Anita Impagliazzo, MA, CMI

人民卫生出版社
·北 京·

ELSEVIER

Elsevier（Singapore）Pte Ltd.

3 Killiney Road

#08-01 Winsland House I

Singapore 239519

Tel：（65）6349-0200

Fax：（65）6733-1817

Netter's Neurology, 3/E

Copyright © 2020 by Elsevier Inc. All rights reserved, including those for text and data mining, AI training, and similar technologies.
Previous editions copyrighted 2012 and 2005.

ISBN-13：978-0-323-55476-3

This translation of Netter's Neurology, 3/E by Jayashri Srinivasan, Claudia J. Chaves, Brian J. Scott, and Juan E. Small was undertaken by People's Medical Publishing House and is published by arrangement with Elsevier（Singapore）Pte Ltd.

Netter's Neurology, 3/E by Jayashri Srinivasan, Claudia J. Chaves, Brian J. Scott, and Juan E. Small 由人民卫生出版社进行翻译，并根据人民卫生出版社与爱思唯尔(新加坡)私人有限公司的协议约定出版。

《奈特神经病学》（第 3 版）（李小刚 主译）

ISBN：978-7-117-35706-7

Copyright © 2023 by Elsevier（Singapore）Pte Ltd. and People's Medical Publishing House.

All rights reserved. No part of this publication may be reproduced or transmitted in any form or by any means, electronic or mechanical, including photocopying, recording, or any information storage and retrieval system, without permission in writing from Elsevier（Singapore）Pte Ltd. and People's Medical Publishing House.

注　意

本译本由 Elsevier（Singapore）Pte Ltd. 和人民卫生出版社完成。相关从业及研究人员必须凭借其自身经验和知识对文中描述的信息数据、方法策略、搭配组合、实验操作进行评估和使用。由于医学科学发展迅速，临床诊断和给药剂量尤其需要经过独立验证。在法律允许的最大范围内，爱思唯尔、译文的原文作者、原文编辑及原文内容提供者均不对译文或因产品责任、疏忽或其他操作造成的人身及/或财产伤害及/或损失承担责任，亦不对由于使用文中提到的方法、产品、说明或思想而导致的人身及/或财产伤害及/或损失承担责任。

Printed in China by People's Medical Publishing House under special arrangement with Elsevier（Singapore）Pte Ltd. This edition is authorized for sale in the Chinese mainland only. Unauthorized sale of this edition is a violation of the contract.

第 3 版

奈特神经病学
Netter's Neurology

主　编　Jayashri Srinivasan　Claudia J. Chaves
　　　　Brian J. Scott　Juan E. Small

主绘图　Frank H. Netter

绘　图　Carlos A. G. Machado　John A. Craig
　　　　Tiffany Slaybaugh Davanzo　James A. Perkins
　　　　Anita Impagliazzo

主　译　李小刚

译　者（按姓氏笔画排序）
　　　　马　妍　马长城　尹铁伦　叶　珊　刘　伟
　　　　刘　娜　刘小璇　刘向一　刘晓鲁　孙庆利
　　　　孙阿萍　李小刚　杨　琼　何　及　宋红松
　　　　张　燕　张远锦　张英爽　张新宇　陈　璐
　　　　郑　梅　赵海燕　袁俊亮　钱　晶　黄　骁

人民卫生出版社
·北　京·

版权所有，侵权必究！

图书在版编目（CIP）数据

奈特神经病学/（美）佳耶师利·斯里尼瓦桑
（Jayashri Srinivasan）等主编；李小刚主译. —北京：
人民卫生出版社，2024.2
　　ISBN 978-7-117-35706-7

　　Ⅰ.①奈…　Ⅱ.①佳…②李…　Ⅲ.①神经病学
Ⅳ.①R741

　　中国国家版本馆 CIP 数据核字（2023）第 241463 号

| 人卫智网 | www.ipmph.com | 医学教育、学术、考试、健康，购书智慧智能综合服务平台 |
| 人卫官网 | www.pmph.com | 人卫官方资讯发布平台 |

图字：01-2021-2008 号

奈特神经病学
Naite Shenjingbingxue

主　　译：李小刚
出版发行：人民卫生出版社（中继线 010-59780011）
地　　址：北京市朝阳区潘家园南里 19 号
邮　　编：100021
E - mail：pmph @ pmph. com
购书热线：010-59787592　010-59787584　010-65264830
印　　刷：人卫印务（北京）有限公司
经　　销：新华书店
开　　本：889×1194　1/16　印张：45
字　　数：1909 千字
版　　次：2024 年 2 月第 1 版
印　　次：2024 年 2 月第 1 次印刷
标准书号：ISBN 978-7-117-35706-7
定　　价：498.00 元

打击盗版举报电话：010-59787491　E - mail：WQ @ pmph. com
质量问题联系电话：010-59787234　E - mail：zhiliang @ pmph. com
数字融合服务电话：4001118166　E - mail：zengzhi @ pmph. com

献给我们的患者、学生、伙伴和同事
他们教会了我们很多很多

献给我们的家人
他们的爱和支持让这一切都很值得

主编简介

Jayashri Srinivasan，医学博士，哲学博士，皇家内科医师，在印度钦奈长大，毕业于斯坦利医学院。她最初在威尔士的加的夫接受研究生培训，在那里她获得了神经生理学博士学位，并完成了内科住院医师培训，成为英国皇家医师学院研究员。Jayashri 搬到波士顿，在塔夫茨神经病学项目中接受训练；随后，她在布里格姆妇女医院和哈佛医学院完成了神经肌肉疾病研究。她短暂地回到塔夫茨医学中心的塔夫茨学院，但不久之后于 2003 年搬到 Lahey 诊所。Jayashri 是塔夫茨大学医学院神经病学副教授。Jayashri 于 2015 年被任命为 H. Royden Jones 神经科学主席，负责管理一个非常繁忙的临床神经病学部门。自 2012 年起她担任医学部副主任。

在 Lahey 诊所，Srinivasan 博士专攻神经肌肉医学，她是一位非常熟练的临床神经生理学专家，对肌电图和自主神经紊乱特别感兴趣。当她不从事神经病学的时候，Jayashri 把她几乎所有的空闲时间都花在了她的家人身上——她的丈夫 VS Balakrishnan，圣伊丽莎白医学中心的肾病学主任，以及他们的两个孩子。

Claudia J. Chaves，医学博士，在巴西长大，在 Uberlândia 医学院获得医学学位。她完成了她在巴西圣保罗大学神经病学的第一次住院医师，在移居美国后，她在波士顿的新英格兰医学中心完成了另外一个神经内科住院医师培训。她在新英格兰医学中心和波士顿贝斯以色列女执事医学中心分别获得了脑血管病方面的研究奖学金和临床奖学金。此外，她还在得克萨斯州达拉斯西南医学中心接受多发性硬化症的亚专业培训，毕业于哈佛医学院的全球临床学者研究培训计划。

经过奖学金培训后，她在贝斯以色列女执事医学中心作为卒中神经病学家工作了几年，并在哈佛医学院担任神经病学讲师。随后，她于 2000 年搬到 Lahey 诊所。她目前是塔夫茨大学医学院神经病学副教授。

Chaves 博士是 Lahey 诊所多发性硬化中心的医学主任，也是 Lahey 诊所神经病学研究项目的联合主任。她获得了神经病学和脑血管病委员会认证，是美国神经病学学会的院士。

多年来，她的主要兴趣是临床研究，并参与了多个涉及脑血管和脱髓鞘疾病的临床试验和研究。在神经病学之外，她喜欢和丈夫 Steven Gans 在一起，她丈夫是麦克林医院的精神病学家，她有 3 个十几岁的孩子。她还喜欢学习法语、旅游和慢跑。

Brian J. Scott，医学博士，在俄亥俄州的 Chagrin Falls 长大。他在缅因州沃特维尔市科尔比学院获得生物学学士学位，并在俄亥俄州代顿市莱特州立大学医学院获得医学博士学位。他完成了塔夫茨/新英格兰医学中心住院医师计划的神经病学培训。从培训的最初阶段开始，H. Royden Jones 博士就被证明是一位有影响力的顾问和导师。在实习之后，Scott 博士在麻省总医院/Dana Farber 癌症研究所联合项目中接受神经肿瘤学研究员培训，然后在 Lahey 诊所担任第一个教员职位。

Scott 博士在旧金山加利福尼亚大学完成了神经内科医学的第二阶段临床研究，在返回 Lahey 诊所之前，他继续担任教员，担任神经内科住院服务主任和神经肿瘤内科主任。在这一角色中，他指导向神经医院服务模式的过渡，参加神经血管组，并协助创建 Lahey 神经重症护理团队和服务。他拥有神经肿瘤学和神经危重病护理的亚专业委员会认证，并曾担任多个胶质母细胞瘤和急性缺血性卒中治疗试验的主要研究者。

Scott 博士目前是斯坦福大学医学中心神经住院部的成员。他在普通住院神经病学病房和咨询服务，并参与教学和指导医学生、住院医师和研究员。在医院外，Scott 喜欢与他的妻子 Candace Kim 和 3 个孩子在一起。Candace Kim 是加州大学旧金山分校的一名老年急症护理成员。经常支持和/或捍卫他最喜爱的克利夫兰运动队。

Juan E. Small，医学博士，是马萨诸塞州伯灵顿 Lahey 医院和医疗中心神经放射科主任。Small 博士获得了迈阿密大学心理学学士学位，牛津大学神经科学硕士学位，哈佛医学院医学博士学位。他继续在哈佛医学院完成了在布里格姆妇女医院的放射学实习，并在马萨诸塞州总医院获得了神经放射学奖学金。Small 博士撰写并主编了几本书，包括 *Neuroradiology：Key Differential Diagnoses and Clinical Questions*、*Neuroradiologia：Diagnosticos Diferenciales Claves y Preguntas Clinicas*、*Neuroimaging Pharmacopoeia* 和 *Neuroradiology：Spectrum and Evolution of Disease* 等。Small 博士与妻子和两个儿子住在马萨诸塞州的牛顿。

《奈特神经病学》（Netter's Neurology）第 2 版讲述了 Frank Netter 无与伦比的艺术天才和教育远见。我在西北大学医学院的第一年里，被预先警告说神经解剖学入门课程将是我们面临的"最难的一门"。一些高年级的学生告诉我去购买《奈特神经科学图谱》（Netter Atlas of Neurosciences），一切将会变得井井有条。的确如此，自那时起我开始对神经病学感兴趣。

Netter 博士在半个月一次的 CIBA 研讨会上对许多医学主题的娴熟演绎给我留下了深刻的印象，几年后我在一次展示这些主题的美国医学学会会议上询问他是否有兴趣解释各种神经病变。我从没想过这个建议会直接传达给 Netter 博士。然而，不到 1 年后的 1982 年，我收到了他的一封信，要求我详细阐述我的想法。我很快就去拜访了 Netter 博士位于棕榈滩的新工作室。这是一个梦寐以求的机会，尤其是我的业余爱好之一是尝试油画和水彩画。Netter 是一位非常和蔼可亲的绅士，在几次拜访之后，他请我帮助他修改《奈特神经系统图谱》两卷中的《神经病学和神经肌肉疾病》（Neurologic and Neuromuscular Disorders），这本书在我第一年的神经解剖学课程中给我留下了深刻印象。很多周末我们都在一起，他听了我关于如何最好地阐述每个主题的想法。典型的 Netter 日是早上 7 点在他的工作室开始的。Netter 总是抽着雪茄，而我一直在给烟斗加燃料。

在一些亲爱的同事们的帮助下，这本书于 1986 年出版。

我们曾计划每 6~8 年更新一次该版本；然而，随着 Frank Netter 于 1991 年去世，CIBA 制药并入诺华制药，正在进行修订的似乎被归入出版界。令我非常高兴的是，2000 年，Icon 出版商在购买了 Netter 图谱的使用权后联系了我。他们的愿景带来了一些更传统、更专业的教科书的开发，我有幸以这种更经典的格式主编了第 1 版《奈特神经病学》。

正如 Frank Netter 经常对我说"一幅绘图胜过千言万语"。的确如此，他杰出的绘图为这部专著奠定了基础。在构思《奈特神经病学》第 1 版的整体形式时，对我来说非常重要的是，不仅要包括对神经病学状况的概述，还要使用临床病例的小案例，特别是因为这些是我最有效的教学手段。目前，许多医学院采用了基于案例的方法，我们的目标是为医科本科生和住院医师补充此类内容。我在西北大学的第一位神经科学老师非常有效地利用了患者的陈述，使基础神经解剖学和生理学的复杂性变得生动起来。在《奈特神经病学》第 1 版中，初学的学生和住院医师都很好地接受了这种教学方法。我们还认为，神经科执业临床医师会发现通过基础解剖学和临床神经病学的结合，将会对现今各种临床类型的诊断所需流程提供一种全新的选择。

纪念 H. Royden Jones 博士

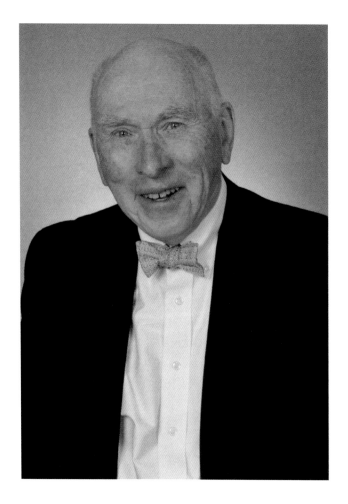

《奈特神经病学》第 3 版是自其主要设计师 H. Royden Jones 博士去世以后出版的新版本。主编们要感谢 Jones 博士在撰写和主编之前的版本时所付出的巨大热情、创造力和不懈努力。他对这项工作的承诺，对临床神经病学实践的奉献，都被嵌入到了这本书中。有幸与他共事，我们经常想念他，并非常感谢他所作出的榜样。对我们来说，Jones 博士体现了临床敏锐性、专业性和临床神经病学教育的最高标准。

Jones 博士留下的最实在的遗产之一是他给患者留下的持久印象。在 Lahey 诊所神经科，我们所有人都有过这样的遭遇：一位患者自豪地宣称"我是 Jones 医生的患者"，紧接着他们生动而难忘地描述了与他在一起的时光。Jones 博士很有天赋，能够让患者认识到经验的价值以及他对他们幸福的承诺。我们希望，通过继续他在《奈特神经病学》第 3 版中的工作，以对他表示敬意，并希望读者将有能力和灵感跟随临床神经病学实践中的卓越典范——Jones 博士。

Frank H. Netter,医学博士

Frank H. Netter 1906 年出生于纽约市。在进入纽约大学医学院之前,他曾在艺术学生联盟和国家设计学院学习艺术,并于 1931 年获得医学学位。在学生时代,Netter 博士的笔记本草图吸引了医学院和其他内科医生的注意,使他能够通过给文章和教科书绘图来增加收入。1933 年,Netter 博士开始从事外科临床工作,同时继续以绘图为副业,但他最终选择放弃自己的临床,转而致力于艺术。第二次世界大战期间,Netter 博士于美国陆军服役,开始与 CIBA 制药(现为诺华制药)长期合作。这 45 年的合作关系产生了世界各地的医生和其他医学专业人员所熟悉的非凡的医学艺术作品。

2005 年,爱思唯尔(Elsevier)公司从 Icon 出版商购买了 Netter 系列和所有出版物。目前,通过爱思唯尔可获得 50 多种关于 Netter 博士绘图的出版物。

Netter 博士的作品是在医学概念教学中使用绘图的最好例子之一。《奈特医学绘图作品集》(*Netter Collection of Medical Illustrations*)(13 册),其中包括 Netter 博士创作的 20 000 多幅绘图中的大部分,成为并仍然是有史以来出版的最著名的医学作品之一。《奈特人体解剖学图谱》(*Netter Atlas of Human Anatomy*)于 1989 年首次出版,展示了 Netter 收藏中的解剖学绘图。该书已经被翻译成 16 种语言,是全世界医学生选择的解剖学图谱。

Netter 图谱之所以如此被推崇,不仅仅在于其审美价值,更重要的是传递了知识。正如 Netter 博士在 1949 年写道的那样,"……阐明一个主题是绘图的目的和目标。无论一个主题绘得多么漂亮,表现得多么微妙,如果不能阐明某些医学观点,那么作为医学绘图就没有什么价值。"Netter 博士的设计、构想、观点和方法正是他绘图的灵感所在,也是他绘图的知识价值所在。

Frank Netter,医学博士、医生和艺术家,于 1991 年去世。

Carlos A. G. Machado,医学博士

Carlos A. G. Machado 被诺华制药选为 Netter 博士的继任者。他仍然是 Netter 医学绘图收藏的主要艺术家。

心脏病专家 Carlos Machado 自学医学绘图,对 Netter 博士的一些原始图版进行了细致的更新,并以 Netter 的风格创作了许多自己的绘图作品,作为 Netter 收藏的延伸。Carlos 博士的绘图真实感、专业知识和他对医患关系的敏锐洞察造就了他生动而难忘的视觉风格。他致力于研究他所绘图的每一个主题和学科,使他成为当今工作中最杰出的医学绘图家之一。

编者名单

Michael Adix II, MD
Interventional Neuroradiologist
Premier Radiology
Kalamazoo, Michigan
United States

Lloyd M. Alderson, MD
Division of Neurosurgery
Lahey Hospital and Medical Center
Burlington, Massachusetts
United States

Gregory J. Allam, MD
Department of Neurology
Brigham and Women's Hospital
Boston, Massachusetts
United States

Timothy D. Anderson, MD
Division of Otolaryngology
Lahey Hospital and Medical Center
Burlington, Massachusetts
United States

Diana Apetauerova, MD
Division of Neurology
Lahey Hospital and Medical Center
Burlington, Massachusetts
United States

Patrick R. Aquino, MD
Division of Psychiatry and Behavioral
 Medicine
Lahey Hospital and Medical Center
Burlington, Massachusetts
United States

Jeffrey E. Arle, MD, PhD
Department of Neurosurgery
Beth Israel Deaconess Medical Center
Boston, Massachusetts
United States

Geetha K. Athappilly, MD
Division of Ophthalmology
Lahey Hospital and Medical Center
Burlington, Massachusetts
United States

Ritu Bagla, MD
Division of Neurology
Lahey Hospital and Medical Center
Burlington, Massachusetts
United States

Joseph D. Burns, MD
Division of Neurology
Lahey Hospital and Medical Center
Burlington, Massachusetts
United States

Ted M. Burns, MD
Department of Neurology
University of Virginia Heath Sciences
Charlottesville, Virginia
United States

Ann Camac, MD
Division of Neurology
Lahey Hospital and Medical Center
Burlington, Massachusetts
United States

Claudia J. Chaves, MD
Division of Neurology
Lahey Hospital and Medical Center
Burlington, Massachusetts
United States

G. Rees Cosgrove, MD
Department of Neurosurgery
Brigham and Women's Hospital
Boston, Massachusetts
United States

Donald E. Craven, MD
Division of Infectious Diseases
Lahey Hospital and Medical Center
Burlington, Massachusetts
United States

Allison Crowell, MD
Department of Neurology
University of Virginia
Charlottesville, Virginia
United States

Carlos A. David, MD
Division of Neurosurgery
Lahey Hospital and Medical Center
Burlington, Massachusetts
United States

Peter K. Dempsey, MD
Division of Neurosurgery
Lahey Hospital and Medical Center
Burlington, Massachusetts
United States

Robert A. Duncan, MD
Division of Infectious Disease
Lahey Hospital and Medical Center
Burlington, Massachusetts
United States

Khaled Eissa, MD
Division to Pulmonary & Critical Care
 Medicine
Lahey Hospital and Medical Center
Burlington, Massachusetts
United States

Stephen R. Freidberg, MD
Division of Neurosurgery
Lahey Hospital and Medical Center
Burlington, Massachusetts
United States

Paul T. Gross, MD
Division of Neurology
Lahey Hospital and Medical Center
Burlington, Massachusetts
United States

Jian Guan, MD
Department of Neurosurgery
Clinical Neurosciences Center
University of Utah
Salt Lake City, Utah
United States

Jose A. Gutrecht, MD
Division of Neurology
Lahey Hospital and Medical Center
Burlington, Massachusetts
United States

Kelly G. Gwathmey, MD
Department of Neurology
Virginia Commonwealth University
Richmond, Virginia
United States

Gisela Held, MD
Division of Neurology
Lahey Hospital and Medical Center
Burlington, Massachusetts
United States

Doreen T. Ho, MD
Division of Neurology
Lahey Hospital and Medical Center
Burlington, Massachusetts
United States

Obehi Irumudomon, MD
Department of Pediatric Neurology
Cohen Children's Medical Center
New Hyde Park, New York
United States

H. Royden Jones, Jr., MD†
Division of Neurology
Lahey Hospital and Medical Center
Burlington, Massachusetts
United States

Samuel E. Kalluvya, MD
Division of Infectious Diseases
Lahey Hospital and Medical Center
Burlington, Massachusetts
United States

Ian Kaminsky, MD
Interventional Neuroradiologist
RIA Neurovascular LLC
Englewood, Colorado
United States

Johannes B. Kataraihya, MD
Division of Infectious Diseases
Lahey Hospital and Medical Center
Burlington, Massachusetts
United States

Mara M. Kunst, MD
Division of Neuroradiology
Lahey Hospital and Medical Center
Burlington, Massachusetts
United States

Kenneth Lakritz, MD
Division of Psychiatry and Behavioral
    Medicine
Lahey Hospital and Medical Center
Burlington, Massachusetts
United States

Julie Leegwater-Kim, MD, PhD
Division of Neurology
Lahey Hospital and Medical Center
Burlington, Massachusetts
United States

David P. Lerner, MD
Division of Neurology
Lahey Hospital and Medical Center
Burlington, Massachusetts
United States

Sui Li, MD
Department of Neurology
Mount Auburn Hospital
Cambridge, Massachusetts
United States

Caitlin Macaulay, PhD
Division of Neurology
Lahey Hospital and Medical Center
Burlington, Massachusetts
United States

Subu N. Magge, MD
Division of Neurosurgery
Lahey Hospital and Medical Center
Burlington, Massachusetts
United States

Ippolit C. A. Matjucha, MD
Former Neuro-ophthalmologist
Lahey Hospital and Medical Center
Burlington, Massachusetts
United States

Michelle Mauermann, MD
Consultant in Neurology
Assistant Professor of Neurology
Mayo Clinic
Rochester, Minnesota
United States

Daniel P. McQuillen, MD
Division of Infectious Diseases
Lahey Hospital and Medical Center
Burlington, Massachusetts
United States

Carol L. Moheban, MD
Division of Neurology
Lahey Hospital and Medical Center
Burlington, Massachusetts
United States

Winnie W. Ooi, MD, DMD, MPH
Division of Infectious Diseases
Lahey Hospital and Medical Center
Burlington, Massachusetts
United States

Joel M. Oster, MD
Department of Neurology
Tufts Medical Center
Boston, Massachusetts
United States

Robert Peck, MD
Division of Infectious Diseases
Lahey Hospital and Medical Center
Burlington, Massachusetts
United States

Dana Penney, PhD
Division of Neurology
Lahey Hospital and Medical Center
Burlington, Massachusetts
United States

Pooja Raibagkar, MD
Division of Neurology
Lahey Hospital Medical Center
Burlington, Massachusetts
United States

Anil Ramineni, MD
Division of Neurology
Lahey Hospital and Medical Center
Burlington, Massachusetts
United States

Haatem M. Reda, MD
Department of Neurology
Massachusetts General Hospital
Harvard Medical School
Boston, Massachusetts
United States

James A. Russell, DO
Division of Neurology
Lahey Hospital and Medical Center
Burlington, Massachusetts
United States

Monique M. Ryan, MB BS, M Med, FRACP
Royal Children's Hospital
Murdoch Children's Research Institute
Melbourne
Australia

Brian J. Scott, MD
Department of Neurology
Stanford University Medical Center
Palo Alto, California
United States

Saurabh Sharma, MD
Department of Neurology
Overlook Medical Center
Atlantic Health System
Summit, New Jersey
United States

Juan E. Small, MD
Division of Neuroradiology
Lahey Hospital and Medical Center
Burlington, Massachusetts
United States

†Deceased.

Jayashri Srinivasan, MD, PhD, FRCP
Division of Neurology
H. Royden Jones Chair of Neuroscience
Lahey Hospital and Medical Center
Burlington, Massachusetts
United States

Sujit Suchindran, MD, MPH
Division of Infectious Diseases
Lahey Hospital and Medical Center
Burlington, Massachusetts
United States

Joanna Suski, MD
Division of Neurology
Lahey Hospital and Medical Center
Burlington, Massachusetts
United States

Matthew E. Tilem, MD
Division of Neurology
Lahey Hospital and Medical Center
Burlington, Massachusetts
United States

Elizabeth Toh, MD, MBA
Division of Otolaryngology-Head and Neck
  Surgery
Lahey Hospital and Medical Center
Burlington, Massachusetts
United States

Daniel Vardeh, MD
Division of Neurology and Anesthesia
Lahey Hospital and Medical Center
Burlington, Massachusetts
United States

Barbara Voetsch, MD, PhD
Division of Neurology
Lahey Hospital and Medical Center
Burlington, Massachusetts
United States

Michal Vytopil, MD, PhD
Division of Neurology
Lahey Hospital and Medical Center
Burlington, Massachusetts
United States

Kenneth M. Wener, MD
Division of Infectious Diseases
Lahey Hospital and Medical Center
Burlington, Massachusetts
United States

Robert G. Whitmore, MD
Division of Neurosurgery
Lahey Hospital and Medical Center
Burlington, Massachusetts
United States

Yuval Zabar, MD
Medical Director, PSP
Biogen Idec
Cambridge, Massachusetts
United States

目 录

临床评估

Jayashri Srinivasan

临床神经病学评估

Brian J. Scott, *Claudia J. Chaves*, *Jayashri Srinivasan*

神经科学是各种临床学科中最具智力挑战性、最引人入胜、最具刺激性的学科。基础神经解剖学和神经生理学的巨大复杂性，起初对医学生和神经科住院医师来说似乎都是压倒性的。然而，最终这个巨大的知识库的各个部分以一种可辨别的模式聚集在一起。我们经常会扩展或重新审视我们的神经基础，因为我们受到以往经验主题变化的挑战。正是对这些临床经验的敏锐观察和规范，引导精明的神经内科医师解决新的患者挑战。

医生首先必须是一位机敏的历史学家，一开始必须非常仔细倾听患者的病史。最常见的错综复杂及微妙的神经疾病病史提供了必要的基础，合理和结构化的神经检查允许神经科医生回答两个基本问题：病变定位在哪？什么是可能的病因？这将指导临床医生开出适当的诊断检查。

虽然很容易确定必要的方法来检查神经系统患者，但强调病史的获取同样比做一些普遍性检查更具挑战性。神经系统训练最重要的要素之一是让学生和住院医师有机会观察高级神经科医师对患者的评估。作为一名住院医师，这绝对是我们最重要的学习经历之一。学生往往不欣赏精心推导的神经病学临床病史所展现的优雅插图。一位熟练和成功的神经病学家的一个主要特征是成为一个机敏的倾听者。这就要求神经病学家从患者的各种问题中收集各种看似不同且微妙的数据，然后用具体的问题关注这些信息，以确定其与当前问题的相关性。了解患者症状的时间特征是至关重要的；起病的症状是发病急且平稳，还是一个进行性加重的病程？这些信息通常提供了一个最重要的思考方法，这是诊断的一个非常重要的关键。

> **临床案例**　女性，42岁，患有青少年型自身免疫性糖尿病，进一步检查极度疼痛的神经病变，最初被认为继发于糖尿病或可能继发于近期乳腺癌化疗所致。然而，她的颞部表现是诊断的最终线索。仔细回顾她的起病症状，发现在乳房切除术后苏醒之前，从未有过任何不可忍受的感觉异常的迹象。她的疼痛在苏醒室突然开始出现。发病一开始的病情都很稳定，身体完全丧失了生活能力。患者以前是个充满活力的女人，最喜欢的消遣是在山区国家森林里背包旅行。这个起病时间与任何糖尿病或抗肿瘤化疗相关的对称性的多发性神经病完全相反，因为这些疾病总是有一个慢性起病的轻微症状，然后症状逐渐加重的临床过程。
>
> 　有了这些信息，我们询问了她在做乳房手术的过程，她从麻醉苏醒后发生了这种极度疼痛的神经病变。事实上，她用了一氧化二氮（N_2O）诱导的全身麻醉剂。这种 N_2O 触发了第二种自身免疫性疾病，即维生素 B_{12} 缺乏症。在麻醉剂的使用后突然出现了这些症状。幸运的是，用维生素 B_{12} 的替代治疗后患者的症状完全缓解。
>
> 　**点评**：在这个案例中，医生最初让自己被他们熟悉的东西困住了，因为糖尿病是引起疼痛性神经病变的最常见原因。然而，它很少会突然出现症状。对这些患者的发病时间特征的仔细询问，特别是突然出现的症状，使我们寻求更详细的病史，以确定某些中毒过程是否有可能。回顾手术记录本身做出了怀疑 N_2O 中毒，最后诊断被证实。

大多数神经系统疾病遵循一个明确的临床范式。然而，正是他们广阔的临床观点不断挑战着精明的神经科临床医生保持警觉的智力姿态。当这些特殊的临床微妙之处得到重视时，临床医生在临床神经科学的前沿上会得到知识回报，他或她的患者已经得到最好的诊断。熟练的临床医生可以询问出一个非常仔细的病史，最能识别一些非常不寻常的事物属性的人。

例如，患者手部麻木或刺痛为手腕正中神经卡压最常见的临床表现，反映了一种非常常见的疾病，称为腕管综合征。然而，这种类型的症状可能偶尔表现为臂丛神经、神经根、脊髓或大脑本身病理损害的早期迹象。临床医生在每一位患者评估中都必须考虑到一个广泛的解剖病变的观点。如果不认真遵循这种方法，不太常见和可治疗的疾病可能无法及时诊断。在第一次与患者见面时，在获得全面准确的病史方面绝对不能妥协。这是医生最重要的交流。它需要在一个轻松的、希望不被打断的房间，允许询问隐私。此外，邀请配偶、父母或重要的其他人进入房间也是非常重要的。很少有患者会反对这一点；另一位密切接触患者发生障碍的目击者可以提供对诊断至关重要的见解。一个完全的初步评估会使患者及家属对医生产生信任感，提供详细的病史，医生进行仔细的检查，做出重要承诺。一旦进行下去，这种临床环境鼓励患者与他们的医生公开沟通，因为他们概述了他们的诊断计划，并最终制定了治疗方案。本章提供了一个基础，将作为学生和实习医生的基准，以学习详细的神经病学评估的艺术和科学。

神经系统病史和检查

准确的病史需要注意细节，在理解患者的肢体语言时经常观察患者的行为举止，有机会目睹患者的困难，并与家属面谈。病史教学本身就是一门特殊的艺术和科学。这是一项需要不断增加自己面试技巧的技能。倾听患者的心声是这个练习中最重要的部分;在不同的患者情况中提供的内容可能比当前临床实践的"指南时代"的内容更耗时。这种方法为诊断提供了关键信息,往往看清一个精明的临床医生的能力,发现一个别人不能做出诊断的能力。

一个完整的神经系统检查也需要仔细磨炼的临床技能。例如,判断患者是否真的肢体无力的能力,或者同样是否引出巴宾斯基(Babinski)征的能力,是获得正确诊断的关键。检测确定脊髓感觉丧失的平面的能力是另一项非常重要的训练。

当患者看过其他临床神经病学专家但没有做出诊断时,是一个具有挑战性的临床场景。患者很沮丧,就像以前的神经病学专家一样。为了公平对待患者和自己,在评估寻求第二种神经病学诊断时,亲自获得自己的初始和完全公正的病史和检查是很重要的。此外,为了防止不受欢迎的偏见,新的神经病学专家在获得患者的病史和进行检查前应该避免阅读其他同事的病历或看以前的神经系统影像。

虽然询问病史耗时,但病史是导致准确诊断的最重要因素。一个熟练的神经学家的基本属性之一是有能力成为一个好的倾听者,以免错过关键的病史信息。重要的是,在初次面诊开始时,询问患者为什么会来;这使他们有机会用自己的话表达关切。如果可能的话,神经科医生不应该打断患者的诉说,这样患者就有机会向神经科医生提出他们最关心的问题,强调最重要的症状。焦虑或强迫的患者很少会长篇大论诉说他们的担忧;有了经验后,医生学会了谨慎地插话,以保持对评估的控制,并将患者从无关的角度拉回来。

当患者的主要关注点确定后,可以探讨具体问题。此外,在回顾历史的过程中仔细观察,可以更好地关注后续问题。通过倾听患者的声音和观察对问题的回答,可以获得对心理状态和语言的准确基线评估。正是通过倾听,临床医生才能洞悉患者真正关心的问题。例如,一个患者认识的人最近发现得了脑瘤,患者的头痛加重了,被转诊给神经科医生进行头痛评估,这种情况并不罕见。

不幸的是,现代医疗保健的经济性迫使初级保健医生和专家缩短与患者及其家属的就诊时间。必须注意不要使用诊断工具,如磁共振成像(MRI),作为仔细的临床病史和检查的替代品。目前互联网上提供的详细医疗信息,加上复杂的基础健康教育,确实增强了患者的知识,尽管并非总是以平衡的形式增加。患者的期望可能会影响医生的诊断方法。在这种环境下,MRI 和计算机断层扫描(CT)等成像技术已经取代或补充了临床判断的重要部分,也就不足为奇了。然而,如果没有适当的临床相关性,即使是最显著的检查结果也可能被证明是不相关的。由于 MRI 检查结果与患者的主诉无关,让患者不必要地接受手术可能会导致悲惨的结局。因此,对临床问题有一个完整的了解是很重要的。

尽管神经病学似乎有被过度依赖于高度复杂的诊断检查所淹没的危险,但这一点需要保持清醒的认识,因为许多这些新型检查大大提高了我们的诊断技能和治疗能力。例如,关于多发性硬化症的早期识别、进展和治疗反应的许多知识依赖于仔细的 MRI 成像。

让患者在诊室里感到舒适是至关重要的,尤其是通过培养积极的人际关系。花时间收集有关患者的生活、教育和社交习惯的信息通常会提供有用的线索。对系统进行全面回顾的一组仔细的问题可能会提供关键的诊断线索,从而集中评估。当患者与有同情心的医生建立起信任感和融洽关系时,他或她更愿意返回进行随访,即使最初评估时没有做出诊断。有时第二次或第三次仔细的检查会发现一个关键的病史或检查异常,从而导致一个具体的诊断。随访还允许患者和医生就症状和问题进行另一次对话。一些患者在第一次就诊时可能会列出一份详尽的问题和症状清单,而另一些患者提供的信息很少。随后的访问不仅是为了讨论检查结果,而且是为了澄清症状和/或对治疗的反应。如果患者在第一次就诊时感到匆忙,他们可能不会返回进行随访,从而使神经病学专家无法进行关键的诊断观察。医患关系必须始终得到精心培育和高度尊重。

神经系统评估方法

在整个培训过程中,随着住院医师的临床经验不断发展,检查技能不断提高。一个重要的学习机会是观察神经病学专家在接触不同类型患者时表现出的各种技能。神经病学评估的要点之一是学习如何引出重要的,有时是微妙的诊断线索;此外,欣赏不同年龄段的"正常表现"也很重要。仓促的病史和检查可能会产生误诊。例如,在一个老年患者中,踝反射活跃是不正常的,而踝关节振动感觉的适度减弱是正常的。早期多发性硬化症的诊断可能会因为不询问诸如以前的视觉功能问题、弯曲颈部时的射电感觉异常(Lhermitte 征)或因排尿急迫而表现出的括约肌问题而错过。

尽管腕管综合征是导致手麻木的最常见原因,但必须始终注意不要忽视其他可能导致相同症状的病理解剖部位,如较近端的正中神经、臂丛神经或颈神经根。在另一个例子中,未能进行彻底的神经肌肉检查(包括要求患者换上睡衣并检查肌肉体积和张力)可能会妨碍检查医生认识到存在意料之外的轻微痉挛、反射不对称和/或巴宾斯基征阳性等提示中枢神经系统(CNS)损伤的体征。同样,确定一个感觉水平是脊髓病变作为病理生理学解释患者的麻木手的指标。最后,发现手指的感觉丧失主要涉及位置觉和实体觉,这就成为检查大脑皮质作为这些症状的关键点。

在对几乎所有患者进行初步评估时进行一次完整的神经系统检查的另一个重要结果是,这不仅确定了患者的当前状态,还将为将来的比较提供一个基线。在许多患者个体中存在某些"正常"的不对称性,通常患者或亲属以前并不在意这种不对称性。这可能包括患者微微不对称地微笑、瞳孔有些不规则或有上睑下垂的迹象。然而,这些发现有时确实具有重大意义。例如,一位中年妇女被认为患有良性紧张性头痛。这是基于其他地方的"正常"神经学检查。然而,她有一个不对称的微笑,以前没有在意。影像学检查发现她面部力弱的对侧有额叶肿瘤。因此,仔细观察看似微妙的临床发现,可能会证明对当前问题有重大影响。即使这些发现被证明是"正常变异",在患者发病过程中或以后出现新问题时,清晰的病历往往非常有用。在这种情况下,先前对正常不对称性的定义将防止产生错误的结论。

构想

神经病学中最具智力挑战性的方面之一是神经病学专家将病史和体格检查合并为一个统一假设的能力。需要首先考虑多个神经解剖部位,这可能有助于解释患者的临床表现(病变在哪里?)。随后,从患者既往病史和家族史的角度,以及临床症状发生的时间分布(病因是什么?)。患者的所有症状都是突然出现的吗?就像通常在卒中时看到的那样?或者是临床功能障碍程度的演变,或者是新的特征逐渐增加到患者的表现中,作为某些肿瘤性病变的特征,有时是更弥漫的血管炎?由于患者无法提供准确的病史或参与神经系统检查,处方可能会受到阻碍。其中一个更微妙和困难的疾病是患者的疾病感缺失,这种患者可能发生右顶叶脑部病变。在这种情况下,患者可能没有感觉、视觉或运动忽视,但对认知、情感和其他功能方面的受限一无所知。在这种情况下,询问家属是最重要的。

概述和基本原则

神经病学检查在患者从座位上站起来接受问候的那一刻、微笑或不微笑的特征、走进神经病学家的诊室时就开始了。在了解患者病史的过程中,可以很好地判断患者的语言功能和认知能力。同时,神经科医生总是习惯于仔细观察,以确定各种临床症状。有些是明显的运动增多(如震颤、坐立不安、肌张力障碍或运动障碍);另一些则更为微妙,如白癜风,暗示着神经系统自身免疫紊乱的可能性。同样重要的是,当看到帕金森病患者时发现缺乏正常的运动。当神经科医生完成检查时,她或他必须能够将这些病史和检查结果分类并组织成一个精心组织的诊断公式。

随后对正式检查的定义可细分为几个主要部分。语音和语言在病史询问过程中进行评估。检查的认知部分通常与初始病史一起明确确定了,通常不需要正式的精神状态测试。然而,有许多临床神经系统情况的评估是非常耗时和复杂的;第25章专门讨论患者评估的这一方面。

多个系统的神经系统检查为最基本的临床评估提供了仔细的基石。在训练中的神经病学家和他们的同事在实践中不能期望测试他们评估的每个患者的所有可能的认知因素。某些基本要素是必需的;其中大多数在最初的临床评估中很容易观察到或引出。这些包括语言功能、情感、注意力、定向力和记忆的记录。当关注患者的认知能力时,神经病学家必须找出失用症或失认症的证据,并测试组织能力。一旦语言和认知功能得到评估,神经科医生就把剩下的部分用于检查许多功能。这些包括脑神经(图 1.1)、

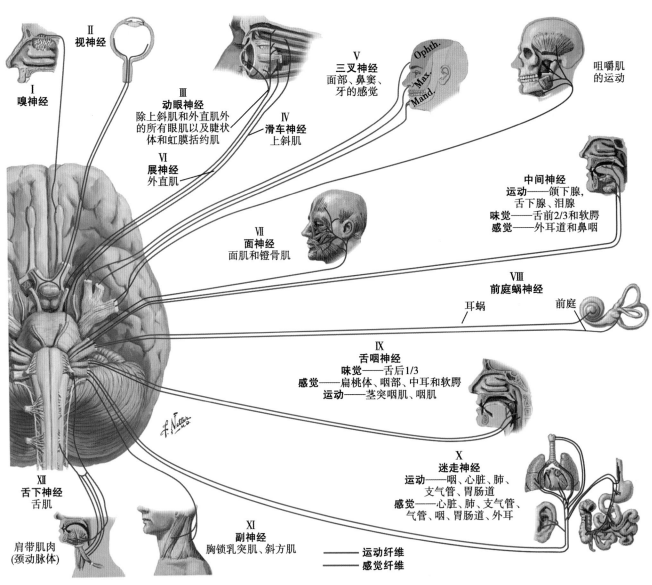

图 1.1 脑神经:运动和感觉纤维的分布

肌肉力量、肌肉拉伸反射（MSR）、足底刺激、协调、步态和平衡以及感觉方面。为了不忽视检查的每个重要部分，这些检查应定期进行系统的检查。应注意患者的一般健康、营养状况和心功能，包括是否存在明显的心律失常、心脏杂音、高血压或充血性心力衰竭的症状。如果患者是脑部疾病，重要的是要寻找感染、肝脏、肾脏或肺部疾病的微妙迹象。

脑神经：导言

12 对脑神经参与多种类型的神经功能（见图 1.1）。脑神经由传入感觉纤维、运动传出纤维或往返脑干核的混合神经纤维组成（图 1.2）。

特殊的感觉由 5 种不同脑神经的全部或部分功能所代表，即嗅觉的嗅神经（Ⅰ）；视觉的视神经（Ⅱ）；味觉的面神经（Ⅶ）和舌咽神经（Ⅸ）；以及听力和前庭功能的耳蜗和前庭神经（Ⅷ）。另外 3 对脑神经直接负责协调、同步和复杂的双侧眼球运动，包括动眼神经（Ⅲ）、滑车神经（Ⅳ）和展神经（Ⅵ）。脑神经Ⅶ

是负责面部表情的主要脑神经，它对于向患者家人和亲密伙伴确定患者心理表征的外部体征非常重要，或大脑或脑神经损伤引起的瘫痪症状非常重要。面部感觉主要由三叉神经（Ⅴ）提供；然而，它是一种混合神经，也为咀嚼肌提供主要的运动功能。进食和饮水的能力取决于舌咽神经（Ⅸ）、迷走神经（Ⅹ）和舌下神经（Ⅻ）。舌下神经和喉返神经对语言的机械功能也很重要。最后，副神经（Ⅺ），包含颅内神经和脊神经根，提供颈部和肩部的大肌肉的运动支配。

脑神经病变可局限于单一神经，如嗅觉（来自闭合性头部损伤、帕金森病早期或脑膜瘤）、三叉神经（剧痛性抽搐）、面神经（贝尔麻痹）、听神经（神经鞘瘤）和舌下神经（颈动脉夹层）。有一种系统性疾病的亚型，有可能从神经轴突内起源的各种脑神经在大脑和脑干的基底部的出口处渗入或植入。这些疾病包括起源于肺、乳腺和胃的转移性恶性肿瘤的软脑膜转移，以及各种淋巴瘤或肉芽肿疾病，如结节病或结核病，每一种疾病都导致多发的、有时有不同的脑神经病变的临床表现。很多时候出现口吃。各种症状与个别脑神经有关。这些症状通常在几

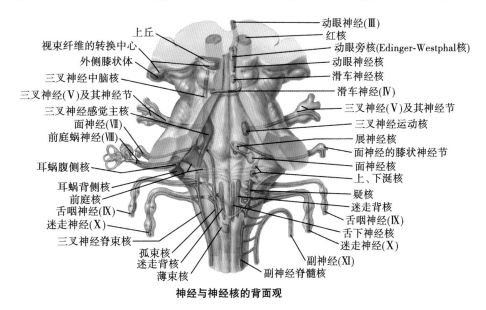

神经与神经核的背面观

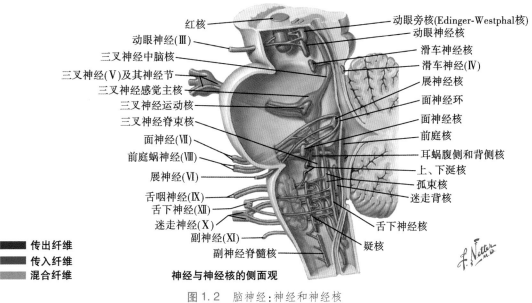

传出纤维
传入纤维
混合纤维

神经与神经核的侧面观

图 1.2 脑神经：神经和神经核

周内或几个月内出现。

脑神经功能障碍通常会使患者因一些临床应用的局限性而就医。这些表现包括眼科疾病，如视力下降或视野缺损（视神经和海绵窦周围的视交叉）和水平、垂直或倾斜的复视（动眼神经、滑车神经和展神经）。其他脑神经表现包括面部疼痛（三叉神经）、面肌力弱（面神经）、吞咽困难（舌咽神经和迷走神经）和口齿不清（舌下神经）。

脑神经检查

Ⅰ：嗅神经

嗅觉是一种非常重要的原始功能，在其他动物物种中，它的调节要精细得多。在这里，其他哺乳动物能够寻找食物，找到配偶，并鉴别朋友和敌人一样，因为它们有精细的微调嗅觉的大脑。在人类，这种功能的丧失有时仍然会对人身安全产生非常重大的影响。如果人们闻不到火或燃烧的食物，他们的生存就会受到严重威胁。嗅觉的丧失也会影响味觉的快感，尽管如后文所述，味觉本身主要是脑神经Ⅶ和Ⅸ的功能。

嗅神经功能测试是相对的，尽管它只是偶尔在临床中使用。可能在相对简单的头部创伤后受损，在有各种病因的额叶功能障碍的患者中，尤其是嗅沟脑膜瘤患者。嗅觉丧失有时是帕金森病的早期症状。嗅觉功能的临床评估相当简单。检查人员让患者闻一闻，并试图识别具有特定气味的熟悉物质（如咖啡豆、薄荷叶、柠檬）。嗅觉丧失或能力下降分别称为嗅觉丧

失或嗅觉减退；不能正确识别气味或气味失真被称为嗅觉减退或嗅觉障碍。双侧嗅觉神经紊乱伴嗅觉完全丧失，通常由头部外伤、慢性上呼吸道感染或药物所致，通常比单侧嗅觉丧失的不祥症状少，这引起了对局灶性浸润性或压迫性病变的关注，如额叶嗅沟脑膜瘤。

Ⅱ：视神经

在人类所有的感觉中，看到家人和朋友、阅读和欣赏大自然美景的能力是至高无上的；因此，很难想象没有视觉的生活。很明显，许多人，如 Helen Keller，已经充满活力和成功地克服了失明的挑战；然而，如果有选择，视觉是所有动物感觉中最珍贵的一种。"视力模糊"是一种常见但相对非特异性的症状，可能与视觉通路上的任何部位的功能障碍有关（图 1.3）。在检查视神经功能时，识别任何伴随的眼部异常非常重要，如眼球突出、上睑下垂、巩膜充血、压痛、杂音和瞳孔改变。

使用距眼睛 14 英寸（35.56cm）的标准斯内伦视力表筛查视力。筛查必须在适当的光线下进行，并考虑到患者的屈光优势，必要时使用矫正镜片或针孔。仔细的视野评估是评估视功能的另一个重要手段。这些检测是互补的，一个在视网膜水平测试中央分辨率，另一个在视交叉、视束和枕叶皮质水平评估继发于病变的周边视野缺陷。通过让患者舒适地坐在与检查者相似的水平面上来评估视野。首先，每只眼睛都要独立检测。患者被要求直视检查者的鼻子。检查者从侧面伸出一只手臂，与他或她本人以及患者保持等距离，并要求患者区分一个手指和两个手指。患者的注意力必须始终指向检查者，因为

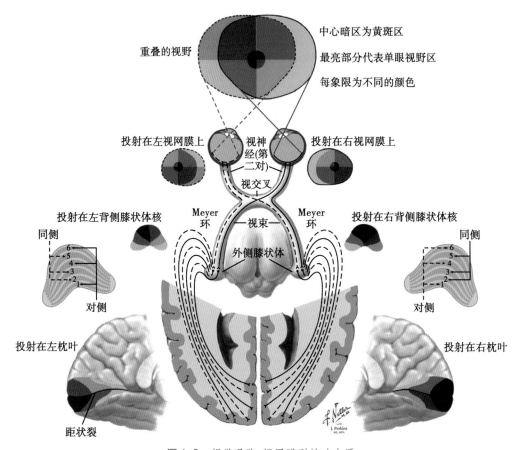

图 1.3 视觉通路：视网膜到枕叶皮质

大多数患者会反射性地侧视手指。这将需要重复测试。视觉的每个象限分别进行评估。单独测试后，双眼同时接受视觉忽视测试，如右脑病变。渐进式复杂的周长检测设备是在视觉系统的健康中具有提供更有价值的数据。

在动态视野检查中，刺激从非视觉区域（远外围或生理盲点）移动到视觉区域，患者显示在什么时候首先会注意到刺激点。从不同方向重复测试，直到可以画出一条曲线，连接从各个方向看到给定刺激的点。这条曲线是眼睛刺激的等值线。等值线图被比作一张等高线图，显示了"黑暗之海中的视觉岛"。戈德曼周界是一个半球体，将点刺激投射到这个球体上，是这张图的首次设备。正常视野向颞侧上延伸约 90°，向上延伸 45°，向鼻延伸 55°，向下延伸 65°。实际上，这种地理形状模仿飞行员式太阳镜镜片的斜泪滴形状。

在静态视野检查中，测试点不移动，而是在特定位置打开。典型的自动化，计算机测试预先选择中心 30° 范围内的位置。刺激点是暗淡的，直到它们仅在重复呈现时断断续续地被检测到——这种强度水平被称为阈值。然后，计算机生成每个测试点所需照明度的数值地图，或该水平的倒数，通常称为灵敏度值。数值也可以显示为灰度图，并且可以通过比较相邻点或预先计算的正常值或注意灵敏度的突然变化来执行统计计算，以检测异常区域。

大多数视野变化都有定位价值：缺失的具体位置、形状或边界锐度（即，视野从异常到正常的变化速度）。它与另一只眼睛视野的一致性倾向于暗示视觉系统的特定区域。是可以进行定位的，因为不同层次的解剖组织细节容易导致特定类型的缺损（见第 5 章）。

检查瞳孔时，需要记录瞳孔的形状和大小。正常情况下，圆形瞳孔的两侧差异不超过 1mm 是可以接受的。瞳孔对光反应用明亮的手电筒测试，主要由眼睛的自主神经支配介导（图 1.4）。一个正常的瞳孔对光刺激的反应以及与对侧未受刺激的瞳孔都是收缩。这些反应分别称为直接对光反应和间接对光反应，并通过副交感神经沿动眼神经分布到瞳孔括约肌。当焦点从远的物体移动到近的物体（调节）时，瞳孔也会收缩；让患者看自己的鼻尖时，瞳孔也会收缩。

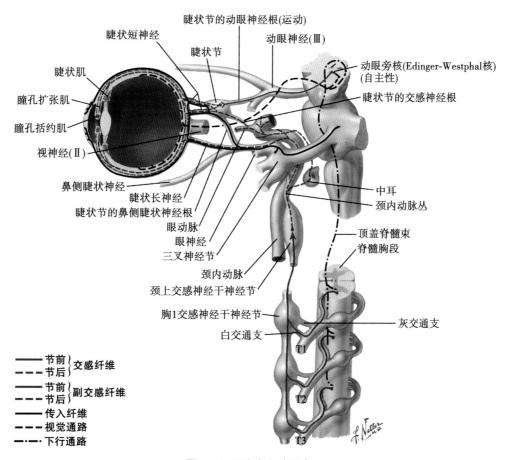

图 1.4　眼的自主神经支配

瞳孔扩张肌的交感神经支配包括一条多突触通路，纤维最终沿颈内动脉到达颅内。通过长睫状神经和短睫状神经的神经分支支配眼球。睫状-脊髓反射在评估昏迷患者时可能有用。在这种情况下，如果检查者掐住患者的颈部，同侧瞳孔会短暂扩张。这提供了一种测试中脑结构同侧通路完整性的方法。

短睫状神经是瞳孔输入性的副交感神经，可受到各种形式的损伤。这导致单侧瞳孔扩张，同时保留了第三脑神经的其他功能。显著的单侧瞳孔异常通常与瞳孔肌的神经支配改变有关。

许多病理生理机制导致瞳孔散大（瞳孔扩大）（表 1.1）。阿托品样滴眼液通常用于扩张瞳孔，无意中眼部遇到某些雾化支气管扩张剂以及使用东莨菪碱抗运动贴片而不慎漏入结膜上时,这种现象偶尔被忽视为无症状的瞳孔扩大、对光反应差。其他药物也可能导致某些非典型的对光反应。在一个神经系统完整的患者中,双侧瞳孔扩张不太可能反映出明显的神经病

理学。相反,瞳孔显著收缩的存在很可能反映了麻醉类似物或副交感神经病理模拟药物的使用,例如那些通常用于治疗青光眼的药物。

表 1.1　瞳孔异常

	Argyll Robertson 瞳孔	Horner 征	Holmes Adie 瞳孔
对光反应	无	有	无
其他反应	对近刺激的会聚快速反应	正常	近刺激调节的紧张反应
瞳孔边缘	不规则	规则	规则
相关改变	虹膜色素脱失	上睑下垂	肌肉拉伸反射丧失
病因	脊髓痨	颈动脉夹层 颈动脉瘤 肺上沟瘤 脊髓空洞症	睫状神经节
解剖部位	不明(可能在中脑被盖部)	交感神经缺失	副交感神经缺失

霍纳(Horner)综合征

　　典型的表现包括瞳孔缩小、轻度上睑下垂和同侧面部出汗减少。瞳孔缩小继发于交感神经的干扰,在长髓内(脑和脊髓)和复杂的颅外过程中处于不同的水平的交感神经的障碍。

　　交感神经传出纤维起源于下丘脑,穿过脑干和颈髓,然后从上胸段发出,向腹侧走行到达颈上神经节(见图 1.4)。随后,这些交感神经纤维与颈部的颈动脉相吻合,重新进入颅骨内,并随后到达其支配眼球瞳孔扩张肌。典型的霍纳综合征患者(图 1.5)有同侧面部出汗减少(无汗),瞳孔缩小,上睑下垂(由于失去对 Muller 肌的神经支配),是一种小的平滑肌升睑肌(上睑下垂)。提上睑肌是由动眼神经支配的横纹肌,不受影响。

见。同样,磁共振成像和 CT 扫描的发展使得在疾病的早期更容易识别脑内肿块。目前,由于脑肿瘤可以早期识别,不再达到临界大小而阻碍脑脊液循环,造成颅内压升高,导致乳头水肿,这些表现是一个相对罕见的结果,但仍然需要识别。

　　仔细的检眼镜检查在许多神经系统疾病的评估中是必不可少的。这种评估最好在相对黑暗的环境中进行,这会导致瞳孔大小的反射性增加和眼球后房室结构对比度的改善。应记录的现象包括视神经乳头的边缘、视网膜静脉搏动、出血、渗出物或栓塞物质对血流的阻塞(如主诉暂时性视觉模糊患者的胆固醇斑块),以及可能反映视网膜缺血的视野苍白。

　　视乳头水肿的特征是视盘抬高和边界模糊,无静脉搏动,视盘附近和视盘上有出血(图 1.6)。视乳头水肿的结果表明

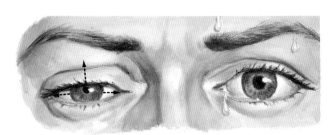

颅脑外交感神经纤维障碍可导致同侧上睑下垂、
无汗和瞳孔缩小,但无异常眼球活动

图 1.5　右霍纳综合征

眼底

　　窥视患者眼底的能力是一种非常独特和迷人的体验,因为它提供了一个机会,不仅可以直接检查视神经的起始部分,还可以直接检查微小的动脉和静脉。这是人体解剖学中唯一为医生提供这种机会的部分。这里可以发现颅内压升高的迹象或高血压或糖尿病控制不良的证据。目前,由于影响小血管病变的系统性疾病得到更好的治疗,所有这些各种病变都不太常

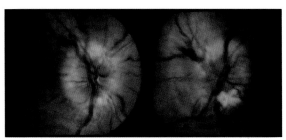

眼底视乳头水肿

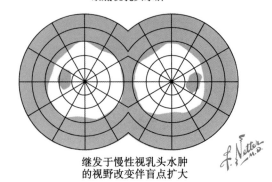

继发于慢性视乳头水肿
的视野改变伴盲点扩大

图 1.6　颅内压升高对视盘和视野的影响

任何原因的颅内压升高,包括脑肿瘤、蛛网膜下腔出血、代谢性病变、假性脑肿瘤和静脉窦血栓形成。

Ⅲ,Ⅳ,Ⅵ:动眼神经、滑车神经和展神经

将眼球聚焦在感兴趣的物体上的能力取决于是否能够以共轭方式将眼球移动到一起;这需要3个相关的脑神经,这些脑神经起源于中脑和脑桥旁的不同核团。这些使我们能够机敏地专注于感兴趣的对象,而不必同时移动我们的头。无论是一个侦探在观察一个犯罪嫌疑人,还是一个青少年在偷看一个新同学,这些脑神经都为我们提供了一系列非常精细的运动功能。没有任何一组肌肉能像这样受到如此精细的支配。它们的神经支配比约为20∶1,而四肢大肌肉的神经支配比例介于400∶1和2 000∶1之间。当然,这说明重症肌无力最早的临床表现之一与眼外肌有关,少数神经肌肉连接的中断会影响精细协调的眼外肌(EOM)功能,导致眼球斜视,从而导致复视。

为了确定孤立性眼外肌功能障碍,最准确的方法是分别测试每只眼球,描述观察到的特定眼外肌功能丧失。例如,当眼球不能侧向转动时,这种情况被标记为外展性麻痹,而不是展神经麻痹。这是因为病变可能位于3个部位中的任何一个,即脑神经、神经肌肉接头或肌肉本身。关于这些脑神经的更详细的评估见第6章。

内侧纵束(MLF)负责控制 EOM 功能,因为它提供了一种改变中央水平共轭注视回路的手段。MLF 在一侧连接脑神经Ⅲ,在另一侧连接脑神经Ⅵ。了解水平共轭注视回路有助于临床医生理解眼动区之间的关系及其对水平共轭注视的影响,以及眼球系统和前庭系统之间的反射关系(图1.7)。

前庭系统与 MLF 的连接可以通过两种不同的方法进行测试。一个是玩偶眼的动作。当检查者观察眼球的转动时,患者的头被左右转动。头部向左侧被动移动通常会使眼球向相反方向移动,左眼内收,右眼外展。相反的情况发生在头部向右旋转时。

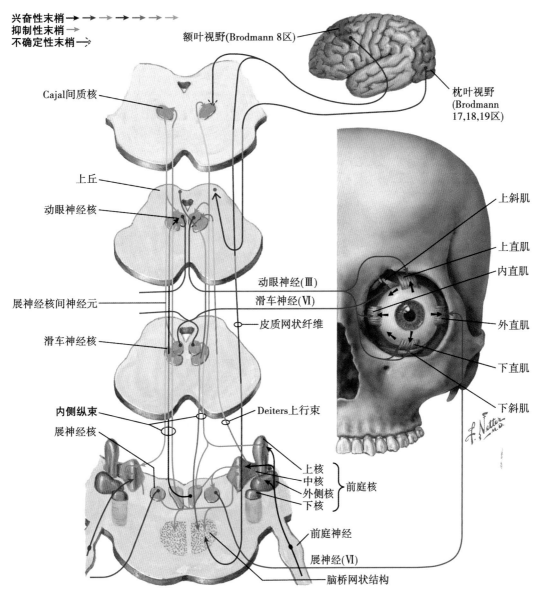

图 1.7　眼球运动的控制

冰水热刺激为研究前庭-眼内侧纵束通路提供了另一种选择。主要用于昏迷患者的检查；在罕见的情况下，它对唤醒疑似非器质性昏迷的患者非常有帮助。患者的头部被放置在大约45°的高度。接下来，检查鼓膜是否完好，然后向每个耳朵逐渐注入25～50ml冰水。在左耳刺激后，清醒患者的正常反应是观察到眼球缓慢向左偏移，然后快速向右移动（眼球震颤）（见图1.8）。相反，脑干完整的昏迷患者的同侧眼球持续偏离刺激部位，同时失去对侧的快速眼球运动部分。

垂直共轭注视和会聚的中枢也位于中脑内，尽管潜在的回路不是特别清楚。垂直共轭注视中枢可以通过颈部弯曲来测试，同时保持眼睑张开并观察眼球运动。当中枢神经系统的病灶影响共轭凝视中枢时，如多发性硬化症，一个突出的眼球震颤往往被确定。眼球震颤被认为是由于试图保持共轭功能的眼球和尽量减少双重的图像。

V：三叉神经

感知面部各种刺激的能力几乎完全取决于这条神经；无论是作为一个警告，以保护自己免受零度以下的寒冷，一些潜在的威胁到我们的视力，或从一个心爱的人亲吻得到的愉快的感觉，所有形式的感觉应用于面部跟踪到我们的大脑都是通过三叉神经（图1.9）。该神经的初级感觉部分有3个分支——眼支、上颌支和下颌支；它们分别从上到下供应大约三分之一的面部以及头皮的前部。三叉神经下颌支病变内的下颌角不受累。这为潜在区分转换性障碍患者提供了一个重要的标志，因为他们在解剖学上并不精通，可能诉说在这个区域失去了感觉。

三叉神经功能的临床检查包括观察棉签和针尖进行面部皮肤刺激的感觉以及角膜反射。为了评估面部感觉的广谱性（即触摸觉、疼痛和温度觉），检查者使用了一根棉签；以前未使用过的新安全别针的尖端；音叉的冷柄。医生以对称的方式询问患者是否能感知到相应面部的三叉神经的3个主要分支中的每一个刺激。

角膜反射依赖于三叉神经第一分支的传入和面神经的传出。这也是最好的检测，使用一束棉花从侧面接近患者，让她或他看向别处。正常情况下，当一侧的角膜受到刺激时，两个眼睑都会闭合；这是因为这种反射涉及多突触脑干通路。

最后，三叉神经有一个主要的运动神经分支。它主要供应咀嚼肌。最好的评估方法是让患者咬牙，并试图张开嘴检查其抵抗的阻力。

VII：面神经

面部表情是我们人类非常重要的先天属性之一，它能让我们展现出人类非常广泛的情感，尤其是快乐和悲伤；这些主要依赖于面神经（图1.10）。通过让患者皱起额头、闭上眼睛和微笑来测试脑神经VII的运动功能。吹口哨和鼓起脸颊是检查面肌轻微力弱的其他技巧。当面神经离开脑干后受损时出现单侧周围性面肌无力，面部可能看起来"被熨平了"，当患者微

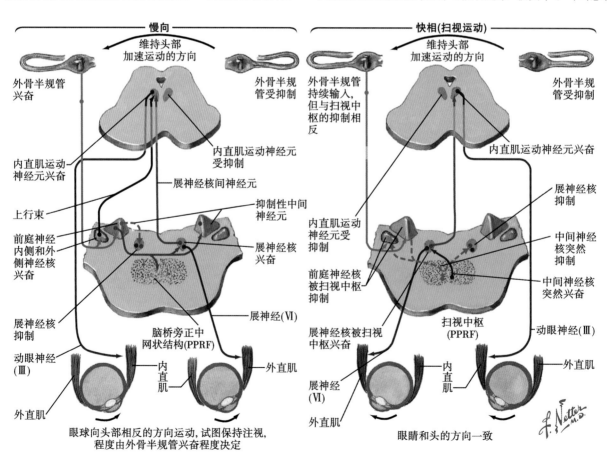

图1.8　前庭第八神经输入水平眼球运动和眼球震颤

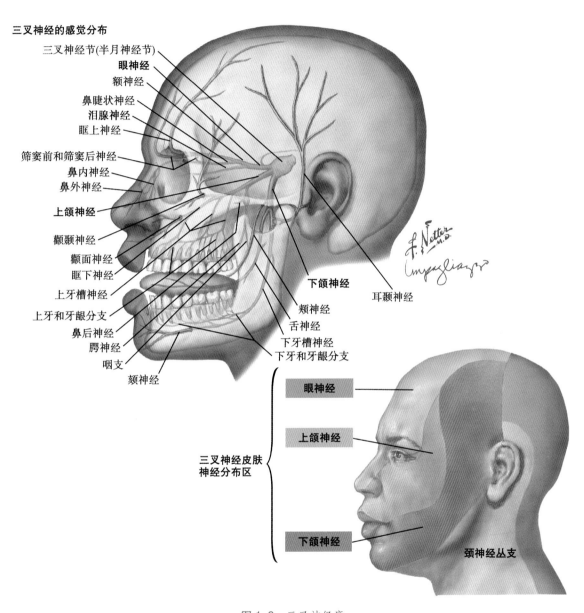

三叉神经的感觉分布

三叉神经节(半月神经节)
眼神经
额神经
鼻睫状神经
泪腺神经
眶上神经
筛窦前和筛窦后神经
鼻内神经
鼻外神经
上颌神经
颧颞神经
颧面神经
眶下神经
上牙槽神经
上牙和牙龈分支
鼻后神经
腭神经
咽支
颏神经

颊神经
舌神经
下牙槽神经
下牙和牙龈分支
下颌神经
耳颞神经

三叉神经皮肤神经分布区

眼神经
上颌神经
下颌神经
颈神经丛支

图 1.9 三叉神经痛

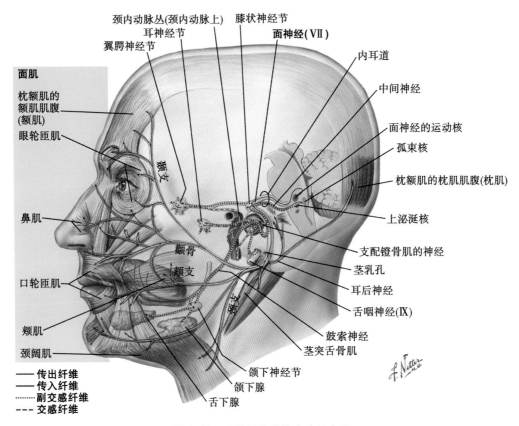

颈内动脉丛(颈内动脉上)   膝状神经节
耳神经节   面神经(Ⅶ)
翼腭神经节

面肌

枕额肌的
额肌肌腹
(额肌)

眼轮匝肌

颞支

鼻肌

颧骨

颧支

口轮匝肌

颊肌

颈阔肌

—— 传出纤维
—— 传入纤维
······ 副交感纤维
--- 交感纤维

内耳道

中间神经

面神经的运动核

孤束核

枕额肌的枕肌肌腹(枕肌)

上泌涎核

支配镫骨肌的神经

茎乳孔

耳后神经

舌咽神经(Ⅸ)

鼓索神经

茎突舌骨肌

颌下神经节

颌下腺

舌下腺

图 1.10   面神经及其肌肉神经支配

笑时,对侧健康的面部肌肉拉起对侧半张嘴,而患侧保持静止。患者通常不能在嘴里保留口水,唾液可能会不断地从瘫痪的一侧流出。周围性面神经麻痹患者也同侧无法闭眼或在患侧不能皱起额纹。然而,虽然眼睑不能闭合,眼球却可以向头部转动,不能看到瞳孔,这就是贝尔现象。

此外,还有面神经的另一运动支;它支配镫骨肌。它主要调节鼓膜的振动和抑制声音。当这部分面神经受到损伤时,患者会出现听觉过敏;当用同侧耳朵听电话时,感知到声音量增大、通常是不愉快的声音。

最后,面神经还有其他一些功能。包括明显的自主神经功能,将副交感神经纤维输送到泪腺和唾液腺。它还具有重要的味觉功能,另一个功能是既能防止食物变质,又能使人从美酒中得到愉悦。耳朵的某些部位也有轻微的皮肤感觉。

Ⅷ:耳蜗和前庭神经(前庭蜗神经)

早晨有些人都会在后院欣赏到一首虚拟的鸟类交响乐。这总是让人停下来,再次感谢这奇妙的原始感觉。这里有另一个脑神经,耳蜗神经,提供的听觉给人脑带来的情感高潮。无论是新生儿的第一声啼哭,亲人的安慰之词,还是贝多芬的第七交响曲,这种对高等动物生命的独特感受都是通过这个脑神经来追踪的。

除了简单的听力测试外,对神经科医师来说,更复杂的前庭蜗神经的临床评估往往是一个挑战。幸运的是,我们的耳鼻喉科同事能够以一种非常精细的方法精确评估和测量特定听

觉频率。除了这些正式的听力评估外,简单的诊室听力测试确定听力的不对称性有时有助于诊断。使用标准音叉,可以区分由耳蜗神经损伤引起的神经(知觉)性耳聋和由中耳(传导)性耳聋引起的神经(知觉)性耳聋,标准音叉有两种不同的应用。可以检测听力的空气传导和骨传导。

最初,韦伯试验是用一个振动音叉放在头骨的顶点,来评估骨传导。这样让患者确定一只耳朵是否比另一只耳朵可更好地感知振动产生的声音(图 1.11)。如果患者有神经性耳聋,正常的耳朵会更容易感觉到震动。与此相反,对于传导性耳聋,这种振动在异常的耳朵中更容易被察觉。

Rinne 试验是将振动仪器放在颅骨的乳突上,让患者识别声音的存在。随着音叉振动的减弱,患者最终无法听到声音。在那一瞬间,音叉移动到外耳道附近,以评估空气传导。如果个人听力正常,空气传导比骨传导时间长。当患者有神经(知觉)性耳聋时,骨和空气传导都会缩短,但空气传导仍然比骨传导好。与继发于中耳病变的传导性耳聋相比,这些结果是相反的。当患者的骨传导停止时,空气传导受到中耳内在紊乱的限制,所以声音再也听不见了;也就是说,它不能通过放大声音的机械感受器,因此不能到达听觉神经。

前庭神经

前庭系统可以通过在眼球运动测试中评估眼球震颤或通过位置技术间接测试,如 Barany 手法(又称 Dix-Hallpike 试验),在良性位置性眩晕(BPV)病例中,由于耳石移位进入半规

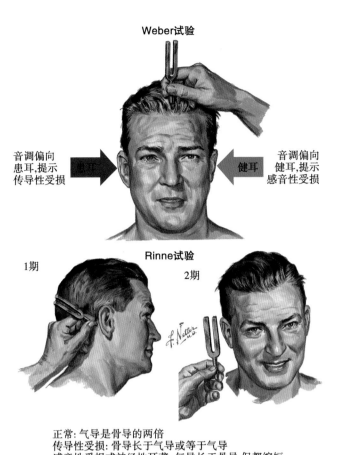

图 1.11　听神经检查：Weber 和 Rinne 试验

Weber试验

音调偏向患耳,提示传导性受损

音调偏向健耳,提示感音性受损

患耳

健耳

Rinne试验

1期　　　2期

正常:气导是骨导的两倍
传导性受损:骨导长于气导或等于气导
感音性受损或神经性耳聋:气导长于骨导,但都缩短

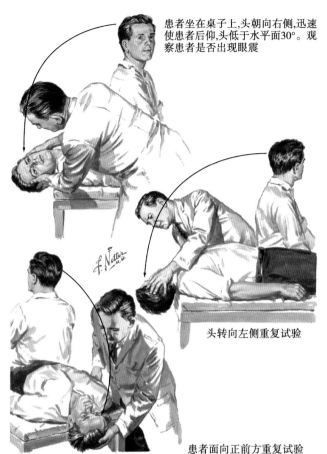

患者坐在桌子上,头朝向右侧,迅速使患者后仰,头低于水平面30°。观察患者是否出现眼震

头转向左侧重复试验

患者面向正前方重复试验

图 1.12　位置性眩晕试验

管而导致内耳功能障碍,从而诱发眼球震颤(图 1.12)。患者坐在检查台上,观察眼球是否有自发性眼球震颤。如果没有,检查人员会迅速将患者放倒,头部稍微伸展,同时将头部转向一侧。在观察数秒钟后,如果患者出现典型的眩晕症状,并伴有特征性的延迟旋转,最终出现疲劳性眼球震颤,则检查结果为阳性。

眼球运动取决于两个主要组成部分,诱导的自发性的眼动区和由多个突触连接控制的主要反射驱动的前庭眼球运动(见图 1.8 及图 1.7)。维持共轭眼球运动和对周围世界的视觉透视能力是脑干的一项重要功能。它需要来自肌肉、关节和内耳骨脊的受体的输入。因此,当患者有涉及前庭-眼轴或小脑轴的任何部分的功能障碍时,维持基本的视觉方向受到挑战。眼球震颤是一个试图帮助维持视觉定势的代偿过程。

当一个人描述眼球震颤时,传统上,快速相位方向成为指定的目标(见图 1.8)。例如,左半规管刺激在左侧产生一个慢相的眼球震颤,快相眼震为右侧。因此,眼球震颤被称为右跳性眼球震颤。直接刺激半规管或其直接连接(如前庭核)通常会引起旋转性眼球震颤。根据眼震的快相,这被描述为顺时针或逆时针眼震。

在大多数人中,极度水平注视时发生数次跳动的水平眼球震颤是正常的。双侧水平眼球震颤最常见的原因是继发于饮酒或某些药物(即苯妥英钠和巴比妥类药物)的中毒水平。

IX，X，XI：舌咽、迷走和副神经

与舌咽迷走神经系统功能障碍相关的最常见的主诉包括吞咽困难和嗓音改变(发音困难)。一个舌咽神经麻痹的患者,表现为患侧上颚扁平。当患者被要求发出声音时,悬雍垂被拉到未受影响的一侧(图 1.13)。间接喉镜检查声带可显示同侧声带麻痹。咽反射的传统检测方法,即在咽后部放置一个压舌器,充其量意义是模棱两可的,因为咽反射变化很大,患者对这种刺激表现出广泛的不同耐受性。保存吞咽反射最好的测试方法是让患者坐在 90°的位置,通过吸管喝 30ml 液体。吞咽反射受损的患者会出现"湿咳",并通过鼻子反流液体。颅内或近端脊髓副神经损伤限制了将头部转向对侧的能力(同侧胸锁乳突肌和斜方肌无力)。更多的远端副神经损伤最常见于颈部后三角淋巴结活检术中的外科意外损伤,保留胸锁乳突肌但影响到斜方肌,则可导致肩胛骨功能障碍和翼状突起。

XII：舌下神经

舌下神经核或舌下神经的损伤会引起舌肌萎缩和舌肌束颤。束颤通常在舌肌外侧最明显。如果神经损伤是单侧的,舌头通常会偏向患侧(见图 1.13)。轻微的无力可以通过让患者按压检查者拿着的压舌器或让患者将舌头推入脸颊来测试。

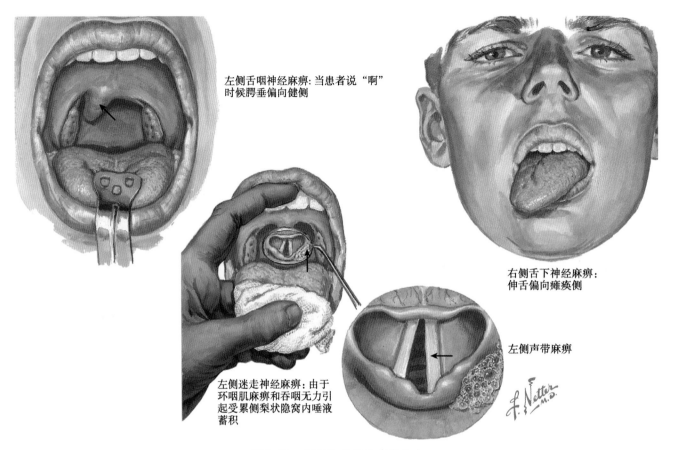

左侧舌咽神经麻痹:当患者说"啊"时候腭垂偏向健侧

右侧舌下神经麻痹:伸舌偏向瘫痪侧

左侧声带麻痹

左侧迷走神经麻痹:由于环咽肌麻痹和吞咽无力引起受累侧梨状隐窝内唾液蓄积

图1.13　悬雍垂、舌肌和声带无力

脑神经病变和系统性疾病

当一个患者出现任何脑神经病变时,寻找其他神经系统疾病的迹象是很重要的。最近发现嗅觉缺失的患者可能有早期帕金森病。急性疼痛,但瞳孔保留,第三脑神经麻痹可能是糖尿病诊断的线索。当一个人遇到单侧或双侧面神经麻痹时,需要与莱姆病和结节病进行鉴别诊断。当评估患者有多发性脑神经病变时,诊断需要考虑有软脑膜浸润转移癌或淋巴瘤、结节病、或慢性感染疾病,如肺结核等。

小脑功能障碍

检查小脑功能障碍最显著的临床表现是评估姿势和步态。小脑蚓部中线病变的患者的临床表现,行走像典型的醉酒人的样子,呈现宽基底的站立姿势。在极端情况下,这些人无法保持站立。相反,当小脑半球受累时,患者有向患侧偏斜的倾向。对于中线病变的患者,无论是睁眼还是闭眼,其步态通常是不变的,这表明这不是本体感觉输入障碍所致。单侧小脑病变的患者通常能够用睁眼进行补偿,但当他们失去视觉输入时,症状会加重。

小脑疾病的肢体协调性丧失是由于无法预测来自不同关节和肌肉的输入,并将其协调成平滑运动。最好的检查试验是指鼻试验和跟膝胫试验,并进行双边比较。进行指鼻试验时,检查者以手指为靶标;它被依次移动到不同的位置。患者依次保持手臂伸直,并尝试在每个位置触摸检查者的手指。当出现

单侧小脑功能障碍时,患者会超出目标,即所谓的过指表现。重要的是不要将这些结果误解为始终是小脑起源的,因为局灶性运动或感觉大脑皮质病变的患者可能表现为轻微的手臂无力和该肢体的本体感觉丧失。在这种情况下,可能会出现一定程度的肢体局部失调;这有时很难与原发性小脑功能障碍区分开来。区分小脑和大脑皮质功能障碍的一种临床方法是,小脑半球病变的患者在经过几次试验后,这些运动会有所改善。相反,对于大脑皮质的共济失调,反复的试验只会导致尝试动作的进一步恶化。

轮替运动障碍是小脑功能障碍的一种体征,当患者被要求快速改变手或手指的动作(即手掌向上和手掌向下交替)时出现。小脑功能不全的患者通常很难转换和保持平稳、快速、交替的运动。

震颤、眼球震颤和肌张力减退是小脑功能障碍的其他重要征象。震颤可由经小脑上脚传出的小脑纤维的任何部位病变所致。其特点是粗大、不规则的动作。单侧小脑疾病可引起眼球震颤;眼球震颤在注视患侧时最明显。肌张力减退可能存在,但往往难以表现出来。最好是检查患者MSR,测试股四头肌腱膝反射出现反复膝部跳动。正常的"检查"不会在最初的运动后发生,因此患侧的腿在最初的髌腱撞击后来回摆动几次。

步态评估

只要有可能,鼓励神经科临床医生亲自问候患者,看着他

们从椅子上站起来的起始步态。接下来,在移动到检查室之前,需要观察患者在走廊中行走。有时,观察患者在楼梯上的情况也很重要,特别是如果怀疑近端肢体无力时。平稳的步态需要来自小脑、主要运动和感觉系统的多种输入。步态障碍提供了一个非常广泛的鉴别诊断的挑战,这是由神经轴任何部位的病变引起的(图1.14)。

　　额叶(见图1.14D)病变包括肿瘤和正常压力脑积水导致失用症、痉挛和腿部无力。痉挛是皮质脊髓束病变的一种非特异性标志物,可能由额叶和远端脊髓之间的不同神经部位病变引起(图1.15)。各种神经退行性疾病,特别是影响基底节的

疾病,如帕金森病(见图1.14A1~3),是导致步态困难的最常见原因。通常表现为起步缓慢,小碎步,最后发展为前冲步态,一旦患者开始加速行走,他们会采取越来越快的步速,但矛盾的是步幅变小。他们弯腰的身体有一种天生的、几乎像蜡一样的僵硬,包括一只或两只手臂的僵硬姿势,通常缺乏正常的手臂摆动。非常偶尔,从坐姿到尝试步态的姿势变化会表现为肌张力障碍姿势,这可能是另一种遗传性疾病,肌肉变形性肌张力障碍,或阵发性舞蹈病。

　　与前小脑蚓部中线病变或各种遗传性脊髓小脑疾病相关的小脑疾病导致宽基步态共济失调(见图1.14C1和2)。患者

A 帕金森病

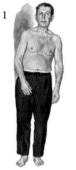

阶段1:单侧受累,面部无表情,患侧上肢震颤。

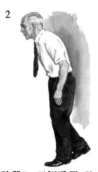

阶段2:双侧受累,驼背姿势;缓慢、曳行步态,步幅小。

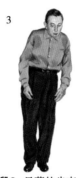

阶段3:显著的步态障碍,中等程度活动不能,姿势不稳有跌倒倾向

B 皮质脊髓损伤的痉挛

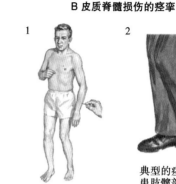
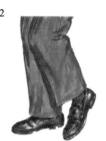

继发于皮质脊髓束损伤致右侧偏瘫伴有右上肢屈曲

典型的痉挛步态,患肢髋部画圈,足趾拖地

C 小脑步态

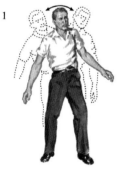

小脑中线的肿瘤或其他病变引起的宽基步态

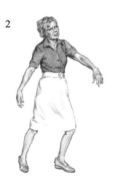

药物中毒引起的典型的宽基步态

D 失用症,额叶步态

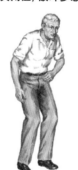

正常颅压性脑积水的失用步态

E 腰椎疾病

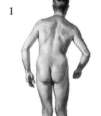
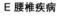

左侧下腰部椎间盘膨出的特征性步态

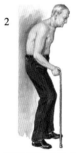

腰椎管狭窄的患者向前屈曲步态

F 周围神经病

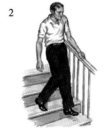

患者由于位置觉消失,或痛觉减退而小心翼翼地行走

下楼梯时膝部突然屈曲(股神经受损)

G 肌病

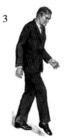
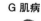

行走时垂足(腓神经)

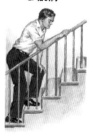

严重的肌病或神经肌肉接头病变伴有近端无力

图1.14　步态障碍特征和病因

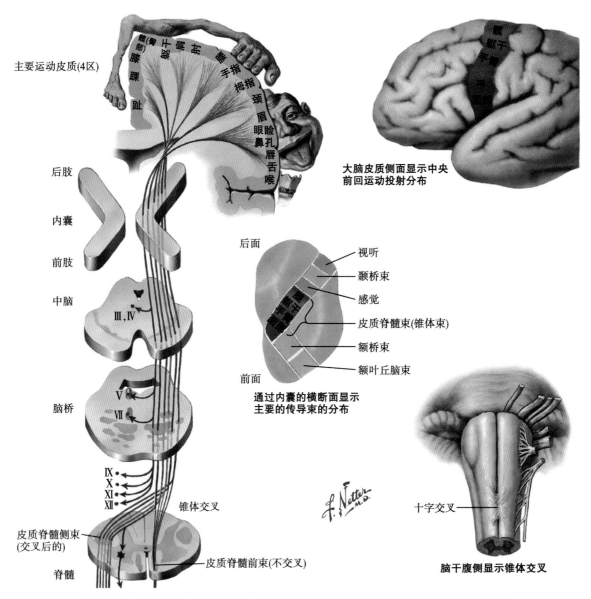

主要运动皮质(4区)

躯干|肘|腕

髋|(臀部)|膝|踝|趾

手指|拇指|颈|眉|眼睑|鼻孔|唇|舌|喉

大脑皮质侧面显示中央前回运动投射分布

后肢

内囊

前肢

中脑

脑桥

III, IV

V

VII

IX
X
XI
XII

锥体交叉

皮质脊髓侧束
(交叉后的)

脊髓

皮质脊髓前束(不交叉)

后面

视听

颞桥束

感觉

皮质脊髓束(锥体束)

额桥束

额叶丘脑束

前面

通过内囊的横断面显示
主要的传导束的分布

十字交叉

脑干腹侧显示锥体交叉

F. Netter M.D.

图 1.15　锥体系统,皮质脊髓束。步态障碍可以由这些通路在任何水平上的中断引起

被要求一只脚在另一只脚前面,前后串列行走。这是一个有效的方法检查微妙的不平衡,往往与中线小脑功能障碍相关,如一些简单的疾病,包括酒精中毒。

伴有脊髓后索功能障碍的脊髓病,如维生素 B_{12} 缺乏,表现为本体感觉功能丧失。这些疾病尤其影响患者在黑暗环境中的步态,一些周围神经病变,尤其是原发性感觉神经节病变(见图 1.14F1)。检测是否存在昂伯格征是诊断这些疾病的一个很好的临床标志。要求患者睁开眼睛站在原地,获得平衡,然后闭上眼睛。有各种本体感觉障碍的患者在视觉代偿被停止时无法保持平衡;这种情况称为昂伯格征阳性。最早的迹象之一,有时是肌病的一个突出的迹象,起来走路时需要把椅子的扶手推开。当这些人行走时,他们的步态可能是像小脑前部病变的宽基底步态。从侧面看,他们的下背部曲线突出(即过度前凸)。宽基底和前凸都是近端肌群髂腰肌、股四头肌和臀肌以及椎旁轴肌群无力的临床表现。

一个经常被忽视的步态困难的病因是矫形和肌肉骨骼问题。关于这个系统对步态的贡献,一个可能过于简单的观点是,肌肉骨骼系统的功能类似于汽车的车轴,保持车轮的对齐和适当的对称旋转。我们的脊椎是一个复杂的轴,随着时间的推移,它会失去一些对齐功能。附着在脊椎骨链上的肌肉,最终会产生到脊髓和大脑的异常反馈回路。

许多老年人逐渐失去对步态的精确控制,最初表现为神经系统检查的细微变化。健康的老年人通常执行(踵趾步态;直线连足行走)串联步态的能力有限。这里非常重要的信息是,这个孤立的发现不应该被认为是生活在 80 多岁的患者本身的异常。然而,老年患者越来越受到独立行走能力下降的限制。

通常在这种情况下,没有一种特定的机制可以操作或识别。许多患者的多方面来源与多个神经系统的逐渐老化(衰老)有关。一个总是需要考虑的来源是直立性低血压的可能性。最常见的是与药物有关;然而,神经退行性疾病之一,多系统萎缩(见第 29 章),可能以这种方式出现。因此,重要的是要仔细检查立卧位时的血压,坐着时,然后立即站着,然后每隔 30

秒,直到血压稳定。在这种情况下,血压持续下降 20~30mmHg 通常被认为是有意义的。

询问伴随步态下降的情况是很重要的。是因为痉挛的腿干扰了单只腿的平滑更改而导致患者拖着脚走?什么环境会导致摔倒?是否因轻微的痉挛使脚趾头扣在地毯上(见图 1.14B1 和 2)或由于股四头肌无力,感觉腿下楼时无力(见图 1.14F2)?有了这些信息,检查者就可以很容易地再现导致摔倒的情况。

典型的步态功能在几种条件下进行测试,包括走直线、在开阔空间至少行走 10 码(9.144m)、转弯、在狭窄的走廊中移动、尝试串联步态、或在昏暗环境下以及在楼梯上行走。当本体感觉或小脑蚓部中线功能受损时,足的正常分离程度(基底)变宽。偶尔,患者爬楼梯时会出现轻微程度的髂腰肌无力,如各种外周运动单位疾病(尤其是肌病)和不常见的神经肌肉接头或近端周围神经病变(见图 1.14G)。最后,让患者走更长的距离,甚至让他或她走几个街区回到诊所,可能痉挛的表现会增强。极少情况下,会发现一个意想不到的皮质脊髓束病变。第 38 章阐述了步态障碍的临床评估。

异常的不自主运动

神经科医生经常咨询评估各种不自主运动,包括震颤、舞蹈病、运动障碍和投掷症。在诊室里遇到的最常见的运动障碍是"原发性震颤",通常是一种"良性"的遗传性疾病,通常并不

预示着进行性的神经退行性变过程。这些患者经常寻求医疗咨询,因为他们担心他们的震颤是帕金森病的征兆。因此,区分不同类型的震颤是一个普遍而重要的问题。在某些自主性动作中,如把一杯咖啡端到嘴里时,会出现一种典型的原发性震颤。与典型的帕金森病相反,搓丸样震颤主要是安静时明显,当患者坐着或走路,与自主使用的四肢时震颤减轻或消失。一个微妙的坐立不安可能代表 Huntington 或 Sydenham 舞蹈病的最早迹象。极少患者会表现出更为精力充沛、毫无目的、拍打翅膀的肢体运动,称为偏身投掷症。关于运动障碍及其表现的全面讨论见第九节。

肌力评估

患者寻求神经科治疗的最常见的主诉之一是肢体无力。运动通路包含中枢神经系统内的多个解剖区域,包括大脑皮质和重要的皮质下结构,如基底节、脑干、小脑、脊髓和周围运动单位(图 1.16)。尽管主诉全身无力、疲劳或两者都存在通常不是由特定的神经系统疾病引起的,但多发性硬化症年轻人和帕金森病老年患者可能始终需要考虑。当患者明显超重或患有神经肌肉疾病时,睡眠呼吸暂停需要考虑作为疲劳或感觉"无力"的原因。外周运动单位紊乱是鉴别全身无力患者的重要因素。这些疾病包括影响前角细胞(即肌萎缩侧索硬化症)、周围神经(即吉兰-巴雷综合征或慢性炎性脱髓鞘疾病)、神经肌肉接头[包括 Lambert-Eaton 肌无力综合征(LEMS)]或肌肉

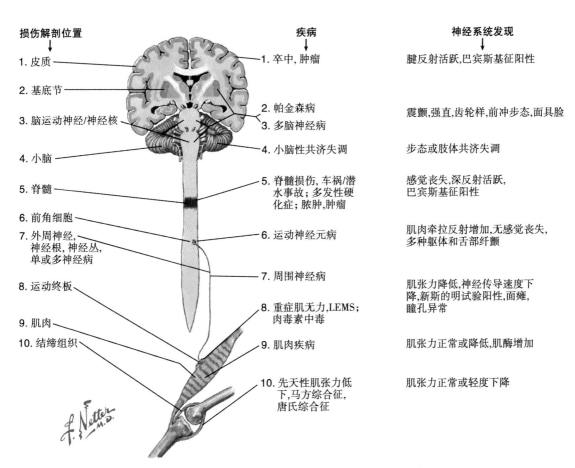

损伤解剖位置	疾病	神经系统发现
1. 皮质	1. 卒中,肿瘤	腱反射活跃,巴宾斯基征阳性
2. 基底节	2. 帕金森病	震颤,强直,齿轮样,前冲步态,面具脸
3. 脑运动神经/神经核	3. 多脑神经病	
4. 小脑	4. 小脑性共济失调	步态或肢体共济失调
5. 脊髓	5. 脊髓损伤,车祸/潜水事故;多发性硬化症;脓肿,肿瘤	感觉丧失,深反射活跃,巴宾斯基征阳性
6. 前角细胞	6. 运动神经元病	肌肉牵拉反射增加,无感觉丧失,多种躯体和舌部纤颤
7. 外周神经,神经根,神经丛,单或多神经病	7. 周围神经病	肌张力降低,神经传导速度下降,新斯的明试验阳性,面瘫,瞳孔异常
8. 运动终板	8. 重症肌无力,LEMS;肉毒素中毒	
9. 肌肉	9. 肌肉疾病	肌张力正常或降低,肌酶增加
10. 结缔组织	10. 先天性肌张力低下,马方综合征,唐氏综合征	肌张力正常或轻度下降

图 1.16　运动障碍的主要部位。LEMS,Lambert-Eaton 肌无力综合征

细胞(各种肌病)。

部分肢体无力称为单肢轻瘫。整个肢体瘫痪称为单瘫。单侧肢体无力称为偏瘫。截瘫指双腿受累;如果没有保留运动功能,这被认为是截瘫。同样,四肢麻痹与四肢完全瘫痪有关。

局灶性肌无力通常有一个微妙的特点,往往是被患者没有认识到的失去运动的力量。掉落的物体或笨拙的笔迹可能代表单个周围神经病变,例如导致手腕下垂的桡神经病变。在地毯或台阶上绊倒可能是腓神经损伤引起的足下垂(见图1.14F3)。相反,明显的整个肢体无力是显而易见的,患者更关注,往往导致立即就医,如发生卒中。没有认知或视觉困难的双侧运动丧失最常见的原因是脊髓或周围神经系统和肌肉的损伤。

在分析肌无力的主诉时,医生必须考虑是否存在相关的神经系统的主诉或困难,如语言、说话和视觉变化;步态障碍;难以从椅子上站起来和相关的动作;感觉上的改变。神经科对肌力的检查必须寻找萎缩和痉挛的迹象。同样重要的是需要注意患者努力和合作的程度,以及考虑可能危及检查的相关问题,例如疼痛或矫形损伤。正式的力量测试必须以一种系统的方式进行,评估运动单位的连续区域,从大脑开始,从远端进行到单个肌肉本身(见图1.16)。在这里,一个地方的主要肌肉群,如屈肌和伸肌的初步重点,以找出任何薄弱环节。在区分神经根、神经丛或单神经病变时,更具体的肌肉检查尤其有用(表1.2)。

表1.2   常规神经系统检查中的肌肉检查

肌肉	动作	神经	神经根
冈下肌	手臂外旋	肩胛上	C5
肱二头肌	前臂屈曲	肌皮神经	C5,6
三角肌	手臂外展	腋神经	C5
肱三头肌	前臂伸展	桡神经	C7
伸指总肌	手指伸展	桡骨骨间后神经	C7
指屈肌	紧握	正中神经	C7,8
拇短展肌和拇对掌肌	外展拇指	正中神经	T1
骨间背侧肌	分开手指	尺神经	C8
髂腰肌	大腿屈曲	股神经	L2,3
股四头肌	伸腿	股神经	L3,4
股二头肌	膝关节屈曲	坐骨神经	S1
臀中肌	大腿外展	臀上神经	L5
臀大肌	大腿伸展	臀下神经	S1
胫骨前肌	足背屈	腓深神经	L5
胫骨后肌	足内翻	胫神经	L5
腓骨长肌	足外翻	腓浅神经	L5,S1
腓肠肌	足底屈曲	胫神经	S1,2

当检查单个肌肉没有显示出特定的力弱时,其他技术有时会发现更明显的功能丧失。如果指示患者手掌向上、眼睛闭

着伸展手臂,则轻微的手臂无力可能表现为患肢内旋向下或侧向漂移。同样,像弹钢琴一样移动手指或快速敲击可能会表现出微妙的不协调。单独的肌肉检查可能无法发现轻微的近端下肢无力。观察患者从椅子上站起来可以证明使用家具手臂来"推开",这是发现早期近端腿部无力的一个好方法。一个特别有效的方法来揭示近端腿部无力是观察患者爬楼梯或蹲下,并试图上升而不使用他或她的手臂。另外,要求患者用脚跟或脚趾尖行走有助于发现腿部远端的力弱。

无力分级

传统的最广泛使用的英国系统的无力分级量化程度是基于一个评分范围0~5,5是正常的。肢体的评分很容易理解,尽管4和5之间的微妙评分(即4减、4、4加或5减)可能会根据检查者自身的力量略有不同(表1.3)。其他系统判断患者有轻度(<1)、中度(<2)、重度(<3)或完全瘫痪(<4)的肌力,我们中的一些人认为这种分级方法更简单、更可重复。在测试患者的个别肌肉时,检查者必须认识到这不是一场运动比赛,而是确定患者的力量是否正常。有一个明显的正常范围,只有通过检查多个个体才能获得这种纬度的感觉。

表1.3   无力程度临床记录分级系统

分级	临床表现
0	不能移动(完全瘫痪)
1	能够移动肌肉但不能移动肢体
2	肢体轻微移动,但无法克服重力
3	中度力弱;肢体逆重力移动
4	轻度力弱;抵抗轻微压力
5	正常;抗中等压力

Adapted from The Guarantors of Brain. *Aids to the Examination of the Peripheral Nervous System.* 4th ed. Philadelphia;WB Saunders;2000.

检查者评估功能的对称性和肌张力的共存变化,以便就细微变化的意义得出适当的结论。患者的努力程度也需要评估,以区分器质性疾病与躯体形式障碍患者或有可能获得二次收益的个人(如工人赔偿或其他诉讼)的假装无力。这里最有用的方法之一是让患者非常快地将他或她的全部精力投入到一块肌肉中。与正常人非常坚定、持续的运动输出相比,大多数因各种非器质性情绪导致"无力"的患者根本不会移动肢体或产生非常不一致(持续不一致)的努力。非器质性无力的个体通常在很短的努力之后就会"放弃"。

在可能的"放弃"无力的情况中,还需要考虑是否有强直后易化的证据,其中患者最初的努力表明无力,但在一些尝试看来似乎达到了正常的运动强度。这是LEMS中神经肌肉传输突触前缺陷的典型特征。偶尔,在早期吉兰-巴雷综合征或多发性硬化症患者中也会出现类似情况。这是一个重要的,偶尔也很难鉴别的疾病。一个人必须始终认真倾听患者的意见;当一个人不确定时,最好的研究有时是对患者进行仔细的复查。目前,当考虑功能性非器质性疾病的诊断时,正常的神经影像学和神经生理学检查结果是令人放心的。这是非常重要的认识到,这是一个诊断排除。此外,没有迫切需要作出这种基于

心理的诊断。反复、仔细的评估可能会发现最终的结果,导致器质性诊断,或者在正常情况下,让医生和患者都放心,对严重疾病的关注度会降低。

运动损伤

大脑皮质

当评估由于脑损伤导致的局灶性无力患者时,应记录症状的演变以及任何相关的感觉或疼痛变化。突然出现局部无力,无外伤或相关疼痛,提示缺血性或出血性脑损伤。中枢神经系统的过程导致臂伸肌和腿屈肌的尤其无力。手臂和腿的纯运动性无力,伴说话含糊不清,是内囊后肢卒中的标志。涉及脑干的卒中通常伴有皮质脊髓束的无力,伴脑神经的表现。语言缺陷通常指向左半球的病变。手臂或手的忽视,伴不同程度的左侧肢体无力,通常发生在右半球的病理过程中。如果同时受累到视神经、视交叉、视束、视放射或视皮层,也可能出现视野缺损。

脑干延髓无力

极少数情况下,无力可能局限于脑干延髓支配的肌肉组织,导致说话、咀嚼、吞咽甚至呼吸困难。外侧延髓梗死,也被称为沃伦伯格综合征,常表现为这些症状,并伴有眩晕和交叉性躯体感觉丧失。运动神经元水平的损伤,如球部肌萎缩侧索硬化,或颈动脉夹层引起的舌下神经损伤,也需要在这种情况

下加以考虑。类似的症状很少出现在周围神经病变中,包括吉兰-巴雷和蜱麻痹,神经肌肉接头,如重症肌无力和肉毒杆菌中毒,很少出现在炎症性肌病中。脊髓灰质炎和白喉总是怀疑在罕见的仍然在流行地区。幸运的是,在现代免疫计划取得成功的地方,这些措施现在更具有历史意义。

脊髓病

有必要区分脊髓损伤和脑部疾病引起的无力。影响脊髓的原发性病变包括进行性脊椎病(椎管增厚)、转移瘤、创伤、脱髓鞘病变(尤其是多发性硬化症或横贯性脊髓炎)和脊髓硬膜外脓肿引起的压迫性病变。根据部位和时空变化,脊髓损伤通常以步态障碍、无力或两者兼有的轻微症状开始。同时,脊髓损伤通常与感觉障碍和膀胱排尿困难有关。急性脊髓损伤常伴有疼痛;伴随神经根受累引起的局限性脊柱和/或神经根疼痛是转移癌、硬膜外脓肿或横贯性脊髓炎的典型症状。这些疾病可迅速导致截瘫。

非常仔细的检查对于确定感觉平面的存在是至关重要的;通常使用针刺和温度模式做好记录。必须让患者坐起来或侧身,小心地将感觉刺激从臀部移到颈部,以观察"感觉水平"的感知程度是否有突然变化。如果不进行这种评估,可能会导致错过可治疗的脊髓损伤。当评估潜在的脊髓损伤时,详细了解神经根皮肤的特定感觉区域(图 1.17)是非常有帮助的。寻找出汗量有时也是有帮助的,因为在脊髓损伤程度以下的皮肤会因自主交感神经的丧失而明显干燥。急性下肢无力也见于

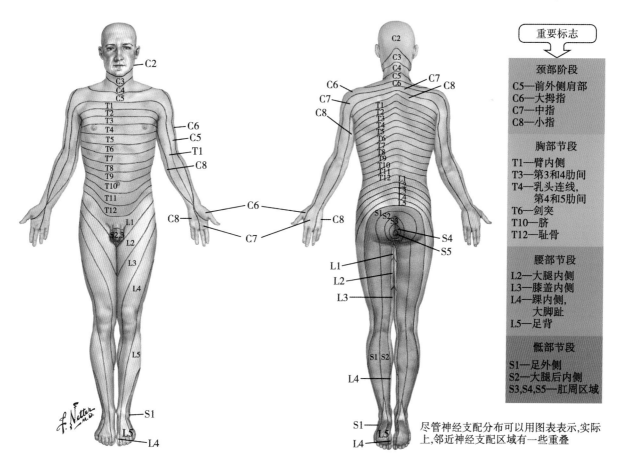

重要标志

颈部阶段
C5—前外侧肩部
C6—大拇指
C7—中指
C8—小指

胸部节段
T1—臂内侧
T3—第3和4肋间
T4—乳头连线,
　　第4和5肋间
T6—剑突
T10—脐
T12—耻骨

腰部节段
L2—大腿内侧
L3—膝盖内侧
L4—踝内侧,
　　大脚趾
L5—足背

骶部节段
S1—足外侧
S2—大腿后内侧
S3,S4,S5—肛周区域

尽管神经支配分布可以用图表表示,实际上,邻近神经支配区域有一些重叠

图 1.17 皮节水平

吉兰-巴雷综合征或其他急性全身性多发性神经病。这些疾病可能模拟原发性脊髓损伤。

无痛性不对称性肌无力患者通常有原发性运动神经元病或偶尔也有运动神经根、运动神经脱髓鞘病变。肌束颤动是由单个运动轴突（运动单位）支配的一小群肌纤维自发放电，通常伴随着下运动神经元的无力。虽然患者经常感觉到抽搐或肉跳，但用肉眼可能不容易看到束颤。有时可能需要观察特定肌肉几分钟才能看到这些迹象。束颤是很常见的，通常是良性的；当患者单独出现时，没有运动无力或肌肉萎缩，肌电图（EMG）正常，患者患原发性运动神经元疾病的可能性很小。典型的是，下运动神经病变伴随着特定腱反射减弱；然而，肌萎缩侧索硬化症的腱反射是活跃的，往往伴随着巴宾斯基迹象。

神经根、神经丛或周围神经

颈椎或腰骶部疼痛伴局部肢体麻木或无力是神经根病的特征。椎间盘突出和椎管狭窄是影响单个神经根最常见的疾病。因为感觉检查是神经系统检查中最主观的部分，有时很难明确界定。有时患者可以用手勾勒出感觉减退的区域，从而提供最准确的评估。通常情况下，感觉丧失的模式与特定周围神经或神经根皮肤的分布相吻合。了解周围神经的皮肤感觉供应区对于进行准确和有用的临床感觉检查是必不可少的（图1.18）。

一些外周单神经病变，或罕见的多灶性运动神经病，表现为单侧外周性无力；尤其是桡神经病变的腕部下垂和腓神经病变的足部下垂被误认为是枕骨大孔以上的病变，常常模拟卒中。了解主要周围神经的运动分布最终有助于正确诊断。虽

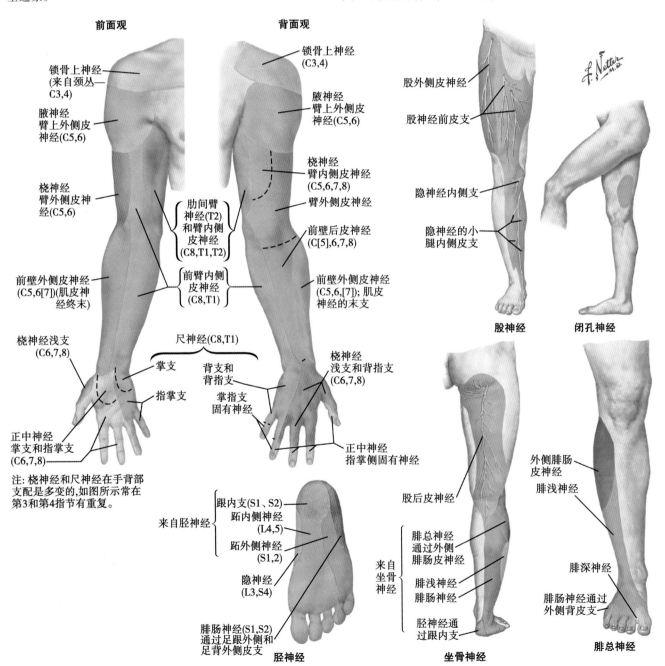

图1.18　皮肤神经支配

然腓神经病变会导致足部下垂,但 L5 神经根病变也会导致足部下垂,但通常伴有腰痛。此外,L5 损伤还引起胫神经支配的胫后肌无力;这为临床上区分腓总神经病变提供了方法。极少数情况下,脑部矢状窦旁额叶的病变也可能出现足部无力。

严重失神经支配时,受累神经支配的肌肉萎缩。测量肢体周长可以证明明显的两侧不对称,由此推断,肌肉萎缩继发于前角细胞、神经根或周围神经损伤。最重要的是仔细寻找感觉丧失,如尺神经病变常表现为无痛性手部肌肉萎缩,类似肌萎缩侧索硬化症或脊髓空洞症。

肌肉疾病

大多数肌病导致对称性近端无力,尽管这可能发生在其他疾病,特别是慢性炎性脱髓鞘性多发性神经病或罕见的神经肌肉传导缺陷,如 LEMS。颈屈肌和臂伸肌无力可能是肌病过程的早期迹象,尤其是重症肌无力和炎症性肌病。在最极端的情况下,这些患者可能表现为垂头。在罕见的情况下,原发性肌病有不对称分布,特别是包涵体肌炎,类似肌萎缩侧索硬化或面肩肱肌营养不良。

运动张力

运动系统依赖于多个输入来提供精确、同步良好和平稳的肌肉功能。这些包括来自大脑、基底节、小脑、脑干和脊髓通过皮质脊髓束的正输入。脑桥网状结构和网状脊髓束的投射也与支配近端和轴向的躯体肌肉组织的运动神经元有直接联系。这些纤维也起源于大脑和小脑,具有主要的抑制功能,用于降低运动张力。

在原发性中枢神经系统疾病患者中发现四种主要类型的肌张力变化:张力降低、松弛、痉挛和僵硬。重要的是要把这些观察到的运动张力变化放在完整的神经系统检查的范围内,而不是孤立地进行。当患者完全放松时,患者的体态最佳。有时,在考试中多次检查肌张力是有用的。肌张力被描述为患者的主要肌肉张力水平。为了适应这一部分的检查,与神经系统评估的其他部分一样,定期检查健康人的这些参数以建立正常的观察基础是很重要的。

肌张力减退

这在小脑半球病变的患者中偶尔可以出现。例如,由于不能保持稳定的姿势,同侧肢体的远端可能无法进行快速的交替运动(称为轮替运动障碍)。同样地,当一个人引出膝关节 MSR 时所看到的平滑、笔直的跟踪反应,失去了通常具有抑制性小脑检查的向外和向后运动。相反,在返回时,会出现无检查的超越协调,导致重复的摆动反应。这种典型的低张力性小脑张力是一个相对少见的结果。

更普遍的正常张力丧失最常见于患有中枢或外周运动单位疾病、典型脊髓性肌萎缩症(Werdnig-Hoffmann 病)或各种先天性肌病的婴儿。虽然成年人也有类似的例子,但老年患者很少出现垂头综合征。

松弛

这是张力完全丧失的术语,见于影响上运动神经元的各种

疾病过程中。最常见的是,这种情况发生在急性情况下,如最近卒中或突然脊髓损伤(即脊髓休克)。然而,这两种情况下,松弛是暂时的,张力增加后,以不同程度的痉挛形式出现。

痉挛

在医生尝试移动肢体开始时,肌肉张力达到最大值,然后在移动过程中突然释放(折刀样,痉挛性释放),这是痉挛肢体的典型表现。任何合理的肌肉刺激都很容易引起明显程度的痉挛,从而引起拉伸反射。更微妙的痉挛可能是显而易见的,只有在一个特定的方向和特定的速度拉伸肌肉。在最初的神经系统损伤后的几天到几周内,如卒中或脊髓损伤时可能出现的张力增加从松弛状态演变为痉挛状态。

强直

由基底节病变引起的肌张力增加,如帕金森病可能发生的那样,被称为强直。强直创造了一种连续的紧密感,试图通过从伸展到弯曲的完全偏移来移动关节。

去脑强直

当运动神经元抑制完全丧失时,如上脑干损伤时,就会出现去脑强直综合征。在这里,一个简单的伤害性刺激导致四肢的双侧同时伸展,手臂旋前,双腿内收(图 1.19)向内旋转。最常见的情况是心搏骤停或严重头部损伤导致脑干剪切伤,最典型的是车祸或战场损伤。当这些患者存活超过 3 个月,在其他方面完全没有反应,称为在持续性植物状态。

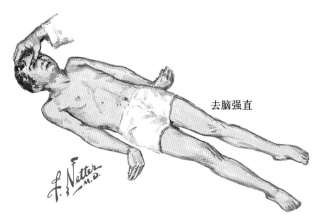

图 1.19 运动张力异常

肌肉拉伸反射、阵挛和巴宾斯基征

Ⅰa 和 Ⅰb 外周感觉神经传入均通过背根神经节进入脊髓后柱。它们的主要功能是传递来自触觉和压力感受器的信息。因此,尽管肌梭和高尔基体肌腱器官不能被直接检查到,但它们的一些脊髓连接可以通过检查位置和振动感觉模式进行临床评价。此外,Ⅰa 和 Ⅰb 传入纤维通过脊髓小脑后束向小脑传递相似的信息,脊髓小脑后束通过小脑下脚进入小脑(图 1.20)。很难孤立地评估每一束对运动控制的贡献。

简单的被动拉伸,如轻敲膝盖的髌腱,梭内肌梭被激活,直

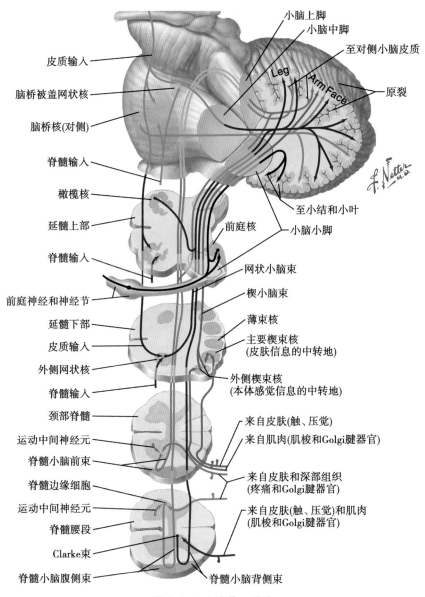

图 1.20　小脑传入通路

接刺激大的 α 运动神经元。这些反过来刺激梭外骨骼肌纤维，导致临床观察到的肌肉收缩(图 1.21)。如果供应的传入感觉或传出运动肢体的这种神经受损，MSR 就会受到影响，出现减弱或消失，就像许多周围神经病变一样。这些反射有时被不恰当地称为深肌腱反射(DTR)，而事实上它们的生理基础主要依赖于梭状肌内的肌梭纤维，而不是高尔基体肌腱器官。MSR 是一个更准确的术语。

在神经系统检查中，通常通过轻敲插入肌腱的手指或触碰肌腱，然后敲击触诊手指，容易诱发 MSR(以拉伸的特定肌肉命名)。有时，在健康人中很难获得 MSR。在这种情况下，可以分散患者的注意力或应用增强反射的技术来增强 MSR 的出现。最常见的方法是 Jendrassik 手法，患者弯曲手指，一只手与另一只手相互扣锁，数到 3 就拉一下，同时临床医生在膝盖或脚踝处敲击适当的肌腱。对于上肢，当神经科医生在手臂肌腱上进行敲击时，可能会要求患者握紧对侧拳头，激活梭内肌梭。

当对 MSR 进行分级时，肢体反射很容易理解，范围从 0 到

4。反射性分级为 0 表示完全缺乏 MSR。全身反射丧失是病理性的，称为无反射；这通常发生在吉兰巴利综合征中。反射活跃的 MSR 为 4 级，是先前卒中或脊髓损伤的典型表现。当患者有活跃的 MSR 时，单次跟腱敲击有时会引起脚背和足底的一系列重复运动，称为踝阵挛。这种情况通常不是自发发生的，但阵挛可能是通过在手心抓住背屈脚时快速地上下摆动来诱发出。这种情况很少在股四头肌腱反射中发生。这里的反射等级为 4+。评分的其余部分非常符合逻辑。1 的反射仅仅是肌肉的收缩；2 是正常收缩，3 是反射活跃，但没有 4 级那么亢进。

巴宾斯基征是一种重要的病理反射，在足底外侧面，用压舌板或钥匙的底部轻轻地、非常小心地滑行引起。结果为大脚趾伸展，其余脚趾呈扇形分开(图 1.22)。一种更夸张的反应，称为三屈反应，包括臀部、膝盖和脚的弯曲，通常伴有巴宾斯基征阳性反应。因为这种反射主要依赖于对脚的感觉刺激，所以一种温和的、无刺激性的触碰刺激是获得准确反应的最佳方

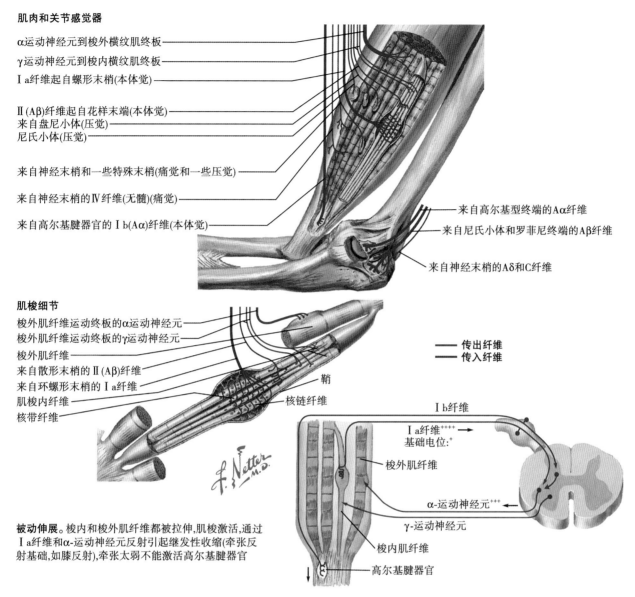

肌肉和关节感觉器

α运动神经元到梭外横纹肌终板
γ运动神经元到梭内横纹肌终板
Ⅰa纤维起自螺形末梢(本体觉)

Ⅱ(Aβ)纤维起自花样末端(本体觉)
来自盘尼小体(压觉)
尼氏小体(压觉)

来自神经末梢和一些特殊末梢(痛觉和一些压觉)

来自神经末梢的Ⅳ纤维(无髓)(痛觉)

来自高尔基腱器官的Ⅰb(Aα)纤维(本体觉)

来自高尔基型终端的Aα纤维

来自尼氏小体和罗菲尼终端的Aβ纤维

来自神经末梢的Aδ和C纤维

肌梭细节

梭外肌纤维运动终板的α运动神经元
梭外肌纤维运动终板的γ运动神经元
梭外肌纤维
来自散形末梢的Ⅱ(Aβ)纤维
来自环螺形末梢的Ⅰa纤维
肌梭内纤维
核带纤维

鞘
核链纤维

—— 传出纤维
—— 传入纤维

Ⅰb纤维

Ⅰa纤维++++
基础电位:+

梭外肌纤维

α-运动神经元+++

γ-运动神经元

梭内肌纤维

高尔基腱器官

被动伸展。梭内和梭外肌纤维都被拉伸,肌梭激活,通过Ⅰa纤维和α-运动神经元反射引起继发性收缩(牵张反射基础,如膝反射),牵张太弱不能激活高尔基腱器官

图1.21　肌肉和关节感受器及肌梭

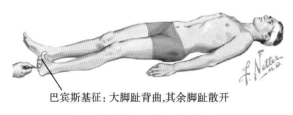

巴宾斯基征:大脚趾背曲,其余脚趾散开

图1.22　巴宾斯基征的引出

式。它绝对不需要过度或疼痛性的压力刺激。对于敏感或怕痒的患者,通常可以通过仔细刺激足底外侧而不是足底面来获得适当的反应。然而,有些患者有一种戒断反应,其中脚和整个脚趾背屈。这通常可以通过分别拉下中脚趾来克服,同时以传统方式小心地刺激足底。

临床表现出现活跃的 MSR、阵挛和巴宾斯基征阳性的结果,提示上运动神经元病变。这些异常源于脑或脊髓的各种病理生理机制。许多可能导致破坏性的脑损伤,如卒中、肿瘤、脑

炎和脊髓损伤,或脱髓鞘疾病,如影响脊髓、大脑或两者都影响的多发性硬化症等疾病。此外,有时在癫痫发作后或中毒性或代谢性脑病患者中可以观察到上运动神经元损伤的征象。因此,尽管在中枢神经系统异常的解剖背景下,活跃的 MSR 和巴宾斯基征是非特异性的,但它们的存在提供了解剖学上持续性上运动神经元病理学的明确证据,但癫痫后或脑病背景除外。

感觉检查

一个精心设计的感觉系统评估是必不可少的,以确定是否存在正常的感觉,如果不正常,以确定受影响的模式的具体的解剖损伤特点。因为部分感觉检查是相当主观的,检查者应该分析反应的一致性。此外,感觉变化与患者主诉和其他结果的相关性需要仔细评估。最初,检查需要集中于确定感觉的存在或丧失。我们必须避免让患者过于热心地试图定义感官鉴赏

中最微妙的差异。这通常会导致患者精疲力尽,临床医生沮丧。

在大多数临床环境中,最好将感觉检查分为两大类(即来自浅表皮肤感受体或深层机械感受器的感觉检查)。前者是小的、无髓鞘的、传导缓慢的 C 型神经纤维或更大的、薄的有髓鞘、传导稍快的 A-δ 型神经纤维。这些小纤维主要支配疼痛和温度觉(分别用针尖或音叉柄等冷物体进行测试)和粗触摸的模式。大的、厚的髓鞘的 A 型 α 和 β 纤维传输位置感的动觉模式,由检查者在垂直面上被动地移动患者的手指或脚趾,并询问患者手指或脚趾移动的方向,如向上还是向下。

通过使用一对卡尺来检查他们识别手指上是否有一个或两个点的能力来评估精细触觉辨别能力。振动感觉依赖于深部传入和由 A 型 α 纤维提供的皮肤感觉方式。最好用 128 Hz 音叉测试,音叉的频率通常较低,动作持续时间较长。这种方式的敏感性是一种最常见随着年龄的增长而降低的模式。

外周感觉功能障碍的典型证候

广泛性多发性神经病通常表现为开始为脚尖、后来出现手指末端的麻木和刺痛症状(即袜套手套样分布)(图 1.23)。最终,这种缺失将逐渐蔓延到近端,通过脚踝和手腕到腿部和前臂,但通常不高于膝盖和肘部。在用冷物体、针(用于检查小神经纤维功能)、音叉和位置感(如果也涉及大神经纤维)进行检查时,检查者注意到远端感觉减退在外围最明显,在近端的部位逐渐达到正常。

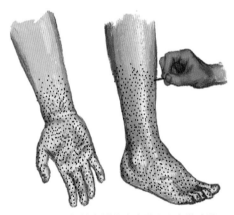

渐变的手套-袜套样的疼痛觉和温度觉减退

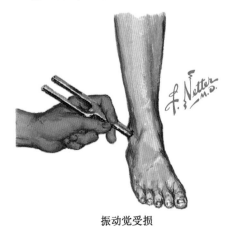

振动觉受损

图 1.23   周围神经病变中各种类型感觉模式的记录

单个单神经病变的典型症状是单个周围神经的症状和表现(见图 1.18)。例如,如果正中神经受累,患者会注意到拇指、示指、中指和无名指相邻侧面的麻木。腕管综合征伴腕部正中神经卡压时,检查结果常有细微异常,仅有两点辨别觉的精选辨别功能丧失。有时,人们可以使用反射锤直接在压迫点上方进行叩击。如果有周围神经损伤的局灶性区域,这种动作通常会引起叩击部位远端和该神经感觉纤维特定分布范围内的短暂感觉异常,在本病例为正中神经。这一检查动作被称为蒂内尔征(Tinel 征);该名称适用于这种简单的激发试验确定任何单神经病的病变部位的情况。

神经丛病变通常是单侧分布,影响臂神经或腰骶神经丛。通常,这些症状的特点是影响运动和感觉障碍,涉及肢体的多个周围神经分布区。与单一神经根或单一神经病的病变相比,这些病变具有更广泛的运动和感觉丧失分布。因此,当临床检查显示发现不完全由一个特定的周围神经或神经根分布区时,考虑神经丛病变的可能性。

神经根病变通常表现为更多的主观症状,通常是间歇性的,但有时是持续性的,症状局限于一个特定神经根的皮肤节段模式(见图 1.17)。疼痛是最常见的症状,开始于颈部、肩部和腰背,通常沿着四肢呈特定的皮肤节段分布。颈部最常见和典型的例子是在 C7 神经根处,主要累及示指和中指的感觉异常。通常伴随着三头肌肌力的减弱,以及三头肌反射的丧失。在下背部,L5 神经根是典型的例子,第一和第二脚趾和小腿外侧麻木,同时伴有胫前肌和胫后肌无力。然而,由于膝跳反射与 L4 神经根有关,踝跳反射与 S1 神经根有关,检查者必须测试一种不太常用的反射,即具有 L5 神经根支配的内腘绳肌。当感觉脚的侧面和小脚趾受累伴跟腱反射缺失,S1 根病变是最有可能的。

脊髓综合征

完全横贯性

脊髓损伤的部位是通过确定特定运动和感觉缺陷的确切分布来确定的(图 1.24)。脊髓完全损伤导致病变部位远端功能完全丧失。通过疼痛和/或温度感觉丧失的测试,可以辨别出明显程度的感觉丧失,与低于病变水平的出汗丧失有关。同时,所有受病变部位远端前角细胞支配的肌肉都会瘫痪。不同的部分脊髓综合征将在后面简要描述,并在第 16 章中进一步讨论。

Brown-Séquard 综合征

脊髓前外侧的损伤会导致对侧疼痛和温度感的丧失。如果病变范围更广,则一侧脊髓的前、后侧面受损,出现 Brown-Séquard 综合征;其特点是对侧痛觉和温度觉丧失,同侧位置觉和振动觉丧失,同侧上运动神经元性无力。

脊髓中央

脊髓空洞症或中央脊髓出血等病变可导致另一种解剖学上的特殊病变,称为中央脊髓综合征。病理发生在脊髓的中心,当病变影响前连合时,破坏了从两侧传递疼痛和温度感觉

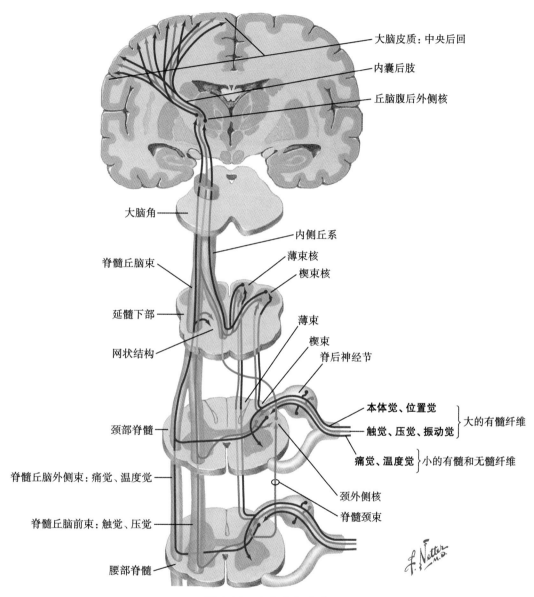

大脑皮质：中央后回

内囊后肢

丘脑腹后外侧核

大脑角

内侧丘系

脊髓丘脑束

薄束核

楔束核

延髓下部

薄束

网状结构

楔束

脊后神经节

本体觉、位置觉 ⎫
⎬ 大的有髓纤维
触觉、压觉、振动觉 ⎭

颈部脊髓

痛觉、温度觉 } 小的有髓和无髓纤维

脊髓丘脑外侧束：痛觉、温度觉

颈外侧核

脊髓颈束

脊髓丘脑前束：触觉、压觉

腰部脊髓

图 1.24 感觉系统：躯体

的纤维传导。在这个综合征中，振动和位置感觉的纤维被保留下来，因为它们不会在进入脊髓的水平面交叉，而是在后索内上升。这导致分离性的感觉丧失，伴随着疼痛和温度感觉的分离丧失，通常呈"斗篷样"分布，同时，振动觉和位置觉保留。

脊髓前动脉

在这一重要动脉区域内发生梗死的患者呈现另一典型的感觉表现。这与脊髓前动脉的固有供血区域有关；也就是说，它供应脊髓的前三分之二。双侧脊髓丘脑束和皮质脊髓束受损，而脊髓后索由于由脊髓后动脉系统供血而得以幸免。虽然患者瘫痪，完全失去疼痛感和温度感，但位置觉和通常的振动感觉模式仍得以保留。

丘脑受累

丘脑腹后外侧核和腹后内侧核是两个主要的感觉传递核（图 1.25）。这些区域的损伤可导致涉及整个对侧半身的所有

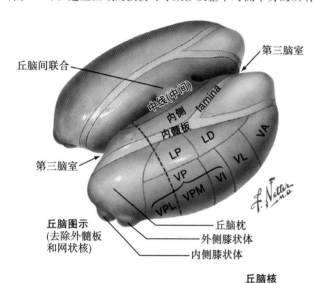

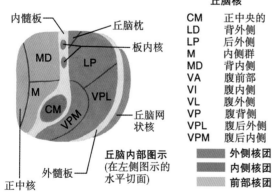

图 1.25　丘脑及其神经核

形态的感觉丧失。这种情况最常见于腔隙性或出血性梗死患者。最初表现为相对可忍受的麻木，最终卒中造成的损害可能会产生一种不愉快的、有时是致残性的、被称为丘脑疼痛综合征的过度感觉改变。这种感觉丧失很少会导致肢体感觉性共济失调。顶叶皮质下的辐射冠内的损害可以引起类似的表现，虽然往往不太广泛。

皮层感觉受累

顶叶接收来自丘脑核团、脑干、脊髓和周围神经的地形组织的感觉输入（见图 1.24）。顶叶的一个重要功能是将这些信息与其他感觉和运动信息结合起来，形成身体知觉。在最纯粹的皮层感觉功能障碍中，患者无法区分脚趾或手指在空间中的位置，无法区分一个点和两个点，也无法使用立体辨别来区分放在手中的各种物体，例如不同的硬币大小。此外，这些人无法识别手掌上的数字（图形感觉）。

许多其他感觉异常也会发生，包括"忽视"，即右侧非优势顶叶病变的患者不知道对侧肢体瘫痪或感觉丧失。这在双侧同时刺激（消失）时尤其明显。在这里，身体的一侧或两侧受到不同程度的刺激，并要求患者确定刺激的位置。当应用双侧刺激时，顶叶感觉损失较轻微的患者无法识别对侧刺激。在极端情况下，一侧大脑半球且皮质下大面积卒中的患者表现为对侧身体完全丧失感觉。

（李小刚　译）

推荐阅读

Bates B. A guide to physical examination and history taking. 4th ed. Baltimore, MD: JB Lippincott Co; 1987.

Bear MF, Connors BW, Paradiso MA. Neuroscience, exploring the brain. Baltimore, MD: Lippincott Williams & Wilkins; 2007.

Benarroch EE, Daube JR, Flemming KD, et al. Mayo Clinic medical neurosciences: organized by neurologic systems and levels. 5th ed. St. Helier, NJ: Informa; 2008.

Brazis P, Masdeau J, Biller J. Localization in clinical neurology. 5th ed. Baltimore, MD: Lippincott Williams & Wilkins; 2006.

Kandel ER, Schwartz JH, Jessell TM. Principles of neural science. 4th ed. New York, NY: McGraw-Hill, Health Professions Division; 2000.

Luria AR. Higher cortical functions in man. 2nd ed. New York, NY: Basic Books, Inc; 1980.

Mayo Clinic Department of Neurology. Mayo clinic examinations in neurology. 7th ed. St. Louis, MO: Mosby; 1998.

Miller NR, Newman NJ, Biousse V, et al. Walsh & Hoyt's clinical neuro-ophthalmology: the essentials. Baltimore, MD: Lippincott Williams & Wilkins; 2007.

O'Brien M. Aids to the examination of the peripheral nervous system. 5th ed. Philadelphia, PA: WB Saunders; 2010.

Parent A. Carpenter's human neuroanatomy. 9th ed. Baltimore, MD: Williams & Wilkins; 1996.

Peters A, Jones EG, editors. Cerebral cortex: vol 4. Association and auditory cortices. New York, NY: Plenum Press; 1985.

神经病学中的实验室检查

Brian J, Scott, Claudia J. Chaves, Jayashri Srinivasan

临床案例 45 岁女性,临床表现为发作性左侧肢体无力、构音障碍和步态失衡。第一次发作发生在 9 个月前睡醒时,并在 2 天后逐渐缓解。她没有相关的头痛、视觉症状或恶心。在接下来的 8 个月里,她又出现了 3 次逐渐加重的发作,并且在最近的两次发作之后未能完全恢复。由于持续的左侧无力,她已经在过去的 4 周内开始使用轮椅。最初怀疑为缺血性卒中/短暂性脑缺血发作(TIA)。非增强头部计算机断层扫描(CT)结果为阴性,脑磁共振成像/血管造影(MRI/MRA)没有显示急性缺血性卒中、脱髓鞘病变,且没有大血管闭塞。高凝状态筛查(凝血因子 V Leiden 突变、凝血酶原基因突变、蛋白 C、蛋白 S、同型半胱氨酸)均为阴性。第三次发作后,再次进行脑 MRI 检查,显示脑桥基底部增强和 T2

高信号区(图 2.1)。血清风湿性疾病筛查(抗核抗体、血管紧张素转换酶、类风湿因子和抗 Flo/抗 La 抗体)均为阴性。血清 C 反应蛋白升高至 11.9mg/dl(正常<6.3)。颈椎及胸椎影像学未见明显异常,全身 PET/CT 显示甲状腺结节及多发 FDG 增强的肝、脾病灶。包括裂隙灯在内的眼科评估未见明显异常。脑脊液检测如下:白细胞计数 11 个/高倍镜视野,红细胞计数 5 个/高倍镜视野,葡萄糖 59mg/dl,蛋白45mg/dl,免疫球蛋白指数 0.42(正常<0.61),无寡克隆带存在。脑脊液细胞学和流式细胞学均为阴性。后续的神经影像显示强化较前增加,并有 T2 高信号的脑桥部异常。患者接受了经验性糖皮质激素治疗和诊断性脑活检,并请神经外科会诊。

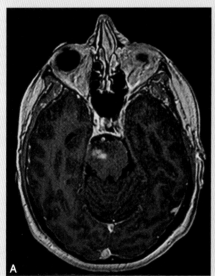 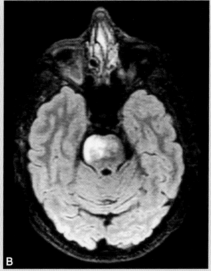 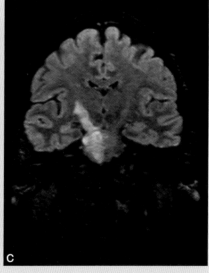

图 2.1 脑 MRI 钆增强检查,轴位 T1 增强相示右侧脑桥异常强化(A);脑桥体内 T2 高信号(B);异常信号沿皮质脊髓束向颅内方向延伸(C)

点评:该病例显示了一个具有挑战性的诊断难题,早期症状提示脑血管疾病,但影像学和临床进展没有证实这一怀疑。这一意想不到的结果导致了额外的诊断检测,并迫使护理人员随着时间的推移更广泛地重新定义问题,检查神经系统和全身性感染、炎症和肿瘤疾病。最终,对血液、脑脊液和影像

学的综合分析没有得出结论。由于导致神经系统病变的风险,患者拒绝活检,但随着时间和糖皮质激素的使用,临床逐渐改善,导致推定诊断为对类固醇反应的伴脑桥周围血管强化的慢性淋巴细胞性炎症(即 CLIPPERS)。

一般原则

仔细和熟练的神经病史询问和体格检查是神经病学评估的基石,这一点重复多少次都不过分(见第 1 章)。要成功地驾驭一个具有挑战性的病例,在安排检查之前必须完成、汇总和反思这些。

所有类型的诊断检测(血清、脑脊液、影像学、神经生理学和组织检测)的选择必须根据临床病史和检查结果中未回答的问题。如果对患者的问题认识不足或神经系统检查不完全时就进行实验室检查,会造成浪费和错误。这并不是说探索式方法没有作用,但最好的临床医生会仔细倾听患者的诉求,并在新信息挑战他们的探索时修改他们的诊断方法。

基于优先级鉴别诊断的假设导向性检测是最有效的策略。重要的是要尽可能熟悉每种诊断检测的优点和局限性,并预测可能的结果。在考虑检测时,需要考虑的问题包括:

- 这是回答我临床问题的最优检测吗?
- 是否有侵入性更小、更快或更便宜的检测可选择?
- 检测可能的结果是什么?
- 获得结果需要多久?对于检测过程需要很长时间的检测,结果还有帮助吗?
- 检测结果将如何影响我接下来的诊疗或建议?

另一个需要考虑的问题是,是以序贯的方式还是平行的方式进行检测。序贯检测是一种策略,即临床医生按顺序进行单一或少量检测,然后等待结果,然后再进行其他检测。这种策略优化了准确性,减少了浪费。临床医生可以从与最可能的诊断相关的检测开始,然后根据每个检测可获得的结果,有策略地逐步检测可能性较小的疾病。这种方法的缺点是,在依次进行检测时,完成诊断评估需要相当长的时间。当有一种可快速获得并解释的高可靠性的检测(如头部 CT 扫描以评估急性颅内出血),或疾病的发展速度为亚急性或慢性、快速诊断的压力较小时,或如果有一种非常可靠的检测需要很长时间才能得到结果或成本很高(如基因检测)时,这种方法最为合适。

平行检测采用同时进行多个检测的方法。平行检测对于有许多潜在原因导致临床症状的情况是有用的。例如,临床医生在看视觉神经病患者时,可能会识别出特定的危险因素(如高血糖或接受化疗),但最终可能无法排除其他一些潜在的原因。与其安排多次回访和静脉抽血,不如选择平行地安排一组检测,以便仅需一次实验室之行便可在几天内有效地筛查许多常见病因。在前面的案例中,高凝血症筛查和风湿疾病的实验室也是平行检测的例子。平行检测的一个潜在缺点是,如果安排了昂贵的或无关的测试,则会增加成本。

进行临床检测的另一个重要因素是物流负担和检测的侵入性。临床医生倾向于有助于诊断的检测(明确诊断的一个或多个检测的可靠性)。然而,这并不是对患者的唯一考虑。与抽血或肌电图(EMG)检查相关的不适,在扫描仪器中的幽闭恐怖症,与活检过程相关的风险,关于医疗保健因素的个人或文化信仰和态度决定了患者诊断检测的意愿并影响他们对医生建议的依从性。因此,在安排检测时,确保我们的患者理解并接受检测的理由,并对他们将经历的事情有一个实际的想法是很重要的。在诊断性腰椎穿刺和电生理学检测之前,这种交流是特别必要的,因为患者往往对这些测试相关的不适有强烈的感觉。对于活检或其他侵入性手术,如脑室造瘘术,操作者应解释手术的原理和相关风险,并回答任何相关问题。

当患者确信他们需要一种特定的测试,但临床医生不同意或倾向于进行另一种诊断时,诊断检测就会面临具有挑战性的情况。随着越来越多的在线医疗资源和基于社区或网络的信息和经验分享,患者带着"自我诊断"的元素进入检查室。例如,一个因优势手刺痛的患者可能通过病史和检查确诊为腕管综合征。临床医生建议适当的治疗和必要的肌电图检测,但患者可能坚持做脑 MRI,因为患者更相信卒中、脑瘤或多发性硬化症是其症状的原因。这些情况需要仔细倾听、熟练的重新定位、解释临床证据来支持或反驳诊断、肯定和信心。通常问这样的问题是有用的:"为什么你认为这些症状是由卒中引起的?"明确地解决而非避免这些问题通常会带来有用的见解。通过这个过程,临床医生可以更好地了解患者的价值观、恐惧和沟通方式,患者最终会信任他们的临床医生、判断和建议。

腰椎穿刺

对于许多神经系统疾病,如急性或慢性脑膜脑炎、自身免疫性中枢神经系统(CNS)疾病以及急性和慢性炎性脱髓鞘性多发性神经病,没有其他检查能够完全替代脑脊液分析。头部 CT 成像对蛛网膜下腔出血的敏感性大于 95%,但因为显像敏感性随时间下降,尤其是在症状出现 24 小时以上时,在头部 CT 阴性临床疑诊病例中脑脊液分析仍有作用。

CT 扫描仪在急症护理中的广泛应用使得在没有神经影像的情况下进行腰椎穿刺的情况不常见。神经影像学对于确认腰穿脑脊液引流是否会导致或加重脑疝综合征的占位性病变至关重要。具体来说,患有癌症、免疫抑制(人类免疫缺陷病毒[HIV]或器官移植)、局灶性神经功能缺损、发热、创伤或意识水平下降的患者需要在术前进行头部影像学检查。如果患者在上一次神经影像学检查后出现神经功能下降,也有必要在腰椎穿刺前复查脑部影像学。

腰椎穿刺的主要风险是穿刺部位出血或感染(皮肤或硬膜外)、腰椎穿刺后头痛或神经根损伤。使用无创的"Spprotte"腰穿针与切割腰穿针相比,腰椎穿刺后头痛的发生率显著降低(分别为 1%~2% 和 15%~20%)(图 2.2)。累及腰椎穿刺部位的蜂窝织炎或疑似硬膜外脓肿是腰椎穿刺的绝对禁忌。由于出血并发症的潜在风险增加,凝血病是一种相对的禁忌证,尽管没有高质量的证据来量化风险,且尚未确定在具体何种凝血指标下可安全地进行腰椎穿刺。最好是在所有抗血小板和抗凝药物停用足够长的时间以致凝血正常后再进行穿刺。

成人脑脊液的产生速率为 0.2~0.7ml/min,或 600~700ml/d,平均总循环容量为 125~150ml。大部分脑脊液由侧脑室内的脉络丛产生,但大约 80% 的脑脊液在脑室系统外(图 2.3)。典型的腰椎穿刺会留取 10~30ml 液体,在正常生理条件下,身体在 1~3 小时内能够替换这些液体。

个人防护装备、无菌操作和局部麻醉可最大限度地降低患者和操作人员发生并发症的风险。侧卧位对患者来说是最舒适的,并且可以更容易地测量脑脊液开放压力。如果侧卧位难以识别体表标志,或患者有严重的端坐呼吸,在手术过程中不能平躺,可采用坐位进行腰椎穿刺。然而,一旦针进入脑脊液腔,如果需要进行开放压力测量,则必须将坐位患者转移到他

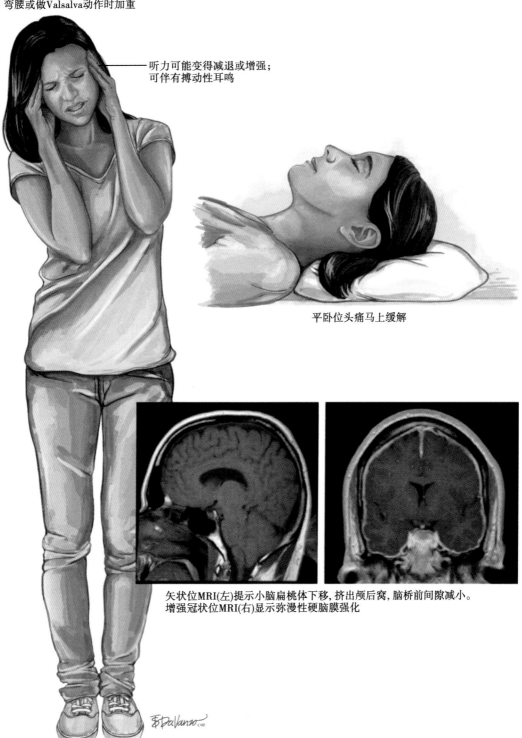

头痛与直立位相关,站起时明显,用力、
弯腰或做Valsalva动作时加重

听力可能变得减退或增强;
可伴有搏动性耳鸣

平卧位头痛马上缓解

矢状位MRI(左)提示小脑扁桃体下移,挤出颅后窝,脑桥前间隙减小。
增强冠状位MRI(右)显示弥漫性硬脑膜强化

图 2.2   腰穿后头痛

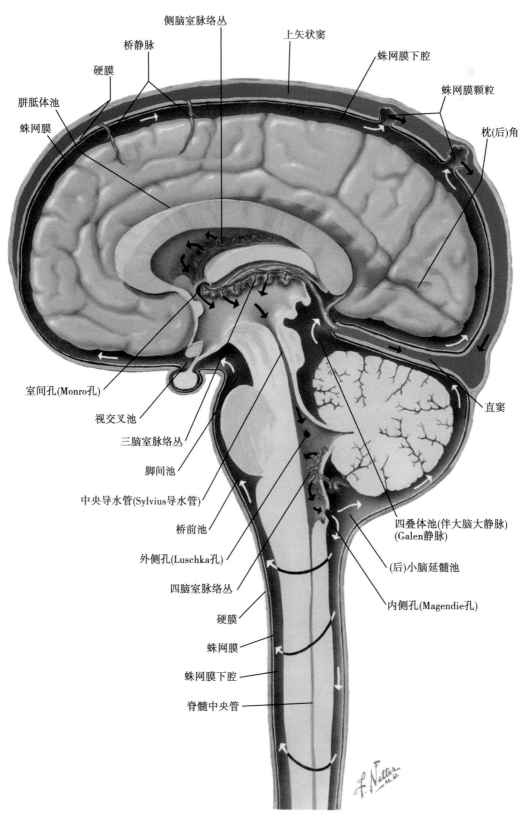

侧脑室脉络丛

桥静脉

硬膜

胼胝体池

蛛网膜

上矢状窦

蛛网膜下腔

蛛网膜颗粒

枕(后)角

直窦

四叠体池(伴大脑大静脉)
(Galen静脉)

(后)小脑延髓池

内侧孔(Magendie孔)

室间孔(Monro孔)

视交叉池

三脑室脉络丛

脚间池

中央导水管(Sylvius导水管)

桥前池

外侧孔(Luschka孔)

四脑室脉络丛

硬膜

蛛网膜

蛛网膜下腔

脊髓中央管

图2.3　脑脊液循环

或她的侧卧位。在侧卧位双腿伸直时,正常的脑脊液开放压力在 8~15cmH₂O,气管插管患者可能略高。

脑脊液检查

某些脑脊液检测需要及时处理以确保结果准确。例如,

脑脊液变黄是红细胞破坏后的表现,在适当的临床背景下可以诊断蛛网膜下腔出血(图 2.4)。然而,如果脑脊液处理延迟,致使在穿刺时从局部组织损伤引入的红细胞也开始分解,可能产生假阳性结果。脑脊液细胞学或流式细胞术处理的延迟可能导致标本的降解,使脑脊液恶性肿瘤的诊断更加困难。

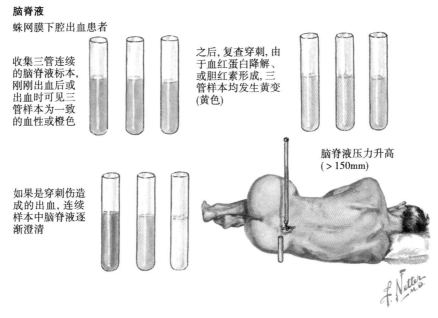

脑脊液

蛛网膜下腔出血患者

收集三管连续的脑脊液标本,刚刚出血后或出血时可见三管样本为一致的血性或橙色

之后,复查穿刺,由于血红蛋白降解、或胆红素形成,三管样本均发生黄变(黄色)

脑脊液压力升高(>150mm)

如果是穿刺伤造成的出血,连续样本中脑脊液逐渐澄清

图 2.4 脑脊液黄变

最常见的脑脊液检查是红细胞计数、白细胞计数与分型、总蛋白和葡萄糖测量(通常被称为脑脊液常规)。脑脊液是典型的非细胞性体液。然而,由于穿刺过程中局部创伤引起的外周血污染脑脊液样本可能导致红细胞和白细胞计数升高。为了区分脑脊液炎症和创伤,应该考虑标本中的红细胞数量,并确定升高的白细胞(WBC)数量是否成比例。外周血白细胞计数正常的人的红细胞与白细胞的比率为 500∶1~1 000∶1。例如,如果脑脊液样本有 12 个白细胞和 9 000 个红细胞,红细胞与白细胞的比率是 750∶1,这是在外周血污染的预期范围内。相比之下,如果 WBC 计数为 12,RBC 计数为 150,则提示 CNS 炎症过程。WBC 分型可提供诊断线索。正常的脑脊液白细胞是以淋巴细胞为主(70%),其中约 30% 为单核细胞。中性粒细胞优势是中枢神经系统细菌感染的一个共同的初始特征,而病毒感染的特点是导致淋巴细胞增多。脑脊液中嗜酸性粒细胞的存在是不常见和不正常的,需要关注真菌或寄生虫性脑膜炎。

脑脊液蛋白升高是非特异性的,但通常提示炎症过程。轻度升高,特别是在老年人中,可能是正常的。在急性炎性脱髓鞘性多发性神经病变中可见到单纯的脑脊液蛋白升高,其原因是自身抗体的产生。额外的检测可能有助于明确脑脊液蛋白升高的性质。通过测定脑脊液对血清免疫球蛋白指数和脑脊液对血清电泳,可以确定炎症是全身性的还是某种中枢神经系统特异性的。中枢神经系统炎症过程中免疫球蛋白指数升高。蛋白电泳可以比较血清和脑脊液抗体。少量血清抗体被动扩散至脑脊液;然而,脑脊液中存在独特抗体而血清中不存在是

不正常的。脑脊液中“寡克隆带”的存在表明血清中不存在的抗体在脑脊液内合成,可见于多发性硬化和自身免疫性脑炎。脑脊液蛋白、免疫球蛋白指数和血清对脑脊液蛋白电泳是筛选中枢神经系统炎症的有效方法,因为它们具有很高的敏感性。更多的特异性分子检测已经可用来识别血清和/或脑脊液中存在的特异性抗体。例如,抗神经节苷脂(GM1)抗体在某些吉兰-巴雷综合征病例中发现,GQ1b 抗体在米勒-费希尔变异型吉兰巴雷综合征中发现,副肿瘤/自身免疫抗体在非感染性脑炎中发现(见第 51 章)。细菌(16S 核糖体糖核酸)和病毒聚合酶链反应(PCR)检测、宏基因组学和蛋白质组学正在提高脑脊液检查对中枢神经系统感染的诊断能力。例如,在克-雅病中,使用第二代实时震动诱导转换(RT QuIC)试验检测脑脊液中的朊病毒;经尸检证实的数据表明,对所有人类朊病毒疾病的检测特异性为 98.5%,敏感性为 89%~92%。

脑脊液葡萄糖通常大于血清葡萄糖的 2/3。在接近脑脊液采集的时间获得血清葡萄糖或指尖血糖是有用的,以作出准确的比较。脑脊液葡萄糖降低(<血清50%)可能对诊断是非常有用的,因为它与相对少量的疾病相关。这些疾病包括细菌性脑膜炎、真菌性脑膜炎、肿瘤性脑膜炎、神经结节病、中枢神经系统淋巴瘤和神经梅毒。

脑活检

尽管血清和脑脊液检查通常足以确定诊断和治疗计划,但本章开头的病例说明了一种情况,即使在完成所有的影像学检

查和检测后,仍然存在诊断不确定性。脑活检能够直接检查脑膜和脑实质病理,而这无法被其他侵袭性较小的手段所证实。在没有肿瘤病史的原发性脑肿瘤或脑占位患者中这是神经肿瘤学的一个必要程序,有助于制定适当的治疗方案。脑活检对中枢神经系统肿瘤的诊断敏感性为 95%。在快速进展的神经系统疾病或痴呆中,其敏感性略低(约 65%)。手术的风险取决于活检的部位、患者的围手术期和麻醉风险。一般而言,该手术有 5% 的可能导致永久性神经功能缺损和 0.5% 的死亡率,而脑干和脊髓手术的风险更高。

脑活检的主要替代方法是经验性治疗或观察,通常辅以定期影像检查。如果患者有很高的手术风险(严重的内科合并症、高龄)、临床表现轻微或无症状、或脑病变位于高风险区域,考虑密切随访的非手术计划是合理的。

脑电图

脑电图(EEG)是一种功能强大的工具,可提供随时间变化的大脑生理学无创测量。它是在 20 世纪上半叶开发的,技术先进,具有现代数字记录能力、完善的软件和先进的外科技术。

在标准化方法中,常规脑电图放置 20 个头皮电极(图 2.5)。

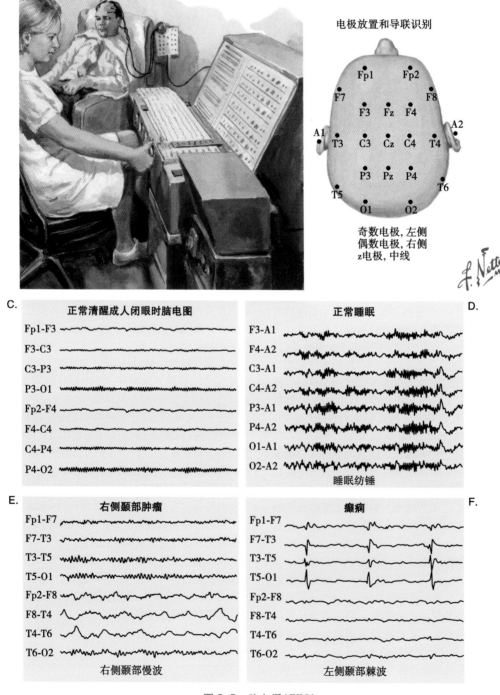

图 2.5　脑电图(EEG)

通常情况下,脑电图记录将持续 30~60 分钟,通常包括短暂换气过度或光刺激等操作。这些可能会引起细微的脑电图异常,如棘波或尖波。常规脑电图可以帮助定位特定的电生理异常并评估发作间期异常放电,这有助于指导抗惊厥药物的使用或可能提示癫痫发作风险的增加。

同时使用视频进行更广泛的监测在特定的临床应用中非常有用,例如在医院对药物难治性癫痫患者进行高风险的抗惊厥药物调整时,或在精神状态改变的住院患者中检测非惊厥癫痫持续状态时。在药物难治性位置相关癫痫的病例中,连续视频脑电图监测、发作期单光子发射计算机断层扫描(SPECT)或放置硬膜下电极可精确定位致痫灶,为癫痫手术治疗创造机会。

连续视频脑电图也有助于鉴别癫痫和心因性非癫痫性发作(PNES)。疑似非癫痫性发作的个体通常受益于较长时间的脑电图监测。发现一个或多个特征性事件而脑电图监测为正常清醒背景且无任何改变是 PNES 的诊断依据。对 PNES 的诊断是有用的,因为它可能导致对于潜在心理诱因的额外关注和资源指向治疗(如认知行为疗法)。重要的是不要在这些患者中形成对癫痫诊断的偏见,因为脑电图上的非癫痫性发作并不排除癫痫的可能性,而且有可能两者都有。

脑电图是诊断睡眠障碍的主要手段,如睡眠呼吸暂停、嗜睡症和快速眼动期(REM)睡眠行为障碍(见第 24 章)。视觉诱发电位可用于检测视神经脱髓鞘。体感诱发电位缺失时,在心搏骤停后 3 天评估时,与较差的神经预后相关。

肌电图/神经传导检查

如同脑电图提供了了解大脑皮质功能的生理学视角一样,肌电图和神经传导检查(NCS)提供了对周围神经系统功能的动态观察。周围神经(第十七至二十一篇)、神经肌肉接头(第二十二篇)和肌肉(第二十三篇)的疾病将在本书后面详细介绍,包括具体的肌电图检查结果。

对 EMG/NCS 组成部分以及该检查的优势和局限性的基本了解有助于临床医生更好地理解何时进行 EMG/NCS 以及如何解释结果。并不是所有的周围神经疾病都需要 EMG/NCS。例如,神经根病通常通过临床病史和查体确诊,必要时辅以影像学证实。典型的神经根病的 EMG/NCS 是正常的,如果存在诊断不确定性,本检查最有助于排除神经丛病等替代定位。EMG/NCS 在诊断小纤维周围感觉神经病变方面也可能受到限制,因为该检查无法检测到小纤维感觉神经病变。

肌电图仪的任务是确定病变的位置和特征,与临床医生的工作方式大致相同,但具有在多个层面上询问周围神经系统功能的附加能力(图 2.6)。临床症状和病史的性质决定了检查的重点或全面程度,以及需要检查的神经系统水平。例如,右上肢第四和第五指的运动和感觉症状以及握

力减弱可能会引起尺神经病变的怀疑。然而,可能很难确定这是否是由于局灶性压迫所致,有时很难与 C8 神经根病进行鉴别。

NCS 刺激运动神经和感觉神经,使电生理学家能够计算传导速度和每个响应的峰值振幅。刺激运动神经产生复合运动动作电位(CMAP),刺激感觉神经产生较小幅度的反应称为感觉神经动作电位(SNAP)。检查人员必须将记录的传导速度和反应波幅与已知的参考正常值进行比较。传导速度反映了被检查神经节段髓鞘的生理状态,波幅反映了感觉神经或运动神经中轴突的数量,当下运动神经元轴突受损或破坏时运动波幅降低。

仔细注意刺激点和记录部位之间的距离,并保持正常的肢体温度,以确保准确的结果。当被测的肢体温度低于体温时,传导速度延长,可能导致假阳性结果。

在怀疑局灶性脱髓鞘的病例中,测量疑似压迫水平上下的传导速度可能会发现传导延迟或阻滞的区域。肢体 NCS 测量刺激器和记录电极之间神经段上的神经生理学(图2.7)。然而,神经根的功能可以通过评估所谓的延迟反应来衡量,即 F 波和 H 反射。通过刺激肢体并测量微小的延迟电位来获得延迟反应,该电位在脊髓突触后通过近端传导到达记录电极。急性脱髓鞘炎性多发性神经病变等情况可导致神经最近端脱髓鞘损伤,在 NCS 上表现为 F 波或 H 反射缺失或延迟。

最后,NCS 可以配置为向同一周围神经提供重复刺激,作为检查神经肌肉接头病变的有用方法。在重症肌无力患者中,由于乙酰胆碱受体(突触后)的功能障碍,以 3Hz 频率重复刺激可导致 CMAP 波幅进行性下降。重复刺激幅度减少 20% 以上符合重症肌无力的诊断范围(图 2.8)。神经肌肉接头突触前疾病,如 Lambert-Eaton 肌无力综合征在电生理上是不同的。通过重复的高频(20~50Hz)刺激,释放更多的乙酰胆碱,导致 CMAP 显著增加,称为易化(图 2.9)。

针刺肌电图是周围神经电生理检测的第二部分。临床病史、体格检查和 NCS 的检查结果都构成了针式肌电图检查方法的框架,即检测哪些肌肉以及检查必须有多详尽才能回答临床问题。针刺肌电图需要深入了解周围神经解剖学、肌肉神经支配模式和解剖变异。肌电图针包含一个被金属轴包围的活动记录线,当它被放置在肌肉内时,可以检测附近一小群运动单元的活动。记录针在肌肉静止、轻度收缩和大力收缩时进行的肌电图,评估神经与肌肉的关系。周围神经和肌肉疾病表现为特征性肌电图改变:

- 失神经损伤——纤颤电位、束颤、正锐波
- 神经再支配——巨大多相运动单位
- 肌病——小运动单位,肌强直电位

如果检查结果不能解释临床表现,肌电图描记员使用 NCS/EMG 变化模式来确定周围神经系统内的病变定位,或潜在地排除周围神经系统疾病。

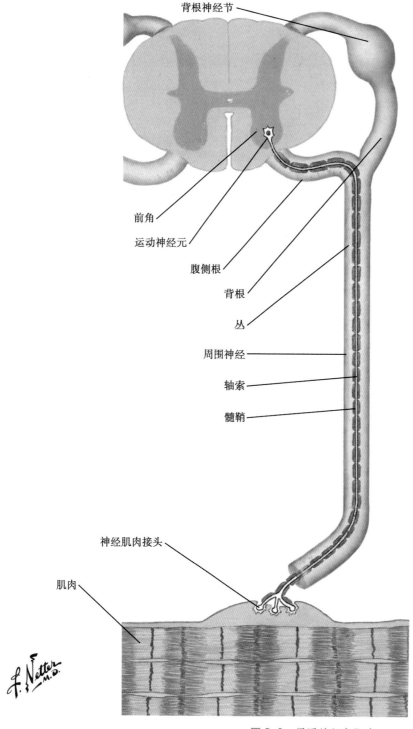

背根神经节

运动神经元
　　原发性运动神经元疾病
　　　　进行性肌萎缩
　　　　原发性延髓性麻痹
　　　　肌萎缩侧索硬化
　　　　Werdnig-Hoffman病
　　　脊髓灰质炎
　　　破伤风

背根神经节
　　带状疱疹
　　弗雷德里希共济失调
　　遗传性感觉神经病

脊神经(背根和腹侧根)
　　椎间盘突出或疝
　　肿瘤

神经丛
　　肿瘤
　　外伤
　　特发性丛神经病
　　糖尿病性丛神经病

周围神经
　　代谢、中毒、营养、特发性周围神经病
　　血管炎
　　遗传性周围神经病
　　感染、感染后、炎症性周围神经病
　　　　(吉兰巴雷综合征)
　　卡压或压迫综合征
　　外伤

神经肌肉接头
　　重症肌无力
　　Lambert-Eaton综合征
　　肉毒素中毒

肌肉
　　进行性肌营养不良
　　强直性肌营养不良
　　肢带型肌营养不良
　　先天性肌病
　　多肌炎/皮肌炎
　　钾相关性肌病
　　内分泌相关性肌病
　　酶相关性肌病
　　横纹肌溶解

前角

运动神经元

腹侧根

背根

丛

周围神经

轴索

髓鞘

神经肌肉接头

肌肉

图2.6 周围神经和肌肉

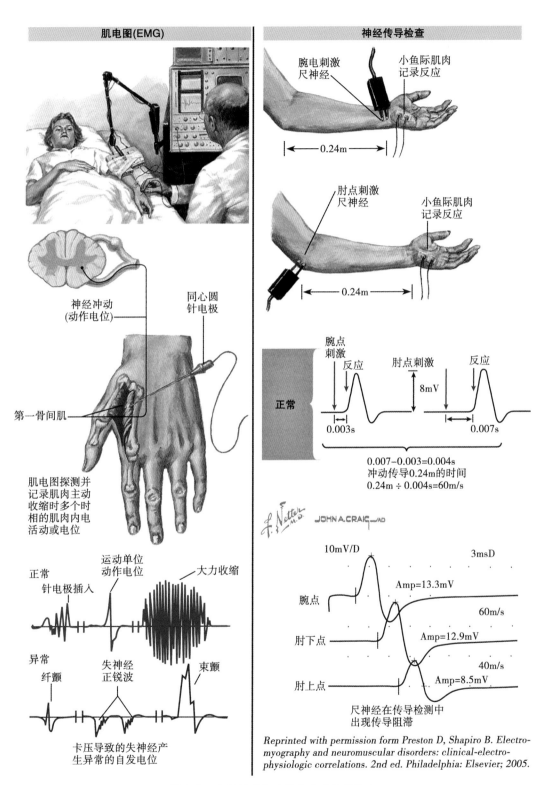

图2.7 卡压性神经病的电生理诊断检查

重症肌无力中的胸腺异常

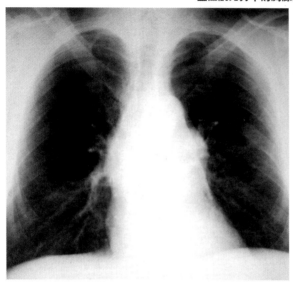

胸片提示纵隔巨大肿瘤,位于前纵隔区域(未显示)

CT扫描清晰显示位于前纵隔至主动脉弓的
同一个巨大肿瘤

重频电刺激

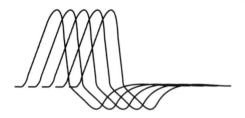

正常人低频刺激(1、2、3、5Hz)未见递减反应

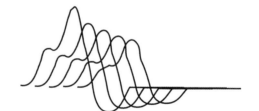

突触传导功能异常的患者可见低频递减反应

单纤维肌电图

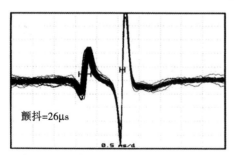

颤抖=26μs

正常人的正常神经肌肉颤抖
(单个动作电位间的变化)

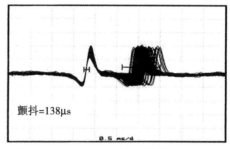

颤抖=138μs

突触传导功能异常的患者神经肌肉颤抖增加

图2.8　补充检查:重症肌无力中的胸腺异常

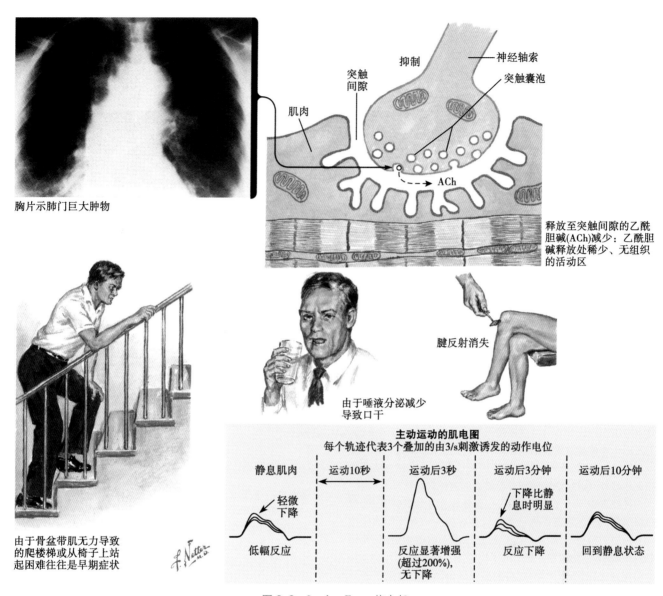

胸片示肺门巨大肿物

抑制
突触间隙
神经轴索
突触囊泡
肌肉
ACh
释放至突触间隙的乙酰胆碱(ACh)减少：乙酰胆碱释放处稀少、无组织的活动区

腱反射消失

由于唾液分泌减少导致口干

由于骨盆带肌无力导致的爬楼梯或从椅子上站起困难往往是早期症状

主动运动的肌电图
每个轨迹代表3个叠加的由3/s刺激诱发的动作电位

静息肌肉	运动10秒	运动后3秒	运动后3分钟	运动后10分钟
轻微下降			下降比静息时明显	
低幅反应		反应显著增强(超过200%)，无下降	反应下降	回到静息状态

图2.9 Lamber-Eaton 综合征

（陈璐 译）

推荐阅读

Ellenby MS, Tegtmeyer K, Lai S, et al. Videos in clinical medicine. Lumbar puncture. N Engl J Med 2006;355:e12. doi:10.1056/NEJMvcm054952.
Lumbar puncture technique.
Preston DC, Shapiro BE. Electromyography and neuromuscular disorders. 3rd ed. Elsevier; 2012.
A thorough introductory text with a focus on clinical applications.
Arevalo-Rodriguez I, Muñoz L, Godoy-Casasbuenas N, et al. Needle gauge and tip designs for preventing post-dural puncture headache (PDPH). Cochrane Database Syst Rev 2017;(4):CD010807. doi:10.1002/14651858.CD010807.pub2.
Systematic review of traumatic versus atraumatic spinal needles as well as needle gauge and the risk of postdural puncture headache.
Pittock SJ, Debruyne J, Krecke KN, et al. Chronic lymphocytic inflammation with pontine perivascular enhancement responsive to steroids (CLIPPERS). Brain 2010;133(9):2626–34.

The initial case series reporting clinical, radiographic, and neuropathologic description of CLIPPERS.
Burns JD, Cadigan RO, Russell JA. Evaluation of brain biopsy in the diagnosis of severe neurologic disease of unknown etiology. Clin Neurol Neurosurg 2009;111(3):235–9.
Case series of diagnostic yield and complications in brain biopsy for unknown progressive neurologic disorders.
Josephson SA, Papanastassiou AM, Berger MS, et al. The diagnostic utility of brain biopsy procedures in patients with rapidly deteriorating neurological conditions or dementia. J Neurosurg 2007;106:72–5.
Case series of diagnostic yield and complications in brain biopsy for unknown progressive neurologic disorders.
Magaki S, Gardner T, Khanlou N, et al. Brain biopsy in neurologic decline of unknown etiology. Hum Pathol 2015;46:499–506.
Case series of diagnostic yield and complications in brain biopsy for unknown progressive neurologic disorders.

神经系统疾病的神经影像学

Juan E. Small, *Mara M. Kunst*

神经成像技术包括计算机断层扫描(computed tomograph, CT)、磁共振成像(magnetic resonance imaging, MRI)、超声、X射线和核医学等(nuclear medicine, NM)。其中,CT和MRI在日常实践中使用最多,经常被用作第一线神经成像,其余的方式可提供重要的辅助功能。CT的优势在于其高空间分辨率、采集速度以及不需要对患者有额外预评估要求,使其成为快速横断面评估急诊患者的理想工具。CT利用辐射成像,而MRI依靠强磁场、射频波和磁场梯度成像。核磁序列可以探测各种常见神经疾病,包括卒中、出血和肿瘤。超声波是一种经济高效的成像技术,它利用声波产生动态和静态横截面成像,非常适合评估软组织和血管。X射线具有无与伦比的空间分辨率和捕捉大面积的能力,是研究骨骼解剖、外科硬件完整性和心室分流的理想方法。放射性透视利用X射线的高空间分辨率,但实时用于评估脑血管解剖和血流,并进行各种影像引导的神经介入手术。最后,核医学使用微量放射性示踪剂来评估从感染和炎症到神经退行性疾病和肿瘤形成的各种疾病状态。

神经影像学有着多种可用、有重叠或互补的成像方式,故而根据病人情况知道要进行哪种检查成为一项重要的临床技能。理想的检查将回答临床问题,提供潜在的替代诊断,并将偶然发现的、往往分散注意力的干扰限制在最低程度。对于每种检查方式,对图像采集、优势和局限性的理解将有助于指导临床医生进行正确的诊断检查应用,并可能有助于对患者的管理和治疗。

计算机断层扫描

CT图像是人体X射线衰减的灰度图构成的。图像是通过在薄薄的扇形X射线束旋转时将患者移动通过机器产生的。在X射线束的另一侧,探测器测量能够通过患者的衰减X射线。通过"滤波反投影"过程,计算机软件能够根据成像组织的衰减特性重建图像。图像空间中每个点的衰减因子是一个称为亨氏单位(Hounsfield unit, HU)。为了图像显示的目的,每个HU被分配一个灰度值,该灰度值确定显示矩阵中每个像素的亮度/黑暗度。因此,CT图像是以HU表示对每个体素的组织密度或吸收图,最终表示患者空间中每个点的X射线衰减。CT能够快速识别组织X射线衰减的微小差异,并具有高度的空间分辨率,这是其诊断能力的基础(图3.1)。

一旦获得CT图像,可以使用多种后处理工具来改进和增强图像以便显示和解释。数字CT图像的动态范围为4096个灰度,远远超出了监视器的显示范围(256)和人眼的分辨范围

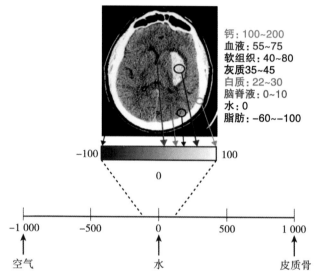

钙:100~200
血液:55~75
软组织:40~80
灰质35~45
白质:22~30
脑脊液:0~10
水:0
脂肪:-60~-100

图3.1 亨氏单位(HU)和大脑成像。HU基于空气(-1 000HU)和水(0HU)的任意定义(图底部)。HU -100和100之间的范围在神经影像学中最为有用(图中的灰度条)。最常见的临床应用之一是评估颅内出血(图上部)。熟悉钙、血液、软组织、灰质、白质、脑脊液(CSF)和脂肪的密度是计算机断层扫描解释的基础

(32)。因此,在解释之前,必须对每幅图像进行数字处理,以增强相关组织的灰度,无论是空气、脂肪、水、肌肉还是骨骼。常见的重建算法包括用于突出显示骨骼、骨基质和骨异常的骨窗和用于突出显示软组织、肌肉、水和脂肪软组织窗口(图3.2)。

然后,每个后处理系列都可以进行"窗口化和水平化"(指窗口宽度和水平选择)。窗口宽度是显示的HU范围,窗标高是宽度的中心点。只有窗口宽度内的组织在显示光谱内被分配了各种灰度级。显示大于窗口级别的HU的组织被指定为白色像素,小于窗口级别较低范围的HU级别被指定为黑色像素。虽然窗口宽度和水平可以动态操纵,但常用的"设定点"为:用于突出显示脑实质的脑窗口,用于突出显示灰质-白质分化的窄脑窗口,用于突出显示颅骨内板附近的高密度血液信号的硬膜下窗口(图3.3和图3.4)。

后处理方法还可将轴向采集的数据重新格式化为其他平面(冠状面和矢状面)的二维(2D)图像和三维(3D)数据集,包括体积渲染和表面渲染显示。重新格式化过程不会改变CT体素;它只是以与最初获取数据的方式不同(如方向或配置)而重新显示数据(图3.5)。

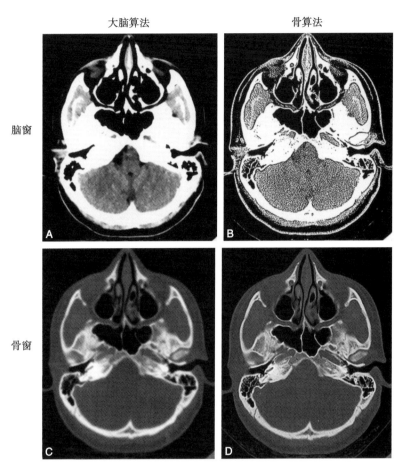

大脑算法　　　　　　　　　骨算法

脑窗

骨窗

图3.2　计算机断层扫描(CT)重建算法和CT窗口。CT图像重建中使用的"滤波器"或"算法"通过改变图像噪声和空间分辨率影响图像质量。更平滑的算法生成的图像噪声更低,但空间分辨率更低。更清晰的算法生成的图像具有更高的空间分辨率,但会增加噪声。因此,每种选择都基于所需的应用程序。例如,一个更平滑的大脑算法(A和C)提高了检测梗死所需的低对比度检测能力。虽然小脑的评估是最佳的(A),但骨骼的评估是次优的(C)。锐化的骨算法(B和D)用于评估骨结构,由于提高了空间分辨率,骨小梁(D)的描绘更出色。但是,请注意此算法(B)增加小脑信号的噪声

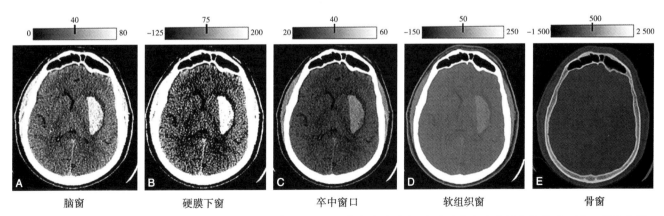

脑窗　　　　　　硬膜下窗　　　　　　卒中窗口　　　　　　软组织窗　　　　　　骨窗

图3.3　计算机断层扫描(CT)窗口水平和宽度。开窗是指CT图像灰度的改变,这反过来会改变图像的外观。窗口宽度是图像显示的CT编号范围。窗标高(或窗中心)是窗范围的中点。常用的脑CT窗口级别如下:脑窗(A)——宽度70~80,中心35~40;硬膜下窗(B)——宽度130~300,中心50~100;卒中窗口(C)——宽度40,中心40;软组织窗(D)——宽度350~400,中心20~60;骨窗(E)——宽度4 000,中心500

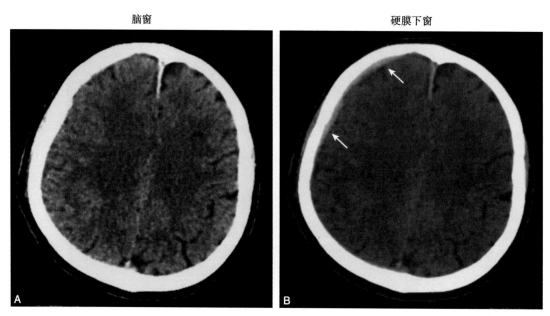

图 3.4　开窗值的临床示例。轴向脑窗图像(A)显示正常,因为出血和相邻颅骨在脑窗信号区间为一个白色像素,而硬膜下窗(B)可显示出血的信号,是因为序列延长了骨和出血信号的窗口范围(箭头所示)

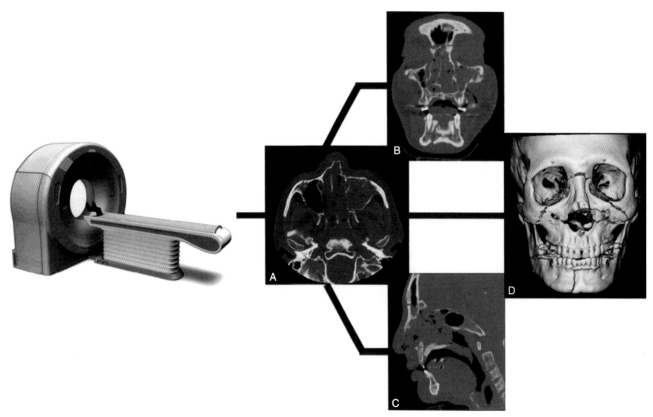

图 3.5　计算机断层扫描后处理。轴向采集的数据(A)可以在其他平面(冠状面,B)和矢状面(C)重新格式化为二维图像,也可以创建包括表面渲染图像(D)的三维数据集

脑 CT 成像可以快速排除或评估颅内出血、肿块效应、中线移位或脑积水，使其成为检查神经功能受损患者的一线成像工具。在急性卒中临床应用组织型纤溶酶原激活剂（tissue plasminogen activator，tPA）之前，需要通过 CT 排除出血和完全梗死的迹象。虽然在早期梗死的检测上不如 MRI 敏感，但 CT 上可经常出现细小的征象，有助于确诊。CT 的高空间分辨率也非常适合显示骨骼解剖和检测头部或是脊柱骨折。

通过在成像前或成像过程中静脉注射碘化造影剂，CT 的功能可以进一步扩展。如果在成像前给予对比剂，我们可以评估血脑屏障的完整性，从而帮助检测感染、炎症和肿瘤。成像期间的对比剂注射可用于显示动脉[CT 血管造影（CT angiography，CTA）和静脉[CT 静脉造影（CT venography，CTV）]的解剖结构。轴向、后处理的 2D 和 3D 图像可用于规划动脉瘤、动静脉畸形和颈动脉狭窄干预或手术，或用于检测血管病理改变，包括狭窄、夹层和血管炎等。附加的后处理技术，如最大强度投影（maximum intensity projection，MIP）提供了经常弯曲的脉管系统描述。此外，CT 灌注（CT perfusion，CTP）允许在增强给药期间进行实时动态数据采集，因此提供有关脑灌注的定量和定性信息（图 3.6）。

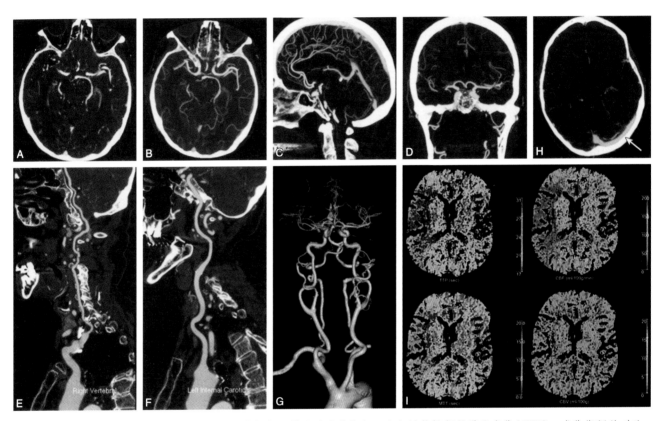

图 3.6　计算机断层血管造影成像（CTA）、计算机断层静脉造影成像（CTV）和计算机断层灌注成像（CTP）。成像期间的对比剂注射可用于动脉解剖可视化（CTA）。轴向采集的 CTA 图像（A）可以重新格式化并后处理为厚切片图像、最大强度投影、曲线重新格式化（CR）和三维图像（B、C、D、E、F、G），来更好地显示血管。静脉期 CTV（H）图像提供了极好的可视化的静脉解剖（箭头所示），也可通过其他多种方式重新格式化或后处理。对比剂团注流动注射期间实时动态数据采集生成的 CTP 图像（I）提供了有关脑灌注的定量和定性信息

CT 图像采集快速（头部 CT 仅需几秒钟），不仅加快了诊断速度，而且还降低了与患者运动相关的图像退化的可能性。这种速度加上广泛的可用性和不需要额外的筛选，使得对患者行检 CT 非常容易。CT 的高空间分辨率在骨结构或血管系统的成像时特别有用。尽管导管血管造影仍然是评估血管的"金标准"，但 CTA 快速无创成像血管系统的能力使其成为初始评估的首选方式。不幸的是，CT 的所有好处都是以辐射为代价的，这已经有了广泛的报道。成像行业正在积极采用新的、更好的剂量降低技术来解决这些问题。各个放射学科都在努力以尽可能低的辐射剂量为患者实现最佳成像。

磁共振成像

磁共振成像（MRI）不基于辐射原理，是基于氢质子生成人体图像，氢质子在人体内大量以水的形式存在。通常，这些氢原子核是随机排列的。然而，当放置在磁场中时，它们中的一小部分会沿着磁场的轴线排列。外加的外部射频（radiofrequency，RF）脉冲会破坏该磁化，并产生两个磁化矢量分量：纵向磁化（磁场方向）和横向磁化（垂直于磁场）。当射频脉冲关闭时，净磁化矢量与 MR 磁场重新对齐，因此纵向磁化开始增加（T1 恢复），横向磁化开始减少（也称为 T2 或 T2* 衰减）。不同的组织以不同的速率弛豫和衰变，导致产生了特

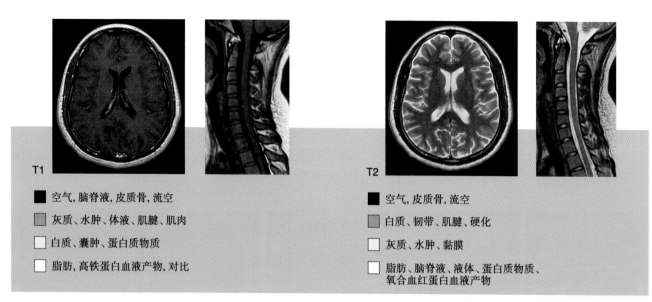

T1

■ 空气, 脑脊液, 皮质骨, 流空
■ 灰质、水肿、体液、肌腱、肌肉
□ 白质、囊肿、蛋白质物质
□ 脂肪、高铁蛋白血液产物, 对比

T2

■ 空气, 皮质骨, 流空
■ 白质、韧带、肌腱、硬化
□ 灰质、水肿、黏膜
□ 脂肪、脑脊液、液体、蛋白质物质、
  氧合血红蛋白血液产物

图 3.7   物质和组织具有特征的 T1 和 T2 信号。脑和颈脊髓的 MRI

征 T1、T2 和 T2* 值, 这些值定义了它们在 MR 成像上的图样 (图 3.7)。

虽然组织和器官具有特征性的磁共振成像外观, 但损伤或疾病(甚至生化成分的微小差异)可导致检测到的磁共振信号变化。而通过调整磁共振成像参数(如射频激励、空间编码梯度切换、弛豫等待时间和信号测量), 可以产生不同的磁共振序列, 从而突出这些差异。目前用于神经成像的最常见序列包括 T1、T2、反转恢复(inversion recovery IR)、梯度回波(gradient echo, GRE)和扩散加权成像(diffusion-weighted imaging, DWI)。T1 成像用于可视化解剖细节并突出特定的疾病实体, 如脂肪、蛋白质、黑色素、出血和磁共振造影剂(钆), 这些在磁共振成像上是高信号。在 T2 加权成像上, 脑脊液呈高信号, 可显示含有脑脊液(CSF)的结构, 并突出显示穿过脑脊液的较小实体, 如血管、脑神经和脊神经根。反转恢复序列通过分别抑制来自脂肪[称为短 tau 反转恢复(short tau inversion recover, STIR)]或流体[流体衰减反转恢复(fluid attenuation inversion recovery, FLAIR)]的信号来改变这些基本 T1 和 T2 图像。STIR 在突出显示替代脂肪的疾病状态方面非常出色, 例如发现脂肪骨髓中的转移病灶或感染。FLAIR 在突出显示常规 T2 上可能与脑脊液信号相等的脑实质疾病方面表现出色, 如肿瘤、感染、炎症和某些阶段的出血。GRE 序列对磁化率效应更敏感, 这会导致更快的 T2* 弛豫, 进而降低信号强度。正是这种信号的显著衰减使得 GRE 序列对检测血液制品、铁沉积和钙化特别敏感。DWI 序列是基于检测水分子在组织内的随机运动。而病理过程, 如梗死或异常黏稠液体(脓液), 可导致水分子扩散受限, 故 DWI 显示高信号, 表观弥散系数(apparent diffusion coefficient, ADC)成像显示低信号。扩散张量成像(diffusion tensor imaging, DTI)是 DWI 的一个扩展, 它可用来描绘白质纤维。白质纤维的 3D 成像称为弥散张量白质束成像(图 3.8)。

与 CT 碘造影类似, 静脉注射顺磁性钆造影剂可显著提高我们对血脑屏障破坏病理区域检测的敏感性, 可有效检测肿瘤、感染和炎症。通过使用脉冲序列"标记"流动的血液, 同时抑制背景组织信号, 无需静脉对比即可进行 MR 血管成像。这些飞行时间(time-of-flight, TOF)技术可以在 2D 和 3D 成像中执行, 尤其适用于因肾功能不全或过敏而无法接受对比剂的患者。对比后血管成像也是常用的成像技术, 它比 TOF 技术更不容易出现与血流相关的伪影。

磁共振波谱(MR spectroscopy, MRS)用于确定组织内代谢物的浓度。中枢神经系统的主要代谢物包括 N-乙酰天冬氨酸(NAA)、胆碱(Cho)、肌酸(Cr)和乳酸。NAA 是神经元完整性的标志, 因此在正常大脑中峰值最高。Cho 是膜转换的标志物。Cr 是细胞代谢的标志物。细胞更新率高的肿瘤经常表现出 Cho 峰值升高(图 3.9)。

功能磁共振成像(functional MRI, fMRI)通过利用血氧水平依赖(blood oxygen level-dependent, BOLD)对比法检测血流的微小变化来测量大脑活动。检测与神经元活动相关的短暂血流变化有助于定位大脑功能, 从而对大脑功能进行无创的评估。功能磁共振成像是在患者进行神经认知任务时进行的。神经认知任务会增加大脑激活部分的代谢需求, 这使我们能够测量局部灌注的微小差异。功能磁共振成像在临床中有些特殊应用, 如可帮助外科医生在最大限度地切除肿瘤的同时保留有功能的皮层(图 3.10)。

尽管 MRI 优越的分辨率在检测神经系统异常方面是非常有价值, 但缺点也存在。如相对受限的应用性, 成像过程时间长且易受患者运动导致的成像不佳, 是临床医生和患者的重要考虑因素。此外, 扫描禁忌证, 如不相容磁场的心脏起搏器、金属异物、不相容的手术夹和监护系统也是重要考虑因素。MRI 扫描仪的强磁场可导致植入的金属医疗设备(如起搏器)发生故障。植入的具有铁磁性的医疗设备(如一些动脉瘤夹或皮肤钉)可能会移位或产生继发于加热的烧伤。

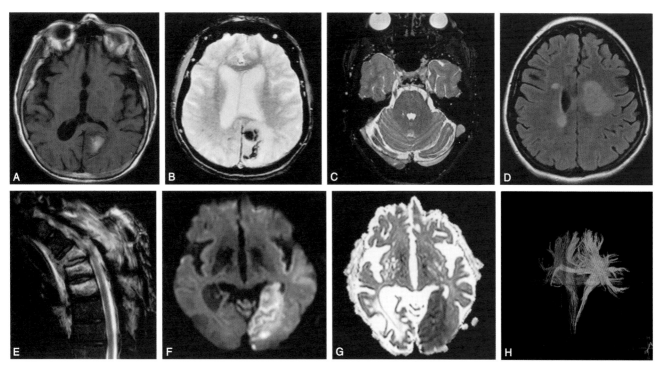

图 3.8 中枢神经系统在组织损伤或疾病的不同的磁共振成像序列中的不同特征。左顶枕叶亚急性实质出血在轴位 T1 加权图像(A)上呈高信号,在梯度回波序列(B)上表现为高铁血红蛋白引起的敏感性暗影。如图所示,三叉神经水平(C)的高分辨率 T2 加权图像有助于评估脑脊液包围的血管和脑神经。液体衰减反转恢复序列对于评估白质病变非常有用,如这位多发性硬化症患者所见,左侧为"肿大"(D)。短 tau 反转恢复图像(STIR)对于评估骨髓脂肪背景下的髓内水肿非常有用,例如在胸椎多处压缩骨折(E)。扩散加权成像(F)和表观扩散系数(G)成像对于急性脑梗死的早期评估是非常宝贵的,如急性左后脑梗死所示。最后,使用扩散张量成像获得的信息可用于创建白质束的三维模型,这一过程称为弥散张量白质束成像(H)

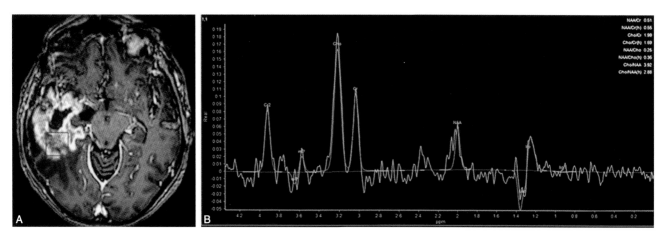

图 3.9 磁共振波谱(MRS)。右侧颞叶多形性胶质母细胞瘤经切除和放射治疗的患者的轴向磁共振成像对比图像(A)。MRS 检查有助于区分复发性肿瘤和放射性坏死,后者在常规序列上表现相同。沿着肿瘤后增强边缘放置的单个体素(A,红色框)显示出与复发肿瘤(B)一致的模式,包括胆碱峰升高(Cho)、NAA 峰抑制(NAA)和乳酸双峰(Lac)

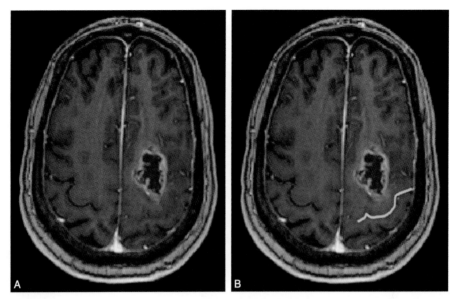

图 3.10 功能磁共振成像(fMRI)。在活检/切除前,对一例边缘强化左侧病变患者的轴位 MRI 图像对比(A 和 B)进行术前规划。以右手手指敲击模式进行的功能性磁共振成像检查显示,沿着病变的后外侧(A 中的红色区域)增加血氧水平依赖性信号,与右手运动区域相对应,可在术前绘制中央前回和中央沟(B 中的黄线)

超声检查

超声检查使用比人类可听到的频率更高的声波(>20 000Hz)来创建超声图像。声波通常由封装在塑料外壳中的压电换能器产生。超声经过皮肤,直接传输到身体中。声波从不同组织之间产生反射或从较小的结构形成散射。这些反射或散射的声波返回并振动换能器,换能器将振动转化为电脉冲,然后再传输到超声波扫描仪,进行处理并转换为数字图像。

超声诊断的优点包括它的可用性和易用性。它可对软组织和血管流动情况进行很好的描述,并且没有辐射。这些特征使得超声检查在儿科人群中特别有用,在儿科人群中,可以通过未愈合的囟门等对大脑进行成像,以排除出血、肿块病变、脑积水甚至缺血。但是超声波无法穿透骨骼,这限制了其在成人颅内评估中的应用。尽管如此,通过开颅手术,术中可以使用超声波对切除腔进行成像。超声检查最常用于评估颈部血管,尤其是颈动脉狭窄(图 3.11)。超声也是用于评估浅

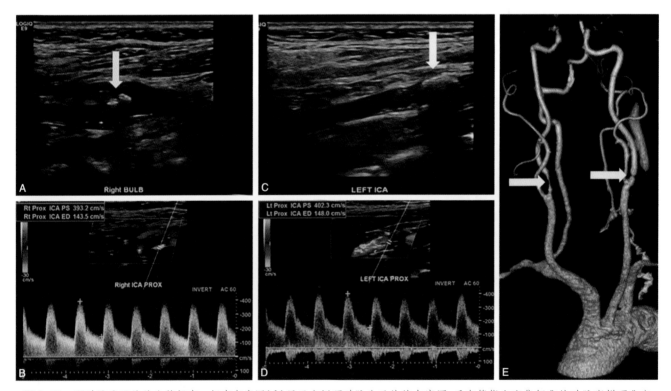

图 3.11 颈动脉分叉处的血管超声。超声灰度图(A)显示右侧颈动脉分叉处的灰度图,垂直箭指向密集钙化的动脉粥样硬化斑块。相应的 M 型多普勒超声(B)显示在大于 70% 狭窄范围内收缩期峰值流速升高。C 和 D 显示了左侧颈动脉分叉处灰阶(C)和 M 型(D)的类似发现。体积渲染的重新格式化计算机断层血管造影重建(E)显示双侧近端颈内动脉严重狭窄(水平箭)

表软组织,包括淋巴结、唾液腺和甲状腺组织的首选检查方式。

X 射线

与 CT 类似,X 射线是由真空管产生的。在真空管内,使用高压将热阴极释放的电子加速到高速,而高速电子与金属靶(阳极)碰撞,产生 X 射线。然而,与使用多排探测器的 CT 不同,X 射线随后被单个图像板或探测器面板吸收,故其结果是具有重叠结构的高空间分辨率 2D 图像。

正因为如此,许多历史上为 X 射线检查的应用已经被 CT 所取代。但对于需要广泛覆盖的成像,如在体内异物评估、心室分流术和介入导管完整性的评估中,X 射线仍然是首选。此外,由于 X 检查的高空间分辨率和可以补充检查某些特定 CT 检查疏漏的部位(CT 检查可能由于硬件特殊性而产生伪影),使其对骨骼和脊柱的解剖成像非常有用(图 3.12)。

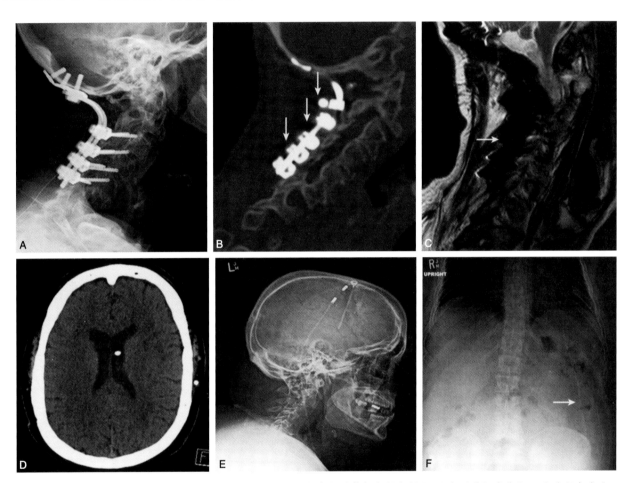

图 3.12　由于 X 射线图像具有较高的空间分辨率,且没有在与计算机断层扫描(CT)和磁共振成像(MRI)过程中产生的伪影,因此 X 射线图像非常有用。A,B 和 C 展示了一位因颈 2(C2)病理性骨折接受枕下/颈椎后路融合术的患者。X 射线(A)能够以高空间分辨率、无伪影的方式显示整个金属结构。CT(B)也可用于植入硬件的评估,但受到较低的空间分辨率和伪影的限制,这些伪影是由金属附近的(到达探测器的)光子不足(薄的白色箭)造成的。在 MRI(C)上,金属会产生大量的敏伪影(白色箭),因此不适用于硬件评估。D、E 和 F 来自同一患者。轴向头部 CT(D)显示导管相对于心室的位置。X 线片(E 和 F)显示分流导管的长度,导管束上有细微的多灶性不规则形态,左中腹有破裂病灶(F,白色箭)

透视/数字减影血管造影

数字减影血管造影术(digital subtraction angiography,DSA)是使用荧光透视技术来专门评估骨骼或致密软组织环境中的血管系统一种造影技术,非常适合在中枢神经系统中应用。荧光透视是一种成像技术,使用 X 射线获得实时图像,能够检测瞬间的变化。荧光成像最简单的形式是由一个 X 射线源和一个荧光屏组成,病人被放置在荧光屏之间。荧光将屏幕连接到 X 射线图像增强器和电荷耦合器件(charge coupled device,

CCD)摄像机,并在监视器上记录和播放图像。血管造影结合荧光透视和静脉注射造影剂,实现高分辨率、实时的血管成像。尽管传统的血管造影受到重叠骨或软组织的限制,但 DSA 通过获得掩模图像来消除这些重叠,然后可以从对比增强图像中减去掩模图像,只留下血管内对比。

DSA 的空间分辨率超过 CTA,成为血管成像的金标准。与 CTA 和磁共振血管造影术(MRA)的静态图像不同,DSA 的动态功能可以更好地了解手术或干预所需的复杂血管病变的血流情况。除了诊断成像,DSA 是也指导神经治疗的重要方式,

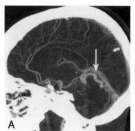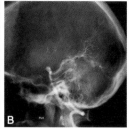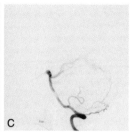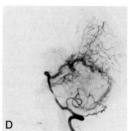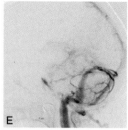

图 3.13　数字减影血管造影。矢状位 CT 血管造影最大强度投影（A）显示后颅窝静脉结构异常（箭头）。矢状位血管造影图像（B）形成血管对比，但受到覆盖骨骼的限制。数字减影血管造影术图像显示动脉期（C）、实质期（D）和延迟静脉期（E）的孤立血管内对比，允许在栓塞前充分描述该动静脉畸形的动脉供应、静脉引流和血流模式

包括机械血栓切除术和用于卒中治疗的动脉溶栓、动脉瘤和动静脉畸形的栓塞以及许多脊柱手术等（图 3.13）。

核医学

核医学是诊断成像的一个分支，它使用少量的放射性示踪剂来诊断和治疗疾病。与前面描述的成像模式相比，核医学的重点是生理和功能，而不是解剖学细节。为了创建图像，摄入或注射少量放射性示踪剂，然后允许其代谢，并定位到特定器官或疾病实体。这些局部的放射性示踪剂发出少量的辐射，然后通过身体被上方的摄像机探测成像。

核医学检查可用于几乎每个器官系统的成像，其中常用的检查是正电子发射断层扫描（positron emission tomography，PET）。

PET 使用正电子发射的核苷酸示踪剂成像体内的代谢过程，该示踪剂可与任何数量的放射性示踪剂结合。然后通过计算机分析构建示踪剂浓度的三维图像，并与 CT 成像相结合，以同时提供生理和解剖细节。

PET 选择的、常用的放射性示踪剂是氟脱氧葡萄糖（fluoro-deoxyglucose，FDG），这是一种葡萄糖的类似物，成像的示踪剂浓度将指示组织代谢活动。最常见的应用是检测高代谢肿瘤细胞以寻找转移性疾病。但由于背景脑葡萄糖代谢很高，PET 的空间分辨率很低，糖代谢相关的 PET 脑在评价中枢神经系统恶性肿瘤方面的常规应用受限。然而，脑组织的糖摄取可作为相对脑血流和局部脑活动的标志物，这在评估癫痫、帕金森、阿尔茨海默病和各种神经退行性疾病时特别有用（图3.14）。

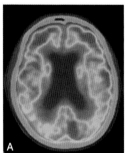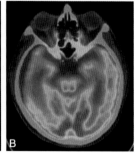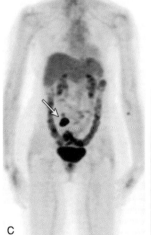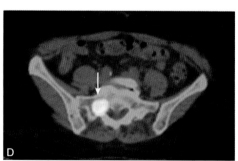

图 3.14　核医学。A 和 B：一名 82 岁男性，患有记忆障碍。正电子发射断层扫描（PET）的脑部图像显示，右侧大脑顶叶（A）和颞叶（B）的葡萄糖摄取（黄绿色区域）比左侧大脑顶叶（A）和颞叶（B）减少，这一模式与阿尔茨海默病的呆症进展形式一致。C 和 D：一名 72 岁女性，自体干细胞移植后多发性骨髓瘤状态，缓解 6 年，现在低水平 M 峰缓慢增加。X 线显示没有新的溶骨性病变。PET/计算机断层扫描（CT）显示右侧骶骨的高代谢病灶（箭头）。活检显示浆细胞瘤。多发性骨髓瘤的锝-99m 骨扫描常为阴性，因为多发性骨髓瘤患者普遍存在骨质破坏和骨形成缺失。因此，PET/CT 是本病首选的影像学检查方法

未来方向

神经影像学的许多令人兴奋的新的发现正在进展。与计算机一样,成像设备也在不断改进,在速度、灵敏度和安全性方面都有了长足的进步。

在 MRI 方面,MRI 序列的发展和完善仍在继续。特别是,正在开发更快的采集方式,其中许多有望显著缩短采集时间,从而显著改善患者检查。快速的 MRI 采集时间有望提高我们对生理过程的理解,如脑灌注、脑脊液流动,甚至运动跟踪。在 7 或 9.4T 下运行的磁铁和在 26.8T 下运行的超高系统正在改进和开发中。此外,新颖的结构和功能技术是研究和感兴趣的领域。辅助可视化和显示的先进方法也在研究中。混合成像技术希望结合成像模式,并有望通过数据融合帮助检测和识别。这方面的例子包括 PET/MR、脑电图(EEG)/MR 和术中 MR/CT。人工智能有望实现若干过程的自动化。此外,生理和代谢成像的趋势仍在继续。分子成像特别侧重于检测和可视化细胞功能和分子过程。目前使用的一些分子成像靶点是淀粉样 β 肽和 tau 蛋白。

CT 技术的进步包括增加了多排探测器(16、64、128、256 和 320 排),这使得每次旋转的覆盖范围不断增加,因此图像采集更加快速。在过去的十年中,双能谱 CT 技术已经成为一种针对改良某些已知局限性的强大工具。这项新技术能够利用 X 射线束的全部能谱,从而显著减少了金属伪影,改善了软组织对比度,并且能够评估组织,不仅基于密度,还基于原子序数。

临床上,这一工具已发现有助于区分介入后病例中的对比剂与出血显像,创伤中的出血与钙信号比对或是肿瘤显像。

(何及 译)

推荐阅读

Kunst MM, Schaefer PW. Ischemic stroke. Radiol Clin North Am 2011;49(1):1–26.

Overview of stroke imaging with an emphasis on CT and MRI imaging.

Potter CA, Sodickson AD. Dual-energy CT in emergency neuroimaging: added value and novel applications. Radiographics 2016;36(7):2186–98.

Excellent review of the basic applications of dual energy CT in emergency neuroimaging.

Fritz JV. Neuroimaging trends and future outlook. Neurol Clin 2014;32(1):1–29.

Overview of recent advances in speed, sensitivity, safety, and workflow of various neuroimaging modalities including hybrid modalities and with emphasis on the increasing trend toward physiologic imaging and quantitation.

Radue EW, Weigel M, Wiest R, et al. Introduction to magnetic resonance imaging for neurologists. Continuum (Minneap Minn) 2016;22(5, Neuroimaging):1379–98.

Basic and straightforward introduction to the technical aspects of MRI by introducing the basics of MRI physics, technology, image acquisition, protocols, and image interpretation.

Tsai LL, Grant AK, Mortele KJ, et al. A practical guide to MR imaging safety: what radiologists need to know. Radiographics 2015;35(6):1722–37.

Review of the safety risks associated with MRI. Safety risks including translational force and torque, projectile injury, excessive specific absorption rate, burns, peripheral neurostimulation, interactions with active implants and devices, and acoustic injury are covered.

脑神经

Jayashri Srinivasan

脑神经 I：嗅神经

Michal Vytopil, H. Royden Jones, Jr.

临床案例 一名 64 岁女性，是一位退休音乐教师和美食美酒鉴赏家，准备搭乘飞往西班牙的航班，在她驾车前往机场的路上，发现自己无法闻到朋友抱怨的臭鼬特有的气味。她认为这与她近期的感冒有关。在西班牙旅行时，她发现自己已经失去嗅觉，无法分辨不同葡萄酒的香气，因此逐渐变得警觉。她相信自己的嗅觉还没有完全从感冒中恢复过来。她对自己的嗅觉情况不太确定，因为她在病后只吃"清淡和健康"的食物。由于在西班牙无法享受美食和美酒，并且专注于这一症状的原因，她开始出现抑郁。她到耳鼻喉科就诊，经评估后得出的结论是她患有病毒感染后嗅觉丧失症，建议进行鼻窦计算机断层扫描（CT）和神经科会诊。病毒感染后的 3 个月内，她的嗅觉逐渐恢复正常。但不幸的是，她的嗅觉恢复较慢且不完全。她努力区分咖啡和巧克力的气味，而其他神经系统检查方面是正常的。神经科医生也同意她的症状是病毒感染后嗅觉减退的表现。在为期 3 个月的随访中，她的嗅觉已改善到接近 70%，但此后趋于平稳。然而，作为天生的乐观主义者，她很快发现她的嗅觉足以区分不同的葡萄酒，并且她已经开始计划明年春天去托斯卡纳的旅行。

点评：病毒感染导致嗅觉神经上皮损害是不伴神经系统疾病的健康人群出现嗅觉减退的最常见原因之一。嗅觉功能障碍通常伴有味觉丧失，因为味觉很大程度上取决于食物和饮料中的挥发性颗粒通过鼻咽到达嗅觉感受器细胞。大多数患者有所改善，但许多患者仍有残留的缺陷。

嗅神经（脑神经 I）负责嗅觉。人类每天都依赖适当的嗅觉功能。这一重要的感官模式提供了一个警告系统，使我们识别潜在的有毒食品或毒性化学物质。嗅觉减退者，特别是独居的老年人，出现营养问题的风险更高，例如食用了变质食物，或处于遭受气体爆炸或火灾的危险。嗅觉也有助于提高生活质量，因为这种感官方式提供了许多愉悦的感觉，包括对某些食物和饮料的喜爱，以及在人类个体间微妙的吸引力中发挥重要作用，这对于性和生殖尤为重要。

嗅觉障碍很常见，患病率随年龄增长而增加；经系统测试，60 岁以上成年人中约有 50% 存在嗅觉减退。通常患者没有意识到或认为嗅觉丧失不重要。对于伴有痴呆的老年个体，例如阿尔茨海默病或帕金森病，或个别患有可治性嗅沟脑膜瘤而损害额叶功能的患者而言，尤其如此。在这种情况下，必须通过让患者识别熟悉的气味（如咖啡、香水或烟草）或执行某一标准化气味测试来评估其嗅觉功能。

解剖学

人类依靠进入鼻腔的挥发性物质激活嗅觉感受器而识别气味。嗅觉感受器细胞是双极感觉神经元，其树突在鼻腔顶部形成一层精致的感觉毯，即嗅觉上皮（图 4.1）。上皮内的基底细胞是干细胞，是再生过程中新生嗅觉细胞的来源。这一独特的机制，即死亡的嗅觉细胞不断被新生细胞取代，是人类神经元再生最著名的示例。双极感觉神经元细胞纤细、无髓的轴突共同构成嗅神经。这些轴突穿过筛板进入眶额叶底部的嗅球。在嗅球内，嗅神经纤维与大僧帽细胞的树突形成突触联系，僧帽细胞的轴突构成嗅束并经由额叶底部直接投射至颞叶内的初级嗅觉皮层。与所有其他的感官模式相比，嗅觉在丘脑核团内没有中央处理结构。人类初级嗅觉皮层包括钩回、海马回、杏仁核复合体和内嗅皮层（图 4.2）。这种通往大脑边缘系统的直接通路可能具有重要的进化功能。

嗅觉皮质代表区是支配双侧嗅觉。尽管几乎所有的嗅束纤维与同侧嗅觉皮层联系，但一部分纤维在前联合交叉而终止于对侧半球。因此，单侧交叉前病变几乎不损害嗅觉功能。

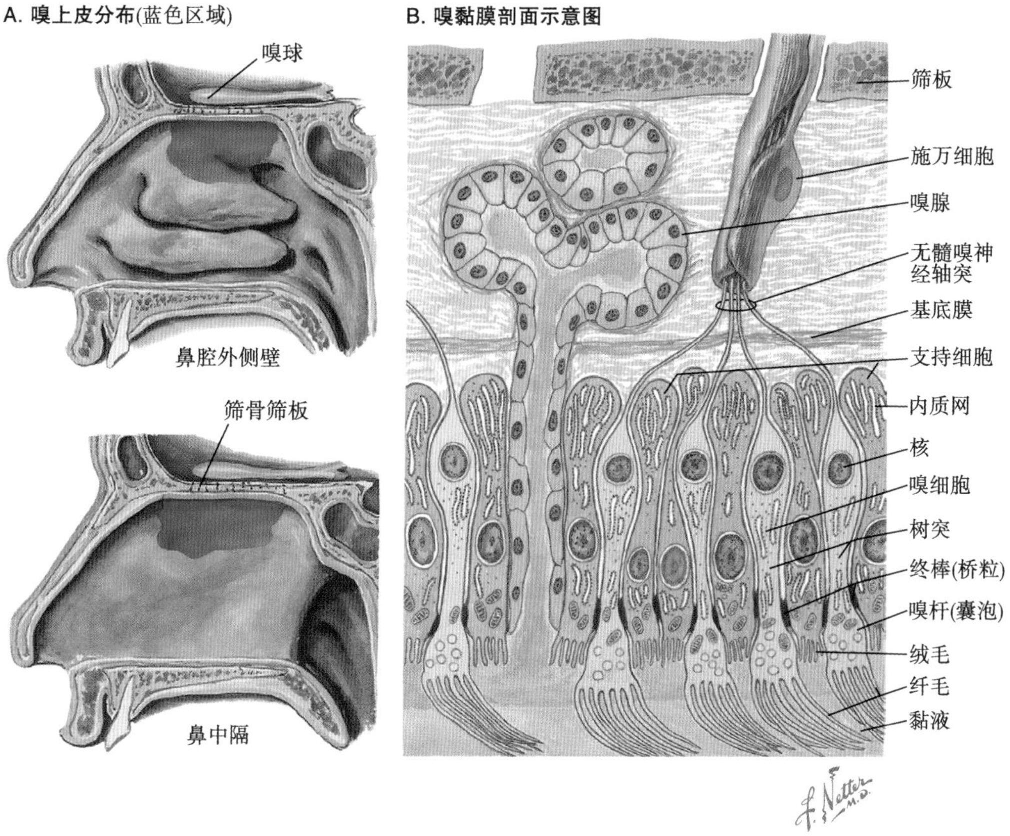

A. 嗅上皮分布(蓝色区域)

嗅球

鼻腔外侧壁

筛骨筛板

鼻中隔

B. 嗅黏膜剖面示意图

筛板

施万细胞

嗅腺

无髓嗅神经轴突

基底膜

支持细胞

内质网

核

嗅细胞

树突

终棒(桥粒)

嗅杆(囊泡)

绒毛

纤毛

黏液

图4.1 嗅觉感受器

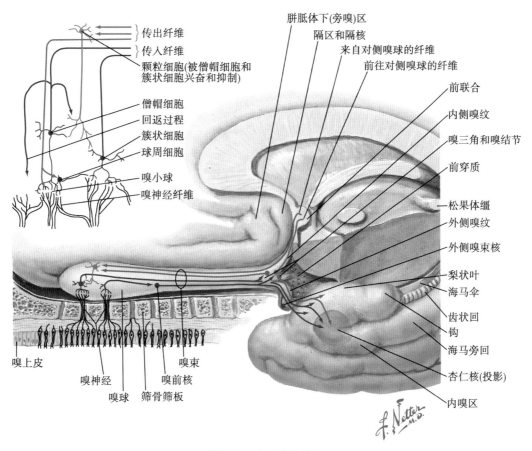

传出纤维
传入纤维

颗粒细胞(被僧帽细胞和簇状细胞兴奋和抑制)

僧帽细胞

回返过程

簇状细胞

球周细胞

嗅小球

嗅神经纤维

嗅上皮

嗅神经

嗅球

筛骨筛板

嗅前核

嗅束

胼胝体下(旁嗅)区

隔区和隔核

来自对侧嗅球的纤维

前往对侧嗅球的纤维

前联合

内侧嗅纹

嗅三角和嗅结节

前穿质

松果体缰

外侧嗅纹

外侧嗅束核

梨状叶

海马伞

齿状回

钩

海马旁回

杏仁核(投影)

内嗅区

图4.2 嗅觉传导通路

临床评估与诊断方法

传统上，嗅觉功能是通过相对粗略的方法来测试的，例如让患者闻一闻并识别一系列无刺激性的气味（例如咖啡、桂皮香料、巧克力等）。应避免使用氨等刺激性物质，因为其对三叉神经末梢的刺激作用会掩盖对嗅觉感受器的激活。一些商业化的、规范可靠的方法能够更精确地定义嗅觉情况。这些测试中应用最广泛的是宾夕法尼亚大学气味识别测试（UPSIT），它包含了 40 个气味微型胶囊。简短气味识别测试（B-SIT）是更简易的版本，它使用 12 种常见的日常气味剂，如香蕉、巧克力或油漆稀释剂等，只需 5 分钟即可完成。

钆增强头磁共振成像（MRI）是评估导致嗅觉功能障碍的颅内病变的首选方式。如果无法进行 MRI 检查或怀疑有颅前窝骨性病变时，头部 CT 增强检查是可靠的。实验室检查帮助不大，除非是在少见的干燥综合征患者中检测抗 Ro/SSA 和抗 La/SSB 自身抗体。

鉴别诊断

嗅觉障碍可由嗅觉通路上任何部位的病变引起。因此，嗅觉受损并不一定等同于嗅神经损伤。鼻和鼻旁窦疾病（存在机械性阻塞而影响挥发性气味物质到达嗅觉感受器细胞）是干扰嗅觉功能但不会造成嗅神经损伤的常见疾病。嗅神经可在头外伤时受损，并且嗅觉感受器通常受病毒感染的影响。事实上，这 3 种情况（鼻和鼻旁窦疾病、病毒性疾病和头部外伤）是绝大多数嗅觉功能障碍的原因。相比之下，由于原发嗅球、嗅束或内嗅皮层病变引起的嗅觉丧失较罕见。

一般来说，大多数嗅觉功能障碍患者都是双侧功能丧失。少数诊断的单侧嗅觉丧失是一个重要的征象，提示需要进行 MRI 检查以除外嗅沟脑膜瘤。

先天性疾病

Kallmann 综合征

在这种疾病中，嗅觉丧失是由先天性嗅球发育不良或嗅球缺如引起。常合并促性腺激素低下的性腺功能减退。尽管大多数病例是散发的，家族性病例也有报告且具有不同的遗传模式：X 连锁、常染色体显性遗传或常染色体隐性遗传。Kallmann 综合征可有时与其他先天性缺陷并存，包括腭裂、唇/牙发育不全、色盲和神经性耳聋。

获得性疾病

上呼吸道病毒感染通过破坏嗅觉神经上皮细胞中的感受器细胞导致嗅觉功能障碍。嗅觉的恢复取决于对干（基底）细胞合并受损的程度；如果干细胞相对保留，则感受器细胞可以再生。虽然大多数患者有所改善，但残留缺陷很常见，如上述案例所述。

鼻和鼻旁窦疾病占嗅觉障碍病因近 40%。这些鼻腔内的病变机械地阻止了挥发性化学刺激物到达嗅觉感觉上皮和激活嗅觉感受器。黏膜肥厚和充血引起鼻腔阻塞，而非对嗅觉传导通路造成直接损害，是这种情况的主要致病机制。病史中鼻

塞相关的波动性嗅觉功能障碍为该诊断提供了最重要的临床线索。相比之下，持续性嗅觉功能障碍提示嗅觉传导通路受到了直接损害。

约 20% 的嗅觉障碍病例是由头部外伤引起的。大多数情况下，大脑在颅骨内的推挤运动导致嗅觉轴突在穿过筛板时发生剪切性损伤。与额部受打击相比，枕部和头部侧面的直接打击对嗅觉功能而言更危险。更显著的损伤，例如伴有颅前窝骨折的严重头部外伤可导致嗅球或大脑嗅区的挫伤。根据钝性头部损伤的严重程度，创伤后嗅觉丧失的发生率为 7%~30%。这通常是永久性的损害；少数患者可能会注意到其嗅觉有所恢复。

嗅沟脑膜瘤很少见，但若未尽早治疗，这些组织学良性的肿瘤可能导致较高嗅觉障碍的发病率。脑膜瘤多生长缓慢；嗅沟脑膜瘤占颅内脑膜瘤的 8%~18%（图 4.3）。虽然单侧或双侧嗅觉功能障碍被认为是本病的首发症状，但很少有患者仅出现嗅觉障碍。这可能是肿瘤缓慢生长造成嗅觉功能逐渐出现障碍而不易被患者察觉。另外，由于大多数脑膜瘤为单侧发生导致病灶同侧嗅觉丧失，而患者因对侧嗅觉系统正常而使嗅觉功能保留。因此，大多数眶部脑膜瘤直到肿瘤足够大（如直径>4cm）而引起额叶和视束受压的其他症状时才得以被诊断。这些症状包括头痛、视力障碍、人格改变和记忆障碍。嗅沟脑膜瘤的早期诊断仍然具有挑战性。有时，行为变化可能非常突出的，并且使患者出现痴呆或者精神不正常的状态。

巨大的嗅沟肿瘤，通常是脑膜瘤，很少导致 Foster-Kennedy 综合征的发生，其临床特征为同侧视神经萎缩和对侧视乳头水肿。视神经萎缩源于肿瘤对视神经的直接压迫，而颅内压增高导致对侧视乳头水肿。

嗅神经母细胞瘤是一种罕见的肿瘤，起源于嗅觉上皮，表现为嗅觉丧失、鼻出血和鼻塞。

嗅觉减退或丧失通常是神经退行性疾病的早期特征，例如帕金森病（PD）、阿尔茨海默病或路易体痴呆。嗅觉功能障碍可早于这些疾病的典型症状出现，有时是在发病前数年。认知正常个体出现特发性嗅觉丧失可能是未来认知能力下降的标志，特别是携带一个或多个载脂蛋白（APOE）epsilon 4 等位基因的个体。同样，嗅觉障碍可发生在 PD 典型运动症状出现之前的 4~8 年。PD 的嗅觉功能异常几乎是普遍现象；事实上，PD 患者有正常嗅觉是罕见的，如果患者嗅觉正常应立即复核诊断。嗅觉减退也见于亨廷顿病、血管性痴呆、纯自主神经功能衰竭和快速眼动睡眠行为障碍。有趣的是，进行性核上性麻痹、皮质基底节变性和多系统萎缩患者没有或仅有轻微嗅觉减退。事实上，这些患者若出现严重嗅觉功能障碍应重新审视其诊断。

其他疾病

Sjögren 综合征中，自身免疫性炎症最终破坏外分泌腺，可导致伴有味觉、嗅觉功能障碍的口干症。

幻嗅是任何具有阳性嗅觉症状患者的鉴别诊断中需要考虑的重要因素。这些症状不会由原发性嗅神经疾病本身导致；大多数情况下，这些症状构成了局灶性痫性病变——钩回发作之前的先兆。典型情况下，患者最初会闻到一种非常难闻的气味例如焚烧垃圾。这一症状通常先于颞叶或眶额叶局灶性癫

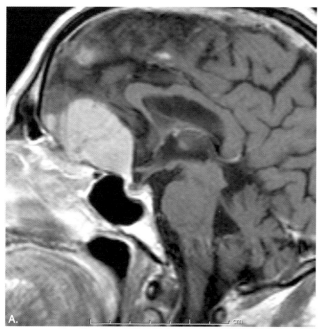

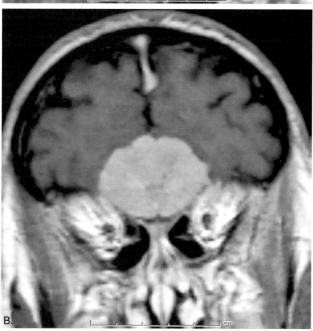

T1加权钆增强矢状面和冠状面磁共振成像显示颅底有一个大的增强肿块移位，压迫嗅觉器官

图4.3 额叶下脑膜瘤

病出现，此时患者短暂失去与环境的联系，出现特征性凝视和不同类型的自动症。某些患有精神疾病（例如重度抑郁症，精

神病）或处于戒酒期间的患者也可能会出现异常的嗅觉症状。

嗅觉辨别能力也受到许多治疗和药物的不利影响，包括阿片类药物（可待因、吗啡）、抗癫痫药（卡马西平、苯妥英）和免疫抑制剂，这些药物与放射线类似，会破坏感受器细胞的生理性更新。通过鼻内吸食的可卡因滥用特别容易导致鼻中隔穿孔，最终导致对嗅神经的直接损害和嗅觉丧失。

预后与治疗

对于大多数嗅觉功能障碍来说没有特异性治疗。我们依赖于嗅觉上皮和嗅球独特的再生能力。大多数鼻窦疾病和病毒感染所致的嗅觉障碍有望得到改善，但部分患者无法完全恢复。不幸的是，头部外伤导致的嗅觉丧失的预后要差得多，仅10%的患者实现了有意义的恢复。

（宋红松、李小刚 译）

推荐阅读

Yaffe K, Freimer D, Chen H, et al. Olfaction and risk of dementia in a biracial cohort of older adults. Neurology 2017;88:456–62.

In this prospective study, it was found that poor olfactory function was associated with increased risk of dementia among both black and white older adults.

Doty RL. Olfactory dysfunction in neurodegenerative diseases: is there a common pathological substrate? Lancet Neurol 2017;16:478–88.

Introduction into theories of pathophysiological processes leading to olfactory loss in neurodegenerative diseases.

Lee DY, Lee WH, Wee JH. Prognosis of postviral olfactory loss: followup study for longer than one year. Am J Rhinol Allergy 2014;28:419–22.

In this retrospective study, it was found that over 80% of patients with postviral loss of smell reported subjective improvement but only 30% normalization.

Haehner A, Hummel T, Reichmann H. Olfactory function in Parkinson's disease. Eur Neurol Rev 2010;5(1):26–9.

This article summarizes the available literature on olfactory function in PD.

Ross Webster G, Petrovitch H, Abbott RD, et al. Association of olfactory dysfunction with risk for future Parkinson's disease. Ann Neurol 2007;63:167–73.

This prospective study suggests that olfactory disturbance can precede the classic features of Parkinson disease by years.

Reden J, Mueller A, Mueller C, et al. Recovery of olfactory function following closed head injury or infections of the upper respiratory tract. Arch Otolaryngol Head Neck Surg 2006;132:265–9.

This retrospective study found that only 10% of patients improve following olfactory loss after trauma, whereas the prognosis of postviral anosmia is better.

Doty RL, Shaman P, Dann M. Development of University of Pennsylvania Smell Identification Test. Physiol Behav 1984;32:489–502.

Authors describe development of the first standardized olfactory test battery (UPSIT). The UPSIT provided the needed scientific basis for many subsequent studies.

5

脑神经Ⅱ：视神经与视觉系统

Geetha K. Athappilly, Ippolit C. A. Matjucha

眼内视神经

临床案例 一名48岁男性因突然左眼失明而转诊。那天早上他在刮胡子时发现，当闭上右眼时不能看到下颌的下半部分。不伴疼痛或前驱全身性症状。既往病史中值得关注的是通过饮食控制的轻度高胆固醇血症和未经治疗的不稳定的高血压。体格检查：左眼中心视敏度为20/40，下半部中心视野缺失并延伸至鼻侧，但未累及上半部视野；左侧视盘获得性隆起和肿胀，伴轻度视盘周围出血；右侧视神经直径变小，缺乏生理性视盘结构且视盘轻度先天性抬高。患者被诊断为特发性（非动脉炎性）前部缺血性视神经病变（AION）。在接下来的6周内，左侧视神经肿胀消退，取而代之是视盘上部轻微苍白。他的左眼视力没有恢复。

视神经不是周围神经，而是由少突胶质细胞构成髓鞘的中枢神经系统（CNS）神经纤维束。它是由内层视网膜神经节细胞层（图5.1和图5.2）较长的轴突组成，走形于视网膜神经纤维层并在视盘处汇集。

视神经由神经节细胞（视网膜的神经纤维层）的轴突发出，它们在经过视网膜外层时旋转90°（从水平沿视网膜内层转变为垂直方向），通过视神经管（图5.3）；这些轴突聚集形成眼底的生理凹陷（视盘，也叫视神经乳头）。视神经离开眼球时没有髓鞘被覆。

视网膜的血液供应来自颈内动脉发出的眼动脉。该动脉的近端分支和分支的肌性动脉构成睫状后动脉，其在筛板周围形成血管丛并向视盘、相邻视神经和视网膜外层供血。该血管丛发出的睫状视网膜分支通常也供应黄斑区。眼动脉的另一分支即视网膜中央动脉，进入远端视神经并穿过视盘，分出4

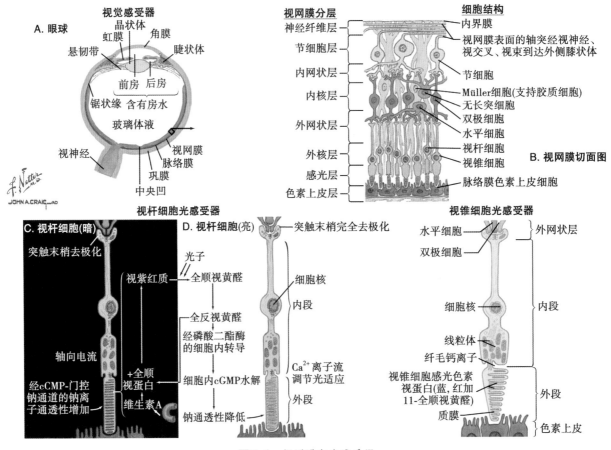

图 5.1 视网膜和光感受器

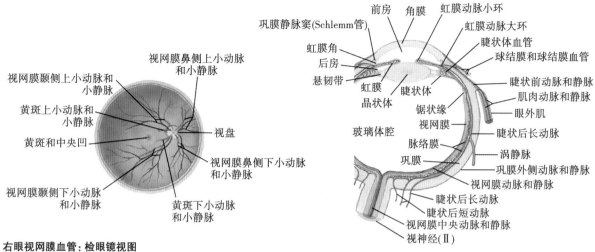

右眼视网膜血管：检眼镜视图

视网膜神经结构示意图

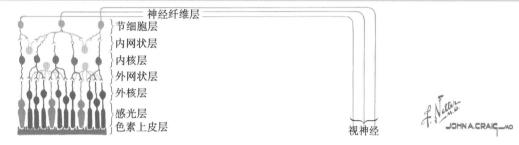

图 5.2　视网膜结构和视野检查

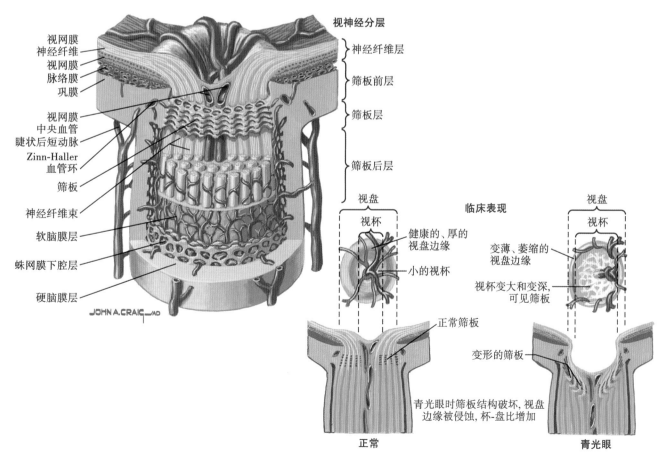

图 5.3　视神经解剖(临床表现)

个小动脉分支供应各个象限的视网膜。视神经的近端部分由眼动脉的一系列小分支血管供血，而视神经后部和视交叉还有来自大脑前动脉和前交通动脉的额外供血。

内层视网膜血管病变导致视野缺损的形状是可预测的，与动脉闭塞的具体位置一致。视野缺损与病变位置呈倒置关系：例如，视网膜动脉的上部分支闭塞会导致下象限视野缺损。当视网膜小动脉闭塞影响神经纤维层，视野缺损通常会沿着弧形神经纤维层以弓形或扇形形状延伸到局部血管闭塞区域之外。前部视神经疾病是一个严重的医疗问题。在美国大约有 300 万青光眼患者，导致 12 万人失明，每年政府支出和收入损失 15 亿美元。

临床表现

原发性开角型青光眼（primary open-angle glaucoma，POAG）是一种慢性进行性退行性视神经疾病。其特征为眼压升高（intraocular pressure，IOP；高于 21mmHg），但偶尔可看到不伴眼压升高的青光眼（正常压力或低眼压性青光眼），尤其是在老年人。典型的视神经所见为视盘萎缩（即由于神经纤维丢失，视盘的杯状凹陷增大），伴有进行性视野丧失，通常是从鼻侧开始，逐渐向上和向下进展，最后使中心和颞侧视野均消失（图 5.4）。POAG 通常是双侧和不对称的，视力丧失是永久性的。病程以年为单位，因进展缓慢和较晚累及中心视野，患者可能

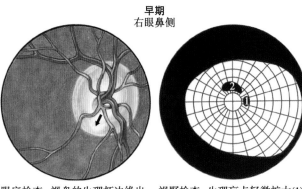

早期
右眼鼻侧

眼底检查：视盘的生理杯边缘出现切迹，切迹处局灶轻微苍白，多发生于颞上或颞下象限

视野检查：生理盲点轻微扩大(1)；继发性鼻上视野缺损 (2)，这是对应于颞下半神经纤维损害

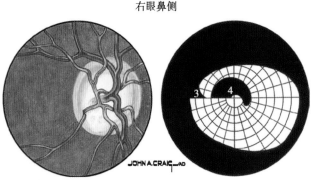

轻症期
右眼鼻侧

眼底检查：视杯边缘切迹加深；视杯边缘变薄（视杯扩大）；视杯加深；最深处可见筛板

视野检查：由于颞下半神经纤维进行性破坏导致鼻上半视野缩小(3)；上部弓形暗点(Bjerrum 暗点)形成

图 5.4　青光眼视盘及视野改变

一直无症状直到疾病晚期。所有标准眼科检查都是必需的，包括眼压（IOP）测量和视盘检查。

青光眼除 POAG 外还有其他类型；它可能是先天性、继发于全身性疾病（例如糖尿病）或其他获得性眼病（例如外伤）。其中，急性窄角型青光眼（也称为急性闭角型青光眼）可表现为明显恶心、单侧头痛和同侧单眼视力丧失。青光眼的诊断和治疗形成了眼科的一个重要亚专业，但无论是通过药物还是手术，治疗手段都围绕着降低眼压。目前尚无针对这种情况的恢复性或神经保护性治疗。

视网膜中央动脉阻塞（central retinal artery occlusion，CRAO）是指视网膜中央动脉循环中断导致整个视网膜缺血。如果仅仅是一部分视网膜血液循环受到影响，则称为视网膜分支动脉阻塞（branch retinal artery occlusion，BRAO）。BRAO 和 CRAO 实际上是视网膜卒中，影响视神经纤维和神经节细胞层。临床表现为急性无痛性、完全型或部分性单眼视力丧失，通常被患者描述为受累区域被“窗帘”遮挡。视网膜梗死通常由栓子引起，在 BRAO 中受累视网膜血管中经常可见到栓子。发作性短暂性单眼视力丧失（temporary monocular visual loss，TMVL）或暂时性单眼盲（transient monocular blindness，TMB）通常预示视网膜动脉梗死，代表视网膜栓子导致内层视网膜血管的一过性阻塞。

在 CRAO 或较大范围 BRAO 发病后最初几小时内就诊的患者，通常给予周期性眼部按摩和降低眼压（通过局部用药或眼前房穿刺术）治疗以促进栓子向更远端小动脉分支移动。也可使用氧气（单独或与 5% 的 CO_2 混合）以促进小动脉扩张。基于动物研究的结果，上述干预措施在视网膜缺血 100 分钟后基本无效；总体而言视力恢复的前景黯淡，但偶尔可看到超过 100 分钟时间窗的患者有明显的视力恢复。

CRAO、BRAO 和 TMVL 可被看作是即将发生大脑半球卒中的警告信号。识别栓塞来源并进行治疗，成为对超过治疗时间窗患者的主要焦点。CRAO 通常预示颈动脉狭窄，适当的管理将明显降低长期的卒中风险（参见第 15 章）。心源性栓塞是另一个原因，通常需要对患者进行全面的卒中检查。然而，高达 40% 的病例仍然没有明确可识别的原因，推测机制为动脉粥样硬化或少见的动脉炎引起视网膜动脉自身狭窄有关。

前部缺血性视神经病（anterior ischemic optic neuropathy，AION）分为非动脉炎性和动脉炎性（与颞动脉炎相关），因睫状后短动脉供血不足所致。非动脉炎性缺血性视神经病变（NAION）患者通常会出现突发的、严重的、无痛性单眼视力丧失，常常发生在刚睡醒时。体格检查显示上下（上方或下方）视野丧失，伴有单侧视盘肿胀和出血。数周内视乳头水肿消退而变得苍白。大多数情况下这种视力丧失在发病后不会再有变化，但 20% 的患者在几天内出现可测量的好转或恶化。与视网膜动脉阻塞相比，栓塞性 NAION 极为罕见。大多数 NAION 好发于有先天性小视杯伴视神经纤维拥挤或伴有一种或多种血管危险因素例如糖尿病、高血压或睡眠呼吸暂停的中年人。在这些病例中，短暂性血压下降导致睫状后动脉循环发生低灌注，随后造成视神经头部发生缺血性损伤。药物也可导致 NAION。具体来说，晚间服用降压药导致夜间低血压，应用磷酸二酯酶 5 型抑制剂药物（如西地那非）和使用胺碘酮，均与

NAION中视神经受损有关。

对NAION尚无行之有效的治疗方法,尽管口服泼尼松和抗血管内皮生长因子(VEGF)的药物如贝伐单抗已有所尝试。不幸的是,目前还没有一种方法被证实有益。最终累及另一只眼睛的风险为30%。降低这一风险的策略主要集中于识别和治疗脑血管危险因素、治疗睡眠呼吸暂停、预防全身性低血压,以及避免使用与高风险相关的药物,如西地那非。

在老年患者,AION可能是颞动脉炎[TA,也即巨细胞动脉炎(GCA)]的合并症或者有时是其首发症状,TA是全身性中等动脉的炎症,也可导致TMVL和CRAO。与NAION充血肿胀相比,动脉炎性AION通常是视盘苍白肿胀(图5.5)。除垂直性视力下降外患者还会出现动脉炎症状,包括头痛、头皮压痛、下颌跛行、颈部疼痛、全身乏力、食欲缺乏、发热和近端肌肉僵僵(即风湿性多肌痛)。只有很少的情况下,动脉炎性AION患者仅有轻微或不伴全身性症状。

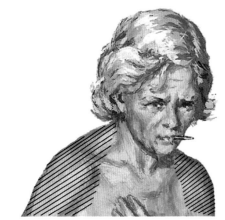

老年患者突发单眼视物模糊或单眼盲,伴有不适和疲劳、头皮压痛、肌痛。血沉很快,通常是60~120mm/h

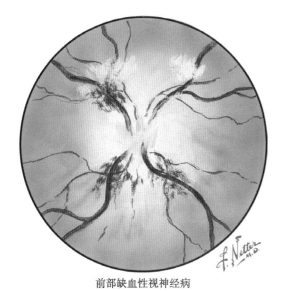

前部缺血性视神经病

图5.5　巨细胞动脉炎:眼部表现

未经治疗的TA可导致双侧AION而引起快速失明或其他严重并发症,包括主动脉夹层、心肌梗死、肾脏疾病和卒中。因此,在任何年龄超过50岁的AION患者,尤其是出现全身症状

或体检结果异常(视盘苍白肿胀或异常粗大的颞浅动脉)时,临床应怀疑TA诊断。高红细胞血沉率(ESR,>45mm/h)、高C反应蛋白(CRP,>2.45mg/L)、正常细胞性贫血和血小板增多症则支持诊断,但确诊需要颞动脉活检,可见动脉中膜炎症和内弹力膜破裂。在受累区域出现特征性的多核巨细胞有诊断价值。

TA急需应用大剂量类固醇治疗,通常是静脉注射甲泼尼龙,特别是当患者有视觉症状时。最初使用肠道外皮质类固醇治疗,之后会改为口服泼尼松并在几个月后逐渐减量。其他抗炎药物,特别是甲氨蝶呤,适用于有较高糖皮质激素并发症风险的人群,但这些非类固醇药物的疗效一直受到质疑。有研究发现,与服用安慰剂和泼尼松相比,同时使用tocilizumab(白细胞介素-6抑制剂)和泼尼松有助于早期泼尼松减量,因此FDA已批准使用tocilizumab治疗GCA。随时间推移需逐渐减少类固醇剂量,并对患者症状和ESR或CRP结果进行随访,以密切监测疾病的复发情况。

视乳头水肿是颅内压(intracranial pressure,ICP)升高引起的双侧视盘隆起和增大。轻症患者可无视觉症状。中度视乳头水肿患者通常出现短暂的双眼视物模糊,为自发性,或者在咳嗽、紧张或突然改变体位时出现。其他颅内压升高的症状包括头痛(卧位时更严重)和复视[颅内压升高压迫脑神经Ⅵ(展神经)]所致,见第6章;视力丧失始于生理盲点扩大,这是一种非特异性的、通常是可逆性的变化。类似青光眼的视野丧失可接踵而来,常常持续数月。然而,极高颅内压导致的视乳头水肿进展迅速,几天内出现严重的永久性视力丧失。

许多病理生理机制与视乳头水肿有关,包括导致占位效应或脑水肿的中枢神经系统肿瘤、梗阻性脑积水、脑膜炎、某些药物(例如"环素"包括四环素、强力环素和米诺环素,锂剂,维生素A,维甲酸,异维甲酸和泼尼松)以及颅内静脉系统血栓形成或梗阻。视乳头水肿偶见于肥胖的育龄期妇女,其机制不明,被称为特发性颅内压增高(idiopathic intracranial hypertension,IIH),也称为假性脑瘤(pseudotumor cerebri)。如果病情较轻且没有进行性视力下降或令人衰弱的头痛的证据,则只需要减肥。进展性IIH患者除减轻体重外,还需要使用碳酸酐酶抑制剂,如乙酰唑胺(通常剂量为1~2g/d,分次服用),以减少脑脊液(cerebrospinal fluid,CSF)的产生和视神经水肿。药物治疗无效时有3种手术方式备选:视神经鞘开窗术、脑静脉窦支架植入术或脑脊液分流术(腰部脊髓腔-腹腔或脑室-腹腔分流术)。

视神经周围炎(optic perineuritis)这一罕见疾病可有类似于视乳头水肿的表现,包括单侧或双侧视盘肿胀而不伴中心视力丧失或颅内压升高。常见病因是特发性视神经鞘肿胀或眼眶炎性假瘤,但也可能是全身性动脉炎(Wegener或巨细胞动脉炎)或传染性疾病(如梅毒)的病因。

视盘玻璃体疣是小而半透明、通常是双侧性埋藏于视盘基质下方的凝固物,见于约1%的患者。疣内含有钙质,因此可通过超声、自体荧光和计算机断层扫描(CT)检查而得到证实。推测视神经管细小可能抑制正常的轴突代谢,导致细胞外碎片随时间沉积而形成疣。视盘玻璃体疣常与视野缺失有关;然而,由于这通常是一个长期的过程,患者往往意识不到发生了视野缺损。视盘玻璃体疣可表现为视乳头水肿,是假性视乳头水肿的原因之一。视神经头部的疣偶尔见于某种视网膜疾病（如视网膜色素变性）的患者。

在某些视网膜疾病的患者中，如色素性视网膜炎，偶尔可以看到神经头的玻璃体疣。

先天性视神经发育不良可以是单纯性单眼或双眼受累，也可以是某一复杂疾病的一部分。最轻微的视神经发育不良是"倾斜性"视盘：视神经头部过小且鼻侧部分抬高；通常伴上部颞侧视野缺失（有时类似双颞侧偏盲）。视神经发育不全是先天性视神经偏小，可单独发生也可作为某一综合征的一部分。视隔发育不良合并双侧视神经发育不良以及脑中线结构发育不良，常伴有垂体功能障碍。1 型糖尿病母亲的孩子和多达 1/4 的胎儿酒精综合征患者存在视盘发育不良伴下部视野缺失，以及其他眼部症状。视神经上部发育不良是视神经上段节段性变薄，对应出现下部视野缺损。这与视隔发育不良无关。视神经缺损（包括视网膜和视神经在内的眼球结构先天性不完整或畸形）可以是 Aicardi 综合征的一部分，而"牵牛花"视盘畸形常与几种发育综合征有关。

诊断方法

由于本章所述疾病显示了视盘和/或视网膜血管的异常，仔细的眼底检查是诊断的必要步骤。视野检查通常提示视野损害的模式（弓状、垂直方向以及在水平子午线上鼻侧阶梯（即上下方的视野损害不一致，而发生错位或者缺损深度不一致），这些损害模式将病变定位于视神经前部，但通常不能指导诊断。象限盲可提示动脉闭塞的分支（任何位置）、视神经发育不全（通常是下部视野缺失）、视盘倾斜或视神经缺损（后两种情况常导致上部视野缺损）。

特殊的眼底成像可获得更多的信息。荧光素眼底血管造影术可显示功能不全性血管病变导致的血管阻塞和水肿区域。光学相干断层扫描、扫描激光检眼镜检查和偏振光激光扫描仪可精确测量视乳头周围视网膜的神经纤维层、神经节细胞层和黄斑总厚度。这些测量有助于明确视乳头水肿或视神经萎缩的轻症病例、随时间视盘外观的变化，以及对黄斑区域进行评价。

眶内和视神经管内视神经

临床案例 一名 26 岁女性在一次车祸后出现右眼单眼视力下降和头痛。她说遭受到甩鞭一样的晃动而非头部直接碰伤。事故发生两天后开始出现视力下降。头痛以右侧眼眶为中心，活动眼球使头痛加重。右眼视敏度为 20/80，视野检查显示非生理性反应，提示患者未专注于检查过程。双眼眼底检查完全正常，但瞳孔检查提示右眼有轻微的传入性瞳孔对光反射异常。磁共振成像（MRI）检查显示多发脑白质病变。根据脑脊液检查和随后的临床评估，患者最终被诊断为以视神经炎首发的多发性硬化（multiple sclerosis，MS）。

视神经纤维出眼球后开始成为有髓鞘纤维。视神经髓鞘在巩膜处开始包裹视神经，与颅内硬脑膜相连。脑脊液存在于视神经鞘内。视神经位于眼外肌总腱环的中央部分，经视神经

管离开眶部，在颅内走行一个较短的距离后与视交叉相连。其血液供应来自眼动脉的分支。

影响眶内视神经的疾病会造成特征性的中心视野缺损。目前认为对应中心视野的视神经纤维是视觉系统中代谢最活跃的细胞之一，其位于视神经的中心位置，距离外周血液供应最远。因此，视神经中心的神经纤维最容易受到不同机制（包括压迫、缺血、代谢性疾病和中毒）导致的功能障碍或损伤。在骨性视神经管内，视神经局限在一个较小的空间内而相对不动，使之容易遭受较小的肿瘤、炎症过程以及头部减速性创伤产生的剪切力而导致的损害。

然而，多发性硬化（MS）（见第 39 章）仍然是眶内视神经疾病的主要原因，并且约 20% MS 患者的首发症状。另外 20% 患者最终会在病程中出现视神经损害。据估计，超过 90% 的"孤立性"视神经炎患者最终被诊断为 MS。视神经炎的诊断性检查与 MS 类似，头 MRI 和脊柱 MRI 是主要的检查手段。

临床表现

视神经炎是一种亚急性起病、痛性、单眼视力丧失的临床综合征。这种疼痛通常发生在视力丧失一天之前或更早，位于眶周且在眼球活动时加重。随后的视力丧失通常是突发和严重的，并在几天内迅速恶化。视野丧失的程度各不相同，但中心暗点是典型表现（图 5.6）。检查也可见受累眼中心视敏度、对比敏感度和色觉丧失。

最初，受累眼视盘外观正常，只有相对传入性瞳孔对光反射异常和视力丧失证实存在视神经病变。偶尔可观察到视盘轻微肿胀，并且所有病例都存在一定程度的视乳头苍白（通常位于视盘颞侧并在几周内逐渐出现）。主要是在发病后的头 3 个月，视力有不完全的恢复，并且中心视力比其他参数恢复更好，几乎接近正常。

与多发性硬化的其他表现一样，重点是早期诊断，从而使患者尽早开始接受免疫调节药物治疗以减少疾病活动性和相关发病率。静脉注射甲泼尼龙（1g/d，共 3 天，之后改为口服泼尼松且逐渐减量，连续 11 天）已被证明可加快视神经炎患者的视力恢复，尽管最终的恢复水平无差异。同一研究显示，甲泼尼龙冲击治疗能够降低 2 年内多发性硬化症恶化的风险。目前尚未明确药物在两年后是否依然提供额外的保护作用，以及在长期随访中是否对临床结局有影响。单独口服泼尼松禁用于典型的脱髓鞘性视神经炎。

视神经炎也可被视为 Devic 病或视神经脊髓炎（NMO）的一部分。NMO 曾被认为是多发性硬化中一种更具侵袭性的类型，表现为视神经炎和横断性脊髓炎。其免疫发病机制和治疗与多发性硬化不同，需要积极治疗伴有视力下降的 NMO 患者，因为这会影响患者最终的视力结局。视力下降的初始治疗建议包括静脉注射皮质类固醇、血浆置换和/或静脉注射免疫球蛋白（IVIg），以及长期使用免疫抑制剂如硫唑嘌呤和利妥昔单抗以预防复发。标志性血清免疫球蛋白[针对水通道蛋白 4（AQP4）]是诊断核心。少数血清 AQP4 抗体阴性的患者存在髓鞘少突胶质细胞糖蛋白（myelin oligodendrocyte glycoprotein，MOG）抗体，且在临床综合征方面与 NMO 有所重叠。

视神经炎有时是特发性的，长期随访也并未诊断为多发性硬化。这被称为临床孤立综合征。在极少数病例中，密螺

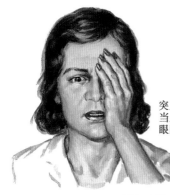

突发单眼盲，为自限性(通常持续2~3周)。当患者遮盖一只眼睛，突然意识到另一只眼睛视力部分或完全丧失

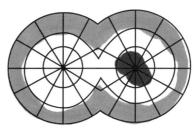

视野显示急性球后神经炎引起的中心暗点

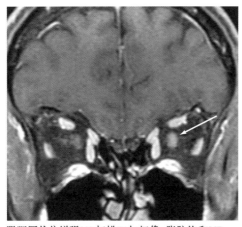

眼眶冠状位增强MR扫描T1加权像，脂肪饱和MR成像：左侧视神经明显增粗(箭)

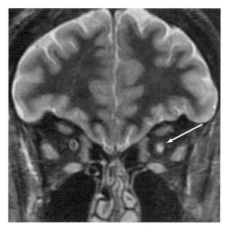

眼眶冠状位MRI扫描T2加权像：左侧视神经水肿(箭)

图5.6　多发性硬化：眼部表现

旋体感染或炎症性疾病(如结节病)的表现可与视神经炎类似。

后部缺血性视神经病(posterior ischemic optic neuropathy)表现为突发性、无痛性单眼视力丧失而无眼底和视盘的急性改变。数周后视盘明显苍白。典型病例见于发生胃肠道大出血后的慢性贫血患者，最近也有报道见于以下临床情况：大型(心脏或脊柱)手术后双侧视力下降；作为颞动脉炎(TA)或周围血管疾病的并发症而出现的单侧视力下降；还可发生在休克或低血压时。对于后部缺血性视神经病变没有明确的检查方法，诊断性检查是为了排除动脉炎和颈动脉闭塞性疾病。

间接性创伤性视神经病发生于前额部突然受到撞击或减速时。它不同于直接外伤，没有外部异物或移位性骨折撞击神经；它也不同于导致视神经从眼球脱出或视交叉损害的减速伤。间接性视神经损伤的确切机制和位置尚不清楚，但关注点聚焦于视神经管。一项国际治疗试验未能证明视神经管减压手术或静脉注射皮质类固醇(采用治疗脊髓损伤的激素剂量)存在治疗获益。尽管缺乏有力的证据，静脉注射类固醇仍选择性应用于某些病例。

遗传性、营养性和中毒性视神经病变通常影响眶内视神经。中心视觉纤维的高代谢率以及眶内视神经中心区域相对薄弱的血供被认为是重要的危险因素。

Leber遗传性视神经病变(LHON)是一种典型的代谢性、遗传性视神经病变。表现为突发无痛性单眼视力丧失，好发于30~40岁，在数周至数年内累及对侧眼球。受累眼球最初表现

为视盘充血，荧光素血管造影显示无染料从视盘周围扩张的毛细血管外渗。患者通常有类似视力丧失的家族史：本病由某种线粒体蛋白中的突变缺陷引起，通过线粒体DNA母系传递，且外显率不同。具体的临床表现在一定程度上取决于所涉及的特定突变。最常见的突变有：11778(视力预后最差)、3460、15257和15812。受损线粒体产生的超氧化物形成可能引起神经元损伤。对于已有一只眼睛受累或者被确定存在突变的患者，通常建议其避免使用会消耗全身还原酶的物质(如吸烟、酒精和某些药物)，并考虑膳食补充维生素B12(缺乏维生素B12可能导致LHON)。一些研究讨论了艾地苯醌的有效性。LHON是一个有前景的基因治疗候选者；现在有临床试验正在评估这种治疗的有效性。

显性视神经萎缩(dominant optic atrophy)也称为Kjer视神经萎缩(Kjer optic atrophy)，是一种显性遗传的、进行性视神经病变，幼年起病且到30岁时病情稳定。也可由线粒体代谢缺陷引起，但目前4种已知突变是以常染色体显性方式遗传。此外，相关突变可导致以X连锁和隐性遗传方式的视神经萎缩。

维生素缺乏症，特别是维生素B1、叶酸和维生素B12缺乏可引起双侧进行性、营养性视神经病变。维生素缺乏见于吸烟者、伴有营养不良的酒精中毒人群(吸烟和酒精的毒性还增加了风险)以及伴有肠道吸收不良综合征患者，偶见于严格的纯素饮食后。甲氨蝶呤抑制叶酸的代谢，与代谢性视神经病变有关。

甲醇(木醇)中毒起病较急,由于转氨酶将摄取的甲醇转化为甲醛和甲酸导致。这种暴露通常是偶然的,有时与自制酒("私酿酒")有关。视神经的特殊易感性尚不清楚,但视神经病变发生的暴露水平远低于一般的细胞毒性浓度。治疗方法包括静脉注射乙醇(以减缓甲醇转化)和血液透析。

还有一些已知或可疑引起中毒性视神经病变的物质,包括乙胺丁醇和异烟肼,这两种药物被越来越多地用于治疗非典型分枝杆菌,如鸟胞内分枝杆菌。对于服用乙胺丁醇或异烟肼的患者,建议进行视野监测和色觉测试。胺碘酮被怀疑可导致类似 AION 的视神经病变,但两者之间的关联尚不明确。有较多的药物被认为能够"触发"有视神经病变倾向的患者发病,例如具有 LHON 突变的患者。

副肿瘤视神经病变(paraneoplastic optic neuropathy)是一种罕见的疾病,针对肿瘤细胞的自身抗体与视神经蛋白发生交叉反应,例如针对脑衰反应调节蛋白(collapsin response-mediator protein 5,CRMP-5)的抗体。治疗重点是识别和治疗潜在的肿瘤。

压迫性视神经病(compressive optic neuropathy)的特征是中心视力丧失。偶尔可急性起病(如外伤性眶内血肿),更常见的是由缓慢生长的肿瘤引起。急性压迫时需紧急减压以尽量减少永久性视神经损伤。然而在肿瘤缓慢压迫的情况下,视盘苍白发生之前解除压迫则视力下降是可逆的。眼球突出和眼球运动受限提示眶内占位。如果视神经萎缩尚未发生,眼底检查可能是正常的,但可能显示巩膜凹陷伴视网膜后皱襞、慢性视网膜中央静脉压迫或视睫静脉分流的征象。尽管 CT 扫描可以更好地观察骨性结构和异常征象(脑膜瘤所致肥厚大、肿瘤破坏性改变,较大的良性肿瘤重塑),眶内占位通常首选 MRI 钆增强检查。

压迫视神经的典型眶内肿瘤为海绵状血管瘤、视神经鞘脑膜瘤和视神经胶质瘤。海绵状血管瘤通常通过观察进行保守治疗,除非发生视力下降。导致视力丧失的视神经脑膜瘤可通过手术切除。分段立体定向外辐射可限制肿瘤生长。视神经胶质瘤不太可能被轻易切除而不损伤视神经。因此视神经胶质瘤通常被保留在原位,除非眼球严重突出使眼睛暴露或神经胶质瘤向视交叉延伸而威胁到另一眼睛的视力才需要切除。也可以采用立体定向辐射治疗。考虑到罕见的、侵袭性神经胶质瘤需要早期切除的可能性,随访时常常需要复查影像。多发性胶质瘤通常生长缓慢,是 von Recklinghausen 神经纤维瘤病(NF-1)的共同特征。

甲状腺相关眼病(thyroid-related orbitopathy)的眼外肌肥大是突眼的常见原因,但也可导致视神经受压。甲状腺相关眼病患者需要接受一系列中心视力和视野测试的检测。甲状腺相关性视神经压迫初始通常应用全身糖皮质激素治疗,随后快速给予眼眶减压术这一对因治疗。

眼窝蜂窝组织炎(orbital cellulitis)具有明确的临床表现,包括急性疼痛、突眼、复视、眶周水肿,如不治疗,则会失明。由于这种急性疾病对视力造成威胁,患者常需要住院接受密切监测和静脉抗生素治疗。成人眼眶蜂窝织炎的病因通常为近期眶周穿透性损伤、面部鼻窦炎的连续蔓延或者面部软组织感染的血行播散。特发性眼眶炎症(idiopathic orbital inflammation)[也称为眼眶炎性假瘤(orbital pseudotumor)]类似于眼窝蜂窝组织炎,但抗生素治疗无效,并且缺乏明确的外伤或感染的前驱症状。其疼痛与预期的检查结果不成比例,对全身糖皮质激素的戏剧性反应是一个关键的诊断特征。韦格纳肉芽肿病或侵袭性真菌性鼻窦炎也可出现类似眼眶蜂窝织炎的表现。

诊断方法

眼眶处于眼部最前方的位置,在此进行对眼睛的检查可能无法为视力丧失的病因提供线索。然而,全面的眼部检查,尤其是中心视力、视野、瞳孔和视盘,仍然是诊断的核心。对眼眶外部进行检查时,眼球突出、眼球后移阻力和眼球运动受限,提示可能存在眼眶肿瘤或占位。现病史的详细信息(突然起病、伴随疼痛等)将提示最有可能的病因。

一些眶内视神经疾病可能存在视盘改变,如 LHON 视盘充血。进一步眼底成像可以更好地发现异常。

然而,对于眼眶以及所有更多导致视力丧失的后部病变来说,眼科检查必须与适当的影像学检查相结合。通常建议进行眼眶 MRI 检查,并通过脂肪抑制和钆顺磁造影对比来强化肿瘤,如血管瘤和脑膜瘤。对视神经炎患者进行头部 MRI 检查,特别是液体衰减反转恢复(FLAIR)序列,有助于明确额外的脑白质病变,从而提示多发性硬化。然而,如前所述,CT 扫描可以揭示 MRI 遗漏的、具有诊断意义的眼眶骨性变化。影像学检查的时机通常取决于视力丧失的急剧程度。

当提出某一特定诊断时,可能需要进行其他检查,例如怀疑视神经炎时进行脑脊液,怀疑 LHON 时进行线粒体基因检测。在一些情况下,检查和影像学检查不能提示特定病因,可能需要进行全身性疾病的筛查。

视交叉

> **临床案例** 一名 51 岁女性因视力恶化数月就诊。既往身体健康。检查者确认其中心视力正常的同时,发现其右眼只能看到视力表的左半部分,左眼只能看到视力表的右半部分。视野粗测检查证实存在重度双颞侧偏盲。检查者还发现该患者面部多毛,眉毛、鼻子、嘴唇和下颌肥大,其戒指和鞋子不再合适。患者被诊断为肢端肥大症,这是一种垂体肿瘤分泌了异常高水平的人类生长激素引起的疾病。MRI 证实该垂体病变压迫了视交叉。

双颞侧偏盲是视交叉病变的特征性视野异常。视交叉(来自希腊字母 X)代表视觉传入系统中 X 形交叉结构,将临床视野缺损分为 3 个解剖区域。视交叉前的病变只影响同侧眼睛的视野,通常由视网膜或视神经病变所致。视交叉病变导致双侧视野丧失,通常是某种形式的颞侧视野丧失。双颞侧偏盲(亦称偏盲)是指右眼右外侧和左眼左外侧的视野缺损,是最典型的视交叉受压的视野缺损表现。视交叉后的病变引起同向性偏盲,病变位置越靠后,视野缺损越一致(双眼相同)。

视交叉是两只眼睛发出的视神经的交汇处,位于蝶骨蝶鞍内的垂体之上,并被鞍膈覆盖(图 5.7)。视交叉池位于视交叉与鞍膈之间。视交叉上方是第三脑室。颈内动脉位于视交叉

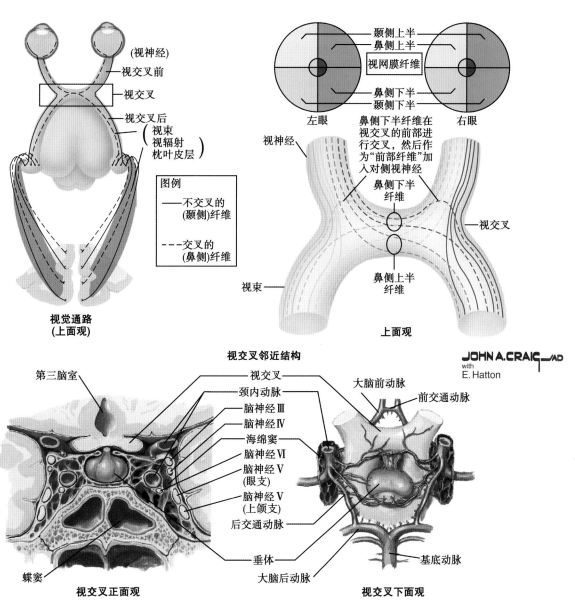

图 5.7　视交叉的解剖和邻近结构

外侧,然后分出大脑前动脉和大脑中动脉。大脑前动脉和前交通动脉位于视交叉前方。

在视交叉内,来自颞侧视网膜(对应鼻侧视野)的轴突组成视交叉的外侧部分,并在通过交叉到达视束时走行于同侧。相反,鼻侧视网膜纤维交叉,将颞侧视野的信息传递到对侧。在视交叉内,鼻侧视网膜下部的纤维比鼻侧视网膜上部的纤维更靠前。由于下部鼻侧视网膜纤维接近视交叉后部,交叉后这些纤维占据对侧视束的外侧(见图5.7)。

视交叉的动脉血供来源于 Willis 环(circle of Willis),尤其是颈内动脉床突上段的垂体上动脉。"视交叉前丛"即垂体门静脉系统,和大脑前动脉的分支也参与视交叉的血液供应。静脉引流至两个主要区域:视交叉上部的血液引流入大脑前静脉,而视交叉下部的血液流入漏斗丛,然后进入成对的罗森塔尔(Rosenthal)基底静脉。

视交叉的位置使其容易受到压迫:来自血管结构(例如前交通动脉或眼动脉起始附近的动脉瘤)、脑膜肿瘤、蝶窦占位以及垂体(最为重要)(图5.8)。

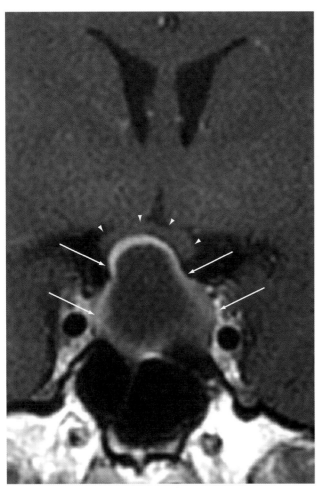

冠状位垂体增强MR:视交叉(三角)受到边缘强化的垂体巨大腺瘤(箭)压迫

图5.8　垂体巨大腺瘤

临床表现

视交叉肿瘤引起双侧视野缺损。视交叉中央的病变最常导致双眼颞侧偏盲(图5.9A),当视神经于交叉处受到正中矢状位的压迫或损伤时,就会发生这种情况。如本章案例所示,这类病变优先影响交叉的、负责颞侧视野的鼻侧视网膜纤维。

典型双颞侧偏盲的变异类型是视神经进入视交叉前部时受压,导致交界性暗点,表现为同侧眼中心视野和对侧眼颞上象限视野的联合缺损。对侧眼颞上象限的视野缺损反映出对侧下部鼻侧视神经纤维的受累,这些纤维前行至同侧视交叉前部(Willebrand knee),然后交叉至对侧视束(见图5.9B)。

视交叉后部病变导致后部交界性暗点,表现为视交叉和视束联合受损的特征。典型临床表现为病变对侧的、双眼不均等性(同侧视野缺损较轻)偏盲性视野缺损,出现视束前部受累和同侧眼睛鼻下视野缺损的情况,后者是由于视交叉后部受压而影响到了晚交叉的颞上部分的视网膜纤维(见图5.9C)。这种损伤发生于靠近第三脑室前部、从后部中央位置压迫视交叉的病变。偏盲的不均等性主要是进入视束的已交叉纤维和来自对侧眼的未交叉纤维的不完全性联合损伤所致(见图5.9C)。

膨胀性生长的鞍区肿瘤导致进行性视野缺损,其特征为从上颞上象限开始,原因是垂体肿瘤通过鞍膈对视交叉下部产生压迫。早期这种颞上象限视野缺损可能是旁中央的,而外周视野保留。随着肿瘤扩大,颞上象限偏盲视向外周延伸,颞下象限的视野亦受到影响。最后,鼻下象限甚至整个视野完全缺损。

最常见的引起视交叉受压的情况是良性垂体腺瘤(见第51章)。这些是常见的脑肿瘤,通过高分辨率 MRI 显示。直径小于 10mm 的肿瘤被称为微腺瘤,通常体积太小而不会对视交叉造成明显的压迫,往往是因分泌过量的垂体激素(如催乳素)而被发现。较小的非分泌性腺瘤可由于其他原因进行的头部 MRI 检查而被偶然发现。一旦肿瘤生长至足够大而突破了从鞍膈到视交叉的 10mm 距离,潜在的视力受损将随之发生。通常视交叉可以耐受缓慢生长的肿瘤,后者导致的视交叉侵犯和位移可不出现视野缺损。然而,当垂体大腺瘤长至 20~25mm 时,就可能出现视野缺损。手术切除的常见适应证是肿瘤持续生长或出现视觉异常。通常可以应用溴隐亭或卡麦角林治疗泌乳素腺瘤以使之缩小。如果药物治疗失败可选择经蝶窦手术切除或精确放射治疗(如伽马刀)。

许多其他鞍区占位也可引起双眼颞侧偏盲,包括良性或恶性的脑实质内肿瘤(胶质瘤和胶质母细胞瘤),脑实质外肿瘤(良性脑膜瘤和颅咽管瘤或恶性脊索瘤和淋巴瘤),以及炎性肉芽肿。动脉瘤(尤其是颈动脉、眼动脉或前交通动脉)、脱髓鞘疾病和减速性头部外伤是导致视交叉损伤的其他重要病因。

垂体卒中是指垂体肿瘤因梗死或出血突然扩大,随后发生水肿和坏死。患者通常表现为快速的、痛性视力受损,常伴有意识改变和眼球运动障碍。如果不给予糖皮质激素替代治疗,患者可发生急性垂体功能不全而死亡。尽管尚未证实能够改善视力,仍推荐立即进行手术减压。

对任何出现双眼颞侧偏盲的患者都推荐进行 MRI 扫描并注意蝶鞍情况。出现急性双侧视力丧失的患者应接受紧急 MRI 或 CT 检查,以明确是否存在垂体卒中或动脉瘤。

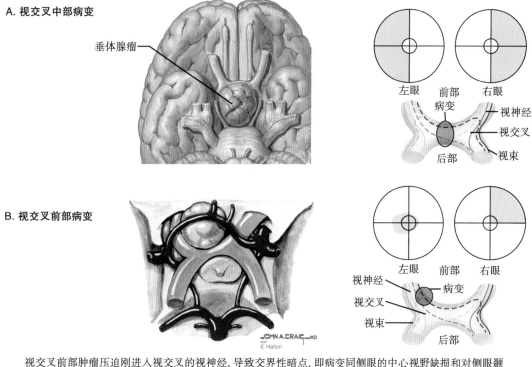

A. 视交叉中部病变

垂体腺瘤

左眼　前部　右眼
病变
视神经
视交叉
后部
视束

B. 视交叉前部病变

JOHN A. CRAIG with E Hatton

左眼　前部　右眼
视神经
病变
视交叉
视束
后部

视交叉前部肿瘤压迫刚进入视交叉的视神经，导致交界性暗点，即病变同侧眼的中心视野缺损和对侧眼颞上象限视野缺损

C. 视交叉后部病变

动脉瘤

左眼　　右眼
视神经
前部
视交叉
病变
视束
后部

影响视交叉后部的后交通动脉瘤，造成视交叉和一侧视束联合受损，导致后部的交界性暗点即病变对侧的双眼非对称性偏盲(病变同侧视野缺损较小)

图 5.9　影响视交叉的疾病

后部视觉传入系统：视束，外侧膝状体，视辐射

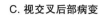

构成视束的轴突源自视网膜神经节细胞，它们还没有形成突触。然而在离开视交叉进入视束后，它们在名义上成为"后部视觉通路"的一部分(图 5.10)。视束的轴突通过位于灰结节和前穿质之间的内囊前肢，以扁平纤维束的形式继续向外后绕大脑脚行进，与丘脑外侧膝状体核（LGN）形成突触联系。LGN 是一个丘脑中继核，为视网膜神经节细胞的突触结合点。它包括 6 个灰质层，由 5 个白质层分隔，层层折叠，形成一个弯曲或膝状结构。每一层与相应的视网膜区域相联系，负责对侧的一半视野(图 5.11)。膝状体神经元细胞与视网膜轴突的比例约为 1∶1。来自视网膜的纤维只占 LGN 传入纤维的 1/5，其余部分来自中脑网状结构、后顶叶皮质、枕叶皮质和其他丘脑核。LGN 依赖这些非视网膜成分来"筛查"视觉输入信号，根据输入信号的相关性，把一些视觉信号传输至视觉皮层而阻断其他信号。

视束、视神经和视交叉内存在少量非视觉感知性视网膜纤维，不通过外侧膝状体而是向顶盖前核的瞳孔运动中枢提供传入刺激。

供应视交叉后部和视束前 1/3 的血管是相同的：颈内动脉、大脑中动脉和后交通动脉。视束后 2/3 的供血来自脉络膜前动脉，这是颈内动脉的一个分支，在视束附近向后延伸。外侧膝状体接受来自大脑后动脉和后交通动脉的血液供应。

视辐射由外侧膝状体发出的、有髓鞘被覆的轴突组成，向初级视觉皮层投射。离开外侧膝状体后，这些轴突穿过内囊后肢。大多数纤维沿着顶叶至枕叶的放射冠弧形路径，直接投射到距状皮层。然而，大部分传递对侧眼上象限视觉信息的神经纤维（Meyer 袢）沿侧脑室外侧绕行并穿过颞叶后部（见图 5.11）。因此，局限于颞叶的卒中或损伤只影响这部分的视辐射。Meyer 袢的纤维在绕行后最终加入视辐射。

视辐射由 5 条动脉供血：脉络膜前动脉、脉络膜后动脉、大脑中动脉、大脑后动脉和距状动脉（图 5.12）。脉络膜前动脉

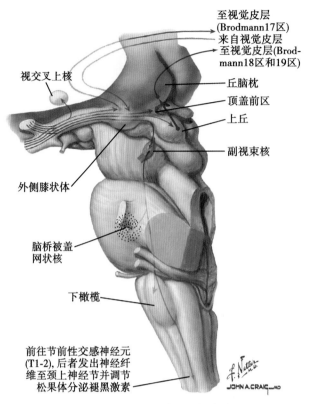

至视觉皮层
(Brodmann17区)
来自视觉皮层
至视觉皮层(Brod-
mann18区和19区)
视交叉上核
丘脑枕
顶盖前区
上丘
副视束核
外侧膝状体
脑桥被盖
网状核
下橄榄
前往节前性交感神经元
(T1-2),后者发出神经纤
维至颈上神经节并调节
松果体分泌褪黑激素

图 5.10　后部视觉通路和联系

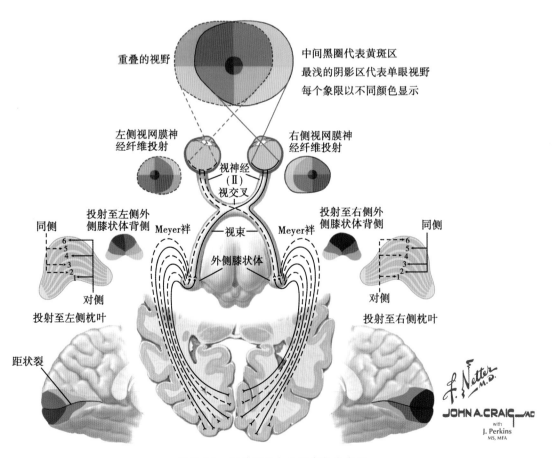

重叠的视野
中间黑圈代表黄斑区
最浅的阴影区代表单眼视野
每个象限以不同颜色显示
左侧视网膜神
经纤维投射
右侧视网膜神
经纤维投射
视神经
(Ⅱ)
视交叉
投射至左侧外
侧膝状体背侧
同侧
Meyer袢
视束
Meyer袢
投射至右侧外
侧膝状体背侧
同侧
外侧膝状体
对侧
投射至左侧枕叶
对侧
投射至右侧枕叶
距状裂

图 5.11　视觉通路上视野定位代表区

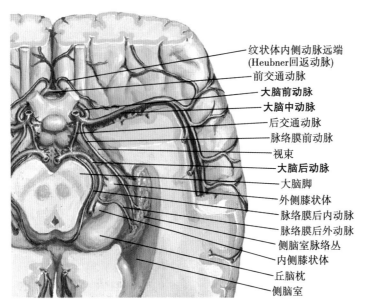

纹状体内侧动脉远端
(Heubner回返动脉)
前交通动脉
大脑前动脉
大脑中动脉
后交通动脉
脉络膜前动脉
视束
大脑后动脉
大脑脚
外侧膝状体
脉络膜后内动脉
脉络膜后外动脉
侧脑室脉络丛
内侧膝状体
丘脑枕
侧脑室

图 5.12　脑部动脉:下面观

供应视辐射的前部、视束和外侧膝状体。视辐射前部的血供也来自脉络膜后动脉的分支血管网。视辐射中部的供血主要来自位于侧脑室外侧的大脑中动脉的视神经深支。视辐射后部由大脑后动脉及其分支距状动脉供血。

临床表现

在视交叉之后,任何对视觉传入系统的损伤都会导致对侧同向性偏盲(每只眼睛的相同侧别和区域)。普遍认为,未累及视神经或视交叉的单纯性偏盲,其对单个字母的中心视敏度不受影响;然而,完全性偏盲导致的"黄斑分裂"会导致阅读文本困难。

视束病变比较独特,除导致同向性偏盲外,还同时引起瞳孔异常和视盘苍白。由于来自对侧眼的视束中的交叉纤维比来自同侧眼的非交叉纤维多,单侧视束完全性损伤会影响视束内部来自瞳孔的传入信号从而引起对侧眼轻微的相对性传入性瞳孔对光反射异常。当视束发生华勒氏变性,视束病变导致视盘苍白。由于视网膜颞侧至中央凹的轴突丢失,同侧眼表现为上、下极为主的萎缩,而对侧眼由于视盘黄斑纤维束的下部以及鼻侧视网膜至视神经的轴突丢失,表现为视网膜颞侧和鼻侧极苍白("蝴蝶结"萎缩)。

视束损伤的视野缺损涉及双眼,并且位于受累视束的对侧。视野缺损取决于视束病变的程度,表现为完全性或不完全性同向性偏盲。不完全性视束性同向性偏盲通常为不均等性(即双眼的视野缺损不完全匹配)楔形缺损,楔尖侵犯视野中心位置,呈"匕首刺入"形状或"扇形"状。对于视交叉来说,肿瘤、动脉瘤和创伤是该区域的常见病变,而卒中相对少见。

视束后部损伤引起的视野缺损可不伴瞳孔改变或视神经萎缩。偏盲的特征有助于病变定位。外侧膝状体核(LGN)病变引起的视野缺损与视束类似。局限于颞叶的病变可仅影响视辐射的 Meyer 祥,典型表现为同向性、非一致性上部楔形视野缺损,楔形的一边位于垂直子午线,而另一边的边缘不清晰。这种类似于从上部视野中"切除一片"的情况被称为"空中馅饼"缺损,高度提示颞叶病变。颞叶功能障碍的其他表现能够证实病变定位。

顶叶病变可影响视辐射前部,产生与颞叶病变相反的视野缺损,即上述颞叶楔形视野保留而其他部分的视野丧失,但这种病变极少发生。偶尔情况下,较大的顶叶后部病变影响整个视辐射,此时 Meyer 祥已加入视辐射,因此导致了完全性同向性偏盲。影响后部视觉传入系统的疾病主要包括卒中、肿瘤、脱髓鞘和外伤。

鉴别和诊断方法

完全性同向性偏盲没有确切的定位意义,可定位于视束、外侧膝状体、顶叶或枕叶。除了视野检测,更完善的眼科检查有助于提供病变部位的信息。例如,视束病变导致轻微的对侧相对性传入性瞳孔异常以及视盘"蝴蝶结样"萎缩。顶叶参与眼球追踪运动,顶叶病变所致的完全性同向性偏盲表现为在病变方向视动性眼震改变或消失。

与任何视力丧失一样,偏盲视力下降的诊断过程包括全面的眼部检查、视野检查(注意中心视敏度评估)、瞳孔反应、眼球追踪运动和检眼镜检查。合并其他神经系统或全身性症状以及起病速度有助于病变定位诊断和发现病因。既往史可提供患者是否存在一些疾病的危险因素,例如卒中、脱髓鞘疾病或转移性肿瘤。最重要的辅助检查是诊断性成像。通常推荐进行 MRI 检查,因其能够较好地识别病变以及区分潜在的病理过程。弥散加权图像对明确近期卒中尤其有用(见第54章)。疾病的处理和治疗取决于病因。

初级视觉皮层和联合视觉皮层

临床病例　一位 64 岁的妇科医生在手术操作时,突然发现自己很难看到右边,他不得不转头才能看到完整的手术视野。第二天,他去看眼科医生,才发现自己存在严重的右侧同向性偏盲。

随后的神经科会诊并未发现神经系统存在异常。MRI 检查提示左侧枕叶的异常弥散加权信号。心电图和经食管超声心动图结果正常。48 小时动态心电图记录了 7 个周期性间歇性心房颤动。患者其后开始接受抗凝治疗并被建议停止开车。

视辐射的轴突与初级视觉皮层形成突触联系。初级视觉皮层具有独特的白色条纹(为纪念发现者-解剖学家 Gennari,又名 Gennari 纹或 Gennari 线),是一个富含髓鞘的皮层;很容易在大体脑皮质切片上被识别;体现了Ⅵ(也被称为初级视觉皮层,纹状皮层,或 Brodmann17 区)分层、高度结构化的组织。主要位于枕叶近中线表面,距状裂内和周围,Ⅵ的最后部分通常环绕枕极一小段举例(图 5.13)。

显微镜下视觉皮层包括 6 层,从表面延伸到深部大约厚2mm。最表面一层(第Ⅰ层)主要包含神经胶质细胞。第Ⅱ层和第Ⅲ层含有锥体细胞和小的中间神经元。最厚的一层是第Ⅳ层,占据视觉皮层几乎一半的厚度。多分枝的星形细胞位于Ⅳa 层表面。Gennari 条纹位于Ⅳb 层,包含来自传入性视觉细胞(外侧膝状体)和大脑皮质联合纤维的有髓轴突。锥体细胞、颗粒细胞和巨锥体(Meynert)细胞位于更深在的Ⅳc 层。第Ⅴ层是致密细胞层,含有大小不等的锥体细胞。Ⅵa 层是细胞较少的表层部分,而Ⅵb 层包含不同的神经元群。

纹状皮层供血主要来自大脑后动脉的分支距状裂动脉,有时大脑中动脉或其吻合支也参与供血(见图 5.14)。距状裂动脉是视觉皮层的主要供血动脉;然而,75%的病例也有其他动脉参与供血,包括颞后动脉或顶枕动脉,偶尔也包括大脑中动脉的吻合支。

特定的解剖相关性是与纹状体皮质相关的主要临床特征:每只眼的左半视野视觉信息投射到右侧视觉皮质(反之亦然);上部视野被投射到Ⅵ的下部(反之亦然);绝大部分中心视野的信息投射至视皮层最后部,而周边视野的信息投射至Ⅵ的前部。

Ⅵ中的"皮层放大"导致更多的皮质区域为中心视野服务而不是周边视野。多达50%的视觉皮层负责处理中心 10°的视力;实际上,最中心的 1°视力对应的视觉皮层与最外围50°视力相当。视觉皮层的放大效应反映出精确的中心视力对人类生存在进化方面的重要性。

眼优势柱(ocular dominance columns)与皮质表面成直角。一个优势柱只接受单眼的视觉传入信息;在紧邻的视觉皮层表面,也许距离仅为 0.5mm,就存在另一个优势柱以接受另一只眼睛的传入信息。

动物实验中,在出生后早期给予单眼闭塞,闭塞眼的优势柱较小,而可睁开眼的优势柱扩大。随后揭开被遮挡眼也不能恢复两眼优势柱的平等性,这是理解视觉发育关键时期的核心。这种发育障碍被称为弱视。

在细胞水平,视觉传入信息的处理存在不同等级。纹状皮层拥有不同的细胞类型,可对更多特定的刺激做出反应。简单细胞对明亮-黑暗、中央-周围的应答模式,与视网膜及外侧膝状体细胞相似。复杂细胞和高度复杂细胞对明亮刺激的反应最好,但这种刺激不是一个点,而是一个特定角度或特定长度的线条,以实现最佳的细胞应答。

这种细胞等级结构表明,在纹状体外的联络皮层可能存在其他类型的细胞,对更具体更复杂的刺激做出反应,直到最终可能出现"更高"的联络皮质,其细胞群可产生特定的神经元激

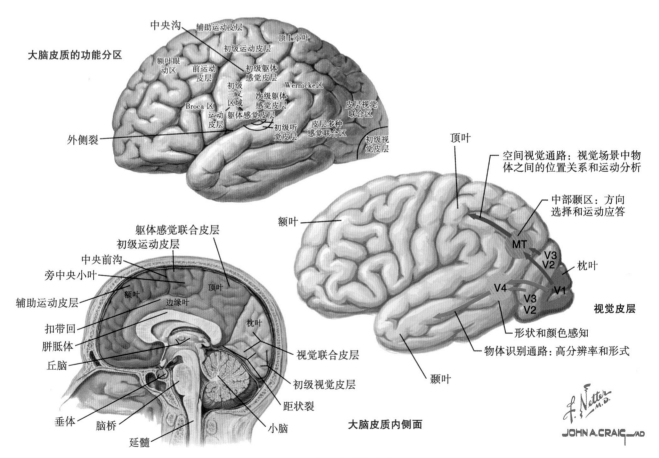

图 5.13 枕叶皮层和投射

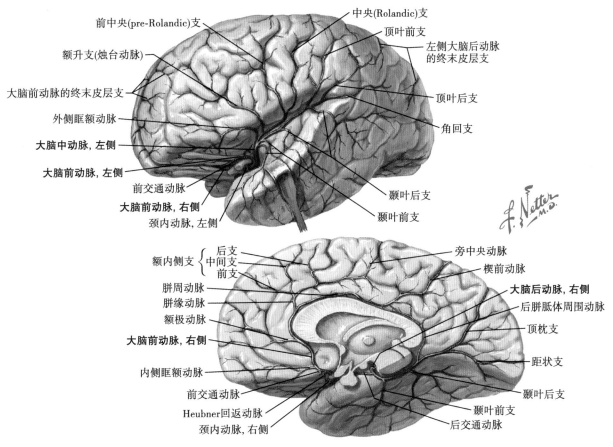

图 5.14　脑部动脉(外侧面和内侧面观)

活模式,代表了特定的感知识别的解剖关联。

　　Brodmann 18 区和 19 区,紧邻 17 区,位于距状裂周围,基于其将源于初级视觉皮层的数据与负责空间定向、识别和语言的脑区进行"联络"这一假设,被称为纹旁区或视觉联络皮质。

　　偏盲性视觉丧失的经济学影响可以通过观察其主要病因——卒中来评估。据估计,15% 的卒中患者存在同向性视力丧失。总体而言,在未来 45 年内,美国在卒中方面的花费将达到 2.2 万亿美元,而偏盲或许占到其中 3 000 亿美元。

临床表现

　　本节开始的案例是典型的左侧大脑后动脉栓塞导致的左侧枕叶梗死。虽然这些患者偶尔会有改善,但其功能障碍往往没有得到实质性解决。这种情况必须限制驾驶,因为严重缺损的视野范围使患者完全不能感知物体。

　　纹状皮层病变,与其他神经病学病变一样,可被分为四种类型:缺血性,肿瘤性,脱髓鞘性,和罕见的感染性。初级视觉皮层所致的视野缺损的临床特征甚至在影像学检查完成之前就提供了诊断性的解剖定位。初级视觉皮层病变导致的不完全性偏盲在两只眼睛是一致的。左眼和右眼的眼优势柱体积较小且非常靠近,因此几乎不太可能有病变选择性损害某一只眼睛的视野。

　　提示枕叶起源的同向性偏盲的特征包括双眼高度一致的部分性视野缺损、黄斑回避、中心性同向性缺损、锁孔缺损和颞叶新月形视野缺损。由于初级视觉皮层的特殊性,该区域的病变只影响视力,而没有其他神经功能障碍(除偶尔发生头痛外)。除上述以外,纹状皮层的病变不伴任何前部视觉通路受累的迹象,例如视神经苍白或相对性传入性瞳孔障碍。典型情况下,视野保留区域的中心视力是正常的(图 5.15)。

　　每只眼睛颞侧视野的极端代表了之前所述对称性同向性偏盲原则的一种例外。由于鼻侧视野仅能延伸约 65 度,每侧剩余 25% 的外侧视野仅由同侧眼睛提供。这种视野的"颞侧新月"对着初级视觉皮层的最前端,与枕顶裂毗邻,此处缺乏眼优势柱,因为所有的视觉传入仅来自对侧眼鼻侧的视网膜。因此,纹状皮层前部病变可能导致"单眼颞侧视野缺损"。

　　极少数情况下,双侧枕叶皮质病变同时或快速连续发生。全身性低血压,如心搏骤停或基底动脉或双侧大脑后动脉闭塞,可导致双侧缺血性损伤。同样,在颅骨损伤过程中,双侧枕极可能受到直接外伤或对冲机制导致的伤害。最初,双侧枕极病变可能与双侧视神经病变相混淆,因为在每只眼睛都能发现明显的"中心暗点"。然而,仔细的视野绘图显示沿垂直轴的不连续性或垂直台阶样改变。由于皮层损害不应是绝对对称的,临床视野缺损的范围应在左右半球之间有所不同,所以存在垂直台阶样改变是意料之中的。在垂直子午线处,视野缺损的范围差异很容易识别,从而导致"钥匙孔缺陷"。它与颞叶新月形视野缺损一样,是枕叶病变的特征性表现。

　　最中心的视野代表了枕极的广阔区域,而不是仅仅是初级视觉皮层的枕叶内侧面,并且通常由大脑中动脉而不是大脑后动脉供血。这意味着即使病变影响了大部分初级视觉皮层,也可能并不累及最前端的中心视觉区域,且在具有不全性纹状皮层病变的同向偏盲中产生黄斑回避模式。然而,当皮质完全表

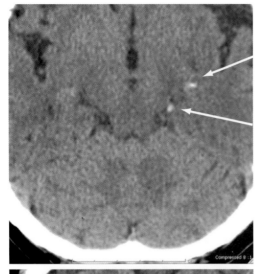

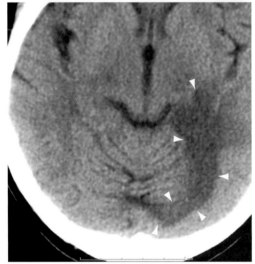

轴位头部非增强CT: 左侧大脑后动脉内血栓(箭), 以及随后发生左侧大脑后动脉皮质区梗死(箭头)

图 5.15   左侧后部脑梗死

失(如手术切除)时,则不会产生黄斑回避。

顶叶病变不同于初级视觉皮层枕叶病变所致的孤立性视野丧失,通常可见对侧同向性视野缺损和眼球运动异常。朝向病变对侧、视觉引导的水平扫视缺失是一种异常的视动性眼震反应:当小鼓朝病变侧转动时,无法进行扫视和追踪鼓面上另一条纹的双眼会漂移至受累一侧。

接下来定义纹状皮层以外皮层病变的临床表现。皮质性色盲(枕叶损伤导致的颜色感知障碍)已被描述。引起更为复杂的视觉缺损的病理学改变,通常称之为视觉失认,已超出了纹旁皮质的范围。例如,面容失认症常由包围枕叶和颞叶的病变所致。

诊断方法

视野、眼部和神经系统检查通常有助于将视觉问题定位于枕叶皮质。从起病形式、伴随症状以及存在特定疾病实体的危险因素可以判断病因。然而,MRI 仍然是更好地确定病理过程的标准。

弥漫性脑功能障碍的病例偶尔会以视力不佳为主诉。脑

电图和正电子发射断层扫描(PET)可以帮助诊断克-雅氏病Heidenhain 变异型的患者,这种疾病以视觉症状为主,MRI 在病程早期相对正常。然而,在阿尔茨海默病的视觉变异型中,神经心理测试以及双侧枕、顶叶皮质和额叶眼区的 PET 扫描呈现低代谢可能是最佳的诊断策略。

治疗

对大多数类型的同向性偏盲的治疗都是无效的。如果发病后的最初 2 周内视野缺损没有改善,则卒中造成的视力丧失通常是永久性的。动静脉畸形或肿瘤切除手术通常会造成严重的残余视力丧失。

因此,主要治疗方法是稳定视力(例如,如果卒中是病因则进行卒中预防)和视觉康复。这类康复类似于卒中后其他方面的康复工作,重点是制订策略以恢复日常生活能力(例如保持阅读和行走中避免障碍),尽管仍然存在偏盲性视力丧失。随着时间推移,常见的大部分改善通常归因于偏盲侧视觉扫描增加,包括运用扫视以及将头部转向该侧。在偏盲侧使用手杖、佩戴宽边或鸟嘴帽可使患者在碰撞前发现障碍,从而改善对无法在偏盲侧看到障碍物患者的保护。

目前正在探索在卒中或创伤性脑损伤后应用基于计算机的刺激-检测模式进行"视觉恢复"的可能性,但尚无一致性的数据证实其明确获益。

使用分离棱镜眼镜进行矫正,在患者较少转动头部的情况下,向患者的剩余视野中提供"盲"半视野的一部分,可能会为选定的患者提供一种更容易监测视力丧失区域的方法。

未来方向

这一章涵盖了影响视力的各种疾病。关于诊断改进、预防、治疗、遗传学和危险因素的各方面研究都很活跃。

正如所见,目前的争论着重于治疗同向性偏盲的可能性。由于有大量患者受到偏盲的影响,确定任何改善的存在和意义,都成为一个重要的经济和医疗问题。

致谢

感谢 Thomas R. Hedges Ⅲ, MD 对本章组织和编写工作的帮助。

(宋红松、李小刚 译)

推荐阅读

Intraocular Optic Nerve

Beck RW, Servais GE, Hayreh SS. Anterior ischemic optic neuropathy. IX. Cup-to-disc ratio and its role in pathogenesis. Ophthalmology 1987;94(11):1503–8.

Cites disk morphology as risk factor in AION.

Douglas DJ, Schuler JJ, Buchbinder D, et al. The association of central retinal artery occlusion and extracranial carotid artery disease. Ann Surg 1988;208(1):85–90.

Shows risk of ipsilateral stoke after CRAO.

Hayreh SS, Kolder HE, Weingeist TA. Central retinal artery occlusion and retinal tolerance time. Ophthalmology 1980;87(1):75–8.

Establishes retinal viability at 100 minutes after retinal artery occlusion.

Hayreh SS, Podhajsky PA, Raman R, et al. Giant cell arteritis: validity and reliability of various diagnostic criteria. Am J Ophthalmol 1997;123(3):285–96.

Offers guidance regarding confirmatory testing in giant cell arteritis.

Hayreh SS, Zimmerman MB. Non-arteritic anterior ischemic optic neuropathy: role of systemic corticosteroid therapy. Graefes Arch Clin Exp Ophthalmol 2008;246(7):1029–46.

Suggests benefit to 65-day oral steroid course in vision recovery after AION.

Salomon O, Huna-Baron R, Steinberg DM, et al. Role of aspirin in reducing the frequency of second eye involvement in patients with non-arteritic anterior ischaemic optic neuropathy. Eye 1999;13(Pt 3a):357–9.

Suggests benefit of aspirin in this context.

Orbital and Intracanalicular Optic Nerve

Alabduljalil T, Behbehani R. Paraneoplastic syndromes in neuro-ophthalmology. Curr Opin Ophthalmol 2007;18(6):463–9.

Review of available data for paraneoplastic optic neuropathy.

Beck RW, Cleary PA, Anderson MM Jr, et al. A randomized, controlled trial of corticosteroids in the treatment of acute optic neuritis. The optic neuritis study group. N Engl J Med 1992;326(9):581–8.

Established benefits of early intravenous methylprednisolone on recovery time and interval to next MS episode.

Hayreh SS. Posterior ischaemic optic neuropathy: clinical features, pathogenesis, and management. Eye 2004;18(11):1188–206.

Characteristics of 42 cases of posterior ischemic optic neuropathy (PION).

Sadda SR, Nee M, Miller NR, et al. Clinical spectrum of posterior ischemic optic neuropathy. Am J Ophthalmol 2001;132(5):743–50.

Divides 72 cases into three etiological categories.

Wallace DC, Singh G, Lott MT, et al. Mitochondrial DNA mutation associated with Leber's hereditary optic neuropathy. Science 1988;242:1427–30.

First description of mitochondrial DNA mutation in an LHON pedigree.

Wingerchuk DM, Weinshenker BG. Neuromyelitis optica. Curr Treat Options Neurol 2008;10(1):55–66.

Review of current diagnosis and treatment.

Optic Chiasm

Thomas R, Shenoy K, Seshadri MS, et al. Visual field defects in non-functioning pituitary adenomas. Indian J Ophthalmol 2002;50(2):127–30.

Relates visual field defects to tumor size.

Posterior Visual Afferent System: Optic Tracts, Lateral Geniculate Nucleus, Optic Radiations

Bowers AR, Keeney K, Peli E. Community-based trial of a peripheral prism visual field expansion device for hemianopia. Arch Ophthalmol 2008;126(5):657–64.

Showed long-term tolerance and functional improvement in 47% of patients using prismatic spectacles for hemianopic loss.

Brazis PW, Lee AG, Graff-Radford N, et al. Homonymous visual field defects in patients without corresponding structural lesions on neuroimaging. J Neuroophthalmol 2000;20(2):92–6.

Horton JC, Hoyt WF. The representation of the visual field in human striate cortex: a revision of the classic holmes map. Arch Ophthalmol 1991;109:816–24.

Discusses anatomic basis of cortical magnification, temporal crescent, etc.

Lee AG, Martin CO. Ophthalmology. Neuro-ophthalmic findings in the visual variant of Alzheimer's disease. Ophthalmology 2004;111(2):376–80, discussion 380–1.

These two articles propose diagnostic strategies for patients with visual loss and underlying progressive dementia.

Pambakian AL, Mannan SK, Hodgson TL, et al. Saccadic visual search training: a treatment for patients with homonymous hemianopia. J Neurol Neurosurg Psychiatry 2004;75(10):1443–8.

Results of 29 patients.

Pelak VS, Dubin M, Whitney E. Homonymous hemianopia: a critical analysis of optical devices, compensatory training, and NovaVision. Curr Treat Options Neurol 2007;9(1):41–7.

This reference discusses issues in the NovaVision data, tempering claims of visual improvement.

Rathore SS, Hinn AR, Cooper LS, et al. Characterization of incident stroke signs and symptoms: findings from the atherosclerosis risk in communities study. Stroke 2002;33(11):2718–21.

Showed 15% prevalence of homonymous hemianopia among 474 stroke patients.

6

脑神经Ⅲ、Ⅳ和Ⅵ：动眼神经、滑车神经和展神经：眼球运动和瞳孔

Geetha K. Athappilly, Ippolit C. A. Matjucha

脑神经Ⅲ：动眼神经

临床案例 一位 37 岁的女性，主诉 2 天来向上注视时出现视力模糊和头痛。此前 1 个月，当她有相同症状时被诊断为鼻窦炎并接受抗生素治疗，症状在 5 天内消失。

检查显示右眼向上、向下和向内运动受损，右侧轻度上睑下垂，并且与左侧相比，右侧瞳孔略大且对光反射迟钝。

磁共振成像（MRI）结果正常，但导管血管造影显示存在后交通动脉（p-com）动脉瘤。在当晚的开颅手术中，神经外科医生报告，在直径 10mm 的动脉瘤周围的新鲜和陈旧血块压迫了右侧动眼神经。进行动脉瘤夹闭后，患者顺利恢复，神经眼科的症状逐渐消失。

动眼神经麻痹最常与糖尿病、高血压或高龄引起的微血管病变相关，因此其潜在的患者群体很大。动眼神经麻痹有时是紧急和危险疾病的预兆，例如不断扩大的浆果型动脉瘤。即使在特发性病例，通常会引起的复视不仅使患者感到痛苦，而且妨碍日常活动。即使上睑下垂严重到足以抵消复视的症状，动眼神经麻痹对患者情感和现实生活的影响都是严重的。

动眼神经从中脑腹侧出脑后走行至眼眶。脑神经Ⅲ发出一般躯体运动传出纤维，控制上睑抬高和大部分向上、向内和向下方向的眼外肌运动。此外，脑神经Ⅲ还包括一般内脏运动（副交感）传出纤维，负责瞳孔收缩和晶状体的调节（近焦点）。

脑神经Ⅲ起源于中脑上部、位于中线处的细胞核团。这一神经核包括 9 个位于上丘水平、中脑嘴侧中央的亚核团群（图6.1）。这些亚核中最靠近腹侧的是中央尾状核这一中线结构，支配双侧提上睑肌。比较独特的是内侧群亚核的轴突完全交叉而支配对侧上直肌。其余的 6 个亚核，在左右两侧各有 3 对，支配同侧眼外肌。腹侧亚核、中间柱和背侧亚核分别支配内直肌（眼球内收）、下斜肌（内旋和部分向上运动）和下直肌（眼球下转）。

Edinger-Westphal 核有时被认为是脑神经Ⅲ的亚核，它位于其他核的前端背侧、导水管周围灰质的腹侧边缘。Edinger-Westphal 核发出胆碱能传出神经，产生瞳孔收缩和睫状肌收缩（晶状体调节）。来自顶盖核的传入性信号介导瞳孔对光反射，而影响视近物时瞳孔收缩和晶状体调节的传入性信号则来自纹状皮层、纹前皮层区和上丘。当支配瞳孔的神经纤维加入动眼神经，它们逐渐移至动眼神经的表面和背侧，这是 Edinger-Westphal 核与脑神经Ⅲ空间关系的临床延续。

脑神经Ⅲ神经核接收大量传入神经，包括负责眼球水平运动而来自脑桥旁正中网状结构（PPRF）的输入，负责眼球垂直和旋转运动而来自内侧纵束（MLF）嘴侧间质核的输入，以及来自前庭神经核的输入。其他传入性信号来自上丘、枕叶皮层和小脑。

动眼神经核发出的轴突聚集成纤维束，在中脑腹侧推送一条向大脑脚内侧面的弯曲弧线，然后穿过红核。

刚形成的动眼神经从大脑脚内侧面出脑而进入脚间池。它在脚间池内穿行约 5mm，走行于大脑后动脉下方。引起瞳孔收缩的纤维位于神经的尾侧靠外，其位置较深因而不易受到微血管变化的影响。这种排列方式解释了瞳孔对脑神经Ⅲ缺血性损害的快速恢复能力以及动眼神经对压迫性损害易感。动眼神经随后在后交通动脉下方行进约 10mm，然后穿透后交通动脉下方的硬脑膜，最后通过颈内动脉（ICA）进入海绵窦。

海绵窦是颅内静脉系统的一部分。它接收来自眼静脉和蝶顶窦的血液，并将血液输送至上、下岩静脉窦。左右海绵窦通过海绵间窦相连接；同时也与基底静脉丛窦、翼状静脉丛和卵圆孔静脉丛相沟通。海绵窦在脑垂体外侧，位于蝶窦的顶和侧壁上方。除静脉血外，这一空间还包含脑神经Ⅲ、脑神经Ⅳ和脑神经Ⅵ的窦内部分、三叉神经眼支及其后方的上颌支、颈内动脉以及包绕在颈内动脉外膜上的交感神经纤维。脑神经Ⅲ、脑神经Ⅳ、脑神经Ⅵ及眼神经均在离开海绵窦后经眶上裂进入眼眶。

由于多个结构在这个相对较小的窦内汇聚，海绵窦病变容易产生多组脑神经病变，且常常伴有疼痛或脑神经Ⅴ眼支分布区的麻木。如果病变广泛，还可出现眼眶静脉阻塞的征象（眼球突出和球结膜水肿）。

脑神经Ⅲ通常在海绵窦前部分为上支和下支，从而作为两个不同的结构进入眼眶。上支支配上直肌和提上睑肌。下支则为内直肌、下直肌和下斜肌提供一般躯体运动支配，并向位于视神经上外侧的睫状神经节提供瞳孔副交感神经的传入。来自 Edinger-Westphal 核的副交感神经轴突在此形成突触，突触后神经元通过睫状短神经向虹膜括约肌和睫状肌提供内脏运动控制。

病因和发病机制

脑神经Ⅲ损害的病因大致分为两组：微血管性神经梗死（如糖尿病）和压迫。还有其他不太常见的病因。

在表现为急性严重头痛和瞳孔受累的脑神经Ⅲ麻痹患者，

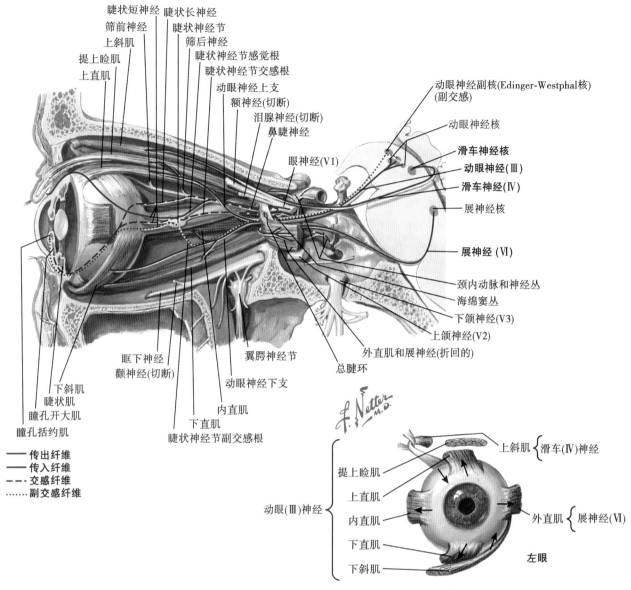

图 6.1 动眼神经(Ⅲ)、滑车神经(Ⅳ)和展神经(Ⅵ):示意图

扩张性动脉瘤(通常是后交通动脉瘤)常常是最重要的原因(图 6.2)。这些动脉瘤常处于后交通动脉刚从颈内动脉发出的位置(图 6.3),且 90% 的动脉瘤以脑神经Ⅲ麻痹为表现。其他邻近动脉的动脉瘤也可表现为脑神经Ⅲ麻痹,多达 30% 的获得性脑神经Ⅲ麻痹为动脉瘤所致。

然而,大多数获得性脑神经Ⅲ麻痹是由于血管性病变损伤了脑神经Ⅲ的某一部分,通常影响那些具有已知血管病或微血管疾病危险因素的患者。在 60% ~ 80% 微血管病变性脑神经Ⅲ麻痹的病例中,瞳孔得以幸免。通常这类患者预后良好,且在发病后 2~4 个月内得以康复而无合并症。虽然继发于糖尿病和高血压的普通血管病变最为常见,但应注意其他可能性,例如全身性血管炎、颞动脉炎、凝血功能障碍和浸润性疾病。

由于中脑内神经核团或神经束损害引起的脑神经Ⅲ麻痹通常是范围广泛的中脑综合征的一部分(见下文)。常见病因是老年患者的卒中以及年轻患者的炎症性或脱髓鞘性疾病(例如,多发性硬化症)。

开放性或闭合性颅脑外伤可导致外伤性动眼神经麻痹。

可能的机制是神经根在起点或穿透硬膜处相对固定,在此受到牵拉或剪切损伤。

通常情况下,外伤性脑神经Ⅲ麻痹与严重的前额减速撞击相关,患者出现意识丧失和较常见的颅骨骨折(例如,乘客在发生机动车事故时未系安全带)。如果在看似轻微的外伤后发现脑神经Ⅲ性麻痹伴有瞳孔受累,则应进行神经血管成像以发现可能的颅底肿瘤、脑膜瘤或动脉瘤。

海绵窦血栓形成可引起以脑神经Ⅲ麻痹为特征的多组脑神经病变。通常是面部中央蜂窝织炎的脓毒性并发症,且是一种非常严重的临床综合征,典型表现包括眼球突出、眼肌麻痹和视神经病。面静脉或翼丛的化脓性静脉炎是蜂窝织炎和感染性血栓形成之间的常见中介。

Tolosa-Hunt 综合征是一种由特发性海绵窦炎症引起的痛性眼肌麻痹,大多数情况被认为属于炎性假瘤谱系疾病。通常累及多条脑神经,且严重程度在几天内有所不同。确诊需要进行海绵窦 MRI 检查,一旦肿瘤和感染被排除,即需要给予大剂量皮质类固醇治疗。

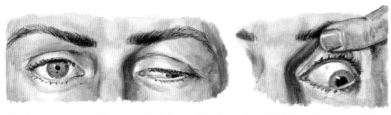

动眼神经麻痹：上睑下垂，眼球转向外下，瞳孔扩大；脑动脉瘤的常见表现，特别是颈内动脉-后交通动脉瘤

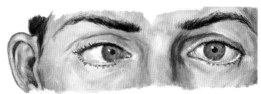

展神经麻痹：患侧眼球转向内侧。可以是海绵窦内颈内动脉的动脉瘤的首发症状；患眼上方或同侧面部的疼痛可能是继发于三叉神经(脑神经Ⅴ)受累

小脑上动脉的动脉瘤压迫脑神经Ⅲ和脑神经Ⅳ

基底动脉
滑车神经(Ⅳ), 右侧
动眼神经(Ⅲ), 右侧
后床突
颅中窝
颈内动脉, 右侧
小脑幕(分离的)
三叉神经(Ⅴ), 右侧
脑桥
眼动脉, 右侧
视神经(Ⅱ), 右侧
大脑前动脉, 右侧
小脑
大脑中动脉, 右侧
小脑上动脉, 右侧
后交通动脉, 右侧
动脉瘤
颞叶(抬起的)
大脑后动脉, 右侧

视网膜改变

床突上段颈动脉、眼动脉或大脑前动脉的动脉瘤压迫视神经可导致视神经萎缩

继发于动脉瘤破裂的颅内压增高可引起视乳头水肿

动脉瘤破裂后出血进入视神经(Ⅱ)鞘可导致玻璃体下出血伴视盘周围积血

图6.2 脑动脉瘤的眼部表现

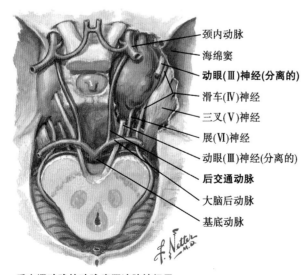

颈内动脉
海绵窦
动眼(Ⅲ)神经(分离的)
滑车(Ⅳ)神经
三叉(Ⅴ)神经
展(Ⅵ)神经
动眼(Ⅲ)神经(分离的)
后交通动脉
大脑后动脉
基底动脉

后交通动脉的动脉瘤压迫脑神经Ⅲ

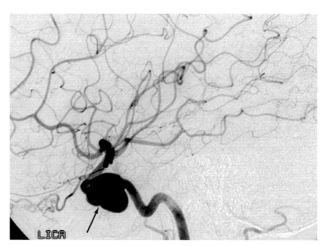

颅内动脉瘤：左侧颈内动脉侧位造影：海绵窦内颈内动脉的巨大梭形动脉瘤(箭)

图6.3 导致动眼神经麻痹的动脉瘤

内源性、外源性和转移性肿瘤可导致脑神经Ⅲ麻痹。癌性或肉芽肿性脑膜炎可陆续累及多条脑神经，与 Tolosa-Hunt 综合征的症状相似。

临床表现

完全性脑神经Ⅲ麻痹的典型表现是明确无误的：由于上斜肌和外直肌的作用未被拮抗，患侧眼球通常处于向外和向下的位置。由于患者存在上睑下垂，检查者通常需要抬起其上睑来评估眼球运动。

同侧瞳孔扩大（分别为"瞳孔受累"或"瞳孔幸免"）的存在与否历来被认为是一个主要的诊断考虑因素。绝大多数压迫性脑神经Ⅲ麻痹累及瞳孔，如果急性起病且伴有严重头痛则强烈提示病因为动脉瘤。瞳孔幸免通常意味着微血管缺血导致的暂时性脑神经Ⅲ麻痹。微血管性动眼神经麻痹的患者可能主诉同侧眉毛轻微疼痛，但偶尔疼痛会很严重。

动眼神经麻痹的运动受累通常表现为完全性、不完全性（受支配肌肉表现为次全麻痹），以及分离性（因脑神经Ⅲ在进入眼眶前分为了上支和下支）。"上支"脑神经Ⅲ麻痹引起同侧上直肌和提上睑肌的功能障碍，而"下支"脑神经Ⅲ麻痹引起向下和向内注视障碍，有时还会出现瞳孔收缩功能丧失。分离性麻痹可能提示眼眶或海绵窦前部的病变；然而，更近端的颅内疾病往往是其原因。许多病例的影像学检查阴性且恢复良好，在病因学上被推定是微血管性病变。

不完全性动眼神经麻痹表现为向上、向下和向内注视功能的部分丧失，且有部分性上睑下垂，某些脑神经Ⅲ神经支配的肌肉比其他肌肉受到的影响更大。在这种情况下——正如临床病例所示——判断患者的眼位异常属于脑神经Ⅲ麻痹的一种形式即非常具有挑战性。普遍认为，这种情况下瞳孔幸免并不能排除压迫性病因。

孤立性内直肌功能障碍（眼球内收不能）的患者不应被认为是不完全性脑神经Ⅲ麻痹。大多数这种情况是由核间性眼肌麻痹（见下文）引起。也见于重症肌无力或累及水平直肌的眼眶疾病。

当脑神经Ⅲ麻痹的起源在神经核团，即表现为同侧内直肌、下直肌和下斜肌的某一功能障碍，且因来自内侧群亚核的交叉轴突受累出现对侧上直肌无力。由于双侧上睑受中央尾侧的亚核群支配，根据损伤程度不同，临床表现为双侧眼睑下垂或正常。在临床实践中，这种情况极为罕见。

随着脑神经Ⅲ纤维束受损，临床定位往往借助于中脑功能障碍的其他体征。在红核水平的动眼神经纤维病变表现为动眼神经麻痹伴交叉性偏身震颤，即 Benedikt 综合征。如果病变扩展至内侧丘系则导致对侧感觉减退。向尾侧延伸至结合臂（小脑上脚）的病变导致同侧小脑性共济失调或 Claude 综合征。病变沿中脑腹侧累及大脑脚基底部和皮质脊髓束则导致脑神经Ⅲ麻痹的对侧出现偏瘫（Weber 综合征）。

昏迷患者的单侧瞳孔扩大（"膨胀"或 Hutchinson 瞳孔）预示着幕上颅内压（ICP）升高，足以迫使颞叶钩回向外侧和尾侧压迫位于小脑幕裂孔前缘的脑神经Ⅲ（钩回疝）。事实上，通过头眼反射操作，可以发现压迫性脑神经Ⅲ麻痹的额外证据。对于任何无反应的患者，都应频繁检查其瞳孔和头眼反射情况，因为如果不能早期发现和处理，钩回疝可迅速致命。瞳孔扩大

的一侧并不总是与病变侧一致。

尽管少数清醒患者存在的瞳孔扩大可能是压迫性脑神经Ⅲ麻痹的征象，但在没有意识改变迹象的情况下，这是极其不可能的；通常提示其他病因，例如药物性瞳孔扩大或强直性瞳孔（Adie 瞳孔）（见下文）。

微血管性脑神经Ⅲ麻痹通常会完全恢复，但外伤性或术后压迫性脑神经Ⅲ麻痹的预后并不明确。如果有所恢复，通常会出现异常再生和联带运动。已知最好的示例是伪 von Graefe 征：正常情况下支配下直肌的脑神经Ⅲ分支连带地支配了提上睑肌，导致向下注视时上睑提起［临床模拟了上睑后退即 von Graefe 征（双眼下视时上眼睑不能随眼球下落）］。眼内肌也可受累，表现为瞳孔大小随视线的转移而变化。

偶尔可见到原发性异常再生（此前无麻痹史的异常再生）。通常是海绵窦内或附近的脑膜瘤、偶尔是海绵窦内颈内动脉的动脉瘤长期压迫脑神经Ⅲ所致。Adie 瞳孔是另一个影响脑神经Ⅲ部分功能的异常再生的例子，可能与睫状神经节的眶内位置有关，将在瞳孔部分进一步讨论。

与前述孤立性脑神经Ⅲ病变相反，颅内多发性神经病变可累及动眼神经，这种情况下，伴发的功能缺陷通常有助于定位病因。海绵窦综合征主要影响脑神经Ⅲ、脑神经Ⅳ、脑神经Ⅵ及脑神经Ⅴ眼支。当同时累及窦内颈内动脉壁时，出现交感性瞳孔功能障碍（Horner 瞳孔），产生瞳孔缩小；如果脑神经Ⅲ相关的瞳孔扩大掩盖了 Horner 瞳孔，则 Horner 瞳孔不会被注意到。在缓慢扩大的海绵窦肿瘤的病例中，临床病史常包括慢性加重的复视，有时伴有脑神经Ⅴ眼支分布区的疼痛或麻木；在炎性或感染性病例，起病通常是急骤和痛性的。眶上裂综合征经常与海绵窦综合征难以区分。

视力下降、眼外肌麻痹、眼眶疼痛、角膜感觉减退和眼球突出是眶尖综合征的特征。简而言之，该综合征的临床特征为眶上裂综合征伴有压迫性视神经病变。它必须与垂体卒中鉴别，垂体卒中是垂体出血导致视交叉受压而引起的突发性、痛性视力丧失，当毗邻的海绵窦受累常伴有单侧或双侧动眼神经麻痹。

鉴别诊断

重症肌无力是一种不影响瞳孔的躯体神经肌肉接头病变，偶尔与伴有瞳孔幸免的脑神经Ⅲ麻痹类似。晨轻暮重、可诱导的易疲劳现象以及静脉注射氯依腾铵（滕喜龙）过程中"麻痹"的缓解足以揭示诊断，随后可通过血清抗体检测和肌电图检查确诊。

慢性进行性眼外肌麻痹（progressive external ophthalmople-gia, CPEO）表现为缓慢进行性双侧上睑下垂和眼外肌运动丧失，通常没有复视。CPEO 与线粒体和细胞核 DNA 的特定突变有关，可能是一种更大的综合征——眼咽性肌营养不良的一部分。CPEO 的 Kearns-Sayre 变异型表现为色素性视网膜病，伴有夜盲症、激素功能紊乱以及最为重要的心脏传导障碍，因此需要进行心脏评估。

Guillain-Barré 综合征的 Miller-Fisher 变异型可导致眼外肌麻痹，从而在发病初期与脑神经Ⅲ麻痹混淆；存在病毒感染前驱症状、共济失调、反射消失、脑脊液蛋白-细胞分离，以及在某些情况下血清抗 GQlb IgM 和 IgG 抗体阳性可确定诊断。

核间性眼肌麻痹患者在尝试向对侧水平注视时,无法完成同侧眼球内收。责任病灶位于内侧纵束(MLF),病变影响了从展神经核到支配内直肌的脑神经Ⅲ腹侧亚核的中间神经元(见下文脑神经Ⅵ解剖讨论)。这类患者通常被认为是"内直肌麻痹";然而这种脑神经Ⅲ麻痹的变异型在临床上非常少见。而核间性眼肌麻痹患者在趋近注视刺激(由中脑介导)引起会聚时,其眼球内收功能保留,可证实其中枢神经系统的核上性起源。

Duane 综合征是先天性神经异常支配的一个例子。受累个体在胎儿期展神经发育不良或损伤导致随后脑神经Ⅲ对外直肌的错误支配。因此,尝试眼球向外侧运动会同时刺激内直肌和外直肌,导致多变的眼球运动、眼球向眶内回缩以及随之而来的假性上睑下垂。在Ⅱ型 Duane 综合征中,眼球内收障碍和假性上睑下垂的表现类似脑神经Ⅲ型麻痹。尽管存在非共同性斜视,但向外注视时不发生症状性复视,从而易于做出先天性疾病的判断。

孤立性上睑下垂患者通常需要接受脑神经Ⅲ麻痹的筛查。上睑下垂最常见的原因(通常见于50岁以上的患者,但偶尔也见于有频繁擦眼病史的年轻患者)是腱膜性上睑下垂或提上睑肌开裂,即连接提上睑肌和上睑的肌腱(腱膜)延长。腱膜性上睑下垂在接受白内障手术的患者中尤为普遍。经历术中虹膜损伤且术后瞳孔扩大的患者,容易错误地被怀疑存在部分性压迫性脑神经Ⅲ麻痹。

Marcus Gunn 下颌瞬目是支配下颌翼状肌的脑神经Ⅴ运动神经元异常地支配了提上睑肌的先天综合征。典型表现在下颌侧向和前向运动时,由于同时刺激了提上睑肌使患者的上睑下垂改善。

在外伤的情况下,必须将脑神经Ⅲ麻痹引起的眼肌麻痹与眼眶疾病引起的眼肌麻痹(如眶底骨折伴下直肌嵌压)区分开来。

诊断方法

在完全性脑神经Ⅲ麻痹中,瞳孔幸免高度提示微血管性病因。然而,在近期不完全性眼外肌受累的脑神经Ⅲ麻痹的病例中,不伴瞳孔受累提示需要进一步影像学检查。

一旦动脉瘤被排除,对于那些没有明确起因的患者,建议进行糖尿病、高血压、血管炎和其他炎症性疾病、凝血功能障碍、螺旋体疾病(梅毒和莱姆病)和重症肌无力的检查。即使在没有病因证据的微血管性脑神经Ⅲ麻痹患者中,也可以考虑重新评估已确定的脑血管危险因素。

对于任何表现为复视、在初期被认为是单脑神经病变的患者,必须详细检查邻近的脑神经以排除其受累。此外,对明确的孤立性脑神经Ⅲ麻痹患者应检查的体征包括共济失调、反射消失、对侧红核性震颤、偏瘫或感觉迟钝。同样,对新发上部面痛或麻木的患者必须检查有无眼球运动受损和角膜感觉减退,以排除早期海绵窦综合征。

处理和治疗

症状性颅内动脉瘤的处理通常是紧急的,如果患者一般情况允许应进行血管内治疗或手术干预(见第56章)。微血管性动眼神经麻痹的处理重点通常是减少危险因素来预防复发。

优化病因治疗(例如糖尿病)至关重要,通常建议每天服用阿司匹林。针对脑神经Ⅲ麻痹的其他潜在原因的治疗因病而异。

由于涉及的麻痹性眼外肌数量较多,且眼球错位因注视方向不同而发生变化,对尚未治愈的动眼神经麻痹患者的视觉管理较为复杂。棱镜眼镜通常是无效的,除非是针对微小残留偏差的情况。斜视手术,通常涉及2~3个阶段的过程,治疗目标限定于稳定地缓解第一注视方向的复视。如果患者可以接受,最简单的治疗方法通常是在患眼应用雾状镜片或贴片来消除复视,前提是上睑下垂尚未影响到这一效果。

脑神经Ⅳ：滑车神经

> **临床案例** 一名工人弯腰干活时,他的工友从上方掉落一个工具,导致这名工人发生左侧枕部钝挫伤和头皮撕裂。随后该患者出现复视和头痛。
>
> 检查发现其右眼向左侧注视时下转受限。为了减轻复视,医生要求患者佩戴棱镜眼镜。几个月后,患者报告他的视力已恢复正常。

这个案例描述了相对轻微的闭合性颅脑外伤导致的孤立性滑车神经(脑神经Ⅳ)受损。这通常是最良性的脑神经病变,特别是在那些与眼外肌功能有关的病例,往往会在几周或几个月后完全恢复。

脑神经Ⅳ神经核位于中脑下部的下丘水平、导水管周围灰质腹侧边缘的中线两侧。细胞核是交叉支配的,左侧滑车神经核支配右侧上斜肌,反之亦然。

滑车神经核发出轴突,向背侧围绕导水管周围灰质进入中脑顶盖,在那里穿过中线,然后在结合臂内侧缘下丘的外下方穿出,形成滑车神经。然后脑神经Ⅳ完全交叉并从脑干背侧出脑,这是所有脑神经中一个独有的特征。滑车神经穿过四叠体池和环池,然后沿小脑幕的游离缘延伸,经眶上裂进入眼眶并支配单一的一条眼外肌——上斜肌。

上斜肌主要负责眼球向下运动,且当眼球内收和向下转动时最活跃。它的次要功能是在头部向同侧偏斜时使眼球下转,且在向下注视时起微弱的外展作用(图6.4)。因此,滑车神经麻痹会导致同侧下视障碍(远视)和眼球外旋位。

病因和发病机制

创伤是脑神经Ⅳ麻痹最常见的原因。创伤性麻痹可能是双侧的,但多数情况下一侧可以幸免或恢复,致使患者遗留单侧的功能障碍。创伤与脑神经Ⅳ麻痹的密切关联意味着,较薄的顶盖背侧容易受到创伤性外力的影响,导致神经在出脑处与下丘或与小脑幕之间的剪切性损伤,或者受到通过中脑导水管传递的液压波遭到直接损伤。MRI 所示在创伤性滑车麻痹时顶盖部位形成蛛网膜下腔血肿即支持这一理论。此外,一项病理研究表明,足够的外力能够造成脑神经Ⅳ神经根从脑桥撕脱。

滑车神经核和神经束位于脑桥内;在此部位,卒中、脱髓鞘性病变和肿瘤均可引起脑神经Ⅳ麻痹。滑车神经束的病变在临床上很少见,导致对侧脑神经Ⅳ麻痹和同侧 Horner 综合征,这是同时损害了通过脑桥被盖、下行的一级瞳孔交感神经元的

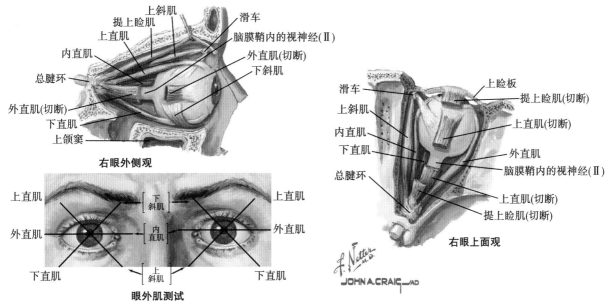

肌肉	起点	止点	神经支配	主要作用
提上睑肌	蝶骨，视神经管前上部	睑板和上睑皮肤	动眼神经(上睑板肌受交感神经支配)	抬起上睑
上直肌(SR)	总腱环(Zinn环)	角膜正后方的巩膜	动眼神经	眼球上抬、内转和内旋
下直肌(IR)	总腱环(Zinn环)	角膜正后方的巩膜	动眼神经	眼球下转、内转和内旋
内直肌	总腱环(Zinn环)	角膜正后方的巩膜	动眼神经	眼球内收
外直肌	总腱环(Zinn环)	角膜正后方的巩膜	展神经	眼球外展
上斜肌(SO)	蝶骨体	通过滑车插入巩膜	滑车神经	眼球内旋、下转和外展
下斜肌(IO)	眶底	外直肌深部的巩膜	动眼神经	眼球外旋、上抬和外展

From Hansen JH. Netter's Clinical Anatomy, 2e. Saunders, Philadelphia, 2010, p. 380.

图6.4 眼外肌和一般功能

轴突的缘故。滑车神经束刚好在中脑导水管背侧交叉，该部位的肿瘤或卒中会导致双侧滑车神经麻痹。

在蛛网膜下腔，脑神经Ⅳ可受到癌性脑膜炎、动脉瘤（特别是小脑上动脉；见图6.2），或基底动脉延长扩张症的影响。滑车神经本身可能是神经鞘瘤发生的部位。一旦进入通向海绵窦的硬脑膜管，神经就可能受到肿瘤的影响，尤其是脑膜瘤。脑神经Ⅳ受压可发生在海绵窦内，由于颈内动脉夹层或动脉瘤、蝶鞍和眼眶肿瘤延伸以及转移性肿瘤所致。典型的海绵窦综合征累及脑神经Ⅳ、脑神经Ⅲ、脑神经Ⅵ和脑神经Ⅴ眼支。

在影像学检查未见脑神经Ⅳ麻痹的结构性原因且无外伤史的情况下，微血管性缺血被认为是常见的病因。糖尿病、高血压、血管炎、结节病或密螺旋体感染的患者可表现为看似是"特发性"滑车神经麻痹。

临床表现

滑车神经麻痹的患者表现为患眼上斜视或眼球下视能力受损。当向内下方注视或者头部向麻痹一侧偏斜时，上斜肌无力导致的下视无力更为显著。

通常情况下，当头部向一侧倾斜时，同侧上斜肌被激活以完成眼球内旋，使视网膜在头部移动时保持相应水平。内直肌同时被激活，因此上斜肌导致的眼球内旋不伴有向下转动。在

滑车神经麻痹时，当头部向麻痹侧倾斜时，异常的外旋就会变得突出，使斜视和复视都被放大。这一非共同性斜视的模式被总结为"当视线移开并向患侧倾斜时，上斜视加重。"

脑神经Ⅳ麻痹患者通常采用继发性斜颈，因此为诊断提供线索。患者更喜欢保持放低下颌且将头部向麻痹对侧倾斜，从而使患侧眼球处于向上、向外的位置，此时上斜肌作用最小，滑车神经麻痹产生的影响也最小。由于这一姿势最大限度地减少了脑神经Ⅳ麻痹对视力的影响，先天性脑神经Ⅳ麻痹通常历经几十年而未被诊断。成年人在由进行性弱视发展为间歇性复视或寻求斜颈治疗时得到确诊。儿童时期照片中出现典型的斜颈常常证实滑车神经麻痹的先天性。

大多数脑神经Ⅳ麻痹病例都有外伤史。包括较高位置的前额撞击对顶盖背侧产生对冲性外力，枕部撞击引起直接损伤，或尾骨受到撞击后外力沿脊柱上传至颅内。偶尔地，在额部外伤后患者出现垂直性复视，提示发现脑神经Ⅳ麻痹之前，需要考虑眶底部的"爆裂"骨折。

造成外伤性脑神经Ⅳ麻痹所需的力量似乎是可变的，与外伤性脑神经Ⅲ麻痹不同，不需要产生足以引起意识改变的撞击伤。然而，轻微头外伤后的获得性滑车神经麻痹仍需要进一步明确有无占位性病变，后者在已受损的神经导致"病理性"麻痹。

双侧滑车神经麻痹患者主诉为旋转性复视而不是垂直性复视。双眼内旋障碍可造成左眼所见图像相对于右眼为顺时针旋转。大多数双侧滑车神经病变的患者偶尔会出现垂直性复视：头部向左侧倾斜或者双眼向右侧注视时，右眼图像高于左眼图像，反之亦然。由于上斜肌的外展作用丧失，向下注视时发生内斜视。患者会保持下颌向下的头位，而不是水平方向的头部侧转。

同时累及交叉前的滑车神经束和同侧中央被盖束（瞳孔交感神经纤维）的病变可引起同侧 Horner 综合征和交叉性脑神经Ⅳ麻痹。脑神经Ⅳ麻痹可见于特发性颅内压增高和腰椎穿刺后，这可能是一种牵引机制，均可同时影响滑车神经。自发性低颅内压可同时累及脑神经Ⅲ和脑神经Ⅳ。

由于滑车神经和三叉神经在海绵窦侧壁内相对固定，因此两者可能会同时受到损害。颈动脉-海绵窦瘘管后引流型的患者可表现为痛性上斜肌功能障碍和动眼神经麻痹，原因可能是局部海绵窦瘘管的扩张。

鉴别诊断

导致伴有上斜视的双眼垂直性复视的其他疾病最初可能与脑神经Ⅳ麻痹相混淆，重症肌无力就是其中一种。然而，在不同注视方向上复视像分离的变化模式通常有助于将真正的滑车麻痹与其他类似疾病区分。

影响下直肌的限制性疾病（如甲状腺相关眼病、伴有肌肉嵌压的眶底骨折或白内障手术局部麻醉起的损伤）可导致垂直性复视；然而这种复视在上视时更严重。下斜肌的限制性疾病是一个更明显的类似情况，因为患者会出现同侧远视伴眼球外旋，且在尝试向下注视时加重。

眶内（上斜肌肌腱穿过之处）滑车神经损伤通常会产生 Brown 腱鞘综合征，由于肌肉放松时肌腱仍处于紧绷状态，眼球在内收时会盯着向下凝视；然而有时受损的滑车神经不允许肌腱回应上斜肌的回缩而回缩，与脑神经Ⅳ麻痹非常相像。眼眶外伤史和眶部成像中滑车神经的异常表现有助于明确诊断。

由于前庭-眼系统的耳石性输入信号不平衡产生的眼偏斜也会产生垂直错位。在这种情况下，患者采取仰卧位可消除上斜视。

诊断方法

当存在同侧上斜视在向下、向对侧注视和头部向同侧倾斜时斜视加重，可诊断为单侧脑神经Ⅳ麻痹。双侧滑车神经麻痹患者在头部端正的第一眼位出现并无上斜视的矛盾情况，然而在向右侧注视和头部向左侧倾斜时出现左眼上斜视，而在向左侧注视和头部向右倾斜时出现右眼上斜视。

对非外伤性病例通常要进行感染、凝血异常和系统性炎症的血液化验。如果病史提示某些可能的病因（例如外伤或已知的糖尿病），则孤立性脑神经Ⅳ麻痹患者在发病 3～4 个月后可有自发性改善；否则，在诊断时应进行影像学检查。若病因是假设性的且在数月内没有改善，通常需要进行影像学检查，除非病史和体格检查强烈提示为先天性滑车神经麻痹（例如，垂直融合振幅大于4个屈光度和有终生代偿性头部倾斜的图片证据）。

处理和治疗

针对滑车神经麻痹的对因治疗（可明确的外伤以外的原因）取决于疾病的病理实体。未治愈滑车麻痹患者的症状性复视可通过使用棱镜眼镜将"第二图像"与原发图像对齐而减轻。然而，棱镜眼镜在滑车神经麻痹中的应用可能受到限制，因为这种眼镜不能矫正图像的倾斜，而且只有一种棱镜强度可以磨入眼镜，但不同的注视方向需要不同的强度。许多患者倾向于斜视手术来治疗不能改善的滑车神经麻痹；它可以矫正眼球外旋并提供更大的注视范围而不伴复视。

脑神经Ⅵ：展神经

> **临床案例**　一位 68 岁的高血压和糖尿病的患者，发生孤立性脑神经Ⅵ麻痹，表现为患眼无法外展。考虑到可能的微血管性病因，最初未进行任何影像学检查。4 天后患者出现严重头痛，于之后 2 天就诊于急诊室，头 CT 显示出血性垂体窝肿物。
>
> 　2 天后患者因下丘脑受压引起的体温过高而死亡。有观点认为，鞍区出血实际上在患者发生初期症状时就已经存在，本患者是表现为无痛性、孤立性脑神经Ⅵ麻痹的垂体卒中病例。

脑神经Ⅵ支配一个单独的眼外肌即外直肌，这是眼球的主要外展肌。

脑神经Ⅵ核位于脑桥下部、面神经丘正下方，被脑神经Ⅶ的面神经膝的纤维束包绕且包含两组生理功能（而非分布上）不同的神经元（图 6.5）。一组神经元支配同侧外直肌；另一组神经元发出轴突经中线交叉至对侧内侧纵束（MLF）。后者的这些轴突在 MLF 内上行至对侧脑神经Ⅲ神经核复合体的腹侧神经核。连接动眼神经核与展神经核的中间核神经元，使得在同侧展神经激活时，对侧内直肌也几乎同时激活，从而产生双眼向外侧方向的水平注视。

从其外侧毗邻脑桥旁正中网状核的位置开始，脑神经Ⅵ纤维束首先向内侧移行（暂时与中间神经元的轴突一起，朝向 MLF 方向），然后转向腹侧，穿过脑桥旁正中网状结构和未交叉的皮质脊髓束到达脑干腹侧面。

从脑桥腹侧出脑后，展神经在脑桥和脑桥池蛛网膜下腔内的斜坡之间上升。进入硬脑膜后，脑神经Ⅵ继续沿斜坡向上到达后床突。它越过颞骨岩脊，走行于岩下窦的下方，然后经 Dorello 管进入海绵窦，Dorello 管位于 Meckel 腔的内侧，Meckel 腔容纳三叉神经半月神经节。

脑神经Ⅵ在海绵窦内向前方走行于颈内动脉的内侧。在这里，从颈动脉到三叉神经眼支的较短距离内，展神经携带了大部分脑神经Ⅲ支配瞳孔的交感神经纤维。交感神经跟随眼神经的鼻睫分支到达睫状神经节；交感神经纤维穿过神经节而不换神经元，通过睫状短神经进入眼球。其他交感神经纤维绕过睫状神经节，作为睫状长神经进入眼内。

病因与发病机制

与高血压或糖尿病等危险因素相关的微血管性病变，是获

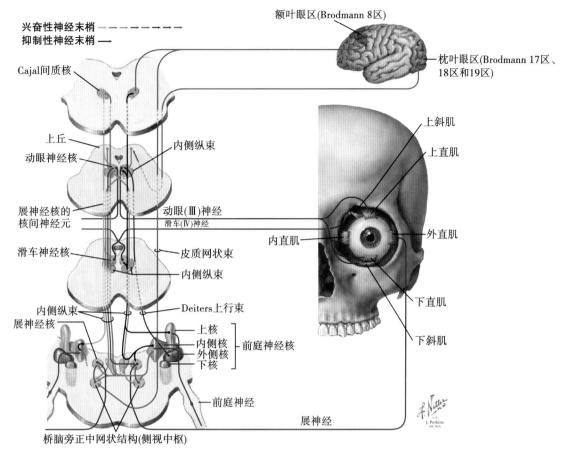

兴奋性神经末梢 -----
抑制性神经末梢 ——

额叶眼区(Brodmann 8区)

枕叶眼区(Brodmann 17区、18区和19区)

Cajal间质核

上丘
动眼神经核

内侧纵束

上斜肌
上直肌

展神经核的核间神经元

动眼(Ⅲ)神经
滑车(Ⅳ)神经

滑车神经核

皮质网状束

内侧纵束

内直肌

外直肌

内侧纵束
展神经核

Deiters上行束

上核
内侧核
外侧核
下核

前庭神经核

下直肌

下斜肌

前庭神经

桥脑旁正中网状结构(侧视中枢)

展神经

图 6.5　眼球运动的中枢控制

得性、孤立性脑神经Ⅵ麻痹最常见的原因。在某些病例中高龄是唯一可知的危险因素，从而展神经麻痹被认为是特发性的。然而，展神经麻痹偶尔是其他血管炎的表现，例如颞动脉炎或密螺旋体病。

脑干内的脑神经麻痹可由肿瘤、卒中和脱髓鞘病变引起。通常会出现其他的脑干定位体征，但也可以看到孤立性的展神经麻痹。

所有的脑神经中，展神经在颅内走行最长。行程中多个位置包括桥小脑角、斜坡、岩骨和海绵状窦等处的肿瘤都可能对其造成压迫，肿瘤包括听神经瘤、脑膜瘤、血管瘤、淋巴瘤、软骨肉瘤、嗜酸性肉芽肿和鼻咽癌，以及其他各种局部性和转移性肿瘤。颅底中线肿瘤如脊索瘤，在展神经沿斜坡上升时产生压迫从而导致双侧脑神经Ⅵ神经麻痹。罕见的情况下，单侧孤立性展神经麻痹由展神经鞘瘤引起。

海绵窦内的展神经损害常由颈动脉病变引起，包括动脉瘤、动脉夹层、动脉扩张和颈动脉-海绵窦瘘。海绵窦也是血管瘤、脓毒性血栓形成、特发性炎症(Tolosa-Hunt综合征)和可能影响展神经的转移性肿瘤的常见部位。垂体卒中可通过压迫海绵窦引起脑神经Ⅵ麻痹。通常，海绵窦内的其他脑神经以及瞳孔交感神经纤维也会同时受累。

外伤性脑神经Ⅵ麻痹通常由剧烈撞击引起，严重到足以引起意识改变或骨折。脑神经Ⅵ也可因颅底神经外科手术而受到损伤，或者在经皮射频消融脑神经Ⅴ治疗三叉神经痛后出现。

长春新碱可引起脑神经Ⅵ麻痹，推测是直接神经毒性导致。在使用维生素A及其类似物治疗的患者中，脑神经Ⅵ麻痹可能与类视黄醇诱导的假性脑瘤引起的继发性颅内压升高有关。

颅内压升高，无论源自药物、肿瘤、梗阻性脑积水、脑膜炎，还是特发性颅内压增高，均可引起单侧或双侧脑神经Ⅵ麻痹。这种展神经麻痹是一种假性的定位体征，提示展神经受到侵犯，而实际上致病肿瘤可能远离脑神经Ⅵ所在区域，或者根本没有肿瘤。在内听动脉和小脑前下动脉之间行进使展神经容易受到损害而发生麻痹。颅内压升高使脑干向下疝出，导致脑神经Ⅵ受到牵拉，并压迫任一动脉。同样，脑桥相对于颞骨岩脊的向下移位被认为是脑神经Ⅵ麻痹的原因，有时见于自发性或腰椎穿刺术后低颅内压。

临床表现

脑神经Ⅵ麻痹时患眼处于内收位，且有非共同性内斜视。向颞侧越过中线的眼球运动功能丧失或减弱。部分性或轻度展神经麻痹患者采取将头转向患侧的姿势，通过保持眼球内收而使复视最小化。在更严重的病例，这一策略往往失效或使患者感到不适，因此患者会闭上或遮挡一只眼睛。

典型的微血管性脑神经Ⅵ麻痹患者主诉突发性、无痛性水平方向的双眼复视，通常在发病2~4个月内得以自发性和完全性的恢复。

颅内压升高引起的单侧或双侧脑神经Ⅵ麻痹患者表现为

卧位加重的头痛,其视觉症状从轻度变暗、持续 1~2 秒的双眼视物模糊到显著的视野丧失。正常颅内压性脑积水患者会出现步态不稳,尿失禁和精神状态改变。原发性脑神经Ⅵ核性损害通常伴有同侧面神经受累,这是由于展神经核与面神经膝之间的解剖关系。例如,作为 Foville 综合征的一部分,脑桥下内侧卒中导致同侧凝视麻痹和面神经麻痹。这些体征还伴有对侧偏瘫,原因是皮质脊髓束在交叉前有更广泛的受累。

正如 Foville 综合征所示,事实上,脑神经Ⅵ核性损害并不导致临床上脑神经Ⅵ麻痹的表现,而是引起同侧凝视麻痹,双眼无法同时向患侧转动。这种凝视麻痹的发生是由于展神经核包含了支配外直肌活动的运动神经元,以及通过 MLF 到达对侧动眼神经核的中间神经元。从这一发现可以推断,与额叶疾病引起的"高位"凝视麻痹不同,脑桥病变所致的凝视麻痹,不能被前庭眼反射(如玩偶眼动作)、热迷路刺激或视动刺激克服。

影响展神经核的较大的、向嘴侧延伸至 MLF 的病变,损害了已交叉的核间神经元,这些核间神经元来自对侧的、朝向动眼神经核前行的展神经核,因此在水平注视时不能外展同侧眼球。这种同侧注视麻痹和核间眼肌麻痹的联合病变被称为 Fisher "一个半"综合征:与其他核间性眼肌麻痹变异型相同,由于产生会聚的上部中脑通路或脑神经Ⅲ核团未受到影响,患者的会聚(视近物时双眼同时内收的能力)得以保留。

基底动脉的旁中央分支闭塞导致下部脑桥的内侧和腹侧梗死,产生同侧凝视麻痹(脑桥旁中央网状结构受累)、面肌麻痹(脑神经Ⅶ受累)、肢体共济失调与眼震(小脑中脚和可能的前庭神经核传出神经受累)、交叉性瘫痪(皮质脊髓束受累)和交叉性触觉减退(内侧丘系受累)。如果累及位于脑桥基底部的皮质脊髓束层面的展神经,则更多的局灶性病变会产生 Raymond 综合征(展神经麻痹和交叉性偏瘫),而类似病变向外侧延伸至面神经纤维,则增加了同侧面肌麻痹的体征(Millard-Gubler 综合征)。

小脑前下动脉闭塞通常引起更靠外侧的损害,包括前庭神经核、听神经、面神经、脑桥旁中央网状结构、脊髓丘脑束、小脑中脚,以及向背侧延伸至小脑半球、向嘴侧延伸至脑神经Ⅴ神经核。这些联合损害导致脑桥下外侧综合征,表现为眼球震颤(快相直接指向病变同侧)、眩晕、凝视麻痹、面神经麻痹、感觉减退、耳聋和共济失调,所有这些都伴有交叉性痛觉减退。

脑神经Ⅵ、颈内脉和瞳孔交感神经纤维紧密位于海绵窦内,扩张性海绵窦颈内动脉夹层或动脉瘤可压迫这些结构,产生痛性展神经麻痹伴同侧 Horner 综合征。其他病变,如颈动脉海绵窦瘘(carotid cavernous fistula,CCF)和该区域的肉芽肿有时会产生类似的临床表现。CCF 患者还可出现其他体征包括头痛、结膜血管扩张、眼球突出和可闻及的眶部血管杂音。

鉴别诊断时也要考虑到影响脑干前正中线的病变,包括影响展神经沿斜坡上行的各种颅后窝肿瘤或炎性疾病。脊索瘤是一种好发于颅底中线部位、生长缓慢的肿瘤,偶尔表现为孤立或双侧性脑神经Ⅵ麻痹,而颅底硬脑膜瘤也可引起类似情况。

Gradenigo 综合征以痛性展神经麻痹为特征,由乳突炎和颞骨岩部炎合并慢性中耳炎引起。感染过程侵蚀骨质,影响展神经和三叉神经半月神经节,有时还影响面神经(因其穿过乳突进入茎乳孔)。三叉神经-展神经-面神经综合征可由其他疾病引起,特别是影响该区域的肿瘤。

鉴别诊断

Mobius 综合征是一种先天性双侧脑神经Ⅵ和脑神经Ⅶ麻痹。MRI 通常显示受累脑神经核团区域的脑桥发育不良。患者特征性的面部拉长和面无表情足以提示诊断,且通常没有症状性复视。然而,伴有脊髓空洞症的 Chiari 畸形可产生类似的后天影像。

Duane 综合征是一种动眼神经错误支配外直肌的先天性疾病,出现类似展神经麻痹的症状。Ⅰ型 Duane 综合征患者在尝试向一侧注视时外展不能。同样,该诊断的主要线索是终身存在症状,尽管存在非共同性斜视,但侧向注视时没有症状性复视。

硫胺素缺乏引起的 Wernicke 脑病可表现为双眼不能外展,看起来像是双侧脑神经Ⅵ麻痹。精神错乱、虚构、共济失调和酒精中毒史可提示该诊断,较低的血清硫胺素水平可确定诊断。偶尔,中脑"发散中枢"微血管缺血引起发散性麻痹,患者表现为类似双侧展神经麻痹的突发性内斜视。预计 2~3 个月内出现症状改善。发散性麻痹与更常见的、常为心因性的会聚痉挛进行鉴别,在正常视近物时会聚痉挛会伴随瞳孔缩小,从而可以进行区分。

重症肌无力可出现类似展神经麻痹的症状,但通过晨轻暮重、眼球错位的可变性、血清乙酰胆碱受体或横纹肌抗体水平、静脉注射依酚氯铵的阳性反应可以鉴别。

眼眶内侧壁(筛窦的筛骨眶板)外伤性骨折导致内直肌受压可引起限制性内斜视,起初可能需要考虑外伤性脑神经Ⅵ麻痹。同样,通常优先累及内直肌的甲状腺相关眼病或眶内肿瘤可导致限制性内斜视,也需要考虑存在展神经麻痹。被动牵拉试验在重症肌无力患者是正常的,但在限制性斜视患者则是阳性的(眼睛抵抗牵拉动作)。眼眶成像可以确诊限制性内斜视。

诊断方法

完全性展神经麻痹通常很明显,检查可见眼球内斜视,向远离受累眼球方向(外直肌作用最不活跃)注视时症状减轻。视线远离患侧(外直肌通常最不活跃的方向)。患眼不能外展越过中线,从内收位到中线的运动缓慢。

部分性展神经麻痹可能较为轻微,尤其是只有一块肌肉、眼球运动的一个平面受到影响时。患者描述复视时,通常会澄清这是由于眼位异常引起的双眼复视,而不是眼球的光学系统出现问题(例如白内障)而导致的单眼复视或"重影"。询问病史时应注意重症肌无力、甲状腺疾病或颞动脉炎的症状,以及提示病因的任何慢性或持续存在的疾病(例如糖尿病微小血管病变,肿瘤压迫或浸润等)。

交替覆盖每只眼睛,嘱患者每次重新注视远处的物体,可以测出为了代偿眼位异常、矫正性扫视的幅度。在展神经麻痹的情况下,这种在不同注视方向上重复进行的"交替覆盖测试",能够证实存在非伴随性内斜视(在不同注视方向斜视不同),且向病变同侧水平注视时加重。在多条脑神经受累的情况下,该测试还可用于检测眼肌麻痹的其他方向。

被动牵拉(forced-duction)和主动牵拉(force-generation)试

验在临床上被用于区分麻痹性展神经损害和内直肌限制性病变引起的外展功能障碍。被动牵拉试验是指眼球被动运动至明显注视麻痹的区域，如果眼球活动自如，则不存在限制性病变，因此支持麻痹性病因的诊断。在展神经麻痹的主动牵拉测试中，患眼被牵拉内收，然后指导患者转移视线尝试外展。如果检查者感受到患眼缺乏外展力量，则亦提示为麻痹性病因。

由于影响脑神经Ⅵ的结构性病变也会影响（取决于相关病变的位置和大小）脑神经Ⅱ、脑神经Ⅲ、脑神经Ⅳ、脑神经Ⅴ、脑神经Ⅶ和脑神经Ⅷ，随后要对其他脑神经进行检查。眼底检查排除视乳头水肿尤为重要。

此时，对现病史、既往史、系统回顾或体格检查提示有特定诊断的患者，建议进行指向性的诊断检查。在这些检查中，最主要的项目通常是对大脑和眼眶进行钆对比增强的 MRI 检查，并注意脑神经Ⅵ走行全程。

然而，对于存在已知血管危险因素的患者突发的无痛性、孤立性展神经麻痹，可考虑做出微血管性脑神经Ⅵ麻痹的诊断。如果患者除年龄以外，没有其他明显的颅内微血管性单神经病的危险因素，就需要进行血压测量和血液化验筛查——全血细胞计数、糖化血红蛋白、红细胞沉降率、血管紧张素转换酶浓度以及梅毒和莱姆病的血清学检查。由于微血管性疾病在年轻人群中相对罕见，通常在检查初始即进行影像学检查。出现孤立性脑神经Ⅵ麻痹且影像学检查阴性的儿童患者，症状在2~3个月后自行改善，因此被推定为"病毒"来源。

传统上，对有血管病危险因素的患者出现无痛性脑神经Ⅵ麻痹，被推定为微血管脑神经Ⅵ病变的诊断，并在无影像学检查的情况下随访2~4个月。如果在这段时间内没有发生自发缓解，则通常进行神经成像学检查（MRI，如上所述）。

处理和治疗

与其他眼球运动麻痹一样，如果确定了脑神经Ⅵ麻痹的病因，其处理将取决于具体的病因。治疗方法包括在微血管性病例中控制危险因素，以及对因肿瘤、动脉瘤或高颅内压引起的病例进行神经外科手术干预。

无法治愈的脑神经Ⅵ麻痹的治疗可以采用棱镜眼镜或斜视矫正手术，这两种方法对于外展功能部分保留的患者来说最为有效。对持续性、完全性展神经麻痹的患者可尝试进行肌肉分离手术（剥离部分上、下直肌以建造新的外展眼外肌）或垂直肌肉转位手术，通常可以获得较好的外观以及可接受的功能结局。然而有时完全性脑神经Ⅵ麻痹患者最终会通过在一只眼球前面使用贴片或遮光镜片来消除双眼复视，这种方式虽然不优雅，但却是可靠的。

瞳孔

体格检查

瞳孔运动检查是对眼球三种内在运动功能中的两种进行评估，即瞳孔收缩和扩张（第三种是晶状体调节）。瞳孔运动评估通常在裂隙灯下观察虹膜，可能会揭示虹膜结构的异常。这种虹膜缺陷会导致与任何神经病变无关的瞳孔功能异常。

为了检查瞳孔运动功能，需让患者舒适就坐并且双眼凝视

远处（向前 3.66~6.30m 的距离）。检查者位于患者前方并稍微偏向一边，从而在不干扰患者注视的情况下观察瞳孔。检查瞳孔对光反射时，应保持房间内昏暗而检查光线明亮。传统上使用的刺激物是眼科 Finoff 巩膜透照器（"肌肉光"），它的特点是形成一个屏蔽的、亮度可变的定向光束，使之成为单独照射一只眼睛时，对另一只眼睛的光分散达到最小化的理想设备。也可以应用任何具有类似功能的非医用光源。

在昏暗的照明下，记录瞳孔的形状（圆度）及测量其大小，并记录下来。一种"瞳孔量规"（带有给定尺寸的全圆或半圆的印刷卡片，通常以 1mm 为增量）很有帮助，但也可以使用简单的尺子。如果能够避免患者固视于裂隙灯或检查者身上，在裂隙灯显微镜下来自颞侧 45°方向的最暗可见裂隙光束也可用于瞳孔测量。或者，可以使用定量（缩放）红外瞳孔计在黑暗条件下测量瞳孔；近年来，由于需要对接受屈光角膜手术的患者进行夜间瞳孔最大扩张程度的评估，该设备已变得更加容易获得。

然后对一只眼睛施加强光刺激，观察眼睛的瞳孔反应（直接对光反射）。记录对强光反应的瞳孔的最终大小以及该反应的速度或敏捷性。正常的瞳孔对光反射是快速、均匀的同心性收缩；当去除光刺激后，会看到瞳孔同样快速地再扩张。

当光刺激时间延长时，正常收缩大约一秒钟后出现轻微的再扩张。在一些患者中可以看到小幅度再扩张和再收缩的循环，被称为虹膜震颤。虹膜震颤在临床上是可以被量化的：通常可通过特殊的照明条件（裂隙灯的"测光试验"）进行诱发或强化，因此可以测量瞳孔再扩张/在收缩周期的频率，从而给出"瞳孔周期时间"的数值。瞳孔周期时间延长可能提示视神经或瞳孔收缩传出神经的病变。

对一只眼睛给予光刺激也可以同时评估另一只眼睛的间接瞳孔反应。在健康个体中，间接瞳孔反应在临床上应等同于直接对光反应。然而，在许多临床环境中，在昏暗的房间里观察没有光照的瞳孔是不切实际的。相反，通过与同一只眼睛的直接对光反射进行比较，手电筒摆动测试通常被用来更好地记录间接对光反射。

手电筒摆动测试从光线直射一只眼睛开始；可以观察到直接对光反射。然后手电筒迅速转到另一只眼睛。正常情况下，第二只瞳孔在双眼都未接受光照的短时间内开始扩张，然而一旦受到直接光线刺激，就会看到轻微而快速的收缩。如果在手电筒摆动后看到大幅度收缩或持续扩张，则提示相对传入性瞳孔功能障碍（RAPD）（见下文）。

接下来要检查近反射；临床上通常仅在对光反射异常时才检查近反射。要求患者将视觉注意力从远处的固定目标转移到光照最小的近处固定目标（大概是 15.24~25.4cm）。瞳孔对近距离刺激的正常反应是快速、均匀的收缩，其幅度可能比对光反射稍大。当目光转向远处的目标时，通常可以观察到快速的再扩张。值得注意的是，尽管对光反射是不自主的，近反射需要主动触发三联征（调节、集合和瞳孔缩小），因此依赖于患者的警惕性、注意力与配合度。

完整的临床瞳孔检查记录包括在昏暗光线下固定距离时瞳孔的形状和大小；反应速度（包括收缩和再扩张）和光线刺激下瞳孔最终大小；RAPD 存在与否及其严重性；以及近反射时的反应速度和最终瞳孔大小，尤其是在对光反射异常

的情况下。

瞳孔功能异常

基于虹膜的异常

　　虹膜异常通常会导致瞳孔反应异常。原因可能是结构性（外伤或内在的虹膜变性）病变产生永久性瞳孔功能障碍，或药物性引起暂时性运动异常。当瞳孔功能障碍的原因是虹膜异常时，检查者通常会发现该原因相关的几个迹象：虹膜和瞳孔不规则的解剖学外观，对光线和近物刺激相似的功能障碍，以及药物治疗不能产生虹膜的全部功能。

对光反射异常，传入神经

　　视网膜感知光线，随后视觉信号经视神经传至大脑。尽管大多数视觉信息传递到外侧膝状体核，瞳孔传入纤维通过膝状体通路以外的途径到达顶盖前核。来自每一只眼睛的输入信号到达左侧和右侧顶盖前核，因此对一侧视网膜的光线刺激导致同侧和对侧瞳孔收缩，各自产生直接和间接瞳孔对光反射（图6.6）。由于这种解剖学特性，单侧瞳孔传入纤维病变并不引起两侧瞳孔大小差异（瞳孔大小不等）。

　　当一只眼睛传递至顶盖前核的光刺激信号与另一只眼睛存在显著差异时引起RAPD。临床上RAPD见于手电筒摆动测试过程中，当光线照射到那只眼睛时，受影响的瞳孔非但没有"收缩"，反而继续扩大；患侧瞳孔缺乏收缩提示该侧（异常的）瞳孔直接对光反射的强度不如光线刺激健侧眼睛产生（正常

的）的间接反应强烈，当手电筒转回到健侧眼睛可见到比通常情况更显著的收缩，因为健侧眼睛的直接对光反射较其同感反应更明显。

　　需要注意的是，只有当一只眼睛的传入系统异常较另一只眼睛更显著时，才会检测到RAPD。例如，当双眼都发生了广泛的视神经萎缩时，可以见到光反射-近反射分离（对光反射消失而近反射保留，见下文）以及严重的视力丧失——但不是RAPD。

　　可检测到的RAPD的原因有很多。虽然轻微的视力和白内障问题不会导致RAPD，但单侧核性白内障可以引起，特别是对侧眼睛的白内障已被摘除。视网膜和视神经疾病是常见的病因，通常与中心和周围视力缺陷和眼底检查的客观结构改变相关。完全性视束病变导致对侧完全性同向性偏盲时，对侧眼睛（伴有颞侧视野丧失和"领结"型视神经萎缩）表现为RAPD，可能是该侧眼有更多的外周视野缺失（即，每只眼颞侧视野较鼻侧广阔）和相应的更多的视神经纤维百分比（对侧视神经纤维53%损失而同侧视神经纤维47%损失）。

　　极少数情况下，患者罹患仅影响膝状体外瞳孔传入纤维的疾病，在这些纤维从传导至外侧膝状体的视觉纤维分离之后。此时患者表现出明显的传入性瞳孔功能障碍而不伴视力缺陷。

瞳孔传出神经异常：副交感神经

　　顶盖前核接收来自双侧视神经的信号输入，随后将传出信号传递至双侧Edinger-Westphal核。Edinger-Westphal核发出传出性瞳孔收缩纤维，经动眼神经（脑神经Ⅲ）到达睫状神经节，

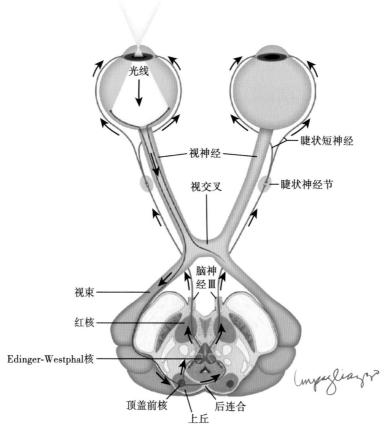

光线

视神经

视交叉

睫状短神经

睫状神经节

脑神经Ⅲ

视束

红核

Edinger-Westphal核

顶盖前核

上丘

后连合

图6.6　瞳孔的副交感神经支配和光反射通路

在那里与含有运动传出纤维的睫状短神经形成突触联系，支配瞳孔括约肌（见图 6.6）。

脑神经Ⅲ的瞳孔收缩纤维通常位于神经外部，特别容易受到压迫，但对微血管性缺血（如糖尿病）具有相对抵抗力。因此导致了典型（偶尔情况下不准确）的临床表现，即缺血性动眼神经麻痹并不累及瞳孔，而压迫性动眼神经麻痹发生眼外肌活动异常伴有瞳孔扩大。

特发性无痛性瞳孔收缩（和晶状体调节）丧失有时被视为"急性 Adie 瞳孔"。数周后患者的瞳孔收缩功能有部分恢复，但由于不完全愈合和异常再生而存在持续异常。典型（慢性）的 Adie 瞳孔呈中度扩张和不规则形状，虹膜括约肌区域失去张力，并出现括约肌非同步性和节段性收缩（蚓状运动）。瞳孔出现近-光反射分离，缺乏对光反射而对近物刺激发生缓慢而强烈的收缩，且这种收缩在从注视近物转向注视远处后持续数秒（紧张性收缩或扩大延迟）。在解除累及瞳孔的压迫性病变后，脑神经Ⅲ性麻痹的恢复过程中可见类似的异常再生征象，但少数伴有瞳孔受累的缺血性动眼神经麻痹患者并不存在这一情况。

瞳孔传出神经异常：交感神经

瞳孔开大肌的交感神经支配包括一个三级通路。从位于下丘脑的初级神经元到位于颈胸髓交界处的 Budge Waller 睫脊中枢；次级神经元从那里开始，穿过肺尖与颈上神经节形成突触；第三级神经元伴随颈内动脉到达海绵窦，穿过睫状神经节，不形成突触，最终到达眼球（图 6.7）。

失去交感神经支配的瞳孔在移除光刺激后会缓慢地重新扩张（扩张延迟），即使在黑暗中也不会达到中等扩张瞳孔的大小；在中间视觉状态，与正常瞳孔相比，它是缩小的。支配面动脉、汗腺和眼睑 Mueller 肌的交感神经与瞳孔交感神经伴行；因此交感神经失神经支配导致的瞳孔缩小，常伴有同侧上睑下垂和偏侧面部无汗症（Horner 综合征）。也可以出现偏侧面部潮红（花斑综合征）。

光-近反射分离

如前所述，光-近反射分离是指瞳孔对光反射减弱或消失而近反射保留。传入性瞳孔功能障碍和 Adie 瞳孔的异常再生正是这样的两个示例。

接下来讨论另外两个众所周知的例子。Argyll Robertson 瞳孔曾一度是三期梅毒的著名特征。在这种情况下，瞳孔是缩小和不规则的，且对光线刺激没有或仅有微弱反应，但却对近物刺激反应迅速，同时不伴 Adie 瞳孔的强直现象。目前提出 Argyll Robertson 瞳孔是顶盖前核和 Edinger-Westphal 核之间通路上特定损伤所致，但确切的机制尚不清楚。

最后，在 Parinaud 背侧中脑综合征中，由于顶盖前核的直接损伤导致瞳孔光反射消失，但保留了产生近反射的、更靠近腹侧的解剖结构。

昏迷患者的瞳孔异常

经历严重颅内病变的患者可出现特征性的瞳孔综合征。在严重幕上脑水肿或出血的患者中，颞叶钩回被下压至小脑幕

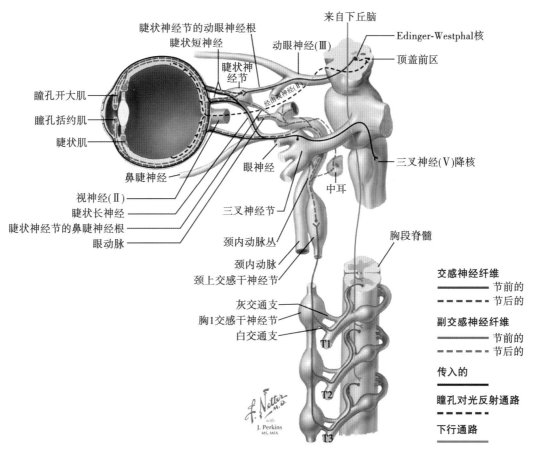

图 6.7　瞳孔的交感神经支配

切迹而压迫脑神经Ⅲ产生瞳孔扩大。它通常被称为"膨胀瞳孔"或 Hutchinson 瞳孔。瞳孔扩张的一侧通常（但并非总是）为责任病灶所在的那一侧。

脑桥出血性卒中患者可出现"脑桥针尖样瞳孔"。尽管瞳孔非常小，但仔细检查（有时使用放大镜）会发现瞳孔确实对光刺激存在反应。然而需要牢记的是，神志恍惚或昏迷时的瞳孔缩小也提示阿片类药物中毒。

偏侧性

全身性疾病、毒物接触、双眼眼部或神经病变会导致双侧瞳孔功能障碍，但双侧瞳孔大小相等或表现为极轻微的瞳孔不等大。相比之下，明显的瞳孔不等大则提示局灶性外伤、炎症、缺血或压迫（或局部使用药物）是可能的病因。

当存在双侧瞳孔不等大，问题就出现了：是较小的瞳孔还是较大的瞳孔才是异常的？当伴有眼外肌受累的体征（如瞳孔扩大伴同侧上睑下垂和眼球内收及垂直运动不能，例如脑神经Ⅲ麻痹，答案就非常明确。另外，通过比较在黑暗和强光下瞳孔相对不等大的情况来判断瞳孔是否异常。瞳孔不等大在黑暗条件下加重提示存在瞳孔扩大缺陷，因此较小一侧的瞳孔是异常的；相反，瞳孔不等大在强光下加重，说明较大一侧的瞳孔不正常。

生理性瞳孔不等大是用来描述非疾病状态引起的神经性瞳孔不等大的术语。两侧瞳孔大小的差异通常是 0.5mm 或更小，很少会超过 1mm。瞳孔大小可能每天都有所不同。瞳孔不等大的情况在不同光照水平下相当恒定，可通过给予双眼缩瞳或扩瞳药物消除（确认神经起源，见下文）。

单侧 Adie 瞳孔是瞳孔不等大的一个相当常见的特发性原因。双侧 Adie 瞳孔与腱反射消失共同构成 Holmes-Adie 综合征，可能需要检查副肿瘤性自身抗体或螺旋体感染引起的更广泛的自主神经功能障碍的征象。双侧 Adie 瞳孔，甚至全部瞳孔反射消失，见于 Guillain-Barr 综合征的 Miller-Fisher 变异型。

瞳孔功能障碍的药理学诊断

局部用药可提高对瞳孔不等大或双侧瞳孔运动异常的诊断。

应用标准的散瞳药物（2.5%~10% 去氧肾上腺素联合 1% 托吡卡胺）后不完全性（或非对称性）瞳孔反应往往提示虹膜结构异常，在尝试扩瞳后通过裂隙灯更容易被检测到。相反，对 1%~2% 毛果芸香碱产生不完全性缩瞳反应提示既往瞳孔括约肌的外伤，或者最近接触过抗胆碱能药物（单侧性提示局部眼部病变，双侧性提示全身性疾病）。

相反，可以使用弱的散瞳剂或缩瞳剂来突出显示失神经支配后的超敏反应。在虹膜失去交感神经支配后的几天内，瞳孔开大肌对弱的 α_1 肾上腺素能激动剂（0.1% 肾上腺素，1% 去氧肾上腺素，或近期应用 0.5%~1% 阿可乐定）呈现超敏反应；这些制剂（或者可卡因，见下文）常被用来区分 Horner 瞳孔和生理性瞳孔不等大。类似地，一种弱的胆碱能激动剂（0.06%~0.12% 毛果芸香碱）能够揭示 Adie 瞳孔的胆碱能超敏状态。

在 Horner 瞳孔的诊断中应用了另外两种药物。10% 可卡因溶液具有防止突触前去甲肾上腺素被再摄取的特性；在瞳孔开大肌的神经肌肉接头处，存在稳定的、基线水平的、少量去甲

肾上腺素的释放，因此对局部可卡因的正常反应是瞳孔扩大。当缺乏基线状态下去甲肾上腺素的释放（由于第三级交感神经元缺失或处于神经化学静息状态），可卡因将不能使 Horner 瞳孔扩大。

局部应用 1% 羟基苯丙胺，会导致储存在瞳孔开大肌神经肌肉接头突触前的去甲肾上腺素释放。因此，对羟基苯丙胺缺乏瞳孔扩大反应提示第三级交感神经元的缺失，有助于"定位"瞳孔交感神经通路上的病变。

未来方向

目前的讨论集中于开发更好的诊断模式和实践途径，从而正确和及时诊断多种原因的眼球运动障碍及类似的情况。我们的目标是在详尽无遗和成本效益之间取得平衡。

（宋红松、李小刚 译）

推荐阅读

Oculomotor

Arle JE, Abrahams JM, Zager EL, et al. Pupil-sparing third nerve palsy with preoperative improvement from a posterior communicating artery aneurysm. Surg Neurol 2002;57:423–6.

Reports pupil-sparing in aneurysmal incomplete CN-III palsy.

Eyster EF, Hoyt WF, Wilson CB. Oculomotor palsy from minor head trauma. An initial sign of basal intracranial tumor. JAMA 1972;220(8):1083–6.

Notes frequent association of CN-III palsy after low-force head trauma with skull-base meningiomas.

Hamilton SR. Neuro-ophthalmology of eye-movement disorders. Curr Opin Ophthalmol 1999;10(6):405–10.

Discusses attempts to reach a best-practices approach to diagnosis of CN-III palsy.

Heinze J. Cranial nerve avulsion and other neural injuries in road accidents. Med J Aust 1969;2(25):1246–9.

Describes avulsion of CN-III and CN-IV nerve roots in trauma.

Lustbader JM, Miller NR. Painless, pupil-sparing but otherwise complete oculomotor nerve paresis caused by basilar artery aneurysm. Case report. Arch Ophthalmol 1988;106(5):583–4.

Presents the only clear case of pupil-sparing in aneurysmal complete CN-III palsy.

Trobe JD. Isolated pupil-sparing third nerve palsy. Ophthalmology 1985;92(1):58–61.

Articulates standard at that time regarding which third-nerve palsies need imaging.

Trochlear

Hara N, Kan S, Simizu K. Localization of post-traumatic trochlear nerve palsy associated with hemorrhage at the subarachnoid space by magnetic resonance imaging. Am J Ophthalmol 2001;132(3):443–5.

Offers MRI evidence regarding the probable locus minoris resistentiae in traumatic CN-IV palsy.

Moster ML, Bosley TM, Slavin ML, et al. Thyroid ophthalmopathy presenting as superior oblique paresis. J Clin Neuroophthalmol 1992;12(2):94–7.

Presents worsening in upgaze as the distinguishing feature of this diagnosis.

Parulekar MV, Dai S, Buncic JR, et al. Head position-dependent changes in ocular torsion and vertical misalignment in skew deviation. Arch Ophthalmol 2008;126(7):899–905.

Suggests that a decreased vertical misalignment with face-up head position in skew deviation can distinguish it from CN-IV palsy.

Abducens

Cushing H. Strangulation of the nervi abducentes by lateral branches of the

basilar artery in cases of brain tumour. Brain 1910;33:204–35.
Classic reference regarding the possible mechanism of nonlocalizing CN-VI palsy.

Flanders M, Qahtani F, Gans M, et al. Vertical rectus muscle transposition and botulinum toxin for complete sixth nerve palsy. Can J Ophthalmol 2001;36(1):18–25.
Presents a treatment option for nonhealing CN-VI palsies.

Miller RW, Lee AG, Schiffman JS, et al. A practice pathway for the initial diagnostic evaluation of isolated sixth cranial nerve palsies. Med Decis Making 1999;19(1):42–8.
Articulation of the traditional standard of not initially imaging patients with presumptive vasculopathic CN-VI palsy, based on review of 407 cases.

Ouanounou S, Saigal G, Birchansky S. Möbius syndrome. AJNR Am J Neuroradiol 2005;26(2):430–2.
MRI finding of pontine hypoplasia in Möbius syndrome.

Pilon A, Rhee P, Newman T, et al. Bilateral abducens palsies and facial weakness as initial manifestations of a chiari 1 malformation. Optom Vis Sci 2007;84(10):936–40.
Syringomyelia producing "acquired" Möbius syndrome.

Warwar RE, Bhullar SS, Pelstring RJ, et al. Sudden death from pituitary apoplexy in a patient presenting with an isolated sixth cranial nerve palsy. J Neuroophthalmol 2006;26(2):95–7.
Report of the case used in this section's clinical vignette.

Pupils

Girkin CA, Perry JD, Miller NR. A relative afferent pupillary defect without any visual sensory deficit. Arch Ophthalmol 1998;116(11):1544–5.
Clinical description of a lesion of the extrageniculate pupillary afferent pathway.

Miller SD, Thompson HS. Pupil cycle time in optic neuritis. Am J Ophthalmol 1978;85:635–42.
Description of this clinical test.

Morales J, Brown SM, Abdul-Rahim AS, et al. Ocular effects of apraclonidine in horner syndrome. Arch Ophthalmol 2000;118(7):951–4.
First description of the usefulness of this agent in the diagnosis of Horner pupil.

Thompson HS, Kardon RH. The Argyll Robertson pupil. J Neuroophthalmol 2006;26(2):134–8.
Modern neuro-anatomic review of a classic pupillary syndrome.

Thompson S, Pilley SF. Unequal pupils (a flow chart for sorting out the anisocorias). Surv Ophthalmol 1976;21:45–8.
The diagnostic paradigm that has become a classic.

脑神经Ⅴ：三叉神经

Michal Vytopil

临床案例 一名 58 岁的小镇退休职员，主诉 2 周来出现左侧颏部和邻近的下唇麻木，以及左侧下颌隐约的疼痛感。她解释说，这个区域的感觉"像是普鲁卡因"，这与她最近接受的、需要下颌神经阻滞的大量"牙科治疗"中多次经历的感觉完全一样。她患有左侧下颌牙龈黏膜扁平苔藓已经 5 年，在过去几年中接受了 2 次或 3 次的活检。两个月前她发现左侧下部白齿附近有肿胀和出血。她被介绍给一名牙髓科医生，医生拔出了看起来有问题的牙齿。由于该区域持续存在出血和不适感，口腔外科医生对其进行了活组织检查；结果显示这是一种分化良好的鳞状细胞癌。外科医生要求其进行头颈部计算机断层扫描(CT)检查，但她因为丈夫的健康问题而错过了预约。除此之外，她身体健康。

她的检查显示在被拔除白齿所在的左侧下颌区域有一个 2cm 的外生溃疡性病变。脑神经检查发现左侧颏部及相邻的左侧下唇有四分之一大小的麻木区域。CT 显示牙龈肿块侵犯了左侧下颌骨。正电子发射断层扫描(PET)和骨扫描成像可见下颌骨对显像剂的强烈摄取，获取这些图像的目的是进行肿瘤分期(图 7.1)。

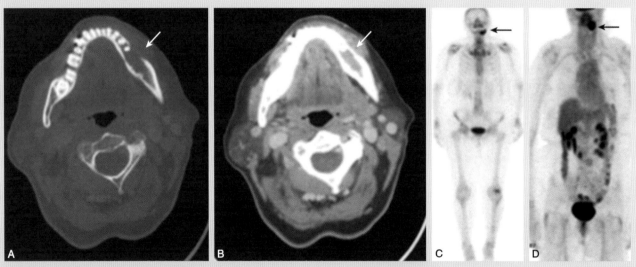

图 7.1　颏麻木综合征。轴位骨窗(A)和软组织窗(B)显示牙龈鳞状细胞癌侵犯下颌骨(箭)。正电子发射断层扫描(C)和骨扫描(D)可见显像剂的强烈摄取

　　点评：虽然看似无害，但对颏部麻木的主诉要进行仔细的评估，因为它通常是恶性肿瘤的前兆。对已知患有面部皮肤或口腔黏膜癌症的患者，如本病例所示，必须考虑到肿瘤侵犯下颌骨而造成骨质破坏并且累及了颏神经或下牙槽神经。自然地，三叉神经的其他分支会受到相同的局部破坏过程的影响，导致受累神经分布区的麻木感。面部骨骼 CT 通常是诊断性的。

解剖学

　　三叉神经(脑神经Ⅴ)是由感觉神经和运动神经组成的混合神经(图 7.2)。感觉神经传导从面部到头顶处头皮、耳屏和外耳道前壁皮肤的一般感觉(图 7.3)。它还传导来自口腔的一般感觉，包括舌、牙齿、鼻和鼻旁窦以及颅前窝和颅中窝的脑膜。三叉神经的运动部分支配咀嚼肌的运动。

感觉核团

　　脑神经Ⅴ感觉核是一个较大的复合体，从中脑内部的嘴侧开始，向尾侧穿过脑桥和延髓延伸到第二节颈部脊髓(图 7.4)。它被细分为 3 个部分：①脊束核，主要负责痛觉和温度觉；②感觉主核——脑桥三叉神经部分——主要接收触觉刺激，负责轻触觉；③中脑感觉核，包含来自咀嚼肌本体感觉信息

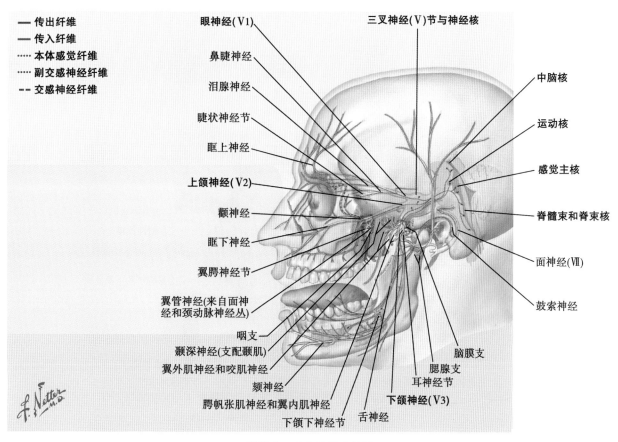

— 传出纤维
— 传入纤维
····· 本体感觉纤维
····· 副交感神经纤维
-- 交感神经纤维

眼神经(V1)
鼻睫神经
泪腺神经
睫状神经节
眶上神经
上颌神经(V2)
颧神经
眶下神经
翼腭神经节
翼管神经(来自面神经和颈动脉神经丛)
咽支
颞深神经(支配颞肌)
翼外肌神经和咬肌神经
颊神经
腭帆张肌神经和翼内肌神经
下颌下神经节
舌神经

三叉神经(V)节与神经核
中脑核
运动核
感觉主核
脊髓束和脊束核
面神经(Ⅶ)
鼓索神经
脑膜支
腮腺支
耳神经节
下颌神经(V3)

图 7.2 三叉神经示意图

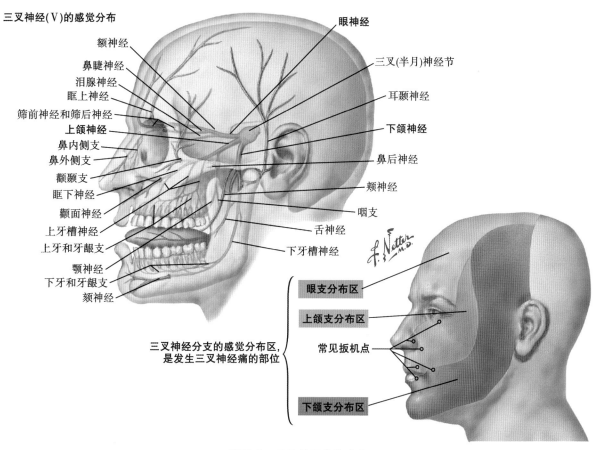

三叉神经(V)的感觉分布

额神经
鼻睫神经
泪腺神经
眶上神经
筛前神经和筛后神经
上颌神经
鼻内侧支
鼻外侧支
颧颞支
眶下神经
颧面神经
上牙槽神经
上牙和牙龈支
颊神经
下牙和牙龈支
颏神经

眼神经
三叉(半月)神经节
耳颞神经
下颌神经
鼻后神经
颊神经
咽支
舌神经
下牙槽神经

三叉神经分支的感觉分布区，是发生三叉神经痛的部位

眼支分布区
上颌支分布区
常见扳机点
下颌支分布区

图 7.3 三叉神经感觉成分

后部投影

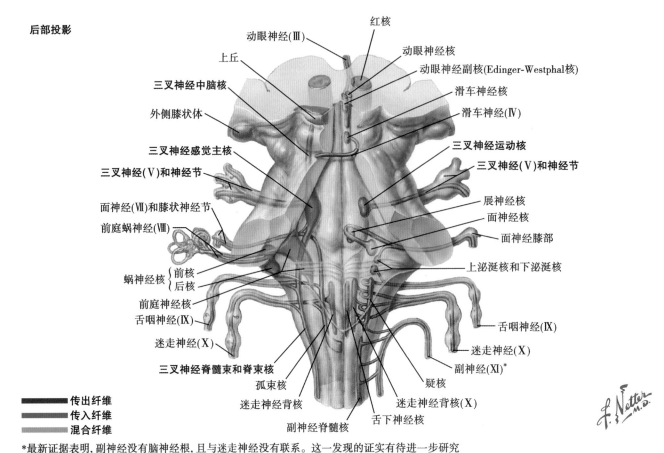

图 7.4　脑干内脑神经核的示意图

动眼神经(Ⅲ)　红核

上丘

三叉神经中脑核

外侧膝状体

三叉神经感觉主核

三叉神经(Ⅴ)和神经节

面神经(Ⅶ)和膝状神经节

前庭蜗神经(Ⅷ)

蜗神经核 { 前核　后核

前庭神经核

舌咽神经(Ⅸ)

迷走神经(Ⅹ)

三叉神经脊髓束和脊束核

孤束核

迷走神经背核

副神经脊髓核

动眼神经核

动眼神经副核(Edinger-Westphal核)

滑车神经核

滑车神经(Ⅳ)

三叉神经运动核

三叉神经(Ⅴ)和神经节

展神经核

面神经核

面神经膝部

上泌涎核和下泌涎核

舌咽神经(Ⅸ)

迷走神经(Ⅹ)

副神经(Ⅺ)*

疑核

迷走神经背核(Ⅹ)

舌下神经核

传出纤维
传入纤维
混合纤维

*最新证据表明,副神经没有脑神经根,且与迷走神经没有联系。这一发现的证实有待进一步研究

的感觉神经的胞体。

三叉神经(半月)节

　　脑神经Ⅴ感觉纤维的细胞体位于三叉神经节内。它包含在一个颅底凹陷即 Meckel 腔内,位于颅中窝颞骨岩部顶端附近。神经元胞体的中枢突构成粗大的感觉神经根,进入脑桥并传递信息到三叉神经感觉核团。感觉神经元的外周突离开三叉神经节,形成 3 个感觉分支(眼支、上颌支和下颌支),分别通过眶上裂、圆孔和卵圆孔出颅(图 7.5)。

三叉神经感觉分支

　　眼支收集面部上 1/3 的触觉、痛觉、温度觉和本体感觉信息,包括鼻腔顶部、邻近鼻旁窦和头皮区域。这些神经分支在眶内走行至眶上裂而进入颅骨。

　　上颌支携带来自上颌、前额侧面、内侧面颊和鼻的侧面、上唇、腭、上牙、鼻咽以及颅前窝和颅中窝脑膜的感觉信息。

　　下颌支主要负责覆盖下颌下部(除外由第二和第三颈神经支配的下颌角)、颊部、颏部和下唇、口腔黏膜、牙龈、下牙、舌前三分之二部分、头部一侧、外耳道前壁、鼓膜外壁、颞下颌关节的感觉。

三叉神经运动分支

　　运动核起源于脑桥中部,接收来自中脑亚核的初级本体感受神经元的传入信号,形成一个类似于脊髓反射的单突触反射弧;可通过下颌反射来评估。运动神经核的轴突作为运动根穿过三叉神经节并经卵圆孔出颅。在颅外,运动纤维加入三叉神经下颌支,支配咀嚼肌:咬肌、颞肌、翼内侧和翼外肌、下颌舌骨肌和二腹肌前腹。

眼支(V1)和上颌支(V2), 感觉

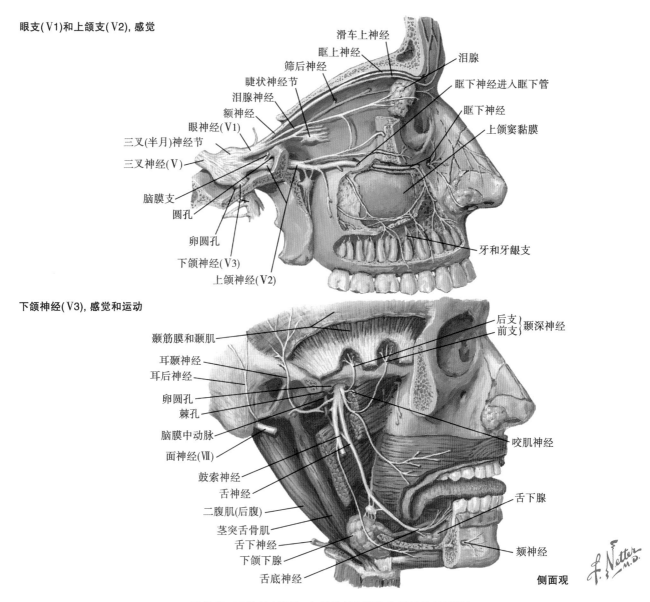

图 7.5　眼神经(V1)、上颌神经(V2)和下颌神经(V3)

下颌神经(V3), 感觉和运动

侧面观

脑神经 V 病变

临床表现和诊断方法

　　如第 21 章所述,三叉神经痛是累及脑神经 V 最常见的疾病。

　　大部分三叉神经病变是感觉性的,表现为面部麻木,伴或不伴疼痛。三叉神经感觉通路上任何部位的病变都可出现这类症状。为了准确定位是三叉神经复合体的哪个部分受累,检查者须首先测试三个感觉主支分布区的感觉。下颌角上方的皮肤区域由上部颈神经根支配,而不是三叉神经;对于区分面部麻木的原因是三叉神经病变还是其他原因(即中枢性或人为),这是一个有用的解剖细节。罕见地,累及颈部脊髓嘴侧三叉神经脊束核可导致面部麻木。感觉核的躯体定位解释了为何口周感觉更靠近核的嘴侧,而远离口部的感觉位于核的尾侧。舌和上颚的一般感觉和特殊感觉是充分发挥味觉功能所必需的。尽管负责初级味觉的特殊感觉纤维来自面神经和舌咽神经,脑神经 V 传导的舌与上颚的一般感觉纤维受损也可导致味觉障碍。导致咀嚼无力的运动性三叉神经病变在力量改变轻微时通常很难测试出来。正常情况下,两侧翼状肌将下颌推向前方。单侧三叉神经运动支病变时,健侧无对抗的翼状肌收缩而推动下颌越过中线,导致下颌偏向三叉神经运动支麻痹的一侧。在慢性三叉神经运动支病变,可在要求患者用力向下咬合后,在患侧寻找可见的颞肌和咬肌的神经元性萎缩。

　　角膜反射和下颌反射的检查是有用的临床工具。如果面神经完好无损,用一缕棉花碰触角膜通常会导致眨眼。角膜反射不对称或单侧消失提供了影响瞬目反射弧的感觉传入纤维病变的客观证据,该反射有三叉神经的眼支参与。轻触颏部引起咬肌和颞肌收缩,构成了下颌反射。角膜反射的传出神经为面神经,与之不同的是,下颌反射的传入和传出神经均由三叉神经的下颌支完成;处理本体感觉信息的中脑核是传入纤维和

传出纤维的中继站。这条通路上的任何一处病变可使下颌反射减弱。另一方面，下颌反射活跃提示上运动神经元病变；在舌肌萎缩的患者中，活跃的下颌反射通常是运动神经元病的预兆。

鉴别诊断

面部外伤，或者很少见的侵袭性牙科治疗，占三叉神经损伤的大多数。三叉神经各分布区和分支可遭受外伤尤其是面骨骨折和颈部损伤。牙科疾病例如牙齿脓肿和侵入性牙科治疗（包括拔除智齿和注射牙科麻醉药物），均可能损伤舌神经或下牙槽神经。通常，这些损伤会导致任何三叉神经分支受损的特定分布区的感觉减退和神经性疼痛。

在西方国家，带状疱疹是三叉神经病变最常见的感染性原因，几乎总是累及三叉神经眼支。当潜伏在三叉神经节内的水痘-带状疱疹病毒被重新激活时，就会发生眼部带状疱疹。大多数患者表现为三叉神经眼支分布区、特征性的眼周水疱性皮疹和严重的神经痛。与其他类型的带状疱疹综合征类似，疼痛可先于皮肤损害出现。继发瘢痕的角膜炎可导致永久性视力损害，这是眼部带状疱疹感染最严重的结果。抗病毒药物如无环鸟苷（acyclovir），最好在发病 72 小时内开始使用且是主要的治疗方法。皮质类固醇滴眼液已被证明可以减少疼痛和加速角膜愈合，有时眼科医生也会考虑使用。疱疹后神经痛（PHN），被定义为皮疹愈合后持续数月的疼痛，见于 10% ~ 15% 的患者。发病年龄在 70 岁以上和初次感染时发生严重皮疹和疼痛的患者是 PHN 的高风险人群。早期使用抗病毒药物可降低这种顽固性疼痛综合征的风险。接种带状疱疹病毒疫苗是降低带状疱疹和 PHN 风险的有效手段。罕见情况下，这些患者可能发生同侧大脑中动脉梗死，这是中枢神经系统血管炎的表现。病毒在三叉神经核团和邻近的海绵窦内的颈内动脉或其分支传播，导致大脑炎性肉芽肿性血管炎的发生。脑脊液（CSF）水痘-带状疱疹病毒抗体和病毒抗原聚合酶链反应（PCR）阳性在这种情况下很常见。

在世界范围内，麻风病或 Hansen 病是三叉神经病变的更常见的原因。这主要发生在经济萧条的国家，通常影响人体皮温最低的区域。因此，如果感觉丧失仅限于鼻尖或耳廓，则应首先考虑 Hansen 病（框 7.1）。

框 7.1　脑神经 V 病变起源的鉴别诊断

脑干： 卒中，脑干胶质瘤，多发性硬化症，或脊髓空洞症

颅内： 三叉神经瘤、听神经瘤、脑膜瘤、肉芽肿、淀粉样瘤、转移瘤、带状疱疹、颈动脉或基底动脉瘤、三叉神经感觉神经病

颅底： 转移瘤，鼻咽癌，淋巴瘤，颅底脑膜炎

三叉神经主干和分支： 外伤，转移瘤，扩散性皮肤肿瘤，唾液腺肿瘤，血管炎，麻风病（Hansen 病）

位于海绵窦内的三叉神经眼支可受到多种疾病的影响，最常见的是海绵窦血栓形成。表现为三叉神经眼支分布区的麻木，且通常伴有脑神经Ⅲ、脑神经Ⅳ、脑神经Ⅵ受累以及眼球突出、结膜充血等不同症状的组合。

导致岩骨尖部骨髓炎的中耳感染可能伴有耳漏以及三叉神经和展神经病变（Gradenigo 综合征）。

当三叉神经节细胞是主要的病理靶点时，就会发生三叉神经感觉神经病。尽管这种神经节病的发病机制尚不清楚，但其与结缔组织疾病（特别是硬皮病、混合性结缔组织病和干燥综合征）之间的相关性已得到公认（图 7.6）。据推测，血液循环中的自身抗体会攻击神经节细胞，因为此处血脑屏障比神经系统其他部位的血神经屏障更容易使大分子渗透。麻木通常自口周开始并缓慢累及三叉神经的其他分支；上颌支最常受累。麻木可能先于全身风湿病的症状出现。在干燥综合征中，三叉神经病变通常是更广泛的感觉神经节病的一部分。单侧或双侧三叉神经病变的其他原因是结节病，很少有淀粉样变性。后者可诱发类似痛性抽搐的神经痛。

在持续性面部麻木或疼痛的鉴别诊断中，必须始终考虑转移性肿瘤浸润三叉神经分支的可能性。累及面部和口腔黏膜的肿瘤——例如鳞状细胞癌、黑色素瘤和微小囊性附件（汗腺）癌——由于其先天的亲神经性而具有侵袭神经的倾向。颅底肿瘤，如鼻咽癌或转移性疾病，可直接侵犯三叉神经的各个分支。

原发性三叉神经瘤较罕见，通常是良性、界限清楚、生长缓慢的肿瘤。最常见的是这些肿瘤起源于三叉神经节附近，常常延伸至颅中窝和颅后窝。极少数情况下，它们完全来自三叉神经的某一分支并向颅外生长扩散。罕见的、起源于三叉神经节的恶性神经鞘瘤也会发生。大多数神经瘤生长非常缓慢，表现为逐渐发展的麻木和感觉异常。极少数情况下，这些感觉症状伴随着相邻结构受损引起的其他神经系统症状。例如，向下生长至颅后窝的肿瘤可导致小脑性共济失调和脑神经Ⅶ、脑神经Ⅷ病变，表现为面神经麻痹、耳鸣或听力丧失。相反，神经瘤向上压迫海绵窦侧壁导致 脑神经Ⅱ、Ⅲ、Ⅳ和Ⅵ病变。

桥小脑角肿瘤，通常是源自脑神经Ⅷ的前庭神经鞘瘤（听神经瘤）（图 7.7），可能生长扩大和压迫三叉神经的感觉根，导致面部麻木或疼痛，随后发生同侧角膜反射消失。其他种类的肿瘤包括脑膜瘤、上皮样囊肿、淋巴瘤、血管母细胞瘤、神经节细胞瘤、软骨瘤和肉瘤。

颏麻木综合征（NCS）表现为颏部和相邻下唇的单侧麻木（双侧症状较少见）。尽管 NCS 可由非癌性原因如牙科手术、牙脓肿、结缔组织病和外伤引起，但更常见的是作为累及下颌骨、颅底或脑膜的原发性或转移性肿瘤的不良预兆。乳腺癌和淋巴瘤，其次是前列腺癌和白血病，是最常与 NCS 相关的恶性肿瘤。如上病例描述，局部肿瘤直接侵犯下颌骨，可见于鳞状细胞癌、黑色素瘤或骨髓瘤。由嗜神经性肿瘤（鳞状细胞癌最常见）向神经周围延伸而引起缓慢扩大的麻木，对有已知面部皮肤癌或口腔癌的患者来说是一个罕见但重要的考虑因素。在 NCS 的良性病因中，一个更有趣的颏部麻木的原因是唾液腺活检术，这通常被用于确诊干燥症。一些原发性三叉神经病不符合具体定义，因此被标记为特发性。然而，强调应采取警惕性的方法和经常性的随访非常重要，特别是既往患有面部恶性肿瘤如鳞状细胞癌或黑色素瘤的患者。

水痘-带状疱疹伴可能的角膜炎

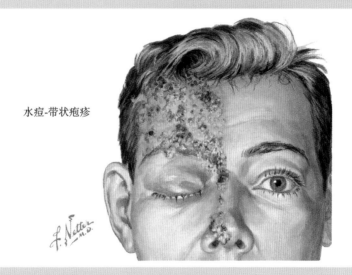

水痘-带状疱疹

进行性系统性硬化症(硬皮病)

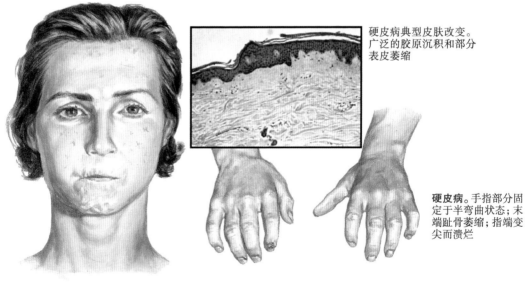

硬皮病典型皮肤改变。广泛的胶原沉积和部分表皮萎缩

特征。面部皮肤增厚、缩紧和僵硬,嘴巴变小和收缩,口唇变薄,处于硬皮病的萎缩期

硬皮病。手指部分固定于半弯曲状态;末端趾骨萎缩;指端变尖而溃烂

图7.6　三叉神经疾病

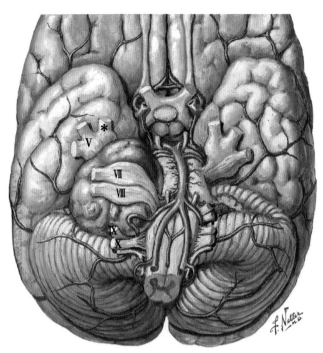

巨大的听神经瘤充满桥小脑角、脑干和脑神经Ⅴ、Ⅶ、Ⅷ、Ⅸ和Ⅹ变形

图 7.7   压迫三叉神经的听神经瘤

（宋红松、李小刚 译）

推荐阅读

Hughes RAC. Diseases of the fifth cranial nerve. In: Dyck PJ, Thomas PK, Griffin JW, et al, editors. Peripheral neuropathy. 3rd ed. Philadelphia, PA: WB Saunders Co; 1993. p. 801–17.

Oxman MN, Levin MJ, Johnson GR, et al. A vaccine to prevent herpes zoster and postherpetic neuralgia in older adults. N Engl J Med 2005;352: 2271–84.

The placebo arm of this randomized trial demonstrated that 18.5% of patients older than 70 developed PHN, in contrast to only 6.9% of those between 60 and 69.

Gonella MC, Fischbein NJ, So YT. Disorders of trigeminal system. Semin Neurol 2009;29, Number 1.

Comprehensive review of disorders of trigeminal nerve.

Smith RM, Hassan A, Robertson CE. Numb chin syndrome. Curr Pain Headache Rep 2015;19:44.

Practical and clinically oriented review of numb chin syndrome.

Gwathmey KG. Sensory neuronopathies. Muscle Nerve 2016;53(1):8–19.

脑神经Ⅶ：面神经

David P. Lerner, Michal Vytopil

临床案例 一位62岁的法官在剃须时首次发觉左下侧面部轻度力弱。2个月后发展为左眼不能完全闭合，左侧面部的无力也越来越严重。就诊于神经科，医生确诊他患有"良性"的Bell(贝尔)麻痹症。当他的面部无力继续加重超过1个月时，他不能闭眼、微笑不对称，于是就诊于另一名神经科医师。

神经系统检查显示患者的左脑神经Ⅶ支配区均无力，表现为完全无法闭上眼睛或左侧面部不能微笑。面颊触诊显示左侧腮腺有些饱满，其余头颈部检查正常。完整的神经系统和耳镜检查未见异常。听力学检查结果正常，包括左侧听/镫骨反射。左侧角膜反射迟钝，但双侧角膜反射均存在。

左侧腮腺活检显示为恶性腺癌，手术时已扩散至包膜囊外。20个月后他死于转移性癌症。

评论：幸运的是，这个案例相对罕见。然而，它强调的是，最初看似常规和良性的可能确实有更严重的病理生理机制。这个病例的问题是要了解与特发性贝尔麻痹的相对急性发作相比，神经功能缺损逐渐演变的病史。此外，贝尔麻痹通常先于耳后疼痛，常伴有听力减退/听觉过敏和舌前三分之二的味觉丧失。当缺乏这些症状时，如这个案例，病理解剖部位可能位于茎突孔的远端和腮腺内，因面神经走行穿过腮腺。此外，这个患者的症状逐渐加重提示要强烈怀疑肿瘤的可能。

面神经(脑神经Ⅶ)病变是脑神经最常见的单神经病变。这是最复杂的脑神经之一，具有多种功能(图8.1)。它的走行漫长而迂回，有4个主要组成部分：①运动纤维，是脑神经Ⅶ的主要分支和执行面神经的主要功能：支配面部表情肌(单侧完全性面肌无力是面神经病变的全面标志)；②自主神经纤维，支配泪液、唾液和黏液的分泌；③特殊感觉纤维，支配舌前三分之二的味觉；④一般感觉纤维，支配外耳道和耳后的一小部分区域的感觉。

当患者出现面肌无力时，应区分周围性面神经病变和中枢神经系统(CNS)病变。对于后者，当患者放松时，可以通过患侧鼻唇沟变平来观察面神经损伤的细微提示。脑损伤——如脑梗死、肿瘤、炎症或脱髓鞘——通常伴有其他部位的症状体征。例如，Broca区附近的小病灶可能导致运动性失语和面肌无力。大脑半球面积较大的病变，如大脑半球大面积卒中，可引起一系列症状，包括面部、上肢和下肢无力和感觉障碍；凝视偏斜；忽视或失语。内囊后肢病变导致面部、上肢和下肢无力，而无感觉、视觉或认知改变。尽管周围性面肌无力的程度与面肌上下部分的无力程度相同，但上运动神经元面瘫通常表现为一种程度不同的无力(图8.2)，皱眉和前额运动(眼轮匝肌和额肌)相对保留。这是由于前额肌受双侧大脑半球神经支配。此外，皮质延髓束受累，如各种假性延髓性麻痹，导致面部随意运动受限，但保留对情绪刺激反应的反射运动。

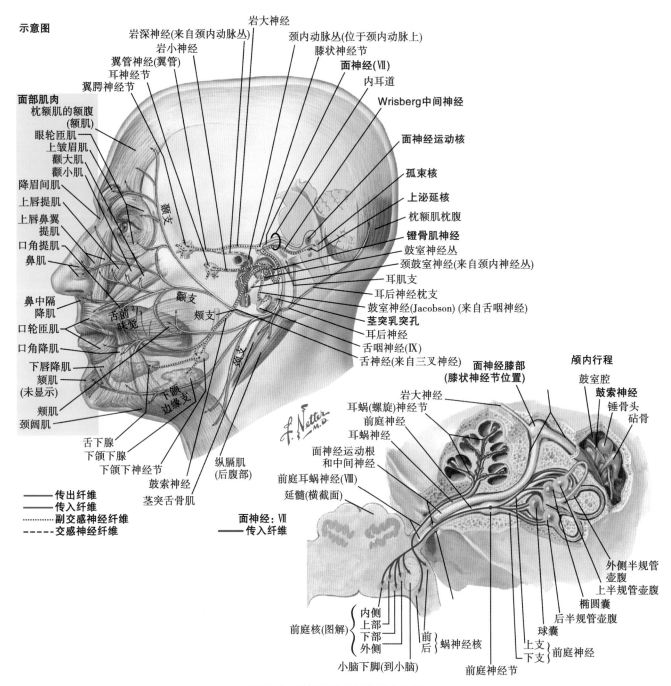

示意图

岩大神经
岩深神经(来自颈内动脉丛)　颈内动脉丛(位于颈内动脉上)
岩小神经　　膝状神经节
翼管神经(翼管)　　面神经(Ⅶ)
耳神经节　　　内耳道
翼腭神经节

面部肌肉
枕额肌的额腹
(额肌)
眼轮匝肌
上皱眉肌
颧大肌
颧小肌
降眉间肌
上唇提肌
上唇鼻翼
提肌
口角提肌
鼻肌

鼻中隔
降肌
口轮匝肌
口角降肌
下唇降肌
颏肌
(未显示)
颊肌
颈阔肌

Wrisberg中间神经

面神经运动核

孤束核

上泌延核

枕额肌枕腹

镫骨肌神经

鼓室神经丛

颈鼓室神经(来自颈内神经丛)

耳肌支

耳后神经枕支

鼓室神经(Jacobson)(来自舌咽神经)

茎突乳突孔

耳后神经

舌咽神经(Ⅸ)

舌神经(来自三叉神经)

颞支
颧支
颊支
颌支
下颌
边缘支

舌前
味觉

舌下腺
下颌下腺
下颌下神经节
鼓索神经
茎突舌骨肌

纵膈肌
(后腹部)

颅内行程
面神经膝部
(膝状神经节位置)
鼓室腔
鼓索神经
锤骨头
砧骨

岩大神经
耳蜗(螺旋)神经节
前庭神经
耳蜗神经
面神经运动根
和中间神经
前庭耳蜗神经(Ⅷ)
延髓(横截面)

外侧半规管
壶腹
上半规管壶腹
椭圆囊
后半规管壶腹
球囊
上支
下支
前庭神经

——传出纤维
——传入纤维
‥‥‥‥副交感神经纤维
- - - -交感神经纤维

面神经：Ⅶ
——传入纤维

前庭核(图解)
内侧
上部
下部
外侧
前
后
蜗神经核
小脑下脚(到小脑)
前庭神经节

图 8.1　面神经示意图和颅内走行

听觉过敏

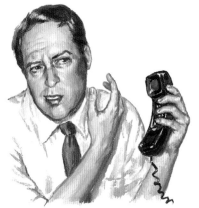

这可能是Ⅶ神经麻痹的早期或最初的症状:患者把电话拿到耳朵遥远的地方,因为对声音的疼痛的敏感性。患病侧的味觉也可消失

左侧周围性面瘫

闭眼时使眼球向上翻,露出巩膜
(Bell现象),但眼睑本身没有闭上

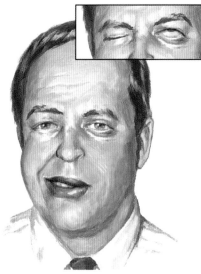

患者前额不能皱纹;眼睑稍微下垂;
微笑时患侧不能完全露齿;下唇稍微
下垂

左侧中枢性面瘫

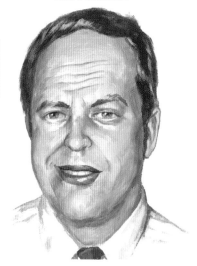

不完全微笑伴患侧鼻唇沟非常细微的
变平;额眉和前额运动相对保留

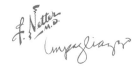

图 8.2　中枢性和周围性面神经麻痹

解剖学

脑桥内部分

脑神经Ⅶ由两个主要神经根组成(见图 8.1)。较大的分支为躯体运动纤维,起源于脑桥尾侧的面神经核内,位于三叉神经脊束附近。然后绕过展神经(脑神经Ⅵ)核的背侧和头侧(内膝部分),在脑神经Ⅵ和脑神经Ⅷ之间的延髓脑桥角处离开脑干。其较小的组成部分为中间神经(Wrisberg 中间神经),包含自主神经、特殊感觉(味觉)和一般感觉纤维的组合。其节前副交感神经纤维起源于上泌涎核,通过翼腭神经节和下颌下神经节传递,最终支配泪液分泌。其余的中间神经纤维支配味觉和一般躯体感觉,其原代细胞体位于膝状神经节内,最终分别终止于孤束核和脑神经Ⅴ的脊髓束内。

脑神经Ⅶ的周围部分

脑神经Ⅶ的两个神经根离开脑干后,通过内耳道进入颞骨,伴随听神经(脑神经Ⅷ)通过内耳道(见图 8.1,底部)。脑神经Ⅶ继续以周围神经通过面神经管;根据其与周围解剖结构的关系,该节段分为 5 个部分。①迷路段:经过迷路上方,前外侧通向膝状神经节,膝状神经节包含脑神经Ⅶ传入的细胞体。②在这个部位,神经管突然向后转向,形成脑神经Ⅶ的外侧膝状体。③岩大神经起源于此;它携带节前副交感神经纤维到翼腭神经节,在那里它们形成突触,然后以节后纤维到达泪腺。④脑神经Ⅶ的鼓室段:沿中耳内侧壁向后和横向走行。在中耳的后壁,面神经管改变了它的行程,向下移动到茎突乳突孔的出口。⑤垂直部称为乳突段,有两个重要分支:近端为镫骨

神经,支配镫骨肌;更远端为鼓索分支并离开面神经管,穿过中耳后,与属于脑神经Ⅴ第三支的舌神经汇合。鼓索含有节前副交感神经纤维,这些纤维在下颌下神经节内形成突触,支配下颌下腺和舌下腺。鼓索支也含有味觉纤维。它们的细胞体起源于膝状神经节,支配舌前三分之二的味觉。

在茎乳孔处离开颅骨后不远,远端脑神经Ⅶ分成几个小的运动支,支配耳后肌、枕肌、二腹肌和茎突舌骨肌(见图 8.1,上图)。脑神经Ⅶ的主要运动干随后通过腮腺,分成颞支、颧支、颊支、下颌支和颈支。前两个神经支配的肌肉涉及前额运动、闭眼、皱鼻。下面部和颈部的肌肉主要由后两个分支支配。脑神经Ⅶ除上睑提肌外,其余肌群均为面部表情肌;因此,脑神经Ⅶ损伤导致不对称面部下垂,主要影响美观和社交。

临床相关性和疾病

面神经在其复杂的走行中会受到任何程度的损伤。无论病变的解剖部位在哪,面神经肌肉麻痹是脑神经Ⅶ病变的标志。临床上是否存在与面神经其他成分相关的症状对确定病变部位非常重要。

周围性脑神经Ⅶ麻痹的患者,除了腮腺内的早期非常远的分支病变外,在大多数情况下,整个病灶侧面部的功能丧失,不能微笑,不能闭眼(眼轮匝肌),也不能皱起同侧的额头(额肌)。

当脑桥内病变(图 8.3,#1)影响面神经运动核本身及其发出的纤维时,通常可以看到邻近脑干结构的受累。周围性面瘫与同侧共轭注视麻痹(桥旁网状结构病变)、同侧外直肌麻痹(脑神经Ⅵ病变)或对侧上肢和下肢瘫痪(皮质脊髓束病变)的

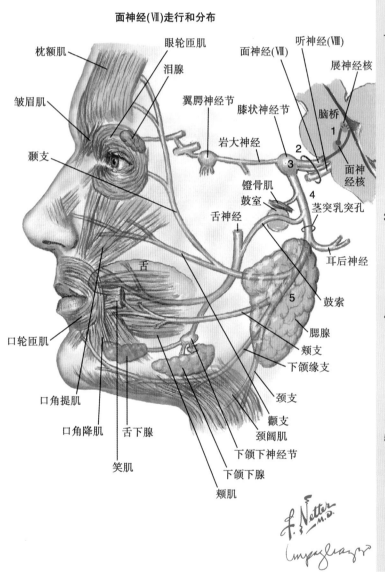

面神经(Ⅶ)走行和分布

枕额肌
眼轮匝肌
泪腺
皱眉肌
翼腭神经节
膝状神经节
面神经(Ⅶ)
听神经(Ⅷ)
展神经核
颞支
岩大神经
脑桥
1
2
3
面神经核
镫骨肌
鼓室
4
茎突乳突孔
舌神经
耳后神经
舌
5
鼓索
腮腺
颊支
口轮匝肌
下颌缘支
颈支
口角提肌
颞支
口角降肌
舌下腺
颈阔肌
笑肌
下颌下神经节
下颌下腺
颊肌

病变的部位和临床表现

1. 脑桥内病变
周围性运动性面神经麻痹伴眼球活动异常(同侧外展或水平运动麻痹)和对侧运动瘫痪

2. 颅内和/或内耳道
3、4和5的所有症状加上耳聋,由于第八脑神经受累

3. 膝状神经节
4和5的所有症状伴流泪减少,加上耳后疼痛。鼓室和外耳道可出现疱疹

4. 面神经管,
5的所有症状,加上患侧的舌前味觉消失和口水减少,由于鼓索支受累。听觉过敏,由于支配镫骨肌的神经分支受累

5. 茎乳孔以下(腮腺瘤、外伤)
患者的患侧面瘫(口向对侧歪斜,不能闭眼或皱额,牙齿和面颊之间有食物储留,因颊肌瘫痪)

图 8.3　Bell(贝尔)麻痹

关联通常可以定位于脑桥。

影响脑神经Ⅶ的颅内纤维的髓外病变（见图 8.3，#2）主要发生在桥脑（CP）角内。最常见的是良性的、相对较大的听神经瘤，最初累及脑神经Ⅷ，后来扩展到脑神经Ⅶ的功能障碍。因此，听力减退，有时最初表现为耳鸣，通常先于这种周围性面瘫的发病（图 8.4）。偶尔，对于非常大的桥小脑角肿瘤，伴随同侧脑神经Ⅴ（三叉神经）受累，伴有单侧面部麻木或最初仅因传入功能障碍而角膜反射消失。

术前肿瘤压迫脑神经Ⅶ、Ⅷ (未显示)

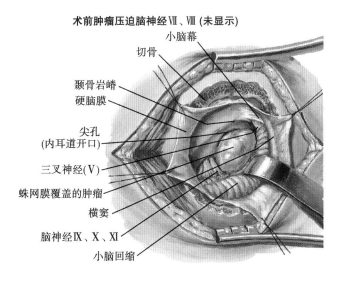

小脑幕
切骨
颞骨岩嵴
硬脑膜
尖孔
(内耳道开口)
三叉神经(V)
蛛网膜覆盖的肿瘤
横窦
脑神经Ⅸ、Ⅹ、Ⅺ
小脑回缩

术后肿瘤床显示脑神经Ⅵ、Ⅷ

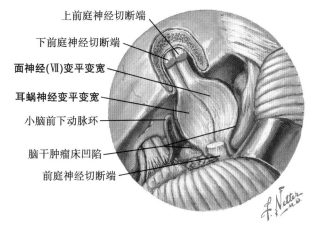

上前庭神经切断端
下前庭神经切断端
面神经(Ⅶ)变平变宽
耳蜗神经变平变宽
小脑前下动脉环
脑干肿瘤床凹陷
前庭神经切断端

图 8.4　桥小脑角肿瘤

相对近端的外侧膝状体、颅内面神经损伤（见图 8.3，#3）特征性地导致岩大神经受累引起泪液减少和听觉过敏（对声音的敏感性增加，特别在使用电话时明显）；这些影响是由于相关的镫骨肌轻瘫所致。这种病变还导致唾液减少，舌前三分之二的味觉缺失或改变，并影响外耳道的躯体感觉。

当面神经病变位于膝状神经节和镫骨神经之间的较远部位时，所有先前提到的表现都会发生，但由于岩大神经已经离开膝状神经节，因此泪腺可以避免。如果面神经管受损，镫骨神经和鼓索支受累（见图 8.3，#4）会导致听觉过敏、唾液和味觉受损，但泪液没有变化。当脑神经Ⅶ病变位于鼓索远端时，表现为单纯的同侧面肌无力（见图 8.3，#5）。这种类型的病变很少发生在面神经通过茎突乳突孔离开颅骨后。有时，这可能

会导致早期诊断困难，因为它最初可能只涉及个别运动分支，在发展到完全瘫痪之前，个别面部肌肉的无力程度有限。面部外伤是急性单纯运动损伤最常见的原因；然而，一个隐匿的进展过程表明，要考虑腮腺癌。

临床案例　一位精力充沛的 18 岁女性，睡醒时感左耳后有轻微的隐痛。在洗脸时，她注意到她这侧面部无法微笑，而且她的左眼闭合不上。由于她的祖父母最近有一次卒中史，表现为面肌无力，所以她立即赶到当地急诊室就诊。临床检查显示不能微笑、不能闭合眼睑，也不能皱额纹。她的左眼由于眼泪减少而干涩被轻微注射。左舌前部没有味觉。其余的神经系统检查正常。无影像学检查指征。

诊断为特发性贝尔麻痹；这位患者因没有卒中而松了一口气。由于她生活在莱姆病流行区，出院前检查特异性抗体后，给予口服波尼松治疗。随访两个月，她的面肌功能逐渐完全恢复。

点评：这是一个典型的特发性贝尔麻痹案例，没有相关的神经功能障碍，也没有任何全身性疾病影响面神经病变的具体证据。然而，当患者生活在地方性莱姆病流行地区时，在给予皮质类固醇之前检查莱姆病特异性抗体是合理的。

特发性面神经麻痹（贝尔麻痹）

前面的案例描述了一种良性、特发性面瘫。病变位于近端，表现为患者一侧面部的额肌、眼轮匝肌和下半部面肌肉的全部运动功能丧失，以及镫骨肌动作、味觉和泪腺功能丧失。

贝尔麻痹是临床神经病学中最常见和最独特的疾病之一。典型的情况是，患者表现为所有表情肌的急性单侧部分无力，持续数小时至数天，有时导致完全性面瘫。虽然贝尔麻痹通常是良性的，但其令人吃惊的外表最初对许多患者引起一个主要的担忧，即担心可能发生卒中，并将导致永久性的面部毁容。

贝尔麻痹后直接检查面神经显示水肿的表现是罕见的，面神经在面神经管内受压，导致缺血和神经纤维变性。有证据支持膝状神经节内潜伏的单纯疱疹病毒或水痘-带状疱疹病毒（VZV）感染的重新激活是大部分常见特发性贝尔麻痹的病因。

临床表现

追问病史，先前出现的同侧耳后隐痛是常见的初始症状。当患者的家人指出面部不对称，或患者本人注意到无法闭上眼睛，或在患侧口腔难以容纳唾液、食物和液体时，患者通常首先意识到面部无力本身。少见患者中的味觉减退或过敏是第一症状。

明显存在面部不对称；受累的额纹平滑，不能正常皱额，而口角下垂，即使在安静状态下。眼轮匝肌无力导致无法完全闭合眼睑（眼睑闭合不全）。Bell 现象是指尽管收缩眼轮匝肌，但眼球在没有闭合眼睑的情况下出现上翻（见图 8.2）。面瘫伴味觉障碍有助于鉴别病变是位于鼓索支近端还是远端。例如，一个单纯的面神经运动性损害表明病变位于面神经管的远端或腮腺内，而当所有四个主要功能都受到影响时，可推断出近

端异常病变。

鉴别诊断

检查者必须首先区分上或下运动神经元面瘫。上运动神经元麻痹患者主要表现为下面部无力伴不对称微笑或单侧流涎,而上面部相对较少受累。在周围性面瘫中,所有由脑神经Ⅶ支配的肌肉组织都受到影响。

莱姆病是可识别的主要感染性病因,可出现急性面神经麻痹;随后,可能出现对侧病变。通常还有其他神经症状,如头痛或神经根炎和脑脊液(CSF)细胞数增多。在与 VZV 感染相关的贝尔麻痹(Ramsay-Hunt 综合征)的罕见情况下,面神经麻痹往往先于外耳道内出现典型的疱疹性水疱。中耳感染很少会损害面神经,因为它穿过岩骨。在肺结核流行地区,面神经麻痹与岩骨或乳突感染有关。

双侧序贯性贝尔麻痹是结节病最常见的神经系统表现。频繁相关的下丘脑-垂体轴功能障碍(尤其是男性阳痿)和其他脑神经病变也存在。同时双侧面部无力是吉兰-巴雷综合征的最初表现,随后是更典型的快速进行性多神经根神经病。麻风病可导致双侧面神经病变,但具有独特的斑片状分布。

单侧进展缓慢的面瘫,最典型的表现可能存在肿瘤。脑桥病变,尤其是脑干胶质瘤(第 49 章),是周围性面部无力的最近端损害的原因。这些肿瘤通常与其他体征同时出现,如外直肌麻痹。起源于脑干附近的髓外肿瘤常与面神经病变和其他脑神经病变有关,如脑神经Ⅷ听神经瘤或其他脑桥小脑角肿瘤(见图 8.4)。当软脑膜弥漫性受累时,如转移性癌或淋巴瘤,面神经可能是这些恶性肿瘤浸润的最初临床特征的一部分。最终其他的脑神经,往往是多个脑神经,特别是三叉神经、动眼神经和视神经受累。如本章首个临床案例所示,进展性、进行性和单纯运动性面瘫表现为不同程度的个别面部肌肉受累是腮腺恶性肿瘤的典型表现(图 8.5)。

治疗

皮质类固醇可以减少瘫痪的持续时间和永久性损伤的风险。典型的治疗方案是口服 1mg/kg 的泼尼松(或等效的皮质类固醇),最多 60mg/d,但前提是可以在发病前 3 天内开始使用。治疗持续 5 天,然后在接下来的 5 天中每天减少 10mg。这可能通过减少面神经管内受压的神经肿胀,从而减少神经损伤,从而导致更早地恢复。没有一致的证据表明,在贝尔麻痹时单独使用抗病毒药物,如阿昔洛韦或伐昔洛韦,可缩短病程或改善结果。然而,与类固醇的联合治疗可能是有益的,伐昔洛韦 1 000mg,每日 3 次,持续 1 周用于重度特发性面瘫。虽然偶尔有提倡脑神经Ⅶ手术减压,但没有足够的证据表明其是有效的。

面瘫后在闭眼不完全时,需要非常小心地保护暴露在空中的角膜,因为在床上翻身、眼球干燥等简单事情会对角膜造成创伤。白天戴眼罩和用人工泪液,晚上使用润滑眼凝胶,通常足以防止角膜擦伤。

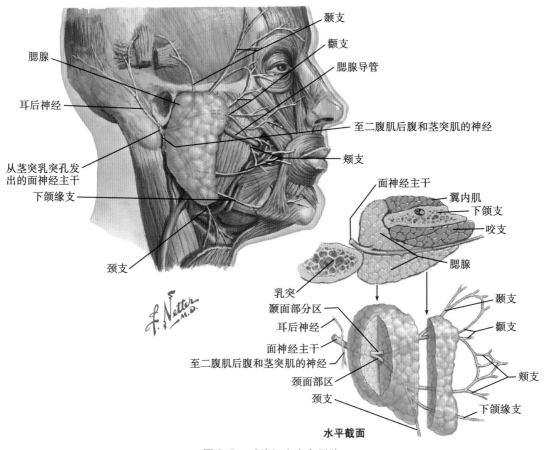

图 8.5 面神经分支和腮腺

预后

潜在的面神经损伤的严重程度决定了贝尔麻痹恢复的速度和彻底程度。损伤程度从轻度到严重，包括单纯的脱髓鞘传导阻滞，再到轴突丢失和瓦勒变性。高达90%的贝尔麻痹病例是由脱髓鞘传导阻滞引起的，很少或没有相关的轴突丢失；因此，恢复是迅速、完全的，没有联带运动后遗症。其余患者有瓦勒变性的轴突损伤，改善需要再生轴突来重新支配瘫痪的肌肉，导致恢复缓慢和不完全。

贝尔麻痹的恢复率有两种模式：大多数患者在发病后3周内开始恢复面部力量，但有些患者的恢复开始时间至少延迟3~6个月。总体预后良好；大多数患者（80%~85%）完全康复，但其余患者可能有各种残余影响。这些包括联带运动、残余无力、流泪或面肌挛缩。联带运动是最常见的永久性后遗症，临床表现为不同肌肉的同步运动，通常不一起收缩。通常情况下，微笑时会有轻微的闭眼，眨眼时会有嘴唇或下颌的抽搐。当轴突再生成支配肌肉的方向错误时，联带运动就发生了，而这些轴突原本并不支配肌肉。这是很少致残，但可以毁容，并导致在很多不合时宜的时候非自愿闭眼。肉毒杆菌毒素注射已经出现作为一种对症治疗这些异常运动。面神经损伤恢复后的另一个罕见现象是进食时过度流泪（"鳄鱼泪"），是唾液纤维异常再生到泪腺的结果。

肌电图（EMG）提供了有价值的预后信息，特别是对于那些在贝尔麻痹发作后的最初几个月内没有表现出改善的患者。在发病后3周左右才可进行。到那时，就有可能区分经历了沃勒氏变性的神经纤维和那些只是暂时阻断的神经纤维。面神经复合肌肉动作电位的振幅显著降低和面肌肉中丰富的纤颤电位表明严重的轴突损伤，而脱髓鞘传导阻滞通常在该时间部分消失，纤颤电位的缺失或稀少证明了这一点。

感染性面瘫

水痘带状疱疹病毒（varicella-zoster virus，VZV）

Ramsay-Hunt综合征是由膝状神经节内VZV的再激活引起的，是非创伤性面瘫的第二常见病因。临床上表现为急性面神经麻痹、神经痛、外耳道、同侧上腭和舌前三分之二的疱疹性水疱疹爆发。疼痛和皮疹区域符合面神经传入支的一般感觉神经支配。膝状神经节细胞体是潜伏性VZV感染的宿主。膝神经节与骨性面神经管内前庭耳蜗神经的紧密接近解释了一些患者伴随的耳科症状，如耳鸣、眩晕和听力损失。在血液和脑脊液中检测VZV免疫球蛋白M（IgM）抗体，或在脑脊液、唾液或血液中检测VZV-DNA，通常有助于确定病毒的病因。

Ramsay-Hunt综合征的预后比特发性Bell麻痹差，常伴有完全性瘫痪、不完全恢复和残余联带运动。因此，积极治疗可用阿昔洛韦（每日30mg/kg静脉注射或每日4000mg分剂量口服）或伐昔洛韦1000mg每日3次。一个类似于用于贝尔麻痹的泼尼松疗程可能是合理的，尽管没有证据支持这种治疗。在发病后3天内开始治疗可获得最佳的长期疗效。

莱姆病（Lyme病）

> **临床案例** 32岁，女性，从康涅狄格州老莱姆流行区的避暑别墅回来5周后出现左面部下垂和右臂疼痛。3天前，她醒来时感颈部剧痛，放射到右臂直抵拇指，不能把咖啡杯送到嘴边。
>
> 体温是38℃。右大腿内侧有一个10cm长的圆形皮疹。她的颈部有点僵硬；未发现耳内小泡。神经系统检查显示左面部肌肉严重无力，伴有味觉丧失。闭眼时，左眼眼裂露白6mm不能闭合。右肱二头肌、肱桡肌和旋前圆肌均力弱。右肱桡肌腱反射消失。
>
> 脑CT未见明显异常。腰椎穿刺显示白细胞计数为23/mm³，主要是淋巴细胞，蛋白质水平正常，血糖水平略有下降。脑脊液和血清莱姆抗体检测结果均为阳性。
>
> **点评**：这是典型的继发莱姆病（神经疏螺旋体病）性面瘫。像这个病例所示，面部无力有时伴有共同的、往往是非常痛苦的神经根病变。虽然相对少见，但这种典型的莱姆病脑膜神经根炎综合征应始终予以考虑，特别是在流行地区。

面瘫是神经疏螺旋体病最常见的局灶性表现；其中40%的患者有脑神经病变，约80%的患者有脑神经Ⅶ受累。五分之一的脑神经病变患者有多发性脑神经受累；三分之二的多发性脑神经病变患者主要为双侧面神经麻痹。急性面神经麻痹患者出现系统性体征，如游走性红斑，或有可能接触传播疾病的蜱虫史，需要进一步检查神经疏螺旋体病。

标准脑脊液分析通常显示白细胞增多，以淋巴细胞为主。确诊性检查包括抗伯氏疏螺旋体抗体的效价以及血液和脑脊液中细菌DNA的聚合酶链反应检测。蛋白质印迹（Western blot）通过识别患者产生抗体的特异性抗原来提高血清学检查的敏感性。面瘫也可能发生在血清转化之前（即抗体检测结果呈阳性之前的疾病早期）。当临床高度怀疑莱姆病时，应该后续检测血清学。

最佳治疗方法仍有争议；在有头痛或神经根炎等症状的严重病例中，在脑脊液白细胞增多的情况下，或怀疑脑实质或脊髓受累时，静脉注射抗生素是合适的。典型方案包括头孢曲松（2g/d）或头孢噻肟（6g/d）治疗2周。对于孤立性面神经病变的轻度病例，口服多西环素（200mg/d）2周是可以接受的选择。一旦这种情况得到治疗，莱姆病面瘫的预后是非常好的，大多数患者完全康复。

其他感染

周围性面神经麻痹可由EB病毒引起的传染性单核细胞增多症和肠道病毒引起的脊髓灰质炎引起。

涉及颞骨的感染性疾病可导致周围性面瘫，如急慢性中耳炎和各种病因的骨髓炎，包括肺结核和梅毒。急性细菌性脑膜炎，特别是结核性脑膜炎，可影响包括脑神经Ⅶ在内的多条脑神经。麻风病是流行地区面神经麻痹的常见病因。

肉芽肿性疾病

结节病是一种病因不明的疾病，其特征是多器官内非坏死性肉芽肿的组织病理学表现。单侧或双侧脑神经Ⅶ麻痹伴听觉过敏和嗅觉障碍，被认为是由肉芽肿性脑膜炎引起的，是最常见的神经系统表现。预后良好，大部分患者经激素治疗后痊愈。

韦格纳肉芽肿是一种全身性疾病，其特征是上下呼吸道坏死性肉芽肿性病变、肾小球肾炎和系统性坏死性血管炎。在原发性系统性血管炎中，只有韦格纳肉芽肿与脑神经病变的发生显著相关。脑神经Ⅶ的受累通常与其他脑神经病变同时发生，可反映颞骨肉芽肿性侵犯或肉芽肿性基底脑膜炎。未经治疗的韦格纳肉芽肿2年病死率大于90%，确诊后应立即进行积极的免疫治疗。

外伤性面瘫

> **临床案例**　40岁，男性，在穿过一条繁忙的街道时被一辆摩托车撞倒后被送往急诊室。他摔倒在人行道上时额头摔倒在地，昏迷了2分钟。在急诊室，他主诉头痛，右耳听力下降。耳鼻喉医师急会诊检查发现右侧耳道有新鲜血液，鼓膜破裂。神经系统检查显示右外周面部不完全无力，右舌前三分之二味觉消失。颅底高分辨率CT显示岩骨横向骨折，右侧鼓室积血、气颅和枕部软组织肿胀。患者接受保守治疗，听力障碍和面部无力在3个月内完全缓解。
>
> 　　点评：这是一个相当典型的创伤性不完全性面神经麻痹的病例，与那些表现为面神经功能完全丧失的患者相比，其预后良好。

几乎所有钝性头部创伤后的面瘫患者都有颞骨骨折。合并脑神经Ⅷ、耳蜗、迷路或中耳结构的损伤可导致听力损失和前庭功能障碍。脑神经Ⅶ的挫伤、压迫和水肿被认为是创伤性面瘫的可能机制。这些过程中的一些机制可以逐渐演变，在几天后导致迟发性面瘫。快速的完全性面神经麻痹往往表明神经已被切断，预示着功能恢复预后不良。在这种情况下，应考虑手术探查。相反，不完全无力和有早期改善迹象的患者，类似于这个病案中的患者，通常在几个月内通过保守治疗就能获得良好的恢复。

肿瘤

一些原发性和转移性恶性肿瘤可能导致面瘫。癌性脑膜炎通常累及多条脑神经；最常见的来源是肺癌、乳腺癌、胃肠道癌和淋巴瘤。这些肿瘤有一个典型的侵入性的临床过程；那些表现为孤立的脑神经Ⅶ病变的患者很快就会表现有多发性脑神经或脊神经根受累或两者兼有的迹象。

某些良性肿瘤可能对面神经施加慢性外源性压力。脑神经Ⅷ前庭部的神经鞘瘤，通常发生在桥小脑角的听道内，或类似部位的脑膜瘤，随着时间的推移逐渐影响脑神经Ⅶ。当他们最终压迫面神经时，往往主要和微妙地影响感觉纤维超过运动纤维，这是更具有适应力的慢性变性。因此，早期脑神经Ⅶ受累的唯一迹象可能是耳后、耳道底部、鼓膜后下1/4相对轻微的麻木（Hitzelberger征），或这些症状的组合。然而，听力的改变通常会做出诊断。脑神经Ⅶ运动损伤的迹象直到这些损伤变大才会出现。

腮腺肿瘤可见脑神经Ⅶ的远端恶性浸润（见图8.5）。

罕见占位性病变

胆脂瘤是一种罕见的桥小脑角占位性病变，在缓慢发展的面瘫患者中值得考虑。其他不常见的占位病变包括脑桥胶质瘤、蛛网膜囊肿、脂肪瘤和血管瘤（图8.6）。

伴有面肌无力的神经肌肉疾病

脑神经Ⅶ神经核的运动部分以及脑神经Ⅴ、Ⅸ、Ⅹ、Ⅺ和Ⅻ的脑干神经核可能参与各种运动神经元疾病，特别是肌萎缩侧索硬化和延髓脊肌萎缩症（肯尼迪病）。

33%~50%的吉兰-巴雷综合征患者的脑神经Ⅶ受到影响，且常为双侧受累。尽管四肢无力严重时通常很明显，但脑神经Ⅶ病变可在任何阶段出现，包括作为临床表现的特征。Miller-Fisher综合征是吉兰-巴雷综合征的一种变异型，以眼肌麻痹、共济失调和腱反射消失为特征。然而，在许多病例中，除脑神经Ⅲ、Ⅳ和Ⅵ外，还可累及其他脑神经。据报道，近一半的Miller-Fisher综合征患者出现了面肌无力，这突出了典型的上升型Guillain-Barre综合征和Miller-Fisher综合征之间的重要临床表现重叠。

神经肌肉接头疾病（NMJD），尤其是重症肌无力（MG），常导致双面肌无力。这在大多数伴有上睑下垂和眼外肌受累的MG患者中很常见。有趣的是，尽管一些不太常见的Lambert-Eaton肌无力综合征患者有复视、上睑下垂、吞咽困难和构音障碍，但在突触前NMJD中没有发现面神经无力。

一些原发性肌病可能导致双侧面肌无力，通常伴有肌萎缩。在成人发病的强直性肌营养不良症中，由脑神经Ⅲ和脑神经Ⅴ支配的肌肉，如提上睑肌和颞肌也参与其中。因此，上睑下垂和下颌无力也经常发生。先天性强直性肌营养不良可表现为双侧面肌瘫痪，有时伴有严重的新生儿肌张力减退。面肌无力发生在95%的30岁以下的面肩肱（FSH）营养不良患者中。主要累及口轮匝肌，常不对称。虽然面肌无力很少是临床表现的问题，但大多数FSH营养不良患者表现长时间的吹口哨或吹气球困难史。因此，面肌受累可能是一个早期、进展缓慢的迹象。

另一种可以表现为双侧下运动神经元面肌无力的神经退行性疾病是凝胶蛋白淀粉样变。这是一种进行性的神经皮肤疾病，导致角膜、皮肤和脑神经中的凝胶蛋白淀粉样沉积。它通常表现为面神经上支支配区的轻瘫，然后发展到下支支配区。虽然最初在芬兰血统的家庭中有报道，但这种疾病在全世界都得到承认，是由于凝胶蛋白基因的点突变，导致错误折叠、异常分裂，最终导致蛋白质沉积。

面源性感觉运动神经病（FOSMN）综合征是一种罕见的进行性神经肌肉疾病，表现为上下运动神经元损伤伴感觉丧失，从面部开始，扩散到头皮、颈部和上臂。由于上下运动神经元功能障碍的共同作用，FOSMN可能与肌萎缩侧索硬化症等其他神经退行性疾病具有相同的病理生理学特征。

复发性脑神经Ⅶ麻痹

大约10%的贝尔麻痹病例中发生复发，这种情况需要仔细的诊断评估，以排除潜在的原因，特别是肿瘤和基底脑膜受累。

Melkersson-Rosenthal综合征是一种常染色体显性遗传疾

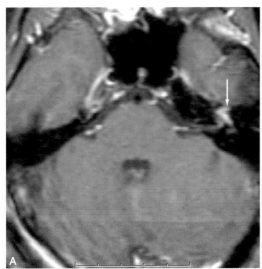
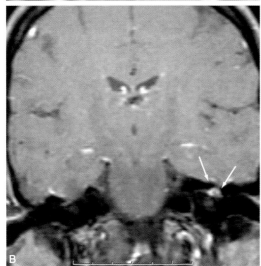
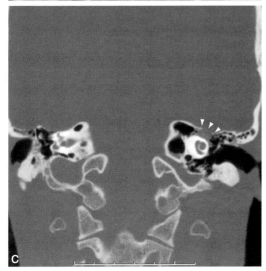

图 8.6　脑神经Ⅶ血管瘤。A 和 B，轴位和冠状位钆增强后、T1 加权、饱和脂肪 MR 成像证实膝状神经节增大和强化（细箭）。C，颞骨岩部 CT 薄层冠状位显示膝状区光滑地扩大（箭头）

病，以面神经麻痹、面部水肿和皱襞舌三联征为特征。这通常表现出不完全外显率。每种表现可以单独出现，也可以组合出现。患者的病史以反复发作的面瘫为特征，通常始于儿童时期。发作还可能包括面部肿胀，特别是影响上唇。复发面瘫的趋势是区别于大多数贝尔麻痹的唯一特点。

遗传性压迫易感性神经病是一种与腓骨肌萎缩症神经病变相关的等位基因疾病，由含有外周髓鞘蛋白 22 基因的区域缺失引起。表现为压迫部位或暴露增加部位的神经损伤引起的复发性急性无痛性麻痹。虽然典型的表现是腓骨或尺神经病变，但偶尔发生复发性面瘫。

脑神经Ⅶ过度激活

脑神经Ⅶ反应性过度激活引起多个阳性症状；最常见为联带运动、面肌肌纤维颤动和面肌痉挛。

先前的重度贝尔麻痹患者异常神经再支配后常出现联带运动；不恰当的面部动作会导致，例如，微笑时伴随眨眼。假突触传递，或"假突触"，可能出现在损伤部位，损伤纤维的去极化作用是对神经完整部分的刺激。

面肌肌纤维颤搐的特点是面部肌肉的细微、连续、波动的运动。动作通常是单侧的、轻微的，通常局限于一到两个面部肌肉，有时还伴有面部挛缩或无力。主要在多发性硬化患者中观察到，它很少出现在脑干内在肿瘤患者中，特别是脑桥胶质瘤。前者通常是自限性的，几周后就会缓解。一些面肌纤维颤搐的病例被认为是由对电压门控钾通道的一种特定亚型的抗体引起的。在一些面肌纤维颤搐患者中发现的特异性抗体也与 Isaac 综合征有关。

面肌痉挛包括间歇性发作的快速、不规则、阵挛性抽搐的面部运动。发作通常从眼睛周围开始，并蔓延到同侧面部其他肌肉，特别是在口周区域。它严格限制在脑神经Ⅶ所支配的肌肉中；先前的脑神经Ⅶ病变很少见。阵发性发作通常由主动或反射性面部运动、压力和疲劳引起，并可能在睡眠中持续存在。面肌痉挛最常见的致病机制似乎是脑干附近异常的动脉袢压迫脑神经Ⅶ。因此，详细的影像学检查，包括磁共振血管成像，对诊断面肌痉挛是必不可少的。不常见的病理生理机制包括肿瘤和局部感染过程。肉毒毒素注射是一种有效的对症治疗。手术减压有时是导致病情缓解的一种替代方法。

诊断模式

诊断方法包括影像学检查，可确定脑神经Ⅶ直接病变或存在相邻病变。其他专门的检查模式被用来研究脑神经Ⅶ的各种功能。脑脊液分析对感染、吉兰-巴雷综合征以及怀疑脑膜浸润（通常是癌变）很重要。肌电图在贝尔麻痹中的应用将在本章前面讨论。

影像学检查

两种主要的成像方法是磁共振成像（MRI）和 CT。磁共振成像最能显示颅内面神经、桥小脑角和腮腺（图 8.7）。CT 是颞骨及其面神经管成像的选择。MRI 必须包括平扫和钆增强图像。当面神经病变是刺激性病变时，软脑膜可能会出现意想不到的相对弥漫性强化，从而考虑转移癌或淋巴瘤的诊断。

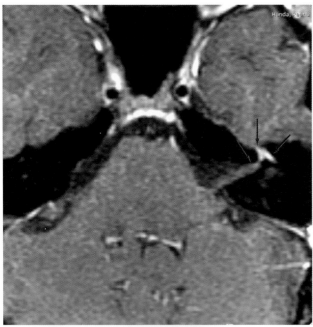

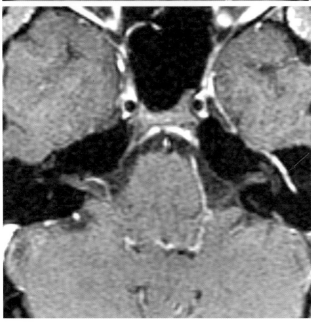

图 8.7 贝尔麻痹的影像学表现。轴位 T1 加权、钆增强后 MR 成像显示脑神经Ⅶ的颅底段、膝段、鼓室段明显的强化（箭）

罕见的原发性面神经瘤也有明显增强反应。重要的是，主治医师应指明面瘫的诊断，并要求对脑神经Ⅶ进行全程评估，而不仅仅是颅内部分。

面神经无力/麻痹的影像学评估也必须考虑颅外病变。如果肿瘤位于茎乳突孔的远端，如高度恶性的腮腺腺癌，MRI 可以鉴别该肿瘤。骨侵蚀或破坏与重建是另一个重要的区别，只能在骨窗 CT 上评估。生长缓慢的良性病变会重塑骨骼，而骨侵蚀则更能显示侵袭性或恶性病程。

脑神经Ⅶ内定位试验检查

脑神经Ⅶ内定位测试检查是基于是否存在特定的解剖分

支点功能。在现代影像学检查中，这些方法使用较少，但偶尔也有价值。

泪液流动的 Schirmer 试验依赖于完整的膝状神经节，即沿脑神经Ⅶ走行的最近端解剖分支点的位置，产生岩浅大神经。岩浅大神经将自主神经纤维输送到泪腺。基于 Schirmer 试验的泪液减少提示累及岩浅大神经或靠近神经节的脑神经Ⅶ。相关的面瘫排除了前两种可能性。

（宋红松、李小刚 译）

参考文献

Allen D, Dunn L. Aciclovir or valacyclovir for Bell's palsy (idiopathic facial paralysis). Cochrane Database Syst Rev 2004;(3):CD001869.
Review of data from three randomized studies including 246 patients found inconclusive evidence in regard to antiviral use in Bell palsy.

Engström M, Berg T, Stjernquist-Desatnik A, et al. Prednisolone and valacyclovir in Bell's palsy: a randomised, double-blind, placebo-controlled, multicentre trial. Lancet Neurol 2008;976-977:993–1000.
A randomized, double-blind, placebo-controlled, multicenter trial of patients aged 18–75 years who sought care directly or were referred from emergency departments or general practitioners within 72 hours of onset of acute Bell palsy. Prednisone was effective but acyclovir was of no value.

Grogan PM, Gronseth GS. Practice parameter: steroids, acyclovir, and surgery for Bell's palsy (an evidence-based review): report of the Quality Standards Subcommittee of the American Academy of Neurology. Neurology 2001;56:830–6.
This review summarizes available evidence for the treatment of Bell palsy.

Halperin JJ, Shapiro ED, Logigian E, et al. Practice parameter: treatment of nervous system Lyme disease (evidence-based review). Report of the Quality Standards Subcommittee of the American Academy of Neurology. Neurology 2007;69:91–102.
This review summarizes available evidence on treatment of neuroborreliosis and issues evidence-based recommendations. Some of the controversies are also discussed.

Sullivan FM, Swan IRC, Donnan PT, et al. Early treatment with prednisolone or acyclovir in Bell's palsy. N Engl J Med 2007;357:1598–607.
This well-conducted randomized, multicenter, placebo-controlled trial compares effectiveness of early treatment with corticosteroids, acyclovir, or both on outcome of patients with Bell palsy.

推荐阅读

Ang KL, Jones NS. Melkersson-Rosenthal syndrome. J Laryngol Otol 2002;116:386–8.
The differential diagnosis of MRS is discussed.

Finsterer J. Management of peripheral facial palsy. Eur Arch Otorhinolaryngol 2008;265:743–52.
This paper provides an excellent up-to-date review of idiopathic peripheral facial paralysis.

Grose C, Bonthius D, Afifi AK. Chickenpox and the geniculate ganglion: facial nerve palsy, Ramsay Hunt syndrome and acyclovir treatment. Pediatr Infect Dis J 2002;21:615–17.
This review suggests that facial palsy associated with VZV infection has a poorer outcome than Bell palsy and recommends the use of acyclovir.

Keane JR. Bilateral seventh nerve palsy: analysis of 43 cases and review of the literature. Neurology 1994;44:1198–202.
The differential diagnosis of facial diplegia is discussed.

Yanagihara N, Hato N, Murakami S, et al. Transmastoid decompression as a treatment of Bell's palsy. Otolaryngol Head Neck Surg 2001;124(3):282–6.
In this study, 58 patients with severe palsy underwent transmastoid decompression after steroid treatment and had better outcomes than 43 patients treated conservatively.

脑神经Ⅷ：听神经和前庭神经

ElizabethToh

听神经

临床案例 一位68岁男性,突发单侧右耳听力丧失。在这之前的几个月里,他的右耳一直耳鸣。既往有高血压和2型糖尿病病史,口服降糖药控制良好。最近没有头部外伤,也没有做过头颈部手术。平时只服用阿替洛尔和格列本脲。没有听力丧失的家族史。没有过度接触噪声或最近旅行的病史。没有其他耳鼻咽喉症状的主诉。

经检查,患者的外耳和鼓膜正常。未发现中耳积液或肿块。Weber试验偏向左耳。双耳Rinne试验阳性,证实气导大于骨导。其余的头颈部检查,包括其余的脑神经检查均无异常。

全血细胞计数正常,血荧光螺旋体抗体吸收试验阴性。患者做了基线听力图,显示右耳出现高频感音神经性听力障碍(SNHL)。钆增强脑磁共振成像未能显示任何在内耳道或桥小脑角的耳蜗后肿瘤。

突发单侧SNHL,如在这个病例中,在没有肿瘤或病灶累及前庭神经的情况下,可归因于内耳的病毒感染。在有糖尿病或其他微血管病危险因素的患者中,突发性单侧感音神经性听力丧失可归因于听神经微血管梗死。

解剖学

脑神经Ⅷ由两部分组成:前庭神经和耳蜗神经(前庭蜗神经)。前庭神经有控制平衡的传出和传入纤维(见下一节)。耳蜗神经,也称为听神经,有执行听觉的传出和传入纤维。为了了解听神经的功能障碍,需要对人类的听觉机制进行简要的描述。

声波通过外耳道振动鼓膜,进而产生中耳小骨(锤骨、砧骨和镫骨)的运动。振动通过镫骨足板上的椭圆窗传递,使流体波穿过耳蜗外淋巴。这反过来振动基底膜和科尔蒂器官,刺激内外毛细胞(图9.1)。毛细胞是感觉神经系统的受体,将动作

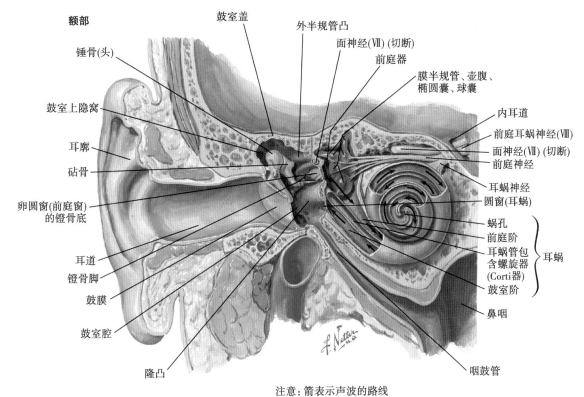

注意:箭表示声波的路线

图9.1 接收声音信号的通路

电位传递给位于螺旋神经节内的双极神经元。

投射到中枢神经系统（CNS）的传入纤维构成了听神经（图 9.2）。它们到达于脑桥尾侧的耳蜗背侧核和腹侧核。大多数次级神经元从对侧穿过中线投射到上橄榄核，然后沿外侧丘系向上进入中脑下丘。从耳蜗核到上橄榄核的交叉纤维位于斜方体和桥基底部。来自下丘的纤维继续向腹侧走行至丘脑内侧膝状体，然后终止于位于 Heschl 颞横回的听觉皮层。

临床表现

病史

听力丧失可由沿听觉解剖路径的任何部位的病理病变引起。听神经可能不会受损，如中耳病变（如浆液性中耳炎），或累及听神经（如听性肿瘤）。SNHL 是由耳蜗（感觉）、听神经（神经）或中枢听觉通路的任何部分的功能障碍引起的听力缺损。听神经功能障碍通常会导致耳鸣，或 SNHL，或两者兼而有之。有针对性的病史和体格检查可以缩小诊断范围。症状发作的时间特征（即，突发性、进行性、波动性或稳定性）是至关重要的。

耳鸣表现可伴发或不伴发 SNHL，分为两组。主观性耳鸣最常见，是完全由患者听到。它的范围可以从柔和的波动的响声到响亮的持续衰竭的咆哮声。主观性耳鸣的病因通常是未知的，但最常与 SNHL 有关，或常与暴露于噪声、耳毒性药物（如阿司匹林、顺铂和氨基糖苷类药物）、听神经瘤、梅尼埃病和耳蜗硬化有关。客观性耳鸣是由患者和检查者听到的，通常不是听神经功能障碍的表现。搏动性耳鸣通常继发于血管原因，如动静脉畸形或血管球瘤。中耳积液，如浆液性中耳炎，可放大附近颈内动脉的血管搏动，并产生血管性耳鸣。搏动性耳鸣也可能发生在中枢神经系统的脉动或骨密度改变，使血管血流声更容易通过颞骨传递到耳蜗。滴答状耳鸣是继发于颞下颌关节疾病、腭肌阵挛或中耳肌肉的自发收缩。

必要确定听力丧失的偏侧性。双侧听力损伤主要发生在耳毒性、噪声暴露和与衰老有关的听力损失（老年性耳聋）等过程中。单侧听力损失要关注肿瘤、血管、神经或感染病因。梅尼埃病、自身免疫性内耳病可出现听力波动。

进行性 SNHL 通常见于衰老或肿瘤，而突发性 SNHL 则见于病毒性神经炎或血管病变。

听力丧失必须明确是涉及外耳还是中耳以及内耳。任何有听力障碍的患者都应该做听力检查。听力图连同病史和体

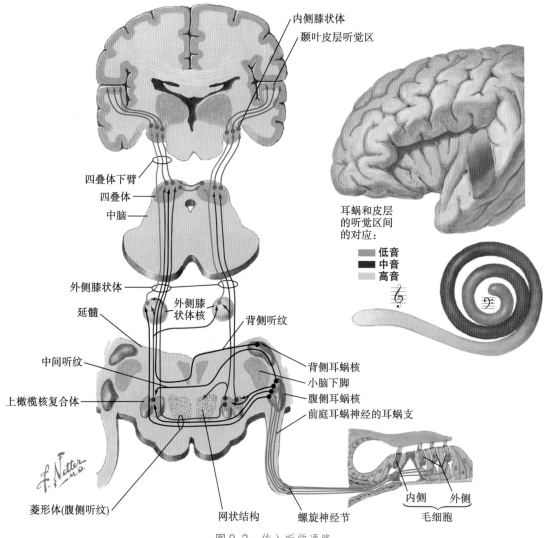

图 9.2　传入听觉通路

格检查将引导医生进行下一步的评估或诊断。

只有少数疾病，如耳硬化病和中耳脑膜炎涉及中耳和内耳。通常，耳鸣和眩晕是内耳症状，并表明涉及耳蜗、前庭迷路、听神经或这些结构的组合。然而，耳鸣与 SNHL 相关，现在已知是一个中枢事件，基于功能 MRI 检查，很像幻肢综合征。

与耳痛、耳漏、头痛和耳闷胀感相关的听力丧失很可能是炎症所致，可以通过体格检查确认。伴随耳鸣、眩晕或两者都有预示着炎症过程向内耳或内耳外延伸。在这种情况下，需要一个正式的听力图来确定感知的听力丧失是继发于中耳积液还是额外的感觉神经成分。后者是耳鼻喉科的急症。

耳毒性（氨基糖苷类、水杨酸类或环利尿剂）、偏头痛、梅尼埃病、前庭症状、耳鸣、耳闷胀感，或这些症状的组合可能伴随听力丧失。在老年性耳聋和噪声性听力丧失等情况下，前庭症状不太可能是临床表现的一部分。

伴随原发性耳科症状的神经或眼部临床表现与多发性硬化症或扩张性肿瘤病变等疾病同时发生，可导致合并面神经、三叉神经或眼科症状。

颞骨外伤导致迷路或听神经损伤，可引起听神经功能障碍。潜水和飞行可能出现气压伤，导致耳蜗膜破裂，随后发生 SNHL。职业性和娱乐性噪声暴露会损害耳蜗的外毛细胞，产生高频 SNHL。建立听力丧失的家族史是很重要的，因为这可能是 SNHL 的一个重要机制或易感因素。

体格检查

在检查外耳道时，很容易发现耵聍嵌塞或异物。耳镜检查可检查耳道、鼓膜和中耳。这对于识别导致传导性听力丧失的各种情况非常重要。它可以识别中耳、胆脂瘤或占位病变中的液体。气动耳镜检查用于评估鼓膜的活动性。

音叉测试评估听力丧失是传导性的还是感音神经性的（图9.3）。在头颈部检查中，还必须进行完整的脑神经检查，以评估其他潜在的脑神经异常。面神经无力可归因于病毒感染，如耳带状疱疹，或内耳道或桥小脑角扩张性肿瘤，如听神经瘤、脑膜瘤或面神经瘤。眶周和耳周听诊可发现客观搏动性耳鸣。SNHL 的模式有时有助于听力丧失病因的诊断。噪声引起的SNHL 的典型模式是在 3~6kHz 频率范围内下降，然后在更高的频率下升高。如果受影响的耳朵靠近噪声源，噪声引起的SNHL 也可能是单侧的。梅尼埃病和偏头痛通常表现为低频SNHL。听神经瘤通常引起单侧 SNHL。语音辨别能力明显比听力图上预期的差，可能是中枢听觉加工障碍。最后，一种被称为听神经病的情况表现为正常的听觉脑干反应测试和耳声发射的缺失。

诊断方法

除非病史和体格检查怀疑有特殊原因，否则标准的实验室血液检查不是听力损失的常规检查。

纯音和语音测试的基本听力图确定听力损失的类型和数量。单侧言语辨别能力下降或不对称，SNHL 或声反射异常提示耳蜗后病变，需要进一步检查。

当病史、症状和听力测试强烈提示有耳蜗后疾病时，脑的钆增强磁共振扫描（特别注意内耳道）是特别的指征。磁共振成像是诊断肿瘤导致听力丧失的"金标准"。对于表现为不对

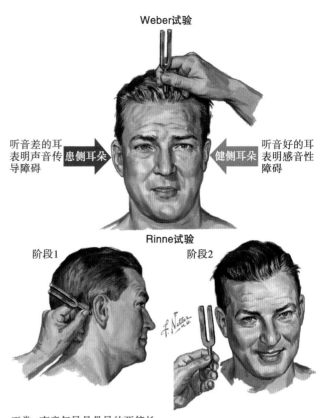

Weber试验

听音差的耳表明声音传导障碍　患侧耳朵　健侧耳朵　听音好的耳表明感音性障碍

Rinne试验
阶段1　阶段2

f. Netter.

正常：声音气导是骨导的两倍长
气导缺失：骨导延长或与气导相等
感音性或感觉性神经听力丧失(SNHL)：气导比骨导长，但两者有不同程度的缩短

图 9.3　听力测试：Weber 试验和 Rinne 试验

称 SNHL 的患者——特别是如果突发的——MRI 可以排除听神经瘤或其他桥小脑肿瘤。MRI 也可以检测急性和慢性血管疾病或梗死以及脱髓鞘病变。

当怀疑耳蜗后病变时，脑干听觉诱发反应（BAER）可能是一个有用的客观和定量检查。提示病变部位在脑桥-中脑交界处，从耳蜗到下丘。BAER 检查最初被认为对耳蜗后原因高度敏感；然而，与大多数检查一样，假阴性和假阳性结果是有可能的。为了筛查耳蜗后肿瘤，BAER 不如脑内钆增强 MRI 扫描敏感。BAER 使用连接在患者头上的电极和通过耳机发出的咔哒声。声音通过外周和中枢听觉通路诱发动作电位，脑电活动由计算机测量和平均。比较左右耳波形形态及潜伏期。耳间差异提示病理状况。BAER 有 5 个波峰，分别对应于听觉通路的特定解剖节点：①脑神经Ⅷ动作电位；②耳蜗核；③橄榄复合体；④外侧丘系；⑤下丘。峰值形态和潜伏期的改变有助于定位病理状况。

鉴别诊断

本节将简要讨论一些更常见的 SNHL 病因，例如特发性突发的 SNHL，通常定义为在 72 小时或更短的时间内，在至少 3 个连续频率上阈值下降超过 30dB。

梅尼埃病

梅尼埃病是一种特发性疾病，其特征是阵发性眩晕、波动性 SNHL、耳鸣和耳闷胀感。

这些症状通常持续数小时,一旦发作过后,症状就会消失。随着时间的推移,听力丧失可能会成为永久性的,通常是从低频音开始下降,然后才涉及中高频音。一种被称为"耳蜗梅尼埃病"的疾病通常有波动性听力丧失(可能耳鸣和饱胀),但没有眩晕。梅尼埃病常为排除性疾病,因此有必要进行全面评估,包括脑部 MRI 平扫和增强。

肿瘤

在任何突发性单侧 SNHL 的病例中,肿瘤性病变虽然罕见,但在诊断和放射学检查排除之前,应考虑作为鉴别诊断。前庭神经鞘瘤(也称为听神经瘤)是由脑神经Ⅷ的施万细胞引起的良性肿瘤,占所有颅内肿瘤的 6%(图 9.4)。这些发生在脑神经Ⅷ的前庭部分,通过压迫内耳道的骨性壁累及相邻的耳蜗分区。不太常见的是,神经瘤也可以直接从耳蜗神经产生。

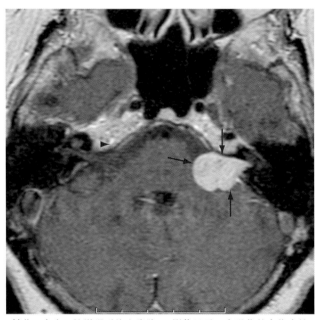

轴位T1加权、钆增强后饱和脂肪MR影像显示一个强化的占位病灶(箭),向左侧内耳道增宽以及伸展到桥小脑脚伴脑桥凹陷。右侧是正常的(箭头)

图 9.4　前庭神经鞘瘤

听力丧失是单侧的,是最常见的主诉症状,发生在某个时间点,约 95% 的患者有前庭神经鞘瘤。进行性 SNHL 通常是由于肿瘤生长时耳蜗神经受到拉伸或压迫所致。相反,当听力丧失是急剧发生时,被认为是继发于供应耳蜗的内部听觉动脉闭塞。听神经瘤引起的耳鸣是典型的高音、持续性和单侧的。相反,前庭神经鞘瘤的前庭症状主诉较少,因为随着这些病变的发展,中央前庭系统逐渐代偿,往往限制了任何重大或长期的前庭症状。较大的肿瘤偶尔会导致面神经或三叉神经受累,分别伴有面瘫或感觉异常症状。

在做 MRI 前,BAER 是诊断听神经瘤的首选检查,其敏感性为 93% ~ 98%。当肿瘤小于 1cm 时,敏感性明显降低(58%)。脑的钆增强磁共振扫描(特别注意内耳道)将在 BAER 正常的患者中可发现较小的肿瘤。

血管性病因

椎基底动脉卒中是另一个导致突发性单侧 SNHL 的原因,具有潜在的破坏性。区分听力丧失是由微血管疾病还是脑干梗死引起至关重要。小脑前下动脉向脑桥下外侧部、脑神经Ⅷ、三叉神经脊束和小脑下部供血。动脉闭塞引起的卒中可导致同侧脑桥梗死,产生多种症状:同侧听力丧失和前庭症状、共济失调步态、共轭注视麻痹、同侧面瘫以及对侧肢体疼痛和温度觉丧失(见第 54 章)。

计算机断层扫描(CT)通常是最初的影像学检查,排除小脑和脑干内的出血性梗死。然而,MRI 和 MR 血管造影术可以提供更好的 Willis 环大血管的影像。

单侧 SNHL 也可继发于内听动脉、小脑前下动脉或基底动脉的等耳蜗血供的终末支闭塞。这通常继发于内耳道听神经瘤压迫,但血栓性、血管炎或罕见的栓塞也可能是病因。

糖尿病和高血压引起的微血管疾病与突发性单侧 SNHL 有关,其机制被认为与其他糖尿病脑神经病变相似,包括血管神经受累和神经微血管梗死。

多发性硬化

大约 4% ~ 10% 的多发性硬化患者的临床表现中,有耳蜗后的 SNHL。然而,很少有 SNHL 是最初或唯一的表现。通常情况下,听力丧失是突发的,但在治疗后几周内就会消失。对怀疑多发性硬化症的患者可行脑脊液(CSF)检查;凝胶电泳中检查的 IgG 指数和寡克隆带增加提示多发性硬化。听力测试可以显示语音辨别力的纯音阈值正常或成比例的下降。平扫和钆增强的 MRI 是首选的放射学检查方法,可在 T2 加权像上显示 SNHL 患者下丘或耳蜗核内的脑室周围白质病变。

感染

各种病毒和细菌感染可导致突发性 SNHL。耳带状疱疹通常影响面神经的感觉部分,在耳廓周围和外耳道引起疱疹性皮疹,继发炎症反应和水肿。以前是儿童听力丧失的一个相对常见的原因是麻疹和腮腺炎,现在由于在经济上享有特权的国家广泛接种疫苗,已基本消除。

流感样疾病或非特异性病毒感染引起的突发性耳聋被认为是突发性 SNHL 的常见原因,尤其是在没有前庭症状并存的情况下。其作用机制尚不清楚,因此应被视为"排除性诊断"。耳梅毒被定义为不明原因 SNHL 的梅毒血清学阳性结果。听力丧失通常是该病的晚期表现,开始频率较高,可发展为双侧耳蜗和前庭功能障碍。确切的因果机制尚不清楚;然而,提出的理论包括微血管疾病、外淋巴液的直接螺旋体浸润和颞骨骨炎。梅毒是 SNHL 的一种可治疗的病因,梅毒的诊断试验包括血液荧光螺旋体抗体吸收试验。

莱姆病是另一种可能导致 SNHL 的潜在感染,有合理暴露风险的患者应进行适当的检测以排除这种可能性。突发性 SNHL 是一种耳科急症,因为耳鼻喉科专家越早发现和评估患者,就越早开始治疗,最好在发病后 2~4 周内。如果听力丧失是由于病毒/感染引起的,早期治疗可大大提高恢复听力的机会。

血液学疾病

白血病、镰状细胞性贫血、红细胞增多症和巨球蛋白症可导致突发性 SNHL,通常是由于内耳淤血、出血或微血栓所致。仔细的病史、全血细胞计数和凝血功能检查可以排除血液学原因。

老年性耳聋

这是最常见的原因,随着年龄的增长,出现缓慢进展、双侧、对称、高频 SNHL。老年性耳聋起源于一种病理状态,即 Corti 器官内毛细胞数量减少。在老年人中几乎具有普遍的发病率。多种因素决定其进展速度。其中 3 种最常见的是遗传易感性、神经毒素(尤其是药物)和长期暴露于噪声中的病史。

耳硬化症

耳硬化症是年轻人传导性听力丧失最常见的原因,常累及双耳。它是由于软骨内颞骨硬化的结果。最常见的位置是在卵圆窗前面的前窗裂孔处,导致镫骨足板固定,从而抑制声音振动向内耳的传递。与耳蜗硬化相关的罕见病例和 SNHL 已被描述。听力丧失通常是渐进的,但在妊娠期间可能会加速。有些患者可能有耳鸣和头晕。这种情况是遗传性的,但有多种表达,中年妇女的风险最大。听力图和鼓室图有助于作出诊断,可以通过助听器或镫骨切除手术来恢复听力。

治疗

当确定听力丧失的主要原因时,在某些情况下,例如突发性 SNHL 或梅毒,可以进行治疗,并且听力丧失可能是可逆的,这取决于在疾病过程中何时开始治疗。听神经的血管梗死病变没有治疗方法。然而,对于像老年性耳聋这样的常见疾病,在耳科医生和听力专家的帮助下,可以设计各种高科技的听力增强模式来满足患者的需求。

前庭神经

> **临床病例** 一位 65 岁的妇女来到急诊室,主诉是"头晕"。凌晨 3 点,她醒来时头上有一种奇怪的感觉,并伴有恶心。当她转向右侧向丈夫求助时,她感到一阵剧烈的旋转感,恶心加剧,随后呕吐。症状持续了一分钟左右。然而,在车里以及随后在急诊室里,任何仰卧位的头部运动都会诱发反复发作的症状。既往有糖尿病、高血压和以右侧无力为表现的久远的短暂性脑缺血发作(TIA)史。
>
> 血压为 180/90mmHg。检查发现患者脸色苍白、不舒服、不肯睁开眼睛、也不敢活动头部。神经系统检查正常,除了她不愿意离开检查台接受步态测试。脑磁共振成像结果正常。Dix-Hallpike 试验诱发后半规管良性阵发性位置性眩晕(BPPV)的典型眼球震颤。随后,耳石粒子复位(Epley)手法成功地缓解了她的症状。
>
> 这个病例描述了一个典型的急性 BPPV 患者。在大多数患者中,这种烦人的疾病可以通过简单的操作成功地治疗。然而,在做出诊断之前,必须考虑卒中的可能性,尤其是那些有脑血管危险因素或其他小脑病变的患者。

头晕是一种常见的非特异性症状。在 75 岁以上的患者中,这是一种更常见的就医主诉。头晕是所有年龄组中第三常见的症状。在美国,每年有 800 万人因头晕而就诊;16% 的人群有慢性眩晕的表现。

当患者主诉头晕时,首要的挑战之一是确定头晕的确切特征。以头昏眼花、失去平衡、眩晕、步态不稳和晕厥的症状都可以归为患者定义不清的"头晕"症状,尽管这些症状通常提示不同的病因。明确确切的病史细节-起病、持续时间、位置和其他加重因素以及相关症状学-对于确定可能的病因至关重要。

眩晕是对运动的错觉。患者形容这是一种类似旋转木马的感觉。询问物体是否真的在患者眼前移动,或者物体本身正在移动的感觉,有助于患者确定这种症状。典型的相关临床表现包括突然发作、恶心、呕吐和眩晕症状期间的眼球震颤。

典型的急性发病中,水平方向固定的眼球震颤提示周围性眩晕的病因(前庭迷路),眼球震颤的快速相向受累的耳侧。然而,有一些形式的眼球震颤是更典型的提示中枢性病因学。注视依赖性眼球震颤发生在同侧小脑病变的患者。垂直眼球震颤通常是由于小脑或被盖部病变引起的。向下注视垂直性眼球震颤最常见于枕骨大孔水平的病变,尤其是 Chiari 畸形。视动性眼球震颤是一种正常的现象,即眼球的反射性追踪性缓慢运动,接着是皮质驱动的纠正性快速运动或眼睛飞快扫视。顶叶病变的患者当条带向异常半球方向移动时,失去快速、扫视的视动反应元素。

解剖学

前庭蜗神经,脑神经Ⅷ,实际上由两条神经组成:前庭神经和耳蜗神经。前庭神经负责控制平衡和姿势的传出和传入纤维。耳蜗神经,也称为听神经,为听觉的传出和传入纤维。前庭系统提供特定的感觉输入,根据姿势控制影响运动功能(图 9.1 和图 9.5);后者依赖于相关的机制,包括与重力有关的位置和运动的感知,以及在安静站立时头部和身体相对于垂直轴的方向。其他前庭功能包括在不同的环境中整合选定的姿势和方向的感觉线索;这有助于在身体静止或移动时控制重心,并在身体运动期间稳定头部。因为前庭系统主要提供头部在身体上的感觉信息,中枢神经系统必须依赖其他感觉方式来确定身体的整体位置和运动。

视觉系统提供关于头部位置和相对于环境的运动、垂直轴的方向的多种信息模式,以及关于缓慢或静态倾斜的低频信息。关节位置和肌肉拉伸有助于身体感觉信息,关乎身体各节段之间以及支撑面之间的对齐。姿势控制涉及这种感觉信息的复杂组织的结合,一个基于先前经验和生物力学约束的"中心集"。正常情况下,为了保持身体在支撑基础上的正确对齐,个体通过前庭脊髓和皮质脊髓系统产生运动输出。

有许多中枢性和外周性疾病可导致眩晕的症状(图 9.6)。在患者的初步评估中,通过确定是否存在任何相关的神经功能缺损及其确切特征来区分中枢性神经系统病变和周围性病变是很重要的。

中枢神经系统(CNS)疾病

脑干功能障碍通常包括明显的辨距不良、复视、吞咽困难、构音障碍、口周麻木或肢体无力。有卒中危险因素的患者中,

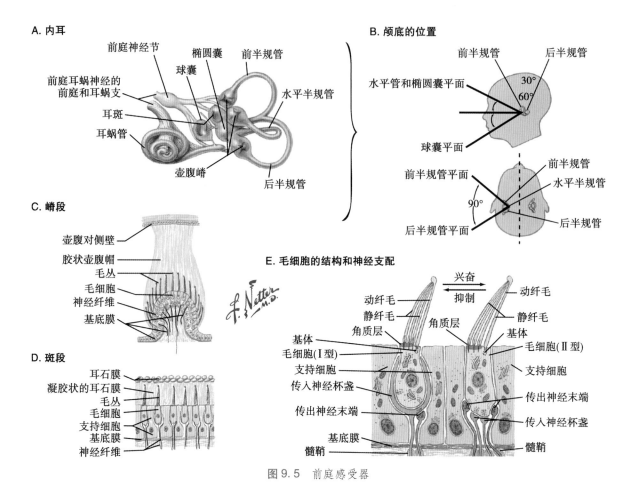

A. 内耳

前庭神经节
椭圆囊
前半规管
球囊
前庭耳蜗神经的前庭和耳蜗支
水平半规管
耳斑
耳蜗管
壶腹嵴
后半规管

B. 颅底的位置

前半规管
后半规管
水平管和椭圆囊平面
30°
60°
球囊平面
前半规管平面
前半规管
水平半规管
90°
后半规管平面
后半规管

C. 嵴段

壶腹对侧壁
胶状壶腹帽
毛丛
毛细胞
神经纤维
基底膜

D. 斑段

耳石膜
凝胶状的耳石膜
毛丛
毛细胞
支持细胞
基底膜
神经纤维

E. 毛细胞的结构和神经支配

兴奋
抑制
动纤毛
动纤毛
静纤毛
静纤毛
角质层
角质层
基体
基体
毛细胞(Ⅰ型)
毛细胞(Ⅱ型)
支持细胞
支持细胞
传入神经杯盏
传出神经末端
传出神经末端
传入神经杯盏
基底膜
髓鞘
髓鞘

图 9.5　前庭感受器

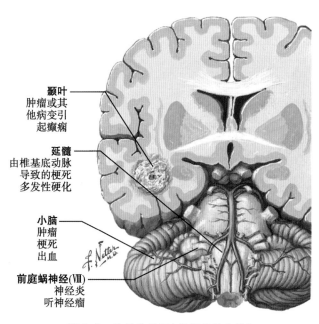

颞叶
肿瘤或其他病变引起癫痫

延髓
由椎基底动脉导致的梗死
多发性硬化

小脑
肿瘤
梗死
出血

前庭蜗神经(Ⅷ)
神经炎
听神经瘤

图 9.6　眩晕的原因(根据部位分类)

有25%的患者因单纯性眩晕、眼球震颤和姿势不稳而来急诊就诊，这些患者的小脑后下动脉（PICA）区域内有梗死。PICA脑梗死的急性体位不稳通常非常严重，不可能独立行走。除了行走困难外，PICA梗死可能没有小脑或中枢系统的其他表现。这一诊断尤其重要，因为小脑半球内的急性梗死后水肿肿胀或出血可能导致脑干受压和死亡（见第54章）。

同样，脑干脱髓鞘病变的多发性硬化患者可能出现急性眩晕和步态功能障碍。

相比之下，外周性前庭障碍患者可正常行走，尽管他们可能有失去平衡的感觉，害怕移动，如病例中所示。如果小心地保持直立姿势，这些人中的大多数都能很好地行走，不会出现小脑共济失调或肢体共济失调。

因此，对于不能独立行走的眩晕患者，尤其是有血管危险因素的患者，脑影像检查是排除小脑梗死或多发性硬化症的必要手段。

周围神经系统疾病

两个前庭末端器官的匹配张力输入被集中处理以调节头部稳定性。前庭输入的单侧减少或差异被解读为转向。急性周围性前庭功能障碍通过中断一侧迷路的正常张力性放电而引起眩晕。在完整的前庭系统中，直立的头部旋转导致一侧水平半规管放电频率降低，另一侧频率增加。急性单侧前庭功能丧失时，降低的放电频率模拟了正常的转向反应，在远离患耳的地方产生快速眼球震颤。眼球震颤通常在注视患侧时更明显，而在注视远离患侧时减少（Alexander定律）。通过前庭-脊髓、前庭-眼和前庭-小脑通路的影响，可能出现转向或向病变侧倾斜。

周围性前庭疾病的病因分类

周围前庭疾病的病因分类最初是基于症状、持续时间、发作性质和其他相关的听觉功能障碍。

如上所述，梅尼埃病的特征是复发性眩晕、波动性SNHL、耳鸣和耳闷胀感。这种疾病的发病率在500/100万~1 000/100万，无性别差别。患者通常在40岁时出现，通常为单侧症状，尽管有些患者在几年内会出现双侧症状。眩晕通常持续数小时，在此期间，患者失去正常生活（或工作）能力，眩晕症状持续且无位置性。患者可能每月多次发作，也可能每几年才发作一次。在疾病的早期阶段，症状往往是孤立出现的，听力障碍在最初并不总是明显的，这使得诊断困难。随着病情的发展，出现明显的低频SNHL，症状持续时间延长，复发率增高。一些患者由于外周前庭系统的永久性损害而产生慢性失衡感。

梅尼埃病的潜在病理生理学可能与内淋巴分泌过多或吸收减少有关。自身免疫病因已经提出，但确切的机制仍不清楚。甘油脱水试验和测听等诊断试验对梅尼埃病有很高的敏感性，尤其是在发病期间。其他测试，如电子耳蜗造影是有用的疾病诊断。排除共病的血清学检查，包括甲状腺功能试验、抗核抗体、类风湿因子、补体抗体、血清免疫球蛋白水平、抗心磷脂抗体、C反应蛋白、梅毒和莱姆病螺旋体抗体，在一些患者中可能指示增高。对症治疗包括止吐药、苯二氮䓬类和类固醇（口服、鼓室内注射或两者兼用）。对发作性发作的预防性治疗可能包括利尿剂、低盐饮食、避免饮酒、咖啡因、尼古丁和压力。

鼓室内滴注地塞米松等药物可能有助于控制眩晕数月或数年，并可能有助于任何相关的急性SNHL的恢复。在顽固性眩晕和患耳朵听力差的病例中，使用强烈的前庭毒素如庆大霉素和链霉素，进行鼓室内应用是最后的手段，以消除前庭功能。内淋巴囊减压术和分流术以及外科迷路切除术和前庭神经切除术也被用于难治性眩晕的病例。

前庭神经炎的特点是长期眩晕伴或不伴听力丧失。与梅尼埃病不同，这种眩晕通常持续数天，然后逐渐恢复，患者会经历持续数周到数月的不平衡感。它不是发作性的，通常被认为是由病毒感染引起的。

最初排除椎基底动脉TIA是很重要的，特别是在那些有血管危险因素的患者或有相关近期颈部损伤和可能的椎动脉夹层的年轻人中。然而，眩晕很少是短暂性脑缺血发作的唯一表现，强调仔细询问病史的重要性，因为患者可能会忽略看似不太重要的症状，从而导致中枢性疾病的诊断，并可能只集中在眩晕上。

眩晕的类型和疾病

良性阵发性位置性眩晕（BPPV）是老年人眩晕最常见的原因，尽管这种情况可能发生在所有年龄段。典型的临床表现是反复发作的位置性眩晕，伴有短暂的旋转感或左右运动的错觉。头晕是短暂的，持续几秒到几分钟，经常伴有恶心，有时还会呕吐。症状发生在位置突然改变时，如在床上转身或颈部伸展时，如抬头或坐在牙医或理发椅上时。患者通常会变得焦虑，并防范快速移动。发作持续时间逐渐缩短，症状在72小时内改善，但有时会持续数天甚至数月。BPPV是由耳石碎片误入半规管（通常是后半规管）引起的，使得它们对重力敏感，固体物质在充液系统中充当柱塞或砝码。当水平或前半规管受累或出现双侧前庭紊乱时，症状变得不那么明确。虽然许多病例可以在急诊室或门诊诊断，BPPV患者往往被转介到神经病学或耳鼻喉科专家。当表现不典型时，要做脑部磁共振和眼震电图等检查以排除其他病变。反复发作的症状应进行血管评估，以排除可能的椎动脉病变。虽然不常见，但眩晕作为椎基底动脉疾病的唯一表现已有报道，尤其是小脑后下动脉缺血，当有血管危险因素患者存在不典型临床表现时，应注意排除。然而，明显的位置诱导的孤立性短暂性眩晕仍然是外周前庭疾病的特征，而不是脑缺血的表现。

BPPV的诊断在很大程度上依赖于临床病史和床边检查。Dix-Hallpike动作在正确执行和解释时是诊断性的。研究表明，Dix-Hallpike手法的敏感性和特异性约为75%，但在使用视频护目镜时更高。根据我们的经验，在担心刺激性操作的焦虑患者中正确执行操作的能力是准确评估的主要限制因素。头部冲击试验是另一种有助于区分周围性眩晕和中枢性眩晕的方法（图9.7）。这是一种对周围性眩晕患者具有较高特异性的床边检查，可评估水平半规管的功能。患者就坐并被要求注视目标（例如，检查者的鼻子）。检查者将患者的头侧向转动大约15-30度。正常的反应是患者的眼睛盯着目标。如果眼睛随着头转向而移动，也就是说，他们被拖出目标，然后进行纠正性的扫视回到目标，这表明与头转向同侧的前庭耳蜗反射受损。在小脑病变引起眩晕的患者中，头部脉冲试验通常是正常的。

BPPV的危险因素包括近期的头部外伤（可能相对较轻）；

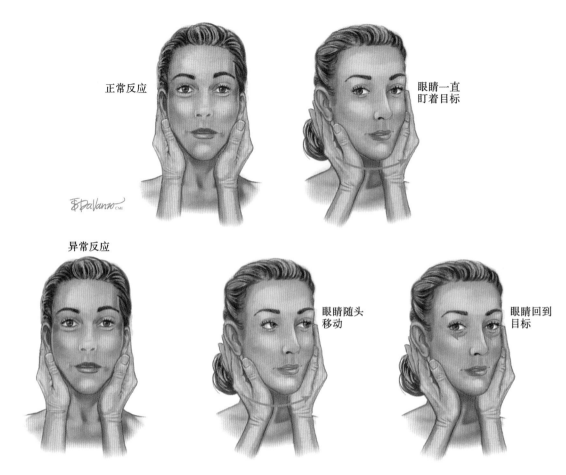

正常反应

眼睛一直
盯着目标

异常反应

眼睛随头
移动

眼睛回到
目标

图 9.7   头部冲击试验

耳科手术或疾病；习惯性的不寻常的姿势，如管道工、技工和瑜伽爱好者每天都会出现的姿势；或高龄。耳石复位操作或 Canalith 耳石复位手法是 BPPV 的主要治疗方法（图 9.8）。另一个被称为"自由式"的动作是由 Alain Semont 博士开发的，它依赖于快速摆动患者，使患者从最初躺在受累一侧，通过 180°，转向相反的、未受累的一侧。不幸的是，任何耳石复位操作都可能受到患者身体参与能力的限制（肌肉骨骼和矫形的限制，尤其是头部和颈部），或者当诱导症状无法忍受时。在 5% 的患者中，部分由于后半规管向水平半规管的转移，复位操作可能会加重症状。由于大多数检查依赖于主观报告，关于 Canalith 复位术的有效性的结果研究提供了一系列的成功报告，而主观报告本质上是不可靠的，因为患者很快就会自发地发展出适应性行为。然而，总的来说，有证据支持耳石复位操作，一些研究表明 90% 的患者在一次治疗后症状得到缓解。自我管理的操作结合指导治疗往往有助于帮助加快其余患者的病情改善。成功的复位手术治疗不会影响复发率，在 20 个月的时间里，复发率平均在 20% 左右。持续性眩晕或频繁复发的 BPPV 是不常见的，但在这种情况下用植骨和纤维蛋白胶手术闭塞后半规管是一种有效的治疗方法。药物可以通过控制恶心和抑制前庭反应来提供暂时的缓解。美利嗪和苯二氮草是最常见的处方药，但可以镇静，应该只使用几天。总的来说，对于 BPPV，采用耳石复位的确定性治疗优于采用中央前庭抑制剂的症状控制。

慢性前庭病变不太可能引起眩晕，因为其持续时间允许中枢神经系统代偿。影响脑神经Ⅷ的听神经瘤和其他生长缓慢的肿瘤可引起单侧耳鸣、听力丧失和眼震电图上的异常低活性热反应。然而，这些肿瘤很少出现眩晕。这些情况通常与不平衡主诉有关。

双侧前庭病变通常不会引起眩晕或转动感。然而，双侧前庭毁坏确实会影响前庭眼反射，从而在头部运动时稳定视觉感知。这些病例的主要症状是不平衡感，尤其是当视觉线索改变时（表面不均匀、光线暗淡、头部快速移动）和振动幻视（见下文）。前庭毒性药物，如氨基糖苷类、酒精和重金属，可导致短暂或永久性前庭损伤，但双侧前庭功能减退也可发生在其他健康成人（特发性）或遗传易感性所致。

振动幻视，在头部运动过程中，视力不能稳定或出现幻觉，会导致走路时的视觉波动和丧失动态视力。因为有些患者称之为"头晕"，所以需要一个详细的病史来帮助区分它和真正的眩晕。除双侧外周前庭病变外，振动幻视的病变可累及脑干和小脑，尤其是枕骨大孔周围的占位肿块。典型见于 Arnold-Chiari 综合征患者，这是一种常与脊髓空洞症和延髓空洞症相关的发育性疾病，在多发性硬化症患者中很少观察到。这种现象通常是双眼的，而单眼症状反而增加了眼肌肌纤维颤搐的可能性。

管裂综合征，由 Lloyd B. Minor 于 1998 年首先描述，是由于前半规管上方的颞骨部分变薄或发育缺失导致的，除了通过椭圆窗的正常传导外，还有一个额外的直接导管将脉冲导入内耳。耳道裂开在受累的耳朵中表现出多种症状，包括耳阻塞

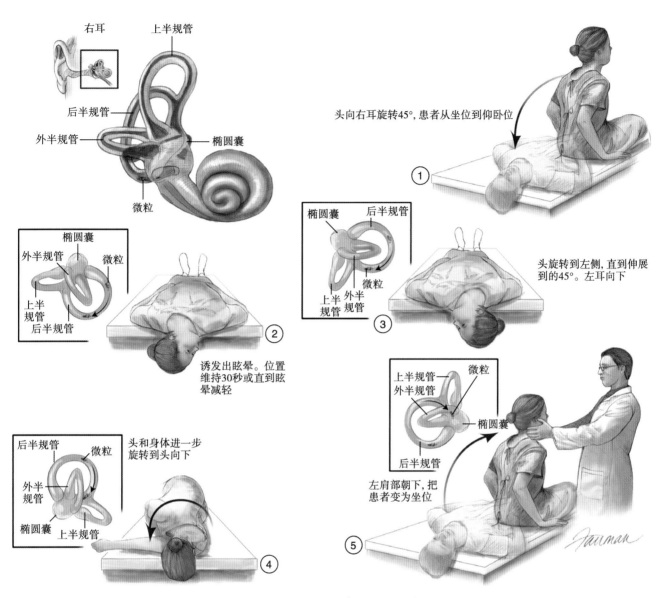

图 9.8　Canalith 耳石复位(Epley)手法

感,通过 Valsalva 动作缓解,听觉过敏,声音失真,传导性听力损失和慢性失衡。突然眩晕,不平衡,眼球震颤,振动幻视和外部声音引起的恶心,甚至一个人自己的声音或脉动发生在某些病例中,并被称为 Tullio 现象。这些症状也可能是由患耳的悲剧压力引起的。然而,临床诊断可能是困难的,因为症状往往是非特异性的或孤立发生的。有报道一些看似奇怪的主诉,如听到比平常更响亮的胃噪声,并意识到眼球在眼眶内移动。搏动性耳鸣也很常见,常常会怀疑血管原因。

联合检查有助于确定管裂开的诊断,并将其与梅尼埃病或淋巴管周围瘘等疾病区分开来。在前半规管裂开的情况下,高分辨率 CT 扫描显示患耳前庭诱发肌源性阈值异常降低,其诊断敏感性和特异性超过 90%。低频传导性听力与正常鼓室和完整的声反射提供进一步的支持。多种手术方法修复或堵塞前半规管是消除临床症状的有效方法。

诊断方法

在评估头晕或眩晕史。最重要的是有一个完整的神经系统检查。当一种感觉前庭机制缺失时,剩余的感觉输入被用来引起纠正性姿势反应。叠加的神经系统疾病,包括卒中、帕金森病、小脑病变或周围神经病变,可能会影响神经系统的代偿潜力,症状会显著放大。

视频眼震电图(VNG):该检查旨在评估前庭输入对眼部系统的影响。耳石和前庭神经的紊乱都会导致 VNG 异常。VNG 的基本要素包括双耳冷热试验、平滑追踪、视动、眼跳和位置试验。前庭神经异常表现为前庭眼反射经内侧纵束传导延迟。此外,一些测试人员可能会使用旋转椅测试。旋转椅试验可引起耳石功能障碍患者以及前庭神经功能障碍患者的异常反应。其他检查包括 VHIT 和眼颈部 VEMP。检查受药物和患者合作的影响,取决于与标准表或正常侧的比较。结果的解释应与临床表现和把潜在的混杂因素考虑在内。

动态姿势图是一种复杂的检查方式,它定义了患者能够在多大程度上使用视觉、体感和前庭输入进行姿势控制。患者站在移动的平台上,面对模拟视野。对各种位移的姿势反应可以被评估和量化。这项检查有助于诊断,有时也用于设计康复策略。

感觉相互作用和平衡的临床试验(泡沫姿势图)使用两种视觉(眼睛睁开或闭上)和两种支撑面(软的不稳定、硬的稳定)条件的组合来临床上测量患者姿势稳定性的感觉相互作用。Romberg(不动的)和强化的 Romberg(串联站姿)试验用睁眼和闭眼检查,以及睁眼和闭眼的单侧站立试验,对于继发于前庭病理状况的姿势障碍没有特异性。然而,前庭损伤患者在这些检查中可能表现出明显的摇摆或跌倒。

动态检查,例如闭着眼睛在地板上行走,测量最多 10 步的串联行走。急性或慢性前庭功能障碍患者可能无法通过基于年龄相关标准的检查。

几个性能测试可用于建立一个基线功能分析,并测量静态和动态姿势控制受损个体的结果。这些测试包括行走计时测试、动态步态指数、福田踏步测试和伯格平衡量表。

行走计时测试是测量从标准椅子上起来,走 3m,再回到椅子上,然后坐下所需的时间。神经完整的老年人的标准时间是 10~12 秒。研究结果可能是社区老年人跌倒的预测指标。跌倒风险最小的老人最多 14 秒,社区内依靠协助行走的老人不到 30 秒。前庭功能障碍患者没有设定阈值。

动态步态指数检测在行走过程中对 8 种不同任务做出反应时改变步态的能力。每项任务的得分为 0 到 −3 分。有跌倒史但无神经系统疾病的老年人得分为 11±4 分。

贝格平衡量表使用了 14 个测试特定项目,评分为 0~4 分,用于测量功能相关任务期间的姿势控制。这些都需要预期能力,只能在坐着和站着的时候进行。测试分数是一个很好的预测老年人跌倒的风险。得分低于 45 分与跌倒风险增加相关;得分低于 36 分与 100% 的跌倒风险相关。

一般治疗注意事项

康复

许多前庭康复计划提供了一系列的治疗方式,旨在对不同程度的残余前庭功能缺损的患者促进急性恢复和正在进行的补偿计划。有些对急性或慢性前庭病变有用,同样适用于眩晕、头晕和一般的不平衡。

药物治疗

最近的研究表明,大剂量类固醇治疗(口服、鼓室内或两者兼有)可显著改善周围性前庭神经炎的恢复。抗病毒治疗通常不适用。前庭抑制药物如美利嗪、东莨菪碱和苯二氮䓬类药物可用于缓解任何前庭疾病引起的眩晕和头晕的急性症状。然而,长期使用会干扰中枢前庭代偿机制,最好避免长期使用。

非药物治疗

前庭代偿是由于小脑和脑干对前庭病理学引起的感觉冲突作出反应而产生的激活神经元变化。尽管患者自发地"恢复",但仍会出现不平衡、运动诱发眩晕,或两者兼有,因为前庭系统在一定程度上受到小脑的抑制,无法对正常头部运动产生的迷路输入作出适当反应。

因为运动会引起不平衡感和眩晕,前庭障碍患者可能会限制他们的活动水平和躯干和头部的运动来避免这些症状。这提供了更大的短期代偿稳定性,但干扰了长期的恢复,如果患者没有挑战增加运动,以促进前庭代偿。对患者进行前庭功能教育,即使早期康复运动会引发症状,应鼓励和保证他们安全地增加活动水平。

最初可以建议使用辅助设备,如手杖或助行器。手杖通过上肢的感觉输入或指尖的轻触可以减少前庭功能不正常患者的姿势摆动。

运动组织练习有助于改善站立、行走和功能性活动,如以不同速度移动、改变方向和绕障碍物机动。

4~12 周的每周治疗访问有助于监测指定的家庭锻炼计划的有效性。治疗成功与否取决于原发性潜在神经功能障碍的性质。周围性前庭障碍,如 BPPV 和稳定前庭功能减退是最适合治疗。相比之下,原发性中枢神经系统疾病患者预后较差,但治疗后症状仍有所减轻。

影响治疗效果的其他因素包括最初的残疾程度和最近的发病时间。合并症(如潜在的肌肉骨骼功能障碍和其他神经损伤)及患者依从性也会影响预后。老年患者往往需要更长的治疗时间,以达到最大的效益。

(宋红松、李小刚 译)

推荐阅读

Auditory

Calabresi P. Multiple sclerosis and demyelinating conditions of the central nervous system. In: Goldman L, Schafer AI, editors. Cecil textbook of medicine. 25th ed. Philadelphia, PA: Elsevier Saunders; 2016. pp. 2471–9.

Horikawa C, Kodama S, Tanaka S, et al. Diabetes and risk of hearing impairment in adults: a meta-analysis. J Clin Endocrinol Metab 2013;98:51–8.

Metselaar M, Demirtas G, van Immerzeel T, et al. Evaluation of magnetic resonance imaging diagnostic approaches for vestibular schwannoma based on hearing threshold differences between ears: added value of auditory brainstem responses. Otol Neurotol 2015;36:1610–15.

Sheth SA, Kwon CS, Barker FG 2nd. The art of management decision making: from intuition to evidence-based medicine. Otolaryngol Clin North Am 2012;45:333–51.

Sismanis A. Pulsatile tinnitus: contemporary assessment and management. Curr Opin Otolaryngol Head Neck Surg 2011;19:348–57.

Vestibular

Chien WW, Carey JP, Minor LB. Canal dehiscence. Curr Opin Neurol 2011;24:25–31.

Furman J, Cass S. Benign paroxysmal positional vertigo. N Engl J Med 1999;341:1590–6.

Furman J, Whitney S. Central causes of dizziness. Phys Ther 2000;80:179–87.

Hall CD, Herdman SJ, Whitney SL, et al. Vestibular rehabilitation for peripheral vestibular hypofunction: an evidence-based clinical practice guideline: from the American Physical Therapy Association Neurology Section. J Neurol Phys Ther 2016;40:124–55.

Harris JP, Nguyen QT. Meniere's disease. Otolaryngol Clin North Am 2010.

Lauritsen CG, Marmura MJ. Current treatment options: vestibular migraine. Curr Treat Options Neurol 2017;19:38.

Nguyen-Huynh AT. Evidence-based practice: management of vertigo. Otolaryngol Clin North Am 2012;45:925–40.

Strupp M, Zingler VC, Arbusow V, et al. Methylprednisolone, valacyclovir, or the combination for vestibular neuritis. N Engl J Med 2004;351:354–61.

Venhovens J, Meulstee J, Verhagen WI. Acute vestibular syndrome: a critical review and diagnostic algorithm concerning the clinical differentiation of peripheral versus central aetiologies in the emergency department. J Neurol 2016;263:2151–7.

脑神经Ⅸ和Ⅹ：舌咽神经和迷走神经

Timothy D. Anderson

脑神经Ⅸ：舌咽神经与吞咽

舌咽神经是一种混合神经,包含感觉和运动纤维以及副交感神经、特殊感觉和内脏感觉纤维。运动成分是到茎突咽肌以及咽上缩肌的纤维,感觉纤维支配上咽和后1/3舌部的感觉以及舌部后1/3的味觉(苦和酸味)。内脏感觉传入来自颈动脉体和颈动脉窦。舌咽神经功能障碍可引起味觉障碍,但舌咽神经损伤的主要障碍是吞咽障碍。

吞咽功能障碍(吞咽困难)是一个严重的和令人沮丧的问题,伴发潜在的营养不足、误吸,并有可能出现危及生命的吸入性肺炎。正常的吞咽机制非常复杂,需要多条脑神经在一个非常精确和有序的过程中进行感觉反馈和运动控制。吞咽困难是多种中枢和外周神经系统疾病的结果,有时是神经肌肉疾病的第一个也是最显著的症状。

吞咽生理学

吞咽是一个复杂的过程,包括口腔、咽、喉和食管内解剖结构的运动控制和感觉反馈(图10.1)。三叉神经(脑神经Ⅴ)、面神经(脑神经Ⅶ)、舌咽神经(脑神经Ⅸ;图10.2)、迷走神经(脑神经Ⅹ;图10.3)和舌下神经(脑神经Ⅻ)参与吞咽。"正常吞咽"包括两个主要组成部分,食丸转运和气道保护。吞咽过程通常分为4个阶段:口腔准备阶段、口腔吞咽阶段、咽部阶段和食管阶段(图10.4)。吞咽的咽部阶段是最复杂的,这个阶段的障碍最容易引起误吸。

1. 口腔准备阶段包括自主性运动功能,在此期间,食物或液体被带进口腔咀嚼,并与唾液混合,形成一个黏性食丸(见图10.4)。这个阶段需要唇和颊部肌肉组织的张力(脑神经Ⅶ),而旋转下颌运动产生咀嚼(脑神经Ⅴ3)。舌肌活动是第一阶段最重要的神经肌肉功能。

2. 当舌肌(脑神经Ⅻ)顺序地向后挤压食丸到硬腭并开始推进到口咽时,口腔吞咽阶段开始启动(见图10.4)。软腭(脑神经Ⅸ)在口腔准备阶段对容纳食丸在口腔内至关重要,现在向后移动,使食丸通过腭弓,同时阻止食丸进入鼻腔。当食丸通过扁桃体前柱时,吞咽反射被触发,从而启动吞咽阶段。

3. 吞咽阶段开始时,食丸进入喉咙,触发吞咽反射,同时发生若干咽部生理作用,使食物进入食管(见图10.4)。喉内肌关闭喉,形成一个将呼吸道和消化道分开的密封盖。舌肌是推动食丸通过咽部的主要力量。与脑神经Ⅹ协同作用产生咽部蠕动,因为它支配咽收缩肌。食物团在闭合的气道周围移动并进入梨状窦,然后通过开放的食管上括约肌挤压进入食管。食

丸的运动由喉的向前和向上运动辅助,使食管入口变宽。一旦食丸进入食管,喉头就会回到原来的位置,声带张开,呼吸恢复。脑神经Ⅸ支配咽塞的感觉部分,但只支配一块肌肉,即茎突咽肌。呕吐反射是舌咽功能最好的直接测试,尽管它要求脑神经Ⅸ和Ⅹ都有功能。当吞咽功能减退且发生误吸时,需要发生反射性咳嗽作为对异物的呼吸防御。咳嗽反射是由喉、气管和大支气管的传入脑神经Ⅸ和脑神经Ⅹ感觉纤维刺激引起的(见图10.2和图10.3)。

4. 食管期开始于食丸通过食管上括约肌(也称环咽肌)(见图10.4)。脑神经Ⅹ介导环咽肌的活动,环咽肌放松,使食物从下咽进入食管。一旦食丸进入食管,食管肌肉的连续收缩将食丸向下推至食管下括约肌(LES)并进入胃。

临床表现

吞咽困难有多种临床表现;虽然有些主诉比其他主诉更令人担忧,但仅仅根据症状往往很难确定患者吞咽困难的严重程度。不太令人担忧的症状是有东西卡在喉咙(球状物)或难以吞咽自己的唾液的感觉,最令人担忧的表现是反复吸入性肺炎。在吞咽评估中,两个术语通常用于识别增加吸入性肺炎风险的事件:穿透和吸入。穿透被定义为食料进入喉内口,在那里更容易被吸入。吸入是一种不适当的物质进入声带下方。如果吸入物没有迅速彻底清除,可能会发生吸入性肺炎。

吞咽痛,或吞咽疼痛,最常见的原因是感染或肿瘤。通常保留吞咽的机制,吸入很少。如果症状是急性发病,更可能为细菌和病毒病原体感染,应及时评估,因为病情严重的情况下,可能出现会厌或颈部脓肿。真菌感染更易出现慢性发病和无痛性的临床表现,糖尿病患者、使用吸入类固醇的患者或免疫功能低下的患者更可能出现这种情况。舌根癌、声门上癌或下咽癌通常表现为进行性吞咽痛,晚期可引起吞咽功能障碍和营养不良。食管癌在早期是无症状的,但在晚期会引起食物卡在喉咙或胸部的症状。

吞咽困难是被吞咽食丸的黏稠度有效的分开。吞咽困难对唾液的影响最小,而不是其他黏稠度。这种症状常伴有异物感。这似乎是由于下咽轻微的感觉改变或由于喉部轻度水肿引起的,最常归因于喉咽反流。部分患者存在吞咽焦虑,导致口腔厌恶行为;他们可能会拒绝吃特定的食物或黏稠度。对固体的吞咽困难通常局限于吞咽系统中狭窄的特定区域。在这种情况下,吞咽困难开始于最大和最坚实的食丸,如大丸或肉,然后发展到较小和固体较少的食丸。有些患者可以指出食物被卡住的特定部位。患者也可能由于咽肌无力而出现对固体

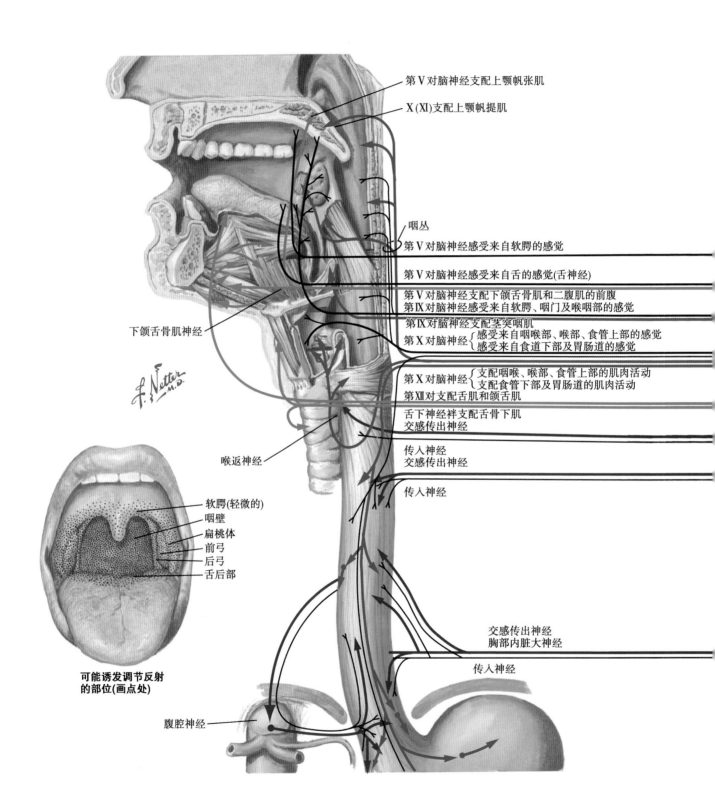

第Ⅴ对脑神经支配上颚帆张肌

Ⅹ(Ⅺ)支配上颚帆提肌

咽丛

第Ⅴ对脑神经感受来自软腭的感觉

第Ⅴ对脑神经感受来自舌的感觉(舌神经)

第Ⅴ对脑神经支配下颌舌骨肌和二腹肌的前腹
第Ⅸ对脑神经感受来自软腭、咽门及喉咽部的感觉

下颌舌骨肌神经

第Ⅸ对脑神经支配茎突咽肌

第Ⅹ对脑神经 { 感受来自咽喉部、喉部、食管上部的感觉
              感受来自食道下部及胃肠道的感觉

第Ⅹ对脑神经 { 支配咽喉、喉部、食管上部的肌肉活动
              支配食管下部及胃肠道的肌肉活动

第Ⅻ对支配舌肌和颌舌肌

舌下神经袢支配舌骨下肌
交感传出神经

喉返神经

传入神经
交感传出神经

传入神经

软腭(轻微的)
咽壁
扁桃体
前弓
后弓
舌后部

交感传出神经
胸部内脏大神经

传入神经

可能诱发调节反射
的部位(画点处)

腹腔神经

图 10.1　吞咽的神经调节

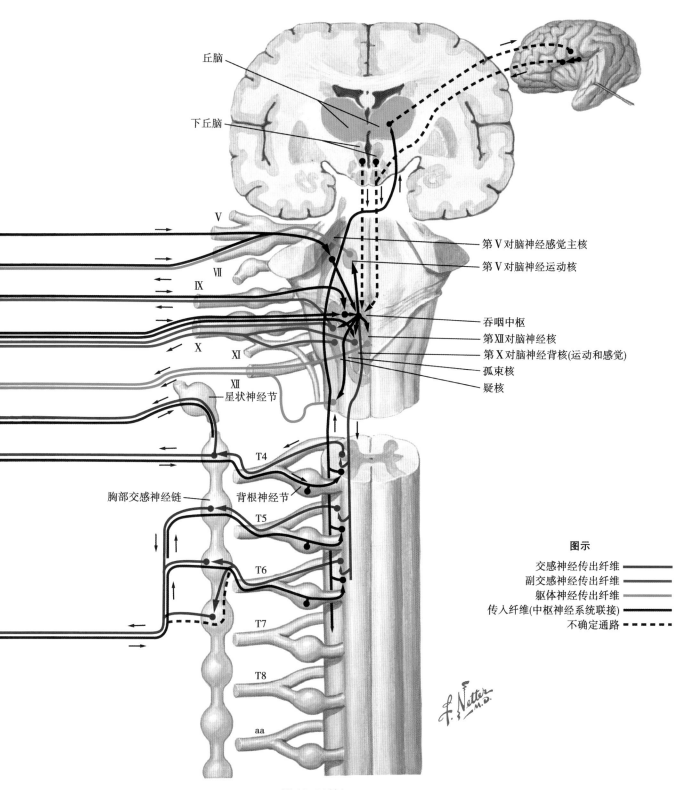

丘脑

下丘脑

V

Ⅶ

Ⅸ

Ⅹ

Ⅺ

Ⅻ
星状神经节

胸部交感神经链

背根神经节

T4

T5

T6

T7

T8

aa

第Ⅴ对脑神经感觉主核

第Ⅴ对脑神经运动核

吞咽中枢
第Ⅻ对脑神经核
第Ⅹ对脑神经背核(运动和感觉)
孤束核
疑核

图示

交感神经传出纤维
副交感神经传出纤维
躯体神经传出纤维
传入纤维(中枢神经系统联接)
不确定通路

图 10.1(续)

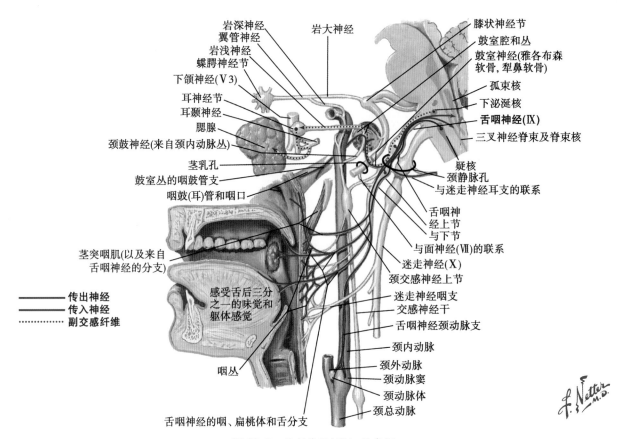

图 10.2　舌咽神经(Ⅸ):示意图

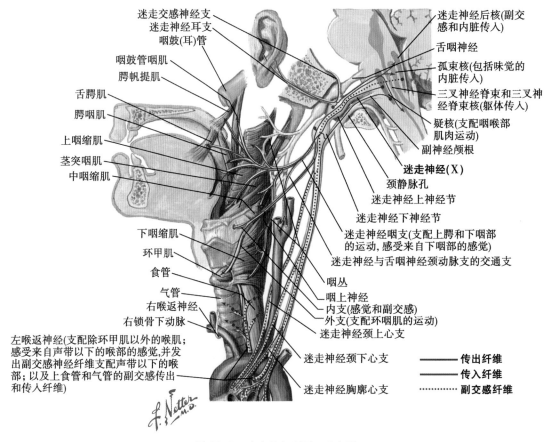

图 10.3　迷走神经(X):示意图

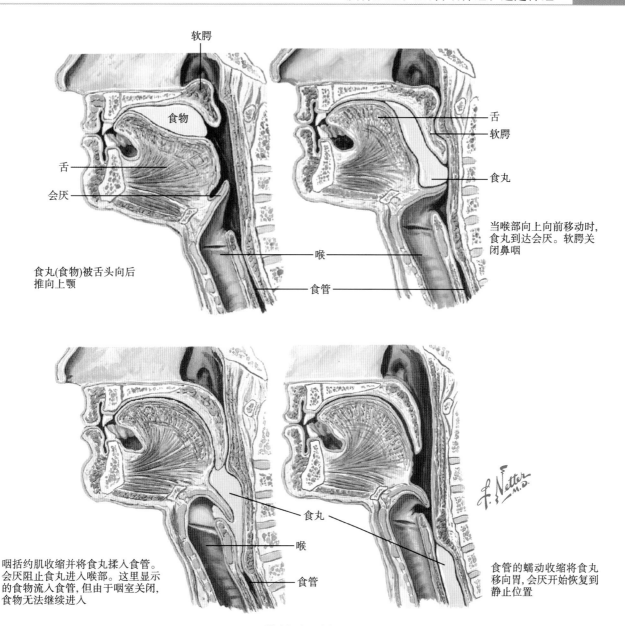

图 10.4 吞咽

食丸吞咽困难。在这些情况下，所有的固体将同样困难，经常呛咳或食丸反流。言语经常受到影响，由于喉部分泌物的积聚，可能会感到潮湿和咕噜咕噜的声音。口干或喉咙干燥的患者可能难以吃面包和饼干，因为面包和饼干水分不足，而且仍然非常黏稠。

对液体的吞咽困难是神经源性吞咽困难的最佳指标。液体不会形成黏性团块，吞咽的任何阶段都可能发生吞咽困难。如果缺乏口腔控制和感觉，液体会在开始吞咽之前漏入咽部。有时当它们到达喉部时会触发吞咽（吞咽的二次触发），患者将保护呼吸道并成功控制吞咽。更重要的是，在引发咳嗽之前，液体会进入喉内（渗透），甚至进入气管或更远的地方。其他患者可以毫不费力地将液体保持在口腔中，但一旦开始吞咽，就会出现问题。如果由于声带麻痹或结构异常导致喉部不能完全闭合，则括约肌作用受损，吞咽时液体可能渗入声带下方。在这些情况下，咳嗽通常也会减弱，并且很难清除任何吸入物。最后，有些患者吞咽协调性异常。最常见的协调问题之一是早

期关闭上食管括约肌，导致一部分团块被困在下咽。然后，喉部打开，残余物质可能发生二次吸入。

沉默性误吸是吞咽功能障碍的联合体，导致误吸和感觉丧失，导致缺乏反射动作来清除吸入的物质。对于有吸入事件但感觉正常的患者，反射性咳嗽可有效地清除气道，防止吸入物到达肺部。这些患者有较高的吸入性肺炎的风险，但可以间隔几年之间发作。感觉异常但吞咽正常的患者不能感觉到吸入，但很少或从来没有吸入事件，通常会触发咳嗽反射。许多患者只有罕见的吸入性肺炎。无症状误吸的患者是肺炎的高危人群，并且最不可能调整吞咽方式以增加安全性。由于吸入性肺炎的频率和严重程度，这些患者中的许多人都不经口喂食。

诊断方法

隐匿性吞咽问题在住院患者中很常见，不识别吞咽困难的存在会增加吸入性肺炎、住院时间延长和死亡的风险。快速通用性吞咽困难筛查技术已经开发出来，并越来越多地在医院实

施。对于吞咽困难筛查失败的患者,吞咽功能的正式评估有助于确认吞咽困难的严重程度,并确定治疗策略,以尽量减少误吸的风险。

吞咽困难筛查从简单评估患者的精神状态和听从命令的能力开始。住院患者如果不以人、地点和时间为导向,或者不能遵循简单的命令("伸出舌头"),则应保持禁食,除非由语言病理学家评估和批准口服。其他患者可以通过 3 盎司(约 88.71ml)的吞咽试验进行筛查:要求患者连续喝 3 盎司的水,直到喝完为止。如果他们在吞咽之间停止、咳嗽或哽咽,或者喝水后声音潮湿,咕噜咕噜,测试被认为是失败的。在一项针对 3 000 名患者的大型研究中,3 盎司的吞咽试验被发现敏感度高,但假阳性率为 51%。一些机构制订了不同的筛查方案,具有更好的特异性;3 盎司的吞咽试验具有简单、快速的优点。

柔性内窥镜吞咽评估(FEES)允许直接评估吞咽的运动和感觉方面。需要纤维喉镜经鼻道来观察喉部和周围的结构。喉气道保护和口咽吞咽的完整性是通过给各种染色食物以增强视觉效果来评估的。评估腭咽闭合、声带外展和内收、咽收缩以及患者处理分泌物的能力。如果发现异常,也会评估代偿策略和姿势。

改良钡剂吞咽(MBS)又称荧光透视,是一种功能性放射学评估,旨在确定适当的治疗干预策略,以促进安全有效的吞咽功能。

FEES 和 MBS 是相辅相成的方式;MBS 可以更好地观察食管上括约肌和食管,而 FEES 可以在床边进行,并使用真正的食物。有时,其中一种方法会发现另一种方法由于这些差异而遗漏的问题。FEES 和 MBS 都被证实是客观的吞咽试验,能够准确地评估吞咽困难和识别有误吸风险的患者。

临床考虑和前景

吞咽困难患者恢复口服有 3 个主要考虑因素:吞咽的安全性、维持口服营养支持的能力和生活质量。在中枢神经系统受损的患者中,吞咽的安全性往往严重受损,吸入性肺炎的风险显著增加。此外,这些患者中有许多卧床不起,有认知障碍或警觉水平下降。在这种情况下,即使少量吸入也可能发展为严重的吸入性肺炎。尽管大多数卒中患者随着时间的推移而改善,并恢复口服,但其他神经退行性疾病如肌萎缩侧索硬化症(ALS)的病程进行性加重,伴有进行性吞咽困难和吸入性疾病的风险增加。神经肌肉疾病(如重症肌无力)患者可能开始时吞咽能力强,但在用餐过程中会感到疲劳,无法安全地完成一顿饭。对于许多患者来说,进食逐渐变得耗时费力,使得摄入足够的卡路里变得困难。阐明每例吞咽困难的确切病因和病理生理学有助于指导治疗方法和预测预后。

吞咽困难的干预措施是根据吞咽困难的部位和类型、患者的愿望和口服的风险来个体化确定的。没有"一刀切"的办法。口腔运动异常的患者可以经常使用长柄勺子等辅助设备来绕开他们的问题,口腔运动训练可以恢复功能。咽部异常是最常见的,有很多潜在的干预措施:特定的运动可以加强咽或舌根肌肉的无力,咽前屏气有助于在吞咽前关闭喉部,吞咽后有计划的咳嗽可以清除穿透喉部的物质。对于上食管括约肌异常,手术治疗是有帮助的。这个区域的手术应该从食管扩张和向食管上括约肌注射肉毒毒素开始。如果这些临时措施能改善

吞咽,可以通过内镜下或经开放途径永久性切除食管上括约肌。对于严重吞咽功能障碍的患者,非口服喂养(胃造口术或空肠造口术)可以挽救生命。在一些患者中,患者恢复时胃造口管可保持营养摄入。在另一些人,胃造口管保持水分或营养,而他们继续采取少量的经口食物的社会原因,以及继续有乐趣地吃。一些患者为了维持正常的生活而接受致命的吸入性肺炎的风险,而另一些患者则进行早期胃造瘘,因为维持营养既费时又不愉快。吞咽困难的最佳治疗需要多学科的方法和对潜在疾病的自然史的认识,以及考虑患者的愿望、恐惧和社会状况。

脑神经 X（迷走神经）：声音障碍

> **临床案例** 一名 33 岁的女性电脑程序员,既往无任何病史,在饮用稀薄饮料时突然出现声音微弱、呼吸困难、咳嗽和窒息。体格检查显示健康的女性,有呼吸急促、声音微弱。耳鼻咽喉科检查发现左侧声带完全麻痹,声带处于旁正中位置。胸部 X 线片和颈部 CT 检查没有发现左侧迷走神经走行中的病变或肿块。诊断为特发性声带麻痹,患者推迟了暂时的声带注射,以改善声音和吞咽。在接下来的 12 周里,患者注意到她的声音缓慢但稳定地恢复,症状出现 4 个月后再次检查喉部显示左声带功能接近正常。

虽然喉部通常被认为是语言的来源,但语言的产生需要多个器官系统的精确协调。腹部肌肉组织、横膈肌和胸壁的收缩为声音提供了动力源。喉起着压力调节器和振动源的作用。咽、舌、鼻和嘴将这些振动塑造成可识别的语言和歌唱。然而,喉部是这些系统中最容易受伤的,大多数的发声问题都起源于喉部。

解剖学/病理生理学

喉肌的运动供应始于疑核(见图 10.3)。这些纤维在迷走神经(脑神经 X)内走行,因为它通过颈静脉孔离开颅骨,在颈动脉鞘内穿过颈部(图 10.5)。在高颈部,喉上神经(SLN)与脑神经 X 分离。然后分为内部和外部分支。内支穿过甲状舌骨膜,为咽喉提供感觉神经支配。外支在颈部向下穿过甲状腺上极,支配环甲肌。

喉返神经(RLN)走的路比较曲折。它与脑神经 X 分离,在左侧环绕主动脉弓,在右侧环绕头臂动脉,并在双侧气管食管沟中向喉返回。它穿过甲状腺,插入喉甲状软骨下,支配所有其他喉内肌。这两种神经都容易受伤,受伤时有明显的症状。

临床表现:构音障碍

喉返神经

喉返神经损伤通常导致损伤侧声带运动障碍。根据声带的位置,症状的严重程度有很大的不同。如果麻痹的声带在一侧,喉头就不能闭合,症状包括呼吸困难、声音嘶哑、吞咽困难和无效咳嗽。如果麻痹的声带位于中线,声带闭合会更好,唯一的症状可能是声带疲劳和呼吸轻微减弱。大多数患者最终会得到一定程度的代偿。

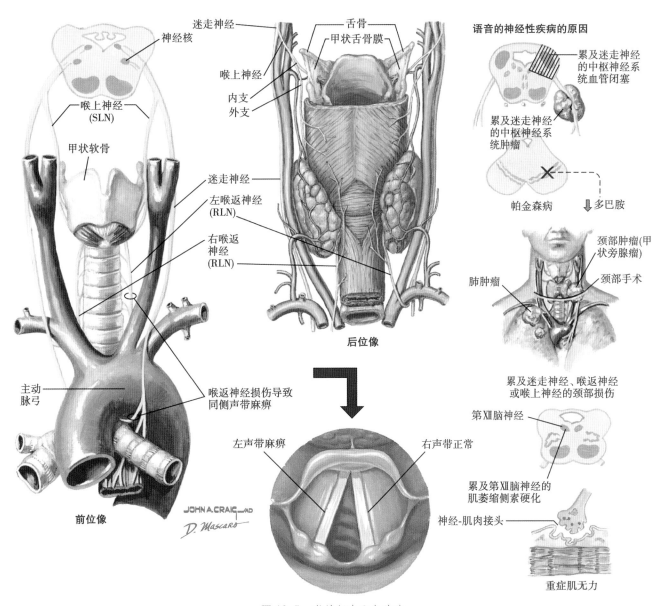

图 10.5　喉神经支配与疾病

　　手术损伤仍然是单侧声带麻痹最常见的原因。在非手术损伤中，更常见的潜在原因包括甲状腺、肺或颈部的肿瘤，脑血管意外和脑神经Ⅹ肿瘤［副神经节瘤或迷走神经血管球瘤（图10.6）］。许多患者没有明确的麻痹原因，虽然肯定有病毒感染/炎症的原因，但还没有证据，类固醇或抗病毒药物治疗也没有显示出有治疗效果。

喉上神经（SLN）

　　SLN 的典型症状是不能提高声调。患者的声音也经常很弱、很容易疲劳。脑神经Ⅹ高位损伤和脑血管意外可导致 SLN 和 RLN 合并损伤。这些患者有很高的误吸风险，因为他们既不能关闭喉部，也不能感觉到什么时候要吸气。大多数孤立性SLN 轻度麻痹患者来自甲状腺手术或是特发性的。

喉的其他神经疾病

　　痉挛性发音困难是一种影响喉的特异性肌张力障碍。患者说话时有不规则的声音中断，但许多人可以正常唱歌，发病原因不明。治疗包括识别受累的肌肉并注射肉毒毒素使其麻痹。

　　喉震颤患者有规律的声音中断和颤抖的声音。喉部检查显示在休息和发声时喉部肌肉有规律地收缩。唱歌也不能幸免。很难区分痉挛性发音困难和震颤。

　　声带弯曲是由于喉部振动物质和肌肉质量的损失而发生的。虽然这可能是衰老的自然结果，但它是帕金森病的一个突出特征，也可能发生在其他几种神经系统疾病中。声音微弱、呼吸困难、副肌肉代偿很常见，导致颈部疼痛和声音疲劳。在85% 的特发性声带弯曲患者中，言语治疗可显著减轻症状，而强化言语治疗（Lee-Silverman 发声技术）已被证明在帕金森病患者中非常成功。对于那些对语言治疗反应无效的患者，可以通过手术来拉直和增大弯曲的声带。

诊断方法

　　喉部运动异常的诊断主要是通过直接观察喉部来完成的。镜检（图 10.7）在技术上是困难的，并且受到呕吐反射的限制。纤维喉镜检查是一种简单、快速、耐受性好的检查方法，可以在

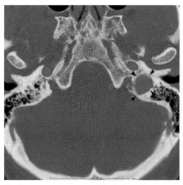

轴位颅底脑CT：左颈静脉孔扩大、边缘光滑(箭头)

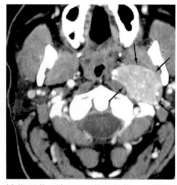

轴位强化颈部CT：明显强化、边界清楚、左后颈动脉间隙占位性病灶(箭)

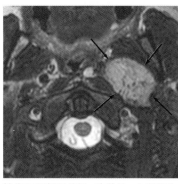

轴位T2颈部磁共振：弥散的、左后颈动脉间隙肿块伴"胡椒盐状"信号模式(箭)

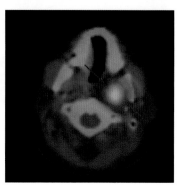

颈部轴位奥曲肽扫描：左颈动脉间隙占位病变明显狂热的摄取(箭)

图 10.6　迷走神经血管球瘤

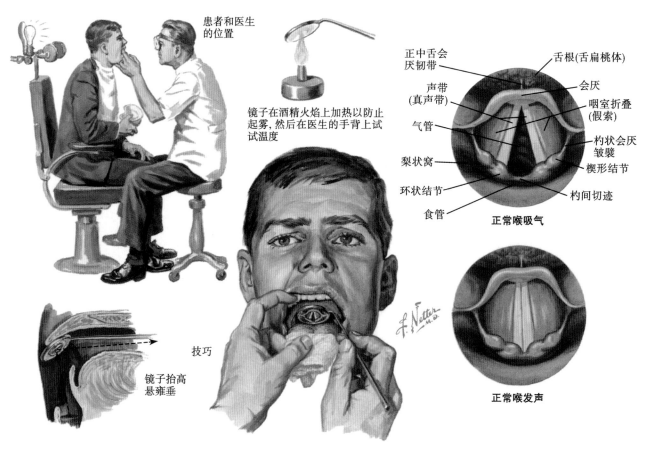

图 10.7　喉镜检查

大多数患者中确定声音嘶哑的原因。对于喉镜检查不易诊断的声音嘶哑患者,可用更先进的检查包括喉频闪内视镜检查和喉肌电图检查。对于无明显原因的声带麻痹患者,迷走神经走行显像有助于找到潜在的诊断。

治疗:声带麻痹

虽然许多患者会有声带功能的自发恢复,但有些患者不愿等待恢复,有些患者不能自发恢复。治疗方法通常是将麻痹的声带移到中线,向麻痹侧注射,或通过外入路在声带下方放置植入物。已有报道可用神经再支配移植,但由于结果不一致,没有广泛使用。

(宋红松、李小刚　译)

推荐阅读

Suiter DM, Leder SB. Clinical utility of the 3-ounce water swallow test. Dysphagia 2008;23(3):244–50.

Study of 3000 patients demonstrating the high sensitivity of the 3-oz water test in a wide variety of patients.

Rosenthal LH, Benninger MS, Deeb RH. Vocal fold immobility: a longitudinal analysis of etiology over 20 years. Laryngoscope 2007;117(10):1864–70.

A large study of patients with vocal fold paralysis showing the changing trends in etiology over two decades of study.

Langmore SE, Skarupski KA, Park PS, et al. Predictors of aspiration pneumonia in nursing home residents. Dysphagia 2002;17:298–307.

Risks and results of aspiration pneumonia in a high-risk cohort.

Paniello RC, Barlow J, Serna JS. Longitudinal follow-up of adductor spasmodic dysphonia patients after botulinum toxin injection: quality of life results. Laryngoscope 2008;118(3):564–8.

Quality of life improvements in patients with spasmodic dysphonia treated with botulinum toxin injections.

Rosen CA, Gartner-Schmidt J, Casiano R, et al. Vocal fold augmentation with calcium hydroxylapatite: twelve-month report. Laryngoscope 2009;119(5):1033–41.

One of the largest multiinstitutional studies of the treatment of vocal fold paralysis.

脑神经XI和XII：副神经和舌下神经

David P. Lernerf Michal Vytopil

脑神经XI：脊髓副神经

脑神经XI，或脊髓副神经（SAN），主要是支配胸锁乳突肌（SCM）和斜方肌在颈部和肩部的运动神经。它有一个有趣的功能排列，所支配的两个主要肌肉之一，SCM 的一头连接同侧枕骨。当一方肌肉收缩时，它把头转向相反的方向；例如，右SCM 收缩会使头部向左转动，反之亦然。两个 SCM 肌肉同时收缩可引起颈部屈曲。

SCM 看似矛盾的功能也很有趣，可以在癔病性假性偏瘫或功能性躯体化的罕见情况下使用。假装右半偏瘫的患者在被要求右转时会不转，因为这种患者没有意识到正是左脑使头部转向对侧；同样，当要求患者把头转向无症状的左侧时，会毫无困难地使用右侧 SCM。

解剖学

SAN 主要支配颈背部 SCM 和斜方肌的运动神经（图11.1）。与其他中枢神经系统不同，它的下运动神经元胞体主要位于脊髓内。副神经核是位于第 5 或 6 节颈髓上的外侧前灰质柱内的一个细胞柱。近端与疑核水平几乎一致，尾端位于背外侧腹角内。起源于副神经核，神经根从脊髓中发现并结合形成脑神经 XI 的主干。它通过枕骨大孔向上延伸到颅后窝。在颅内，伴随迷走神经尾侧纤维（脑神经 X）通过颈静脉孔离开颅骨。然后，SAN 靠近颈内动脉和颈内静脉的近端下行（图11.2）。

一旦 SAN 位于颅外，它就由来自第三和第四颈椎上腹支的纤维连接起来。这些颈纤维中的一些可以支配尾部斜方肌，

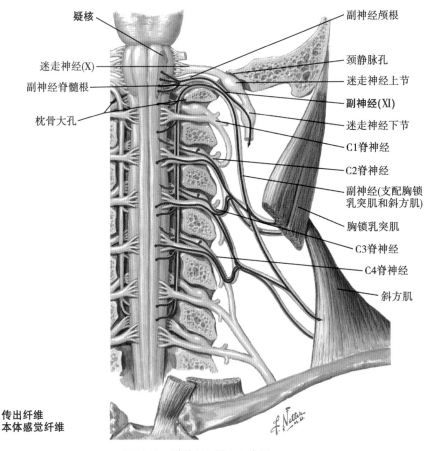

疑核

迷走神经(X)

副神经脊髓根

枕骨大孔

副神经颅根

颈静脉孔

迷走神经上节

副神经(XI)

迷走神经下节

C1脊神经

C2脊神经

副神经(支配胸锁乳突肌和斜方肌)

胸锁乳突肌

C3脊神经

C4脊神经

斜方肌

———— 传出纤维
———— 本体感觉纤维

图 11.1　副神经（XI）：示意图

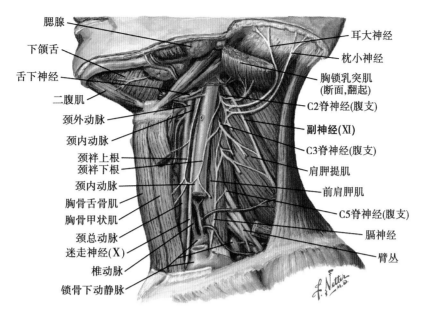

腮腺
下颌舌
舌下神经
二腹肌
颈外动脉
颈内动脉
颈襻上根
颈襻下根
颈内动脉
胸骨舌骨肌
胸骨甲状肌
颈总动脉
迷走神经(Ⅹ)
椎动脉
锁骨下动静脉

耳大神经
枕小神经
胸锁乳突肌(断面,翻起)
C2脊神经(腹支)
副神经(Ⅺ)
C3脊神经(腹支)
肩胛提肌
前肩胛肌
C5脊神经(腹支)
膈神经
臂丛

图11.2　原位颈神经丛

而近侧斜方肌和整个SCM肌主要由脑神经Ⅺ神经支配。然后SAN从SCM后缘的中点发出,穿过颈浅后三角至肩胛提肌。正是在这里,这个脑神经靠近颈浅淋巴结。在锁骨上方约5cm处,它进一步进入斜方肌的前边缘,也支配斜方肌。

SAN有一个小的传入成分,为支配的两块肌肉提供主要的本体感觉功能。此外,较小的颅根对脊髓副神经的贡献是由一些起源于疑核尾部的纤维组成。这些纤维穿过颅内SAN并通过颈静脉孔出行。

脑神经Ⅺ核的核上神经支配仍然是一个争论的问题。虽然斜方肌的神经来自对侧半球,但SCM的核上神经支配是否也是对侧还是有疑问的。一本标准的神经解剖学(Brodal,1998)指出,临床皮质延髓病变存在对侧SCM和斜方肌轻瘫。其他人注意到,根据颈动脉内注射的戊醇钠,SCM主要来自同侧大脑半球。可以说,最近端和中线肌肉组织可以双侧激活。因此,需要谨慎解释单侧SCM无力的根源。

临床表现和诊断方法

位于颅内或邻近SCM神经支配的SAN病变可导致SCM和斜方肌无力。如果SCM无力,则患者在将头部转向另一侧时会感到力弱。颈部后三角内的神经损伤使SCM得以保留,只导致斜方肌无力。斜方肌受累表现为肩关节下垂、肩胛骨轻度脱离胸壁,并有轻微的侧移。肩关节抬高和手臂外展无力是典型的体征。当手臂沿着躯干悬挂时,翼状突起很明显,当患者将手臂外展时,翼状突起更加明显。相反,由于长胸神经麻痹导致的锯状肌前部无力形成的肩胛骨翼在手臂向前提升时最为突出(图11.3)。

大多数脑神经Ⅺ神经麻痹患者都有肩部或颈部疼痛或两者兼有。疼痛轻瘫可能是突然的,因为在诸如切除颈部后三角淋巴结活组织检查、颈部淋巴结根治性清扫或创伤等手术过程中的直接损伤,或者轻瘫可能是亚急性的,例如瘢痕组织

内的神经卡压或肿瘤等结构性病变。与所有颈肩痛患者一样,仔细的检查和病史是排除颈神经根或臂丛水平病变的必要条件。

肌电图对证实病变局限于脑神经Ⅺ的分布具有重要意义。此外,可行钆增强磁共振成像(MRI)检查,如果怀疑其他病变,排除一个简单的脑神经Ⅺ神经病变更广泛的病变。

鉴别诊断

孤立的脑神经Ⅺ神经病变最常见的部位是在颈部内。脑神经Ⅺ与颈浅淋巴结的密切联系使其在淋巴结活检或根治性颈淋巴清扫术中易发生医源性损害。SAN也可以被肿胀的淋巴结或其他实体瘤直接压迫。很少发生脑神经Ⅺ神经病变发生于钝性或穿透性颈外伤或因邻近肿瘤的放疗而引起放射损伤。虽然脑神经Ⅺ不是臂丛的一部分,但可以参与臂丛神经炎病变(神经痛性肌萎缩)。颈动脉内膜切除术或颈静脉插管术后损伤也很少发生,因为神经靠近大的颈部血管。

脑神经Ⅺ的椎管内和颅内部分可能受脊髓固有病变、颅后窝脑膜瘤或转移肿瘤的影响。良性肿瘤,如位于脑底部的斑块状脑膜瘤或位于颈静脉孔或枕骨大孔的转移性肿瘤,可侵犯SAN;然而,这些不同的病变通常同时影响舌咽、迷走神经,有时甚至影响通过邻近的舌下孔发出舌下神经。罕见的是,SAN在离开颅骨并经过腮腺和咽部后间隙后,会发生各种病理性病变。原发或转移肿瘤可导致不同组合的脑神经Ⅸ、Ⅹ、Ⅺ和Ⅻ以及相邻交感神经链纤维(引起霍纳综合征)损伤。

前角细胞的解剖水平上的各种障碍都与脑神经Ⅺ神经病变进行鉴别诊断,包括运动神经元疾病、脊髓空洞症和脊髓灰质炎。在这些病例中,可以发现影响SCM和斜方肌的显著萎缩和肌肉束颤。

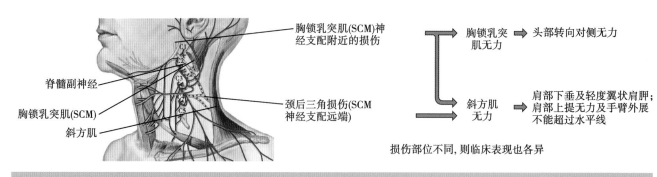

胸锁乳突肌(SCM)神经支配附近的损伤

脊髓副神经

胸锁乳突肌(SCM)

斜方肌

颈后三角损伤(SCM神经支配远端)

胸锁乳突肌无力 ➡ 头部转向对侧无力

斜方肌无力 ➡ 肩部下垂及轻度翼状肩胛；肩部上提无力及手臂外展不能超过水平线

损伤部位不同，则临床表现也各异

第XI对脑神经损伤与胸长脑神经损伤的临床表现的比较

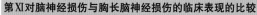
第XI对脑神经损伤

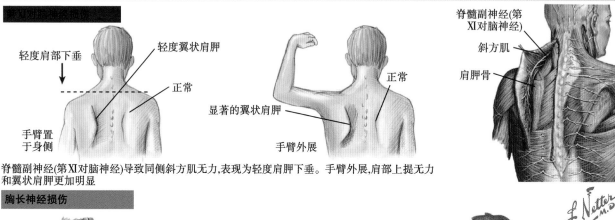

轻度肩部下垂

手臂置于身侧

轻度翼状肩胛

正常

显著的翼状肩胛

手臂外展

正常

脊髓副神经(第XI对脑神经)

斜方肌

肩胛骨

脊髓副神经(第XI对脑神经)导致同侧斜方肌无力，表现为轻度肩胛下垂。手臂外展，肩部上提无力和翼状肩胛更加明显

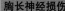
胸长神经损伤

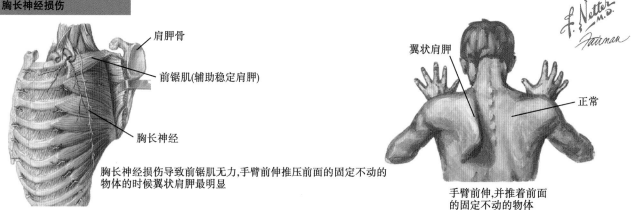

肩胛骨

前锯肌(辅助稳定肩胛)

胸长神经

胸长神经损伤导致前锯肌无力，手臂前伸推压前面的固定不动的物体的时候翼状肩胛最明显

翼状肩胛

正常

手臂前伸，并推着前面的固定不动的物体

图 11.3　脑神经 XI 损伤的临床表现

预后

对于有良性外伤性病变的患者，除非近端和远端 SAN 节段广泛分离，否则神经再支配的可能性很高。有时手术探查是有帮助的。神经再支配的时间框架与任何周围神经相似：1mm/d 或 3cm/月。

脑神经XII：舌下神经

尽管舌下神经是 12 对脑神经中最远的一对，但它控制着人类的一种重要功能：实现语言的最终共同途径。在系统发育上，舌下神经在食物摄取中的作用也具有重要意义。与任何脑神经一样，脑神经XII易受多种病理过程的影响。

解剖学

脑神经XII携带运动纤维，为所有内在和大部分外在舌肌（即舌骨肌、茎突舌肌、颏舌肌和颏舌骨肌）提供动力（图 11.4）。其纤维来源于第四脑室底部的舌下神经核（图 11.5）。在髓内走行中，脑神经XII轴突通过腹侧和外侧到内侧丘系，在橄榄核和锥体之间的腹外侧沟从延髓中出现。神经支根结合形成脑神经XII，通过颅后窝内毗邻枕骨大孔的舌下孔离开颅骨（图 11.6）。

出颅骨后，脑神经XII走行到脑神经IX、X和XI的内侧。继续走行于颈内动脉和颈内静脉之间，并深入二腹肌的后腹部。然后它在舌骨肌的侧面向前走向，然后分开供应同侧舌头的内肌和外肌（见图 11.4）。

C1 脊神经根发出短距离的纤维伴随脑神经XII；这些纤维随后与 C2 和 C3 脊神经前支的纤维连接，形成一个颈袢。它支配舌骨下肌（即胸骨舌骨、肩胛舌骨肌、胸骨甲状肌、甲状舌骨肌和颏舌骨肌）。这些小肌肉辅助头部屈曲。

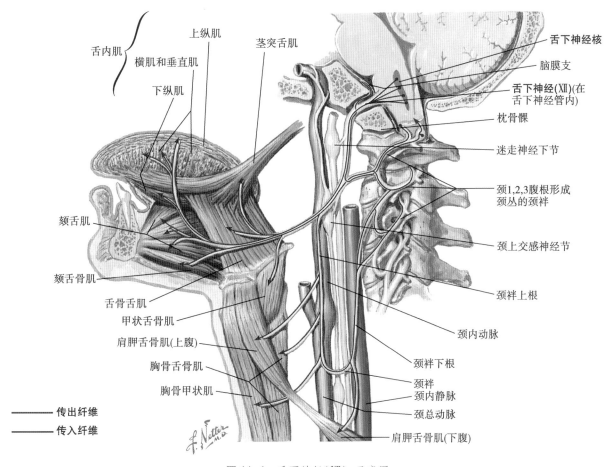

图 11.4　舌下神经(XII):示意图

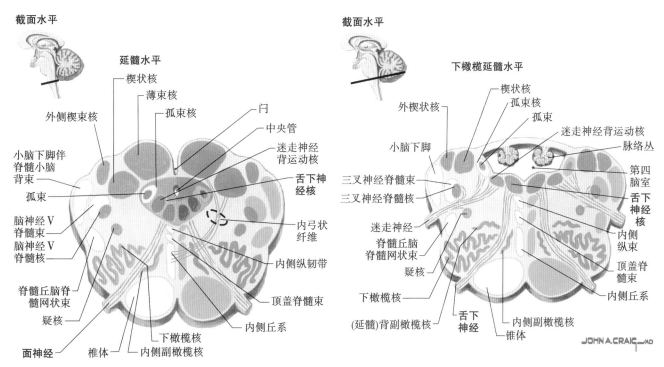

图 11.5　舌下神经髓内走行

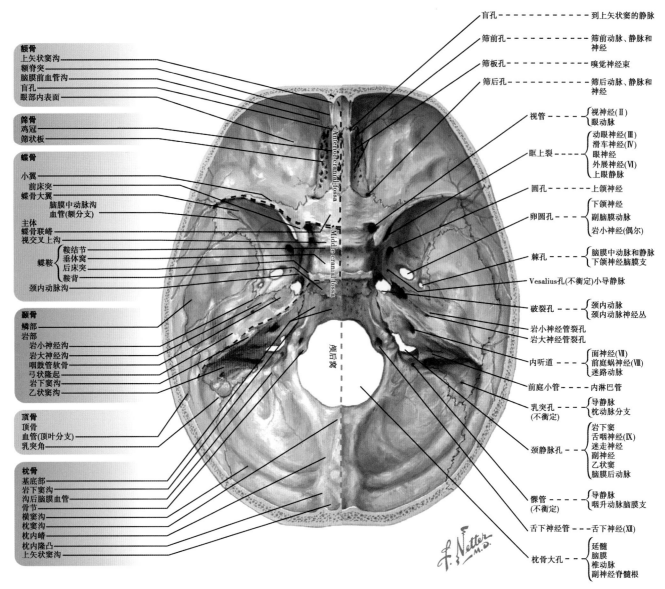

额骨
上矢状窦沟
额脊突
脑膜前血管沟
盲孔
眼部内表面

筛骨
鸡冠
筛状板

蝶骨
小翼
前床突
蝶骨大翼
脑膜中动脉沟
血管(额分支)
主体
蝶骨联缝
视交叉上沟
鞍结节
垂体窝
蝶鞍
后床突
鞍背
颈内动脉沟

颞骨
鳞部
岩部
岩小神经沟
岩大神经沟
咽鼓管软骨
弓状隆起
岩下窦沟
乙状窦沟

顶骨
顶骨
血管(顶叶分支)
乳突角

枕骨
基底部
岩下窦沟
沟后脑膜血管
骨节
横窦沟
枕窦沟
枕内嵴
枕内隆凸
上矢状窦沟

盲孔 - - - - - - 到上矢状窦的静脉
筛前孔 - - - - - - 筛前动脉、静脉和神经
筛板后 - - - - - - 嗅觉神经束
筛后孔 - - - - - - 筛后动脉、静脉和神经

视管 - - - { 视神经(Ⅱ)
             眼动脉
眶上裂 - - - { 动眼神经(Ⅲ)
               滑车神经(Ⅳ)
               眼神经
               外展神经(Ⅵ)
               上眼静脉
圆孔 - - - - - 上颌神经
卵圆孔 - - { 下颌神经
             副脑膜动脉
             岩小神经(偶尔)
棘孔 - - - { 脑膜中动脉和静脉
             下颌神经脑膜支
Vesalius孔(不衡定)小导静脉
破裂孔 - - { 颈内动脉
             颈内动脉神经丛
岩小神经管裂孔
岩大神经管裂孔
内听道 - - { 面神经(Ⅶ)
             前庭蜗神经(Ⅷ)
             迷路动脉
前庭小管 - - - 内淋巴管
乳突孔
(不衡定) - - { 导静脉
               枕动脉分支
颈静脉孔 - - { 岩下窦
               舌咽神经(Ⅸ)
               迷走神经
               副神经
               乙状窦
               脑膜后动脉
髁管
(不衡定) - - { 导静脉
               咽升动脉脑膜支
舌下神经管 - - - 舌下神经(Ⅻ)
枕骨大孔 - - { 延髓
               脑膜
               椎动脉
               副神经脊髓根

图 11.6　颅底

临床案例　这位 64 岁的女士主诉持续性、越来越令人不安的左枕头痛 2 个月。左耳偶尔发出短暂的刺耳声。每当她把头前倾时，疼痛就变得难以忍受。最初被诊断为枕神经痛，但两次局部神经阻滞治疗无效。因自己的舌头也感觉"像皮革一样"和"麻木"而收入院进一步诊治。1 年前因乳腺癌接受了部分乳房切除术和腋窝淋巴结切除术。淋巴结病理未发现癌症。

神经系统检查可见左侧舌肌萎缩和纤颤，舌肌在嘴内不动时最明显。伸舌时，舌尖向左歪斜。颈部屈曲和枕下触诊时使头痛加重。

颅底增强 CT 发现浸润性病变侵蚀了左侧枕骨髁。进一步的影像学检查显示肋骨和胸椎以及肝和肺有多处转移。这些病变被认为是转移癌。进行放射治疗后头痛有所缓解；然

而，她的舌下神经病变仍然存在。随后，她因癌症广泛转移接受全身化疗。

单侧舌下神经病变必须考虑肿瘤的存在，尤其是有癌症病史的患者。在这个病例中，当通过枕髁的舌下孔的神经离开颅骨时，由于转移癌破坏性受损。此部位的骨转移，也称为枕髁综合征，通常伴有枕骨疼痛和颈部僵硬。乳腺癌、肺癌和前列腺癌是这些转移性病变的主要原因。

单侧舌下神经病变患者很少出现与舌肌功能相关的主诉。可能会说他们的舌头感觉"麻木"或"笨拙"，但不一定无力，然而询问时，不知道口腔内有本身感觉丧失。这个病例说明了仔细的临床评估的价值和其独特的可能诊断单侧舌下神经麻痹，在这种情况下，一个最不详的病因是这个患者的头痛。

临床表现

舌下神经的临床评估需要仔细观察静止时和活动时的舌肌，并嘱其向前伸出。

舌肌直线伸出是通过两个颏舌肌的平衡动作来完成的。因此，双侧脑神经Ⅻ病变损害舌肌伸出以及向上、向下和侧向运动。这反过来又会导致构音障碍和吞咽困难。单侧下运动神经元舌下神经病变的患者将舌头向前伸出时，会导致舌尖向病变一侧偏移。通常这些病变也与同侧舌肌萎缩、纤颤和舌肌皱褶增多有关(图11.7)。吞咽和/或言语功能障碍可能

不会在早期出现。健康患者要求保持舌头伸出几秒钟以上，通常可以看到细微的颤动或闪烁的动作，这些动作有时可能与真正的纤颤收缩相混淆。最可靠的方法来评估舌肌纤颤是让舌肌保持在口中不动。有时，用标准的木制压舌板轻抚静止舌头的侧面，可以增强纤颤反应。单侧上运动神经元损伤有时可导致舌偏斜；然而，这是对侧的中枢病变，不会有舌肌萎缩或纤颤。在某些疾病中，特别是肌萎缩侧索硬化症，上下运动神经元都可能损害，如果这一区域是第一个受到临床影响的区域，两者的结合会导致初步诊断的混乱。

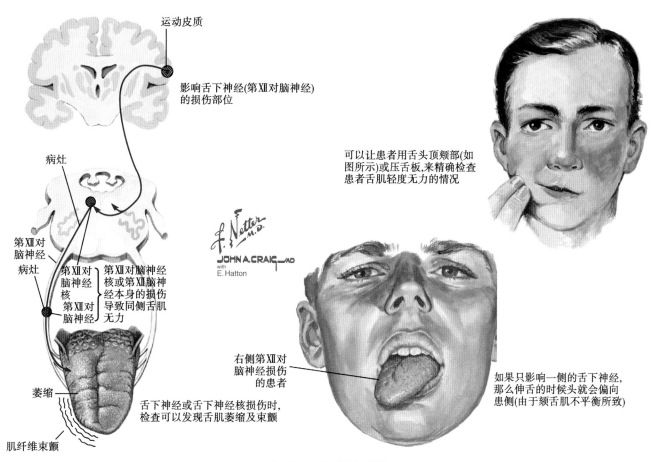

图 11.7　舌下神经(Ⅻ)

鉴别诊断

前角细胞疾病经常影响舌下神经核，尤其是运动神经元疾病、脊髓性肌萎缩或脊髓灰质炎。其他髓内病变，如脊髓空洞症、髓内肿瘤、海绵状血管瘤或多发性硬化也可能导致舌肌轻瘫。由于两个舌下神经核靠近中线，这些结构性髓内病变常常导致双侧舌肌瘫痪。

当突然出现舌肌无力时，这通常是由椎-基底动脉系统中线的穿通支内罕见的动脉粥样硬化闭塞和卒中引起。这导致舌下神经核及其纤维、皮质脊髓束和内侧丘系受损。这种内侧延髓综合征的临床特征是同侧下运动神经元性舌肌无力，伴有对侧偏瘫和本体感觉及振动觉丧失。而更近端的面神经则不受影响。

通常在基底脑膜和颅底的肿瘤对第12对脑神经的颅内走行也可能受到损害。转移性肺癌或乳腺癌、淋巴瘤或良性病变

(如脑膜瘤、脊索瘤或胆脂瘤)偶尔会影响舌下神经。紧挨着的舌下孔和颈静脉孔解释了这些病例中频繁合并其他下部脑神经(Ⅸ、Ⅹ和Ⅺ)受累。肿瘤性和感染性炎症性病变均可导致基底部脑膜炎，影响多个脑神经，包括舌下神经。其他非肿瘤性的原发性骨疾病，如扁平颅底和Paget病，可能很少受到牵连。

舌下神经与颈动脉之间的紧密空间关系使得该神经容易受到颈内原发性颈动脉病变的影响。颈内动脉夹层偶尔伴有脑神经Ⅻ神经病变，很可能与夹层血管圆周增加引起的神经压迫有关。颈动脉内膜切除术或其他类型的颈部手术有时导致医源性舌下神经病变的发生。鼻咽癌可沿颅内走行或在颈部内损害脑神经Ⅻ；这通常伴累及其他脑神经有关。颈静脉球瘤是一种罕见的血管增生性恶性肿瘤，起源于颈静脉孔处的副神经节组织，可压迫在脑底部或颈部内脑神经Ⅻ(图11.8A~C)。与其他脑神经类似，脑神经Ⅻ也可能受到放射治疗和颈部创伤

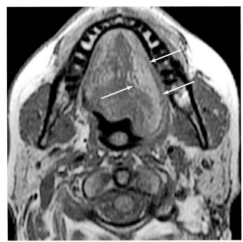

A. 轴向颈部磁共振：左半舌肌去神经支配萎缩(如箭所示)

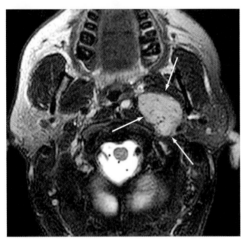

B. 轴向T2颈部磁共振：左颈动脉间隙中离散的大肿块物，具有鲜明特征的"椒盐"信号(如箭所示)

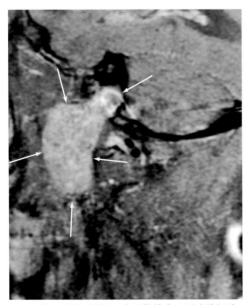

C. 矢状T2颈部磁共振：大颈静脉窝和颈动脉间隙肿块，呈"椒盐"信号(如箭所示)

图11.8　颈静脉球瘤伴舌下神经麻痹

的影响。舌下神经病变偶见于两种原发性脱髓鞘周围神经综合征，即易感性压迫性麻痹的遗传性神经病变(HNPP)或慢性炎症性脱髓鞘性多发性神经病(CIDP)的一种变异型，即Lewis-Sumner综合征。

舌痛是一个有争议的综合征，尚未确定具体的病因，可以是灼口综合征的一个特点。其特征是舌肌内不适的灼痛，无舌肌无力或萎缩。这种情况在女性中更为常见。维生素 B_1 或 B_{12} 缺乏以及干燥综合征被认为是舌痛的病理生理机制。不幸的是，许多特发性舌痛患者后来被怀疑有心理问题，但这可能只是反映了我们对这种经常令人痛苦的主诉缺乏充分的了解。

诊断方法

脑部、颅底和颈部的MRI是诊断的首选检查。如果这些影像学检查不能确定特定占位病变的证据，就应该仔细寻找软脑膜是否强化。这通常见于转移性肿瘤、结节病或其他罕见的软脑膜浸润性病变，如肺结核。颅底薄层CT增强扫描也有助于鉴别非常离散的骨病变。

如果临床怀疑有浸润性病灶或磁共振成像有占位病变时，就应该进行脑脊液(CSF)检查。脑脊液检查必须包括常规检查和恶性细胞的细胞学检查。

当上述检查正常时，应该检查颏舌肌和解剖上相邻肌肉的肌电图。不幸的是，不对称萎缩的舌肌通常是运动神经元病的表现。

（宋红松、李小刚　译）

推荐阅读

Berger PS, Bataini JP. Radiation-induced cranial nerve palsy. Cancer 1977;40:152–5.
This classic paper describes 25 patients with cranial nerve palsies following radiation therapy for head and neck cancer; the spinal accessory nerve was involved in 5 patients.

Brodal P. The central nervous system, structure and function. 2nd ed. Oxford: Oxford University Press; 1998. pp. 452–3.

Brown H. Anatomy of the spinal accessory nerve plexus: relevance to head and neck cancer and atherosclerosis. Exp Biol Med (Maywood) 2002;227:570–8.
This article provides a detailed review of surgical anatomy of spinal accessory nerve and its relationship to cervical and brachial plexus, as well as other neck structures. Special attention is given to the nerve's vascular supply.

DeToledo JC, Dow R. Sternomastoid function during hemispheric suppression by amytal: insights into inputs to the spinal accessory nerve nucleus. Mov Disord 1998;13:809–12.
Weakness of the SCM ipsilateral to the Amytal carotid injection argues that ipsilateral hemisphere is the one more involved in supranuclear innervation of the SCM.

Friedenberg SM, Zimprich T, Harper CM. The natural history of long thoracic and spinal accessory neuropathies. Muscle Nerve 2002;25:535–9.
This retrospective review of 56 cases seen at the Mayo Clinic over 22 years provides insight into the natural history, outcome predictors, and role of electrophysiology in spinal accessory nerve lesions.

Greenberg HS, Deck MD, Vikram B, et al. Metastasis to the base of the skull: clinical findings in 43 patients. Neurology 1981;31(5):530–7.
In this classic paper, the combination of occipital headache and unilateral hypoglossal palsy due to a skull base metastasis was first described as the occipital condyle syndrome.

Gutrecht JA, Jones HR. Bilateral hypoglossal nerve injury after bilateral carotid endarterectomy. Stroke 1988;19:261–2.

This instructive case points out the often-dramatic difference between the clinical presentation of bilateral versus unilateral hypoglossal neuropathy.

Keane JR. Twelfth-nerve palsy. Analysis of 100 cases. Arch Neurol 1996;53:561–6.

In this large series, nearly half of the cases of hypoglossal neuropathy were due to a neoplasm.

Kim DH, Cho YJ, Tiel RL, et al. Surgical outcomes of 111 spinal accessory nerve injuries. Neurosurgery 2003;53:1106–12.

This is a retrospective review of injury mechanisms, operative techniques, and surgical outcomes of 111 cases of spinal accessory neuropathy that underwent surgical repair.

Wesselmann U, Reich SG. The dynias. Semin Neurol 1996;16:63–74.

In this review of "dynias," authors discuss the controversial syndrome of glossodynia.

第三篇

神经系统急症和危重病监护

Brian J. Scott

神经系统急症和神经危重症监护

David P. Lerner, Anil Ramineni, Joseph D. Burns

临床案例 一位62岁男性,患有高血压和2型糖尿病的,因急性意识不清由急救医疗服务系统送到急诊室。在大约1分钟的时间里,他从神志清楚、说话正常转变为反应明显迟钝。在到急诊室的路途中,他的生命体征是血压156/82mmHg,脉搏92次/min,用鼻导管吸氧2L的氧饱和度为95%。手指尖血糖为197mg/dl。

初次检查时神志不清。格拉斯哥昏迷评分是8分(言语2分,眼球活动1分,运动5分)。瞳孔不等大(右瞳孔直径6mm,直接对光和间接对光反应消失,左瞳孔直径3mm,直接对光和间接对光反应灵敏)。在最初注视时,右眼相对于左眼的位置处于下方和外侧(图12.1)。四肢的张力都低,但左侧

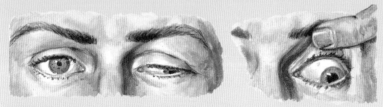

动眼神经麻痹: 上睑下垂,眼转向外侧和下方,瞳孔扩大;常见于脑动脉瘤,尤其是颈动脉后交通动脉瘤

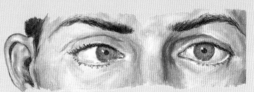

展神经麻痹: 患眼转向内侧。可能是海绵窦颈内动脉瘤的首次表现。眼睛上方或面部一侧的疼痛可能继发于三叉神经(V)受累

小脑上动脉瘤伴脑神经Ⅲ和Ⅳ压迫

基底动脉
右滑车神经(Ⅳ)
右动眼神经(Ⅲ)
后床突
颅中窝
右颈内动脉
小脑幕(分开的)
右三叉神经(V)
右眼动脉
右视神经(Ⅱ)
脑桥
右大脑前动脉
右大脑中动脉
右后交通动脉
小脑
右小脑上动脉
动脉瘤
颞叶(升高的)
右大脑后动脉

视网膜改变

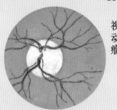

视神经萎缩可能是由于床上突颈动脉瘤、眼动脉瘤或大脑前动脉瘤对视神经(Ⅱ)压迫所致

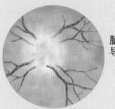

脑动脉瘤破裂后颅内压升高可能导致视乳头水肿

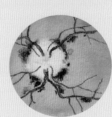

动脉瘤破裂后视神经(Ⅱ)鞘出血可导致玻璃体下出血,并伴有视乳头周围出血

图12.1 脑动脉瘤的眼球表现

的张力更低。对疼痛刺激时右上肢维持不动，左上肢有最小限度地回缩，下肢对疼痛刺激有回缩反应。

对突发性意识障碍的鉴别诊断相当广泛。快速评估可逆和可治的病因是至关重要的。虽然多种代谢紊乱可以出现昏迷，但很少会导致局灶性神经功能缺损。单个脑神经Ⅲ（动眼神经）功能障碍和上肢不对称的对疼痛刺激的运动反应要关注结构性中枢神经系统病因。检查表明中脑功能障碍可能符合椎基底动脉缺血或幕上疝综合征的临床表现。急性症状发作的最可能病因为癫痫发作或脑血管疾病。要考虑任何部位

颅内出血（硬膜外、硬膜下、蛛网膜下腔、脑实质内）、大血管闭塞性缺血或梗死可能性最大。应急诊平扫头部计算机断层扫描（CT）是检查的指征，可以帮助诊断。

患者做了平扫头部CT检查（图12.2），显示为右侧硬膜下急性或亚急性大量血肿。右半球受压伴大脑镰下疝和钩回疝。神经外科进行了急诊开颅术和硬膜下引流术，影像学变化有一定程度的改善，但临床改善良好。其他检查证实患者为获得性血管性血友病因子缺乏症，这可能是患者自发性硬膜下出血的主要原因。

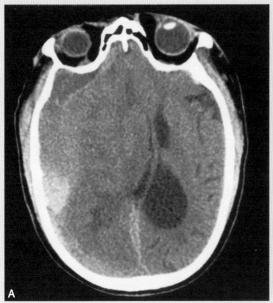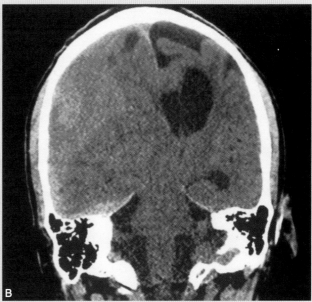

图12.2　平扫头部CT。（A）丘脑轴位图像显示右侧巨大硬膜下血肿，主要为亚急性（等密度），但也有急性（高密度）成分，伴有右至左大脑镰下中线移位和左侧脑室压迫，导致脑室扩大。（B）海马沟中部的冠状位影像显示硬膜下血肿，伴有从右到左的大脑镰移位和右侧的海马沟回疝，以及右侧中脑受压

导言

几乎所有的神经病学亚专业都会有患者出现危及生命的紧急情况。在过去的15年里，许多医疗保健系统已经建立了专门的神经系统危重病护理单位和/或神经危重病护理人员团队，他们经过专门培训来护理这一复杂的患者群体。随着神经重症监护领域的不断发展，重视早期诊断和治疗以限制继发性损伤是至关重要的，因为治愈方法仍有局限性。

这项工作中的许多其他章节有更详细地论述特定的疾病过程。神经重症监护中常见的疾病包括严重创伤性脑损伤（TBI），这是1岁至45岁之间死亡的主要原因（第19章），大血管缺血性卒中，约占美国所有缺血性卒中的3%（第15章），癫痫持续状态发生率为41例/100 000人（第23章），和蛛网膜下腔出血（第17章）。它们共同构成了神经系统急症和急性神经系统护理的重要组成部分。

神经系统急症和神经重症护理原则

指导任何危及生命的紧急情况管理的原则也适用于急性

神经系统损伤患者的监护。A-B-C（气道呼吸循环）方法仍然保留着：

● 气道（A）：通过口咽吸痰确保气道通畅，并评估插管的可能需求。如果需要，确保颈椎足够稳定
● 呼吸（B）：评估氧合功能和肺通气能力。根据需要补充以维持正常的氧合和通气
● 循环（C）：通过血压监测和器官功能评估终末器官的灌注。根据需要静脉注射晶体和血液制品，以确保充分器官灌注。

在强调前面提到的A-B-C之后，在处理潜在的急性神经系统损害时，更多地应关注残疾（D）：

● 残疾（D）：尽管快速格拉斯哥昏迷量表（图12.3）和简短的脑神经检查足以进行初步快速评估，但一旦患者病情稳定，还需要进行更全面的神经系统检查。这可能是一个完整的神经系统检查或彻底的昏迷检查，取决于患者的意识水平。

临床病史在最早期阶段的管理可能作用有限，但前驱症状（发热、行为改变、头痛、神经系统功能障碍）、既往病史和环境因素（饮食、创伤）都很重要，可能会对临床决策、诊断检查和早期治疗产生重大影响。临床上对脑病和/或昏迷患者高度怀疑神经系统损害是合适的，并早期识别脑血管疾病、结构性脑损

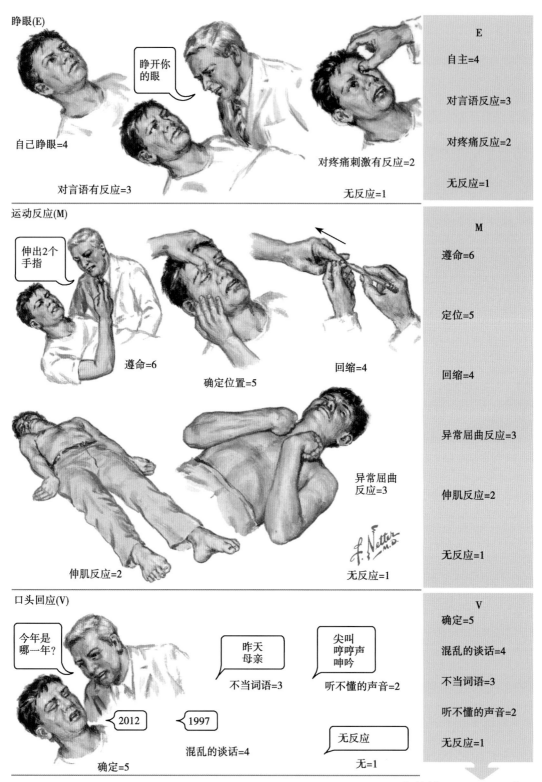

昏迷评分(E+M+V)=3~15分

图12.3 格拉斯哥昏迷量表

害或中枢神经系统(CNS)感染的可能性。快速的神经系统评估从病灶定位的目标开始。

正常神经系统功能的保留

虽然早期恢复正常的神经系统功能是理想的,一般神经系统损害是不完全可逆的。神经系统急症和神经系统危重症治疗的重点是维持正常的神经系统生理学,确保葡萄糖和氧气的充分输送,清除二氧化碳,终止癫痫发作,维持正常的颅内压(ICP),以防止继发性脑损伤。

如前所述,在心肺功能稳定后进行神经系统评估。这强调了心脏、肺和神经系统之间的动态生理相互作用。与未损伤组织相比,损伤的脑/脊髓有很少的生理储备。正常的大脑自动调节允许在广泛的平均动脉压(MAP=收缩压+1/3舒张压)范围内维持脑血流量,但受伤的大脑会失去这种自我调节功能。因此,低血压会导致脑血流减少或缺血,而高血压会导致脑高灌注。尽管通过标准的复苏措施可以解决全身低灌注的问题,但通过及时的诊断和适当的干预(静脉注射组织纤溶酶原激活剂[tPA]或机械性血管内取栓术)可以有效地逆转或减少缺血性卒中的局灶性低灌注。正常的脑灌注是25~50ml血液/(g脑组织·min)。如果灌注下降到5ml血液/(g脑组织·min),就会出现神经元的电活动静止(由于缺乏氧气、血液和营养物质,基本上大脑功能停止),低于2ml/(g脑组织·min),就会出现神经细胞死亡。

虽然维持正常血压是理想的,这可能不足以确保正常的脑灌注。由于颅内动脉压和静脉压正常,颅内压也有正常的生理范围。颅穹窿是一个由颅骨包裹的固定体积,由硬脑膜形成不同的隔室。颅内压是由脑、血液和脑脊液在颅穹窿内的体积产生的(图12.4)。在正常生理状态下,整个隔室的ICP是相同的(通常<20mmH₂O)。然而,在脑损伤中,颅内压可出现整体性升高、隔室的ICP升高或是整体性和局部性颅内压增高。如后文所述,维持正常颅内压可能需要内科或外科治疗,对生存和神经系统功能的维持至关重要。

特定疾病过程

昏迷/昏睡

昏迷是指失去对外界刺激和对这些刺激的自主反应的意识。昏迷有不同程度,详见第13章。昏迷的鉴别诊断很广泛,不局限于中枢神经系统病因。

对昏迷患者的初步评估包括对可逆病因的早期治疗,这些可逆病因通常被认为是中毒性或代谢性的,如低血糖、药物中毒、尿毒症和高氨血症。全面的体格检查可以提供潜在病因的线索。神经系统检查是有限的,但异常发现表明有局灶性或区域性脑功能障碍,可以帮助确定中枢神经系统的定位诊断和潜在的原因。大多数昏迷患者接受的中枢神经系统成像为平扫头部CT。许多可能导致昏迷的疾病——脑出血、脑积水、脑干压迫——的表现是明显的,但在头部CT上可能很难发现缺氧性脑损伤或弥漫性脑外伤的细微变化。

昏迷患者的一个重要护理要点是在住院过程中不要很早就作出预测。虽然仍在确定昏迷的病因,但在存在严重器官功能障碍或最近接触药物的情况下,可能无法准确预测个体的临床结局。提供者倾向于在神经系统疾病的早期出现负性结果,然而有些昏迷是部分或完全可逆的。

颅内高压/脑疝形成

正如本章前面提到的,颅内高压和脑疝形成是许多神经系统疾病令人恐惧的并发症。颅内压升高有多种原因,包括中枢神经系统病因和全身原因,如暴发性肝硬化。颅内压增高的患者可出现头痛、视乳头水肿、恶心和呕吐,并可能发展为昏睡/昏迷。如果出现脑疝,可能会出现局灶性肢体无力、瞳孔改变、强迫体位和心肺骤停(图12.5)。

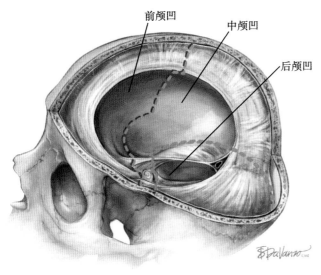

图12.4　盒子模型中的大脑

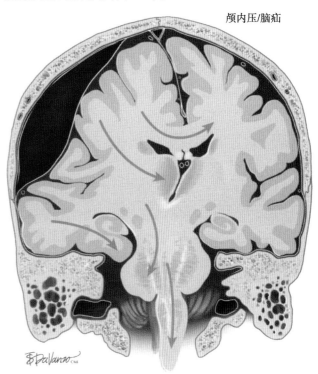

颅内压/脑疝

图12.5　颅内压/脑疝

对出现颅内压增高的症状/体征的患者的初步评估是快速治疗，然后确定病因。在获得中枢神经系统成像之前，对这些患者进行高渗脱水治疗可能是合适的，因为脑疝是一种危及生命的疾病，可导致不可逆的神经系统损害。早期降低升高的颅内压治疗包括——抬高床头位、保持头部在中线，并如果有气管插管，确保充分的疼痛控制和镇静。在颅内压升高的插管患者中诱导过度通气可通过引起脑血管收缩而使颅内压短暂降低。然而，过度换气的效果只持续数分钟，并带有缺血性脑损伤的风险。因此，它只能作为一个过渡桥梁，更明确的治疗为高渗脱水治疗或神经外科干预。

脑水肿的主要病因有两种：血管源性水肿和细胞毒性水肿。血管源性水肿是由炎症过程引起的，导致液体从血管系统流入细胞间质间隙。这种情况常见于脑肿瘤，对大剂量类固醇治疗有效。细胞毒性水肿是由细胞死亡引起的，如缺血性卒中后，对高渗治疗如甘露醇和/或高渗盐水有效。

颅穹窿由硬脑膜大脑镰（左半球和右半球）和小脑幕（幕上和幕下窝）分为不同的隔室。当一个腔室与另一个腔室之间存在不同的压力梯度时，脑组织就会发生移位，从而导致神经元功能障碍。大脑镰下疝导致大脑镰下的外侧半球移位，压迫大脑前动脉，导致潜在的下肢截瘫。钩回疝是内侧颞叶（钩）越过大脑幕并压迫中脑的移位。向上疝是由于颅后窝病变导致小脑向上疝并压迫中脑所致。来自颅后窝的其他脑疝可导致小脑扁桃体进入枕骨大孔，导致延髓和脊髓受压。最后，如果颅穹窿有裂口（偏侧颅骨切除术），脑组织会从穹窿中突出，称为功能性疝。

急性缺血性卒中

美国每年发生近80万次卒中，造成10万多人死亡，是导致残疾的主要原因。血管内介入治疗的进展改变了急性卒中的治疗模式。尽管取得了这些进展，仍有许多缺血性卒中要么治疗不成功，要么无法治疗。

第15章的内容比这里介绍的要详细得多。快速评估适合静脉注射组织纤溶酶原激活剂（tPA）和/或血管内治疗的合格患者在急性缺血性卒中评估中仍然至关重要的。特定的卒中病变可能需要重症监护管理。考虑到再灌注损伤或恶性脑水肿的可能性，大血管闭塞（无论是否接受血管内治疗）应进行密切的神经监测。

动脉内治疗后通常用升高血压来维持对高危组织的灌注。对于大血管闭塞的患者，由此产生的细胞毒性水肿可导致脑疝，可能需要提供可能挽救生命的偏侧颅骨切除术（图12.6）。另一个令人担心的并发症是静脉注射（IV）tPA或血管内治疗后卒中的出血性转化（图12.7）。这可能需要逆转tPA和严格控制血压升高。目前还没有真正的tPA逆转剂，但考虑到tPA能降解纤维蛋白，给予富含纤维蛋白的产品如新鲜冰冻血浆、冷沉淀和纤维蛋白原浓缩物可促进血栓形成。最后，后循环缺血性卒中需要频繁的神经系统检查，因为在发作后的几天内阻塞性脑积水可能需要急诊神经外科干预，如放置脑室外引流（EVD）和/或行枕下颅骨切除术。

大血管缺血性卒中的预后在过去的几年里有了很大的改善，主要是由于血管内治疗的进展。如果存在小面积的核心梗死，并且研究小组能够在卒中症状出现后尽快实现高危脑组织的再灌注，那么大血管缺血性卒中患者更有可能获得良好的神经功能结果。

脑出血

在美国，脑出血约占所有卒中的10%（图12.8）。出血性卒中虽然比缺血性卒中少见，但其急性死亡率和失代偿率较高，比缺血性卒中更易致残。

脑实质内出血与缺血性卒中相似——急性发作的局灶性神经症状可归因于单一血管区域。那些意识改变与他们的检查不相称，有头痛、恶心、呕吐的患者更可能是脑出血，而不是缺血性卒中。平扫头部CT的初步评估必须尽快完成，因为没有影像学结果就无法确定缺血性卒中和出血性卒中。脑内血管的CT血管造影通常也适用于评估潜在的血管病变，因为这些是出血的常见原因。

初步评估应包括出血部位、出血量和临床表现。早期干预措施包括血压管理，以避免高血压（导致出血范围扩大）或低血压（可能导致局部脑缺血），逆转任何凝血功能障碍，以及对任何导致潜在血管病变的特殊处理。如果有脑室内出血或脑积水，神经外科干预可能适用于血肿清除或EVD（更多细节见第16章）。

蛛网膜下腔出血

蛛网膜下腔出血，顾名思义，是通过多种机制进入蛛网膜下腔（包括脑室）的静脉或动脉血，最常见的是外伤或动脉瘤破裂（图12.9）。它约占美国卒中的3%。大约10%的动脉瘤性蛛网膜下腔出血患者在急诊到来之前死亡。对于那些接受医疗护理的人来说，住院死亡率从8%到67%不等。住院后的幸存者大约50%的患者与健康相关的生活质量有显著性的慢性下降。

蛛网膜下腔出血通常表现为突然发作的/霹雳样的严重头痛（"一生中最严重的头痛"），并可伴有恶心、呕吐、畏光、假性脑膜炎、意识丧失/精神状态改变和局灶性神经功能缺失。为了证实蛛网膜下腔出血的诊断，平扫头部CT在症状出现后12小时内具有高度的敏感性（98%~100%）。在症状出现后的7天，头部CT的敏感性在一周内下降到大约50%。如果高度怀疑为蛛网膜下腔出血，但头部CT正常，则应完成腰椎穿刺以评估是否存在红细胞和脑脊液（CSF）黄褐变。数字减影导管血管造影（DSA）是检测脑动脉瘤的"金标准"；然而，大多数的检查都是从CT血管造影开始的，因为它比传统的血管造影侵入性小，在检测Willis环周围大血管的动脉瘤时仍然相当敏感。

初步评估应集中在影像学和临床表现，可用于协助评估潜在并发症和对预后的风险进行分层。早期干预可能包括放置EVD（如果发现有脑积水）、开始服用抗癫痫药、治疗高血压、疼痛管理以及手术或介入治疗动脉瘤（见第17章）。

创伤性脑损伤

创伤性脑损伤（traumatic brain injury, TBI）（图12.10）可以单独发生，也可以与其他全身性损伤同时发生，但在任何一种情况下，都必须在出现时完成完整的创伤评估，以确保没有遗漏的损伤。这些患者的管理将在一个多学科团队中进行。"A-B-C"治疗模式对创伤治疗至关重要，接着进行全面的神经系统检查，以确定残疾——"D"。病史的其他重要组成部分包括受伤机制，现场其他部位受伤，初始格拉斯哥昏迷评分，以及在到达急诊室之前可能使用的药物。

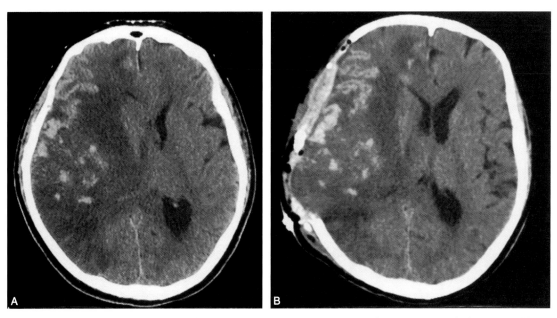

图 12.6　恶性大脑中动脉缺血性卒中。平扫头部 CT。(A)丘脑轴位图像显示右侧大脑中动脉大面积缺血性卒中(低密度组织),出血性转化(高密度组织),右脑室受压,左侧脑室受压,导致脑室扩大。(B)右侧半开颅术后的同一轴位图像。因此,在半侧开颅术的后部,右侧脑室受压和超出正常颅穹窿范围的梗死脑组织的突出得到改善

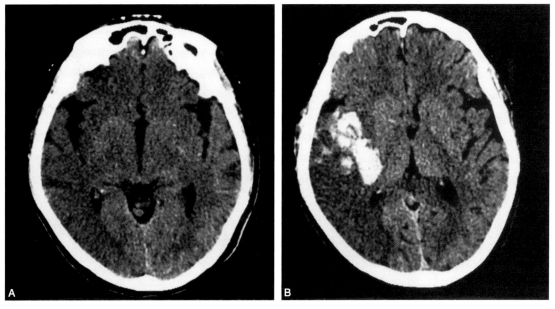

图 12.7　组织型纤溶酶原激活剂治疗后右侧大脑中动脉缺血性卒中的出血性转化。平扫头部 CT。(A)丘脑水平的轴位图像显示右额叶和颞叶有轻微的早期缺血改变,伴有低密度和灰白质分界不清。(B)初始图像(A)后 12 小时在丘脑水平的轴向图像。右额叶和颞叶出血(高密度),右额叶和颞叶缺血性卒中的进展

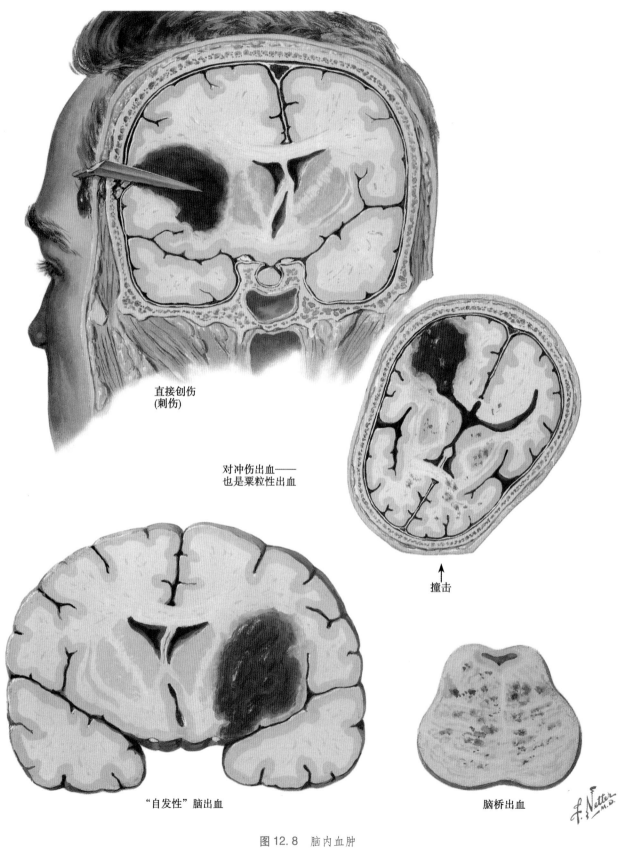

直接创伤
(刺伤)

对冲伤出血——
也是粟粒性出血

撞击

"自发性"脑出血

脑桥出血

图 12.8　脑内血肿

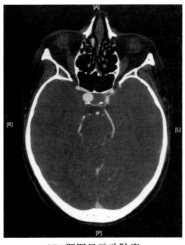
CTA源图显示动脉瘤

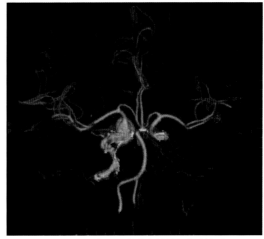
CTA三维重建显示动脉瘤的详细解剖部位

图 12.9　蛛网膜下腔出血

脑出血

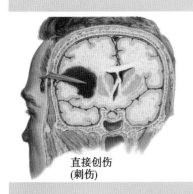
直接创伤
(刺伤)

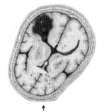
撞击
对冲伤出血——
也是粟粒性出血

脑桥出血

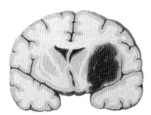
"自发性"脑出血

急性硬膜下血肿

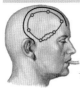
"问号"皮肤切口
(黑色): 游离骨瓣
和钻孔轮廓(红色)

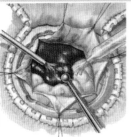
皮瓣反射(雷尼夹控制出血); 取出游
离骨瓣, 打开硬脑膜; 通过穿刺、抽
吸和镊子排出血块

用于监测颅
内压的导管,
从钻孔和刺
伤处流出

骨和皮瓣置换并缝合

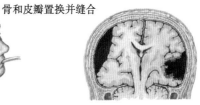
Jackson-Pratt引流管
通过钻孔和刺伤
从硬膜下间隙流出

右侧显示急性硬膜下血肿,
右侧显示硬膜下血肿, 左侧
显示与颞孔相关的脑内血肿
("爆裂"颞孔)

颞窝血肿

大脑中动脉内侧移位

正常中线结构移位

穿过脑膜中动脉的颅骨骨折

大脑后动脉受压

颞叶的小
脑幕下疝

脑干向对侧移位可通过对侧通路的天
幕压力逆转体征的偏侧化

压迫动眼神经(Ⅲ)导致同侧瞳孔
扩大和第三脑神经肌肉麻痹

小脑扁桃体疝

皮质脊髓和相关通路受压, 导致对侧偏瘫、深部
肌腱反射亢进和巴宾斯基征

图 12.10　急性创伤性脑损伤

尽管根据格拉斯哥昏迷评分(轻度 13~15/中度 9~12/重度 3~8)对 TBI 进行分级是有用的,而且很容易确定,但它可能不能全面描述所遭受的神经损伤。有局灶性神经学表现、精神状态恶化或精神状态未能改善、意识丧失超过 5 分钟、癫痫发作、穿透性头部创伤或基底部或凹陷性颅骨骨折迹象的患者应进行平扫头部 CT 成像。可能存在一系列广泛的发现:硬膜外、硬膜下、蛛网膜下腔和脑实质内出血、颅骨骨折、弥漫性轴索损伤(DAI)、静脉窦损伤、鼻窦损伤、眼球/眼眶损伤。需要手术治疗的损伤需要迅速确定,并联系合适的手术团队。虽然孤立性头部损伤较罕见,但创伤可导致凝血功能障碍和需要鉴别和适当的治疗。

TBI 可能发生的并发症取决于最初检查中发现的损伤机制和程度。最常见的影像学表现是 DAI,它是由轴突的剪切损伤引起的,通常是在颅骨的快速加速减速或扭转损伤过程中。DAI 最好通过 MRI 检查,特别是敏感性加权成像(SWI)进行评估,并根据特定脑部位(包括胼胝体和脑干)出血的结果进行分级。颅内压快速升高(颅内压危象)可能发生在创伤性脑损伤中,因此密切监测临床神经系统的恶化是至关重要的。颅内压监护仪适用于格拉斯哥昏迷评分(GCS)小于 8 且入院头部 CT 异常的患者。对于有以下两种情况的人也建议进行监测:年龄超过 40 岁、单侧或双侧运动瘫痪或收缩压低于 90mmHg。重症监护病房(ICU)可能出现的其他问题包括交感神经风暴、创伤性颅内血管痉挛以及与危重疾病相关的全身并发症,如深静脉血栓形成或院内感染。

TBI 的临床结局是非常多变的,取决于全身损伤的程度、损伤机制、脑损伤区域、DAI 的程度以及重症监护病房内的并发症。纤维束造影成像技术的进步为严重创伤性脑损伤的恢复提供了线索,但这仍有待研究(第 19 章)。

脊髓创伤

脊髓功能障碍是罕见的,但早期识别和治疗神经系统急症可以维持或改善功能结局(图 12.11)。脊髓疾病的常见表现包括疼痛、脊髓感觉水平、无力和/或自主神经功能障碍。

早期评估应包括完整的神经系统检查,确定病变部位在脊髓的某一区域。稳定脊柱和限制额外的脊髓损伤是首要目标。CT 扫描成像虽然足以评估胸腹结构和骨损伤,但对脊髓和硬膜外腔的评估存在局限性,使得 CT 成像成为一种不合适的成像方式。脊髓损伤患者应立即转移到具备 MRI 成像能力的机构,如果需要,可由脊柱外科团队进行及时的手术治疗。如果怀疑是由于恶性肿瘤引起的脊髓压迫,开始使用大剂量类固醇(地塞米松)是合适的。如果有感染性病原学的问题,经验性的对革兰氏阳性菌群的抗生素治疗是合适的,并应包括耐甲氧苯青霉素的金黄色葡萄球菌(MRSA)的治疗。

颈髓损伤可导致神经源性休克,因为从外侧脊髓下行的交感神经纤维损伤。神经源性休克的治疗始于适当的容量复苏,但也可能需要血管升压药来补偿 α- 和 β-肾上腺素能张力的损失(肾上腺素和去甲肾上腺素是首选药物)。尝试通过放置 Foley 导管和积极的肠道治疗来维持自主神经功能是很重要的。脊髓损伤后的瘫痪给患者带来了深静脉血栓形成的高风险,因此使用序贯加压装置或药物预防是护理的重要组成部分。

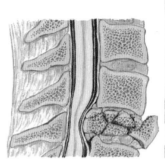
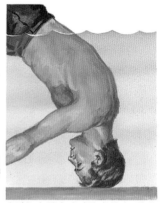

"爆裂性"骨折:整个椎体粉碎,椎管内有骨碎片

机制:在跳水或冲浪事故中,从车上摔下来,或足球受伤时,头部受到垂直打击

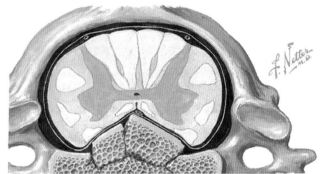

脱臼的骨头碎片压迫脊髓和脊髓动脉:脊髓前三分之二的血液供应受损

图 12.11　脊髓的外伤

脊髓损伤的预后取决于肢体无力和感觉丧失的程度,以及损伤的潜在机制。美国脊髓损伤评估(ASIA)分级系统采用 5 分等级来描述脊髓损伤的严重程度。功能结局工具,如脊髓独立性测量(SCIM Ⅲ)可以提供一些关于恢复的见解(第 20 章)。

癫痫持续状态

癫痫持续状态经历了多重定义的变化,特别是随着重症监护室脑电图(EEG)监测的增加。国际抗癫痫联盟将癫痫持续状态定义为:

"……一种由负责终止癫痫发作的机制失效或机制启动引起的导致异常、长时间癫痫发作(在时间点 t1 之后)的情况。根据癫痫发作的类型和持续时间,这种情况可能会产生长期后果(在时间点 t2 之后),包括神经元死亡、神经元损伤和神经元网络的改变。"

(*Trinka* et al., Epilepsia, 2015)

对于惊厥性癫痫持续状态,t1 = 5 分钟(应考虑或开始治疗的时间点),t2 = 30 分钟(超过此时间即出现永久性神经损伤)。对于局灶性和非惊厥性癫痫持续状态,这些时间更长。虽然这是一个包罗万象的定义,但使用持续癫痫活动超过 5 分钟或意识未完全恢复的反复发作的定义更能指导治疗决策。尽管癫痫持续状态是一种神经急症,但治疗的时机和积极性取决于非惊厥性和局灶性癫痫持续状态与全身惊厥性癫痫持续状态。

癫痫持续状态的早期评估应与早期治疗同时完成

癫痫持续状态的逐步治疗选择
1. 苯二氮䓬类(如劳拉西泮、地西泮)
　　磷苯妥英

2. 巴比妥类
　　比如：
　　　　丙戊酸
　　　　新型抗癫痫药物(如左乙拉西坦、托吡酯)

3. 插管、脑电图监测和持续输注戊巴比妥
　　咪达唑仑
　　最近被认为是用于成人的药物：异丙酚

药物注射

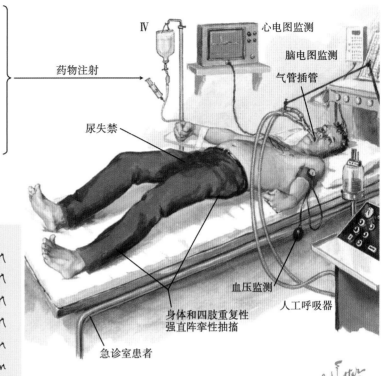

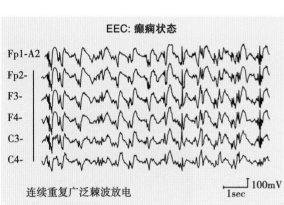

EEC：癫痫状态

Fp1-A2
Fp2-
F3-
F4-
C3-
C4-

连续重复广泛棘波放电　　　　100mV
　　　　　　　　　　　　　　1sec

图 12.12　癫痫持续状态

(图 12.12)。癫痫持续状态患者的临床评估将受到持续性癫痫活动或昏睡/昏迷的限制。癫痫发作和癫痫持续状态是潜在疾病过程的典型症状，寻找潜在的病因是很重要的。应完成广泛的代谢评估和毒理学筛查。平扫头部 CT 的中枢神经系统成像有助于评估可能导致癫痫持续状态的结构性病变。对于新发癫痫持续状态或癫痫持续状态伴有发热或其他提示感染的体征或症状的脑膜炎，应尽早考虑腰椎穿刺和经验性治疗。

癫痫持续状态的早期治疗是中止癫痫发作，因为持续发作会导致永久性神经元功能障碍，治疗起来更困难。癫痫持续状态的一线治疗是苯二氮䓬类药物，其次是抗癫痫药物，尽管抗癫痫药物的数量不断增多，但那些有癫痫持续状态批准适应证的药物仅包括丙戊酸钠、苯妥英钠和苯巴比妥。尽管应用了苯二氮䓬类和主要抗癫痫药物，如果仍有持续的癫痫发作，需进行气管插管和麻醉药物镇静治疗。通常情况下，使用这些药物的任何组合治疗的患者都会有意识水平的改变，并且很难确定这是否是由于药物或正在进行的亚临床发作所致。连续视频脑电图监测比短时间(30~60 分钟)的检查更敏感的检测到轻微的或非临床的癫痫活动。在使用抗癫痫药物治疗的同时，检查和治疗任何潜在的代谢紊乱如低血糖或代谢性酸中毒也很重要。

脑炎/脑膜炎

虽然脑炎和脑膜炎都是不常见的疾病，每年的发病率为 4~6 例/(10 万人·年)，但它们会导致严重残疾(图 12.13)。

只有 44% 的患者会出现发热、脑膜刺激征和精神状态改变的典型三联征，但其中一个或多个症状是特征性的。其他常见的症状和体征包括头痛、皮疹、新发癫痫或局灶性神经功能缺损。Kernig 征阳性(膝关节和髋关节被动屈曲导致颈部屈曲)和/或 Brudzinski 征阳性(颈部被动屈曲导致膝关节屈曲)的临床检查结果是有力的支持，但它们的缺失并不排除脑膜炎的诊断。

早期临床怀疑感染是处理这些疾病的关键。早期使用广谱抗生素、抗病毒药物和可能的地塞米松进行经验性抗生素治疗可以挽救生命(第 13 章)。这些药物的应用不应因腰椎穿刺或影像学检查而延迟。严格地说，并非所有疑似脑膜炎或脑炎的患者都需要影像学检查，但发热、脑病、局灶性缺损、视乳头水肿、新发癫痫或慢性免疫抑制的患者必须在腰椎穿刺前进行平扫头部 CT 检查。实际上，对于疑似脑膜炎或脑炎的患者，平扫头部 CT 几乎总是在腰椎穿刺前进行。

预后因病原菌和临床严重程度的不同而有很大差异，但众所周知，抗生素使用延迟与各种原因败血症(包括中枢神经系统感染)患者的不良预后相关。

严重的神经肌肉无力/神经肌肉呼吸衰竭

虽然罕见，严重的吉兰-巴雷综合征和重症肌无力是两种主要的神经肌肉疾病，可能需要重症监护室护理。严重的呼吸肌无力可导致换气不足和急性呼吸衰竭，而球部功能障碍可导致无法保护上呼吸道。两者都需要气管插管和机械通气。

神经肌肉性呼吸衰竭的生理学与肺病导致的呼吸衰竭有

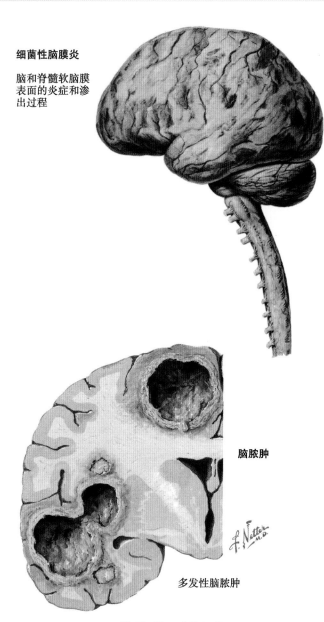

细菌性脑膜炎

脑和脊髓软脑膜表面的炎症和渗出过程

脑脓肿

多发性脑脓肿

图 12.13 感染概况

指导治疗决定和评估患者对治疗干预反应的工具。与所有神经学和内科医学一样，来自监测设备的信息不能孤立地解释，必须尽可能与仔细观察患者的神经系统检查密切相关。在神经系统检查不能安全进行的情况下（如严重创伤，停用镇静剂可能会对患者造成进一步伤害）或极为有限的情况下（如肝性脑病），神经监测设备可以提供有关 ICP 或脑血流的信息，有助于指导治疗。

静脉通路和监测

首先，在危重患者和有生命危险的患者中，充分的静脉通路是对患者进行持续管理的关键。可能需要多次给药（如癫痫持续状态），密切监测血压和持续静脉注射药物（如脑出血），容量评估和使用血管升压药（如脑膜炎）或快速给药（如 23% 氯化钠治疗颅内压升高）的额外信息。中心静脉通路通常通过锁骨下静脉、颈内静脉或股总静脉，可满足这些可靠的长期需求（图 12.14）。

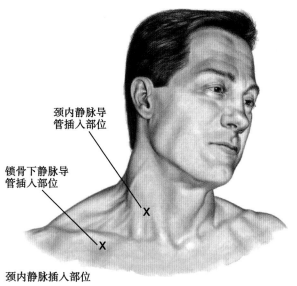

颈内静脉导管插入部位

锁骨下静脉导管插入部位

颈内静脉插入部位

前视图

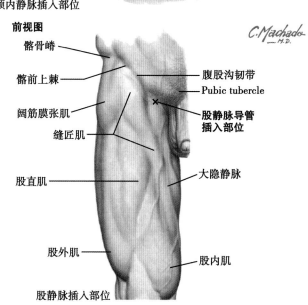

髂骨嵴

髂前上棘

阔筋膜张肌

缝匠肌

股直肌

股外肌

腹股沟韧带

Pubic tubercle

股静脉导管插入部位

大隐静脉

股内肌

股静脉插入部位

图 12.14 中心线

本质的区别。初步评估包括全面神经系统检查和对可能导致或导致无力的其他疾病进行全面系统评估。当住院期间呼吸功能的一次评估和复查时，评估床边呼吸力学的肺活量和负力吸气可以测量神经肌肉性呼吸衰竭的严重程度。

对于那些神经肌肉性呼吸无力的患者，20-30-40 法则有助于确定需要气管插管的患者。肺活量小于 20ml/kg（标准体重），负吸力大于 $-30cmH_2O$，或最大呼气压力小于 $40cmH_2O$，或比先前测量值下降超过 30%，表明呼吸肌严重无力。在神经肌肉性疾病患者中，呼吸损害和衰竭可能很快发生，用于评估呼吸窘迫的肺本身疾病的指标，如呼吸频率、辅助呼吸肌肉、脉搏血氧饱和度的应用，其价值是有限的，因为缺氧是神经肌肉性无力呼吸衰竭的一个非常晚的特征。单次呼吸计数测试是一种床边操作，有助于评估呼吸肌无力，患者深呼吸并尽可能大声数到最高次数。

重症监护病房的监护

危重病护理中的神经监测设备是帮助了解病理生理状态、

脑电图监测

受伤的大脑,无论其机制如何,都有很高的癫痫发作的可能性。一般情况下,在神经重症监护病房里,患者的脑病是很难确定病因。因此,脑电图有助于确定是否有亚临床癫痫发作导致患者的精神状态。重症监护室的脑电图导联按照标准10-20国际标准放置,因为在最近进行过神经外科干预、颅内监护仪或头部有伤口的患者中,导联放置可能受限(图12.15)。

ICU中的脑电图监测通常不是简单明了的脑电图癫痫发作,而是会出现异常的脑电图放电或节律(例如,周期性偏侧放电、全身性周期性放电和节律性活动)。这些表现虽然不正常,但处于发作期(明显发作)和非发作期(无明显发作)大脑活动之间的频谱。并非所有的异常发现都需要用抗癫痫药物治疗,但监测脑电图模式随时间的变化或对抗癫痫药物的反应是有用的。

定量脑电图(qEEG)是重症监护病房内使用的一个额外的工具。qEEG使用数字信号分析来生成多个EEG参数的压缩图形图,包括功率、波形可变性、节律性和对称性。通过将脑电图压缩数小时的图示,可以更好地评估多种趋势,包括记录期间出现的慢波百分比、发作频率和不对称性(图12.16)。

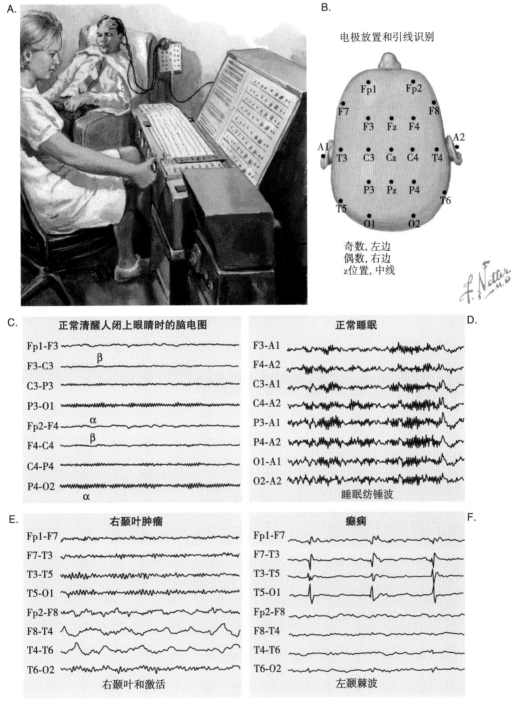

图 12.15　脑电图监测

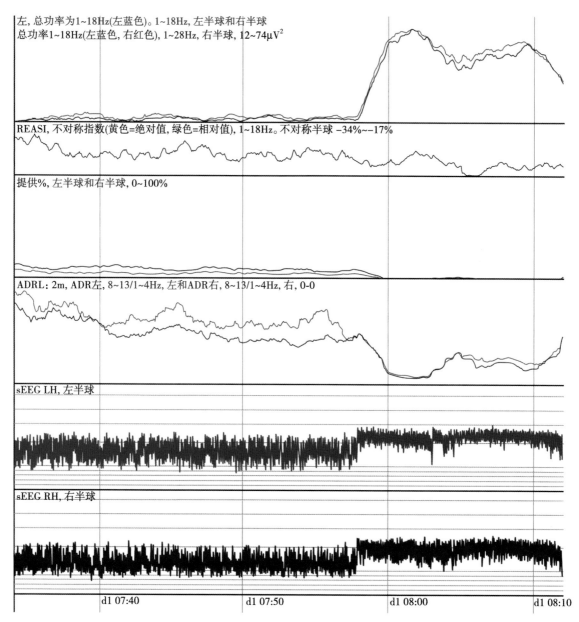

左，总功率为1~18Hz(左蓝色)。1~18Hz，左半球和右半球
总功率1~18Hz(左蓝色，右红色)，1~28Hz，右半球，12~74μV²

REASI，不对称指数(黄色=绝对值，绿色=相对值)，1~18Hz。不对称半球 −34%~−17%

提供%，左半球和右半球，0~100%

ADRL：2m，ADR左，8~13/1~4Hz，左和ADR右，8~13/1~4Hz，右，0-0

sEEG LH，左半球

sEEG RH，右半球

d1 07:40　　　　d1 07:50　　　　d1 08:00　　　　d1 08:10

图12.16　定量脑电图时间超过45分钟。第一排：总功率(脑电图总电压)。第二排：脑电图中左右脑电功率平衡不对称指数。第三排：抑制百分比(抑制的时间量)。第四排：alpha-delta 比值是时间与 alpha 频率和 delta 频率的比值。第五组和第六排：振幅=整合脑电图(分别为左半球和右半球)

颅内压（ICP）监测

ICP 监测（图 12.17）可以使用各种设备进行，最常见的是 EVD、脑实质内监护仪和硬膜下压监护仪。每种监控系统都有优点和缺点。EVD 是利用颅表面标志物插入第三脑室的，因此在脑室较小或颅骨解剖结构扭曲的情况下放置 EVD 可能会比较困难。然后将导管连接到压力监测和引流系统。与其他颅内监护设备相比，EVD 的一个优点是，如果脑室系统内 ICP 升高或出血，导管可以引流 CSF。脑实质内监测器通过颅骨上的一个钻孔（直径约 2cm）直接放入脑组织。监护仪测量周围区域大脑

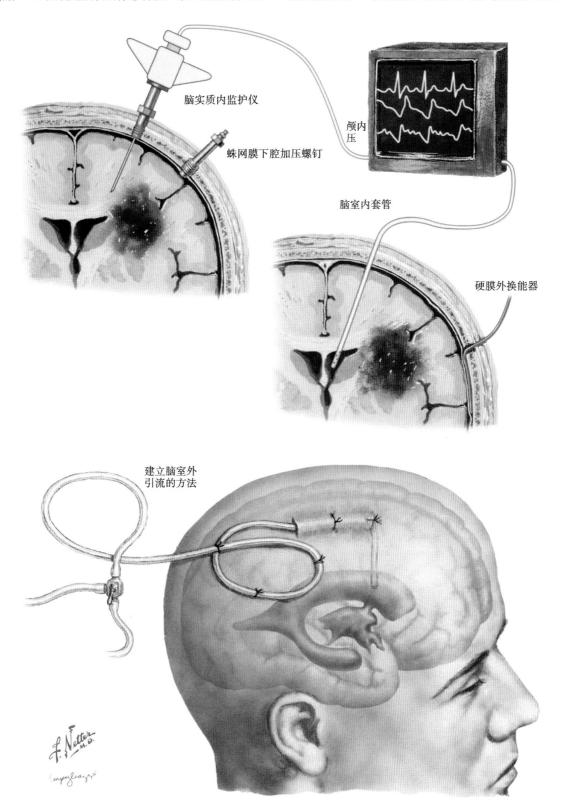

图 12.17 颅内压监测

表面附近的颅内压。尽管放置比 EVD 容易,但不能进行脑脊液引流或使用脑实质内监护仪进行中央 ICP 测量。脑实质内监测器在 48~72 小时后也会变得不准确。硬膜下 ICP 监护仪的放置方式与脑实质内监护仪相似,但也有类似的缺点。

正常 ICP 小于 20mmH$_2$O。EVD 产生的波形跟踪反映了ICP,可随时间进行监测并视情况进行处理(图 12.18)。EVD

产生的波形在整个心动周期内提供动态 ICP 测量,在生理状态和疾病状态下表现不同。在每个 ICP 波冲击波 1、2 和 3 中分别有 3 个峰值(或波)。P1 是由动脉血流入大脑毛细血管床形成的。P2 被称为重搏波,它对应于早期静脉期的血流。最后,P3 是潮汐波,其生理机制尚未完全阐明,但被认为是由于血液流入大静脉结构所致。

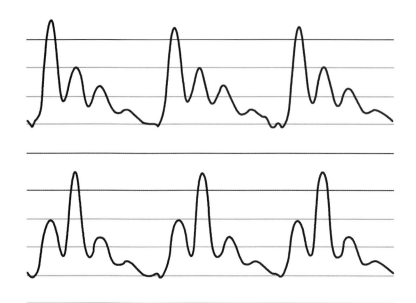

图 12.18　颅内压(ICP)波形。同一患者住院期间不同时间的颅内压波形追踪。顶部是大面积脑实质内和脑室内出血后住院的第 1 天。这是一种正常的波形,第一波(P1)大于第二波(P2),第二波(P2)大于第三波(P3)。下图是患者在住院第 4 天出现颅内压升高,脑实质内出血引起的水肿接近峰值时的描记。波形具有不一致的特征性发现,第二波(P2)大于第一波或第三波

在正常大脑中,P1>P2>P3,但在受伤的大脑中,可能发生改变——P1<P2>P3,提示大脑顺应性差。顺应性反映了脑组织适应额外血容量的能力,以体积变化超过压力变化(C=AV/AP)来衡量。正常情况下,心动周期中额外或正常的血流波动对颅内压的影响很小,大脑表现出正常的顺应性状态。然而,当颅内容积增加时(即脑水肿),水肿的大脑顺应性降低,容积的微小变化导致颅内压的巨大变化。当顺应性较低时,需要格外警惕,因为颅内容积的微小变化会导致颅内压危象(颅内压>60mmH$_2$O)。当 ICP 持续高于确定的阈值时,应继续进行降低 ICP 的治疗。如果有 EVD,脑脊液引流可以使 ICP 降低,但可能需要高渗治疗,如甘露醇或高渗盐水,或在某些情况下需要手术干预,以有效地将 ICP 降低到正常水平。

侵入性神经监视

虽然有多种非侵入性监测工具,但这些工具的局限性在于它们间接测量大脑的生理学指标。另外还有一些监测设备,可以更直接地测量脑组织本身的生理参数。这些类型的监护仪包括实质微导管,其位置很像脑实质内压力监护仪。有许多生理数据点可以用微导管记录:最常见的有脑组织氧水平、脑温度、脑电传导和微透析。

虽然侵入性监测不是标准的护理,许多神经重症监护室使用这些工具来帮助指导患者管理。例如,微透析提供了重要的

生理数据。大脑通过完全的有氧氧化磷酸化将碳水化合物作为能量来源,并将葡萄糖代谢为丙酮酸,最终生成二氧化碳。当大脑灌注不足时,从氧化磷酸化转变为无氧糖酵解和乳酸的形成。微透析可以监测丙酮酸和乳酸的浓度及其比率,以便在区域水平上更好地了解脑组织的代谢状态。如果乳酸与丙酮酸的比率较高,则表明无氧糖酵解、调整以增加血压(增加脑灌注)、血红蛋白(携氧能力)、降低 ICP(灌注)和温度可能会提高这一比率,表明碳水化合物的使用得到改善并恢复到更正常的生理状态。

大脑通过细胞间的电脉冲发挥功能。电导的原理是一个细胞产生的电脉冲传递到另一个细胞的能力。在正常大脑中,高浓度的钠、钾和氯化物很容易发生这种情况。在液体增多的病变大脑中,间质溶质浓度降低,从而损害神经元传递电脉冲的能力,或降低电导。脑电导的降低标志着血管源性和/或细胞毒性水肿。用高渗疗法或类固醇治疗这些疾病可以逆转异常。如果脑水肿得到改善或治疗,电导可以恢复正常。

经颅多普勒超声

经颅多普勒超声(TCD)是一种无创成像技术,最常用于评估动脉瘤性蛛网膜下腔出血相关的血管痉挛。利用超声 B 型探头,可以对血管内的血流进行评估。在颞肌上有两个主要的监测点用于前循环,在颈后外侧入枕骨大孔处有两个主要的监测点用于椎基底动脉。从这两个位置,可以评估颅内大动脉。

与蛛网膜下腔出血相关的血管痉挛通过复杂的作用机制导致血管狭窄,从而导致脑梗死。每天对有风险的患者进行TCD,并测量血流速度以监测血管痉挛,但不一定是脑缺血。大多数神经血管实验室已经建立了操作流程和正常值,但最常见的监测值是平均动脉速度(cm/s)。其他值得关注的是搏动指数,它是对脑血流动力学的间接评价,以及 Lindegaard 比率,它与动脉血管痉挛的严重程度有关。

$$搏动指数(PI)=[最大收缩速度(cm/s)-舒张\\末速度(cm/s)]/平均血流速度(cm/s)$$

$$Lindegaard \ 比率 \ = 同侧最大收缩速度(cm/s):\\(大脑中动脉-颅外颈内动脉)/颅外颈内动脉$$

尽管 TCD 是一种非侵入性和廉价的检查方法,但它在检查脑血管痉挛方面的敏感性和特异性有限(两者约为 50%),并且与超声技术人员的经验水平有关。

未来发展方向

尽管神经危重病护理在过去 15 年中一直是一个亚专业,但这个领域仍在不断发展。在美国和世界各地有更多的奖学金培训计划和更多的神经重症监护室开放。随着外科技术的进步推动了颅穹窿内介入治疗的界限(如脑实质内血肿微创清除手术),我们将有更有效的治疗方法为患者和家属提供更好的疾病过程信息。神经监测的不断进步继续提供了对原发性和继发性脑损伤的洞察,这些损伤发生在危及生命的疾病之后。尽管使用侵入性监测的研究尚未证明其临床益处,神经外科医生和神经重症医师仍然是这项技术的早期采用者,并将成为决定如何最好地使用这些设备及其提供的临床信息的领导者。

(李小刚 译)

推荐阅读

Emergency Neurological Life Support (ENLS). Available from: http://www.neurocriticalcare.org/enls.

Frontera JA, editor. Decision making in neurocritical care. 1st ed. New York, NY: Thieme Medical Publishers; 2009.

Lee K, editor. The neuroICU book. 2nd ed. New York, NY: McGraw-Hill Education; 2017.

Lewis SL. CONTINUUM: lifelong learning in neurology. Neurocrit Care 2015;21(5).

Wijdicks EFM, Rabinstein AA, editors. Neurocritical care (what do I do now). 2nd ed. Oxford, UK: Oxford University Press; 2016.

13

昏迷、植物状态和脑死亡

Anil Ramineni, Gregory J. Mam, David P. Lerner, Joseph D. Burns

昏迷

> **临床案例** 患者，男性，57 岁，在花园中与妻子劳动时出现严重的用力后胸痛、胸闷，之后意识丧失，既往有冠状动脉粥样硬化性心脏病病史。立即呼叫急救车，救护车在几分钟后赶到现场。患者当时面色苍白、无反应、四肢瘫软。体格检查发现收缩压低，约 70~85mmHg，室性心动过速，电除颤后迅速转为窦性心律。到医院后检查发现患者无意识眼球活动，疼痛刺激也不能睁眼。他能发出无意义的声音，但无法清楚地表达和理解语言。疼痛刺激可见表情痛苦、肢体回缩。通过 3 天的治疗，患者意识清楚，但短时记忆下降并伴共济失调。3 周后这些症状逐渐缓解。

> **临床案例** 患者，男性，76 岁，在家中床上被发现意识丧失。其妻子告知急救医师，他有前列腺癌病史，否认血管病危险因素，并否认近期有脑外伤病史。患者对言语及疼痛刺激均无反应。神经系统体格检查发现患者昏迷，针尖样瞳孔，头眼反射存在，外耳道冷刺激出现同侧凝视，无眼球震颤，疼痛刺激四肢均有回缩，双侧巴宾斯基（Babinski）征阳性。
>
> 静脉注射纳洛酮 0.4mg 后病情发生戏剧性变化，几分钟后患者意识清楚。之后头颅 CT 检查正常，证明无脑出血、蛛网膜下腔出血或硬膜下血肿，无脑梗死或颅内肿瘤。当问到用镇静药史时，患者表示他再也不能忍受前列腺癌转移带来的疼痛，超剂量服用了阿片类镇痛药。

第一例患者反映了一种常见临床情况：继发于心脏停搏的缺氧缺血性脑损伤。良好预后取决于以下几个相关因素：年龄、缺血程度、缺血持续时间、有效的目标体温管理（适用时）以及合并其他疾病的严重程度。详细的病史、现场记录回顾和一系列神经系统检查是了解脑损伤的程度和机制、识别潜在的摄入或暴露因素，以及确定进一步检查的必要性的关键第一步。

第二例患者是一个典型的"毒物代谢性"昏迷，除了无反应和瞳孔缩小外，神经系统检查发现脑干反射存在，头颅 CT 结果正常。虽然脑桥出血经常表现为昏迷和针尖样瞳孔，完整的眼动反射强烈提示代谢因素。使用拮抗剂如纳洛酮逆转阿片类药物过量可促使神经功能的快速恢复。然而，更严重的药物过量可能引起呼吸抑制，导致缺氧性脑损伤或死亡。

意识是对内部或外界刺激保持警觉的一种状态，通过思想或定向的躯体运动表现出对刺激的反应。昏迷是一种意识丧失，其特征是缺乏清醒和对周围环境的感知。在不完全失去觉醒或清醒状态的情况下，完整的意识也可以受到干扰。意识的不同水平可以通过对特定刺激的反应来大致描述，而像嗜睡、意识模糊或昏迷等术语有时被用来反映严重程度。然而，交流意识水平改变状态的最有用方法仍然是准确描述患者的行为和对特定刺激的反应。例如，声音刺激下患者可睁眼但不能保持睁眼，"只有在反复询问后才回答"比仅仅表述"患者反应迟钝"更可取。然而，定义术语经常被用来描述患者的意识水平，即使它们往往不精确。嗜睡指患者有明显的睡意，需要轻度到中度的刺激引起患者对问题或命令的反应。意识模糊指的是需要重复刺激才能将患者的注意力吸引回任务上的状态。昏迷是一种更严重的意识抑制状态，在这种状态下，只有通过反复和/或有害的刺激，才能短暂地保持清醒以及与检查者最简单的互动。

谵妄是指与意识水平改变有关的注意力和定向力障碍。这是一种注意力、意识和认知紊乱的急性混乱状态（见第 26 章）。这种状态起病急，通常持续数小时到数天，并且一天内也有轻重程度的波动。谵妄可根据临床特征分为多动型、少动型或混合型。多动型谵妄的特征是交感神经系统过度活跃，过度兴奋导致注意力障碍、心动过速、出汗、高血压、幻觉和正常的睡眠-觉醒周期紊乱。少动型谵妄表现为反应减少和淡漠。混合性谵妄包括多动和少动两种特征的结合。谵妄在住院患者中很常见，并与住院时间延长、医疗费用和死亡率增加有关。

在评估意识障碍的患者时，由于检查者只能通过患者的反应（如语言和动作）做出判断，因此可靠的、可重复的检查是非常重要的。神经内科医师必须尽一切努力发现定向的非反射性反应存在与否，并判断这一发现的价值。辨别究竟是意识障碍所致还是患者不能反馈有时很有挑战。例如，在基底动脉闭塞伴后循环梗死但半球功能保留的情况下，会发生"闭锁"综合征（图 13.1）。在这种情况下，因为皮质脊髓束和皮质延髓束的损伤会导致严重的四肢瘫痪和面部无力，患者似乎对刺激没有直接反应。然而，在详细检查中，眨眼或垂直的眼球运动可能保留，患者可能会按照指令准确地眨眼或活动他或她的眼球，表明其具有完全的意识和完整的认知。同样，在重症急性多发性神经病如吉兰-巴雷综合征中，患者保留有意识，但因严重的全身无力，意识难以评估和量化。

格拉斯哥昏迷量表（Glasgow coma scale，GCS）通过 3 个方面评估和量化患者昏迷的程度：眼球运动、言语反应和运动反

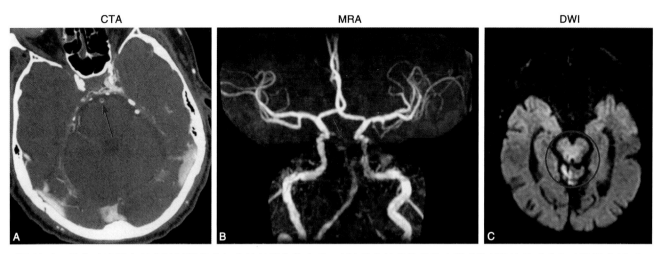

图13.1 基底动脉闭塞所致"闭锁"综合征的神经影像学表现。(A)轴位计算机断层血管成像(CTA)显示基底动脉闭塞(红色箭头)。(B)脑循环磁共振血管成像(MRA)显示基底动脉远段和双侧大脑后动脉无血流(红色箭头)。(C)MR轴向弥散加权成像(DWI)显示中脑高信号,提示近期梗死

应。它是院前和急救体系中最常用的评分系统,可快速、可靠地描述意识水平和预后,特别是对颅脑外伤的患者。格拉斯哥昏迷量表3~8分定义为严重损伤(图13.2)。

不同昏迷病因的患病率取决于患者的年龄和人口统计学特征。总的来说,创伤、卒中、弥漫性缺氧缺血性脑损伤(继发于心肺骤停)和中毒是主要机制。感染、癫痫发作和代谢内分泌紊乱是造成昏迷的其他主要原因(图13.3)。

影响认知和注意力但不影响觉醒的状态,如痴呆(以进行性认知恶化为特征)患者和结构性脑损伤,如卒中或肿瘤患者,引起局灶性或区域性脑功能障碍时,不属于昏迷状态。睡眠也不同于昏迷,因为它是生理上的皮层与外部刺激的联系中断的一种正常模式(见第24章)。

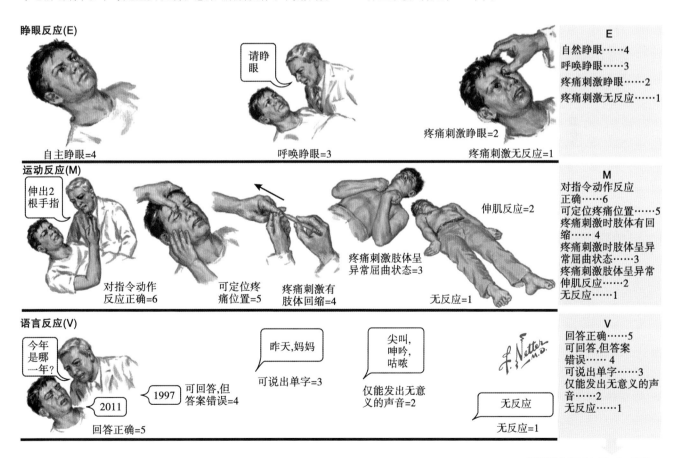

图13.2 格拉斯哥昏迷量表

临床特征	病理(举例)	病因

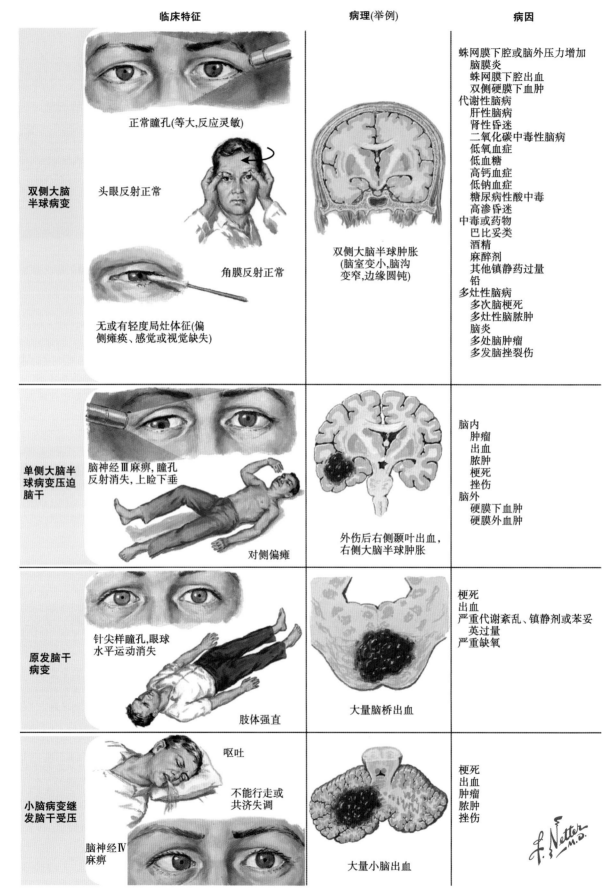

双侧大脑半球病变

正常瞳孔(等大,反应灵敏)

头眼反射正常

角膜反射正常

无或有轻度局灶体征(偏侧瘫痪、感觉或视觉缺失)

双侧大脑半球肿胀(脑室变小,脑沟变窄,边缘圆钝)

蛛网膜下腔或脑外压力增加
  脑膜炎
  蛛网膜下腔出血
  双侧硬膜下血肿
代谢性脑病
  肝性脑病
  肾性昏迷
  二氧化碳中毒性脑病
  低氧血症
  低血糖
  高钙血症
  低钠血症
  糖尿病性酸中毒
  高渗昏迷
中毒或药物
  巴比妥类
  酒精
  麻醉剂
  其他镇静药过量
  铅
多灶性脑病
  多次脑梗死
  多灶性脑脓肿
  脑炎
  多处脑肿瘤
  多发脑挫裂伤

单侧大脑半球病变压迫脑干

脑神经Ⅲ麻痹,瞳孔反射消失,上睑下垂

对侧偏瘫

外伤后右侧颞叶出血,右侧大脑半球肿胀

脑内
  肿瘤
  出血
  脓肿
  梗死
  挫伤
脑外
  硬膜下血肿
  硬膜外血肿

原发脑干病变

针尖样瞳孔,眼球水平运动消失

肢体强直

大量脑桥出血

梗死
出血
严重代谢紊乱、镇静剂或苯妥英过量
严重缺氧

小脑病变继发脑干受压

呕吐

不能行走或共济失调

脑神经Ⅳ麻痹

大量小脑出血

梗死
出血
肿瘤
脓肿
挫伤

图13.3   昏迷的鉴别诊断

昏迷患者的评估和治疗

昏迷患者的最初评估必须和治疗同时进行。因为寻找确切病因而造成的治疗延误都是不可接受的。如有必要，必须立即清理气道，并使用袋瓣面罩或插管确保充分的通气和氧合。必须及时控制严重低血压，尤其在怀疑有颅内压增高的患者

中。在没有快速、充分评估治疗心源性或呼吸系统原发病因之前，血流动力学障碍不能简单归因于颅内病变。即昏迷患者的"ABC 管理"：气道、呼吸和循环（图 13.4）。对疑似创伤的患者在排除颈髓损伤之前颈部固定非常重要。在疑似头颈部外伤的病例中，固定颈部直到排除颈椎损伤，并通过创伤超声重点评估（FAST）和颈椎 CT 扫描进行评估也很重要（见第 20 章）。

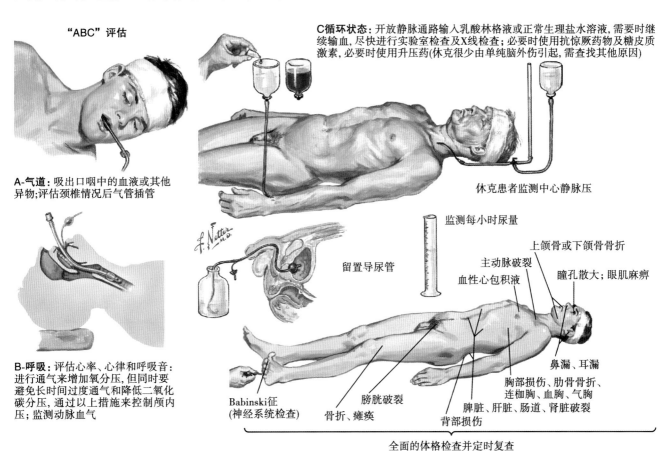

"ABC"评估

A-气道：吸出口咽中的血液或其他异物；评估颈椎情况后气管插管

B-呼吸：评估心率、心律和呼吸音；进行通气来增加氧分压，但同时要避免长时间过度通气和降低二氧化碳分压，通过以上措施来控制颅内压；监测动脉血气

C 循环状态：开放静脉通路输入乳酸林格液或正常生理盐水溶液，需要时继续输血，尽快进行实验室检查及 X 线检查；必要时使用抗惊厥药物及糖皮质激素，必要时使用升压药（休克很少由单纯脑外伤引起，需查找其他原因）

休克患者监测中心静脉压

监测每小时尿量

留置导尿管

上颌骨或下颌骨骨折

主动脉破裂

血性心包积液

瞳孔散大；眼肌麻痹

鼻漏、耳漏

胸部损伤、肋骨骨折、连枷胸、血胸、气胸

脾脏、肝脏、肠道、肾脏破裂

背部损伤

膀胱破裂

骨折、瘫痪

Babinski征（神经系统检查）

全面的体格检查并定时复查

图 13.4　昏迷和重型颅脑损伤的初步处理

不明原因昏迷患者的急诊评估包括以下血液化验：全血细胞计数、指尖血糖、血生化、尿和血清的毒物检测、酒精含量、肝功能、甲状腺功能、血气分析和血培养。同时结合心电图、肌酸激酶和肌钙蛋白来排除急性心肌梗死和短暂心搏骤停是非常重要的。根据现有的临床病史，血药浓度在疑似摄入或过量服药的患者中可能至关重要，包括对乙酰氨基酚、锂或抗惊厥药物。脑电图（EEG）可以帮助识别非惊厥性癫痫持续状态患者。在适当的临床情况下，应高度怀疑一氧化碳中毒等其他昏迷原因，这可能需要额外的实验室检查。

最常见的可立即治疗的昏迷原因是低血糖和麻醉药品中毒。一旦氧合和血流动力学状态稳定，应及早考虑并及时处理这些问题。为预防 Wernicke 脑病，输注 100mg 硫胺素必须在输注 50ml 50% 葡萄糖水之前。因为渗透压或代谢改变可造成脑室旁结构如乳头体或内侧丘脑损伤（图 13.5）。当怀疑镇静药物过量时，如昏迷患者瞳孔缩小，静脉注射中枢阿片受体拮抗剂纳洛酮，几分钟后即可提高意识水平。为维持清醒状态和逆转呼吸抑制可能需要重复使用纳洛酮。应警惕对于已知或可疑的阿片类药物依赖患者，如果重复使用阿片受体拮抗剂可能

造成急性阿片类药物戒断综合征。

对苯二氮䓬类药物过量患者，还可以应用一种纯苯二氮䓬类药物拮抗剂氟马西尼，每次 0.2mg 静脉注射，应用 1~5 次可以改善精神状态和逆转呼吸抑制。因其能造成痫性发作，故在长期使用苯二氮䓬类药物或对苯二氮䓬类药物依赖的患者中应谨慎使用。癫痫患者或有痫性发作风险的患者应避免使用。

紧急静脉应用广谱抗菌药物适用于昏迷合并发热患者，因为早期经验性治疗对改善脑膜炎和败血症的临床结果至关重要（见第 44 章）。对于意识改变的患者，只有在脑影像学排除了可能导致脑疝的病变后才应进行腰椎穿刺，但影像学不能延误抗生素的使用。

昏迷患者评估应包括皮肤检查。皮疹可能提示链球菌或葡萄球菌性脑膜炎、细菌性心内膜炎或系统性红斑狼疮。紫癜可能提示流行性脑脊髓膜炎、出血体质或阿司匹林中毒。皮肤干燥提示抗胆碱能药物或巴比妥类药物过量，过度出汗提示胆碱能药物中毒、低血糖或其他原因引起的交感神经过度兴奋。肾上腺功能不全会出现腋窝或生殖器皮肤发黑，而面色苍白是黏液性水肿的典型皮肤表现。肾功能不全可以造成皮肤尿素

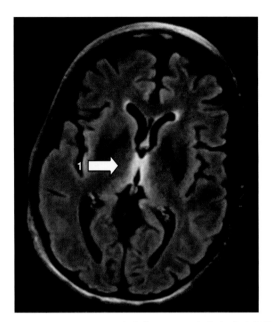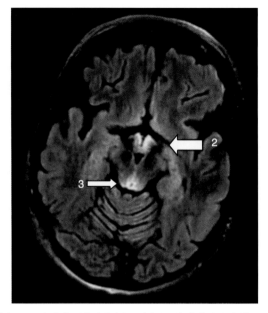

图 13.5 Wernicke 脑病伴 MRI T2 液体衰减反转恢复序列（FLAIR）改变，累及内侧丘脑（1）、乳头体（2）和导水管周围灰质（3）

盐沉积或"尿素霜"。面部或颅底骨折常造成眼眶（浣熊眼或熊猫征）或乳突区（Battle 征）周围淤血。必须检查四肢是否有针迹和针道，这些提示静脉注射药物或自行皮下注射。

酮症酸中毒患者呼吸有尿毒味或水果味，肝衰竭患者呼吸有发霉的鱼腥味。脑膜炎或脑炎患者可以有发热，拟交感能或三环类（抗胆碱能药物）过量、药物或酒精戒断也可出现发热。蛛网膜下腔出血和脑干病变可以出现低热。发热昏迷患者的心血管检查应包括检查心内膜炎的征象，如心脏杂音。

任何昏迷患者都应进行谨慎而全面的神经系统评估，应特别注意瞳孔反应和其他脑干反射。检眼镜检查或眼科超声见视乳头水肿，提示颅内压升高。运动检查（包括有害刺激）可引起去皮层强直（屈肌）或去脑强直（伸肌）的体征，并进一步协助定位。此外，对脑膜炎的评估也很重要。

初次检查发现局灶神经系统定位体征可能意味着结构性病变是昏迷的病因。在进行影像学检查同时前应密切随访观察有无脑疝形成。已经代偿的陈旧的脑组织病变会因为痫性发作、毒物和代谢紊乱而再次发作。然而，包括非酮症性高渗性高血糖、低血糖和肝性脑病等代谢紊乱，可引起局灶性痫性发作或偏侧神经系统体征，而无局灶性脑损伤。无论什么原因引起的颅内压增高或脑疝征象均须及时处理，等待头颅 CT 和其他检查结果可能会造成额外的神经损伤。

脑电图对评估患者意识状态变化或昏迷很有帮助。异常脑电图否定心因性昏迷可能。对于既往无癫痫病史的患者，脑电图可以检测到非惊厥性癫痫持续状态。脑电图弥漫性的慢波虽然无特异性，但提示与代谢紊乱有关；脑电图局部变慢可以提示局灶性脑结构病变。肝性脑病和其他代谢性脑病患者脑电图显示三相波（图 13.6）。单纯疱疹病毒性脑炎患者脑电图中常可见到单侧颞叶内侧周期性放电，这一结果可以支持临床诊断。如果怀疑脑桥基底部病变引起的"闭锁综合征"，无论患者对刺激反应有限或无明显反应，脑电图正常背景节律仍提示患者是清醒的（α 昏迷模式）。

神经系统评估

> **临床案例** 一名 76 岁的老人被发现躺在家里的地板上。在急诊科检查发现左侧偏瘫，伴有双眼向右凝视。患者神志清楚，平静，能够回答问题，但有左侧视野同向性偏盲、构音障碍、左侧面瘫。患者左侧上下肢不能活动，当把他的左手放在他的右侧视野中时，他认不出那是他自己的手指。尽管他有偏瘫，但他否认肢体活动困难。头 CT 显示右侧大脑中动脉和大脑前动脉区域大面积梗死。1 小时后，患者出现意识模糊，对外界刺激的反应逐渐减弱。复查头 CT 扫描显示梗死区内大量出血，右脑向大脑镰和小脑幕移位，中脑受压。
>
> 由于意识水平下降和气道梗阻而行气管插管。不久之后，他陷入昏迷。在检查中，他右侧上肢屈曲、左侧上肢伸展，并伴强直性伸膝和跖屈。瞳孔不规则，对光反应迟钝。前庭眼反射消失。使用高渗盐水、甘露醇或过度通气均未能好转。故急诊行右侧去骨瓣减压术。术后患者仍然昏迷，他的家属选择安宁治疗。机械通气停止数小时后患者死亡。

脑损害的嘴颈征

随着大脑半球病变导致颅内压增加，患者逐渐从容易唤醒但注意力不集中，到嗜睡和无法保持清醒，再到昏迷。网状上行结构，受到感觉输入的刺激，通过丘脑核团传递觉醒和意识到皮层。导致昏迷的病变位于神经通路的 3 个部位之一：双侧大脑皮质、丘脑或上位脑干。由脑占位性病变引起的昏迷阶段的经典概念包括大脑半球病变恶化，直至最终导致从大脑半球到延髓的"嘴颈"功能恶化。尽管这些阶段很少以对称或严格

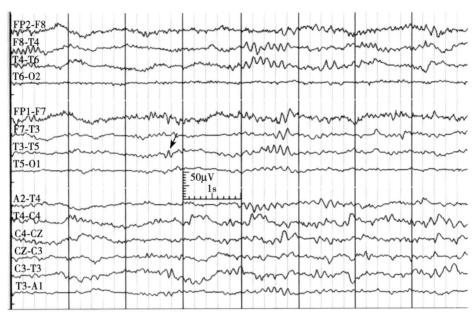

图 13.6 代谢性和肝性脑病的脑电图三相波

而清晰的顺序模式表现,但这种模式对于评估大脑半球病变和神经系统检查恶化的患者(如病案中的患者)和概念化相关的脑干功能神经解剖学仍然有用。除了意识水平,重要的查体要素还包括瞳孔大小和对光反应、反射性眼球运动、肢体姿势和呼吸模式(图 13.7)。

瞳孔对光反应和眼球运动

当间脑受到压迫时,会导致觉醒丧失,但患者可能会暂时继续适当地从有害刺激中回缩,并抵抗被动的肢体运动。瞳孔缩小和对光反应存在,尽管有时对光反应迟钝,难以察觉。虽然没有凝视,但眼球运动是共轭的和充分的。当颅内压通过丘脑增加到中脑时,瞳孔和眼球运动就会出现异常。脑神经Ⅲ或其核团的受累最初会导致瞳孔不规则、扩大和对光反射差。最终,由于脑神经Ⅲ或Ⅵ病变或内侧纵束(medial longitudinal fasciculus,MLF)受累,眼球运动受到影响。

MLF 是一条位于背侧的中央旁束,沿着前庭核向上延伸至脑神经Ⅲ核,在昏迷患者中,它维持着在清醒状态下自发启动或由颈部或前庭输入反射性诱发的共轭眼球运动。该通路为半规管的娃娃眼(doll)检查(又名前庭反射)或半规管的冷热刺激检查提供了基础。检查者将头部移动到一侧或另一侧时,一个完整的 MLF 系统可以防止眼球被动移动。相对于检查者,眼球保持在初始位置,或者相对于头部转动,眼球似乎移动到相反的一侧。通过对单耳的冷热刺激,完整的 MLF 会导致眼球偏向一侧或另一侧,这取决于灌入的水温。不同温度在半规管内产生的对流电流的方向决定了眼球运动的方向。在头部保持中间位置的情况下,冷水会使眼球偏向受刺激耳的一侧,且水平眼震背向测试耳。温水使眼球远离受刺激耳,眼球震颤朝向测试耳。MLF 系统受损会导致对冷热刺激的异常或反应缺失(图 13.8)。因此,头眼测试检查了从前庭核到中脑第三对脑神经核团的大部分脑干的完整性。

运动

如果脑干的运动通路与皮质丘脑的输入断开,可能会观察到某些反映中枢神经系统损伤程度的原始强直性姿势。对于幕上损伤,根据受累的额叶皮质面积的不同,患者可能会表现出单侧上运动神经元功能障碍的迹象,典型的三联征包括屈肌张力增加、反射亢进和瘫痪。对侧可能仍然表现出半自主或定向的运动,如有害刺激下回缩肢体或抗重力影响的肢体下落。当损伤进展到间脑以下或网状上行激活系统时,出现去皮层状态,特征是上肢强直内收,前臂旋前、屈肘、屈腕,伸髋、伸膝。随着间脑下方脑干(典型为红核水平以下)受累,出现去脑强直,患者伸肘、躯干和下肢过伸、足部显著跖屈。上肢内收、屈腕和前臂旋前持续存在。动物模型研究表明,去脑强直与红核水平的中脑损伤相对应。随着脑桥下部和延髓缺血,身体表现为弛缓性瘫痪,除了偶尔出现由脊髓运动和感觉反射通路介导的双侧足趾伸肌反应和膝关节和髋关节屈曲外,没有任何反应。

呼吸

昏迷时,呼吸模式也随着意识水平的恶化而改变(图 13.9)。最早的呼吸变化是 Cheyne-Stokes 呼吸。大脑半球前部结构通过独立于 CO_2 累积的机制来调节呼吸。当双侧大脑皮质受损时,这种呼吸控制就会丧失,随着少量 CO_2 的积累,CO_2 驱动的呼吸变得突出,从而导致呼吸速率和深度的增加。这种反应性过度呼吸导致每分通气量增加和动脉 CO_2 水平下降。没有完整大脑前部控制的低动脉 CO_2 水平导致呼吸驱动丧失。随之而来的呼吸暂停导致 CO_2 再积累。这个循环重复,导致过度呼吸呈渐强-渐弱模式,与其间短暂的呼吸暂停交替发生。

中脑和上脑桥病变导致恒定速率和幅度的过度通气,无呼吸暂停周期。所谓中枢神经源性过度通气的原因尚不清楚,但不太可能是纯粹的神经起源。由于活动减少和气道保护下降引起的肺充血可能是主要原因。下丘脑和中脑损伤引起交感神经活动增加,进而促进毛细血管液体渗出,加重肺充血,在极端情况下,导致肺水肿。

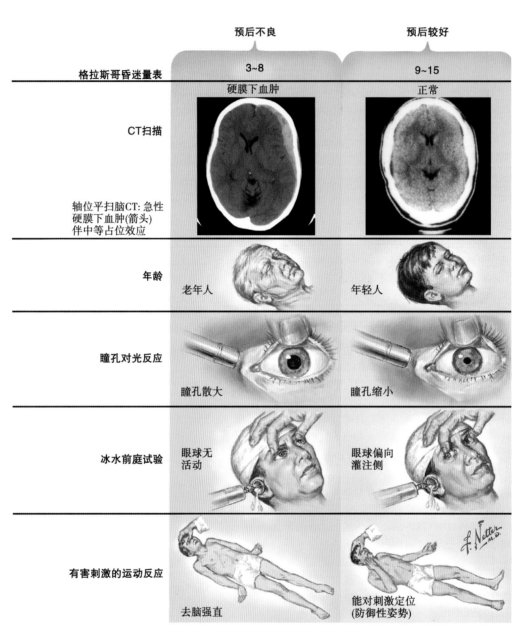

图 13.7　重型颅脑损伤相关昏迷的预后

娃娃眼现象

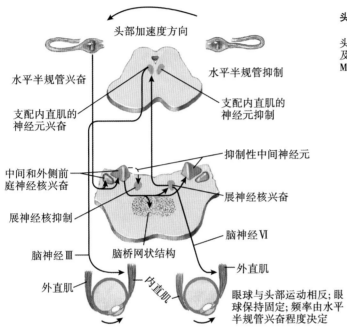

头部加速度方向

水平半规管兴奋

水平半规管抑制

支配内直肌的神经元兴奋

支配内直肌的神经元抑制

中间和外侧前庭神经核兴奋

抑制性中间神经元

展神经核抑制

展神经核兴奋

脑神经Ⅲ

脑桥网状结构

脑神经Ⅵ

外直肌

外直肌

内直肌

眼球与头部运动相反;眼球保持固定;频率由水平半规管兴奋程度决定

内侧纵束(MLF)可维持在清醒状态下自发的或昏迷患者中由颈或前庭输入反射性诱导的共轭眼球运动。MLF为头眼检查和半规管冷热刺激检查的基础

JOHN A.CRAIG ᴀᴅ

头眼反射时双眼运动方向

头部转动时观察眼球是否运动及方向;头部转动时完整的MLF可阻止眼球被动运动

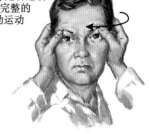

正常头眼反射(MLF完整)

← 头部转动方向

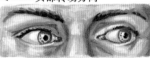

明显的眼球运动 →

眼球相对检查者保持初始位置或向头部运动的反方向运动

异常头眼反射(MLF受损)

← 头部转动方向

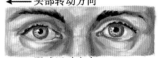

← 眼球运动方向

眼球居中,与头部运动方向一致

一侧耳朵注入冰水,观察患者是否存在及相对注入侧的眼球运动方向

昏迷患者的冰水半规管刺激试验

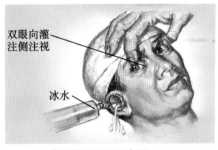

双眼向灌注侧注视

冰水

正常温度测试(MLF完整)

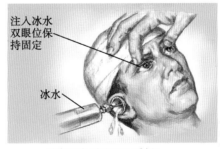

注入冰水双眼位保持固定

冰水

异常温度测试(MLF受损)

图 13.8　昏迷中的眼球运动

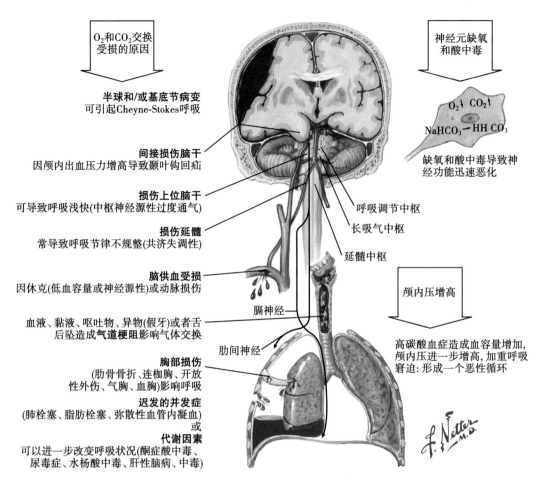

图 13.9　颅脑外伤后的呼吸改变

脑桥下半部分损伤会破坏呼吸控制系统,可能导致呼吸暂停;模式为持续数秒的吸气末停顿与呼气末停顿交替,没有 Cheyne-Stokes 呼吸的渐强-渐弱模式。进一步损伤会使这种模式碎片化为不规则、不可预测、幅度不同的节律,并夹杂着长短不一的停顿。最终,位于中央的背内侧延髓呼吸中枢的损伤导致呼吸完全停止,甚至早于循环停止。

由代谢性疾病引起的昏迷很少符合典型的嘴颈阶段,经常表现为同时涉及多个神经系统水平。例如,低血糖可导致意识丧失伴去脑强直,但保留了头眼反射和瞳孔反应。在阿片类药物过量引起的代谢性昏迷中,瞳孔缩小,但有对光反应,即使呼吸驱动被抑制。此外,尽管药物引起的针尖样瞳孔改变与脑桥出血的检查结果相似(如本章开始的案例所示),但头眼反射通常是完整的。最后,瞳孔对光反应仍然相对不受代谢的影响;当其他脑干体征消失时,瞳孔反应活跃提示非结构性代谢或中毒原因。

预后

判断每个昏迷患者的预后是非常困难的。尽管许多家属提出了这样的问题,但除了预后谱的最好和最坏两端外,应用统计学来确定一个人的康复或良好神经预后的机会通常是不准确或不实际的。无论机会多么有限,关注的焦点通常都聚集在患者康复的机会上,而不是重度残疾。对于每个个体,许多

因素,包括年龄、昏迷的原因、神经系统体征的演变以及合并症,都是预后评估的因素。所有这些,以及患者和家人的宗教或哲学信仰,有助于在代为做出医疗决策和治疗目标对话的过程中进行沟通。

在没有继发性低氧血症或循环衰竭相关缺血性脑损伤的患者中,药物中毒者恢复通常良好。在肝性和其他代谢性昏迷中,脑干功能障碍伴眼反射受损和/或瞳孔反应消失是严重程度的标志,并增加不良预后或死亡的可能。肝性脑病患者长时间的昏迷或缺乏局部运动反应并不排除良好恢复的可能性,可能反映了长期的代谢紊乱。

关于肝硬化患者肝性脑病的原因,已经提出了许多理论。其主要机制与神经毒性物质有关,如血氨,由于肝功能衰竭而进入大脑。这些物质可能导致星形胶质细胞和神经元功能障碍、脑部炎症以及其他有害影响。在肝功能衰竭患者中,已经确认有许多诱发肝性脑病的因素(贫血、便秘、脱水、胃肠道出血、代谢性碱中毒、低血糖、甲状腺功能减退、缺氧、感染、药物治疗),需要积极的治疗来逆转脑病。用不可吸收双糖(乳果糖)和抗生素如新霉素或利福昔明清除肠道氨是常用的方法,虽然可能需要几天的时间来改善脑病。

急性暴发性肝衰竭通常会导致意识改变,其机制与慢性肝衰竭相似。然而,急性肝衰竭患者可能会出现脑水肿和颅内压增高,并可迅速进展至死亡。对于 GCS 小于或等于 8 的患者,

治疗包括先前概述的措施和通过密切监测和积极控制 ICP 来保持脑灌注压（cerebral perfusion pressure，GPP）。对于严重急性肝衰竭的患者，肝移植仍然是控制脑水肿和纠正昏迷状态的最有效和最直接的治疗方法。

心搏骤停后昏迷的死亡率高达 60% ~ 70%，通常只有 10% ~ 15% 的患者恢复良好的功能状态。对于那些在院外心搏骤停、最初心脏节律为室颤或无脉性室性心动过速的患者的随机对照试验显示，低温治疗和目标温度管理（例如 24 小时诱导低温治疗——目标温度 32 ~ 34℃），继而被动复温可改善神经功能预后，并已广泛应用于危重监护中。最近的数据表明，较温和地将体温降至 36℃ 的效果可能与降至 33℃ 同样有效。停搏后 3 天无双侧瞳孔反应、无角膜反应或无/伸肌运动反应与心搏骤停后神经预后不良有关。停搏后第 1 天内的肌阵挛性癫痫持续状态（全面性多灶性持续性肌阵挛）与皮层、脑干和脊髓的严重缺血性损伤相关，并与神经功能恢复不良密切相关。这些结果必须在使用目标温度管理后谨慎解释，因为数据表明它们可能不可靠。

实验室和电生理学的其他一些结果与不良神经预后相关，可用于帮助了解脑损伤的严重程度。血清神经元特异性烯醇化酶升高大于 33μg/L（在停搏后 1 ~ 3 天测量），提示严重的神经细胞损伤。双侧皮质 N20 躯体感觉诱发电位的波形消失强烈提示预后不良，尽管并非确定性的。脑电图的暴发抑制或恶性模式与预后不良相关。心搏停止后，神经影像学必须谨慎解释；然而，CT 扫描的严重弥漫性缺氧脑损伤可能与预后不良相关。最终，综合所有这些检查来提高预测能力的多模式方法是最明智的方法。

这些发现可以指导家属和工作人员为每个患者制定最佳的治疗方案。神经检查的演变和评估许多混杂或镇静因素的去除，有助于明确是否有神经功能改善的迹象。因此，虽然对家属来说很紧张，但继续等待和反复评估将使我们在最终做出结论时更准确，更恰当。那些早期表现出不良预后的患者，随着时间的推移在神经学检查中没有改善或演变，则不太可能有良好的神经功能恢复。然而，对于表现出轻微神经功能改善的个体，延长观察时间以更准确地确定其神经功能预后可能是合理的。

持续性植物状态

> **临床案例**　患者，女性，23 岁，驾驶中未系安全带，被迎面而来的车辆迎头撞击，弹出挡风玻璃 9 米远后头部重伤。急诊室检查患者完全无反应、血压低、心动过速。头颅 CT 显示广泛脑水肿和弥漫性蛛网膜下腔出血。神经系统检查显示，患者对疼痛刺激无反应，瞳孔缩小，双侧瞳孔反应前后不一致，左侧肢体重度偏瘫，右下肢偶尔有不自主运动。头颅 MRI 检查提示双侧大脑半球局灶性挫伤、胼胝体压部剪切伤、脑干水肿。4 个月后，临床情况没有改善，诊断为持续性植物状态（persistent vegetative state，PVS）。

PVS 最常发生在心肺功能健康的年轻人。PVS 又称无反应觉醒综合征，是一种脑干和下丘脑功能保留的状态，但维持

环境和自我意识的皮层功能缺失或不足。清醒是区分植物状态和昏迷状态的必要特征，植物状态的患者可能会存在睡眠周期。即使是最简单的可重复反应也没有行为反应的证据。患者可能会受到惊吓，四处张望，偶尔会移动肢体，改变位置，或打哈欠，但这些动作都不是对环境刺激的反应（图 13.10）。即使是最基本的自主行为，如咀嚼和吞咽，也会丧失。当可逆的代谢或外源性原因消除后，如果病情持续 1 个月以上没有变化，则称为持续性。对于成年人来说，植物状态持续超过 12 个月则被称为永久性植物状态。如果脑损伤的机制是非创伤性的，仅在 3 个月后即可能考虑植物状态。在永久性植物状态下，恢复的机会非常低，这种情况通常需要完全由他人长期的照护。

症状持续1个月没有变化就称为持续状态

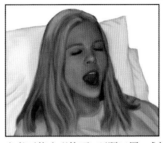
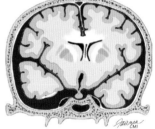

患者可能出现惊吓、环顾四周、或打哈欠，但这些都不是对特定刺激的有意识行为

蛛网膜下腔出血

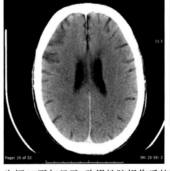
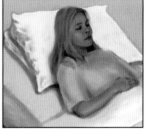

头颅CT平扫显示：弥漫性脑损伤后的严重征象可能是持续性植物状态的前期表现：脑沟消失（弥漫性脑水肿），正常的灰、白质界限不清

图 13.10　持续性植物状态

与昏迷患者一样，创伤后 PVS 患者比疾病所致的患者有更好的恢复机会。然而，三分之一的患者在第一年死亡。在头外伤的患者中，三分之一的患者在 3 个月后恢复意识，大约一半的患者在一年之内恢复意识。总体而言，四分之一的创伤性 PVS 患者恢复到中等残疾水平，其中大多数在 3 个月内恢复意识。

在非创伤性 PVS 患者中，超过 50% 的患者在一年内死亡，只有大约 10% ~ 15% 的患者在 3 个月内恢复意识。大多数仍严重残疾。如果病情持续较长时间，显著功能恢复的机会就很小。对于植物状态患者，停止营养和水的支持在伦理上是可以接受的，可以与患者的授权医疗决策者讨论。任何关于继续或停止医疗干预的决定无疑都是复杂的，需要详细的咨询，以及对预后的最佳评估和患者意愿的明确沟通。

神经病学标准死亡/脑死亡

> **临床案例** 患者,男性,56岁,严重的胸痛后突然晕倒在家里。妻子呼叫急救,急救人员发现患者无脉搏、发绀。心电图显示心室颤动,除颤成功。建立气道给予纯氧吸入后,被送入急诊室。神经系统评估显示,他对任何形式的交流都没有反应。瞳孔散大,无光反应。吸痰和有不良刺激时出现去脑强直,双侧Babinski征阳性。数小时后患者出现弛缓性软瘫,双侧冷、热的前庭刺激均无反应。第2天,出现全面性肌阵挛和持续的血流动力学不稳定,需要心脏和呼吸支持。3天后,神经系统功能无改变。根据机构规定进行的呼吸暂停测试显示没有自主呼吸。基于呼吸暂停试验的结果,患者被宣布脑死亡。

这个案例是长时间心跳呼吸骤停造成毁灭性的弥漫性脑缺血损伤患者的典型案例。在准确判定脑死亡之前,积极的医疗照护仍在继续。这些患者有很多医学、伦理和法律问题需要解决,尽管在现代重症监护支持治疗下保持了心肺功能,但没有残存脑功能的临床证据。

在大多数医学界,一旦一个人的脑功能不可逆转地完全停止,不管他的循环系统功能是否继续工作,就会被认为已经死亡。在进行临床脑死亡检查之前,必须通过病史、查体或医学检查清楚地阐明脑死亡的原因以排除可逆转的原因或混杂因素。麻醉药、镇静药和低温的临床表现类似脑死亡,但可能是可逆的,在脑干反应消失时必须始终考虑并判断是否为潜在原因。在包括美国在内的许多国家,"脑死亡"或按神经标准界定死亡(death by neurologic criteria, DNC)构成了法律上的死亡定义。一旦做出DNC判断,所有生命维持措施都应停止。

在诊断脑死亡和停止生命支持方面,应尊重患者和家属的宗教信仰或个人意愿。在对生命终末阶段和非心脏死亡的医疗照护的信仰和态度方面,有相当大的文化和宗教差异。解释脑死亡与其他情况如昏迷或植物状态之间的区别是很重要的。在整个临床评估过程中,与家属会面和沟通也是至关重要的。团队成员需要解释并强调,一旦确定脑死亡,这种情况是不可逆转的,在法律和医学上与心脏死亡相同。预计在停止呼吸机和其他危重护理干预后,循环衰竭将不可避免地在数分钟到数小时内发生。

等待器官移植的患者越来越多,为履行已注册器官捐赠者的意愿、避免悲剧发生,需要医疗团队在患者可能达到DNC标准时尽快联系当地器官捐赠服务。从伦理的角度来看,患者的主要照顾者应履行他们的职责,并独立于器官捐赠代表做出所有的医疗决定,这一点至关重要。器官捐献护士、社会工作者和协调员都接受过这方面的培训,并在得到医疗团队许可的情况下,将在适当的时候与家人讨论器官捐献问题。

脑死亡标准

脑死亡的标准在不同的州和国家有所不同。该决定是基于包括呼吸暂停试验在内的临床检查结果,而其他试验仅作为辅助或确认措施。以下是公认的判定脑死亡的原则:

1. 已知不可逆原因的先前昏迷不得是由于中枢神经系统抑制剂、中毒、肌松剂、低体温(<32℃/90℉)、内分泌或代谢紊乱所致或受其影响。

2. 所有脑功能的停止必须记录如下:

a. 除了脊髓介导的下肢和上肢的反射性运动外,对任何刺激都不能有反应。可以看到肌肉的牵张反射或脚趾的伸肌反应(Babinski征),但必须没有对疼痛刺激其他自发的肢体运动或姿势,包括去脑强直。

b. 脑干反射消失,包括瞳孔对光反应(无散瞳药影响)、冷热刺激引起的眼头反射、角膜反射、口咽反射(呕吐或吞咽)、呼吸激活(自主呼吸或咳嗽)和鼻或下颌反射(图13.11)。

c. 呼吸暂停试验阳性,诱导高碳酸血症情况下患者没有表现出呼吸用力的证据。在这种情况下,使用100%的氧气通气15分钟,然后断开,同时气管内导管提供被动补充氧。每隔约5分钟进行连续血气测量以维持呼吸暂停氧合。如果动脉血二氧化碳分压($PaCO_2$)增加20点或大于60mmHg,则呼吸暂停试验可确认DNC。为成功完成呼吸暂停试验,机构方案的要求可能略有不同。

3. 当临床评估、呼吸暂停试验或两者都不明确或不可行时,可由具有脑死亡判定资质的医生酌情进行确认性试验,以证明脑电或代谢性活动消失。CT或MRI扫描可以明确神经损伤的病因,但其本身对神经标准死亡的判定并无帮助。

a. 高质量的30分钟或更长时间的脑电图等电示踪,符合严格的技术标准(包括灵敏度最大为$2\mu V/mm$,电极间阻抗在$100\sim10\ 000\Omega$,以及"双"极间距的双极剪辑)。如果在首次EEG记录后仍不确定,则建议在成人首次记录6小时或更长时间后(新生儿和儿童>24小时)再次记录,以记录脑电活动消失(2016年美国神经生理学协会指南建议)。

b. 通过常规血管造影、锝[^{99m}Tc-六甲基丙二基胺肟(HM-PAO)]脑单光子发射计算机断层扫描(SPECT)或经颅多普勒超声检查证实脑循环停止。

混杂因素

当怀疑有严重脑损伤,但由于混杂的问题无法确定脑死亡时,在进行脑死亡评估之前,应尽一切可能纠正这些特定因素。例如,必须行积极的低温治疗,使核心体温保持在36.5℃以上,必须给患者补液,有时还须使用血管加压药,使收缩压维持在90mmHg以上,必须尽可能逆转急性肾损伤。

即使脑干功能正常,约60mmHg或更高的CO_2分压(如慢性阻塞性肺疾病中所见)也不一定会刺激脑干中的化学受体来启动呼吸。在这种情况下,在呼吸暂停试验期间,可以允许CO_2水平上升到大约80mmHg,但这种水平有直接的心脏抑制作用,以及由酸中毒引起的心律失常和低血压的风险。因此,在这些情况下,最好放弃呼吸暂停检查,并通过辅助检查以确认诊断,而避免医源性并发症的风险。

分水岭区缺血(休克, 循环不足)

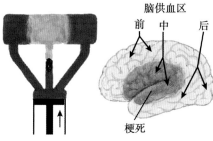

脑供血区
前 中 后

梗死

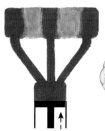

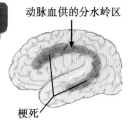

动脉血供的分水岭区

梗死

弥漫性皮层坏死; 持续性植物状态

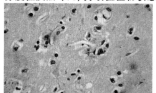

早期缺氧时很少有神经元缺氧

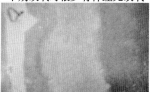

大量层状坏死

有3条通路供血, 1条堵塞。该通路供血区出现供血不足。

如果脑动脉堵塞, 梗死发生在该血管供血区

如果泵功能下降, 3条通路的交界区出现供血不足

如果整体血供不足, 在供血区的分水岭区出现供血不足

脑死亡

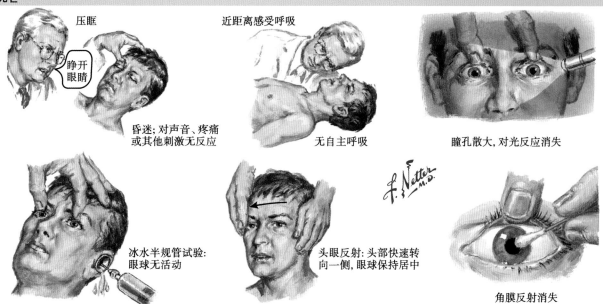

压眶
睁开眼睛
昏迷; 对声音、疼痛或其他刺激无反应

近距离感受呼吸
无自主呼吸

瞳孔散大, 对光反应消失

冰水半规管试验:
眼球无活动

头眼反射: 头部快速转向一侧, 眼球保持居中

角膜反射消失

图 13.11 缺氧性脑损伤和脑死亡

尽管美国大多数中心支持前面提到的原则和美国神经学会(AAN)关于确定成人脑死亡的指导方针, 但在如何最好地确保诊断准确方面存在许多变异和差异。大多数医疗中心在满足所有临床标准时不要求进行确认性检测。评估的数量和时间跨度也可能因机构而异。在开始评估和确定诊断前必须参考各医疗中心的具体脑死亡标准和方案。

(刘晓鲁 译)

推荐阅读

Posner JB, Saper CB, Schiff ND, et al. The diagnosis of stupor and coma. 4th ed. Contemporary Neurology Series. 71. New York: Oxford University Press; 2007.

An expanded and exhaustive edition of the classic monogram on the pathophysiology of coma and its various etiologies. Detailed description of the associated vascular and anatomic pathology. It ends with a small section on the approach to the unconscious patient and treatment.

Conrad GR, Sinha P. Scintigraphy as a confirmatory test of brain death. Semin Nucl Med 2003;33:312–23.

Stecker MM, Sabau D, Sullivan L, et al. American Clinical Neurophysiology Society guideline 6: minimum technical standards for EEG recording in suspected cerebral death. J Clin Neurophysiol 2016;33:324–7.

Wijdicks EFM, Hijdra A, Young GB, et al. Practice parameter: prediction of outcome in comatose survivors after cardiopulmonary resuscitation (an evidence-based review): report of the quality standards subcommittee of the American Academy of Neurology. Neurology 2006;67:203–10.

A systematic review of the outcomes in coma after cardiopulmonary arrest identifying the factors that most reliably predict a poor prognosis.

Geocadin RG, Wijdicks E, Armstrong MJ, et al. Practice guideline summary: reducing brain injury following cardiopulmonary resuscitation. Neurology 2017;88:2141–9.

Levy DE, Bates D, Corona JJ, et al. Prognosis in non-traumatic coma. Ann Intern Med 1981;94:293–301.

Landmark paper that details the examination of postanoxic coma and the various findings that predict outcomes.

Sazbon L, Zagreba F, Ronen J, et al. Course and outcome of patients in vegetative state of non-traumatic aetiology. J Neurol Neurosurg Psychiatry 1993;56:407–9.

Teasdale G, Jennet B. Assessment of coma and impaired consciousness: a practical scale. Lancet 1974;ii:81–4.

The first description of the Glasgow Coma Scale that has acquired widespread use and has subsequently been shown to be a reliable tool in predicting outcome in head trauma.

The Multi-Society Task Force on PVS. Medical aspects of the persistent vegetative state: parts I and II. N Engl J Med 1994;330:1499–508, 1572–9.

American Psychiatric Association. Diagnostic and statistical manual of mental disorders: DSM-5. 5th ed. Arlington: American Psychiatric Association; 2013. pp. 372–8.

Vahedi K, Hofmeijer J, Juettler E, et al; for the DECIMAL, DESTINY, and HAMLET investigators. Early decompressive surgery in malignant infarction of the middle cerebral artery: a pooled analysis of three randomized controlled trials. Lancet Neurol 2007;6: 315–22.

Data pooled from three different studies showing that decompressive hemicraniectomy more than doubles the chance of survival from "malignant" middle cerebral artery stroke, and likely improves outcomes regardless of the side affected. However, most survivors are left with significant disability.

脑血管病

Claudia J. Chaves

脑循环的解剖学

Claudia J. Chaves

大脑和脑膜由来自颈总动脉(CCA)和椎基底动脉系统供应(图14.1)。右CCA通常起源于头臂干,而左CCA则直接起源于主动脉弓。两条椎动脉(VA)均起源于锁骨下动脉。CCA和VA的形态变异通常没有临床意义。

CCA在第六颈椎的水平处分叉,分成颈外动脉和颈内动脉。颈外动脉(ECA)供应颈部、面部和头皮。颈内动脉(ICA)及其分支主要负责大脑前三分之二大脑半球的动脉供应(前循环)。

椎基底动脉和大脑后动脉(PCA)向脑干、小脑、枕叶、颞叶和顶叶后部供血(后循环)。

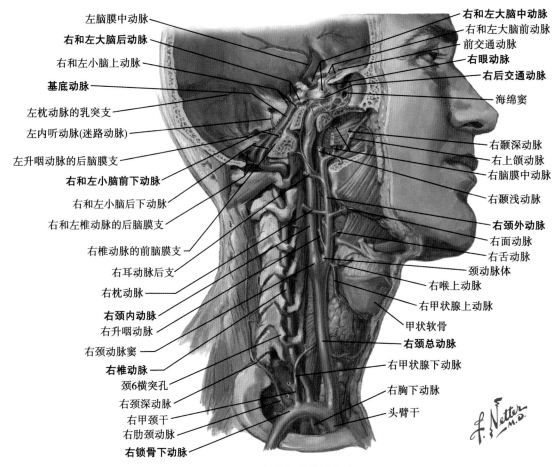

左脑膜中动脉
右和左大脑后动脉
右和左小脑上动脉
基底动脉
左枕动脉的乳突支
左内听动脉(迷路动脉)
左升咽动脉的后脑膜支
右和左小脑前下动脉
右和左小脑后下动脉
右和左椎动脉的后脑膜支
右椎动脉的前脑膜支
右耳动脉后支
右枕动脉
右颈内动脉
右升咽动脉
右颈动脉窦
右椎动脉
颈6横突孔
右颈深动脉
右甲颈干
右肋颈动脉
右锁骨下动脉

右和左大脑中动脉
右和左大脑前动脉
前交通动脉
右眼动脉
右后交通动脉
海绵窦
右颞深动脉
右上颌动脉
右脑膜中动脉
右颞浅动脉
右颈外动脉
右面动脉
右舌动脉
颈动脉体
右喉上动脉
右甲状腺上动脉
甲状软骨
右颈总动脉
右甲状腺下动脉
右胸下动脉
头臂干

图14.1 大脑和脑膜的动脉

颈动脉系统

颈外动脉

ECA在起源处相对于颈部的ICA向前和向内侧偏移,并向颈部(甲状腺上动脉、咽升动脉)和面部(舌动脉和面动脉)提供许多分支。当动脉上升时,发出枕支和耳后支供应相应的头皮区域。然而,枕动脉也有几个脑膜分支供应颅后窝和硬脑膜。在腮腺实质内,ECA分为两个终末支:颞浅动脉和上颌动脉。颞浅动脉是额顶凸面及其下面肌肉上头皮的主要供血动脉。更近端的分支也供应咬肌。颞浅动脉通常发生巨细胞动脉炎,这是老年头痛患者的一个重要考虑因素,可在耳屏前和颞区触诊到(见第21章)。

上颌动脉供应面部,并通过其脑膜中支向覆盖大脑的硬脑膜提供大部分血液供应。脑膜中动脉常与颞骨或顶骨颅骨骨折患者硬膜外血肿的形成有关（见第 19 章）。

ECA 通过面、上颌、颞浅支与眼动脉吻合，有时在 ICA 闭塞性疾病的侧支循环中起重要作用。

颈内动脉

颈内动脉分为四段：颈段、岩段、海绵体段和床突上段。颈段在颈部垂直向上，位于 ECA 后方，略向内侧。严重的动脉粥样硬化性疾病通常位于颈内动脉起源处，可能发生动脉到动脉栓塞、狭窄并最终闭塞，或两者兼有（见第 15 章）。与 ECA 不同的是，这一节段没有分支，在血管成像扫描中可以区分两条血管。

颈内动脉通过岩骨内的颈动脉管进入颅骨内。岩段有两个小分支，颈鼓支和翼支，这两个分支通常临床意义不大。

海绵窦段，由于其形状通常被称为颈动脉虹吸段，是海绵窦内颈内动脉的一部分，提供供应垂体后叶（脑膜-垂体动脉）和展神经的小分支。眼动脉是其众多分支中最重要的一支分支。眼动脉起源于 ICA，它正穿过硬脑膜处，从海绵窦出来，通过视神经管的视神经下方和外侧进入眼眶。通过 3 个主要分支供应眼球和眼眶内容物：眼（视网膜中央动脉和睫状动脉）、眼眶和眶外分支。眼动脉与 ECA 分支有广泛吻合。

床突上段是颈内动脉的最后一部分。当这个部分穿透硬脑膜时开始。后交通动脉（P-com）和脉络膜前动脉是起源于该节段的两个重要分支。然后 ICA 又分为大脑前动脉（ACA）和大脑中动脉（MCA）。

P-com 常发育不良。当存在时，向后走行，在 PCA 水平与后循环联通。P-com 还提供丘脑深穿支，供应前内侧丘脑和部分大脑脚。它的存在和大小是可变的，但在广泛的脑血管疾病中常常作为一个重要的侧支循环，联通从前循环到后循环血流，反之亦然。

脉络膜前动脉起源于 ICA 的后表面，位于 P-com 起点的正上方。该动脉供应广泛的大脑区域，包括视觉系统（视束、外侧膝状体前部和视放射）、内囊膝和后肢、基底节（内侧苍白球和尾状核尾）、间脑（丘脑外侧部分和丘脑底核）、中脑（黑质和大脑脚部分）、内侧颞叶（钩回、梨状皮质、杏仁核）以及脑室颞角和前厅的脉络丛。

ACA 从内侧和前部向纵裂走行。供应基底节和内囊的前部以及额叶和顶叶的大部分内侧部分。ACA 的第一段，即 A1 段，起始于颈动脉分叉处，终止于前交通动脉水平，前交通动脉连接对侧 A1 段，构成颈动脉闭塞性疾病的重要侧支通路。有时存在一个单一的 A1 段，从一侧供应两个内侧额叶半球，称为单 ACA。Heubner 回返动脉是 A1 段最重要的分支，供应尾状核头部的前下部分、壳核和内囊的前肢。ACA 延续为 A2 段，眶额支从胼胝体膝部起绕至眶及额叶内侧面，而额叶内侧面其余部分由额极支供应。然后，ACA 发出它的两个主要分支，胼胝体上方的胼胝体周围动脉和与扣带回平行的胼胝体边缘动脉。这两条动脉供应额叶和顶叶的正中部分。

脑循环中主要的故障安全系统之一是 Willis 环，由 ACA、

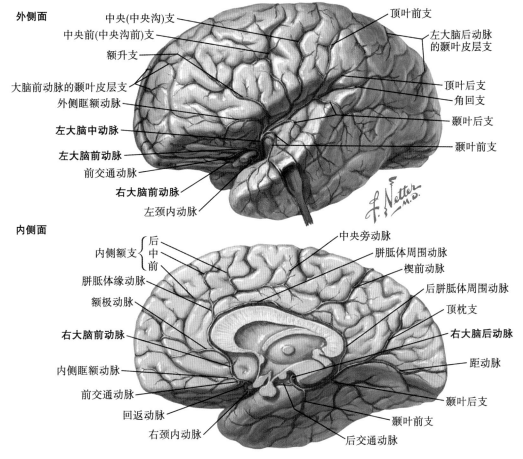

图 14.2　脑动脉（外侧面和内侧面）

前交通动脉、颈动脉的床突上段、P-coms 和 PCA 之间的连接形成。这种血管网络通常为灌注提供代偿血管，避免在大血管明显病变或闭塞时发生脑梗死，如颈段 ICA 动脉粥样硬化疾病。在 Willis 环中这些血管各自的连接处是浆果性动脉瘤形成的主要部位，这是蛛网膜下腔出血的主要原因（见第 17 章）。

　　大脑中动脉起源于颈动脉床突上段，随后在外侧裂外侧走行形成 M1 段主干，发出豆状动脉分支供应基底节区。当大脑中动脉接近外侧裂时，通常分为两个大主干：上干和下干两个分支。大脑中动脉偶尔分出 3 支，还有一支中间主干。不同的分支供应额叶（眶额支、额升支、中央前支和中央支）、顶叶（前、后顶支和角支）和颞叶（前、后颞支）。眶额支、额升支、中央前支和中央支通常起源于大脑中动脉的上干，而角支、颞支、前颞支和后颞支则起源于 MCA 下干。前顶支和后顶支可由任一分支发出（图 14.2）。大脑中动脉主干或其远端分叉点是大

的脑动脉栓子聚集的典型部位，有时可接受紧急动脉内溶栓治疗（见第 15 章）。

椎基底动脉

　　椎动脉（VA）通常起源于两侧的锁骨下动脉（见图 14.1）。分为 4 段：3 个颅外段和 1 个颅内段。VA 从其起源处向后走行（椎前段）并进入第六颈椎的横突孔。然后向上延伸至 C2（颈段），围绕寰椎耳突（寰椎段）向后急转弯，然后向上延伸，穿过寰枕后膜和硬脑膜，通过枕骨大孔（颅内或硬膜内段）进入颅内腔。VA 容易在其通过椎体的进出口处发生动脉夹层，并容易在硬脑膜交界处发生颞动脉炎。

　　颅内段走行于延髓前外侧，然后向内侧上升至脑桥-延髓交界处，在脑桥中线与基底动脉相连（图 14.3）。

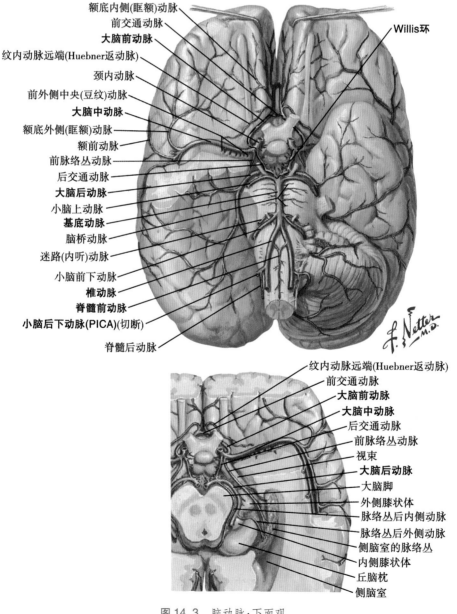

图 14.3　脑动脉：下面观

VA 的颈支提供肌肉支、椎体支和神经根支,在颈动脉受损或闭塞的情况下可作为侧支血管。颅内分支在神经学上更为重要,如果有病变,通常会出现明确的神经系统综合征。第一个是供应延髓外侧部分的外侧延髓支。小脑后下动脉(PI-CA)主要供应小脑后部和下部,也供应延髓背侧。典型的 Wallenberg 综合征是由于 PICA 的延髓动脉或 VA 的穿支闭塞所致。

脊髓前动脉起源于成对的内侧椎动脉分支,就在基底动脉连接点在中线汇合之前,形成一条在前内侧沟中沿脊髓尾端延伸的血管。它也供应延髓的内侧部分;然而,此部位的侧支循环充足使得内侧延髓综合征罕见。相反,脊髓内的脊髓前动脉对脊髓功能至关重要,其闭塞导致脊髓前动脉综合征(见第 55章)。脊髓后动脉起源于 PICA 或颅内 VA,向尾部走行,供应脊髓的后部和侧面。

基底动脉在脑桥的前表面腹侧走行和沿斜坡向上,最后到达脑桥-中脑交界处,提供了许多重要的分支。

小脑前下动脉(AICA)通常起源于基底动脉的中段,供应桥臂、桥外侧被盖、小脑小叶和小脑前下部分。内听动脉可能起源于 AICA 或基底动脉本身,为前庭和耳蜗结构提供血供。

小脑上动脉(SCA)在基底动脉分出 PCA 之前起源于基底动脉的远端。在中脑周围走行中,SCA 向桥脑上外侧被盖和中脑顶盖提供分支。SCA 随后向小脑走行,供应上蚓部、小脑半球的外侧部分、大部分小脑核和小脑白质。当基底动脉到达大脑脚的水平时,分成两支相反方向的 PCA,在环绕中脑外侧和后部走行,供应内侧颞叶、部分顶叶和枕叶。发出到丘脑的穿通支。在后交通动脉的远端,来自 PCA 的内侧和外侧脉络膜后支供应外侧膝状体后部、视束、枕叶、海马和海马旁回以及侧脑室和第三脑室的脉络丛。

基底动脉的整个长度全程上特别容易发生粥样硬化沉积,并且在其两端处可导致严重狭窄或闭塞,或通过削弱血管壁形成梭形动脉瘤。基底动脉的头端,在分叉进入 PCA 之前,是最有可能被栓子阻塞的部位,导致典型的"基底动脉尖"综合征(见第 15 章)。同样,这是椎基底动脉系统内最常见的发生浆果型动脉瘤部位之一(见第 17 章)。

脑静脉窦和静脉

脑静脉窦和静脉是大脑的静脉结构,由硬脑膜包绕。它们既没有瓣膜也没有肌层,但通常含有蛛网膜细胞突起,称为蛛网膜颗粒,可以引流脑脊液。这些颗粒的功能为单向瓣膜的作用,并与压力有关。在蛛网膜下腔出血或脑膜炎时,这些瓣膜可能发生障碍,导致正常压力性脑积水(见第 38 章)。

主要的静脉窦包括上、下矢状窦、直窦、横窦、乙状窦、枕窦、海绵窦、岩上、下窦和蝶顶窦。急性或亚急性脑静脉血栓形成可引起广泛的神经病理学改变,从孤立性慢性头痛到静脉梗死伴癫痫发作到静脉闭塞导致昏迷。解剖学图像和这个主题的充分讨论在第 18 章中提供。

上矢状窦位于大脑半球中线内,从盲孔向后延伸至枕小脑交界处。这个窦将额叶和顶叶的静脉流引流到右横窦。偶尔它的前部可能发育不良,这通常与海绵窦占优势的额叶引流有关。

下矢状窦较小且不稳定。当存在时,下矢状窦与胼胝体平行,在大脑镰的下半部分走行,并引流内侧半球和扣带回区域,流入直窦。

直窦由下矢状窦和 Galen 大静脉交叉形成(参见脑静脉)。直窦常流入左侧横窦。

横窦常不对称,左侧较右侧发育不良。在这些病例中,同侧颈静脉孔相对较小,有助于区分发育不全和局部血栓形成。横窦位于枕骨沟中,在向下俯冲形成乙状窦之前,横窦向侧面和向前运动一小段距离。每个横窦除接受来自上矢状窦和直窦的血流外,还接受来自岩上窦、乳突和髁状突导静脉、大脑下静脉和小脑静脉以及板障静脉的血液。乙状窦是横窦的延续,止于颈静脉孔,最后成为颈内静脉。有时,乙状窦可大于其横窦支,通常由同侧 Labbé 大静脉流入其近段。

海绵窦是一个复杂的静脉通道,通过围绕漏斗的海绵间通道与对侧海绵窦相连。海绵窦对其引流的结构和穿过它的结构都很重要。在海绵窦壁的侧面有脑神经Ⅲ、Ⅳ和Ⅴ(Ⅴ1 和Ⅴ2 节段),并在其海绵窦内中心部分有 ICA、交感神经丛和脑神经Ⅵ走行。海绵窦流入成对的岩上窦和岩下窦,进而分别流入横窦和颈内静脉。

岩上窦连接海绵窦和横窦。引流鼓室、小脑和大脑的下半部分静脉。岩下窦连接海绵窦和颈内静脉,引流内耳、延髓、脑桥和小脑静脉。蝶顶窦位于蝶骨小翼下方,将硬脑膜静脉引流至海绵窦。

脑静脉

脑静脉分为 3 组:浅静脉、深静脉和颅后窝静脉。

浅静脉组引流大脑皮质静脉到大脑上、中、下静脉,流向附近的窦,包括上矢状窦、下矢状窦、海绵窦、岩上窦和横窦。本组还有两条重要的吻合静脉,分别连接大脑中浅静脉与上矢状窦(Trollard 静脉)和同侧横窦(Labbe 静脉)。

深静脉引流胼胝体、基底节、丘脑和边缘系统的后部静脉。这组中两条更重要的静脉是大脑内静脉和 Rosenthal 基底静脉。它们的交叉处形成大脑大静脉,也称为 Galen 静脉,是一条2cm 长的 U 形静脉,在四叠体池的胼胝体的压部下穿行,流入直窦。

颅后窝静脉包括脑干和小脑静脉系统,它们变化很大。然而,一般来说,中脑静脉流入 Galen 静脉和 Rosenthal 基底静脉,而脑桥和延髓则倾向于流入横窦、枕窦、岩上窦和岩下窦。关于小脑,小脑最重要的静脉是小脑上和下静脉。小脑上静脉流入直窦、横窦或岩上静脉窦,小脑下静脉流入乙状窦、岩下静脉窦或直窦。

(李小刚、钱晶　译)

推荐阅读

Damasio H. A computed tomographic guide to the identification of cerebrovascular territories. Arch Neurol 1983;40(3):138–42.

This article depicts computed tomography templates of the different cerebrovascular arterial territories.

Netter FM. The Netter collection of medical illustrations, vol. 7. Parts I and II: Nervous System. Philadelphia, PA: Elsevier; 2013.

Tatu L, Moulin T, Bogousslavsky J. Arterial territories of the human brain. Neurology 1998;50:1699–708.

This article presents a system of 12 axial sections of the cerebral hemispheres showing its arterial territories, most important anatomic structures, and Brodmann's areas.

Salamon G, Huang YP. Radiologic anatomy of the brain. Berlin Heidelberg: Springer-Verlag; 1976.

Extensive review of the cerebral vascular supply.

Rhoton AL Jr. The cerebral vessels. Neurosurgery 2002;S1(4 Suppl.):S159–205.

Review of the anatomy of cerebral sinuses and veins.

Nowinski WL. Proposition of a new classification of the cerebral veins based on their termination. Surg Radiol Anat 2012;34(2):107–14.

Detailed review of prior classifications of the cerebral veins and the proposition of a new one.

缺血性卒中

Barbara Voetsch, Matthew E. Tilemf, Michael Adix II, Ian Kaminsky

虽然近年来缺血性卒中的死亡率已下降到美国第五大常见死因,但它仍然是全世界发病率、死亡率和长期残疾的主要原因,对患者、家庭和社会造成了毁灭性的影响。众所周知,缺血性卒中代表了一系列的病因和机制,通常表现为相似的体征和症状。科技技术进步提高了对卒中病理生理学的理解,有望转化为更具体的治疗和更好的结局。

短暂性脑缺血发作(TIA)和卒中之间基于缺血症状持续时间的区别在过去几十年中变得不那么具有临床意义。随着磁共振成像(MRI)的广泛应用,三分之一的短暂性脑缺血患者在MRI上确实存在弥散受限的证据。因此,血管神经学家提倡一种新的、基于组织学的TIA定义,即不存在急性影像学异常。更重要的是,卒中和TIA有共同的病理生理机制,两者有同样的预防措施。因此,对有短暂性或持续性脑缺血症状的患者的诊断方法应该是相同的,治疗应该针对脑缺血的根本原因。

病因和病理生理学

最常见的缺血性卒中病因有大动脉闭塞性疾病、心源性栓塞和小血管疾病。

大动脉闭塞性疾病

动脉粥样硬化导致颅外和颅内动脉狭窄或闭塞,并直接导致相当比例的脑缺血事件。动脉粥样硬化的形成涉及血循环中脂质和最终纤维组织在大动脉和中动脉内膜下的进行性沉积,最常发生在最常见的分叉部位(图15.1)。与血液相关的炎症因子以及控制不好的血压(BP)引起的剪切损伤会增加和

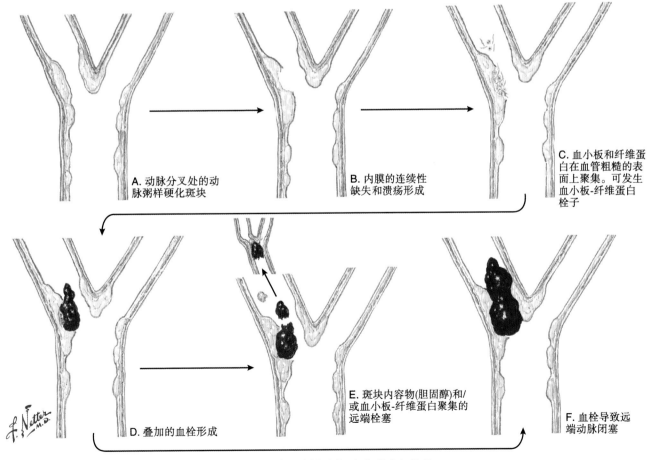

A. 动脉分叉处的动脉粥样硬化斑块

B. 内膜的连续性缺失和溃疡形成

C. 血小板和纤维蛋白在血管粗糙的表面上聚集。可发生血小板-纤维蛋白栓子

D. 叠加的血栓形成

E. 斑块内容物(胆固醇)和/或血小板-纤维蛋白聚集的远端栓塞

F. 血栓导致远端动脉闭塞

图 15.1 动脉粥样硬化、血栓形成和栓塞

促进斑块的形成。斑块内出血、内膜下斑块坏死伴溃疡形成和钙沉积可导致动脉粥样硬化斑块扩大,进而恶化动脉狭窄程度。

内皮细胞表面的破坏通过内皮下基质激活附近的血小板在动脉腔内触发血栓形成。当血小板被激活时,它们会释放血栓素 A_2,导致血小板进一步聚集。纤维蛋白网络的形成稳定了血小板聚集,形成了"白色血栓"。在斑块内部或周围血液流

动缓慢或湍急的区域,血栓进一步发展,使血小板纤维蛋白聚集中的红细胞(RBC)相互交织,形成"红色血栓"(图 15.2)。在长达 2 周的时间内,这种情况仍然不会机化且易碎,并存在血栓扩大播散或栓塞的重大风险。然而,白色或红色血栓都可以脱落并栓塞到远端动脉分支。如前所述,大动脉疾病可通过动脉内栓塞或血流动力学缺血或通过明显狭窄血管的低灌注引起缺血性卒中。

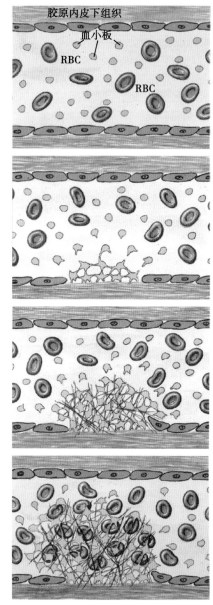

血液循环中的血小板包含血栓素A_2,一种促进血小板聚集的物质,而血管内皮分泌的依前列醇是一种血小板聚集抑制剂,可平衡血小板聚集的作用。这些产物是由环氧化酶将花生四烯酸转变为中间的过氧化物产物后合成的

如果内皮细胞的连续性受到损害,动脉粥样硬化等的破坏,内皮下的胶原暴露在血液中,刺激血小板黏附到血管壁。然后血小板释放血栓素A_2,引起附近的血小板聚集

随着更多的血小板聚集,形成纤维蛋白网,成为稳定的"白色血栓"包块,然后回缩入血管壁。在有些病例中,内皮细胞随后可愈合,伴有或不伴有管腔狭窄

如果血栓进一步发展,红细胞卷入血小板-纤维蛋白聚合体内,成为"红色血栓",它可以扩大和阻塞管腔。血小板-纤维蛋白聚合体或进一步完全形成的血栓可以崩解,使脱落的栓子阻塞远端的分支动脉

图 15.2　血小板在动脉血栓形成中的作用。RBC,红细胞

颈动脉系统或前循环动脉粥样硬化的常见部位是颈内动脉(ICA)起始部、大脑底部的颈动脉虹吸段(图 15.3)、大脑中动脉(MCA)和大脑前动脉(ACA)主干。分叉处或分叉周围的颈内动脉通常在白种人中容易发生,而在亚裔、西班牙裔和非洲裔美国人中,颅内动脉粥样硬化可能比颈动脉病变更常见。在椎基底动脉系统中,颈部椎动脉的起源处和颅内椎动脉的远端是最常见的受累部位。基底动脉和大脑后动脉(PCA)的起

源处是其他好发部位。

大动脉疾病的主要可改变的危险因素是动脉性高血压(HTN)、糖尿病、高胆固醇血症和吸烟。最重要的不可改变的危险因素是年龄和家族史。

心源性栓塞

几种类型的心脏病会导致脑栓塞:心房颤动(AF)、缺血性

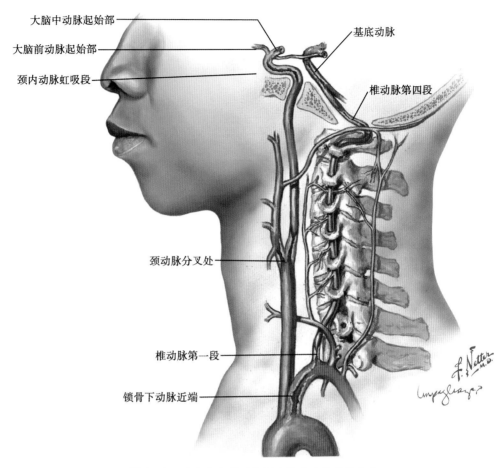

大脑中动脉起始部

大脑前动脉起始部

颈内动脉虹吸段

基底动脉

椎动脉第四段

颈动脉分叉处

椎动脉第一段

锁骨下动脉近端

图 15.3　脑血管粥样硬化闭塞性疾病的常见部位

心脏病、瓣膜病、扩张型心肌病、房间隔异常和心脏内肿瘤（图15.4）。

慢性或阵发性房颤是与心脏栓塞事件最相关的心律，卒中往往是其第一表现。心房扑动也被认为是一种心源性栓塞的风险，因为心房扑动会有与 AF 来回转换的趋势。因为这种心律失常通常是间歇性的、细微的、有时是反复的，所以需要监测来确定它们的存在，因为它们对复发性卒中有很大的风险。

在心肌梗死（MI）的前 4 周内，尤其是前壁梗死，发生栓塞性卒中的风险更高。较远期的 MI 可能是一个潜在的栓塞源，尤其是在出现无运动节段或左心室壁瘤的患者中。附壁血栓在扩张型心肌病患者中很常见。据估计，大约 10%～15% 的患者会发生脑栓塞。

风湿性心脏瓣膜病、机械人工心脏瓣膜和感染性心内膜炎是众所周知的心脏栓塞源。其他相对常见的异常，如二尖瓣脱垂、二尖瓣环钙化和二叶式主动脉瓣，有疑似栓塞的可能性。然而，只有排除其他病因后，这些才应被视为卒中的可能原因。

卵圆孔未闭（PFO）和房间隔动脉瘤是卒中的危险因素。对 55 岁以下缺血性卒中患者与非卒中对照组进行病例对照研究的荟萃分析显示，单纯 PFO 组卒中的优势比为 3∶1，PFO 合并房间隔动脉瘤的优势比为 6∶1。卒中的潜在或推测机制包括静脉"反常栓塞"、PFO 或房间隔动脉瘤内形成的血栓的直接栓塞，以及被认为在该人群中更普遍的房性心律失常引起的

血栓。

心脏内肿瘤是一种罕见但重要的栓塞性卒中病因。在激发心脏栓塞中，心房黏液瘤和乳头状弹力纤维瘤是两种最常见和最相关的肿瘤。

小血管疾病（腔隙）

供应基底节、丘脑、内囊和白质束的毛细血管和终末穿通动脉不像大口径脑血管那样容易发生动脉粥样硬化，但由于内皮损伤而发生特征性的病理变性。纤维蛋白样变性伴血管壁局灶性增大、管腔内泡沫细胞浸润、血管壁出血性破裂是纤维蛋白样变性或脂透明质沉着症的特征。阻塞这些动脉会导致小的（1～20mm）、离散的、通常为不规则的病变称为腔隙。如前所述，腔隙不累及皮质带，最常发生在基底节、丘脑、脑桥、内囊和脑白质，可引起各种临床综合征，但临床上往往不引起注意。高血压和糖尿病是主要的危险因素（图 15.5）。

动脉夹层

颈部颈内动脉的夹层往往发生在分叉处或颅底远端几厘米处。颈部椎动脉（VA）最常在与脊椎接合处发生夹层，从 C6 穿过横突孔至 C2（V2），然后穿过 V1 横突孔进入枕骨大孔（V3）前。发生在内膜和中膜之间的夹层通常会导致受累动脉狭窄或闭塞，而中膜和外膜之间的夹层则与动脉瘤扩张有关。

心源性栓塞的栓子来源

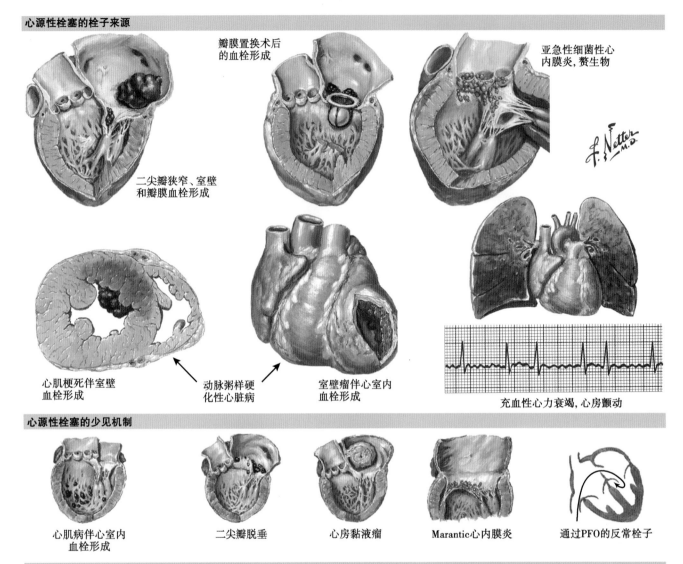

瓣膜置换术后
的血栓形成

亚急性细菌性心
内膜炎,赘生物

二尖瓣狭窄、室壁
和瓣膜血栓形成

心肌梗死伴室壁
血栓形成

动脉粥样硬
化性心脏病

室壁瘤伴心室内
血栓形成

充血性心力衰竭,心房颤动

心源性栓塞的少见机制

心肌病伴心室内
血栓形成

二尖瓣脱垂

心房黏液瘤

Marantic心内膜炎

通过PFO的反常栓子

MRI显示在多个血管分布区的散在的弥散受限区域

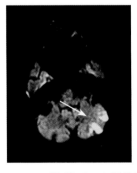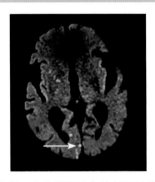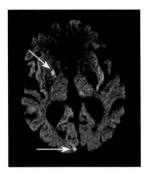

图15.4　心源性栓塞。白色箭显示急性梗死区域。MRI,磁共振成像

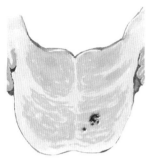

脑桥基底部腔隙性梗死,累及一些皮质脊髓束(锥体束)。这些病灶引起轻度偏瘫

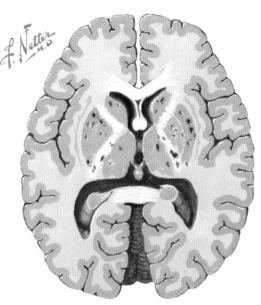

丘脑、壳核、苍白球、尾状核和内囊区域的双侧多发腔隙和愈合的腔隙性脑梗死的瘢痕。这些梗死导致多种多样的症状

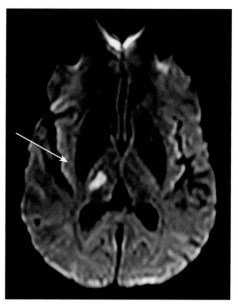

MRI上急性丘脑腔隙性梗死

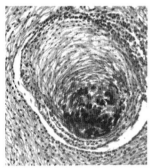

脑实质内的小动脉(100μm)显示因高血压导致的典型的病理改变。血管管腔被增厚的血管内膜几乎完全阻塞且扩大至大约为正常血管大小的3倍。血管壁内粉红色染色的纤维蛋白样物质

图15.5 腔隙性脑梗死,MRI,磁共振成像

马方综合征、纤维肌发育不良和Ⅳ型Ehlers-Danlos患者的动脉中膜或弹性层的动脉先天性异常可导致动脉夹层。尽管动脉夹层常与急性创伤有关,但它可能是由看似无害的事件引起的,如跌倒;体育活动,尤指摔跤或跳水;阵发性咳嗽或呕吐。夹层通过两种机制之一导致卒中。血栓可在内膜撕裂处积聚,随后栓塞至远端脑血管。或者,中膜内扩张的血栓可能导致某些夹层进展为严重狭窄或真腔完全闭塞,导致脑低灌注(图15.6)。

少见的卒中病因

动脉炎是一种罕见的脑卒中病因,虽然在缺血性卒中的鉴别诊断中经常被考虑。中枢神经系统血管炎通常表现为多灶性脑病征象。

可卡因和安非他明是与缺血性卒中相关的最常见药物。血管收缩和血管炎是其可能的发病机制。其他非法药物,特别是大麻,以及越来越多的药物(经典的抗抑郁药)可引发可逆性脑血管收缩综合征,通常表现为雷霆性头痛,有时伴有局灶性神经功能缺损。

红细胞增多症、镰状细胞病和血小板增多症(通常血小板>1 000 000/dl)等血液病可通过增加血液黏度、高凝状态或两者兼而有之而导致缺血性卒中。抗凝血酶Ⅲ、蛋白S、蛋白C缺乏、因子V Leiden和凝血酶原基因突变通常与静脉血栓形成有关,而不是动脉血栓形成,但在因静脉血栓通过心房内缺损(反常栓塞)而与PFO相关的卒中病例中可能具有重要意义。中重度高同型半胱氨酸血症和抗磷脂综合征是动脉缺血性卒中的原因,即使在没有PFO的情况下也是如此。

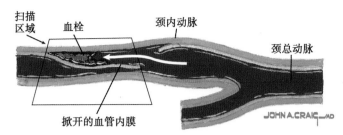

内膜撕裂使血流进入内膜下的夹层,内膜从动脉壁中掀开。大的动脉夹层可闭塞管腔

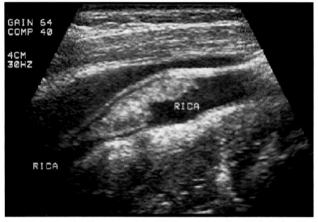

颈动脉夹层:颈动脉超声显示在动脉的两层之间有血栓形成(右颈内动脉上标签附近)

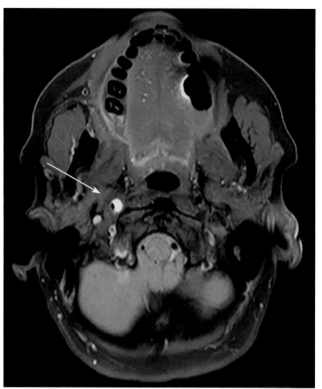

MRI压脂像显示颈动脉夹层和大的假腔

图 15.6　动脉夹层。MRI,磁共振成像;RICA,右颈内动脉

临床表现

大动脉闭塞疾病

颈动脉病变

> **临床案例**　一名 54 岁男性,主因发作性的无痛性短暂性左眼视力丧失 2 分钟后,去看验光师。两周前,他因短暂性右手刺痛 1 小时去急诊室就诊,诊断腕管综合征。过去史主要为 40 包/年的吸烟史、控制不佳的 2 型糖尿病和未经治疗的阻塞性睡眠呼吸暂停。他的弟弟妹妹有冠状动脉支架植入史。体格检查时,双侧颈动脉听诊有杂音和左桡动脉搏动缓慢。说话有点不流利,而且对低频词的命名也有细微的错误。急诊颈动脉超声显示双侧颈动脉狭窄大于 70%,左颈内动脉/颈总动脉比值为 9.0,右颈内动脉/颈总动脉比值为 5.5。增强磁共振成像显示左侧大脑中动脉和大脑前动脉区域有小的、散在的、急性和亚急性的栓塞性缺血性卒中。收住医院后,每天服用 325mg 阿司匹林和他汀类药物。进行左颈动脉内膜切除术,术后随访无神经系统症状发作。

> **临床案例**　一位 70 岁的白人男性,患有动脉性高血压和高胆固醇血症,1 个月内反复出现 1~2 分钟的左下肢颤抖,仅在站立时发生。他的血压为 110/80mmHg,神经系统检查显示左旋前肌力弱,余神经系统检查正常。
>
> 头 CT 显示右侧 MCA 和 ACA 之间以及右侧 MCA 和 PCA 的分水岭区有小梗死。头颈 CTA 显示右侧颈内动脉闭塞。CT 灌注显示右侧 MCA 区灌注不足、分水岭区灌注更差。经颅多普勒和常规血管造影检查发现右眼动脉、前交通动脉和后交通动脉有侧支血流。患者开始接受抗血小板治疗和他汀类药物治疗,减少降压药物剂量,随后收缩压升高至 140~150mmHg。没有进一步的症状发生。

　　上面的二个案例说明了大动脉粥样硬化病变中的卒中或 TIA 的两种机制:动脉内栓塞(第一个案例)和低灌注(第二个案例)。确定确切的机制具有重要的治疗意义。

　　TIA 在颈动脉变病患者中很常见,通常先于卒中发作几天或几个月。颈动脉源性动脉内栓塞引起的 TIA 可能不是刻板的。TIA 的症状各不相同,这取决于 ICA 的哪个分支受累。例如,患者第一次出现短暂的右下肢无力,几周后又出现另一次表达性失语、右面部下垂和右手无力的症状。这取决于栓塞的部位。在第一个案例中,ACA 区域是受累的目标,在后一个案例中,MCA 区域是受累的部位。相反,血流动力学性的

"肢体抖动性"TIA,如前所述的第二个案例,通常是刻板的和与姿势相关的,通常见于重度 ICA 狭窄或闭塞的患者。在这个典型的血流动力学缺血的例子中,患者表现为对侧手臂、腿部或两者的反复、不规则和不自主运动,通常由姿势改变触发,持续数分钟。这些发作可能表现为间歇性的皮质控制丧失和麻痹,与局灶性癫痫发作不同,局灶性癫痫发作的运动更为规则和有节奏,通常与脑电图上所见的局灶性重复性皮质过度兴奋有关。

ICA 病变的另一个重要线索是短暂性单眼盲(TMB)发作。TMB 是指出现暂时性单侧视觉丧失或模糊,仔细观察者通常将其描述为水平或垂直的"阴影覆盖一只眼睛",但最常见的是眼睛中有"雾"或"模糊"感,持续 1~5 分钟。经常自发发生,但有时是由位置变化触发的。在数分钟内出现的闪光、亮光或颜色等阳性现象是偏头痛现象的典型表现,有助于将这种良性视觉改变与更严重的 TMB 区分开来,TMB 是颈动脉血管系统内脑梗死的常见先兆。极少数情况下,同侧颈内动脉重度狭窄患者,当暴露在强光下(如阳光照射下的雪光)时,视力逐渐变暗或丧失,这是由于视网膜代谢需求增加时血流量受限所致。除颈动脉粥样硬化外,TMB 的其他病因还包括心源性栓塞和由动脉粥样硬化和动脉炎(见第 21 章"巨细胞或颞动脉炎")等疾病引起的眼内动脉疾病,以及青光眼引起的视网膜灌注减少或眼压升高。患者主诉同侧视野缺损是单眼视力丧失的情况并不少见,仔细询问是否对每只眼睛进行了独立检查,以及视觉困难是否涉及对四分之一或一半视觉世界的感知是必要的。例如,左枕梗死或短暂性脑缺血的患者可能会主诉右侧视力下降,但进一步的询问显示,他们无法阅读右侧的路标或车牌,同时遮盖"未受影响"的左眼,看似异常的右眼在未受影响的左侧同名视野分布范围内保留了视力(图 15.7)。

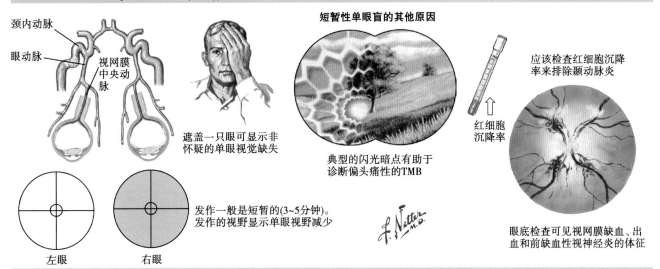

颈动脉缺血的眼部体征[短暂性单眼盲(TMB)]

颈内动脉
眼动脉
视网膜中央动脉

遮盖一只眼可显示非怀疑的单眼视觉缺失

左眼　右眼

发作一般是短暂的(3~5分钟)。发作的视野显示单眼视野减少

短暂性单眼盲的其他原因

典型的闪光暗点有助于诊断偏头痛性的TMB

应该检查红细胞沉降率来排除颞动脉炎

红细胞沉降率

眼底检查可见视网膜缺血、出血和前缺血性视神经炎的体征

大脑后动脉缺血的眼部体征

累及颞叶视放射的大脑后动脉缺血常常表现为同向象限盲

颞叶
中央视野保留
左眼　右眼

累及枕叶的大脑后动脉缺血常常表现为同向偏盲,患者会主诉缺血脑叶对侧的眼的"视物不清"

枕叶
中央视野保留
左眼　右眼

大脑后动脉
基底动脉
视放射
椎动脉

图 15.7　大血管病变的视觉体征

与第一个案例一样,ICA 病变引起的动脉内栓塞导致的卒中通常以皮质受累为基础。症状取决于是否涉及 MCA、ACA 或两者的分支。在正常血管变异的患者中,少数 PCA 区域可能受到来自同侧 ICA 狭窄或闭塞的动脉内栓塞的影响,例如在持续性胚胎型 PCA 的患者中。

神经系统的临床表现因闭塞部位和侧支循环的存在而不同(图 15.8)。大的 MCA 区域梗死通常见于 MCA 主干闭塞而无良好侧支循环的患者,而当有足够的侧支循环通过脑表面时,深部或外侧裂部梗死是最常见的表现。

对侧肢体运动无力累及足部重于大腿和肩部、而手部和面部相对较轻时,是远端 ACA 支闭塞的典型表现。相反,与对侧偏瘫相关的显著认知和行为改变在近端 ACA 闭塞和累及 Huebner 返动脉(内囊的尾状核和前支梗死)的患者中占优势。

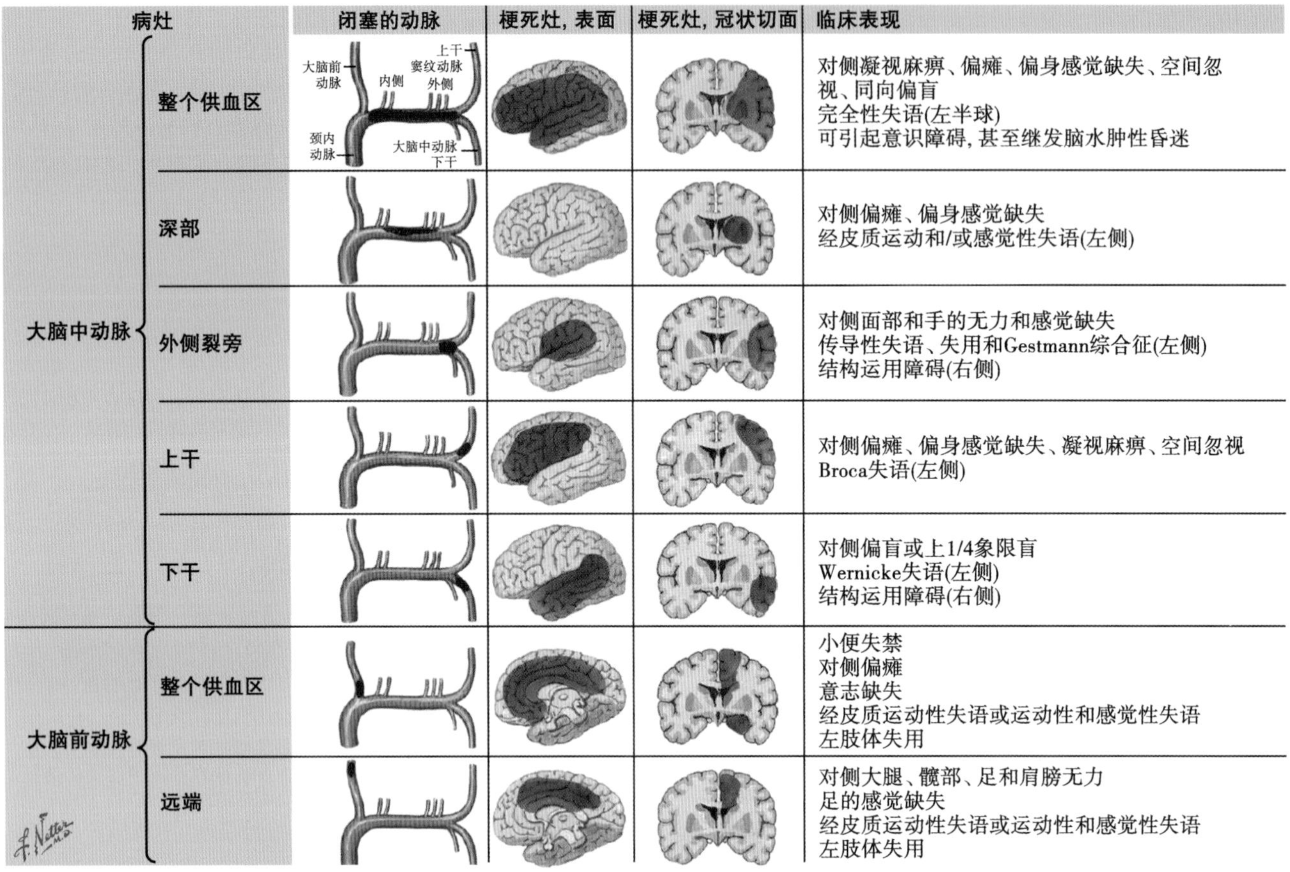

病灶		闭塞的动脉	梗死灶,表面	梗死灶,冠状切面	临床表现
大脑中动脉	整个供血区				对侧凝视麻痹、偏瘫、偏身感觉缺失、空间忽视、同向偏盲 完全性失语(左半球) 可引起意识障碍,甚至继发脑水肿性昏迷
	深部				对侧偏瘫、偏身感觉缺失 经皮质运动和/或感觉性失语(左侧)
	外侧裂旁				对侧面部和手的无力和感觉缺失 传导性失语、失用和Gestmann综合征(左侧) 结构运用障碍(右侧)
	上干				对侧偏瘫、偏身感觉缺失、凝视麻痹、空间忽视 Broca失语(左侧)
	下干				对侧偏盲或上1/4象限盲 Wernicke失语(左侧) 结构运用障碍(右侧)
大脑前动脉	整个供血区				小便失禁 对侧偏瘫 意志缺失 经皮质运动性失语或运动性和感觉性失语 左肢体失用
	远端				对侧大腿、髋部、足和肩膀无力 足的感觉缺失 经皮质运动性失语或运动性和感觉性失语 左肢体失用

图 15.8　大脑中动脉和大脑前动脉闭塞

血流动力学梗死通常涉及 ACA 和 MCA(前分水岭区)、MCA 和 PCA(后分水岭区)之间的边界区,或深穿支和浅表支(皮质下分水岭区)之间的边界区,并引起表 15.1 中概述的典型临床症状。

表 15.1 分水岭区梗死患者的临床症状	
梗死部位	临床症状
前分水岭区	对侧肢体无力(近端>远端和面部不受累)、经皮质运动性失语(左侧梗死)和情绪障碍(右侧梗死)
后分水岭区	同向偏盲、下象限盲、经皮质感觉性失语(左侧梗死)、偏侧忽略和失认症(右侧梗死)
皮层下分水岭区	臂面偏瘫伴或不伴感觉丧失,皮质下失语(左侧梗死)

颅内大脑中动脉和大脑前动脉疾病

临床案例　一位有糖尿病和高胆固醇血症病史的 70 岁女性,因右侧肢体轻度无力到急诊室就诊,患者在 2 天前醒来时首次发现症状。偏侧无力在 48 小时内进展为右侧偏瘫伴构音障碍,患者的意识水平没有改变。头颅 CT 显示左半卵圆中心脑梗死。头部 CTA 显示远端 M1 段狭窄。患者开始接受抗血小板和他汀类药物治疗。对她的糖尿病进行了最大限度的药物治疗。一旦病情稳定,患者被转院到康复医院,运动功能得到部分恢复。

这个案例描述了一个典型的皮质下梗死过程,是由于同侧大脑中动脉固有病变继发于豆纹动脉灌注不良所致。患者的症状在 2 天内由相对轻微的偏瘫发展为完全瘫痪。与大面积 MCA 梗死不同的是,尽管存在进行性的神经功能缺损,但患者的意识水平并未受损。相反,大的皮质 MCA 病变也可能在 2~4 天内进展,但由于脑水肿和颅内压升高,常见意识水平改变甚至昏迷。

MCA 和 ACA 的固有闭塞性疾病在亚洲人、西班牙人和非裔美国人中比在白种人中更常见。动脉性高血压、糖尿病和吸烟是最常见的危险因素,高胆固醇血症、冠状动脉疾病和外周血管疾病的发病率较低。虽然 TIA 可以发生,但它们不像 ICA 病变的患者那样常见,通常发生在数小时或数天的较短时间内。当梗死发生时,通常会在醒来时注意到最初的症状,并且通常在白天出现波动,支持血流动力学机制。

椎基底动脉疾病

> **临床案例** 一位 76 岁白人男性,有高胆固醇血症病史,既往有心肌梗死,在发病前 2 天出现急性眩晕,伴有呕吐和步态困难。入院时,他突然出现口齿不清和右上肢共济失调。头颅 CT 显示一个陈旧的右后小脑下动脉(PICA)梗死灶和亚急性左 PICA 梗死。头部磁共振弥散加权成像显示一个新的右小脑上动脉梗死。头颈 CTA 显示左椎动脉(VA)起始部闭塞,右椎动脉发育不良,基底动脉中段有栓子。开始服用他汀类药物和抗血小板治疗。患者临床上明显好转。

椎动脉起源于颈部的锁骨下动脉。锁骨下动脉近端和椎动脉起始处的狭窄或闭塞很少引起症状,因为同时在颈部通过甲状颈和肋颈干以及其他锁骨下动脉分支形成足够的侧支循环,最终流入远端椎动脉(见图 15.3)。更常见的是,锁骨下及伴发椎动脉起始性狭窄的患者仅与上肢缺血的症状有关。患者主诉同侧手臂疼痛、发凉和无力。椎动脉起源处的慢性动脉粥样硬化性疾病很少引起显著的椎基底动脉系统血流减少症状,即使是双侧椎动脉病变。当起源于 VA 的狭窄或闭塞导致 TIA 或梗死时,动脉内栓塞是公认的发病机制。栓子通常滞留在 VA 的远端,引起 PICA 梗死,或穿过椎动脉,导致“基底动脉尖综合征”(表 15.2)。

表 15.2　根据椎基底动脉系统缺血受累的动脉的临床表现

受累动脉	缺血表现
椎动脉或 PICA 穿支动脉(延髓外侧或 Wallenberg 综合征)	同侧肢体共济失调和霍纳综合征、交叉性感觉缺失、眩晕、吞咽困难和声音嘶哑
PICA	眩晕、恶心、呕吐和步态共济失调
AICA	步态和肢体共济失调,同侧脑神经 V、Ⅶ和Ⅷ功能障碍
SCA	构音障碍与肢体共济失调
右侧 PCA	对侧视野缺损和感觉丧失、视觉忽视和面容失认(无法识别面部)
左侧 PCA	对侧视野缺失和感觉丧失,不伴失写的失读症,命名性失语或经皮质感觉性失语,记忆受损和视觉失认
基底动脉尖综合征	脑干顶端-嗜睡、生动的幻觉、梦幻行为和动眼神经功能障碍 颞+枕区-偏盲、巴林特综合征片段、激越行为和遗忘功能障碍

AICA,小脑前下动脉;PCA,大脑后动脉;PICA,小脑后下动脉;SCA,小脑上动脉。

远端 VA 颅内动脉粥样硬化性疾病最常发生在外侧延髓的穿通支水平和 PICA 的起点。该部位的闭塞表现为 Wallenberg 综合征(延髓外侧综合征)、小脑 PICA 梗死或两者兼有。由于相关的大 PICA、小脑梗死并不少见,外侧延髓综合征可进展为昏迷和脑疝形成,并强调需要检查和密切观察那些与 Wallenberg 综合征的神经系统更广泛受累表现的迹象。

基底动脉的动脉粥样硬化最常影响其远端和中段。患者出现短暂性复视、头晕、共济失调和肢体无力的 TIA,同时影响两侧,或在数分钟甚至数天内一次或交替影响两侧(图 15.9)。当梗死发生时,最常见的受累区域是脑桥基底部,累及双侧,通常是不对称的,偏瘫、假性延髓性麻痹、眼球运动异常(脑神经Ⅵ麻痹,单侧或双侧核间性眼肌麻痹,同侧共轭注视麻痹,“一个半综合征”),眼球震颤,如果累及网状激活系统,则出现昏迷(图 15.10)。昏迷的存在或意识水平的改变取决于从其他血管到脑干被盖部的侧支循环。如果脑桥和中脑被盖未受损伤,可能会出现双侧运动和感觉体征以及不同程度的眼肌麻痹,但意识没有改变,如“闭锁”综合征。

远端基底动脉栓子导致典型的基底动脉尖综合征(图 15.11)。受累部位为脑干顶端(基底动脉远端的穿支)、丘脑(PCA 近段的穿支)、内颞叶和枕叶。临床表现包括双侧同向偏盲或皮质盲、意识混乱和无法形成新的记忆。皮质盲可伴有疾病失认症和视觉虚构症(Anton-Babinski 综合征)。这种综合征患者不知道自己的失明,可能会捏造对他们所能看到的问题的回答。相反,栓塞经过基底动脉尖只引起单侧 PCA 闭塞,伴有孤立性同向偏盲。

大多数 PCA 梗死要么是心源性栓塞,要么是动脉内栓塞。原发性 PCA 狭窄是较少见的梗死原因。临床症状包括短暂的半侧视力丧失,有时伴有对侧感觉症状。头痛是一种常见的相关症状。除视觉和感觉异常外,左侧 PCA 梗死患者常并发命名性失语或经皮质感觉性失语、记忆受损,当累及胼胝体压部时,出现失读而无失写(不能阅读,书写保留)。右侧 PCA 梗死患者常伴有视觉忽视。突出的忽视导致延迟的临床表现,因为患者往往不确定卒中症状的存在。右侧 PCA 梗死患者可能在涉及汽车左侧的机动车事故后出现。不太常见的情况是,无法识别熟悉的面孔(面容失认症)。双侧顶枕损伤(巴林特综合征)导致无法把分组的视觉刺激作为整体观察(同时失认),失去准确的视觉固定和眼跟踪(视觉性失用症),以及指向视觉目标的精确度受损(“视觉性共济失调”)。

心源性疾病

> **临床案例** 一位 80 岁的老年女性,因被其丈夫听到她摔倒在浴室,立即呼叫救护车被送到急救室。他照料她时发现患者不能唤醒。患者在 25 年前有过机械性主动脉瓣置换术的病史,并且服用华法林,目标 INR 为 2.0~3.0。患者一到急诊室就被发现昏迷不醒。血压为 190/110mmHg,脉搏为 110 次/min,瞳孔直径为 4mm,对光有反应。角膜反射完整。有凝视共轭失调。视觉刺激没有眨眼的动作。除巴宾斯基征外,对摩擦胸骨或挤压甲床无反应。然而,她始终表现出对命令的意志性向上凝视。心电图显示心房颤动。INR 为 1.6。平扫脑 CT 显示基底动脉轻度高密度,CT 血管造影证实基底动脉闭塞。在症状出现的 3 小时内接受了静脉注射 tPA 溶栓治疗,并被转诊到用支架回收器进行紧急机械取栓术。

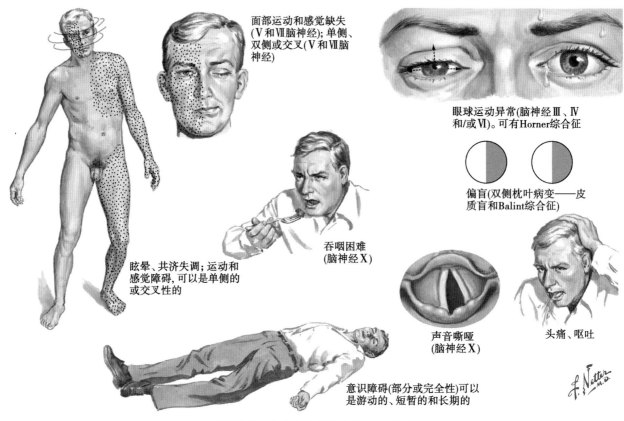

面部运动和感觉缺失(Ⅴ和Ⅶ脑神经); 单侧、双侧或交叉(Ⅴ和Ⅶ脑神经)

眼球运动异常(脑神经Ⅲ、Ⅳ和/或Ⅵ)。可有Horner综合征

偏盲(双侧枕叶病变——皮质盲和Balint综合征)

吞咽困难(脑神经Ⅹ)

眩晕、共济失调; 运动和感觉障碍, 可以是单侧的或交叉性的

声音嘶哑(脑神经Ⅹ)

头痛、呕吐

意识障碍(部分或完全性)可以是游动的、短暂的和长期的

图 15.9 椎基底动脉区缺血: 临床表现

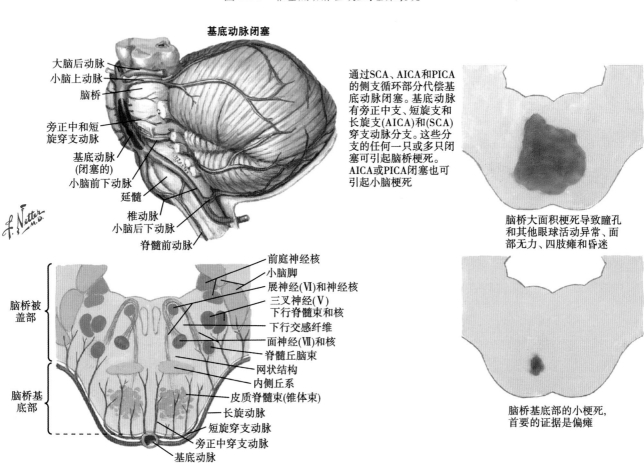

基底动脉闭塞

大脑后动脉
小脑上动脉
脑桥
旁正中和短旋穿支动脉
基底动脉(闭塞的)
小脑前下动脉
延髓
椎动脉
小脑后下动脉
脊髓前动脉

通过SCA、AICA和PICA的侧支循环部分代偿基底动脉闭塞。基底动脉有旁正中支、短旋支和长旋支(AICA)和(SCA)穿支动脉分支。这些分支的任何一只或多只闭塞可引起脑桥梗死。AICA或PICA闭塞也可引起小脑梗死

脑桥大面积梗死导致瞳孔和其他眼球活动异常、面部无力、四肢瘫和昏迷

前庭神经核
小脑脚
展神经(Ⅵ)和神经核
三叉神经(Ⅴ)
下行脊髓束和核
下行交感纤维
面神经(Ⅶ)和核
脊髓丘脑束
网状结构
内侧丘系
皮质脊髓束(锥体束)
长旋动脉
短旋穿支动脉
旁正中穿支动脉
基底动脉

脑桥被盖部
脑桥基底部

脑桥基底部的小梗死, 首要的证据是偏瘫

图 15.10 基底动脉闭塞

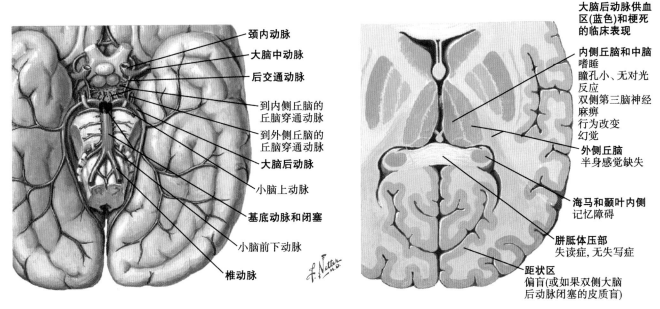

图 15.11 "基底动脉尖"和大脑后动脉闭塞

阵发性或慢性房颤是心源性脑栓塞最常见的来源之一，占所有缺血性卒中的 15%~20%。在 65 岁以上的人群中，房颤的发病率估计在 6% 左右，但大多数患者没有发生栓塞事件。非瓣膜性房颤的易患卒中或栓塞的危险因素包括年龄大于 75 岁、女性、动脉粥样硬化疾病、高血压、糖尿病、心室射血分数降低和充血性心力衰竭。多重危险因素使大梗死的可能性增加了 7 倍，因此应大力进行抗凝治疗。出现 TIA 或梗死的患者第一年的复发风险最高，约为 12%，之后每年 5%~6%。心房扑动虽然是一种更组织化的心律失常，但仍易形成栓子，并有很高的转为房颤的风险。心房扑动应以与房颤相同的方式处理。

继发于心源性卒中通常表现为急性发作的局灶性神经功能缺损，如突然失去手控制或口角下垂，如果涉及优势半球，通常与语言功能障碍有关，如果涉及非优势半球，则与忽视有关。脑栓塞临床上在白天最为明显，患者通常提供梗死或 TIA 的确切时间。颈动脉前循环提供 80% 的脑血流量，比椎基底动脉后循环受栓塞影响的可能性高 4 倍。此外，影响颈动脉区域或同时影响颈动脉和椎基底动脉区域的 TIA 或梗死史增加了心源性栓塞的怀疑。心源性栓塞最常累及的血管是 MCA 及其分支，其次是颅内 VA 远端、基底动脉远端（基底动脉尖综合征）和 PCA 区。

栓塞作为急性心肌梗死的并发症更可能发生在急性事件的前 2 周内。前壁心肌梗死患者可能出现节段性低动力心肌壁缺损甚至动脉瘤。这种病变为血小板聚集提供了一个潜在的病灶，并随后形成栓子。

大约 15% 的感染性心内膜炎患者表现为 TIA 或梗死，但最终有 30% 的患者可能在整个病程中出现严重的神经系统并发症。有瓣膜性心脏病的患者在任何导致短暂菌血症的手术后，尤其容易患上心内膜炎，即使是像洁牙一样无害的手术，也应该事先用预防性抗生素治疗。静脉非法药物使用也是感染性心内膜炎的主要风险，因为重复使用未消毒的针头。心内膜炎

通常表现为全身症状，如发热、体重减轻和萎靡不振，以及新发或改变的心脏杂音和瘀点疹的迹象。微栓子可在甲床和结膜表现为裂片样出血，在手掌和指垫表现为压痛结节或红斑性病变（Osier 结节和 Janeway 病变），以及出血性、水肿性视网膜渗出物（Roth 斑）。影响大脑的微栓子通常表现为脑病，而不是局灶性神经病变，在慢性疾病中可能很难诊断。

> **临床案例**　一位先前健康的 41 岁女性，在连续驾驶 10 小时的车程后 1 天出现右面部下垂和说话困难。在急诊室，神经系统检查证实右中枢面部无力和轻度混合表达性和感觉性失语。心脏检查和心电图正常。脑磁共振弥散加权成像显示左侧岛叶小梗死。头颈部 MRA 结果正常。经食管超声心动图（TEE）显示卵圆孔未闭（PFO），其高凝状态检查表现为蛋白质缺乏。患者症状逐渐好转，72 小时内完全消失。

尽管临床上最初的心脏检查是正常，但 TEE 证实了先天性心房内心脏缺损。症状复杂度与心源性栓塞一致，证明有必要进行仔细的心脏评估。在这个年龄组的患者中，PFO 是最有可能与栓塞性卒中相关的疾病。

PFO 是常见的，发生在多达四分之一的人群中，通常无症状。这种动脉内连接是宫内胎儿循环的残余，使胎盘含氧血液绕过胎儿肺血管直接进入左心房和胎儿体循环。这种导管通常在出生后几个月内关闭，但在很大一部分人群中仍有部分贯通。任何增加肺动脉和右心房压力的活动（Valsalva、下蹲、用力、举重、咳嗽等）都可能使通常的左心房至右心房内压力梯度短暂逆转。通过静脉血栓栓塞，通常可以被肺循环溶解或过滤，有可能从肺循环穿过到体循环和脑动脉循环的这种机制，这就是所谓的反常栓塞。

另一个推测的机制是在缺损内部和周围的湍流或滞流，以及随后的血栓形成和传播。PFO 通常通过多普勒超声心动图检测。在短暂的延迟后，静脉注射混合的盐水被认为是从右到

左穿过房间隔的回声密集的气泡。这通常是协助 Valsalva 动作,瞬时增加右心房相对于左心房的压力。与经胸入路相比,TEE 具有更高的敏感性,被认为是首选的检测方法。与普通人群相比,以及与具有可识别的卒中来源的人群相比,PFO 在患有隐源性卒中的年轻人中更为常见。作为一个常见的发现,在隐源性卒中患者中,PFO 的存在是导致反常栓塞的一个原因,然而,这仍然是假定的,并且其他情况、血液学和解剖学因素可能起作用,使 PFO 具有临床相关性。例如,有深静脉血栓形成病史的年轻患者,在相对静止的一段时间内因上呼吸道感染咳嗽后出现卒中,这种反常的栓塞变得更加可疑。如病案所示,处于危险中的患者包括那些因长期疾病或甚至看似无关紧要的情况而不能住院的患者,例如在长期越洋飞行或汽车旅行期间,腿部静脉流量减少或停滞。

那些有凝血功能障碍的患者,无论是遗传性的还是后天性的,如激素替代疗法或妊娠,也有更高的卒中风险。研究表明,隐源性卒中和 PFO 患者相关的血液高凝异常发生率高于一般人群。凝血功能检查和深静脉血栓形成的检查应包括在所有年轻隐源性卒中和相关 PFO 患者的检查中。解剖学方面的考虑也起了作用。PFO 合并相关的房间隔动脉瘤(>10mm 突出到任一心房)4 年内复发的风险高达 19.2%,即使在使用抗血小板治疗。较大的 PFO(>1cm)伴有许多微泡穿过动脉间隔,尤其是在没有 Valsalva 动作的情况下,可能是卒中复发的高风险。

腔隙性小血管病

> **临床案例** 一位 68 岁的女性,在给草坪浇水时突然出现右侧肢体偏瘫。她已经好几年没有看过医生了,也没有服用任何药物。她的邻居打了 911,被救护车送到了急诊室。抵达时,她的血压为 220/112,脉搏为 68 次/min。她有严重的构音障碍,但没有失语。右侧面部无力,右臂和右腿完全瘫痪。其余的神经系统检查正常。平扫脑 CT 显示脑干、丘脑和基底节有多发性双侧慢性腔隙性梗死。颈动脉虹吸段和远端椎动脉也有晚期钙化。CT 扫描后,她的症状立即完全消失。颈动脉超声显示没有明显的颈动脉狭窄。LDL 为 166;HgA1c 为 7.2。为控制血压和 MRI 扫描而收住院。开始服用阿司匹林 325mg 和阿托伐他汀 80mg。几个小时后,构音障碍和右侧偏瘫复发。在 3 小时内接受了静脉注射 tPA 的紧急溶栓治疗。第二天,脑部磁共振显示左侧脑桥基底部有急性腔隙性梗死。

影响内囊、丘脑、纹状体或脑干的腔隙性梗死(见图 15.5)在临床上通常与栓塞性疾病相区别,栓塞性梗死表现为病程更为波动,在 2~4 天内出现进展性功能缺损或"颠簸样进展"。此外,腔隙性病灶的分布也比较典型;它们会影响身体的整个侧面,并伴有运动和/或感觉症状,但没有皮质表现或视觉症状。这与大脑中动脉皮质支闭塞栓塞形成对比,后者往往有臂面部无力的分布特点,常伴有其他认知和/或视觉体征。

腔隙性梗死患者可出现 TIA 的比例高达 15%~20%。TIA 是刻板的,并且倾向于在 2~5 天内聚集,有时在 24 小时内频繁发生并且以渐强的方式出现。症状和体征因缺血部位而异(表 15.3)。

表 15.3 最常见腔隙综合征及其部位

临床综合征	部位
单纯运动性卒中:包括面部、手臂和腿部的无力	内囊(后肢)或脑桥基底部
单纯感觉性卒中:面部、手臂、腿部和躯干的麻木或感觉异常	外侧丘脑(后腹核)
共济失调性轻偏瘫:手臂和/或腿部无力和不协调	脑桥基底部或内囊
构音障碍-手笨拙综合征:面部无力,严重构音障碍,吞咽困难,轻度偏瘫不一致出现和手笨拙	脑桥基底部
感觉运动性卒中:纯运动/纯感觉症状和结果的组合	丘脑或内囊

高血压和糖尿病是最重要的危险因素,对这些因素的正确治疗是预防进一步卒中的关键。

动脉夹层

> **临床病例** 一位 48 岁的男性木匠在肩上扛着木头时突然出现右侧颈部疼痛和枕部头痛。患者除了长期吸烟外,没有明显的既往病史。他被送到急诊中心,在那里被诊断为颈部肌肉痉挛。医生给他开了一张环苯扎必林的处方,并转介给他进行物理治疗。
>
> 两天后,患者在看电视时,突然出现眩晕和大量呕吐。他的妻子把他带到急诊室,在那里做了脑部 CT 检查。CT 显示正常,诊断为迷路炎后出院。第二天早上,他醒来时声音沙哑,右面部疼痛,左臂有针刺感。他回到急诊室,发现有方向性眼球震颤。右脸和左半身都失去了知觉。指鼻试验和跟膝胫试验示右侧肢体共济失调。悬雍垂随着上颚的抬高而向左侧偏移。复查脑部 CT 显示一个大的急性右小脑后下动脉梗死,没有出血。头颈 CT 血管造影显示右侧椎动脉夹层。他被送进了神经重症监护室进行密切观察。为了防止误吸,一直保持禁食状态,并在直肠给药 300mg 阿司匹林。

颅外颈动脉夹层主要发生在 20~50 岁的患者。特征性临床表现为单侧颈部或面部疼痛,有时几天后出现急性神经系统症状。在颈动脉夹层患者中,疼痛通常在眼部、太阳穴或前额。40%~50% 的患者中发生同侧霍纳综合征,是由于沿着 ICA 到眼球的眼交感神经纤维扩张或受压所致。搏动性耳鸣很常见。通常在症状出现前几天有轻微外伤史(剧烈咳嗽、颈部活动、颈部过度屈伸损伤等)。如前一个案例所示,良性创伤事件可导致颈动脉或椎动脉内膜轻微撕裂,导致血小板纤维蛋白聚集,并有可能发生动脉栓塞。

与颈部的颈动脉相似,颅外椎动脉在遭受创伤性夹层方面有很大的潜力。夹层通常发生在 C1-C2 的远端颅外部分,也称为第三段,刚好在它穿透颅底硬脑膜之前。这些患者的疼痛在颈部或后脑勺,通常在神经系统症状出现之前几天,少数是几周。

　　TIA 在 ICA 中比在 VA 夹层中更常见。在 ICA 夹层中,TIA 通常累及同侧眼和大脑半球。VA 夹层的缺血性症状包括头晕、复视、步态不稳和构音障碍。在颅外 ICA 和 VA 夹层中,梗死通常影响 MCA 和远端 VA(PICA 和外侧延髓)区域。

　　颈动脉和椎动脉夹层都可能是无症状的,或伴有不易识别的轻微症状。根据不同的研究,自发性夹层的发生率约为 2.6/100 000。然而,这可能是低估了,因为许多夹层可能无法被发现,因为细微的症状很容易被忽略。在 MRA 或 CTA 上发现以

前未知的慢性颈动脉夹层并不少见。

诊断方法

　　对于每一个被评估为缺血性卒中或 TIA 的患者,都应该彻底地检查病变的部位和发病机制,以便最有效地指导治疗和更好地预测潜在的并发症。CT 和 MRI 脑部扫描大大增强了我们诊断和随访神经系统疾病以及指导治疗的能力。CTA 和 MRA 无创动脉成像已在很大程度上取代了导管血管造影在脑血管疾病的初步评估中的应用,并在推进急性卒中护理方面显示出巨大的前景(图 15.12)。

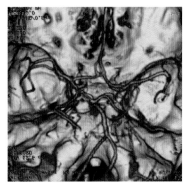

A. CTA 上的 Willis 环的 3D 重建后的影像

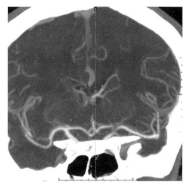

B. 冠状大脑半球间的皮质血管重建后的 CTA 影像

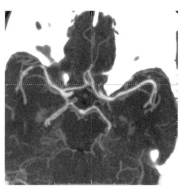

C. 轴位大脑半球间的血管重建后的 CTA 影像

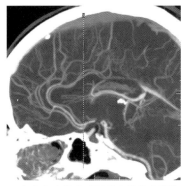

D. 矢状位大脑半球间的血管重建后的 CTA 影像

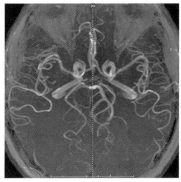

E. 所有近端血管重建后的 MRA

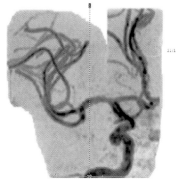

F. 右颈内动脉循环重建后的 MRA

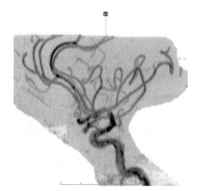

G. 右侧颈内动脉循环重建后的 MRA

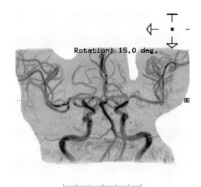

H. 所有近端血管重建后的 MRA

图 15.12　颅内动脉的 CT 和 MRI 成像

解剖部位

虽然 TIA 或急性梗死的精确解剖部位通常可以通过病史和神经系统检查推断出来,但仍需要影像学检查来证实,并且通常可以提供更具体的病因信息来指导潜在的治疗。此外,脑出血、硬膜下血肿或其他结构性病变,包括良性和恶性肿瘤的患者,偶尔会在脑 CT 和 MRI 表现出似乎典型的脑血管事件。

脑 CT 检查,由于其在大多数医院的即时可用性和扫描时间短,通常是对急性局灶性神经功能缺损患者进行的初步检查。它对原发性脑出血或出血性梗死的敏感性是决定未来治疗方案的关键起点,如溶栓剂的使用、手术干预的必要性和血压控制的程度。头部 CT 在缺血性卒中的最初几个小时检查的结果通常是正常的。然而,在某些情况下,急性动脉闭塞的存在可以通过局部管腔内高密度信号的存在来检测,这种信号通常见于 MCA 闭塞的患者(图 15.13A),即使脑实质未显示任何演变过程。头部 CT 也可显示早期梗死改变,其特征为脑沟消失或灰白质分界消失(见图 15.13B)。这些结果具有重要的治疗意义。CT 血管造影可证实血栓的存在(见图 15.13C),并有助于指导静脉溶栓、血管内机械取栓术、抗凝和血压管理的进一步干预。CT 灌注成像已经发展成为一种有价值的检查方法,通过确定核心梗死体积和可能挽救的缺血半暗带来筛选急性卒中患者,以考虑紧急血管内取栓术。这种方法可以扩大以前狭窄的缺血性卒中治疗时间窗。

磁共振弥散加权成像是对急性缺血最敏感和特异的检查方法,其异常早在症状出现后 1 小时就已被证实。其他 MRI 序列,如 FLAIR 和 T2 加权成像,可以显示梗死区域,通常在症状出现后 6~12 小时显影(见图 15.13D 和 E)。

病因机制

为了明确 TIA 或梗死的具体病理生理机制,需要了解颅外动脉和颅内动脉的通畅性、其内皮表面的特征以及脑灌注的充分性。

完整的心功能评估是必要的,包括心律的电稳定性、心肌收缩性、瓣膜状态以及是否存在 PFO。TEE 检查提供了更多的敏感性和解剖学细节,在瓣膜病变、心房内异常(PFO 和 ASD)和主动脉弓疾病方面优于经胸入路检查。颈动脉分岔处的超声检查和颅内血管的经颅多普勒超声检查可分别对脑血流进行功能评估和判断颅外动脉或 Willis 动脉环是否严重狭窄。颈动脉超声有助于将颈动脉斑块定性为"软斑",由胆固醇沉积和血栓组成,后者更容易发生溃疡和动脉到动脉栓塞,或"硬斑",即血管壁随着时间推移已纤维化和钙化,使其不太可能成为远端栓塞的来源。头颈部 MRA 或 CTA 是评估颅内外动脉通畅的合适方法。最近增加的灌注扫描有助于确定任何狭窄或闭塞病变对局部血流的影响,目前在确定晚期时间窗机械取栓术患者中起着不可或缺的作用(表 15.4)。

从影像学检查收集的信息可以区分 3 种主要的颈动脉或椎基底动脉卒中机制:大动脉病变伴动脉内栓塞、小血管疾病和大动脉病变伴血流动力学缺血。

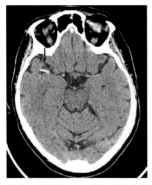

A. 轴位 CT 扫描显示右侧 M1 段远端密度增高(箭);MCA 高密度征

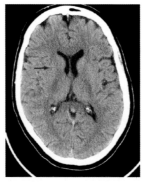

B. 轴位 2cm 以上的 CT 扫描显示正常的岛叶带和右侧基底节的细微的变化

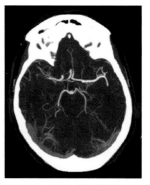

C. CTA 显示一些分支近端到前面显示的血栓的浑浊影和预计的右 M1 段远端闭塞(箭)

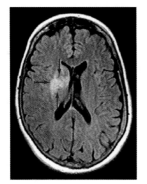

D. 11 个小时后的轴位 FLAIR 影像显示在缺血的基底节区(箭)的水肿,此区也有扩散受限

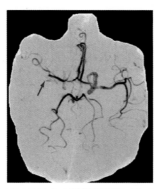

E. MRA 显示右 M1 段远端闭塞,同 CTA 类似(箭)

图 15.13　右侧大脑中动脉血栓形成的急性缺血性梗死

表 15.4 神经影像学技术比较

影像学方法	优点	缺点
MRI/MRA	DWI 和 PWI 分别显示梗死区域和危险组织区域(半暗带)	检查时间长(30～60 分钟);患者必须配合,否则需要镇静。不能用于有心脏起搏器的患者。MRA 可以高估闭塞血管的狭窄程度
CTA/CTP	图像可快速获得(<5 分钟)	患者必须有正常的肾功能,因为 CTA 和 CTP 需要高剂量的对比剂,分别为 100ml 和 50ml
颈部超声	易于操作,可在床边完成	对椎动脉或颅内血管没有详细信息
TCD	易于操作,甚至可在床旁完成	经颞窗限制了有关颅内血管的信息

CTA,CT 血管成像;CTP,CT 灌注;DWI,弥散加权成像;MRA,磁共振血管成像;MRI,磁共振成像;PCM,起搏器;PWI,灌注加权成像;TCD,经颅多普勒。

肾功能衰竭或起搏器限制了 TIA 和卒中患者的影像学检查。以钆为基础的造影剂与肾原性系统性纤维化和肾原性纤维化皮肤病的发生有关,在中晚期肾病患者中,常常伴有严重和不可逆的皮肤或器官病变。其机制尚不清楚,但被认为是由于刺激组织纤维化,类似于硬皮病。

高凝状态筛查是评估 50 岁以下患者和任何年龄无明显危险因素患者的一部分。应该记住的是,大多数遗传性凝血病更多地与系统性和脑静脉血栓形成有关,而不是与动脉卒中有关,不能建立直接关系。其他因素,如 PFO 或其他心房内分流的存在,可能使它们在没有任何其他明确来源的缺血性卒中病例中更为相关。抗磷脂综合征和同型半胱氨酸血症可能易患动脉缺血性卒中,即使没有 PFO。

治疗

TIA 和动脉缺血性卒中的治疗包括急性再灌注治疗(静脉注射重组 tPA 溶栓和机械取栓术)、一般支持措施、血管危险因素的识别和控制、卒中二级预防、合适患者的颈动脉血运重建和康复。

急性再灌注治疗

急性卒中管理在院前开始,取决于公众对卒中症状和体征的认识,以及需要意识到立即进行药物治疗。急救医疗服务应在现场启动管理,使用标准化的卒中筛查量表(如 FAST 量表——面部、手臂、言语、时间),并对正在途中的可能卒中患者进行院前通知,迅速将患者送往最近的初级或综合卒中中心。接收医院最好有一个指定的卒中小组,如果没有,可以实施远程卒中咨询,以改善和加快对患者的处理。

一旦患者的呼吸安全平稳和血流动力学稳定,就立即进行脑部成像检查,主要目的是排除急性颅内出血。主要进行平扫头 CT 检查,CT 在大多数急诊室中都广泛使用。如果怀疑有大血管闭塞(LVO),进一步行无创性血管成像是初始成像评估的一部分,只要不会延迟静脉注射 tPA 就可。一项评估 LVO 诊

断预测工具准确性的系统回顾确定,美国国立卫生研究院卒中量表(NIHSS)是最可靠的预测指标。特别对 NIHSS 为 6 分或以上的患者对 LVO 的诊断具有 87% 的敏感性和 52% 的特异性,并且尽管低 NIHSS 的患者可能也存在 LVO,但 NIHSS 为 6 分被认为是应常规获得血管成像的阈值。

再灌注治疗及时恢复脑血流是抢救尚未梗死的缺血脑组织的最有效策略。有一个狭窄的时间窗可以完成这种治疗,因为再灌注的获益随着时间的推移而减少。通过静脉用重组 tPA 药物溶解血栓或通过机械取栓术实现血管再通的目标。

重组组织纤溶酶原激活剂(rt-PA)静脉溶栓

1996 年,美国食品药品管理局(FDA)在关键的 NINDS 试验(美国国家神经疾病和卒中研究所)后首次批准了重组 tPA 应用于临床。NINDS 试验是一项对缺血性卒中患者在症状出现后 3 小时内进行静脉注射 tPA 的随机双盲试验,与安慰剂组的患者相比,使用 tPA 的患者在 3 个月时至少有 30% 的可能性出现轻微残疾或无残疾。重要的是,所有分析的卒中亚型都有获益。ATLANTIS(Alteplase 溶栓治疗缺血性卒中急性非介入治疗)试验的患者亚群分析中发现,在 3 小时内早期应用 tPA 治疗有类似结果。2008 年,随着 ECASS III 试验(欧洲合作急性卒中研究)的发布,溶栓的时间窗可安全地延长到 4.5 小时。静脉注射 tPA 溶栓治疗的安全性和有效性已经被证实,这仍然是 4.5 小时内急性缺血性卒中治疗的标准。选择患者进行静脉注射 tPA 的资格标准随着时间的推移而不断演变,变得更具包容性,最近对 tPA 试验的荟萃分析表明,静脉注射 tPA 的益处对于有致残性卒中症状的成年患者是肯定有效的,无论年龄和卒中严重程度如何。2016 年发布的美国心脏协会/美国卒中协会(AHA/ASA)声明对 tPA 的纳入和排除标准进行了详细讨论,这些在 2018 年 AHA/急性卒中管理指南中再次总结。框 15.1 列出了主要排除标准。

框 15.1 静脉注射重组组织纤溶酶原激活剂的禁忌证

静脉 rt-PA 的绝对禁忌证
1. 发病时间不明
2. CT 证实急性脑出血
3. 疑似大面积梗死的 CT 证据(超过 1/3 MCA 区域或有占位效应)
4. 提示蛛网膜下腔出血的体征或症状
5. 已知颅内出血史
6. 过去 3 个月内发生过卒中或严重头部外伤
7. 过去 3 个月内的颅内或椎管内手术
8. 急性主动脉弓夹层
9. 感染性心内膜炎
10. 除非实验室测试合适的凝血功能正常,否则在前 48 小时内服用 DOAC
11. 在前 24 小时内给予治疗剂量的 LMWH
12. 血小板计数<100 000/mm^3,INR>1.7,PTT>40s

相对禁忌证
1. 卒中发作时的癫痫发作
2. 血糖<50mg/dl 或>400mg/dl
3. 前 6 周有过心肌梗死
4. 颅内血管畸形

DOAC,直接口服抗凝剂;INR,国际标准化比率;LMWH,低分子量肝素;PTT,部分凝血活酶时间;rt-PA,重组组织型纤溶酶原激活剂。

尽管溶栓时间窗得到延长，但由于 tPA 的获益有严格的时间依赖性，因此继续尽快治疗患者至关重要。在本文发表时，AHA/ASA 推荐的进门到注射 tPA 的时间从 60 分钟减少到 45 分钟。通过消除不必要的步骤和检测，重组 tPA 流程正在变得更加精简。开始静脉注射 tPA 前必须进行的唯一实验室检查是血糖水平，因为低血糖和高血糖都可以模拟急性卒中表现。考虑到人群中发生出乎意料的血小板减少或凝血异常的风险极低，如果没有理由怀疑检测异常，则在等待血小板和凝血检查期间不要延迟溶栓是合理的。为了节省时间，许多中心开始在 CT 扫描室中开始静脉输注 tPA。心电图和胸片可以在 tPA 治疗后去做，除非有急性心脏或肺部疾病的问题。

机械取栓术

急性缺血性卒中的治疗方法在过去几年中取得了重大进展，特别是血管内治疗的发展。早期的血管内试验，包括 IMS Ⅲ（卒中的介入治疗）、MR Rescue（使用栓子切除术对卒中血栓进行机械取出和再通）和 Synthesis Expansion 试验，未能显示机械取栓术对伴有 LVO 的急性卒中患者的益处。事实上，IMS Ⅲ试验因无效而过早停止。回顾过去，这些阴性结果可归因于

许多因素，包括腹股沟穿刺和再灌注时间延长、再通率低以及大部分患者仅使用旧血栓切除装置或动脉内 tPA 治疗。此外，也许更重要的是患者选择不充分，并且没有满足证明血管内治疗益处所必需的以下要求：①存在靶血管闭塞；②存在可挽救的脑组织；③快速有效的再灌注。

考虑到这些问题，大量更严格设计的随机对照试验开始于 MR CLEAN（荷兰急性缺血性卒中血管内治疗的多中心随机临床试验），随后是 ESCAPE、SWIFT-PRIME、REVASCAT 和 EX-TEND-IA，将单独使用最好的药物治疗与使用更现代的设备和技术以及更严格地选择患者标准的药物治疗联合血管内干预相比较。对这些试验进行荟萃分析，收集 1 287 例受试者的数据，结果显示干预组的功能独立率（90 天改良 Rankin 量表评分为 0~2）明显优于对照组（46% vs 27%，OR 2.35，95% CI 1.85~2.98）。另外，要使一个患者要达到功能独立所需治疗的人数（NNT）大约在 3~7.5。机械取栓术对广泛的亚组患者也是有益的，包括年龄在 80 岁或以上，初始卒中严重程度高以及那些没有接受静脉注射 r-tPA 治疗的患者。此外，机械取栓术组和对照组在症状性颅内出血或 90 天死亡率方面没有显著性差异。这些试验消除了对机械血栓切除术的怀疑，并将这种介入治疗策略确立为急性 LVO 治疗的标准（图 15.14）。

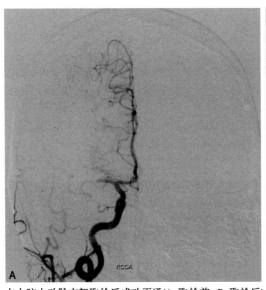
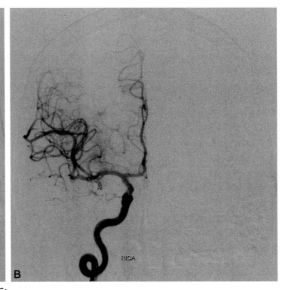

右大脑中动脉支架取栓后成功再通(A, 取栓前; B, 取栓后)

图 15.14　大血管闭塞的机械取栓术

直到最近，神经介入医师根据 rt-PA 试验推断的时间窗，在症状出现后 6 小时内进行机械取栓术。随着《DAWN 与 DE-FUSE 3 的试验》的发表，这种情况发生了很大的变化，这表明血管内治疗对于从症状开始超过 6 小时的患者也是有效和安全的，这些患者的临床功能障碍和低灌注区域与影像学检查中的梗死体积相比是不成比例的严重。

DEFUSE 3 试验纳入了因近端 MCA 或 ICA 闭塞而导致缺血性卒中的患者，这些患者最后一次被发现是在 6 到 16 小时之间。通过扩散加权 MRI 或 CT 灌注成像的自动化软件处理，要求患者梗死面积小于 70ml，缺血组织体积与梗死体积之比≥1.8。患者单独接受药物治疗或使用 Trevo、Solitaire 或 Mind

Frame 装置或半影血栓切除系统进行机械取栓术。DAWN 试验的方法与之相似，但在卒中症状出现后 24 小时内纳入患者。两个试验中约有一半的患者是"醒后卒中"。两个试验的结果都是绝对阳性的，取栓组在 90 天时的结果明显更好和 NNT 更低，以至于他们因为疗效显著而提前停止试验。基于这些有希望的结果，AHA/ASA 更新了 2018 年急性卒中患者早期管理指南，以反映机械取栓术延长时间窗。A 级证据的 Ⅰ 级推荐为在急性卒中症状出现后 6~16 小时内对符合 DEFUSE 3 或 DAWN 试验标准的患者进行机械血栓切除术，Ⅱa 级推荐且具有 B-R 级证据的为对症状出现后 6~24 小时内符合 DAWN 试验要求的患者进行机械取栓术。目前最常用的血管内技术包括通过

抽吸导管抽吸血栓和使用支架回收器去除血栓,同时进行或不进行抽吸。这些试验代表了脑卒中血管内治疗的一个里程碑,并将使神经介入医师对更多缺血性卒中患者有有效的治疗方法。

当选择患者进行机械取栓术时,NIHSS 通常用于评估患者神经功能缺损的严重程度和鉴别 LVO 患者。通常被认为不太可能有 LVO 的阈值是 NIHSS 小于 6。然而,这不是绝对的,并且考虑哪些患者的神经功能缺陷与他们的基线生活质量和功能能力是非常重要的。如果 NIHSS 小于 6,对那些先前有很高功能生活的患者来说仍然是毁灭性的,尤其是当神经功能主要为失语症的时候。

ASPECTS 评分是一种常用的放射学方法,用于评估平扫头CT 在影响 MCA 区域的急性梗死患者。它将 MCA 区划分为 10个区域。每一个显示灰白质分界不清的区域都会丢失一个点。ASPECTS 得分为 7 分或更低与 90 天时的不良功能结果相关。临床医生通常使用 6 分作为进行机械取栓术的最低分数。

虽然这些标准中的每一个都很重要,但越来越明显证据表明,每个急性 LVO 患者都需要单独评估。并非所有 NIHSS 或ASPECTS 评分高的患者都应该接受治疗,即使他们在卒中发作后不久出现。同样,并非所有 NIHSS 较低或自卒中发作以来时间较长的患者都应排除在外。除了前面描述的易于量化的标准外,还需要考虑患者的病前功能及其个人和家庭护理目标。先进的成像技术,如多模式 CT 血管造影(CTA)、CT、MR 灌注成像和弥散加权成像(DWI)等,在确定患者是否能从有挑战性的病例中获益时也很有帮助。

一般支持措施

脑卒中患者的照护是多方面的,早期的关键一般医疗管理问题,常常包括血压控制、液体管理、异常血糖水平的治疗、发热和感染的治疗、吞咽评估和静脉血栓栓塞的预防。由于护理的复杂性,在专门的卒中单元治疗已被证明与更好的结果相关。

急性缺血性卒中患者的血压通常升高。可能的病因包括慢性高血压、急性交感神经反应和其他卒中介导的机制,这些机制发生在临界缺血区维持脑灌注。血压升高可增加出血转化、脑水肿和进一步血管损伤的风险,而积极的血压降低可损害缺血区域周围的脑血流,进一步增加梗死面积。尽管有这些考虑,最佳血压管理在急性期卒中还没有很好地建立。

根据最新的指南,当不进行溶栓治疗时,假设患者没有需要更严格水平的共病(如伴随急性冠脉综合征),血压水平高达 220/120mmHg 是不需处理的。而接受 rt-PA 治疗的患者在溶栓后至少 24 小时内血压应严格维持在 180/105mmHg 以下。tPA 后 BP 方案的违反与症状性颅内出血的增高和更差的预后独立相关。当进行降低血压时,用可逆的和可滴定的药物是有利的,静脉钙通道阻滞剂和 β 受体阻滞剂如尼卡地平和拉贝洛尔往往是一线降压药物。

急性卒中后脑血管内血容量减少是常见的,并可能恶化脑血流。对于大多数患者,等渗盐水是容量充盈和维持液体治疗的最佳选择。应避免含葡萄糖或葡萄糖的液体,因为它们可能导致高血糖。还应避免低渗液体和游离水,因为它们可能会加重脑水肿。如果出现明显的脑水肿,可能需要在重症监护环境中考虑使用 3% 高渗盐水或甘露醇进行高渗治疗。

低血糖和高血糖可以模拟卒中症状、延迟恢复、恶化预后。低血糖低于 60mg/dl 应积极纠正。高血糖症应治疗到目标血糖水平 140~180mg/dl。如果血糖水平难以控制,患者有新诊断的糖尿病或糖化血红蛋白 A1c 明显升高,可以考虑内分泌科会诊。

在卒中的动物模型中,体温增高已被证明会导致直接的神经元损伤,并与人类研究中的不利结果相关。应调查高温(温度>38℃)的来源并进行相应处理。这在卒中后的头几天尤为重要。在临床试验之外,诱导性低温治疗目前不推荐用于缺血性卒中患者。

吞咽困难是卒中后常见的情况,是发生吸入性肺炎的主要危险因素。在服用任何口服药物或食物之前,评估吞咽功能是很重要的。患者在接受床边吞咽困难筛查或接受吞咽治疗师的正式评估之前,应保持禁食状态。一旦吞咽允许,或者如果不是这样,待放置鼻胃管后,就应该开始营养管理。

其他简单而重要的措施包括对大多数患者保持床头 30°,预防静脉血栓栓塞,筛查抑郁症。

血管危险因素的识别与治疗

不可改变的最主要的卒中危险因素有高龄、性别、种族和家族史,虽然这些因素不能改变,但对这些因素的认识有助于识别风险增加的患者。虽然卒中的发病率随着年龄的增长而迅速增加,55 岁以后每 10 年就翻一番,但卒中也可以发生在婴儿期和儿童期。传统可改变的危险因素包括高血压、糖尿病、高脂血症、肥胖、吸烟、酗酒以及最近确认的阻塞性睡眠呼吸暂停。所有患者应定期筛查可改变的危险因素,同时积极治疗,包括药物治疗、增加体力活动和根据 2014 年 AHA/ASA 卒中和短暂性脑缺血发作患者预防卒中指南引入的饮食改变。

卒中风险始终与血压升高相关,独立于其他危险因素,并且有压倒性的证据表明,高血压治疗可能是二级卒中预防的最重要干预措施。随机对照试验的荟萃分析表明,血压管理与高血压患者卒中风险降低 35%~45% 相关。对于先前未经治疗的缺血性卒中或短暂性脑缺血发作患者,如果在最初几天内收缩压已达到 140mmHg 或以上的或舒张压达到 90mmHg 或以上的,则应开始降压治疗。对于先前接受过治疗的已知高血压患者,需要恢复降压治疗。降压药的选择似乎与血压降低的程度无关。此外,作为抗高血压综合治疗方法的一部分,应包括一些与血压降低相关的生活方式改变,包括限制食盐、减肥、食用富含水果和蔬菜的饮食、低脂乳制品、定期有氧运动和限制饮酒。

糖尿病和糖耐量受损患者发生缺血性卒中的风险约为非糖尿病患者的两倍,这是由内皮功能障碍、血脂异常、血小板和凝血异常引起的。一个主要的问题是,发达国家和发展中国家的肥胖和糖尿病负担都在迅速增加。2014 年 AHA/ASA 指南建议使用空腹血糖、A1c 糖化血红蛋白或口服葡萄糖耐量试验筛查糖尿病,并使用美国糖尿病协会的血糖控制和心血管风险因素管理指南。一个合理的治疗目标是糖化血红蛋白 A1c 为 7% 或更低，血糖控制在接近正常水平，这是基于严格的血糖控制可以减少微血管并发症的证据。饮食、运动、口服降糖药和胰岛素是实现血糖控制的有效方法。

他汀类药物已被批准用于预防合并高脂血症、冠心病或动脉粥样硬化性疾病的缺血性卒中或 TIA 患者。治疗的目标应是低密度脂蛋白胆固醇（LDL-C）水平低于 100mg/dl。对于有多种危险因素的高危患者，通常建议 LDL-C 低于 70mg/dl。

自从通过积极降低胆固醇水平预防卒中（SPARCL）试验发表以来，他汀类药物被推荐用于动脉粥样硬化性缺血性卒中或 TIA 患者，即使没有已知的冠心病，以降低随后卒中和心血管事件的风险。该试验显示，与安慰剂组相比，接受 80mg 阿托伐他汀治疗的患者 5 年内致命性和非致命性卒中的绝对风险降低 2.2%，主要心血管事件的绝对风险降低 3.5%。两组严重不良事件发生率无显著性差异；然而，阿托伐他汀组的出血性卒中略多于安慰剂组（55 vs 33）。出血性卒中在男性、老年患者中更为常见，出血性卒中是一个进入事件，而在出血性卒中前最后一次就诊时，2 期高血压患者（收缩压>160mmHg，舒张压>100mmHg）更为常见。出血风险与低密度脂蛋白胆固醇水平无关。

吸烟与所有卒中亚型的风险增加相关，并且对缺血性卒中和蛛网膜下腔出血具有强烈的剂量-反应关系。虽然没有关于戒烟预防卒中的随机对照试验，但观察性研究表明，戒烟后由于吸烟而增加的卒中风险会下降，并在 5 年内消除。因此，AHA/ASA 指南对卒中或 TIA 在事件发生前 1 年吸烟的患者建议戒烟，并建议避免吸烟环境。

大约一半到四分之三的卒中或 TIA 患者存在阻塞性睡眠呼吸暂停，其定义为呼吸暂停低通气指数为每小时 5 次或以上。尽管睡眠呼吸暂停非常普遍，但多达 70%～80% 的卒中患者既未被诊断也未接受治疗。一些小型随机对照试验显示阻塞性睡眠呼吸暂停综合征的治疗效果有所改善；然而，还没有完成大规模的试验。持续气道正压治疗和行为矫正是睡眠相关呼吸障碍患者的主要治疗手段。

其他行为和生活方式的改变可能有助于降低缺血性卒中的风险，包括限制饮酒、控制体重、定期有氧体育活动、限制食盐量以及低脂或地中海饮食。

二级预防

抗血小板治疗

已经被证实抗血小板治疗对于非心源性卒中或 TIA 病史的患者的二级卒中预防和其他心血管事件风险的降低的益处。最常用的抗血小板药物有阿司匹林、氯吡格雷以及双嘧达莫和小剂量阿司匹林的联合剂。

阿司匹林是最古老和系统研究最好的抗血小板药物。全世界都有，而且价格便宜。它抑制环氧化酶防止血栓素 A_2 的产生，血栓素 A_2 是一种血小板聚集的刺激因子。2002 年由抗血栓试验者的合作发表的一项荟萃分析证实，与安慰剂相比，使用抗血小板药物（主要是阿司匹林）治疗的心血管疾病

高危患者非致死性卒中的相对风险降低了 25%。国际卒中试验（IST）和中国急性卒中试验（CAST）各纳入 2 万名受试者，结果表明，在症状出现后 48 小时内服用阿司匹林既安全又有效。最近，Cochrane 对阿司匹林试验的一项大型综述证实了这一点。需要注意的是，静脉溶栓治疗的患者，阿司匹林的服用通常延迟到 tPA 后 24 小时。不同试验中使用的阿司匹林剂量从 20mg 到 1 300mg 不等，但大多数研究发现，每天 50～325mg 的阿司匹林与高剂量的阿司匹林一样有效，出血并发症也较少。对于不安全或不能吞咽的患者，可以通过直肠或鼻胃管给药。

氯吡格雷是一种抑制 ADP 依赖性血小板聚集的噻吩吡啶。在 CAPRIE 试验中（在有缺血性事件风险的患者中使用氯吡格雷与阿司匹林），近期卒中、心肌梗死或外周血管疾病的患者被随机分配到 75mg/d 的氯吡格雷或 325mg/d 的阿司匹林。与阿司匹林相比，氯吡格雷的主要终点（卒中、心肌梗死或血管性死亡的综合结局）显著降低，相对风险降低 8.7%。然而，在外周血管疾病患者亚组中观察到获益最多。与阿司匹林相比，氯吡格雷具有良好的胃副作用安全性，但皮疹和腹泻风险的增加抵消了这一点。

有趣的是，两项比较阿司匹林和氯吡格雷联合治疗与单独使用两种药物的长期疗效的试验并没有显示出更大的预防卒中的益处，而是显著增加了危及生命的出血并发症的风险。MATCH（高危患者使用氯吡格雷治疗动脉粥样硬化血栓形成）试验比较了阿司匹林和氯吡格雷双重抗血小板与单独使用氯吡格雷的治疗，而 CHARISMA（氯吡格雷用于高动脉粥样硬化血栓形成风险和缺血稳定、管理和回避）试验，联合治疗与单纯阿司匹林比较。最后，在一项随机试验中，对 3 000 多名经 MRI 证实的皮质下卒中患者进行了评估，即皮质下小卒中的二级预防（SPS3）试验，阿司匹林联合氯吡格雷与单独阿司匹林的单臂试验因为出血事件（主要是胃肠道）和全因死亡率较高而提前终止。

因此，阿司匹林和氯吡格雷的双重抗血小板治疗在二级预防卒中方面一直没有获益，直到最近的 CHANCE（氯吡格雷治疗急性非致残性脑血管事件的高危患者）试验，其重点是急性二级预防。这是一项在中国进行的随机、双盲、安慰剂对照试验，旨在研究在轻微卒中（NIHSS 评分<3）或高危 TIA［ABCD2（年龄、血压、临床特征、病程、糖尿病）评分>4]患者症状出现后 24 小时内开始的短期双重抗血小板治疗的疗效。患者接受氯吡格雷联合阿司匹林治疗 21 天，然后单独服用氯吡格雷治疗 90 天。90 天内复发性卒中（缺血性或出血性）的主要转归明显倾向于双重抗血小板治疗，而非单独服用阿司匹林，危险比为 0.68。随后的 1 年结果报告发现，治疗效果持久，但二级卒中预防的 HR 仅在前 90 天显著有益。最近发表的 POINT 试验（新 TIA 和轻度缺血性卒中的血小板定向抑制）使用了更高负荷剂量的氯吡格雷，并将阿司匹林和氯吡格雷的联合应用延长至 90 天（而不是 CHANCE 试验中的 21 天），将 CHANCE 试验减少早期主要缺血性事件的研究结果扩大到更多样化的非亚洲人群，但在 90 天的试验期间，再次显示出血风险增加，出血风险相对稳定。

尽管噻氯匹定（另一种噻吩吡啶）在预防卒中方面有好处，但由于其潜在的严重副作用（约 1% 的患者出现严重的中性粒细胞减少症）以及在治疗的头几个月每周必须强制监测全血计数，目前它很少被使用。

双嘧达莫通过抑制磷酸二酯酶诱导的血小板聚集。低剂量阿司匹林（50mg/d）和缓释双嘧达莫（400mg/d）联合用于二级卒中预防已被证明比单独使用两种药物更有效。在欧洲卒中预防研究（ESPS-2）中，与安慰剂相比，阿司匹林和双嘧达莫联合治疗的卒中相对风险降低 37%，阿司匹林单药治疗为 18.1%，双嘧达莫单药治疗为 16.3%。双嘧达莫组出血无明显增加，但头痛和胃肠道症状在联合组更为常见。欧洲/澳大利亚可逆性脑缺血预防试验（ESPRIT）也报道了类似的益处。有效避免第二次卒中的预防方案（PROFESS）试验在 20 000 多例近期非心源性缺血性卒中患者中比较了氯吡格雷与阿司匹林和双嘧达莫联合使用，在复发卒中的主要转归或卒中、心肌梗死或血管性死亡的次要综合终点方面，两组之间无统计学差异。导致停药的不良事件在阿司匹林加双嘧达莫缓释剂组中更为常见（16.4% vs 10.6%），主要是因为头痛。综上所述，这些试验表明，联合应用至少与阿司匹林或氯吡格雷单独应用对二级卒中的预防同样有效，但患者的耐受性较差。

抗凝剂

华法林抑制维生素 K 依赖性凝血因子合成（II、VII、IX、X、蛋白质 C 和 S）。与安慰剂相比，华法林对房颤患者的二级卒中预防有显著益处，接受华法林治疗的患者年卒中率为 4%，而接受安慰剂治疗的患者年卒中率约为 12%。

根据 WARSS 试验，华法林在预防复发性缺血性卒中或既往非心源性缺血性卒中患者死亡方面并不优于阿司匹林。大多数患者有小血管疾病（56%）或病因不明的卒中（26.1%）。华法林在预防症状性颅内动脉狭窄患者的缺血性卒中或血管性死亡方面也没有阿司匹林的优势（WASID 试验），并且与显著较高的不良事件发生率相关。华法林抗凝治疗对患有瓣膜性心脏病，特别是机械瓣膜或中重度二尖瓣狭窄的房颤患者有预防卒中的作用。对于非瓣膜性房颤患者，建议根据 CHA$_2$DS$_2$-VASc 评分[充血性心力衰竭、高血压、年龄>75 岁（2 分）、糖尿病、既往卒中或短暂性脑缺血发作或血栓栓塞（2 分）、血管疾病、年龄 65~74 岁、性别类别]后的卒中风险分层。该风险分层得分为每个风险因素分配 1 分，为卒中或 TIA 以及 75 或以上的患者分配 2 分。CHA$_2$DS$_2$-VASc 评分为 0~1 的非瓣膜性房颤患者的年卒中风险约为 1%，通常建议使用阿司匹林治疗。在中度至高度血栓栓塞事件风险（CHA$_2$DS$_2$-VASc ≥2）的房颤患者中与安慰剂相比，华法林显著降低了卒中的发生率，且出血风险可接受，前提是没有禁忌证。一般建议目标国际标准化比率（INR）在 2.0~3.0。阿司匹林单独治疗对房颤患者的卒中预防有一定的益处，仅应考虑不能服用华法林或任何新型抗凝剂的患者。

虽然华法林对预防房颤患者的心源性卒中是有效的，但它有几个独特的缺点。许多药物相互作用和患者之间的内在变异性导致了 INR 测量的抗凝水平的波动。常见超治疗标准和亚治疗水平标准，分别导致出血或缺血性卒中的风险增加。患者必须接受常规血液检测和个体化给药。饮食限制要求患者避免食用健康的绿叶菜，这可能会对抗华法林的维生素 K 拮抗作用。

一些非维生素 K 拮抗剂口服抗凝剂因此被开发出来，试图提供类似的卒中保护，而没有华法林治疗的一些限制。这些药物直接针对凝血酶和因子 X a 的酶活性，统称为直接口服抗凝剂（DOAC）或新型口服抗凝剂（NOAC）。达比加群每日 2 次是一种直接的凝血酶抑制剂，利伐沙班每日 1 次，阿哌沙班每日 2 次是抑制因子 X a。这 3 种药物都是 FDA 批准用于预防非瓣膜性房颤患者的卒中的。

DOAC 治疗有许多优点，因为它既不需要 INR 监测也不需要维生素 K 限制，大大增加了患者的方便性和依从性。这些药物起效快，作用抵消快，因此在开始或因侵入性手术需要中断抗凝治疗的患者中不需要与肠外抗凝治疗搭桥。然而，这 3 种药物都需要根据肾功能调整剂量。

总的来说，DOAC 的全因死亡率似乎低于华法林，主要原因是致命性颅内出血的减少。虽然没有足够的证据支持在卒中治疗的急性期使用 DOAC，但是这些药物现在正成为大多数房颤患者的首选，这些患者需要长期口服抗凝剂治疗，正如 AHA 和欧洲心脏病学会所认可的那样。由于没有对单个 DOAC 进行盲法头对头试验比较，尚不清楚哪种方法更优（如果有的话）。一个考虑因素是静脉注射伊达鲁单抗最近已成为达比加群的逆转剂。

特殊病因

颅外动脉夹层患者预防卒中的最佳治疗方法尚不清楚。2018 年 AHA/ASA 指南建议对颅外血管夹层患者使用华法林或抗血小板 3~6 个月。超过 3~6 个月，长期抗血小板治疗对大多数患者来说是合理的，但是对于那些复发性缺血事件的患者可以考虑抗凝治疗。

对于有缺血性卒中或 TIA 和 PFO 患者，抗血小板治疗是合理的，以防止复发事件，但华法林可能更适合于潜在高凝状态的患者和具有高危解剖特征的患者，如与房间隔动脉瘤相关的大的 PFO 或自发性右向左房分流。五项随机临床试验评估了无明显卒中病因的患者的 PFO 机械闭合，但他们采用不同的合格标准，使用不同的闭合装置，以及不同的抗血栓治疗指南，使得对比困难。虽然有迹象表明，60 岁或 60 岁以下的隐源性非腔隙性缺血性卒中患者具有高风险特征的 PFO 可能是经皮 PFO 封堵术的合理人选，但目前尚不清楚该手术对哪一部分患者比单纯药物治疗更有利。强烈建议心脏病学家和血管神经病学家在决定是否关闭前对这些病例进行复查。

外科治疗

颈动脉内膜切除术（CEA）预防缺血性卒中的研究始于 20 世纪 50 年代初，但直到 20 世纪 90 年代才完成了几项大规模试验，将这种手术与颈内动脉狭窄患者的最佳药物治疗方法进行了比较,北美症状性颈动脉内膜剥脱术试验(NASCET)和欧洲颈动脉外科试验(ECST)的证据支持 CEA 治疗重度(70%~99%)症状性狭窄优于最佳药物治疗,2 年后绝对风险降低17%,相对风险降低 65%。狭窄小于 50% 的患者不需要 CEA。对于狭窄在 50%~69% 的有症状患者,CEA 是中等有用的,可以在选定的患者中考虑。有越来越多的证据表明,特定的斑块形态特征,如斑块内出血和溃疡的"软"非钙化斑块,增加了卒中的风险,而 CEA 可能是仅有中度 ICA 狭窄症状患者的治疗选择。NASCET 显示,在狭窄程度为 50%~69% 的有症状患者中,手术组的 5 年同侧卒中发生率为 15.7%,而药物治疗组为 22.2%。

对于无症状性颈内动脉狭窄从 60% 到 99% 的患者,来自无症状颈动脉粥样硬化研究(ACA)和无症状颈动脉手术试验(ACST)的证据显示,CEA 有一定的益处,5 年的绝对风险分别降低了 5.9% 和 5.4%。卒中风险降低在男性中更为显著,且与狭窄程度或对侧疾病无关。因此,如果患者的预期寿命至少为 5 年,如果医院或特定外科医生的围手术期卒中或死亡率可以可靠地保持在 3% 以下,那么对无症状性狭窄 60%~99% 患者考虑 CEA 治疗是合理的。

CEA 是较常见的血管手术之一,许多中心的围手术期死亡率或卒中发生率低于 1%(图 15.15)。并发症发生率低于 3%~5% 被认为可以确保患者的整体利益,大多数患者在手术后 1~2 天就回家了。术后少见的并发症包括脑神经病变、心脏并发症、颅内出血和表现的高灌注综合征的癫痫发作。

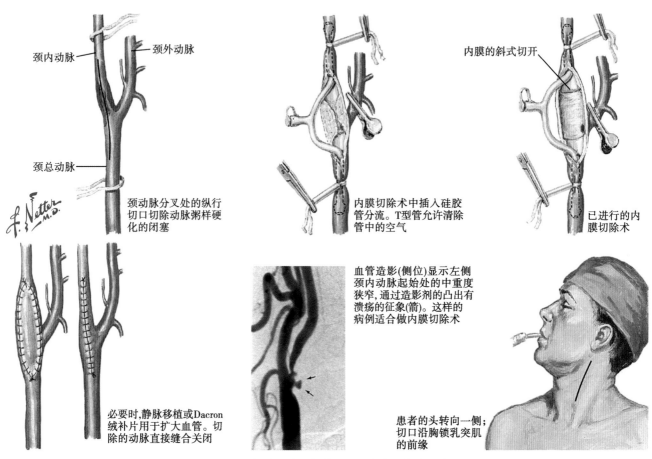

颈内动脉　　颈外动脉

颈总动脉

颈动脉分叉处的纵行切口切除动脉粥样硬化的闭塞

内膜的斜式切开

内膜切除术中插入硅胶管分流。T型管允许清除管中的空气

已进行的内膜切除术

必要时,静脉移植或Dacron绒补片用于扩大血管。切除的动脉直接缝合关闭

血管造影(侧位)显示左侧颈内动脉起始处的中重度狭窄,通过造影剂的凸出有溃疡的征象(箭)。这样的病例适合做内膜切除术

患者的头转向一侧;切口沿胸锁乳突肌的前缘

图 15.15　颅外颈动脉粥样硬化症的动脉内膜切除术

颈动脉血管成形术和支架植入术已成为有症状的颈动脉疾病患者不能接受 CEA 治疗的有吸引力的选择。越来越多的数据表明,支架植入术和 CEA 获得长期结果相似;然而,支架置入术后 30 天的围手术期卒中和死亡率更高。因此,假设患者满足以下条件,CEA 仍然是首选方法:预期寿命至少 5 年,颈动脉病变可手术切除,既往无同侧动脉内膜切除术,无明显的心脏、肺或其他疾病,这些疾病会大大增加麻醉和手术的风险。

康复

基础和临床研究的进展表明,只要进行适当的康复治疗,人脑在卒中后能够显著恢复。在过去的 10 年中,一些新的技术已经出现,例如任务特异性治疗、机器人辅助康复和约束诱导运动治疗,并对其短期和长期疗效进行了研究。

任务特异性治疗旨在处理特定能力的丧失,似乎比传统方法更有效地治疗运动障碍患者。机器人辅助康复,特别是上肢康复,已被证明可以减少卒中患者甚至严重的运动损伤。与传统疗法相比,束缚诱导运动疗法(将未受累的手臂束缚起来,同时让瘫痪的肢体进行连续两周的剧烈运动)在运动手臂功能方面表现出稳定的和临床上显著的改善。据报道,持续受益长达 2 年。

(李小刚、钱晶　译)

推荐阅读

Demaerschalk BM, Kleindorfer DO, Adeoye OM, et al. Scientific rationale for the inclusion and exclusion criteria for intravenous alteplase in acute ischemic stroke. A statement for healthcare professionals from the American Heart Association/American Stroke Association. Stroke 2016;47:581–641.

Goyal M, Menon BK, van Zwam WH, et al. Endovascular thrombectomy after large-vessel ischaemic stroke: a meta-analysis of individual patient data from five randomised trials. Lancet 2016;387:1723–31.

Heart Association task force on practice guidelines and the heart rhythm society. Circulation 2014;130:e199–267.

January CT, Wann LS, Alpert JS, et al. 2014 AHA/ACC/HRS guideline for the management of patients with atrial fibrillation. A report of the American College of Cardiology/American Heart Association Task Force on Practice Guidelines and the Heart Rhythm Society. J Am Coll Cardiol 2014;64:e1–76.

Kernan WN, Ovbiagele B, Black HR, et al. Guidelines for the prevention of stroke in patients with stroke and transient ischemic attack. A guideline for healthcare professionals from the American Heart Association/ American Stroke Association. Stroke 2014;45:2160–236.

National Institute of Neurological Disorders and Stroke rt-PA Stroke Study Group. Tissue plasminogen activator for acute ischemic stroke. N Engl J Med 1995;333:1581–7.

Powers WJ, Rabinstein AA, Ackerson T, et al. 2018 guidelines for the early management of patients with acute ischemic stroke. A guideline for healthcare professionals from the American Heart Association/American Stroke Association. Stroke 2018;49:e46–110.

脑出血

Joseph D. Burns, David P. Lerner, Anil Ramineni

临床病例 一名40岁右利手男性,既往有高血压病史,因突发性右侧偏瘫通过救护车送至急诊室。没有服用抗血栓药物。最初的血压是184/93mmHg。神经系统检查:神志清楚,左侧肢体活动正常,口齿不清,脑干反射正常,双眼向左凝视,右侧偏瘫。格拉斯哥昏迷量表(GCS)14分,美国国立卫生研究院卒中量表(NIHSS)19分,ICH评分0分。血小板计数和INR正常,血清和尿液毒理学筛查阴性。CT(图16.1)显示左侧壳核脑出血,量约25ml,没有脑室内出血,无明显局部占位效应。CT血管成像(CTA)上没有责任大血管病变的证据。给予尼卡地平输注治疗,目标收缩压为140~160mmHg,并住进了重症监护病房。住院7天治疗很简单,出院到急性康复医院时,患者的右侧偏瘫和失语症已改善,NIHSS为5,但改良的Rankin量表仍为4。

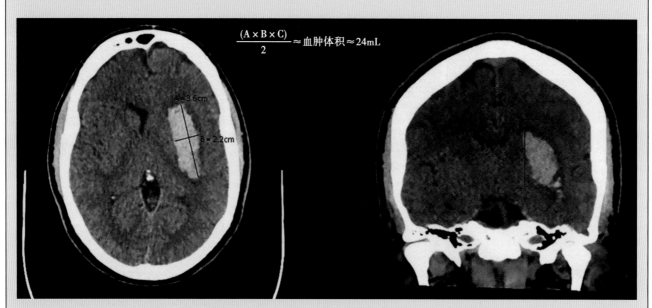

$$\frac{(A \times B \times C)}{2} \approx 血肿体积 \approx 24mL$$

图16.1 典型高血压壳核脑出血的CT图像。显示了估计血肿体积的ABC/2方法。首先,确定血肿面积最大的轴向切片。A是指血肿在该切片中的最长尺寸。B是穿过血肿的最长的线,垂直于A。C是血肿的头枕部范围,可通过将出现血肿的轴向切片数乘以切片厚度来确定,或如图所示,直接在冠状面重建上确定

脑出血(intracerebral hemorrhage,ICH)是一种由于小动脉和微动脉破裂而直接出血到脑实质的卒中。分为原发性[由于高血压或脑淀粉样血管病(CAA)]或继发性(与先天性或后天性微血管异常、肿瘤和其他可识别的病因直接相关)。外伤引起的脑出血是一个独特的现象。脑出血是第二种最常见的卒中类型,通常是毁灭性的,并且没有针对它的特殊治疗方法。尽管自15世纪中叶希波克拉底时代起,在现象学和临床病理学上已被确认[最初称为"中风/卒中(apoplexy)"],但对脑出血的更精确的理解是一个更近的发展。对脑出血的临床意义的理解始于20世纪中叶,基于临床病理相关性和流行病学工作,认识到高血压是一个主要的危险因素。从20世纪70年代中期开始,计算机断层扫描(CT)和磁共振成像(MRI)(以及最近的基于CT和MRI的血管成像)被引入常规临床实践中,使得缺血性卒中和脑出血在个体患者中作为卒中综合征病因的死前区分更加准确,原发性脑出血与继发性脑出血的鉴别,出血大小和部位与临床表现和预后的关系,以及更好地理解血肿和血肿周围水肿(PHE)形成和生长的动态性质。在生理、细胞和分子水平上对脑出血病理生理学的深入理解正在取得进展,但仍需继续研究。尽管"灵丹妙药"的特异性治疗仍然难以捉摸,但最近对脑出血治疗的临床试验的激增为这种情况的未来提供了乐观的理由。

本章将重点介绍原发性脑出血的流行病学、病理生理学、

诊断、治疗和预后。ICH 的次要原因在这本书的其他部分讨论。尽管缺乏有效的特异性治疗,但对原发性脑出血的深入了解可以使临床医生限制其负面影响。根据对脑出血患者的临床表现和诊断、病理生理学、自然史以及支持治疗的效用或危害的经验数据的了解,及时诊断和熟练护理脑出血患者对预后有重要影响。最后,自信的预测,包括对其不确定性质的评价,对脑出血患者及其亲人的最佳护理至关重要。

病因学

原发性脑出血

原发性脑出血是由慢性高血压(高血压性动脉病,图 16.1 和图 16.2)或 β-淀粉样沉积(CAA,图 16.3)引起的大脑小动脉和微动脉慢性损害的最终结果。出血部位在很大程度上取决

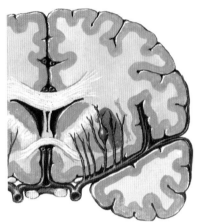

A. 高血压性的脑实质内动脉形成的微动脉瘤。豆纹动脉(显示的)最常受累,但在脑的其他部位可发生类似的过程,特别是脑叶的白质、丘脑、脑桥和小脑

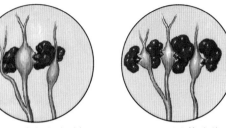

B. 微动脉瘤破裂,引起附近血管(卫星)受压

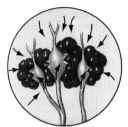

C. 卫星血管破裂

D. 血管外的血液总量进入脑组织取决于组织对抗血管内血压的膨压

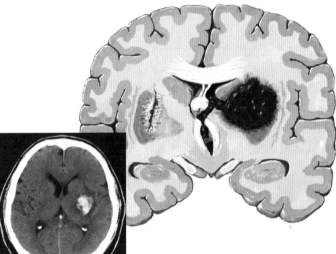

中等量的颅内出血累及左侧壳核,并破入侧脑室;脑向对侧偏移;右侧为一个已吸收的出血灶

CT扫描显示大的壳核出血

图 16.2　高血压脑出血:发病机制

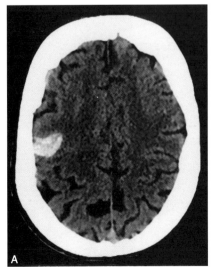

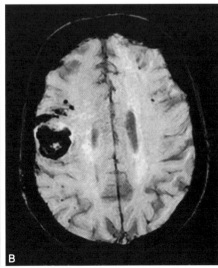

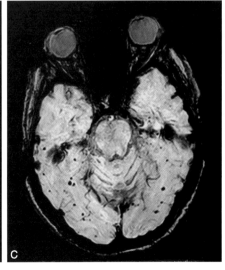

图 16.3　脑淀粉样血管病所致脑出血的典型 CT(A)和磁共振的磁敏感加权成像(B 和 C)。右侧额叶皮质下血肿,上面覆盖的蛛网膜下腔出血(A 和 B),ICH(B)区域和大脑半球后部区域(C)有大量以皮质下微出血为主的出血(低信号点)

于潜在的血管病理学:高血压动脉病变通常引起深部出血,而CAA更典型地引起脑叶出血。

脑微小动脉是重要的阻力血管,在脑微血管内降低血压和脉压方面起着至关重要的作用。因此,直接来自大脑脑底的大动脉发出的穿通小动脉(位于基底节、内囊、脑叶深部白质、丘脑、小脑和脑桥)有选择性地易受慢性高血压压力的影响。这种血流动力学应激最初导致平滑肌增生,随后导致平滑肌细胞死亡,最终导致小动脉性脂质透明增生症,其中受累小动脉的中膜缺乏平滑肌细胞,主要由纤维化物质组成。这种变化使这些血管顺应性下降、脆弱,因此容易破裂。虽然微动脉瘤是本病的一个典型特征,但尚未明确确定其为破裂的直接原因。

CAA病理生理学的中心特征是β-淀粉样蛋白沉积在皮质和软脑膜的浅层毛细血管和微小动脉的中膜和外膜,特别是但不限于枕叶。β-淀粉样蛋白可能来源于神经元,通过多种机制从大脑间质液中清除:通过毛细血管主动转运到循环中,通过间质以及星形胶质细胞和小胶质细胞内的酶降解,沿着血管周围的通道从大脑中整体流出。随着年龄的增长,整体流成为主要的清除途径,血管周围间隙中β-淀粉样蛋白的数量增加,导致积聚在毛细血管和小动脉壁内。这种累积在血管壁的β-淀粉样蛋白导致血管反应性受损和炎症反应,进而导致微血管损伤,包括平滑肌细胞丧失、血管壁增厚、血管壁同心分裂、血管壁变弱,最终导致出血。

在高血压性血管病和CAA中,血管壁的病理改变不仅使出血更容易发生,而且还会损害血管,引起出血反应。在这两种情况下,中膜平滑肌的丧失使受影响的小动脉不能产生血管痉挛反应,而血管痉挛反应是最初止血过程的重要组成部分,因此一旦发生出血就会加重。

继发性脑出血

继发性脑出血是指有一个非外伤性脑出血引起的可识别的病因,是除高血压血管病或CAA以外的病因。其他章节详述的大量大血管病变(脑或血管成像上可辨别的病变)可导致ICH,多种其他疾病也可导致ICH(框16.1,图16.4)。尽管此类出血可能具有独特的临床和影像学特征,但在最初的评估中,通常很少将其与原发性脑出血区分开来,只有通过适当的病史、体格检查、实验室和影像学检查才能发现其原因。

急性高血压和凝血功能障碍所起的作用是复杂的,值得特别考虑。如前所述,高血压通常通过对脑深穿支动脉的慢性有害作用引起脑出血。尽管许多脑出血患者表现为急性、严重的高血压,但这被认为更多的是出血对大脑的影响,而不

是出血的原因。然而,当高血压是急性和严重增高时,可以在没有其他原因下导致脑出血。因此,尽管慢性高血压通过削弱小动脉壁为脑出血做好准备,但急性高血压可能通过利用任何原因导致的潜在小动脉脆弱而成为脑出血的更直接原因。凝血功能障碍可能通过使出血加重而导致脑出血。正常情况下,脑内不会出现自发性出血,尽管与其他器官一样,微循环的内皮细胞会不时受到破坏,因为这种破坏通常会被完整的凝血系统迅速修复。然而,这种破裂可能成为凝血功能障碍时的症状性出血,并且破裂更可能发生在潜在的血管病变时。因此,凝血功能障碍患者出现症状性脑出血的可能性取决于凝血功能障碍和血管障碍的综合严重程度。然而,一个年轻健康的人可能不会持续ICH,即使在严重DIC的情况下,相对温和的华法林抗凝治疗可能会引起CAA患者的症状性出血。

框16.1　继发性脑出血的原因[a]	
大血管病变	• 乳腺
• 动静脉畸形	• 肾细胞
• 囊状动脉瘤	**颅内静脉血栓形成**
• 海绵状血管瘤	• 脑静脉窦血栓形成
• 硬脑膜动静脉瘘	• 皮层静脉血栓形成
• 颅内动脉夹层+/-假性动脉瘤	**突发性严重高血压[b]**
	• 拟交感神经药物(可卡因、安非他明)
• 烟雾综合征和烟雾病	
梗死出血性转化	• 嗜铬细胞瘤
• 平淡的	**凝血功能异常**
• 化脓性栓塞(心内膜炎)	• 抗凝治疗
• 可逆性后部脑病综合征	• 肝病
• 可逆性脑血管收缩综合征	• 弥漫性血管内凝血(DIC)
颅内肿瘤	• 免疫性血小板减少性紫癜
• 原发性	• 血栓性血小板减少性紫癜
• 多形性胶质母细胞瘤	• 先天性出血素质
• 少突胶质细胞瘤	**血管炎**
• 脑膜瘤	• 感染性
• 转移瘤	• 原发性中枢神经系统
• 肺	• 系统性血管炎
• 黑色素瘤	血管内淋巴瘤

[a] 主要类别按频率递减的近似顺序列出。
[b] 高血压和凝血功能障碍很少是脑出血的唯一原因,而且通常是通过加重其他更常见的病因而导致的。

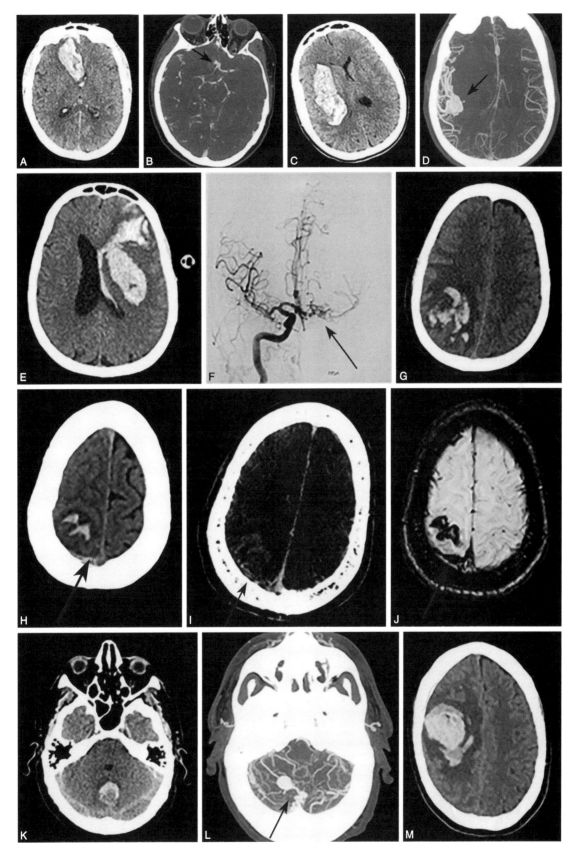

图 16.4 继发性脑出血(ICH)的各种例子。前交通动脉瘤破裂致右额叶脑出血(A 和 B;箭所示为前交通动脉瘤)。AVM 破裂致右侧岛叶/壳核深部脑出血(C 和 D;箭显示 AVM)。左颈内动脉(ICA)烟雾综合征(E 和 F)引起的左侧基底节脑出血伴脑室内出血(箭显示的是左颈内动脉烟雾综合征)。右额顶叶 ICH(G)是由于右 Trolard 静脉血栓形成,CT 可见高密度静脉(H),MRI 表现为静脉充盈缺损(I),磁敏感加权 MRI 表现为磁敏感伪影(J;箭所示为右 Trolard 静脉血栓形成)。硬脑膜动静脉瘘所致小脑蚓部出血(K 和 L;箭所示为硬脊膜 AV 瘘)。肾细胞癌出血性转移致额叶脑出血(M)。注意症状出现 1 小时后出现明显的血肿周围水肿

病理生理学

脑出血曾被认为是由血肿引起的机械性脑损伤的一个简单过程,然后在几天内形成水肿,最近研究表明,脑出血引起脑损伤的方式更为复杂,包括至少一周内发生的许多生物学过程(图16.5)。因此,从机制和时间的角度来看,当代对脑出血病理生理学的认识揭示了多种不同的潜在治疗靶点。

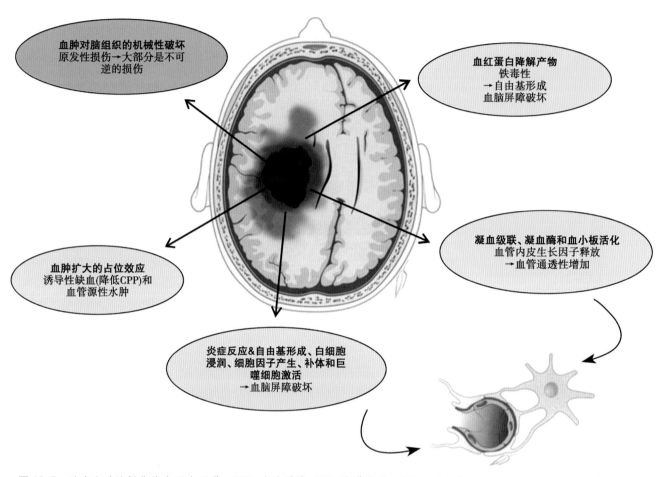

图16.5　脑出血致脑损伤的病理生理学。BBB,血脑屏障;CPP,脑灌注压。(Reused with permission from Kim H,Edwards NJ, Choi HA, Chang TR, Jo KW, Lee K. Treatment strategies to attenuate perihematomal edema in patients with intracerebral hemorrhage. *World Neurosurg*. 2016;94;32-41. Fig. 1, p. 33.)

脑出血首先是由于沿白质组织平面血肿切开而损伤大脑,造成完整脑组织中的血液和孤立区域的混合。重要的是,通常出血不是单相过程。70%以上的患者在症状出现后的前24小时内出现一定程度的血肿扩大,约有三分之一的患者血肿明显增大,至少为初始体积的33%。在症状出现后,随着时间的推移,血肿扩大的可能性迅速下降,大多数血肿在最初6小时内扩大,而在非凝血性疾病患者中,血肿在24小时后扩大是罕见的。血肿扩大在临床上是非常重要的,血肿体积仅比基线增加10%,死亡和更严重残疾的风险显著增加。虽然在未经治疗的凝血功能障碍、较严重的急性高血压和较高的初始血肿体积更多的患者中,血肿扩大的可能性更大,但血肿扩大的发生机制尚不清楚。具体来说,扩大是否是由于最初破裂的血管持续出血,或是由于血肿增长的占位效应(Fisher最初提出的)造成的机械性破坏导致邻近血管进行性破裂的"雪崩",或是其他一些机制,或是这些机制的组合,都是未知的。

血肿(PHE)在出血后几分钟内开始形成,在最初的48小时内扩大最快,此后增长更慢,直到症状出现后7~14天达到峰值,很少可能以延迟的方式继续进展。最初几个小时内出现的PHE主要是血凝块组织和收缩的结果——血肿中心收缩,变成浓缩的血凝块。这导致血清蛋白在血肿周围的脑组织间质中积聚,作为有效的渗透压,将水通过仍然完整的血脑屏障(BBB)。此后,PHE的形成是由于炎症引起的血脑屏障的破坏。在最初的几天里,这种炎症主要是由凝血酶和补体引起的。血红蛋白及其降解产物(血红素、铁和胆红素)是血块内红细胞溶解的产物,通常发生在最初出血后几天,可能导致水肿形成的最新阶段。基质金属蛋白酶在增加血脑屏障通透性中起关键作用。谷氨酸介导的兴奋毒性、线粒体功能障碍和神经元凋亡也参与了PHE区的继发性损伤。在最初的24~72小时内,较高的绝对量和较快的PHE生长速度与延迟的神经恶化、死亡率增加和更差的功能结果相关。PHE生长延迟的临床意义总体上是不确定的,但是一部分患者在出血开始后的许多天内,由于这个过程的延迟性恶化,这是一个无法预先确定的。

在脑出血引起的脑损伤的病理生理学中,血肿周围缺血并不像人们曾经认为的那样重要。急性脑出血时,脑血流量(CBF)在血肿周围区域和同侧大脑半球弥漫性减少,并在3~7天内恢复正常。然而,使用PET-CT和CT灌注的研究表明,尽管血流量减少,但由于代谢率降低,这些少血区并不是缺血性的,因此血肿周围脑区发生氧摄取减少。

流行病学

脑出血是一种常见的毁灭性疾病。在美国和其他高收入国家,ICH约占所有卒中的10%,而在中低收入国家,这一数字为20%。在世界范围内,脑出血的发病率估计为每10万人每年25例。因此,全世界每年大约发生190万起ICH事件,其中8万起发生在美国。虽然自20世纪80年代早期估计以来,全球脑出血发病率没有显著变化,但一些研究表明,高收入国家的发病率略有下降。

框16.2列出了脑出血最重要的危险因素。有趣的是,尽管华法林抗凝治疗几乎使脑出血的风险增加了3倍,而抗血小板治疗(包括双重抗血小板治疗)的风险却很小。另外值得注意的是,虽然高血压仍然是与脑出血相关的最重要的危险因素,但由于对不同人群的有效治疗,其作为病因的重要性正在减弱。再加上人口老龄化和抗凝药物使用的增加,导致CAA和抗凝成为更为突出的危险因素。尽管一些数据表明他汀类药物治疗可增加脑出血的风险,但存在矛盾的数据,这使得他汀类药物对脑出血风险的影响不确定。

框16.2 脑出血的危险因素
可改变的
• 高血压
• 凝血障碍
• 抗凝治疗
• 肝病
• 抗血小板治疗
• 吸烟
• 大量饮酒
不可改变的
• 脑淀粉样血管病
• 增龄
• 亚裔
• 男性
• 社会经济地位低下
• 卒中史

脑出血往往是致命的,幸存者往往有不良的功能结局。据估计,全世界一个月的病死率为40%,几乎是缺血性卒中的两倍。脑出血后1年死亡率约为55%,5年死亡率为70%。重要的是,自20世纪80年代首次估量以来,这些比率一直没有改变。据估计,所有脑出血患者1年时功能独立性(改良Rankin量表0-2)的概率仅为17%~25%,仅考虑幸存者时约为55%。

临床表现

脑出血是卒中的一种类型,其临床表现符合这一定义。脑出血的临床表现最突出和不变的特征是突然出现与出血部位有关的神经功能缺损。然而,与缺血性卒中不同的是,早期病理生理学不仅仅涉及局灶性脑损伤。颅内压增高、脑组织移位、脑膜和室管膜因血肿分别进入蛛网膜下腔和脑室而引起的刺激性,导致脑出血除了局灶性神经功能障碍外,还有一些明显的一般特征。

一般体征和症状

头痛是脑出血早期病程的常见特征,约三分之一的患者在发病后不久即出现头痛。与深部血肿部位相比,小脑和脑叶血肿更常见。虽然壳核出血容易引起同侧额部头痛,小脑出血通常引起枕部头痛,而枕叶出血与同侧枕部和眶周头痛有关,但很少发现脑出血相关头痛的特征。约5%的脑出血患者在发病后24小时内出现癫痫发作,其中脑叶血肿部位是一个很强的危险因素。呕吐是脑干和小脑出血和缺血的共同特征。然而,当病变位于幕上时,呕吐在脑出血中比在缺血性卒中中更为常见。与急性缺血性卒中相比,所有ICH患者的意识水平降低更为常见,其原因是全脑ICP增高[大量出血、脑室内出血(IVH)伴脑积水]、出血直接累及脑干或丘脑的网状激活系统,或通过小脑或幕上深部血肿引起的组织移位间接累及这些结构。最后,脑出血比缺血性卒中更容易出现在发病后逐渐进展的神经功能缺损,通常在几分钟到一小时内。重要的是,虽然这些一般的体征和症状在脑出血中比在缺血性卒中中更为常见,但它们既不单独出现也不联合出现,几乎不足以真正区分这两种截然不同的情况,因此需要进行脑成像进行鉴别。

幕上深部出血

幕上区深部灰质核及周围白质束出血约占原发性脑出血的50%。这些出血位于大脑中具有许多功能的结构紧密相连的区域,常常引起严重程度与其大小不成比例的临床综合征。此外,深部出血发生在脑室附近,使IVH成为一种常见的并发症,并将其临床特征引入到临床表现中,而临床表现往往占主导地位。脑出血在幕上各主要部位的临床表现的详细比较如图16.6所示。

壳核出血是最常见的幕上深部出血,由豆纹动脉破裂引起。根据出血量的大小和精确位置,会导致大脑半球功能障碍综合征,其中运动表现比感觉异常更明显。其他异常,如失语症(优势半球)、半侧忽视(非优势半球)、核上性水平注视麻痹和视野缺损,可能存在不同程度的严重性。

丘脑出血量的调整是所有幕上出血中最具破坏性的,这是由于丘脑在意识和大脑半球以上的重要功能的中心位置。与壳核出血一样,临床综合征取决于丘脑内出血量的大小和精确位置。然而,某些临床特征在大多数丘脑出血中相当一致,尤其是对侧偏瘫(由于累及邻近的内囊后肢)。偏身感觉丧失也经常出现,具有丘脑病变高度特异性的特征性模式:累及对侧躯干、面部和肢体的针刺和温度感觉减退,而不是触觉。也经常出现眼部异常,虽然与感觉和运动障碍不太一致。常见眼球居中瞳孔小、对光反应差,不管是同侧或双侧丘脑出血。最常见的眼球运动异常是对侧核上性注视麻痹,导致眼球向出血侧

部位	病理(破裂的动脉)	CT扫描	LOC意识水平	瞳孔	眼球活动	运动	感觉	其他
壳核	豆纹动脉,内侧和/或外侧	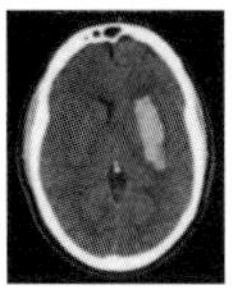	正常(小-中量血肿) 下降(大血肿,IVH)	正常(小-中量血肿) 同侧扩张且反应不良(如伴有经小脑幕疝) 同侧中间位和反应性(如果延伸至丘脑/中脑)	正常(最常见) 对侧共轭核上注视麻痹(严重程度与血肿大小成比例)	对侧偏瘫(严重程度与血肿大小和内囊受累程度成比例)	对侧半身感觉丧失保留躯干,通常比运动缺陷轻(严重程度与血肿大小成比例)	失语症(优势半球) 对侧半侧忽略(非优势半球) 对侧同向偏盲(仅大血肿)
丘脑	后内侧丘脑穿通支 丘脑后内侧膝状体 背侧=脉络膜后支 丘脑前结节支	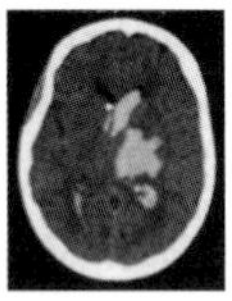	正常(中小型)血肿 减少(大血肿,IVH,延伸至中脑)	正常 同侧>对侧瞳孔缩小反应差	对侧共轭核上注视麻痹 上凝视轻瘫 双侧内斜眼("假性第六神经麻痹") 同侧核上性注视麻痹("错向眼") 倾斜偏差	对侧偏瘫 对侧扑翼样震颤 对侧共济失调性偏瘫(后外侧小血肿)	对侧半身感觉减退,包括面部、四肢和躯干	失语症(优势半球,尤其是后外侧、后背侧) 对侧偏侧忽略(非优势半球,尤其是后外侧) 意志缺失(前) 健忘症(前、后内侧、后内侧、后背侧)
尾状核	(豆纹动脉,内侧;Heubner动脉的分支)	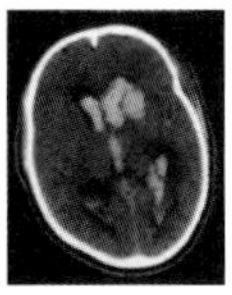	正常至轻度下降 减少(IVH)	正常	正常(最常见)。 偶发对侧共轭核上注视麻痹	正常(最常见) 偶发对侧偏瘫(如伸入内囊)	正常(最常见) 偶尔出现感觉症状,检查无异常	突出的神经心理异常:意志缺失、困惑、定向障碍、健忘症 失语症(优势半球、频繁) 偏侧忽视(非优势半球、少见)

图 16.6　幕上不同解剖部位脑出血的临床表现。IVH,脑室内出血;LOC,意识丧失

的共轭偏斜。相反的异常很少发生,称为"错向眼",即连接皮质和脑桥的水平注视中心的已交叉下行束纤维功能障碍,导致共轭水平注视偏离出血侧。同时存在汇聚和凝视抑制也是一个特征。

尾状核头部出血是幕上深度出血中最不常见的。由于IVH在该部位出血频繁,相关的局灶性神经系统异常可能很轻微,一般特征如头痛、呕吐和意识水平下降往往主导临床综合征。尾状核出血最突出和最一致的焦点特征是神经心理异常,包括意志缺失、精神混乱、定向障碍和健忘症。意志缺失必须仔细分析抑郁状态的意识,因为后者是有关并发症的指标,如由于IVH导致的急性脑积水。更典型的壳核和丘脑出血特征,如偏瘫、偏身感觉功能障碍(典型的主观性,在检查中无相应异常)、对侧核上性注视麻痹、失语症和半侧注意力不集中,可能不同程度地存在,但往往不那么严重。

脑叶出血

脑叶出血是脑出血的第二常见部位。临床表现常见头痛、呕吐和癫痫发作,而意识水平低下仅见于出血量的大小和部位足以引起中脑-间脑连接部移位的患者。局灶性神经功能障碍取决于出血的确切位置,详见图 16.7。

小脑出血

小脑出血(图 16.8C 和 D)通常开始于齿状核区域,并以齿状核为中心,其病因为高血压。患者通常主诉共济失调和眩晕,导致无法站立或行走。临床表现常见头痛(典型的在枕部)、呕吐和构音障碍等症状。神经系统检查通常显示出血同侧的肢体共济失调,肢体无真正的力弱。如果血肿大到足以压迫前面相邻的脑桥被盖,同侧展神经和面神经麻痹以及霍纳综合征可能是非常令人担忧的症状。IVH进入邻近的第四脑室是另一种常见而严重的并发症,可导致脑积水,这种情况可发生在发病早期,也可延迟至发病后数天。在这种情况下,患者的意识水平会降低。脑出血也很少发生在蚓部。这些出血通常延伸到第四脑室和脑桥被盖,其临床表现与原发性脑桥出血非常相似(稍后讨论)。

部位	CT扫描	失语/半侧忽视	运动	感觉	视力	眼球运动	头痛	其他
额叶		较少见,相对温和	明显的 上部:腿部>面部,手臂无力 下部:面部、手臂>腿部轻瘫	不同的皮质感觉丧失,下侧和后部出血更为突出	无	对侧核上性注视麻痹	双侧双额叶出血	意志缺失,额叶释放征伴前部出血
颞叶		明显的 优势半球:韦尼克失语症突出 非优势半球:精神错乱,常伴有躁动性谵妄;偏侧忽视少见	罕见偏瘫	四肢罕见的针刺性感觉减退	常见的偏盲或上象限盲	正常	同侧颞、眶周	由于接近中脑-间脑连接部,经小脑幕疝比其他脑叶出血部位更常见
顶叶		常见的 优势半球:失语症 非优势半球:半忽视	常见的不同严重程度的偏瘫	明显的四肢和躯干感觉减退	常见的偏盲或下象限盲	对侧核上性注视麻痹	同侧颞叶	意识水平低下和其他经小脑幕疝征象可能伴有下内侧出血
枕叶		罕见的 优势半球:阅读障碍、书写困难、失读症,无失写 非优势半球:视觉缺陷的嗅觉障碍	无	罕见触觉消失	明显的"模糊"视力 同向偏盲	正常	明显的同侧眶周	外侧血肿可表现为头痛而无局灶性异常

图16.7 脑叶出血的临床特征。IVH,脑室出血

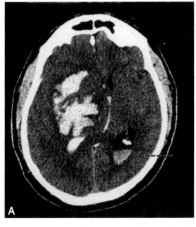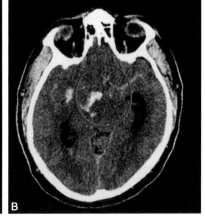

图16.8 CT上丘脑(A和B)和小脑(C和D)脑出血的结构性并发症。A显示右侧丘脑大量出血、第三脑室出血和IVH,中线明显左移(实心箭),左侧脑室积水(虚线箭)。B显示中脑周围池明显消失,头端中脑明显受压(圆圈显示中脑周围池消失,头端中脑受压)。C显示小脑下半球有大块血肿,髓周池消失(椭圆形显示髓周池消失)。头侧稍有第四脑室受压移位(D,虚线箭),前脑池消失(D,实心箭)

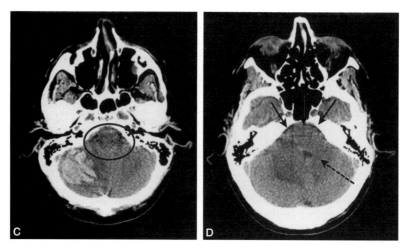

图 16.8(续)

脑干出血

脑干出血仅占所有脑出血的 5% ,但往往是灾难性的结局。与丘脑一样,在脑干的一个很小的空间内包含着许多重要功能的多个重要神经结构,这使得对患者出血的精确解剖定位对于确定临床症状和预后至关重要。

脑桥出血至少占所有脑干 ICH 的 75% ,根据解剖部位和功能意义通常分为旁正中、基底部/基底被盖和外侧被盖的亚型。

旁正中脑桥出血(图 16.9A)往往是最大的脑桥出血,经体积调整后,是最具破坏性的脑出血形式。它们的发生是由于基底动脉衍生的旁正中穿支动脉的最远部分在桥基底和被盖交界处附近破裂,并在前后平面上扩张,通常在头尾侧平面沿着白质束更广泛地扩张。临床表现通常始于枕部头痛、呕吐、累及身体一侧或两侧的面部和四肢麻木或无力、构音障碍或复视,但经常迅速发展为针尖样瞳孔的昏迷、完全水平眼肌麻痹(包括前庭-眼反射运动缺失)、伸肌姿势。抽搐的动作,就像在急性基底动脉闭

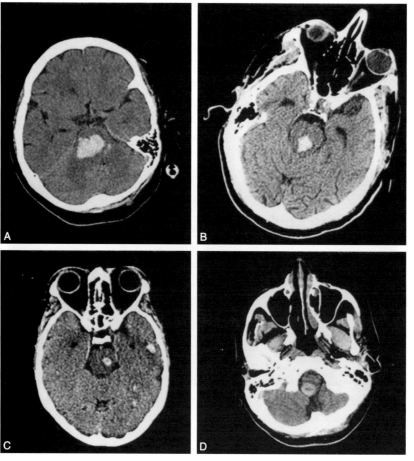

图 16.9 脑干出血。(A)旁正中脑桥(高血压)。(B)桥基底被盖(高血压)。(C)中脑(弥散性血管内凝血)。(D)延髓(海绵状畸形)

塞中所见的"脑干发作"以及可以出现颤抖,可能被误认为癫痫发作。最后,自主神经失调可以是突出的和严重的,高热是最常见的表现。脑桥基底段和基底被盖部出血(见图16.9B)的位置与旁正中出血相似,但出血量较小且常为单侧出血。因此,他们的临床表现往往更集中,其中最常见的是共济失调性偏瘫。脑桥外侧被盖出血是由穿支动脉的长旋支破裂引起的。这些出血通常很小,局限于外侧被盖的一侧,主要产生眼动神经异常,如外展麻痹、完全同侧水平注视麻痹或同侧"一个半综合征"。共济失调、构音障碍、对侧面部和身体感觉丧失、同侧瞳孔缩小也很常见。当这些出血不寻常地扩大到包括网状激活系统在内的双侧被盖时,其结果可能是毁灭性的,昏迷是主要的临床表现。

中脑出血(见图16.9C)是一种罕见的疾病,当出现时,通常是作为更常见的原发性丘脑或脑脑桥出血的延伸而发生。局限于中脑的脑出血通常由潜在的动静脉畸形(AVM)、海绵状畸形或与出血素质有关的疾病引起。原发性高血压性中脑出血并不常见。典型的临床表现包括同侧动眼神经功能障碍(部分或完全)、同侧共济失调和对侧偏瘫。当中脑背侧受累时,中脑背侧综合征的各种特征(垂直性注视麻痹、瞳孔反应性光近分离和会聚收缩性眼球震颤)都存在。

延髓是脑出血最不常见的部位(见图16.9D),与中脑出血一样,常继发于局部动静脉畸形、海绵状畸形或出血素质。临床上,延髓脑出血可与延髓梗死相鉴别,其临床特征包括内侧和外侧延髓梗死综合征:舌下神经麻痹、肢体无力(同侧、对侧或两者兼有,取决于出血的程度和部位,与皮质脊髓束交叉相关的)、眩晕、眼球震颤、共济失调、发音困难、吞咽困难、构音障碍和同侧霍纳综合征有关。

脑室出血

无脑出血的IVH相对少见,占所有自发性脑出血病例的

3%～9%。虽然这种"原发性"IVH可能是由于高血压动脉病变引起的,但更可能是由于潜在的大血管病变引起的出血,其发生应促使寻找动脉瘤、动静脉畸形或烟雾病/综合征等病变。继发性IVH发生于脑实质血肿破裂进入相对低压的脑室系统。这是常见的,发生在35%～45%的原发性脑出血患者。出血部位邻近脑室或血肿较大时更为常见。一旦进入脑室,血液就会引起炎症、纤维化、脑积水和颅内压升高,这些影响与脑室内的血液量成正比。通过这些机制,IVH显著增加了死亡率,降低了获得良好功能结果的可能性。

诊断评估

> **临床案例**　一位64岁右利手女性,既往有高血压病史,在抵达医院前45分钟开始进食时,因急性头痛和警觉水平下降,通过EMS送到急诊室。据她的就餐同伴说,患者突然主诉剧烈头痛,然后变得精神错乱和反应迟钝。10分钟后,急救人员赶到现场,发现患者癫痫发作:患者的头转向左侧,右臂僵硬地伸了约90秒,之后呕吐。患者没有服用过抗血栓药物。血压为175/100mmHg。到达急诊室后,血压为170/95mmHg,神经系统检查显示,她听到响亮的声音时只是瞬间睁开眼睛,不一致地遵循简单的轴向和右侧肢体活动指令,脑干反射正常,左侧肢体严重无力,没有面部无力。GCS=8,NIHSS=20。实验室检查血小板计数和INR正常,血清和尿液毒理学筛查阴性。头CT(图像)显示一个60ml的右矢状旁下额叶脑出血伴明显的IVH。由于有雷霆性头痛的病史和出血的特征性表现,强烈怀疑前交通动脉瘤破裂。立即行CTA(影像学)检查并证实了这一诊断。

ICH患者的诊断评估(框16.3)有4个主要目的:

框16.3　脑出血患者的初步诊断评估

病史
- 症状出现的时间或最后一次见到正常的时间
- 卒中综合征的细节
- 从最初表现到卒中综合征高峰的经过时间
- 头痛:存在、随时间的演变、位置和性质
- 近期创伤
- 药物,特别是抗血栓药物和抗高血压药物
- 详细的过去的病史集中在是否存在高血压、恶性肿瘤
- 卒中和/或异常出血或凝血的个人或家族史
- 非法药物的使用

体格检查
- 生命体征
- 详细的神经系统检查
- NIHSS
- GCS或FOUR评分
- 一般医学检查,以发现心肺功能不全的迹象
- 检查是否有可能相关的疾病
  - 头部裂伤或挫伤,打斗迹象,浣熊眼(近期头部外伤)
  - 脑膜刺激征(感染性血管炎、化脓性静脉血栓形成、动脉瘤性蛛网膜下腔出血)
  - 皮肤栓塞病变(心内膜炎)
  - 黄疸,胸部蜘蛛血管瘤,手掌红斑(肝硬化)

实验室检查
- PT,INR,PTT
- 全血计数(血小板)
- 血清或毛细血管葡萄糖
- 电解质与肾功能
- 血清肌钙蛋白浓度
- 滥用药物的血清和尿液筛查试验
- β-HCG(育龄妇女)
- 心电图(左室肥厚)

影像学
- 所有患者的NCCT
- 强烈考虑以下特征的CT或MR血管造影和静脉造影术
  - 年龄<60岁
  - 没有明显的高血压或凝血病史
  - 妊娠期,产后≤6个月,或口服避孕药
  - 已知易栓症
  - DVT或PE史
  - 脑叶、幕下、矢状窦旁或双丘脑部位
  - 多发性急性/亚急性出血
  - 相关的脑室内或蛛网膜下腔出血
  - 多发性急性出血

β-HCG,人绒毛膜促性腺激素;CT,计算机断层扫描;DVT,深静脉血栓形成;FOUR,全面无反应性量表;GCS,格拉斯哥昏迷量表;INR,国际标准化比率;MRI,磁共振成像;NCCT,非增强CT;NIHSS,美国国立卫生研究院卒中量表;PE,肺栓塞;PT,凝血酶原时间;PTT,部分凝血活酶时间。

1. 立即发现危及生命的并发症。

2. 与其他疾病过程相反,确定脑出血作为患者临床综合征的病因。

3. 评估并发症的存在或风险,如血肿扩大、脑积水和脑干受压。

4. 确定出血的可能病因。

急性脑出血最常见的危及生命的并发症是由于气道控制不良导致的呼吸衰竭。这是由意识水平降低和负责面部、口腔和咽区域(即额叶岛盖、脑岛叶、内囊、下脑神经核)感觉运动功能的直接损伤脑区的某些组合引起的。呕吐和误吸的相对高风险使得气道控制不良在脑出血中尤其成问题。因此,根据意识水平和口咽功能障碍,应立即评估所有脑出血患者的气道控制是否充分。

大量出血、IVH 和/或脑积水的患者可能表现为颅内高压和/或脑干受压的征象。因此,应及时确定提示这些并发症存在的迹象,如昏迷、脑神经功能障碍和伸肌姿势。

诊断评估首先确定卒中综合征的确切表现和时间过程。尽管某些临床特征如头痛、呕吐、癫痫发作、意识水平下降和逐渐发展的神经功能缺损在脑出血中比缺血性卒中更为常见,但病史和体格检查特征不足以可靠地区分这些疾病。因此,神经成像是诊断途径中的下一步也是最重要的一步,应该在患者安全前往 CT 扫描室时尽快进行。

CT 是脑出血诊断的首选影像学检查方法。它的灵敏度和特异性接近 100%,同时比核磁共振成像更快、更容易获得、更便宜。应注意血肿的精确位置和体积(见图 16.1)。CT 诊断脑出血的罕见潜在缺陷包括难以区分小的亚急性脑出血和伴有出血性转化的梗死以及罕见的“CT 阴性”脑出血。这两个问题几乎只发生在亚急性期的患者,因为(1)脑出血的密度随着时间的推移而降低,(2)出血性梗死在症状出现后 24 小时内很少发生。

脑出血并发症风险的确定首先要评估血压,因为收缩压(SBP)高于 160mmHg 可能代表血肿扩大的可调节风险。接下来,应评估患者是否存在可纠正的凝血病或血小板减少症,详细病史应集中在肝脏、肾脏或血液疾病史、近期服用抗凝剂或抗血小板药物史、个人或出血过多的家族史;实验室评估全血计数、活化部分凝血活酶时间和凝血酶原时间与国际标准化比值。应检查 CT 是否存在 IVH、脑积水和占位效应(见图 16.8A 和 B)。在幕上出血中,当中脑周围池变小或第三脑室水平移位 5mm 或以上时,通常认为存在占位效应。对于小脑出血,通过测定第四脑室的受压程度和水平位移以及前脑池的消失程度来评估占位效应。

诊断过程的最后一步是确定出血病因。尽管大多数 ICH 是原发性的,由高血压性血管病或 CAA 引起,但确定继发病因,尤其是大血管病变和脑静脉血栓形成是至关重要的,因为这些都需要紧急应用独特的治疗方法。该评估从全面的病史和体格检查(见框 16.3)开始,并选择实验室检查。这个评估的结果将根据最初的 CT 平扫的结果,并帮助确定是否需要额外的成像。对于临床、实验室和 CT 平扫评估显示大血管病变风险增加为出血病因的患者,应大力考虑 CT 或 MR 血管造影和静脉造影(见框 16.3)。根据对潜在病变的怀疑指数,如果 CT 或 MR 血管造影未显示,常规血管造影和/或延迟(出血后 4~8 周)MRI 可能是合适的。无症状性脑叶微出血的 MRI 证据也是诊断 CAA 的核心(框 16.4,见图 16.3)。

框 16.4　脑淀粉样血管病诊断的改良波士顿标准

确诊

- 全面的尸检证明:
  - 脑叶、皮质或皮质下出血
  - 严重 CAA 伴血管病变
  - 无其他诊断病变

很可能伴病理学支持:

- 临床数据和病理组织(清除血肿或皮质活检)证明:
  - 脑叶、皮质或皮质下出血
  - 在没有其他诊断病变的情况下,样本出现一定程度的 CAA
  - 无其他诊断病变

很可能

- 临床数据和 MRI 或 CT 显示:
  - 局限于脑叶、皮质或皮质下区域的多发性出血(允许小脑出血),或
  - 单个脑叶、皮质或皮质下出血和局灶性或弥散性浅表铁质沉积
  - 年龄 ≥55 岁
  - 没有其他原因的出血或浅表铁质沉积症

可能:

- 临床数据和 MRI 或 CT 显示:
  - 单个脑叶、皮质或皮质下出血或
  - 局灶性或弥散性浅表铁质沉积症
  - 年龄 ≥55 岁
  - 无其他原因的出血或浅表铁质沉积

CAA,脑淀粉样血管病。

Modified from Linn J, Halpin A, Demaerel P, et al. Prevalence of superficial siderosis in patients with cerebral amyloid angiopathy. *Neurology*. 2010; 74:1346-1350.

处理(框 16.5)

临床案例　一位 67 岁的右利手男子,有冠心病和房颤病史,平时服用阿司匹林和华法林,在他入睡一小时后被他的妻子发现在患者在床边的地板上。患者神志清醒,说话含糊不清,左腿动弹不得。急救人员在现场的评估显示,血压为 250/115mmHg,神志正常,构音障碍,左半身忽视和左半侧轻瘫。被送往社区医院急诊室,初步评估与急救人员的评估没有什么不同。GCS 15 分,NIHSS 14 分,ICH 评分 1 分,INR 为 2.0;血小板计数为 169k/µl。头 CT(图 16.10A)显示一个 20ml 的壳核脑出血,伴第三脑室轻度移位,脑室内有少量出血。立即给予维生素 K 10mg 静脉注射,并安排转移到三级医院。未进行急性凝血功能障碍逆转或血压管理。到达急诊室后 3 小时,收缩压维持在 180~220mmHg,患者突然出现呕吐和昏迷。进行气管插管并迅速转院。到达三级医院 ICU 后,即在首次到达急诊室的 4 小时后,患者血压为 202/130mmHg,GCS 3T,NIHSS 35,ICH 评分为 4 分。神经系统检查为深昏迷;瞳孔直径 6mm,眼球固定;无角膜、眼头、咳嗽反射;所有肢体都没有运动反应。INR 为 2.3。头 CT(图 16.10B)显示血肿体积增加了 5 倍,达 105ml,出现更多的脑室内出血和经小脑幕切迹疝。两天后患者被宣布脑死亡。

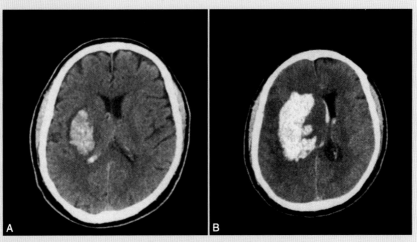

图 16.10 轴向头 CT 平扫。**A,** 初始图像在出现临床症状时完成,有约 15ml 脑实质内出血,少量破入脑室内和相关的细胞毒性水肿。**B,** 神经系统恶化后复查头 CT。脑实质内出血显著扩大,体积约为 80ml,占位效应明显,中线右向左偏移

框 16.5 脑出血的基本处理

急性期
- 评估和稳定气道,呼吸和循环
  - 床头抬高≥30°
  - 抽吸分泌物,口咽呕吐物
  - 目标氧饱和度≥94%
  - 气管插管用于气道控制不足(或呼吸衰竭的其他原因)
- 治疗持续或即将发生的脑疝综合征和/或颅内高压
  - 镇静
  - 过度换气至目标 $PaCO_2$ 30~35mmHg
  - 渗透疗法
    - 甘露醇或高渗盐水输注
  - 考虑 EVD,手术减压
- 尽量减少血肿扩大
  - 控制高血压
    - 使用尼卡地平或拉贝洛尔保持收缩压 140~160mmHg
    - 保持平均动脉压>65mmHg
  - 治疗凝血功能障碍
    - 华法林
      - 四因子 PCC
      - 维生素 K 静脉注射
    - 达比加群
      - 如果稀释凝血酶凝固时间延长,伊达鲁单抗
    - 口服 FXa 抑制剂
      - 考虑 andexanet alfa 或四因子 PCC
    - 肝素(未分级,低分子量)
      - 硫酸鱼精蛋白

- 口服抗血小板药物
  - 接受手术
    - 1 单采单位血小板输注
  - 不接受手术
    - 单药:无血小板输注
    - ≥2 药物:可以考虑输注血小板

检查和治疗并发症
- 在指定的卒中中心收入神经重症监护室
- 每小时神经系统检查
- 最小必要的镇静
- 癫痫发作
  - 如果发生就治疗
  - 避免一级预防性治疗
- 用乙酰氨基酚控制发热
- 血氧,血碳酸正常
- 如上所述保持血压
- 维持钠稳态
  - 避免低渗液
  - 避免血清钠浓度下降 4~5mEq/(L·24h)
- 吞咽困难管理
  - 除非通过正式的吞咽困难筛查,否则避免口服药物或营养
  - 根据需要使用鼻胃或口胃管
- 预防静脉血栓形成
  - 入院时的间歇充气加压设备

如果血肿稳定并且没有持续的凝血病,则在发作后 48 小时预防性剂量的皮下注射未分级的肝素(SC UFH)或 LMWH

EVD,外部脑室引流;LMWH,低分子量肝素;PCC,凝血酶原复合物浓缩物。

呼吸、血流动力学和神经功能的快速稳定是 ICH 患者护理的第一步。常见伴有或不伴有吸入性肺功能障碍的气道控制受损，应通过将患者床头抬高至少 30°，通过抽吸清除口咽中分泌物和呕吐物，吸氧要保持氧饱和度 94% 或以上，如果需要，进行气管插管。ICH 患者休克不常见，应像其他患者一样进行评估和管理。此外，在鉴别诊断中应考虑神经源性应激性心肌病引起的心源性休克，特别是大量出血的患者。最后，如果合适的话，在进行神经外科治疗之前，应该对具有持续或即将发生的脑疝综合征和/或颅内高压的临床和影像学征象的患者进行插管、镇静、过度通气和静脉推注渗透疗法（甘露醇或高渗盐水）。

最大限度地减少血肿扩大是下一个优先事项，通过快速控制高血压和逆转凝血功能障碍来实现。病案 3 说明了在华法林抗凝患者中开始没有有效地这样做的后果，作为非严重高血压性壳核 ICH。最近在两项大型随机对照试验中对 ICH 患者的高血压管理进行了研究。与没有目标导向的抗高血压治疗相比，ICH 急性期的血压控制似乎与较少的血肿扩大有关。然而，IN-TERACT 2 和 ATACH 2 显示 SBP 积极降低至 110~140mmHg 并未导致更好的临床结局，并且可能比中度控制血压至 140~160mmHg 的患者有更多肾脏并发症。为了最大限度地发挥高血压控制的益处，应在患者出现症状后 1 小时内的目标 SBP 范围达到 140~160mmHg。较好的降压药是静脉注射尼卡地平或拉贝洛尔分别作为连续输注或间歇推注给药。华法林引起的凝血功能障碍最好使用四因子凝血酶原复合物浓缩物（PCC）逆转，作为维生素 K 依赖性凝血因子的冻干浓缩物，它基本上是华法林的特异性解毒剂，可以比传统使用的快速冷冻血浆（FFP）输注得更快、用量更小。INCH 试验中，PCC 与 FFP 在急性维生素 K 拮抗剂相关 ICH 患者中的比较表明，INR 与 PCC 的正常化速度更快（40 分钟 vs 1 482 分钟），血肿扩大范围更小。该试验没有足够的能力来检测血栓栓塞事件发生率的差异，但在少数研究患者（$n=50$）中未发现血栓风险增加。重要的是，PCC（或者如果使用，FFP）使用后应该立即给予 10mg 静脉注射维生素 K，因为它们提供的凝血因子半衰期很短，以防止 INR 反弹上升，否则可能在数小时后发生。服用达比加群的患者应立即检查降低的凝血酶时间。如果延长，应考虑用特异性解毒剂伊达鲁珠单抗逆转达比加群所致的凝血功能障碍。如果无法及时获得该实验室检查结果，并且怀疑患者最近服用了达比加群，请考虑经验性给予伊达鲁珠单抗。所有口服抗血小板药物的 ICH 患者均应考虑单剂量静脉注射去氨加压素（DDAVP）。合理质量的证据表明，计划接受手术的口服抗血小板药物的患者，包括外部脑室引流（EVD）放置，受益于手术前输注一个血小板单采单位。对于未接受手术的服用单一抗血小板药物的患者，血小板输注显示无益，但在最近的 PATCH 试验中可能还有害。非手术患者血小板输注联合口服抗血小板治疗的安全性和有效性尚不清楚。口服 Xa 因子抑制剂最近具有 FDA 批准的逆转剂 andexanet alfa。但是，有关其使用的数据是有限的。该药物的替代品是 PCC，可部分逆转其抗凝作用。鱼精蛋白可以逆转普通肝素的作用，并且可能对用低分子量肝素抗凝的出血患者有一定作用。

IVH 患者和有血肿和预期血肿扩大和/或 PHE 发生显著占位效应或有风险的患者需要神经外科团队的早期参与。在脑积水和/或 IVH 患者中应强烈考虑 EVD 放置，特别是如果神志水平降低的患者。以 CLEAR-Ⅲ 试验中研究的方式使用阿替普酶通过 EVD 进行脑室冲洗可能是安全的，并且可以在具有显著 IVH 和小（<30ml）ICH 的患者中考虑。然而，这并没有显示出明显改善试验中的功能结局。小脑 ICH 是一种神经外科

急症，对于可能挽救的患者，有紧急血肿清除术明确指征，这些患者表现出脑干压迫和/或第四脑室压迫引起的脑积水的临床和影像学征象。这些迹象包括意识水平下降和脑神经病变，特别是涉及脑神经Ⅲ、Ⅵ和Ⅶ。直径大于 3cm 的小脑血肿患者的风险特别高。一般不建议单独使用 EVD 减压治疗小脑出血的占位效应，因为治疗失败的风险和由于小脑疝向上而恶化。手术清除原发性脑出血引起的脑干血肿是无效的。

尽管具有很强的生物学合理性，幕上 ICH 中的血肿清除应该通过控制由于占位效应和由外渗血液引起的下游炎症/细胞毒性损伤引起的继发性损伤而有益，但是如何、何时以及谁（如果有的话）在这个群体中有效地使用手术仍然不确定。在绝大多数患者中使用传统开颅手术和皮质切开术实现血肿清除的 STICH 试验表明，与早期保守治疗和延迟手术治疗策略相比，早期手术导致相同的结果，可挽救的患者经历了延迟的神经功能恶化。因此，目前，合理地考虑手术血肿清除和/或减压性颅骨切除术作为由于幕上 ICH 的占位效应而恶化的患者的挽救生命的措施，尤其是那些具有浅表性血肿的患者。用于血肿清除的微创，图像引导手术（MIS）技术是目前临床研究的领域。这些技术的希望是，它们将允许血肿清除的理论益处不仅对死亡率，而且通过最小化传统技术固有的可挽救的血肿周围大脑的损伤来实现最终的神经功能。迄今为止，各种 MIS 技术已被证明在甚至深部基底节出血的血肿清除中是安全有效的。正在进行高级阶段试验以评估功能结果益处。

经过最初的几个小时处理后，下一步管理的重点是预防、检查和治疗其他器官系统因神经功能恶化和继发性功能障碍。护士每小时进行一次神经系统检查，再加上医生和/或高级医生的频繁重新评估，以发现最早的恶化迹象，明智和保守地使用镇静剂和镇痛剂，以防止神经系统评估混乱，并将床头抬高至少 30° 以优化脑静脉引流并防止误吸是简单但必要的。虽然癫痫发作应该用苯二氮䓬类药物（必要时）和抗癫痫药物治疗，但预防癫痫发作的效用尚不清楚。再加上至少苯妥英钠预防癫痫发作与较高的死亡率和较差的神经系统预后相关，因此不建议进行预防性抗癫痫治疗。因为高血糖和低血糖都会加剧神经损伤，所以血清葡萄糖浓度应保持在 100~180mg/dL 的范围内。发热也会加剧神经损伤，应考虑用乙酰氨基酚降温治疗。尚未充分研究使用外部和血管内冷却装置引起的正常体温的更积极措施，并且现有数据未显示有效性并表明可能造成伤害。因此，目前这些方法不能作为常规临床实践推荐。机械通气患者应保持良好的通气和常氧状态。如前所述治疗高血压，通常在住院第二天在血流动力学稳定的患者中加入肠道内药物。应避免 24 小时内低渗静脉输液和血清钠降低超过 4~5mEq/L，如果需要，用高渗盐水治疗以避免 PHE 恶化。

所有 ICH 患者在任何口服摄入前都应正式评估吞咽困难，以降低肺炎的风险；对于被认为吞咽不安全的患者，应通过口腔或鼻胃管提供口服药物和肠内营养。最后，ICH 患者静脉血栓栓塞并发症的风险非常高。入院时应立即开始使用下肢间歇性气动加压装置进行预防，对于无持续性凝血功能障碍和稳定血肿的患者，应在发病后 48 小时开始皮下普通肝素或低分子量肝素的药物预防。

在适当的护理系统内管理 ICH 患者对于优化结果至关重要。在照顾卒中患者方面的神经内科、神经外科、护理和专职医疗专业知识显然是有益的，并且让 ICH 患者进入正式指定的卒中中心进行管理。除了幕上血肿非常小、血肿扩大或脑积水风险最小的患者外，大多数 ICH 患者最初应入住重症监护病

房。与一般医疗、手术或混合 ICU 相比，入住专用神经 ICU 已被证明与死亡率显著降低有关。

预后

尽管存在固有的困难和不确定性，但患者和家属仍需要准确的预后信息，以此作为就诸如继续或停止维持生命措施等关键问题做出决定的基础。通常，预后取决于相对较少的数据点，包括年龄、病前认知和功能状态、临床综合征的严重程度、出血量的大小和部位以及 IVH 的存在。已经设计了多个评分系统，将这些元素结合起来预测死亡概率和不良功能结果，其中最有用的是 ICH（图 16.11，最适合死亡率）和 FUNC（图 16.12，最适

合功能结果）评分。尽管这些评分的使用为预测增加了一些客观性，可以抵消预测医师的偏见，但不应将其作为个体患者预后的主要依据。这些量表本身不可避免地受到照顾其来源的患者的医生的偏见的影响，没有提供足够精确的信息来决定护理干预程度，也没有考虑到由血肿损伤的大脑区域。此外，最近证明，有经验的临床医生的主观预后可能比 ICH 或 FUNC 评分更准确地预测实际结果。总之，这些信息表明 ICH 的预后最好由经验丰富的临床医生进行，他将来自 ICH 和 FUNC 评分的更客观数据与他或她的主观"格式塔"预后相结合以达到最终方案。最终预后应在症状发作后不早 24 小时确定并交付给患者家属，以避免过早停止维持生命的治疗，除非最明显的破坏性病例除外。预后的不确定程度应与家属公开讨论。

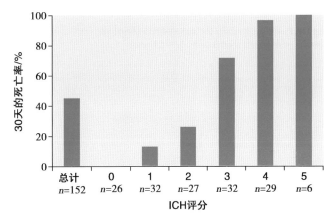

	组成部分	ICH评分点
GCS评分	3~4	2
	5~12	1
	13~15	0
ICH体积/ml	≥30	1
	< 30	0
IVH	有	1
	无	0
幕下ICH	有	1
	无	0
年龄/岁	≥80	1
	< 80	0

A. ICH评分

B. ICH评分和30天的死亡率。随ICH评分增加，30天的死亡率也增加。ICH评分为0的患者无死亡发生。ICH评分为5分的患者都死亡。在UCSF脑出血的队列的患者中没有ICH评分为6分患者，虽然希望能评估其死亡率的相关性

图16.11　脑出血（ICH）评分。IVH，脑室内出血。（B，Reused with permission from Hemphill JC，Bonovich DC，Besmertis L，Manley GT，Johnston SC. The ICH score: a simple, reliable grading scale for intracerebral hemorrhage. *Stroke.* 2001；32：891-897，Fig. 1，p. 894）.

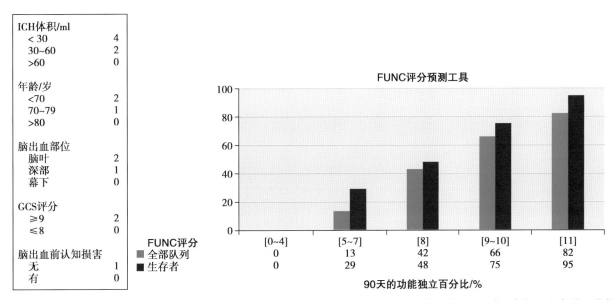

ICH体积/ml	
< 30	4
30~60	2
>60	0
年龄/岁	
<70	2
70~79	1
>80	0
脑出血部位	
脑叶	2
深部	1
幕下	0
GCS评分	
≥9	2
≤8	0
脑出血前认知损害	
无	1
有	0

图16.12　FUNC 评分预测工具。Y 轴：在 90 天达到功能独立的脑出血（ICH）患者的百分比。X 轴：功能评分类别。数据表：仅在整个队列和幸存者中功能独立患者的百分比（每个 FUNC 评分类别）。插图：提供 FUNC 评分决定因素以促进该 ICH 结果预测工具的临床使用。（Reused with permission from Rost NS，Smith EE，Chang Y，et al. Prediction of functional outcome in patients with primary intracerebral hemorrhage：the FUNC score. *Stroke.* 2008；39：2304-2309. Fig. 1，p. 2307. ）

（李小刚、钱晶　译）

推荐阅读

Carhuapoma JR, Mayer SA, Hanley DF, editors. Intracerebral hemorrhage. Cambridge: Cambridge University Press; 2010.

A comprehensive, modern textbook that reviews all aspects of basic and clinical science concerning ICH.

Frontera JA, Lewin JJ 3rd, Rabinstein AA, et al. Guideline for reversal of antithrombotics in intracranial hemorrhage: a statement for healthcare professionals from the Neurocritical Care Society and Society of Critical Care Medicine. Neurocrit Care 2016;24:6–46.

Detailed yet practical review and guidelines for the reversal of antithrombotics of all types in patients with intracranial bleeding.

Hemphill JC 3rd, Greenberg SM, Anderson CS, et al. Guidelines for the management of spontaneous intracerebral hemorrhage: a guideline for healthcare professionals from the American Heart Association/American Stroke Association. Stroke 2015;46:2032–60.

The most recent edition of the comprehensive, evidenced-based ICH management guidelines from the AHA/ASA.

Chu SY, Hwang DY. Predicting outcome for intracerebral hemorrhage patients: current tools and their limitations. Semin Neurol 2016;36:254–60.

Useful, comprehensive review of prognostication in ICH.

Kase CS, Caplan LR. Intracerebral hemorrhage. Boston: Butterworth-Heinemann; 1994.

The definitive textbook on ICH, especially for history concerning the evolution of thought on the condition and clinico-anatomic correlation.

Kim H, Edwards NJ, Choi HA, et al. Treatment strategies to attenuate perihematomal edema in patients with intracerebral hemorrhage. World Neurosurg 2016;94:32–41.

Up-to-date review of the pathophysiology of secondary injury and perihematomal edema as well as possible treatment strategies.

Qureshi AI, Qureshi MH. Acute hypertensive response in patients with intracerebral hemorrhage pathophysiology and treatment. J Cereb Blood Flow Metab 2018;38:1551–63.

Up-to-date review and synthesis of the large, important recent trials on blood pressure management in acute ICH.

Ziai W, Nyquist P, Hanley DF. Surgical strategies for spontaneous intracerebral hemorrhage. Semin Neurol 2016;36:261–8.

Contemporary review of surgery for ICH with an emphasis on clinical studies of minimally invasive surgery.

蛛网膜下腔出血

David P. Lerner, Anil Ramineni, Michael AdixII, Ian Kaminsky, Joseph D. Burns

临床案例 一名66岁的女性,突发可怕的头颞侧疼痛,辐射到额头。患者几乎失去了意识,出现恶心、呕吐,感到辨不清方向。她的家人呼叫紧急医疗服务,送到急诊室。在急诊室检查发现患者尚可唤醒,但昏昏欲睡,没有局灶性运动功能障碍,有颈项强直和晨光。平扫头CT显示蛛网膜下腔出血,以右侧外侧裂为中心,但无脑实质异常。血管造影显示大脑中动脉瘤破裂,第二天早晨成功进行了动脉瘤切除术。患者术后病情平稳(图17.1和图17.2)。

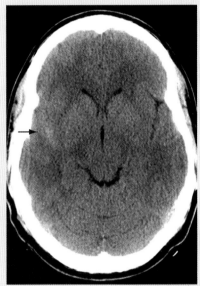

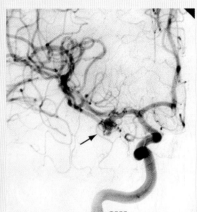

A. 轴位CT显示一侧的蛛网膜下腔出血向右侧延伸到右外侧裂(箭)

B. 正位DSA显示右侧大脑中动脉巨大动脉瘤(箭)

图17.1 右侧大脑中动脉瘤

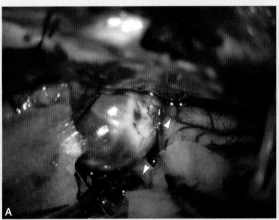

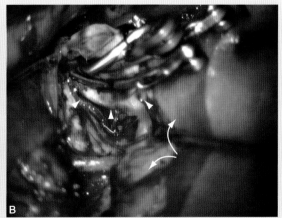

右侧翼点入路显示手术夹闭前(A)和后(B)的大的膨出的MCA动脉瘤(箭头)。用手术动脉夹在动脉瘤的基底部夹闭,保留主体动脉(箭头)

图17.2 大脑中动脉瘤夹闭术

蛛网膜下腔出血(SAH)是指出血进入蛛网膜下腔,蛛网膜下腔位于蛛网膜和软脑膜之间。软脑膜与脑实质紧密相贴,蛛网膜下腔位于其上。这个空间包含有结缔组织、血管和交互通道的脑脊液(CSF)(图 17.3)。此外,大脑底部有较大的开口,称为蛛网膜下腔池。非创伤性 SAH 是最少见的卒中,约占 5%。然而,它具有不成比例的高相关死亡率和并发症。虽然

SHA 的病因很多,但最常见的病因是颅内动脉瘤破裂。早期识别和诊断,加上神经外科医生、神经介入医师和神经重症专家组成的多学科团队的及时治疗,在一个具有丰富经验的医疗机构中,优化照护动脉瘤性 SAH(aSAH)患者对于患者获得有益结局是至关重要的。

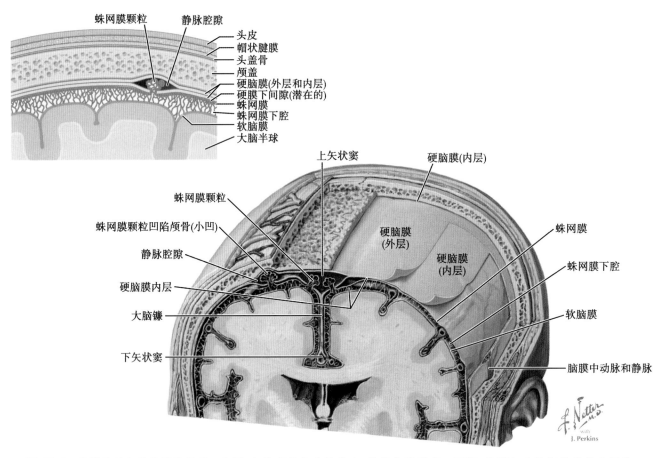

图 17.3 脑膜及其与脑实质的关系。上图:与脑实质相关的头皮、骨骼和脑膜层。下图:脑膜与大脑相关的放大图像。绿色:软脑膜。粉红色:蛛网膜下腔

流行病学

蛛网膜下腔出血是一种灾难性的神经系统事件,起病迅速,经常没有任何先兆警告。大约 50% 的患者死于 aSAH。这些患者中有 10%~15% 在到达医院之前死亡,25% 在动脉瘤破裂后 24 小时内死亡。在存活的患者中,不到一半的结局较好并达到功能独立性。aSAH 虽然是灾难性的,但可以成功治疗。

非创伤性 SAH 的发病率在世界各地各不相同,中国和中美洲每 10 万人中有 2~4 人,美国和大多数其他西方人口中每 10 万人中有 5~15 人,日本每 10 万人中有 20 人,芬兰每 10 万人中有 35 人。其中 80% 是由于颅内动脉瘤破裂。因此,美国每年约有 2 万起 aSAH 事件。动脉瘤破裂的平均年龄为 55 岁;但是,患者可能明显更年轻或更年长。年龄在 15~45 岁的患者

仅发生 20% 的动脉瘤破裂。女性的发病率高于男性,比例约为 1.5:1。

颅内动脉瘤的形成和破裂都有可更改和不可更改的危险因素。不可改变的危险因素包括既往 SAH、多囊肾病、结缔组织病、颅内动脉瘤家族史和女性。在美国,SAH 在非洲裔美国人和西班牙裔人群中更为常见。尽管缺乏特定基因,但动脉瘤形成和 aSAH 似乎存在一些遗传成分。那些有一个以上一级亲属的人应该筛查颅内动脉瘤。动脉瘤形成和破裂的最强可改变的危险因素是吸烟。重度吸烟(每天超过 1 包)与 SAH 风险较高有关,戒烟可降低 SAH 风险。高血压也一直与 SAH 有关。其他可改变的风险因素包括药物滥用,特别是可卡因和酗酒。框 17.1 列出了 aSAH 的风险因素清单。

框 17.1 动脉瘤性蛛网膜下腔出血的危险因素

• 年龄增加	• 高血压
• 女性	• 吸烟
• 种族	• 多囊肾
• 非洲裔美国人	• 结缔组织病
• 西班牙裔美国人	• 药物滥用
• 日本人	• 可卡因
• 芬兰人	• 酒精
• 家族史	

虽然没有发现诱发因素,但一些文献表明,动脉瘤破裂的患者更有可能在 SAH 前 2 小时内进行中度至剧烈的运动。然而,aSAH 也可能发生在睡眠中或日常活动中。

病因学

大约 20% 的非创伤性 SAH 病例有颅内动脉瘤破裂以外的原因。这种非动脉瘤性 SAH 组具有广泛的病因,详见框 17.2(按频率的大致顺序)。

框 17.2 非创伤性、非动脉瘤性蛛网膜下腔出血的鉴别诊断

- 血管性
  - 非动脉瘤性中脑周围蛛网膜下腔出血
  - 可逆性脑血管收缩综合征
  - 脑淀粉样血管病
  - 脑动静脉畸形
  - 颅内硬脑膜动静脉瘘
  - 脑静脉和静脉窦血栓形成
  - 颅内动脉夹层
  - 烟雾病/综合征
  - 其他血管畸形(海绵状畸形、血管瘤、脊柱动静脉瘘)
- 肿瘤
  - 垂体卒中
  - 脊髓室管膜瘤
- 感染
  - 细菌性心内膜炎伴或不伴霉菌性动脉瘤
  - 感染性血管炎
- 炎症
  - 原发性中枢神经系统血管炎
  - 结节性多动脉炎
  - Churg-Strauss 综合征(变应性肉芽肿性血管炎)
  - Wegner 肉芽肿
  - 白塞病
- 拟交感神经药物滥用
- 严重凝血病

非动脉瘤性中脑周围蛛网膜下腔出血

临床案例 一名 48 岁男性,既往体健,在健身房举重时突发头后部"爆裂样"头痛,然后出现 10/10 全脑头痛,头痛伴有恶心,呕吐一次,但意识正常。EMS 送到急诊室,到达后患者的生命体征:心率 82 次/min,血压 124/74mmHg,体温 35.9℃,不吸氧的氧饱和度 96%。神经系统检查除颈部僵硬外,余神经系统检查正常。头部 CT 在到院后不久完成,如下所示。头颈 CTA 未发现动脉瘤或血管畸形。第二天早晨,数字减影血管造影(DSA)未显示任何血管异常。该患者被诊断为中脑周围蛛网膜下腔出血,并在初次就诊后 7 天出院,没有住院并发症并恢复正常活动(图 17.4)。

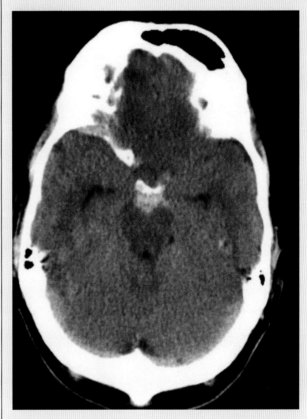

图 17.4 中脑周围蛛网膜下腔出血。中脑水平的轴向头 CT 扫描。脚间池充满高密度的血液。出血局限在这个位置被称为中脑周围蛛网膜下腔出血

在大约 20% 的初始血管造影阴性的 SAH 患者中,再次复查血管造影可能在另外 7% 的患者中发现责任血管病灶。然而,动脉瘤明确阴性成像的特定亚组患者显示 SAH 在脑干或中脑周围区域的前部具有特定的血液 CT 分布,称为非动脉瘤性中脑周围 SAH,通常与更良性的临床过程相关。具体而言,复发性出血的风险极低,脑积水或脑血管痉挛/迟发性脑缺血(DCI)的风险远低于 aSAH 患者。虽然表现类似于 aSAH,但症状发作可能更为缓慢,患者通常病情较轻。在具有特征性临床表现和 CT 影像的患者中,除了高质量的阴性血管造影外,并不总是需要复查血管造影。非动脉瘤性中脑周围 SAH 的原因尚不清楚。目前的理论包括穿过中脑周围池或静脉出血源的小

穿孔血管破裂。

临床表现

　　aSAH 的典型症状是"霹雳样头痛"(TCHA),至少有 50% 的病例会发生。TCHA 发病突然,通常被描述为严重、折磨人的和难以忍受的头痛。头痛在 1 分钟内迅速达到峰值,并且疼痛经常穿过头部和向颈部扩展。虽然 aSAH 的头痛通常很严重,但并不总是患者经历过的最严重的头痛。疼痛通常是全脑的、持续不断、偶尔会跳动样头痛。然而,在一些患者中,头痛可能偏向动脉瘤侧。眶后刺痛可能怀疑同侧后交通动脉瘤。头痛的性质和程度是由于颅内压迅速上升和血液迅速扩散到蛛网膜下腔。15%～60% 发生的 aSAH 患者中有前哨出血,也称为"警告泄漏",主要在发病后 3 周内短暂但严重的头痛。这种头痛可能程度有点温和,通常与脑膜炎无关,这种头痛往往

被忽视,直到灾难性的主要动脉瘤破裂突出表现后回顾时才发现有临床意义。

　　头痛通常伴意识改变、恶心和/或呕吐以及脑膜刺激征。发病后约有 30% 的患者感到昏昏欲睡。在动脉瘤破裂的那一刻,四分之一的患者昏迷,超过 50% 的患者有短暂的意识丧失。

　　可有癫痫样发作,aSAH 患者真正癫痫发作的发生率估计低于 10%,尽管难以准确确定。aSAH 中的癫痫发作最常与大脑中动脉和前交通动脉的动脉瘤破裂相关,可引起脑内血肿。

　　在评估疑似动脉瘤破裂的患者时,应特别注意意识水平、偏瘫或脑神经麻痹等局灶性神经系统体征以及脑膜刺激征(图 17.5)。检查 Brudzinskis 征是评估脑膜刺激征的有用方法;检查者弯曲患者的颈部,患者会出现髋关节屈曲、膝关节屈曲和腿筋疼痛。复视(由于外展或动眼神经麻痹)和视力丧失(视交叉或视神经受累)可能是由动脉瘤穹窿或动脉瘤破裂引起的脑神经压迫和颅内压增高引起的(图 17.6)。

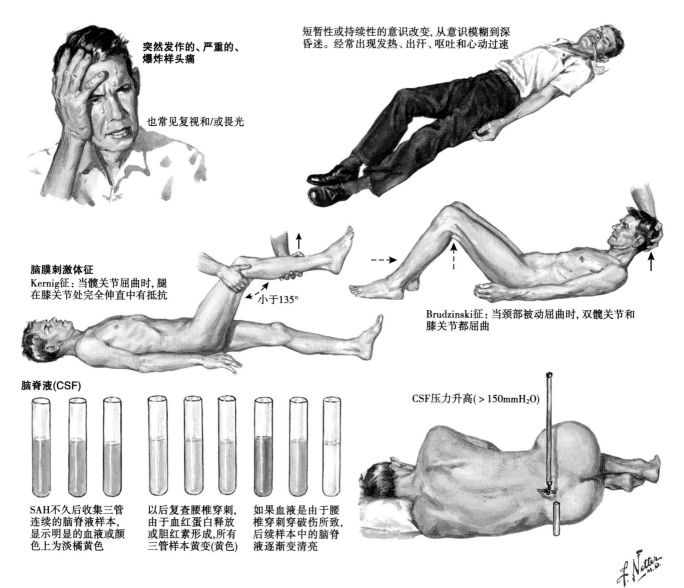

图 17.5　脑动脉瘤破裂的临床表现

A. 脑神经病理

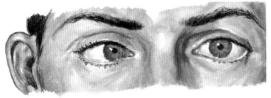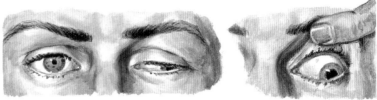

展神经麻痹：受累的眼球向内侧转。可能是海绵窦内颈动脉瘤的第一个临床表现。眼上部或同侧面部疼痛是三叉神经(Ⅴ)受累的表现

动眼神经麻痹：眼睑下垂、眼球转向外下侧、瞳孔扩大。是动脉瘤的常见的表现，特别是颈动脉-后交通动脉瘤

B. 视野缺损

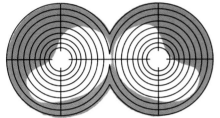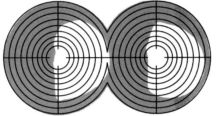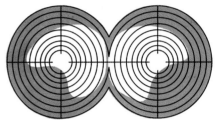

双上颞象限盲是由鞍上颈内动脉瘤从下压迫视交叉所致

右(或左)同向偏盲由视束压迫所致。如果视神经(Ⅱ)受压，可出现单侧黑矇

双下颞象限盲是由从上压迫视交叉所致

C. 视网膜改变

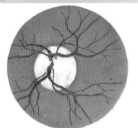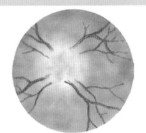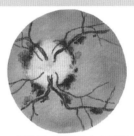

视神经萎缩可能是来自床突上段的颈内动脉、眼动脉或大脑前动脉的动脉瘤压迫视神经(Ⅱ)所致

视神经乳头水肿可能是由脑动脉瘤破裂引起的颅内压增高所致

视神经(Ⅱ)鞘的出血可能是动脉瘤破裂后导致眼底出血，血液在视盘周围

图 17.6　脑动脉瘤的眼科临床表现

眼底检查可能会发现视网膜、视网膜前或玻璃体下出血，偶有视乳头水肿。玻璃体出血和 SAH 的组合称为 Terson 综合征，是视力丧失的潜在原因，并且患者在 1～2 周后恢复意识之前经常不被注意到。Terson 综合征患者的总体预后较差，更多出现在严重的蛛网膜下腔出血中。视力可以在没有干预的情况下恢复，但是偶尔需要玻璃体切除术。

鉴别诊断

出现 TCHA 的患者，特别是那些伴有脑膜刺激征或精神状态改变的患者，应考虑患有 aSAH，除非另有其他证据，因为：①尽早做出此诊断的重要性；②大约 25% 的 TCHA 患者有 aSAH。然而，这种临床表现可能与其他疾病有关(框 17.3)。

约 25% TCHA 病例为可逆性脑血管收缩综合征(RCVS)。RCVS 由脑动脉多灶性狭窄导致，根据定义 RCVS 通常是可逆

性的、病因不确定，表现为 TCHA(图 17.7)。女性患者中更常见，可能与妊娠、口服避孕药、药物滥用(特别是大麻和拟交感神经药)以及各种处方药(特别是曲坦类、选择性 5-羟色胺再摄取抑制剂及 5-羟色胺和去甲肾上腺素再摄取抑制剂)。RCVS 也可导致蛛网膜下腔出血。虽然 RCVS 和 aSAH 最初很难区分，但某些临床线索有助于鉴别，复发性 TCHA 在检查时没有严重的神经系统异常以及皮质表面而不是基底池的蛛网膜下腔血，强烈提示 RCVS。

尽管偏头痛患者通常以突然发病为特征，但详细的病史显示发病通常为逐渐发作，并在数分钟至数小时内进展。许多患者头痛之前都有强化闪光的经典视觉先兆或闪烁的暗点，逐渐扩张，然后在头痛发生前 5～30 分钟内消退。偏头痛的个人或家族史有助于做出这种诊断，特别是患者表现为典型偏头痛综合征的特征。

丛集性头痛是另一种良性但严重的头痛综合征，具有明确的临床表现。这些头痛通常男性多发，包括非常严重的单侧眶

框 17.3　霹雳性头痛的鉴别诊断

- 血管性
  - 破裂颅内动脉瘤
  - 可逆性脑血管收缩综合征
  - 脑出血
  - 颈动脉夹层
  - 脑静脉窦血栓形成
  - 硬膜下血肿
  - 缺血性卒中(特别是小脑)
  - 高血压危象(伴或不伴嗜铬细胞瘤)
  - 巨细胞动脉炎
- 感染性
  - 脑膜炎/脑炎

- 硬脑膜下积脓
- 重度鼻窦炎
- 肿瘤的
  - 垂体卒中
  - 脑肿瘤
- 脑脊液流体动力学障碍
  - 低颅压
  - 第三脑室胶质囊肿伴梗阻性脑积水
  - 导水管狭窄
- 原发性头痛综合征
  - 原发性霹雳头痛
  - 咳嗽、运动或性活动相关的霹雳头痛

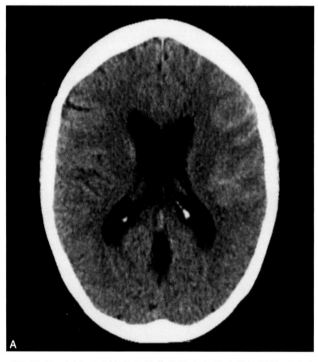
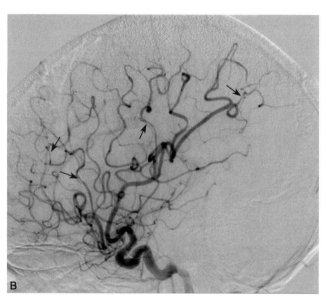

图 17.7　(A) 可逆性脑血管收缩综合征所致的蛛网膜下腔出血。轴向平扫头 CT 显示左额叶沟高密度,符合皮质蛛网膜下腔出血。(B) 可逆性脑血管收缩综合征的血管造影。左颈内动脉造影显示左大脑中动脉(红色箭)区域中多个远端分支的多灶性变窄,与可逆性脑血管收缩综合征一致

周和额叶疼痛。丛集性头痛几乎总是合并单侧结膜充血伴有过度流泪和鼻塞。头痛持续的时间有限,通常持续 45～60 分钟。颞部丛集性头痛一般晚上发作,持续发作 6～8 周,但可能在一天内发作数次。确定这种模式发病,就可以诊断。然而,当患者在中年早期首次出现这种头痛时,需要仔细评估以排除 SAH。可用吸入 100% 氧气的治疗效果作为治疗性诊断。发作性偏侧头痛是一种相关性的疾病,其特征在于对吲哚美辛有很好的效果。

由咳嗽、运动或性活动导致的 TCHA 可能难以与 aSAH 区分,因为这些活动也在颅内动脉瘤破裂之前并不罕见,并且模拟 aSAH 的快速发病和严重程度。因此,应彻底评估与这些活动相关的首次 TCHA 患者,重点是排除 aSAH 的诊断。

诊断方法

最近头痛患者病史中的关键点是疼痛发作的突然性和严重程度。神经系统检查无异常并不能排除 aSAH,因此对这些患者进行详细的病史和仔细评估至关重要。此外,CT 上可能无法观察到轻度出血,如上述的临床案例,特别是临床表现延迟的患者。SAH 的临床诊断最好用平扫脑 CT(NCCT,图 17.8)检查,可以发现 SAH 的存在,并常常有相关的突出特征,如脑积水、脑实质内血肿或脑室内出血。头痛发作后随着时间的推移,NCCT 的敏感性下降。最好用 CT 平扫的厚度小于 5mm 进行检查,检测 aSAH 的灵敏度在 6 小时内大于 98%,12 小时为 95%,2 天为 90%,3 天后为 75%,5 天后为 50%。仅 24 小时后

CT 就对少量出血可能不明显。虽然 MRI 在最初的 48~72 小时内可能与 CT 扫描一样敏感,但由于检查操作和解释成像结果更加困难,因此很少使用。尽管如此,使用含铁血黄素敏感序列(如磁敏度加权成像)可能比 CT 扫描更敏感。

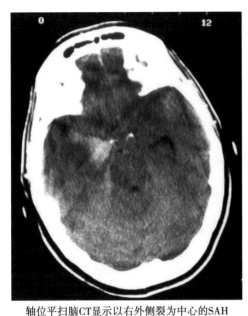

轴位平扫脑CT显示以右外侧裂为中心的SAH

图 17.8　脑 CT 示蛛网膜下腔出血

每当临床怀疑 SAH 而 CT 检查为阴性时,由于在发病早期 CT 对 aSAH 的敏感性不高,必须进行腰椎穿刺检查,并且在动脉瘤再次破裂前需确诊。腰穿检查的重要性在于非创伤性腰椎穿刺。当 CSF 中的血液在第一和第四管之间不清亮时,这特别提示 SAH(见图 17.5)。然而,更敏感和特异的指标是 CSF 黄变,或离心后 CSF 的黄色变。这是由于红细胞裂解导致血红素产物在 CSF 内降解为胆红素,这使得 CSF 在 SAH 后 1~3 小时内呈黄色,并且通常持续约 2~3 周。虽然 CSF 分析对黄变的敏感性直到发作后 6~12 小时才达到最大值,但由于及时诊断的重要性,不应该等到疑似 aSAH 患者的这个时间点过去后才进行腰椎穿刺。

当 CT 或腰椎穿刺确诊 SAH 时,最好用全脑血管造影评估出血原因。虽然 CT 血管成像常用作评估动脉瘤的筛查方法,但导管血管造影仍然是评估 aSAH 患者动脉瘤的公认标准,是敏感性的金标准,可提供动脉瘤治疗所需的解剖学细节水平,并可在检查中选择同时进行动脉瘤治疗。在怀疑 aSAH 的血管造影中可发现 80%~85% 的动脉瘤来源。

当疑似 aSAH 患者的初始血管造影阴性时,通常在 5~10 天内复查血管造影。

分级评分

为了确保正确的沟通、预测结果并指导管理,需要对 aSAH 的临床和影像学进行分级。有几种分级量表(Hunt 和 Hess,世界神经外科医生联合会和改良的 Fisher 量表),最广泛使用的是 Hunt-Hess 量表——从患者状态的 1(最佳)到 5(最差)的量度和预后指标。改良的 Fisher 量表是由蛛网膜下腔出血的程

度和脑室内出血的存在与否决定的放射学量表,与 DCI 的风险有关(表 17.1)。

表 17.1　动脉瘤性蛛网膜下腔出血的分级系统

世界神经外科医生联合会分级系统

分级	格拉斯哥昏迷评分	运动障碍
1	15	无
2	13~14	无
3	13~14	存在
4	7~12	无或存在
5	3~6	无或存在

Hunt-Hess 分级

分级	描述	死亡率
1	无症状或轻微头痛,颈部轻度僵硬	3%
2	中度或重度头痛,颈项强直,除脑神经麻痹外无神经功能缺损	3%
3	昏昏欲睡或轻微的局部缺陷	9%
4	昏迷,中度至重度偏瘫;可能为早期去脑僵硬和植物性障碍	24%
5	深度昏迷,去脑状态,垂死状态	71%

改良的 Fisher 分级

分级	CT 诊断标准	症状性血管痉挛的发生率
0	无 SAH 或 IVH	0%
1	弥散性局灶斑,薄 SAH;无 IVH	24%
2	单薄、局灶性或弥漫性蛛网膜下腔出血,伴 IVH	33%
3	厚、局灶性或弥漫性蛛网膜下腔出血;无 IVH	33%
4	厚、局灶性或弥漫性蛛网膜下腔出血,伴 IVH	40%

CT,计算机断层扫描;IVH,脑室内出血;SAH,蛛网膜下腔出血。

病理生理学

颅内动脉瘤

颅内动脉瘤的亚型包括囊状、梭形、夹层和感染性(真菌性)动脉瘤。囊状动脉瘤是迄今为止最常见的类型,呈球形,但通常具有不对称的外突和多叶特征,被认为是动脉瘤的潜在破裂部位。动脉瘤的底部或体部通过一个小的颈部区域连接到母血管,随着动脉瘤的生长,这个颈部区域可能会扩大并合并正常的分支血管。

颅内动脉瘤特征性地发生在大的脑动脉的分支点。近 85% 的动脉瘤位于前循环,15% 位于后循环(图 17.9)。总体

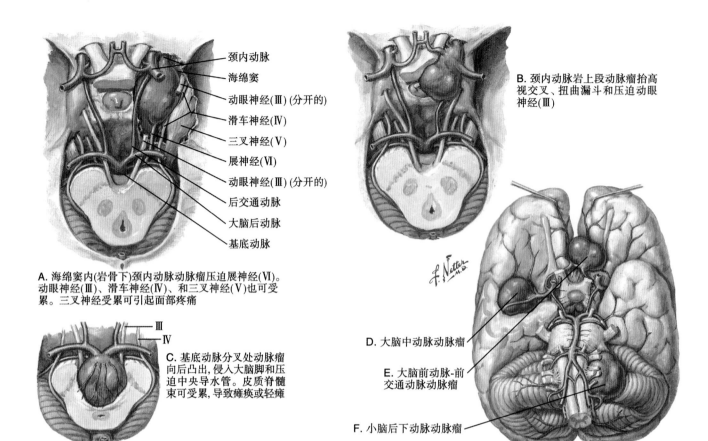

颈内动脉
海绵窦
动眼神经(Ⅲ)(分开的)
滑车神经(Ⅳ)
三叉神经(Ⅴ)
展神经(Ⅵ)
动眼神经(Ⅲ)(分开的)
后交通动脉
大脑后动脉
基底动脉

A. 海绵窦内(岩骨下)颈内动脉动脉瘤压迫展神经(Ⅵ)。动眼神经(Ⅲ)、滑车神经(Ⅳ)、和三叉神经(Ⅴ)也可受累。三叉神经受累可引起面部疼痛

Ⅲ
Ⅳ

C. 基底动脉分叉处动脉瘤向后凸出,侵入大脑脚和压迫中央导水管。皮质脊髓束可受累,导致瘫痪或轻瘫

B. 颈内动脉岩上段动脉瘤抬高视交叉、扭曲漏斗和压迫动眼神经(Ⅲ)

D. 大脑中动脉动脉瘤

E. 大脑前动脉-前交通动脉动脉瘤

F. 小脑后下动脉动脉瘤

图 17.9　脑动脉瘤的典型部位

而言,最常见的部位是前交通动脉,其次是后交通动脉和 MCA 分叉处。在后循环中,最常见的部位位于基底动脉尖进入大脑后动脉的分叉处。

动脉瘤通常根据大小分类,小的<10mm、大的为 10~25mm 以及>25mm 的巨大动脉瘤。在临床表现中,大多数动脉瘤很小,只有 2% 是巨大的。巨大的动脉瘤更可能通过压迫周围的大脑和/或脑神经而引起症状。少数情况下,由于动脉瘤扩张或瘤内血栓引起的支流血管受累也可能导致缺血症状。关于动脉瘤大小与破裂风险之间的确切关系仍存在争议。总体而言,虽然许多破裂的动脉瘤很小,但破裂的动脉瘤往往比未破裂的动脉瘤大。

处理

处理任何神经系统急症的第一步包括稳定气道、呼吸和循环以及治疗持续危及生命的神经系统并发症。一旦完成,aSAH 管理的下一个紧迫目标应该是排除动脉瘤。这可以通过两种方法实现:血管内血管造影和线圈填塞或开颅手术直接可视化下夹闭。未破裂的颅内动脉瘤的治疗在一些重要方面与破裂动脉瘤的治疗不同,本章不予讨论。

直到 20 世纪 90 年代初,手术夹闭是颅内动脉瘤破裂无可争议的最佳治疗方式。这种情况在 1991 年发生了变化,当时 Gugliemi 及其同事首次发表了通过血管内将铂线圈部署到动脉瘤腔内来消除颅内动脉瘤的描述。通过股动脉通路使用长而灵活的导管引入动脉瘤,这些线圈随后诱导动脉瘤内的快速血栓形成,从而将把动脉瘤排除在血液循环外。线圈留在动脉瘤中,而不是疝入和栓塞母血管,因为它们最初进入有相对较小的颈蒂的动脉瘤内,然后通过血栓形成和纤维化闭塞动脉瘤(图 17.10)。因此,对于圆顶形状且有宽颈蒂的动脉瘤不利于线圈盘绕。随着外科夹闭术的发展,时代的变迁,血管内动脉瘤治疗技术和设备的几项改进使得这种治疗方法更成功,风险更低。虽然在可能的情况下简单的动脉瘤内线圈填塞是首选的治疗方法,但是诸如球囊辅助和支架辅助线圈填塞的新技术可成功地对其他不可直接线圈填塞的动脉瘤进行血管内治疗。

Walter Dandy 于 1937 年报道了第一例手术夹闭颅内动脉瘤的病例,这仍然是当今颅内动脉瘤的基本治疗选择。动脉瘤的手术方法取决于其位置、大小和形状。大多数前循环动脉瘤是通过翼状骨处开颅进入手术,而后循环动脉瘤可以通过颅底各种不同部位进入开颅手术方法(图 17.11 和图 17.12)。开颅手术打开后,切开硬脑膜,在手术显微镜下进行手术解剖达到动脉瘤,然后在动脉瘤的颈蒂放置一个或多个金属夹。还有许多其他先进的手术技术,包括临时夹闭(允许暂时停止母动脉中的血流以促进更安全的动脉瘤操作)、脑动脉搭桥(在动脉瘤不能被排除在循环外的情况下允许母血管夹闭)、动脉瘤修补术和夹层动脉瘤包裹术。外科医生难以进入的动脉瘤,特别是后循环动脉瘤,对开颅手术方法最不利。

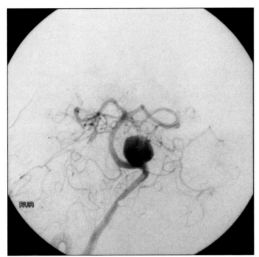

椎动脉与基底动脉交界处的
巨大浆果动脉瘤

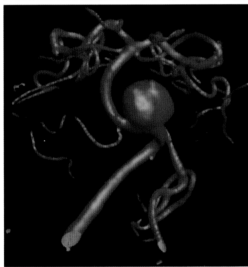

巨大椎基底动脉连接部动脉瘤的
三维重建

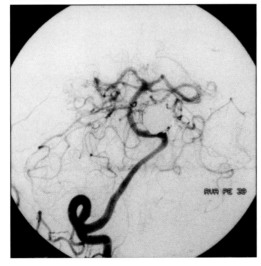

通过介入放射学在动脉瘤内放置
线圈完全闭塞动脉瘤

图 17.10　介入治疗 Berry 动脉瘤

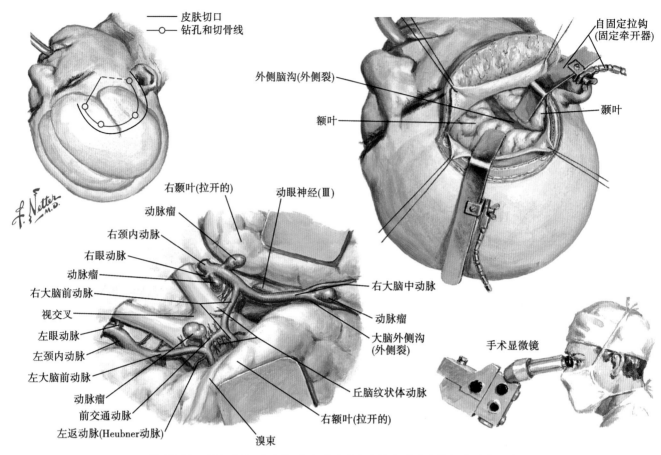

图 17.11　颈内动脉、眼动脉、前交通动脉和大脑中动脉瘤的额颞手术入路

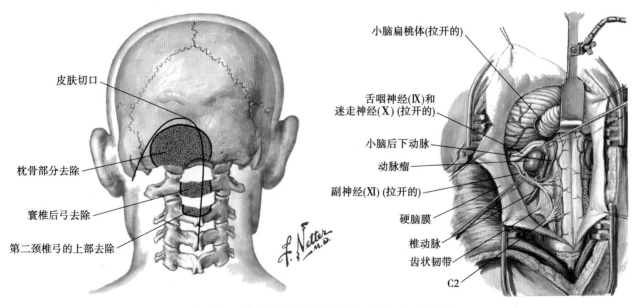

图 17.12　椎动脉和小脑后下动脉瘤的后路手术入路

囊状动脉瘤破裂后手术夹闭与线圈填塞的选择

自20世纪90年代线圈首次进入主流实践以来,夹闭与线圈治疗颅内动脉瘤破裂的相对优势一直存在争议。从那时起,两项大型临床试验已经解决了这个问题并提供了高质量的证据,现在可以作为指导患者个体化做出决定:国际蛛网膜下腔动脉瘤试验(ISAT)的发表,在20世纪90年代进行,长达18年随访数据;巴罗破裂动脉瘤试验(BRAT)的发表,在21世纪00年代进行了长达6年的随访数据。

在aSAH后1年,两项试验中夹闭组的死亡或严重残疾风险显著更高(ISAT中31% vs 24%,BRAT中34% vs 23%),尽管动脉瘤再破裂的风险较高,需要再次用线圈填塞治疗。在ISAT中,首次破裂动脉瘤的治疗后再破裂风险在线圈填塞组较高(2.6% vs 1%),但在BRAT中,夹闭组较高(0% vs 0.08%)。最后,线圈填塞组在第一年动脉瘤破裂的再次治疗比例更高:11% vs 3%(ISAT),11% vs 4.5%(BRAT)。线圈填塞比手术夹闭的其他优点包括降低DCI、癫痫和认知功能障碍的风险。综上所述,这些数据表明,至少在第一年,通过手术切除避免相对较小的再破裂风险和较大的再治疗风险所带来的优势远远超过了手术治疗死亡率、功能残疾和并发症所带来的更高的前期风险。这一结论得到了两项试验长期随访数据的支持。

重要的是,这些试验结果并不意味着线圈填塞是所有aSAH患者更好的治疗方法。手术动脉瘤夹闭仍然是一项必不可少的技术。在ISAT中,只有当神经外科医生和神经介入医师都同意动脉瘤同样适合任何一种方式治疗时,患者才被随机分配。在BRAT中,尽管无论动脉瘤的形态和位置如何,患者都是随机分组的,但根据治疗医师在没有均衡治疗时认为最合适的治疗方法,一组患者之间存在显著的交叉。因此,在ISAT中根本不包括具有动脉瘤或其他特征的患者倾向于一种治疗方式而不是另一种治疗方式(框17.4),也不包括在BRAT中随机分配的治疗中。尽管更新的技术和设备以及该领域整体经验的增加扩大了血管内治疗的适应证,但手术夹闭仍然是一个重要的选择,特别是对于占位性血肿或动脉瘤的患者,其解剖结构不利于血管内治疗(动脉瘤非常小、圆顶/颈蒂比率小和许多MCA动脉瘤)。易于手术切除动脉瘤的年轻(<40~50岁)

框17.4　手术夹闭与线圈填塞破裂的动脉瘤:患者和动脉瘤特征的选择

- 有利于夹闭
  - 宽颈动脉瘤
  - 非常小的动脉瘤
  - 大脑中动脉分叉部位
  - 伴占位效应的颅内血肿
  - 年轻患者
- 对线圈有利
  - 后循环和其他难以手术的部位
  - 小动脉瘤颈
  - 老年患者
  - 临床等级差的患者

患者(由于手术风险较低且终生再破裂风险较高)也可能从手术夹闭中获益更多。相反,由于手术风险高,血管内治疗几乎总是治疗后循环动脉瘤的首选方法。

由于确定aSAH患者的最佳治疗方式所涉及的决策的复杂性,破裂动脉瘤的治疗只能在具有外科和血管内技术专业知识的医院进行。此外,动脉瘤夹闭术与线圈填塞术的决定应在使用这两种方式经验丰富的医生(或单一医生)仔细评估后作出。

破裂的夹层动脉瘤

破裂性夹层动脉瘤的治疗比囊状动脉瘤更具挑战性,无论选择何种治疗方法,它们都非常危险。历史上,主要的治疗方法包括受累血管的手术或血管内栓塞,夹层动脉瘤的手术夹闭以及使用支架和/或线圈的各种其他血管内技术。不幸的是,所有这些策略都与高并发症和死亡率有关。

最近,血流分流器的使用已成为许多机构的首选方法。使用血流分流器的好处是它们放置方法是微创的,能够保持通畅受累动脉,并且可以在有合理的治愈机会下重塑受累动脉。主要缺点是不能立即治愈病变,同时需要使用双重抗血小板治疗,这可能会增加早期复发的风险。无论选择何种治疗策略,在进行治疗之前将情况的严重性传达给患者及其家属是非常重要的。

真菌性动脉瘤破裂

真菌性动脉瘤罕见,是由许多感染性病因引起的感染性动脉瘤,最常见的是细菌性心内膜炎。在这种疾病中,由心脏瓣膜赘生物感染的血栓引起。由于这种栓子通常很小,所以它们特征性地(尽管不是唯一地)栓塞到颅内血管的远端分支。因此,与发生在近端颅内动脉分支点的典型囊状动脉瘤相比,霉菌性动脉瘤通常出现在更远端的分支。对感染栓子的炎症反应导致血管壁退化,其在存在动脉血流的物理应力的情况下导致动脉瘤形成并可能破裂。破裂的真菌性动脉瘤的医疗管理包括血压控制、维持正常的凝血功能、避免使用抗凝血剂,特别是针对致病微生物的长期抗生素治疗。关于破裂的真菌性动脉瘤的程序管理没有明确的指导方针,但考虑因素包括通过聚合物闭塞或动脉瘤夹闭的开放手术方法对血管进行血管内夹闭,这通常保留给需要血肿清除/颅内压管理的患者。虽然可能,但由于这些装置可能感染,通常避免使用线圈和/或支架进行血管内治疗。

动脉瘤性蛛网膜下腔出血的神经系统并发症

再出血

如果动脉瘤破裂未得到治疗,随后再破裂的风险非常高:前24小时至少4%(可能高达15%~20%),随后每天1.5%,导致随后的动脉瘤破裂出血后2周内约27%的发生率和前6个月为50%。此后,再出血率每年下降至3%~5%。至关重要的是,再出血通常会带来灾难性后果,死亡率为70%。因此,aSAH治疗早期的一个重要组成部分是使用手术或血管内方法防止再出血,以便在安全时尽快消除动脉瘤,理想去除动脉瘤是在发病后24~48小时内。

如果预计动脉瘤治疗延迟超过约 6~12 小时,则在血管内或手术治疗前 6 小时内可使用短时间(<72 小时)的抗纤维蛋白溶解剂氨甲环酸,以减少再破裂风险而不增加血栓栓塞并发症或 DCI 的风险。保持收缩压低于 160~180mmHg,同时注意不要因 ICP 升高和/或早期血管痉挛引起脑灌注不足,也可能降低治疗前再破裂的风险。

脑积水

大约 25% 的 aSAH 患者发生急性脑积水,与临床分级无关,如果不及时治疗病情会恶化。病因尚不清楚。与脑积水风险增加相关的因素包括脑室内出血、低 GCS、高血压、年龄较大、后循环动脉瘤和 SAH 出血量增加。如果怀疑脑积水引起轻度的神经功能障碍,建议患者进行脑室外引流术。虽然大多数患者在约 2~3 周后不再需要脑室引流术,但在急性期存活的 aSAH 患者中有 25% 发生慢性脑积水。这些患者需要永久性脑室引流术和脑室腹腔分流术。

脑血管痉挛与迟发性脑缺血(DCI)

脑血管痉挛可导致 DCI,是 SAH 后常见的并发症,并且显著增加发生率和死亡率。30%~70% 的 aSAH 患者会发生血管痉挛,DCI 发生率为 20%~30%。重要的是,并非所有脑血管痉挛都会引起 DCI,并非所有 DCI 都可以通过血管造影检测到可解释的脑血管痉挛。血管痉挛和/或 DCI 可以在动脉瘤破裂后的前 3 周内随时发生,尽管在 SAH 后第 3 天至第 4 天之前不常见,并且通常在第 7 天和第 14 天之间达到峰值。最可能的危险因素为蛛网膜下腔脑池内和脑室内的出血量。C. Miller Fishers 评分开始于 1980 年,设计了几种半定量 CT 分级量表,将 SAH 出血量与血管痉挛和 DCI 风险相关联。目前,临床上最有用的是改良的 Fisher 量表(见表 17.1)。

脑血管痉挛和 DCI 的潜在机制知之甚少,强调血管痉挛和 DCI 的事实,虽然它们通常被认为是同义词,但实际上临床上是相关的,但是不同的疾病。病理生理学可能相当复杂,涉及但不限于大血管(血管造影可检测的血管痉挛)和微血管成分,主要由动脉外渗蛛网膜下腔血液中的氧合血红蛋白驱动的炎症和皮质扩散抑制/缺血引起。迄今为止,尚无已知的预防性治疗方法。一项使用口服尼莫地平的研究表明,在 90 天时功能结果有所改善,但血管痉挛发生率没有变化。基于这项研究和其他多项有类似结果的研究,尼莫地平可改善出血后的功能结局,用法为每 4 小时 60mg 或每 2 小时 30mg 的标准剂量,共用 21 天。低血容量和低血压可导致 DCI,因此,在整个 DCI 窗口期间应维持足够的血容量。一旦动脉瘤得到安全保障,建议提高血压,停用所有抗高血压药物(尼莫地平除外)和仅在严重时(收缩压高于 200~220mmHg 或更低,如果引起终末器官功能障碍)和没有正在发生的 DCI 时治疗高血压。

监测和治疗 DCI 和血管痉挛是 aSAH 患者神经重症监护的核心部分。神经系统检查仍然是检测 DCI 的基石。然而,这一策略有 3 个主要局限性:①检查的变化可能是由于与 DCI 无关的多种因素造成的;②检查的变化反映了脑缺血,因此不能进行预防性的治疗;③在昏迷患者中,直到 DCI 严重时才能发现可检测到的检查变化。因此,使用其他监测工具来增强神经系统检查的效果。经颅多普勒(TCD)超声测量颅内和颅外大血管(颈内动脉、大脑中动脉、大脑前动脉、大脑后动脉、椎动脉和基底动脉)内的血液速度。由于血管痉挛而使血管变得狭窄,血液速度会增快。TCD 在敏感性、特异性和阳性预测值方面有局限性,分别为 90%、71% 和 50%。其非侵入性和易用性使其可能成为最广泛使用的血管痉挛监测方法,但其诊断性能并不理想,至关重要的是,它只能检测血管痉挛而不能检测 DCI。MR 和 CT 血管成像和灌注成像可用于客观地检测血管痉挛和脑缺血,这些在昏迷患者中是非常有用的筛查工具。但需要将患者移动到放射科机器内而使其效用受限,事实上这些检查仅在众所周知的动态过程中评估单个时间点,以及暴露于辐射(CT)和造影剂中。连续脑电图(EEG)也可用于 DCI 的监测。随着血流量减少,大脑的正常快波活动减少并且背景节律减慢。定量脑电图可以确定快速和慢速频率的时间比率,并且随着血流量减少和脑组织梗死,该比率将降低。还可以使用实质内监测器检测脑缺血,所述实质内监测器可以测量诸如脑组织氧张力、脑间质液乳酸/丙酮酸比率和脑血流量的参数。这些技术的局限性为有创性的、缺乏有效的诊断阈值以及仅监测大脑中非常小的区域。

近年来 DCI 的药物治疗有所发展。认识到治疗目标是 DCI 而不是血管痉挛是至关重要的。由高血容量、血液稀释和高血压组成的三重 H 疗法已被高血容量、高血压疗法所取代。第一个目标是优化容量复苏,通常使用等渗晶体静脉输液,目标应该是血容量正常,而不是血容量过多,因为后者可能导致额外的并发症(主要是肺部),而没有明显的额外益处。下一步处理是使用血管升压药(最常见的是苯肾上腺素或去甲肾上腺素)来增加血压,以改善狭窄血管的血流(通过侧支途径)。正性肌力药,尤其是米力农,可用于心输出量显著降低的患者以及对正常血容量高血压难治的患者。所有这些目标都是通过在 DCI 导致脑梗死之前逆转 DCI,防止永久性神经功能缺损的发展,而不会导致严重的非神经系统并发症。如果出现肺水肿、心肌功能障碍或局部缺血或心律失常等并发症,应降低血流动力学增强的强度。尽管用了积极的药物治疗,有时 DCI 仍在继续。如果在最大程度安全血流动力学增强的情况下,明显的 DCI 持续约 1~4 小时以上,则应进行紧急脑血管造影,以评估血管痉挛的严重程度,并提供直接动脉内治疗(如有必要)。一线血管内治疗选择是直接动脉内输注血管扩张剂,如维拉帕米、尼卡地平或米力农。不幸的是,虽然这些药物相当有效,但动脉内血管扩张剂的作用是短暂的,通常持续数小时。因此,对于出现反复血管痉挛导致的临床症状的患者,可能需要多次进行该手术。球囊血管成形术是一种更持久的治疗方法,也有更高的手术相关风险。它最适用于近端大血管出现严重早期血管痉挛的患者,这些血管可能会出现问题很多天。

aSAH 的非神经系统并发症

aSAH 的非神经并发症表明大脑和身体之间存在密切的相互作用。急性蛛网膜下腔出血时多系统器官功能障碍并不少见。

在动脉瘤破裂的时刻,实验证据表明,颅内压的大幅上升超过了平均动脉压,导致大脑循环短暂的停止。随着增加的颅内压开始减弱,循环恢复,在破裂处形成一个小的纤维蛋白塞,封闭动脉瘤,防止进一步出血。ICP 突然升高会影响下丘脑,当与相关的全脑缺血相结合时,会出现大量神经内分泌反应,伴随儿茶酚胺激增,从而导致全身功能障碍,尤其是心脏、肺和肾脏。

儿茶酚胺激增的一个后果是心肌损伤,即神经源性应激性心肌病。高达90%的患者在入院时可通过心电图(ECG)发现异常,包括T波异常、ST段改变、突出的U波或QT间期延长（图17.13），高达10%的患者可看到异常。大多数aSAH患者出现轻微肌钙蛋白升高。短暂的左心室局部收缩功能障碍和局部室壁运动异常（即所谓的 takotsubo 心肌病）是其特征。严重时,可引起心源性休克。必须认识到aSAH的这些常见后果,并将其与真正的心肌缺血区分开来,后者在aSAH中罕见,因为MI和aSAH的治疗往往是矛盾的。

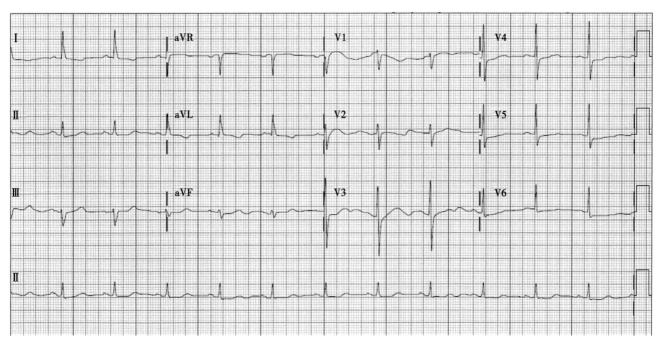

图17.13 蛛网膜下腔出血的心电图改变。心电图显示心前导联QT间期延长和ST段压低。另一个常见的发现是胸前导联T波倒置,图中未显示

神经源性肺水肿是aSAH的另一个重要的非神经系统并发症。间质和肺泡水肿可在aSAH后数分钟至数小时内发生,并且可能需要数天才能消退。神经源性肺水肿最初表现为与急性呼吸窘迫综合征（ARDS）相似:X射线显示双侧阴影,动脉与吸入氧比值严重降低（$PaO_2/FiO_2 < 200$）。虽然病理生理学尚不完全清楚,但它似乎与短暂的交感神经激增有关,尽管这在多大程度上是由于对肺泡内皮细胞的直接影响,以及在多大程度上是由于神经源性应激性心肌病引起的继发性心源性肺水肿尚不清楚。神经源性肺水肿的治疗主要是支持性的,不会暂时改变SAH后的预后。通常需要气管插管和机械通气。此后,可以考虑补充氧合、增加呼气末正压（PEEP）、调整潮气量和优化液体状态。与ARDS不同,大多数神经源性肺水肿患者在48~72小时内开始消退。

通常伴有急性高血压,有时是与ICP升高相关的库欣反应的一部分。这种反射机制可能具有保护作用,因为在ICP急剧增加的情况下,它可以维持平均动脉压和脑循环。在这种情况下,高血压的治疗需要治疗颅内压升高,如脑室引流脑脊液。如前一节所述,在动脉瘤治疗之前,应注意控制高血压,以降低动脉瘤再出血的风险,同时避免引发脑灌注不足。

常常发生电解质异常,尤其是低钠血症。SAH低钠血症的两个主要原因是脑盐耗（CSW）和抗利尿激素不当综合征（SIADH）（表17.2）。这两种情况通常表现为轻度至中度低钠血症（125~134mEq/L），但很少出现严重低钠血症（< 125mEq/L）。区分CSW和SIADH的主要方法是患者的容量状态,这可能非常困难。在SIADH中,血管内容量正常至轻度升高,而在CSW中则减少。常用的容量状态评估包括:

实验室/临床发现	CSW	SIADH
尿渗透压	↑	↑
尿钠浓度	↑	↑
细胞外液容量	↓	↔ 或 ↑
体液平衡	↓	↔ 或 ↑
尿量	↑	↔ 或 ↓
血清碳酸氢盐	↑	↓
血尿素氮（BUN）	↑	↔ 或 ↓
钠平衡	↓	↔ 或 ↑
aSAH的治疗	容量复苏高渗盐水盐皮质激素盐片	自由水限制高渗盐水片 Vaptans

表17.2 脑盐消耗和抗利尿激素不当综合征的鉴别

aSAH,动脉瘤性蛛网膜下腔出血;CSW,脑性耗盐综合征;SIADH,抗利尿激素不当综合征。

- 被动抬腿:将患者平放并抬腿至 45 度,持续 5 分钟。如果平均动脉压、潮气末二氧化碳增加,则患者可能对液体有反应(71% 敏感,100% 特异)。
- 下腔静脉超声:在右心房近端测量下腔静脉是监测的理想场所。如果直径小于 1.5cm,或呼吸周期中静脉塌陷超过 50%,则表明患者有液体反应(78% 敏感,86% 特异)。
- 动脉波形导出的每搏输出量的变异性:根据动脉波形曲线下的面积测量的每搏输出量的逐搏变化与容量反应性相关。每搏输出量变异性大于 9% 表示低血容量,具有 81% 的敏感性和 80% 的特异性。
- 肺动脉插管:由于其侵入性和潜在并发症,这是一种不太常用的容量评估工具。CSW 导致钠尿症引起的低血容量,可能主要由下丘脑心房利钠肽分泌失调引起。CSW 患者需要调整容量和钠,这可以通过高渗溶液(3% NaCl)实现。盐皮质激素氟屈可的松可用于部分对抗利尿钠过程。SIADH 是下丘脑-垂体轴失调和过度 ADH 释放的结果。这会导致自由水过度吸收,并导致低钠血症。尽管其他的 SIADH 患者也使用了液体限制疗法,但由于很难将其与 CSW 区分开来,并且有引起 DCI 和低血容量的风险,在 aSAH 患者中,SIADH 的治疗方法与 CSW 相同,同时提供钠和高渗盐溶液。

(李小刚、钱晶 译)

推荐阅读

Connolly ES, Rabinstein AA, Carhuapoma JR, et al. Guideline for the management of aneurysmal subarachnoid hemorrhage: a guideline for healthcare professionals from the American Heart Association/American Stroke Association. Stroke 2012;43:1711–37.

The American Heart Association/American Stroke Association have extensive published guidelines on treatment recommendations for those with aneurysmal subarachnoid hemorrhage. This is a broad review of the literature and basic treatment outline for aneurysmal subarachnoid hemorrhage.

Diringer MN, Bleck TP, Hemphill JC III, et al. Critical care management of patients following aneurysmal subarachnoid hemorrhage: recommendations from the Neurocritical Care Society's multidisciplinary consensus conference. Neurocrit Care 2011;15:211–40.

The Neurocritical Care Society guidelines for aneurysmal subarachnoid hemorrhage provide focused literature review of relevant treatments and management of the disease and complications thereof.

Molyneux AJ, Birks J, Clarke A, et al. The durability of endovascular coiling versus neurosurgical clipping of ruptured cerebral aneurysms: 18 year follow-up of the UK cohort of the International Subarachnoid Aneurysm Trial (ISAT). Lancet 2015;385:691–7.

The ISAT update from 2015 gives the longest follow-up for patients who have undergone endovascular coiling and open clipping of ruptured aneurysmal subarachnoid hemorrhage.

Spetzler RF, McDougall CG, Zabramski JM, et al. The Barrow Ruptured Aneurysm Trial: 6-year results. J Neurosurg. 2015;123:609–17.

The BRAT 6-year follow-up results are the single institution, Barrow Neurologic Institute, results on endovascular coiling and open clipping of ruptured aneurysms. This study, although smaller than ISAT, is only North American patients, making it potentially more relevant for those practicing in the United States.

脑静脉血栓形成

Gregory J. Allam

临床案例 男性,45 岁,有双相情感障碍和酗酒史,逐渐出现全脑性头痛,6 天内突然加重。因剧烈头痛,尤其是平躺或咳嗽后,到急诊室就诊。患者叙述在紧张或迅速起床时有视觉模糊和短暂的视物变暗。检查发现患者有点注意力不集中,但没有局灶性肢体力弱或麻木。检眼镜检查显示严重的双侧乳头水肿,伴有视乳头周围火焰状出血,但无视野丧失。脑 CT 扫描显示矢状窦和左横窦高密度。腰穿脑脊液(CSF)开放压力升高,但化验正常。脑磁共振成像(MRI)未显示急性卒中或出血,但磁共振静脉造影(MRV)显示矢状窦、左横窦和左颈静脉部分闭塞。患者收住院,在头痛加重之前就开始大量饮酒和吸烟。没有恶性肿瘤的证据,最初的凝血功能检查正常。给予华法林和乙酰唑胺治疗,头痛逐渐缓解。连续 MRVs 显示闭塞的脑静脉窦部分再通,最终停用华法林。大约 6 个月后,患者因反复出现呼吸急促和心悸发作而入院,并被发现患有多个小肺栓塞和深静脉血栓形成。更广泛的高凝状态筛查显示狼疮抗凝物和凝血酶原(因子Ⅱ)基因突变。随后建议患者终身服用华法林。

临床案例 男性,34 岁,因枕部进行性头痛、颈部僵硬和发冷 1 周后到医院就诊。尽管脑 CT 扫描和 CSF 检查正常,但该患者因精神错乱和行为改变恶化而入院。入院后不久,患者出现全身性强直阵挛性癫痫发作,并给予气管插管以保护气道。

脑 MRI 显示双侧额叶出血性梗死伴水肿,MRV 显示矢状窦血栓形成。由于患者有昏迷和颅内压升高(ICP)的迹象,开始用高渗脱水治疗和静脉注射肝素。在 2 天内连续静脉内输注组织纤溶酶原激活物。血栓形成消退,患者恢复了意识。

最终,该患者带华法林和抗惊厥药出院,仅有轻微的左侧感觉改变和轻度的左腿无力。不幸的是,患者没有继续使用处方的抗凝剂,并在 20 天后因胸膜炎性胸痛和呼吸急促而再次入院。诊断为双下肢深静脉血栓形成和肺栓塞。插入肾下腔静脉滤器,恢复抗凝治疗。该患者的抗心磷脂抗体检测结果为阳性。诊断为抗心磷脂抗体综合征,证实了长期全身抗凝的必要性。

当脑静脉引流受阻时,进入实质组织的回流压力导致毛细血管充血,间质水肿,组织灌注减少,最终导致局部脑组织缺血。最终毛细血管破裂导致血肿形成。这种脑静脉充血继发出血性梗死的过程,不符合严格的动脉区域,是脑静脉窦血栓形成的标志。脑静脉血栓形成(CVT)的原因各不相同(框 18.1),但通常与短暂或永久性高凝状态有关,脱水是常见的诱发因素。对这些病因进行彻底检查对于指导长期治疗和预测潜在的合并症至关重要。

框 18.1 静脉窦血栓形成的原因

- 高凝状态,抗心磷脂抗体综合征等
- 头部创伤,颈静脉创伤或血管穿通
- 面部,眼睛,耳朵,乳突或鼻窦的脑膜旁感染
- 脑膜炎,硬膜下积脓,脑脓肿
- 荷尔蒙相关:妊娠,产后期,口服避孕药
- 脱水
- 浸润性恶性肿瘤
- 溃疡性结肠炎
- 系统性红斑狼疮
- 人类免疫缺陷病毒感染
- 肾病综合征
- Behçet 病

应注意脑膜炎的迹象,如发热、颈部僵硬和皮疹。检查耳朵、鼻窦和面部的感染或排出可能的脓毒性静脉血栓形成的线索。身体证据或头部或颈部创伤史很重要。眼痛、球突出、球结膜水肿和脑神经病变是重要的体征,通常表明沿颅底静脉闭塞,如海绵窦、岩窦或颈静脉血栓形成。

解剖学

虽然脑静脉系统解剖复杂,但最好考虑 3 个层次:硬脑膜上组、硬脑膜下或基底颅骨组及脑深静脉。

硬脑膜由两层组成,一层邻接颅骨内面,另一层形成外脑膜覆盖层。这些层在正中矢状面和横向面上分开,形成硬脑膜静脉窦,最终排入颈静脉。单个上矢状窦在鼻窦或窦汇汇合处连接通常不对称但成对的横窦(图 18.1)。横窦沿小脑幕从枕骨横向延伸至中脑窝。右侧通常较大并且与上矢状窦连续,而左侧弯曲成横向,作为单个中线直窦的延伸。直窦从胼胝体压部附近向下延伸至枕部隆起。从横窦开始,乙状窦向颅底向下弯曲,并与颈静脉孔处的下岩窦连接形成颈静脉。

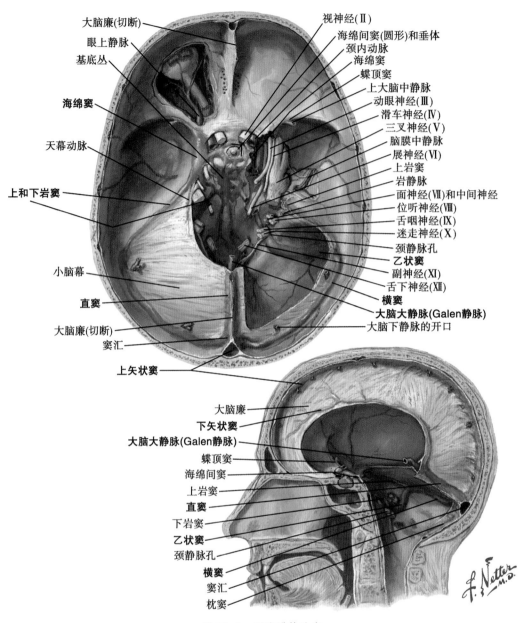

图 18.1 硬脑膜静脉窦

直窦(图 18.1~图 18.4)是由小脑幕上张开的大脑镰形成的。下矢状窦在小脑下弓的褶皱处延伸,并在侧脑室后角附近连接 Galen 脑静脉以形成直窦。上、下矢状窦为大脑半球提供静脉引流。

Galen 大脑大静脉通过成对的内部脑静脉排出,Rosenthal 成对基底静脉引流基底神经节、丘脑边缘系统的后部、海马和中脑的静脉。

海绵窦在颅底处从眶上裂区域的蝶骨向岩颞骨向后延伸。

海绵窦支流包括脑静脉和眼静脉。海绵窦沿着天幕内侧上层和通过上岩窦引流,向后流向横窦。海绵窦内包含颈动脉和动眼神经、滑车和外展脑神经以及三叉神经的眼支。三叉神经的上颌支也穿过侧壁的下部(图 18.5),但在一些患者中它可以位于窦外。垂体和前颅底周围的静脉网将两个海绵窦连接在中线上。上岩窦引流前脑干和小脑前上下半球。在天幕下方,沿着颅底,下岩窦将海绵窦与乙状窦连接起来(见图 18.1)。

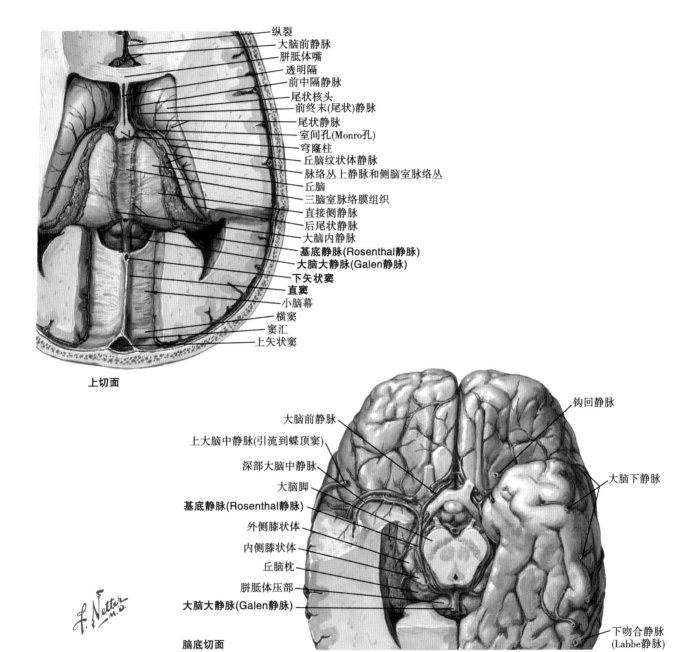

上切面

纵裂
大脑前静脉
胼胝体嘴
透明隔
前中隔静脉
尾状核头
前终末(尾状)静脉
尾状静脉
室间孔(Monro孔)
穹窿柱
丘脑纹状体静脉
脉络丛上静脉和侧脑室脉络丛
丘脑
三脑室脉络膜组织
直接侧静脉
后尾状静脉
大脑内静脉
基底静脉(Rosenthal静脉)
大脑大静脉(Galen静脉)
下矢状窦
直窦
小脑幕
横窦
窦汇
上矢状窦

脑底切面

大脑前静脉
上大脑中静脉(引流到蝶顶窦)
深部大脑中静脉
大脑脚
基底静脉(Rosenthal静脉)
外侧膝状体
内侧膝状体
丘脑枕
胼胝体压部
大脑大静脉(Galen静脉)

钩回静脉
大脑下静脉
下吻合静脉
(Labbe静脉)

图 18.2　脑深静脉和室管膜下静脉

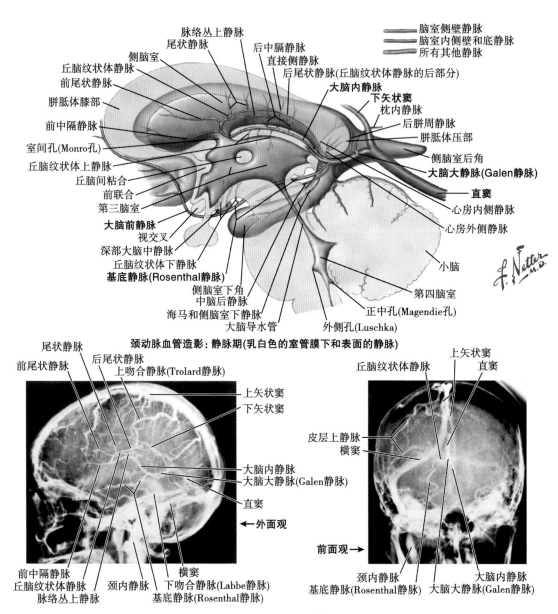

脉络丛上静脉　后中膈静脉
尾状静脉　直接侧静脉
侧脑室　后尾状静脉(丘脑纹状体静脉的后部分)
丘脑纹状体静脉
前尾状静脉　大脑内静脉
胼胝体膝部　下矢状窦
前中膈静脉　枕内静脉
室间孔(Monro孔)　后胼周静脉
丘脑纹状体上静脉　胼胝体压部
丘脑间粘合　侧脑室后角
前联合　大脑大静脉(Galen静脉)
第三脑室　直窦
大脑前静脉　心房内侧静脉
视交叉　心房外侧静脉
深部大脑中静脉　小脑
丘脑纹状体下静脉
基底静脉(Rosenthal静脉)　第四脑室
侧脑室下角
中脑后静脉　正中孔(Magendie孔)
海马和侧脑室下静脉　外侧孔(Luschka)
大脑导水管

脑室侧壁静脉
脑室内侧壁和底静脉
所有其他静脉

颈动脉血管造影:静脉期(乳白色的室管膜下和表面的静脉)

尾状静脉　上矢状窦
前尾状静脉　直窦
后尾状静脉
上吻合静脉(Trolard静脉)　丘脑纹状体静脉

上矢状窦
下矢状窦
皮层上静脉
横窦
大脑内静脉
大脑大静脉(Galen静脉)
直窦

←外面观

前面观→

前中膈静脉　横窦
丘脑纹状体静脉　下吻合静脉(Labbe静脉)
脉络丛上静脉　颈内静脉　基底静脉(Rosenthal静脉)

颈内静脉　大脑内静脉
基底静脉(Rosenthal静脉)　大脑大静脉(Galen静脉)

图18.3　室管膜下静脉

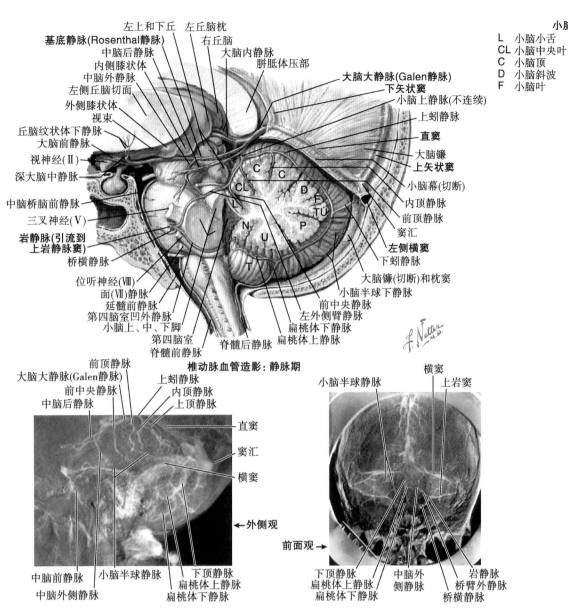

小脑部位
L 小脑小舌   TU 小脑茎
CL 小脑中央叶   P 小脑锥体
C 小脑顶   U 小脑悬雍垂
D 小脑斜波   N 小脑小结
F 小脑叶   T 小脑扁桃体

基底静脉(Rosenthal静脉)
左上和下丘
左丘脑枕
右丘脑
大脑内静脉
胼胝体压部
中脑后静脉
内侧膝状体
中脑外静脉
左侧丘脑切面
外侧膝状体
视束
丘脑纹状体下静脉
大脑前静脉
视神经(Ⅱ)
深大脑中静脉
中脑桥脑前静脉
三叉神经(V)
岩静脉(引流到上岩静脉窦)
桥横静脉
位听神经(Ⅷ)
面(Ⅶ)静脉
延髓前静脉
第四脑室凹外静脉
小脑上、中、下脚
第四脑室
脊髓前静脉

大脑大静脉(Galen静脉)
下矢状窦
小脑上静脉(不连续)
上蚓静脉
直窦
大脑镰
上矢状窦
小脑幕(切断)
内顶静脉
前顶静脉
窦汇
左侧横窦
下蚓静脉
大脑镰(切断)和枕窦
小脑半球下静脉
前中央静脉
左外侧臂静脉
扁桃体下静脉
扁桃体上静脉
脊髓后静脉

椎动脉血管造影：静脉期

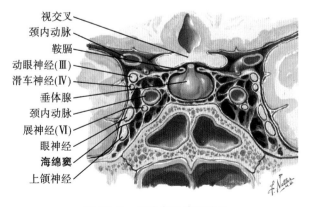

大脑大静脉(Galen静脉)
前顶静脉
前中央静脉
中脑后静脉
上蚓静脉
内顶静脉
上顶静脉
直窦
窦汇
横窦
外侧观
中脑前静脉
小脑半球静脉
中脑外侧静脉
下顶静脉
扁桃体上静脉
扁桃体下静脉

横窦
小脑半球静脉
上岩窦
前面观
下顶静脉
扁桃体上静脉
扁桃体下静脉
中脑外侧静脉
岩静脉
桥臂外静脉
桥横静脉

图 18.4 颅后窝静脉

视交叉
颈内动脉
鞍膈
动眼神经(Ⅲ)
滑车神经(Ⅳ)
垂体腺
颈内动脉
展神经(Ⅵ)
眼神经
海绵窦
上颌神经

图 18.5 海绵窦及其脑神经

临床表现

概况

CVT 的神经系统表现是千变万化的。一般特征取决于静脉血栓形成的位置和闭塞的突然性。在大多数患者中，最早的迹象是不断发展的、持续的弥漫性头痛，躺下会加重。常常存在视乳头水肿导致的视力模糊，但除非持续数周，否则很少导致显著的或永久的视力丧失。突然的短暂视觉障碍可能会随着位置的突然变化而发生，并被认为代表肿胀的视神经灌注的短暂减少。如上文第一个病案所示，长期脑血栓形成逐渐发展可能会导致缓慢的认知或脑病而无局部脑损伤或局灶性神经系统体征。

发生基于皮质的皮质静脉或浅静脉窦血栓形成的患者发病更突然，通常具有局灶性神经系统体征的出血性病变，以及局灶性或全身性癫痫发作。如果半球病变较大，则可能发生 ICP 增加和昏迷，并可能发生经小脑幕脑疝。随着大脑深静脉的受累或浅表静脉窦的广泛受累，上矢状窦和/或横窦和乙状

窦的三分之二以上，昏睡后发展成昏迷，伴去皮层或去大脑姿势状态，表现出反映双大脑半球、丘脑-基底神经节的体征，或脑干功能障碍。基底颅骨静脉、颈静脉、海绵状或岩窦静脉血栓形成时，会出现疼痛性多种脑神经病变，很少有意识障碍。

具体临床表现

在上矢状窦血栓形成（SSST）中，引流减少引起的静脉压升高最初引起全脑性头痛，伴有任何类似 Valsalva 的动作，如咳嗽、打喷嚏、使劲、举重物或弯曲等诱发疼痛发作。视力模糊可能继发于视神经乳头水肿或相关渗出物，特别是涉及黄斑。永久性的视觉损害是不寻常的，只有当视乳头水肿持续数周没有解决时才会发生。从躺下或弯曲的姿势突然抬高头部可能会出现头晕、短暂失明和耳鸣，类似于假性脑肿瘤。

SSST 常见的脑内皮质出血常伴有局灶性神经系统体征和癫痫发作。当血栓在窦内扩散并且 ICP 增加时，可能发生精神错乱、行为改变、嗜睡和昏迷。这些迹象通常在血栓延伸到窦的后三分之一朝向窦汇合（窦汇）后发展。在大多数 SSST 病例中，伴有一个侧窦受累（图 18.6）。

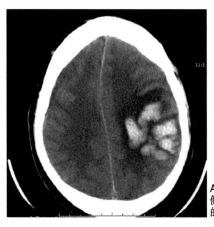

A. 入院后2天CT显示左侧后额顶叶的缺血区内的片状出血

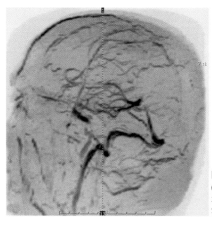

B. 磁共振静脉成像（MRV）证实后矢状窦和部分皮质静脉血流缺失

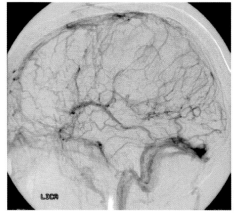

C. DSA静脉期证实MRV的结果

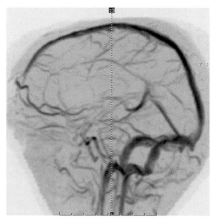

D. 比较正常的MRV

图 18.6　矢状窦血栓形成

偶尔，可见孤立的皮质静脉血栓形成，没有矢状窦受累。临床表现再次是头痛、局灶性神经功能障碍和癫痫发作之一，但未增加 ICP 或视神经乳头水肿。根本原因与矢状窦血栓形成相似，治疗通常遵循相同的原则。神经影像学显示孤立的，通常是出血性的缺血性病变，不符合脑动脉分布区域。

40%的上矢状窦病例存在深部脑静脉血栓形成，比单独

SSST 更容易产生昏迷、瞳孔异常、眼肌麻痹和 ICP 升高。唯一或主要的深静脉系统受累主要发生在儿童中，但据报道成人的表现范围从孤立的嗜睡或昏迷到双侧姿势和眼部异常的昏迷。幸存者有过双侧肢体无力、僵硬、肌张力障碍或手足徐动，记忆力减退，人格改变和各种神经心理障碍等症状。

颅底窦血栓形成具有疼痛性脑神经病变的临床表现。海

绵窦血栓形成通常是面部、眼眶或中耳感染的脓毒性,眼痛、眼球突出和结膜充血是常见的特征(图 18.7)。继发于穿过海绵窦的脑神经Ⅲ、Ⅳ和Ⅵ的累及,存在不同程度的眼肌麻痹。三叉神经(Ⅴ1)的眼支也穿过该窦,并且在一些患者中其上颌部分(Ⅴ2)也从中穿过,偶尔可见面部感觉变化。下岩窦血栓形成,常常有脓毒血症,引起眶后疼痛,三叉神经 Ⅴ1 感觉改变,

展神经麻痹(Gradenigo 综合征;脑神经Ⅴ、脑神经Ⅵ)。涉及颈内静脉的局部血栓形成可能是横窦或乙状窦血栓形成的延伸,或者可能由导管插入术或创伤引起。这通常表现为脑神经Ⅸ、Ⅹ和Ⅺ功能障碍(颈静脉孔或 Vernet 综合征)以及不同程度的同侧斜方肌和胸锁乳突肌无力,声带和鄂肌无力引起的构音障碍,同侧口咽的一般感觉丧失以及舌后三分之一的味觉丧失。

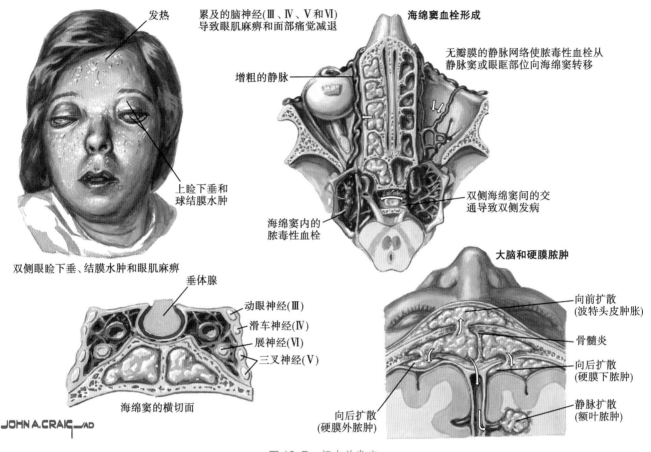

图 18.7 颅内并发症

诊断方法

根据美国心脏协会/美国卒中协会的指南,应对所有疑似 CVT 的患者进行常规血液检查,包括全血细胞计数,基本代谢特征,凝血酶原时间和活化的部分凝血活酶时间,同时评估血栓形成状态,无论是遗传性的还是后天性的,都应该在高概率患者中进行,例如年轻时患有 CVT,有静脉血栓形成的个人或家族史的患者,以及没有 CVT 危险因素的患者。高凝筛选通常包括蛋白 C 和 S 定量、狼疮抗凝血物、抗心磷脂抗体、同型半胱氨酸水平以及 DNA 检测因子 V(Leiden 因子)和凝血酶原基因突变。

腰椎穿刺通常显示开放压力大于 200mmH$_2$O。脑脊液蛋白增加,但除非伴有脑膜炎,否则葡萄糖含量通常是正常的。脑脊液内常见有红细胞、黄变和脑脊液细胞增多,特别是脓毒性静脉窦血栓形成和脑膜炎相关病例。正常的脑脊液检查结果虽然罕见,但并不能排除诊断。

急性期做平扫脑 CT 来排除颅内出血。CT 可能显示不规则形状的正中皮质静脉梗死,不符合明确的动脉分布。50% 的

病例出现"空 δ 三角征",造影剂部分填充静脉窦,在枕骨汇合处留下未增强的血栓凝块岛。在大脑半球的凸面上,血栓形成的皮质血管有时表现为高信号的卷曲或蜿蜒的信号。有或没有出血性病变,可能有明显的弥漫性水肿和侧脑室变窄。

MRI 和 MRV 在很大程度上取代了血管造影作为确诊脑静脉窦血栓形成的标准成像技术(见图 18.6)。对于 MRI 或 CT 未明确诊断的病例以及需要静脉窦内血栓切除/溶栓的患者,现在保留做延长静脉期的脑血管造影。

脑静脉窦血栓形成通常是基于详细病史和确证的体征做出临床诊断。然而,影像学检查对于这些患者的治疗至关重要,从确诊到指导治疗,并有助于预测临床过程和结局。

治疗

矢状窦血栓形成的处理包括水化、抗凝和任何潜在原因的治疗。由于脱水增强血栓扩大,早期补充血容量至关重要。尽管最近的证据表明 LMWH 治疗的结果稍好一些,但用静脉普通肝素抗凝以达到部分凝血活酶时间到对照值的两倍或皮下

LMWH 是合适的。尽管出血性梗死仍可以抗凝治疗,因为总体结果得到改善,颅内出血很少恶化。密切的临床随访和连续脑 CT 扫描监测血肿仍然是必要的,因为出血性梗死扩大可能导致脑组织移位和脑疝形成,需要用渗透剂脱水急性治疗 ICP 增加,或者少数情况下进行颅骨减压手术治疗。华法林用于长期抗凝,并在静脉肝素治疗 24 小时后或患者稳定后开始使用。当不需要无限期抗凝时,华法林治疗的持续时间仍不清楚,可接受的时期是 3~6 个月,已知 90% 的患者在 6 个月时至少部分再通。一些病例系列和病例报告表明,新型口服抗凝剂或 Xa 因子抑制剂可以安全使用,无严重出血并发症,再通率高,但在推荐替代使用华法林之前需要更多的研究和经验。在诱因得到解决后,最好确认头痛和视乳头水肿得到控制,并且在停止口服抗凝剂之前 MRV 至少显示矢状窦部分再通。

高达 30% 的患者在急性期发生癫痫发作,通常是局灶性的,但可以发生全身性大发作。复发性癫痫发作应及时治疗,因为它们可能导致 ICP、临床恶化和死亡率增加。常规癫痫预防治疗的有效性仍不清楚,但对于皮质病变和疑似癫痫发作的患者是合理的干预措施。据估计,3%~4% 的患者可能会出现肺栓塞。当突然发生呼吸困难和氧气需求增加时,要怀疑肺栓塞。

尽管进行全身抗凝治疗后如果仍继续恶化,许多人主张采用更具有创性的血管内途径,联合使用流变性机械取栓导管和原位血栓溶栓治疗。初次取栓治疗通常在部分溶栓窦内连续 12 小时的输注溶栓剂后进行。许多病例系列显示出显著的神经功能恢复,即使在患有几种出血性梗死和昏睡或昏迷数天的患者中,出血并发症仅有轻微增加。

预后和长期并发症

通过抗凝治疗,约 80% 的患者恢复良好,几乎没有残留残疾。不良后果与入院后快速恶化、出现昏睡或昏迷、深静脉系统受累、年龄较大以及多发性脑出血伴局灶性神经功能缺损相关,特别是如果症状持续存在数天。在抗凝治疗出现之前,死亡率为 30%~50%。急性期死亡率仍为 3%~6%。血管内窦内溶栓和机械性取栓术的积极治疗,特别是那些静脉梗死和进行性昏睡的患者,尽管进行了药物治疗,但仍可以改善预后并降低早期死亡率。然而,迄今为止,还没有随机对照研究来支持其常规使用。

长期并发症的发生率约为 10%,包括头痛,视乳头水肿伴进行性视力丧失以及局灶性或全身性癫痫发作。头痛通常随着再通和更好的静脉引流而消退,并且通常不需要长期治疗。

在头痛持续存在的情况下,尽管再通后腰椎穿刺有助于明确脑脊液压力是否仍然升高,以及是否可以选择腰腹腔分流术。头痛复发或恶化以及新的血栓扩大应提示重新复查影像学,以排除复发性血栓形成或罕见的动静脉硬脑膜瘘。

如果存在视乳头水肿,应由眼科医生和连续视野跟踪。如果不受控制,继发性视神经萎缩继发进行性视力丧失(弓状中外野收缩和中心视力丧失伴盲点扩大)是危险的。视乳头水肿的治疗包括通过连续腰穿、碳酸酐酶抑制剂来降低脑脊液压力,并且在对药物治疗无效的患者中,将腰腹腔分流术或视神经眼眶开窗术。视神经眼眶开窗术通常比 CSF 分流手术更安全,很少再次闭塞,但仍存在眼部并发症的风险,罕见的视神经病变和眼部血管并发症恶化。它是单侧完成的,有时会对双眼产生积极影响。确切的作用机制尚不清楚,但被认为是局部分流或钝性传播蛛网膜下腔 CSF 压力增加到视神经乳头,许多病例在开窗术后仍表现出较高的腰穿压力。

癫痫发作,特别是那些反复发作和基于皮质的病变的癫痫发作,尽管静脉窦再通并消除了所有其他症状,仍可能需要继续进行抗惊厥治疗。脑血栓形成和其他血栓形成事件(如深静脉血栓形成或肺栓塞)的复发率估计约为 2%~7%,已知患有特定血栓形成障碍的患者风险较高。这些患者中的大多数可能需要终身系统抗凝。

(李小刚、钱晶　译)

推荐阅读

Coutinho JM, Zuurbier SM, Stam J. Declining mortality in cerebral venous thrombosis: a systematic review. Stroke 2014;45(5):1338.

de Freitas GR, Bogousslavsky J. Risk factors of cerebral vein and sinus thrombosis. Front Neurol Neurosci 2008;23:23–54.

Devasagayam S, Wyarr B, Levden J, et al. Cerebral venous sinus thrombosis incidence is higher than previously thought: a retrospective population-based study. Stroke 2016;47(9):2180–2.

Ferro JM, Bousser M-G, Canhão P, et al. European Stroke Organization guideline for the diagnosis and treatment of cerebral venous thrombosis—endorsed by the European Academy of Neurology. Eur J Neurol 2017;24:1203–13.

Misra UK, Kalita J, Chandra S, et al. Low molecular weight heparin versus unfractionated heparin in cerebral venous sinus thrombosis: a randomized controlled trial. Eur J Neurol 2012;19(7):1030–6.

Saponsnik G, Barinagarrementeria F, Brown RD Jr, et al. Diagnosis and management of cerebral venous thrombosis: a statement for healthcare professionals from the American Heart Association/American Stroke Association. Stroke 2011;42:1158.

Siddiqui FM, Dandapat S, Banerjee C, et al. Mechanical thrombectomy in cerebral venous thrombosis: systematic review of 185 cases. Stroke 2015;46(5):1263–8.

外伤

Brian J. Scott

颅脑外伤

Khaled Eissa, Carlos A. David, Jeffrey E. Arle

在世界范围内,创伤性脑损伤(TBI)都是人的整个生命周期中导致残疾或死亡的重要原因之一,是北美 1~45 岁人群中导致死亡的首要因素。创伤性脑损伤的社会成本是巨大的,导致了每年近 200 万人次的急诊量以及 300 万~500 万人次的相关残障的就诊量。许多创伤性脑损伤的患者都是年轻人。接触性运动和机动车事故是 15~19 岁人群中最常见的创伤性脑损伤的原因。在严重的创伤性脑损伤患者中,约 40% 死亡,60% 留有终身残疾。青年男性在这类患者中比例最高。在所有年龄组的创伤性脑损伤患者中,75 岁以上的患者住院率和死亡率最高,他们本身合并的其他疾病和较高的抗凝药使用率往往导致病情更加严重。

有各种头部损伤分类系统,这些都是基于:①严重程度(轻度、中度、重度);②损伤机制(闭合性与穿透性);③颅骨骨折(凹陷性与非凹陷性);④颅内病变(局灶性与弥漫性);⑤出血(硬膜外或硬膜下、蛛网膜下腔、局灶性脑实质/脑叶或脑干出血)。

TBI 由两个相关过程的序列:原发性和继发性脑损伤。原发性脑损伤是初始创伤事件的结果,如直接碰撞、穿透性损伤、加速/减速损伤等。继发性脑损伤是创伤后导致细胞死亡和脑肿胀的一系列分子损伤的结果。

临床案例 急诊医生对一名 26 岁男性患者进行了紧急评估,他被一辆超速行驶的汽车撞到后被救护车送到了急诊室。目击者说,该患者在事故发生后不到一分钟就失去了意识,但随后他恢复了意识并能够走动。在去急诊室的路上,他的意识水平下降了。在进入急诊室进行体检时,格拉斯哥(Glasgow)昏迷量表评分为 5。右瞳孔 71mm,无光反射。在紧急气管插管和应用颈部垫圈后,对其进行了全身成像后,还进行了头部计算机断层扫描(CT),显示了右侧顶叶被压缩,其外是透镜状高密度影——硬膜外血肿,与这个位置一致的地方出现了右颞骨骨折。患者全身成像显示右侧多处肋骨骨折和张力性气胸。急诊对其紧急放置了右侧

胸导管,将患者紧急转移至手术室,进行开颅清除血肿手术。

点评:该患者为典型的硬膜外血肿(EH)病变。最初有一个清醒间歇期,但很快患者的意识水平就恶化,因为血肿扩大并压迫患者的大脑,导致小脑幕疝形成。

头部创伤处理的一般原则

严重头部损伤的初步处理遵循美国外科医生学会制定的高级创伤生命支持指南。大多数情况下,患者合并其他需要处理的损伤,需要进行初步和高级的创伤探查,包括:

- A——气道(airway):评估气道通畅性,建立通畅气道,并用颈环固定颈部。
- B——呼吸(breathing):评估呼吸频率、节律和呼吸音。如有需要,提供通气支持。
- C——循环(circulation):评估外部出血源、心率、肤色和血压。
- D——障碍(disability)——神经系统:使用 Glasgow 昏迷量表(GCS)(图 19.1)评估意识水平,检查瞳孔大小和反应,评估神经症状或脊髓损伤的偏侧化。
- E——暴露(exposure)/环境控制:对患者进行全面评估,并预防体温过低。
- 再次探查和处理:包括对患者从头到脚的评估和检查,评估可能的伤害并提供初步处理。

同时,必须使用 GCS 评估患者的总体反应水平(图 19.1)。最低可能得分为 3 分,这意味着患者不能睁眼、对语言和直接刺激没有运动反应、对于医师的提问没有言语应答,这 3 个部分各得 1 分。神志完全正常和反应灵敏的患者最高得分可能是 15 分。全面检查面部和头部的外表面至关重要。位于头皮致密结缔组织中的血管受损后不易收缩,会导致出血增加。

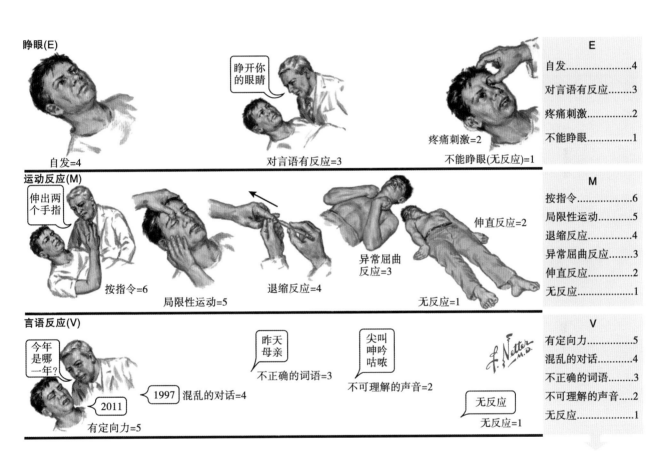

图 19.1 Glasgow 昏迷量表

颅骨骨折

　　颅骨骨折可以位于颅盖骨(穹窿)和颅底。在昏迷患者中，颅穹窿骨折的颅内血肿发生率是正常患者的 20 多倍，而清醒患者的颅内血肿发生率是正常患者的 400 多倍。颅底骨折通常很难在头颅 CT 上识别，可根据临床表现的特殊征象确定，包括浣熊眼或熊猫眼、搏斗征(乳突瘀斑)和鼻、喉或耳的脑脊液

(CSF)渗漏(图 19.2)。大多数脑脊液泄漏会自动恢复,持续性脑脊液渗漏需要手术治疗(图 19.3)。

　　颞骨的凹陷性骨折和沿颞骨的骨折通常与脑或血管损伤有关。横穿脑膜中动脉的骨折可能产生硬膜外血肿(EH)。开放性颅骨骨折使得颅腔和外界相通,有很高的脑脊液外漏和感染的风险(图 19.4)。

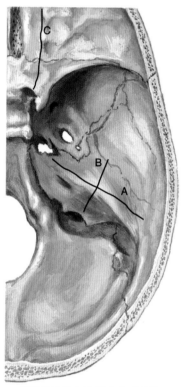

颞骨岩尖纵向(A)横向(B)骨折和前颅底骨折(C)

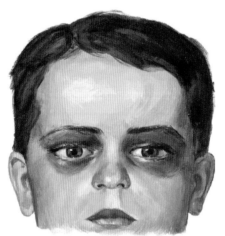

熊猫眼或浣熊征是由于血液由颅前窝渗漏到眶周组织。无结膜充血,以此区别于直接眼外伤造成的骨折

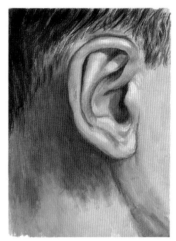

水瓶征: 耳后血肿

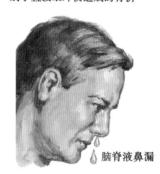

脑脊液鼻漏

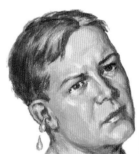

脑脊液耳漏或耳内出血

图 19.2　颅底骨折

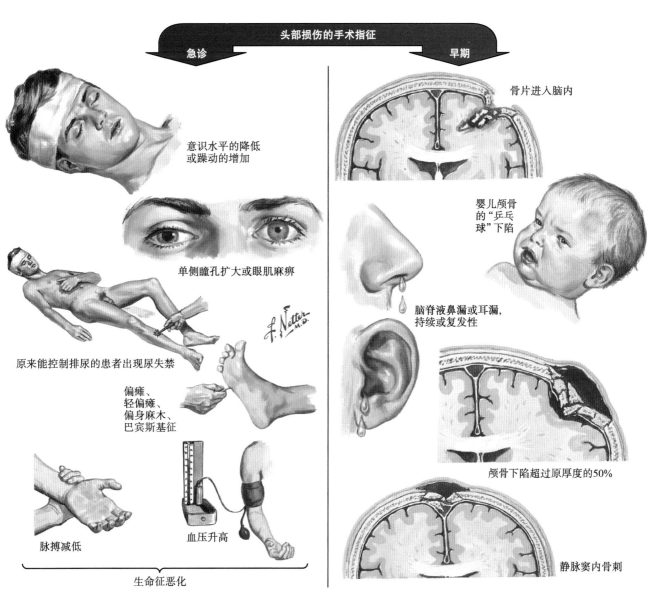

头部损伤的手术指征

急诊　　　　　　　　　　　　　　　　早期

意识水平的降低
或躁动的增加

单侧瞳孔扩大或眼肌麻痹

原来能控制排尿的患者出现尿失禁

偏瘫、
轻偏瘫、
偏身麻木、
巴宾斯基征

脉搏减低　　　血压升高

生命征恶化

骨片进入脑内

婴儿颅骨
的"乒乓
球"下陷

脑脊液鼻漏或耳漏，
持续或复发性

颅骨下陷超过原厚度的50%

静脉窦内骨刺

图19.3　手术治疗的指征

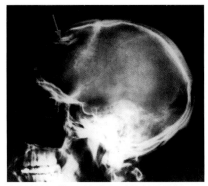

左侧颅骨X线显示额部压陷性颅骨骨折

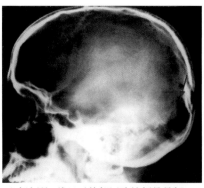

左侧颅骨X线显示枕部压陷性颅骨骨折

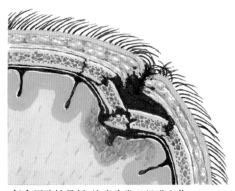

复合压陷性骨折,注意头发已经进入伤口

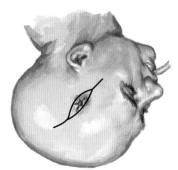

扩大的椭圆切口以去除坏死
皮肤和颅骨骨膜

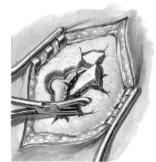

去除骨折边缘的毛刺,便于提出升压陷的
颅骨碎片、硬膜和脑组织,然后清理创口

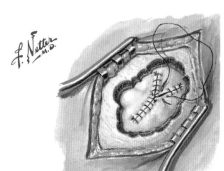

紧密缝合硬膜。清理好骨片,
与皮肤相应位置缝合为一层

图 19.4　复合性颅骨凹陷骨折

轴外创伤性脑损伤

创伤性蛛网膜下腔出血

　　蛛网膜下腔出血(SAH)是创伤性脑损伤最常见的后果,通常伴发于其他类型的颅内损伤。蛛网膜下腔出血在临床上可以表现为无症状到死亡。蛛网膜下腔内的血液可以导致脑脊液重吸收障碍,造成颅内压增高和脑积水。根据出血的严重程度,蛛网膜下腔出血的治疗包括脑室引流和分流防止继发性脑积水。

硬膜外血肿(EH)

　　硬膜外血肿是颅骨内板和硬脑膜之间的急性出血,导致血液聚集。其发生率仅占创伤性脑损伤的近2%以及致命性头部创伤的5%~15%(图19.5)。硬膜外血肿常出现于颞顶区域,90%伴有颅骨骨折。动脉撕裂,特别是脑膜中动脉的撕裂(图19.6),或更少见的静脉损伤容易形成血肿,而邻近硬脑膜的血管撕裂导致血液流入硬膜外腔。

　　闭合性头部损伤后,患者通常会经历最初但相对短暂的意识丧失,继发于原发性脑震荡损伤。然后是"清醒间歇",恢复

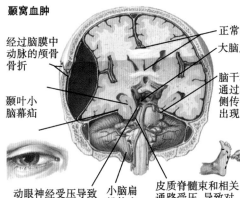

颞窝血肿

经过脑膜中
动脉的颅骨
骨折

颞叶小
脑幕疝

动眼神经受压导致
同侧瞳孔散大和眼
肌麻痹

小脑扁
桃体疝

正常的中线结构移位

大脑后动脉受压

脑干移位到对侧,
通过小脑幕时对
侧传导通路受压,
出现对侧体征

皮质脊髓束和相关
通路受压,导致对
侧偏瘫、深反射亢
进和巴宾斯基征

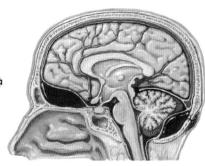

额叶下血肿

额叶外伤:
头痛,思维
迟钝,定向
力障碍,瞳
孔不等大

颅后窝血肿

枕部创伤和骨折:头
痛,假性脑膜刺激征,
小脑和脑神经体征,
库欣三联征

图 19.5　硬膜外血肿

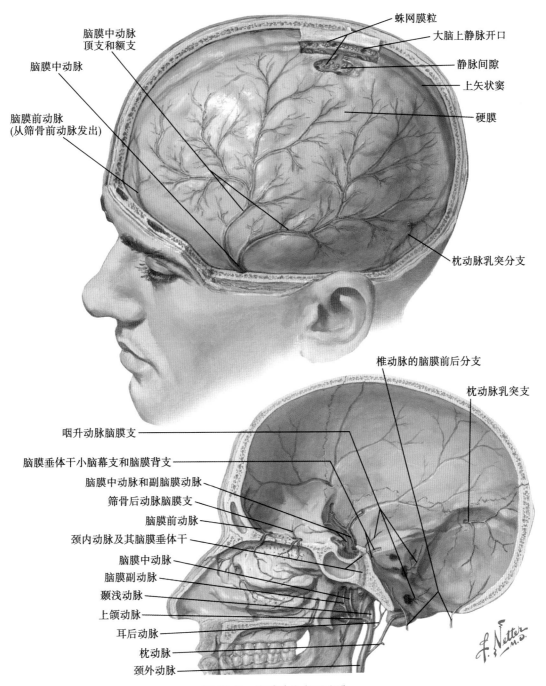

脑膜中动脉顶支和额支

脑膜中动脉

脑膜前动脉(从筛骨前动脉发出)

蛛网膜粒

大脑上静脉开口

静脉间隙

上矢状窦

硬膜

枕动脉乳突分支

椎动脉的脑膜前后分支

枕动脉乳突支

咽升动脉脑膜支

脑膜垂体干小脑幕支和脑膜背支

脑膜中动脉和副脑膜动脉

筛骨后动脉脑膜支

脑膜前动脉

颈内动脉及其脑膜垂体干

脑膜中动脉

脑膜副动脉

颞浅动脉

上颌动脉

耳后动脉

枕动脉

颈外动脉

图 19.6　脑膜动脉和硬脑膜

清醒,这可以让人安心。随后,随着撕裂的血管出血和 EH 扩大,局部脑压迫导致迅速陷入昏迷(见图 19.3)。然而,这种表现的发生概率不足 1/3,大多数患者没有清醒的间歇期。CT 扫描通常发现在颅骨和脑实质之间出现双凸面的高密度影(图 19.7)。硬膜外血肿不会穿过颅骨骨缝线,在高压的动脉出血的作用下,血肿的厚度会扩大。有时首次 CT 检查是正常的。因此,当患者处于高风险(即中重度创伤性脑损伤和/或颅骨骨折)时,必须密切观察患者的神经系统体征和意识水平,并在出现最轻微的临床变化时复查 CT。一旦确定硬膜外血肿,就有紧急手术的指征。硬膜外血肿是产生脑外伤严重后遗症的疾病之一,在没有迅速识别和手术清除血肿的情况下可能致命。

临床案例　老年男性,85 岁,主因肢体无力到急诊室就诊。患者叙述在过去的几天里出现头痛、头晕、下肢无力。进一步询问病史,该患者在 7 周前曾在冰面上滑倒,当时在帮助别人将一辆汽车推出雪堆时撞到了枕部。

神经系统检查仅发现跟膝胫试验阳性,其余神经系统正常。头颅 CT 显示巨大的双顶部硬膜下血肿。对其进行了双侧开颅手术,引流出两处血肿。术后,该患者发生过几次局灶性运动和感觉性癫痫发作,服用苯妥英后停止发作。在其他方面,他的神经功能恢复得非常好。

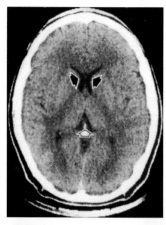

A. 正常脑。CT显示侧脑室(黑箭头)额角平面正常解剖结构。松果体(白箭头)位于正常中线位置

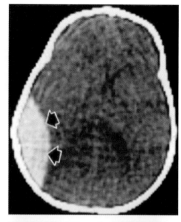

B. 硬膜外血肿。CT显示右顶部高密度硬膜外血肿(黑箭头),它是典型的透镜样结构,继发于粘连的硬脑膜与颅骨内板。其他结构受压移位

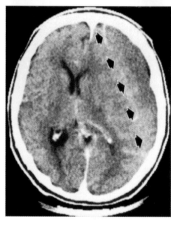

C. 亚急性硬膜下血肿。CT显示大面积等密度影聚集于左脑凸面。受压脑皮质(黑箭头)显示密度增高提示了亚急性硬膜下血肿的内缘,正常结构移位到中线对侧

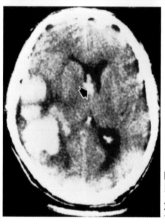

D.急性脑内血肿。CT显示右顶颞区高密度团块。大范围急性脑实质内血肿使侧脑室偏离中线。脑室内显示有血液(黑箭头)

图 19.7　颅内血肿的 CT 扫描和血管造影

急性硬膜下血肿

硬膜下血肿(SDH)位于蛛网膜和硬脑膜之间,根据其时间分布进行分类。急性硬膜下血肿在创伤性脑损伤中的出现率为 15%,比硬膜外血肿的概率大 7~8 倍。老年患者有更大的罹患风险是由于脑老化后皮质萎缩导致硬膜下空间增大,这又使得颅骨和脑表面桥静脉扭曲加重(图 19.8)。当发生头外伤时,脑实质在相连的固定硬膜结构中承受加速和减速,导致脑皮质和颅骨间已经在解剖上发生扭曲的桥静脉受到撕扯。皮质动脉受到类似损伤也可导致硬膜下腔的出血(图 19.9)。

临床表现和诊断

最初损伤的严重程度决定患者的临床表现;可以从神经功能完全正常到精神状态改变,或伴发瞳孔不等大和肢体无力,甚至可以出现去皮质或去脑强直姿势的昏迷。间断性清醒是硬膜外血肿的典型表现,也可在持续的硬膜下血肿中见到。脑CT扫描是发现硬膜下血肿和伴发脑损伤的最佳选择。急性硬膜下血肿是在脑和颅骨之间的新月形高密度影(见图 19.7)。不同于硬膜外血肿,硬膜下血肿通常与颅骨缝线交叉,有时沿着大脑镰扩展。由于出血的影像密度接近骨组织,CT 有时会低估硬膜下出血的体积。

治疗和预后

如果患者有颅内压升高或室间隔疝的证据,可以考虑使用甘露醇或高渗盐水等药物治疗以降低颅内压。对于较厚的 SDH 或与大脑中线结构移位有关的 SDH,应进行开颅手术干预。必须迅速进行手术清除血栓。由于血栓通常已经比正常血液更黏稠,所以钻孔环钻引流是不够的。残余和复发性血肿也是术后关注的问题。

慢性硬膜下血肿(SDH)

SDH 通常出现在看似无症状的损伤后 2~3 周,如最初的病案所示。其发病率为每年每 10 万人 1~2 例。大多数慢性 SDH 患者年龄超过 50 岁。长期酗酒者或凝血功能障碍患者(无论是先天性的还是由抗血小板或抗凝血剂等药物引起的)更容易出血,创伤相对较小,如进入汽车时头部撞到门框或轻微摔倒导致头部撞击。

最初,相对少量的血液在创伤或自发性出血后进入硬膜下间隙。聚集的血液可能会被重新吸收而不产生明显的症状,或者可能持续数周,几周后在血肿的内部和外部形成一层膜。最终,这些膜容易发生再次轻度出血,从而导致慢性硬膜下血肿缓慢扩大。同时,血肿内产生较高的渗透压,导致渗透梯度,促进脑脊液进入原来的血肿区域。因此该血肿病变体积逐渐扩大。临床过程是多变的,很难预测。如果硬膜下血肿的范围达到危及大脑功能的临界值,就会出现相应症状。

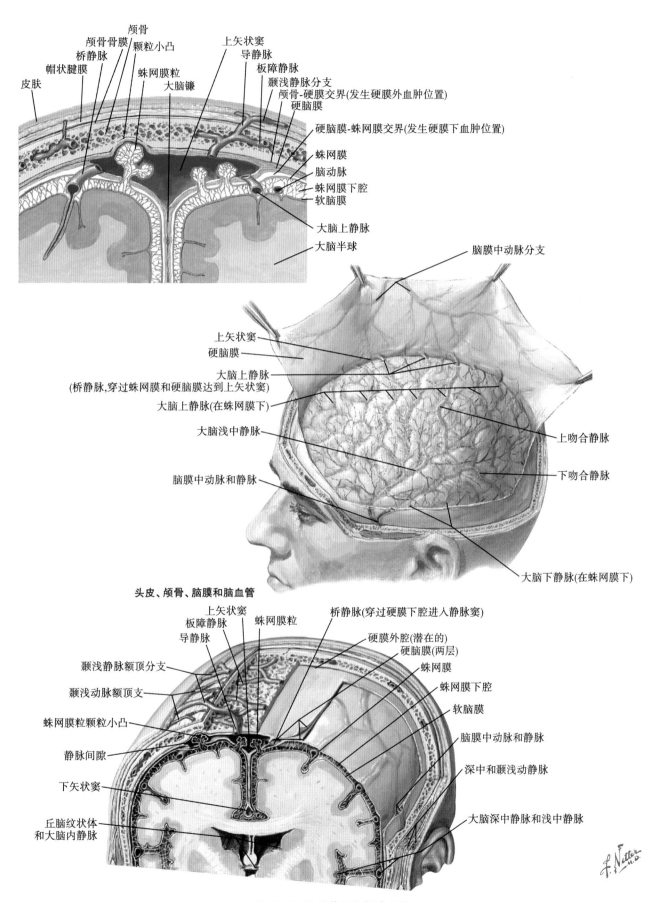

头皮、颅骨、脑膜和脑血管

图 19.8　脑浅静脉和板障经脉

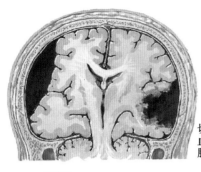

切面显示右侧急性硬膜下血肿和左侧与颞叶颅内血肿相连的硬膜下血肿

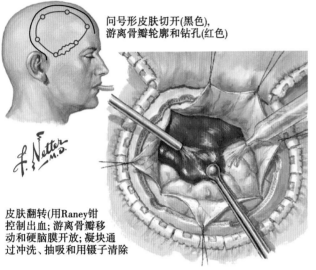

问号形皮肤切开(黑色),游离骨瓣轮廓和钻孔(红色)

皮肤翻转(用Raney钳控制出血;游离骨瓣移动和硬脑膜开放;凝块通过冲洗、抽吸和用镊子清除

图19.9 急性硬膜下血肿

临床表现与诊断

慢性硬膜下血肿的临床表现形式可能包括由损伤部位确定的大脑损害的细微局灶性体征(如失语症、局灶性力弱或感觉丧失、意识混乱或似乎是双额叶病变的早期痴呆症),也可能是各种脑疝综合征的症状。临床上对 SDH 的高度怀疑必须始终保持警惕,尤其是在有头部外伤病史的高危人群中。CT 是首选的检查手段(见图19.7),尽管 SDH 在脑磁共振成像(MRI)扫描中也可看见。

治疗和预后

对于有轻微临床症状和体征的患者,建议进行医疗管理和观察。包括停用抗凝药物、密切观察和系列 CT 扫描,以确认临床和放射学改变的平稳是必要的。外科治疗对于任何慢性硬膜下血肿都是可取的,这些硬膜下血肿会引起显著的占位效应与显著的临床损害相关。由于慢性硬膜下血肿会发生液化,可通过放置引流导管进行环形钻孔引流。高达 45% 的慢性硬膜下血肿会重新增加。对于引流后重新累积的硬膜下血肿,需要开颅进行脑膜修补术。

轴内创伤

脑挫裂伤

脑挫裂伤是第二常见的创伤性脑损伤类型。通常额叶和

颞叶受累。脑组织挫伤区域是由出血、梗死组织和坏死区组成。触碰病变区是在直接损伤部位下发生的病变;对冲性损伤区位于造成脑组织坏死和水肿的撞击部位的对侧,在那里大脑对颅骨(通常是额叶和颞叶)有急剧的减速运动。脑皮质挫伤是最常见的,但也可以发生在深部白质内。

脑挫裂伤的临床表现差异很大,取决于病变的位置和大小。许多脑挫裂伤在最初的 1~3 天内发生损伤区周围脑水肿和局部脑组织受压。这在承受高速冲击创伤的患者中可能具有临床意义。脑内挫裂伤通常不需要手术治疗,尤其是小的深部皮质下挫伤;这些通常可以进行医学观察或管理。然而,伴有占位效应的大片脑叶挫伤有时需要开颅血肿清除术。颞叶挫伤可能是最危险的,因为它们位于脑干附近,而且有更高的可能发生颞叶钩回疝和脑干压迫。反复的 CT 扫描对于追踪这些病变至关重要。脑挫伤的死亡率在 25% 到 60% 之间。

脑实质内血肿

大约四分之一的颅脑损伤患者会发生脑实质内血肿,这些急性出血区域的界限清楚。这类病变的基本病理生理学与脑挫裂伤相似。大多数(90%)发生在额叶和颞叶。剪切损伤导致脑深部白质血肿。三分之二的脑实质内血肿伴有硬膜下血肿或硬膜外出血(见图19.9)。如果是脑室内出血,通常伴有梗阻性脑积水。

根据损伤的严重程度,几乎一半脑实质血肿的患者出现意识丧失。其他体征和症状与出血的大小和部位有关。

内科治疗是深部出血或小量出血以及不稳定患者的首选治疗方法。手术清除血肿适用于伴有占位效应征象(意识水平降低和/或局部神经功能缺损)的大型浅部脑叶血肿。脑室脑脊液引流术可用于缓解梗阻性脑积水和监测颅内压,这为追踪神经系统严重受损的患者提供了一种方法。脑实质内出血患者的死亡率从 25% 到 75% 不等。

弥漫性轴索剪切损伤

在创伤性撞击过程中,大脑旋转加速和减速的组合导致弥漫性轴突通路和小毛细血管的剪切受损。高速机动车辆事故是平民中这类病变的最常见原因。显微镜下的深穿支血管的损伤在多个层面出现,包括皮质髓质交界处、胼胝体、内囊、深灰质和上部脑干,导致许多小出血灶。然而,在轴突剪切损伤后,最初的脑 CT 表现通常不明显,尤其是当没有轴内或轴外血肿或伴随点状挫伤时。在损伤后的最初 48~72 小时内(即使初始 CT 表现正常或轻微变化),临床检查和后续影像学检查可能会发现脑水肿。建议 GCS 评分为 3~8 分且头部 CT 异常的创伤性脑损伤的患者使用颅内压监测装置。由于侧脑室通常较小和/或受压,脑室导管的放置在技术上比较困难,更常用的是脑实质内导管(图19.10)。

MRI 在检查轴突剪切损伤方面更为敏感。在梯度回波 T2 加权序列上可以看到微出血(图19.11)。之后的非特异性白质 T2 高信号病变伴萎缩为特征性改变。

是否存在剪切伤是导致头部损伤功能预后的主要预后因素。幸存者可能有中度至重度的神经认知障碍,或者可能长时间处于昏迷或最低意识状态。另一个可能的结局是没有意识到被归类为持续性植物状态的内部或外部刺激的情况下保持清醒(见第13章)。这种情况预后极差(图19.12)。

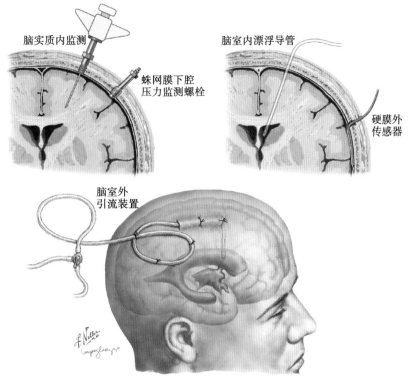

脑实质内监测

蛛网膜下腔
压力监测螺栓

脑室内漂浮导管

硬膜外
传感器

脑室外
引流装置

图 19.10   严重颅脑损伤的重症监护管理

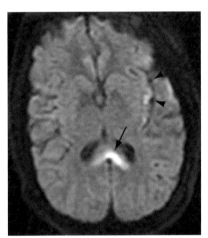

A. 弥散受限在胼胝体的左侧压部(箭)非常明显, 而左侧岛叶白质(箭头)累及较少

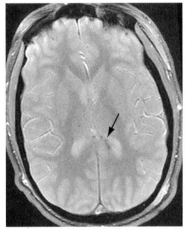

B. 胼胝体内的梯度回波图像上顺磁信号证实相关瘀点出血(箭)

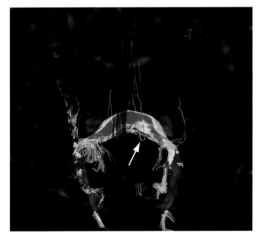

C. 轴向扩散张量图像显示纤维断裂(箭)

图 19.11   剪切伤

保持植物状态不改变1个月以上,称为持续性植物状态

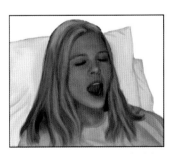

患者可以眨眼, 向四周看, 打哈欠, 但对于特定刺激没有有意识的反应

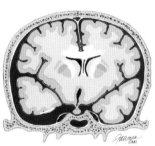

蛛网膜下腔出血

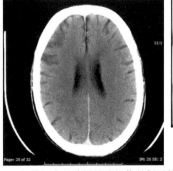

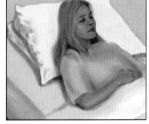

CT扫描证实的弥漫性脑损伤是提示持续性植物状态的前奏: 脑沟变浅(弥漫水肿)灰白质正常界限不清

图 19.12   持续性植物状态

颅后窝病变

　　小脑和颅后窝创伤性脑损伤造成的脑外伤后遗症仅占5%。硬膜外血肿、慢性硬膜下血肿和小脑实质内血肿是这类损伤最常见的病变类型。由于颅后窝内空间有限，病变可迅速导致脑干压迫和/或急性梗阻性脑积水，发生早期神经功能下降。对这些危及生命的损伤患者进行仔细评估是至关重要的，

尤其是对于高危个体，如颅底骨折患者。MRI 在显示非骨性颅后窝病变方面优于 CT。正常的骨骼结构，如脑 CT 所示，经常妨碍创伤性脑损伤患者颅后窝病变的识别。当存在严重占位病变时，经颅后窝开颅血肿清除术是主要的治疗方式(图 19.13)。

军事战争中的创伤性脑损伤

　　自 1990 年以来，在确定适当的创伤性脑损伤管理指南方面做出了很大努力。2005 年脑外伤基金会提供了与战斗相关的头部创伤的现场管理指南。它还提供了在已发表文献中找到的支持其结论的证据水平。几乎所有相关的科学文献都是三级证据。战争中创伤性脑损伤往往发生于高速步枪子弹(与手枪相反)、穿透弹片和碎片击中时，无论是否有爆炸伤。野战和平时管理之间的差异可能包括获得充分检查或病史的能力有限、患者运输延迟或无法接触患者。可能需要在猛烈火力的不安全环境中对受伤人员进行评估。化学或放射性污染可能要求医务人员穿戴防护服，这可能严重限制了评估能力。最后，战术计划可能会妨碍适当资源的调动。仅为被围困数天甚至数周的野战医疗人员提供绷带、液体和药物可能就是极其困难的事情。与平时世界相比，并非战斗环境中神经损伤管理和评估的所有方面都是负面的。医务人员致力于挽救伤亡和"无人留下"的理念是非常高尚的，是支持作战士兵信心的重要基础。士兵们是生理上最健壮、思想上最顺从的病人之一，而医务人员在战场环境中无畏地提供医疗护理的行为堪称传奇。

　　平时和战时环境之间的一个主要区别是需要在战场上进行多次评估伤情进行分类；这是作战医疗人员的主要职责之一，他们提供机械通气或颅内压管理的能力有限(如果有的话)。GCS 的使用有助于评估创伤性脑损伤的严重程度和结果，可能是分诊决策的有用基线测量工具。然而，它的使用只有在伤亡达到军队医院评估水平时才有帮助。

　　此外，与平时急救人员相比，战时医疗人员甚至军医在评估 GCS 方面的可靠性较差。

　　美国神经外科医生在阿富汗和伊拉克的经验导致了一种处理脑外伤的更积极的手术方法：积极的颅骨减压术(图19.14)，以帮助管理脑水肿，包括双侧半颅骨切除术，以允许大脑在没有来自固定颅骨容积压力的情况下膨胀(个人通讯，

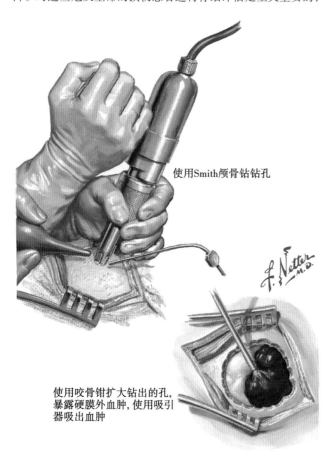

使用Smith颅骨钻钻孔

使用咬骨钳扩大钻出的孔，暴露硬膜外血肿，使用吸引器吸出血肿

图 19.13　探查性钻孔和颅后窝血肿清除术

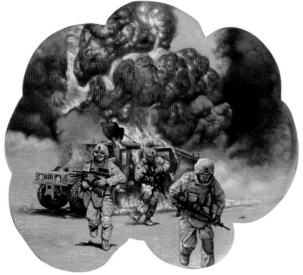

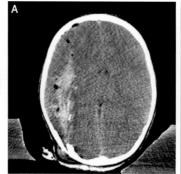

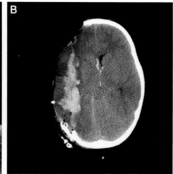

婴儿被临时爆炸装置击中，右侧半球受伤(A)。B. 显示接受半脑切除术以缓解水肿带来的脑损伤

图 19.14　军事战争中的脑损伤

Brett Schlifka,医学博士,Maj,美国 2006)。这将最大限度地减少在这些初级的战斗医院中对颅内压监测设施等强化医疗管理的需求。如果患者在这种紧急救护中存活下来,更好、更长期的照料,以及最终的颅骨成形修复术可以在装备有更好的设施和更高级别的医疗环境中进行。

复发性脑外伤

过去十几年中与接触性运动、服兵役和家庭虐待有关的反复脑震荡/轻度脑外伤越来越受到神经科学界和公众的关注。复发性轻度脑损伤,如在竞技橄榄球、足球或拳击中发生的,可能与随后的神经认知症状有关,包括情绪障碍(特别是抑郁症)、记忆丧失和帕金森综合征,统称为慢性创伤性脑病(CTE)。在生命早期反复或长期出现创伤性脑损伤都会增加之后出现这些症状的风险。CTE 患者的影像学表现为局部或全面性脑萎缩和胼胝体变薄。神经病理学特征性地显示为神经元变性、区域性或广泛的神经原纤维缠结,出现含有磷酸化 tau 蛋白(图 19.15)。

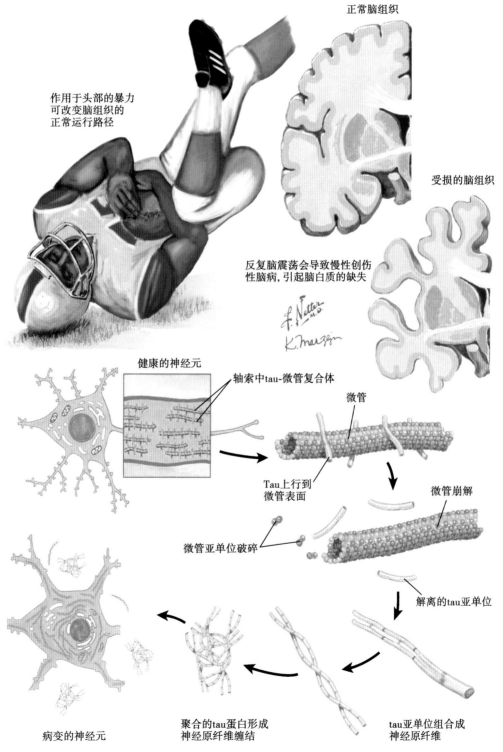

图 19.15 运动相关的脑震荡

目前的研究正在积极寻求更精确地描述反复轻度创伤性脑损伤中发生的病理变化,这将有望有效预防神经认知障碍等后遗症。主要的医学协会和竞技体育组织对头部损伤和脑震荡有严格的指导方案。最基本的要求是,患有脑震荡的运动员必须退出所有参赛项目,直到症状完全消失,以避免更严重的但是很少可能危及生命的伤害。

创伤性脑损伤的长期预后

无论医师怎么渴望回答这个对于患者及其家庭极为重要的问题,通常准确地判断此类患者最终的功能结局是困难的。虽然确定患者脑外伤的范围和严重程度比较容易,但如果损伤在脑中部的灰质区域则难以判断。目前,对于判断预后有价值的因素包括最初 Glasgow 昏迷量表评分、对治疗的反应、局部还是广泛受损、年龄、并发症和患者本身的疾病,以及接受药物和外科干预的时机。对于创伤性脑损伤的患者来说,康复治疗对于功能恢复和长期预后的影响巨大,包括物理治疗和认知行为治疗。

（张新宇　译）

推荐阅读

Aarabi B. Surgical outcome in 435 patients who sustained missile head wounds during the Iran-Iraq war. Neurosurgery 1990;27:692–5.

Chestnut R, Temkin N, et al. Trial of Intracranial-pressure monitoring in traumatic brain injury. N Engl J Med 2012;367:2471–81.

Cooper D, Rosenfeld J, et al. Decompressive craniectomy in diffuse traumatic brain injury. N Engl J Med 2011;364:1493–502.

Fakhry SM, Trask AL, Waller MA, et al. Management of brain-injured patients by an evidence-based medicine protocol improves outcomes and decreases hospital charges. J Trauma 2004;56:492–500.

Giza CC, Kutcher JS, Ashwal S, et al. Summary of evidence-based guideline update: evaluation and management of concussion in sports. Neurology 2010;80(24):2250–7.

McKee AC, Stein TD, Nowinski CJ, et al. The spectrum of disease in chronic traumatic encephalopathy. Brain 2013;136:43–64.

Riechers GR, Ramage A, Brown W, et al. Physician knowledge of the Glasgow Coma Scale. J Neurotrauma 2005;22(11):1327–34.

Stocchett N, Maas A. Traumatic intracranial hypertension. N Engl J Med 2014;370:2121–30.

脊柱和脊髓外创伤

Jian Guan, Subu N. Magge

临床病例 6名青少年在滑雪一天后在回家的路上挤进了一辆小型掀背汽车。当时天气很冷路上结冰,司机在山脚附近失去了对车辆的控制,以大约48km/h的速度追尾另一辆车。其中一名18岁的男性乘客的头撞在他前面的座位上。当紧急医疗人员到达现场时,患者的主诉是颈部疼痛。随后,给他带上一个坚硬的颈部项圈,并被送往最近的创伤中心。

到达时,患者颈椎的计算机断层扫描(CT)显示穿过齿状突底部的中轴骨折。患者神经系统功能完好,除了持续的颈部疼痛外,没有其他症状。在对可能的治疗方案进行广泛讨论后,患者接受了齿状突螺钉固定术。手术很简单,患者住院两天后出院。

在1个月的随访中,患者恢复良好。他的颈部疼痛已经完全缓解,并且没有新的神经功能障碍。影像学检查显示齿状突螺钉位置良好,骨折的齿状突与轴体再次接触。患者的颈椎活动范围没有限制,2周前返回学校继续高中学习。

点评:该患者在一个特殊人群中表现为一种常见的脊柱骨折;齿状突骨折在老年人中最常见。虽然大多数因该骨折住院的患者没有神经功能缺损的证据,但齿状突骨折是不稳定的,需要用支架固定或手术内固定。骨折形态和患者个体特征是制定治疗计划时需要权衡的关键因素。

在这种情况下,患者的骨折解剖结构使得外固定不太可能成功;大多数通过巢穴底部的裂缝(所谓的Ⅱ型裂缝)单独使用支撑无法解决。根据该患者的影像学结果,决定继续放置齿状突螺钉,采用腹侧入路,将单个螺钉穿过脊柱轴位和骨折碎片。这种方法允许保留寰枢椎连接处的旋转运动,这对于年轻活跃的患者来说是一个特别重要的考虑因素。

本病例说明了脊柱创伤管理的许多复杂性:
- 从紧急医疗服务到达到患在医院前的初步评估,需要对患者进行适当的评估和固定。
- 准确的影像检查和恰当诊断的重要性
- 许多微妙但至关重要的患者特征决定了最终的治疗策略。

创伤性脊柱骨折和相关的创伤性脊髓损伤(TSCI)是医学专业人员遇到的最具破坏性的损伤之一。除了这些患者(他们经常出现多处危及生命的损伤,需要快速、明确的治疗)所代表的急性挑战外,TSCI总是给社会、经济和医疗巨大的挑战,这在许多方面都是无与伦比的。埃及埃德温·史密斯外科纸莎草上记录了对脊髓损伤严重性的早期认识(公元前17世纪)。现代脊髓损伤的原因多种多样,从机动车事故(图20.1)到与运动有关的损伤,再到武装冲突中的创伤。无论病因如何,这些患者都需要全面的多学科管理,以确定和解决脊髓损伤后的长期医疗、社会和心理问题。

尽管TSCI患者面临多重挑战,但他们中的大多数人都能够过上积极、富有成效的生活,这比50年前TSCI后所能达到的寿命要长得多。坐在轮椅上观看截瘫的人走到波士顿马拉松的终点线,或者观看残奥会的比赛,都是对这些胜利的见证。随着干细胞技术和机器人技术以惊人的速度发展,TSCI治疗的未来也充满希望。

大的创伤中心对每100名送往急诊科的患者中的2至3名TSCI患者进行评估。与TSCI相关的极高死亡率(50%)主要发生在最初的事故或受伤现场。除TSCI外,许多患者还有其他身体系统损伤,包括创伤性脑损伤、骨科损伤、心肺损伤和其他脏器损伤。在送往医院的患者中,死亡率约为16%。

尽管年轻男性占了85%的TSCI病例,但许多西方国家总人口年龄的增长正在改变TSCI的人口结构。在老年人群中,严重颈椎病和/或椎管狭窄患者更容易因简单的坠地而发生TSCI,如脊髓中央损伤(图20.2)。

仅在美国,每年照护TSCI患者的费用估计就超过97亿美元。此外,脊髓损伤患者必须适应活动受限、精神问题、泌尿系统问题、肺部感染、皮肤破裂、性功能障碍以及经常无法执行相应功能。脊髓损伤越严重,患者适应损伤的难度就越大,相关治疗护理费用也越高。本章开头病例的患者幸运地没有出现任何长期的创伤后遗症,因为大部分脊柱创伤患者确实存在持续性神经功能障碍。虽然我们可能在不久的将来采取干预措施来改善TSCI的效果,但预防此类损伤仍然是减轻TSCI负担的最佳途径。Think First("三思")是由美国神经外科医生协会赞助的一个项目,面向全美和许多外国的数百万学生,旨在教育学龄儿童预防TSCI。

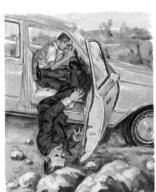
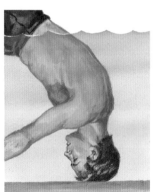

使用安全带可以避免这样的损伤

机制：跳水、从车里被抛出、踢足球和意外事故导致头部垂直受到撞击

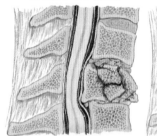
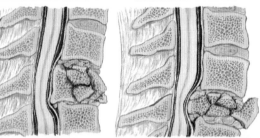

通过椎体的特征性垂直粉碎性骨折

更严重的外伤使椎体破裂。碎片后移位经常损伤脊髓

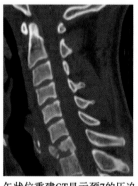
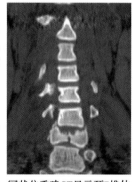
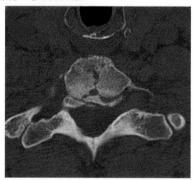

矢状位重建CT显示颈7的压迫性粉碎性骨折。椎体向后移位进入脊髓腔

冠状位重建CT显示颈7椎体破裂

轴位CT证实椎体粉碎性骨折而未累及后弓

图 20.1　颈椎损伤：压缩性

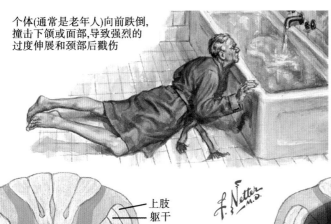

个体(通常是老年人)向前跌倒,撞击下颌或面部,导致强烈的过度伸展和颈部后戳伤

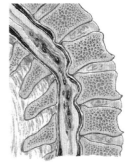

骨赘压迫脊髓。高度伸展性创伤导致脊髓的挫裂伤,破坏性水肿和延髓出血,快速进展为四肢瘫

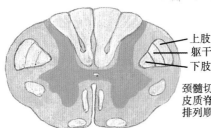

上肢
躯干
下肢

颈髓切面显示皮质脊髓束的排列顺序

76岁特发性椎管狭窄伴退行性半脱位患者,摔下4级台阶

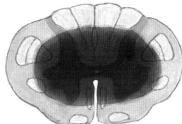

脊髓中央综合征中部出血可破坏皮质脊髓束的中间部分和前角细胞,导致上肢麻痹,下肢正常

创伤后脊髓挫伤,椎间盘突出,硬膜外血肿

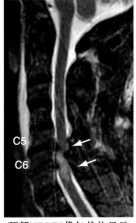

C5
C6

颈部MRI T2像矢状位显示C5-C6和C6-C7有退行性棒状凹陷,伴黄韧带增厚和脊髓后部水肿(箭),提示脊髓损伤

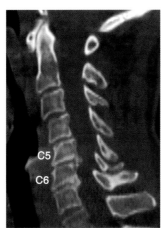

C5
C6

颈部CT重建矢状位显示C5-C6和C6-C7多节段半脱位和退行性骨刺

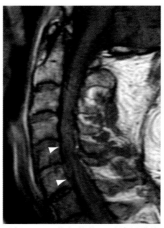

颈部MRI T1像矢状位显示前硬膜外肿块,包括椎间盘突出和硬膜外血肿(箭头)

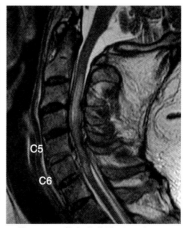

C5
C6

颈部MRI T2像矢状位除了显示C5-C6椎间盘部分断裂前水肿和可能的后纵韧带断裂外,还显示类似的硬膜外突。脊髓水肿从C2延伸至C7

图20.2 颈椎损伤:过度伸展

病理生理学

各种类型的创伤性损伤可导致 TSCI。其中最常见的,尤其是青少年,是与潜水事故或导致脊椎和脊髓受压损伤的车祸创伤有关(见图 20.1)。老年人的 TSCI 通常是在家摔倒所致(见图 20.2);类似地,步态不稳的患者因跌倒而遭受脊髓损伤的风险会显著增加(图 20.3)。

脊椎骨折可导致脊髓损伤(图 20.4),其严重程度从轻度挫伤到脊髓完全断裂不等。除了事件中的初始创伤外,脊髓内通常存在明显的延迟性髓内微血栓形成。由于脊髓缺血、微出血和坏死,这经常导致进行性继发性损伤。创伤产生的兴奋性氨基酸毒性会加重继发性损伤。

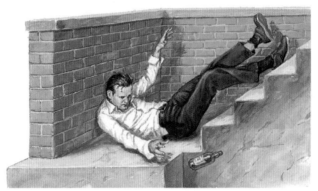

当不能保持平衡时,跌倒在坚硬地面时,头后部受到冲击

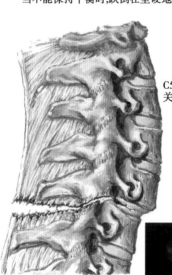

C5-C6前部移位伴脊间韧带、关节囊和椎间盘后纤维撕裂

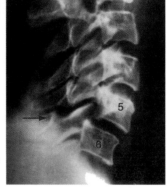

侧位X线显示C5-C6双侧关节面的移位

图 20.3　颈椎损伤:过度伸展屈曲旋转

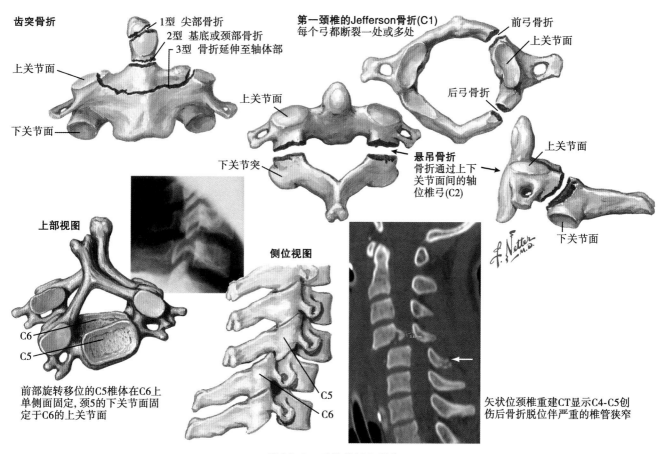

齿突骨折

1型　尖部骨折
2型　基底或颈部骨折
3型　骨折延伸至轴体部

上关节面

下关节面

第一颈椎的Jefferson骨折(C1)
每个弓都断裂一处或多处

前弓骨折

上关节面

上关节面

后弓骨折

下关节突

悬吊骨折
骨折通过上下关节面间的轴位椎弓(C2)

上关节面

下关节面

上部视图

C6

C5

前部旋转移位的C5椎体在C6上单侧面固定,颈5的下关节面固定于C6的上关节面

侧位视图

C5

C6

矢状位颈椎重建CT显示C4-C5创伤后骨折脱位伴严重的椎管狭窄

图20.4　颈椎骨折和脱位

初期处理

与任何严重创伤事件一样,TSCI患者经常出现多处并发损伤,可能导致低血压、缺氧和感染等问题。其中一些可能需要手术干预或稳定后才能处理的TSCI,这些患者通常受益于先进的多学科协作医疗体系。与任何创伤一样,对于高级创伤生命

支持(即气道、呼吸和循环支持)要求立即就医。由于任何程度的低血压和缺氧都会进一步加剧原有的脊髓损伤,因此必须尽一切努力减少因缺血缺氧而对受损脊髓造成的后续损伤(图20.5)。一旦患者病情稳定,就要进行详细的神经系统检查。任何运动功能障碍、感觉变化和腱反射异常都必须仔细记录。一些分类方案有助于描述检查结果。常用美国脊髓损伤协会

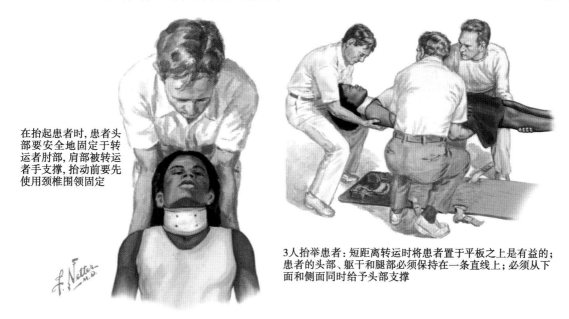

在抬起患者时,患者头部要安全地固定于转运者肘部,肩部被转运者手支撑,抬动前要先使用颈椎围领固定

3人抬举患者:短距离转运时将患者置于平板之上是有益的;患者的头部、躯干和腿部必须保持在一条直线上;必须从下面和侧面同时给予头部支撑

图20.5　疑似颈椎损伤:事故现场处理

（ASIA）量表，从 A（无运动或感觉功能）到 E（正常感觉和运动功能）的损伤进行分层（表 20.1）。阳性结果也指导需要进一步影像学评估。

表 20.1　美国脊髓损伤协会（ASIA）分级	
ASIA 分级	说明
A（完全）	损伤水平以下无运动或感觉功能保留，包括骶骨节段 S4 或 S5
B（感觉不完全）	在损伤水平以下，包括骶骨段 S4 和 S5，感觉功能保留但无运动功能保留
C（运动不完全）	运动功能保持在损伤水平以下，超过一半的肌肉组织的肌肉力量等级<3/5
D（运动不完全）	运动功能保持在损伤水平以下，超过一半的肌肉组织的肌肉力量等级>3/5
E（正常）	无运动或感觉缺陷

From American Spinal Injury Association. *International Standards for Neurological Classifications of Spinal Cord Injury.* Revised edition. Chicago, IL: American Spinal Injury Association; 2000: 1-23.

诊断方法

颈椎

对于任何怀疑颈椎损伤的患者，应尽快用刚性颈圈固定颈部。大多数创伤患者需要脊柱 CT 检查，即使患者主诉仅有颈部疼痛和/或压痛而无明显神经功能缺损，也可能发现损伤。CT 扫描的优点是成像速度快，对脊柱骨损伤的敏感性和特异性高（见图 20.1 和图 20.2）。CT 还能够在矢状面、冠状面、轴向和斜视图中对采集的图像进行数字重建，以更好地检查异常。在缺乏 CT 扫描的医疗机构中，普通 X 射线仍然是一种有价值的筛查手段，特别是在对疑似脊柱损伤患者做出转院决定时。这项三视图颈椎检查必须包括齿状突的侧位、正位和张口像。从枕骨到胸 1，对包含整个颈椎的范围进行可视化检查是非常必要的。当这种传统成像结果阴性时，必须进行薄层 CT 扫描，并对可疑区域进行重建。

当出现任何神经功能缺损时，在移除颈项圈或开始治疗前进行磁共振成像（MRI）（见图 20.2）。MRI 将提供任何脊髓损伤、神经根压迫、椎间盘突出或韧带/软组织损伤的证据。如果检查正常，说明移除颈项圈支撑并允许早期活动可能是安全的。如果创伤患者神志清醒、没有颈部疼痛或压痛、颈部活动范围完全无痛、神经系统检查正常且无活动性不稳的迹象，则无须进行正式的 MRI 检查。

对于神经功能正常的患者，有明确的创伤后颈部疼痛，以及颈椎 X 线和/或 CT 表现正常，仍然有必要评估轻微但不稳定的骨折脱位，这可能会导致严重脊髓损伤。动态、侧向屈曲/伸展 X 线片或透视检查能显示是否有颈椎脱位。这些检查所需的颈部移动只能在患者清醒且合作的情况下进行。如果患者不合作或反应迟钝，就必须保持持续使用刚性项圈，直到训练有素的提供者可以被动地进行屈伸检查。

胸椎、胸腰段和腰椎

对于胸椎、胸腰段和腰椎的损伤诊断，与颈椎相似，均使用 X 线平片、CT 和 MRI 检查。当存在脊髓或韧带结构损伤或椎间盘破裂的可能性时，必须做 MRI 检查。X 线平片可以显示大部分的骨损伤，但 CT 扫描可以获得更高的分辨率，并且可以检测到单靠 X 射线无法观察到的细微异常。

治疗

立即治疗

治疗要从受伤现场开始，立即要固定脊柱。将患者放在背板上，颈部套在项圈内，用胶带固定在背板上，保持脊柱稳定，以防止二次受伤（见图 20.5）。必须保持这个姿势，直到整个脊柱得到相应医生的临床检查，通常是放射学检查。由于脊柱不稳定，4% 的 TSCI 患者在初次尝试治疗后病情恶化。非手术脊柱稳定技术包括颈硬圈、颅颈牵引、光环、旋转架或摇床（图 20.6）。

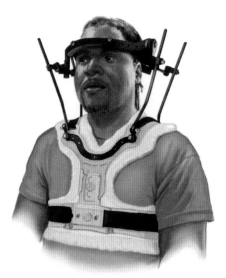

对于许多类型的颈椎骨性损伤的患者经常使用套筒背心治疗

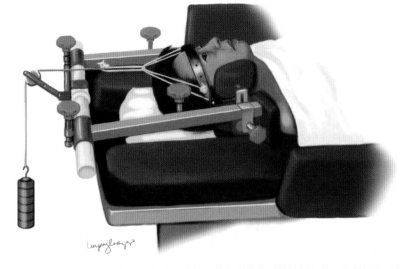

对于需要手术干预或者需要牵引以减轻颈椎半脱位的颈椎骨折患者经常使用轮环来固定

图 20.6　颈椎损伤：牵引和支撑

对于仅接受非手术稳定治疗的患者,必须评估其骨折愈合情况以及随着时间的推移可能出现的进行性畸形,因为如果它们出现失代偿,可能需要在以后进行融合手术。

糖皮质激素

在过去的几十年中,使用糖皮质激素治疗脊髓损伤已经经历了许多深刻的变化,甚至在今天仍然存在一些争议。第二次国家急性脊髓损伤研究(NASCIS Ⅱ)是一项甲基波尼松龙治疗急性脊髓损伤的多中心、双盲、安慰剂对照试验,该研究结果呈阳性。此后,在大比例的脊髓损伤病例中使用了糖皮质激素。然而,NASCIS Ⅱ 的结果并非没有重大争议,许多人认为该研究在方法上存在缺陷,只是在事后分析中才能看到益处。

随后的研究未能证明糖皮质激素治疗对 TSCI 有显著的益处,或证明其发病率和死亡率较高。其中包括 2000 年由 Pointillar 等进行的一项前瞻性、随机、双盲研究,该研究显示糖皮质激素治疗可显著提高短暂的高血糖的发生率。在一项前瞻性、随机、双盲研究中,Matsumoto 等特别评估了不良事件,指出糖皮质激素治疗更常见的并发症包括胃肠道出血和呼吸系统损害。不良事件发生率较高,加上缺乏明确的获益证据,导致最近发布的共识指南建议在 TSCI 中不常规使用糖皮质激素。

外科手术

当记录到脊髓神经受压或脊髓脱位明显时,必须立即考虑手术干预。首先使用 CT 和 MRI 评估神经受压程度。严重的脊髓或神经根压迫需要手术减压和稳定脊柱。稳定性是指脊柱在正常运动范围内承受生理负荷的能力,评估较困难。Denis 描述的一种常用的启发式方法是将脊柱分成 3 列:前(由前纵韧带和前三分之二的椎体组成)、中(后三分之一的椎体和后纵韧带)和后(后纵韧带后方的所有结构)。在这种方法中,通常所有涉及两个或两个以上立柱的损伤都有很高的不稳定性风险。

神经外科医生对手术时机也存在分歧。当存在不完全损伤时,特别是存在自主神经功能不全时,有人主张早期手术减压和稳定。一些人认为这可以提高神经系统改善的潜力。早期减压有研究的支持,如 2012 年 Fehlings 等的急性脊髓损伤手术时机研究(STASCIS),其中颈部 TSCI 在 24 小时内减压与 6 个月随访时更好的神经功能相关。虽然脊髓完全损伤的改善前景很差,但一些神经外科医生认为,即使脊髓完全损伤,早期手术和稳定也可以早期活动和康复,可能会降低长期卧床的可能性。其他神经外科医生则更保守,在手术干预之前,要等到患者的病情完全稳定。这是因为这些患者中有很多人会表现出严重的自主神经不稳定,在这种情况下,麻醉会导致严重的低血压,进一步导致严重的脊髓缺血。人们普遍认为,无论何时,手术减压和融合术比非手术治疗有更好的总体疗效,即使是在长时间延迟后。这适用于脊髓和/或神经根损伤。关于完全性脊髓损伤的早期手术是否比延迟手术更好改善神经功能仍存争议。新技术可以促进早期手术的稳定性,如术中成像和导航,即使损伤本身损害了正常解剖结构,也有助于器械和定位(图 20.7)。

总之,手术的目标有两个:减压神经系统和稳定脊柱。这为早期动员提供了最佳机会。根据损伤的解剖部位,也有特定

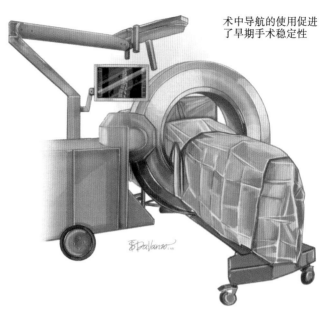

术中导航的使用促进了早期手术稳定性

图 20.7 使用术中导航促进早期手术稳定性

的评估和治疗方法。

寰枢椎(C1-C2)

在颈椎,张口齿状突 X 线平片用于显示 C1 侧块和 C2 关节柱的关系。"Spence 法则"指出,如果 C2 上两个 C1 侧块的悬挑总和大于 7mm,则横韧带可能会断裂,导致 C1-C2 不稳定。治疗通常包括套筒背心(halo-vest)固定或枕骨颈椎融合(见图 20.4)。

根据裂缝位置和形态,对齿状突骨折进行分类(见图 20.4)。1 型骨折发生在横韧带上方的齿状突尖端。虽然它们通常单独使用刚性外支撑自行愈合,但它们罕见,可能与寰枢椎不稳有关。最常见的 2 型骨折发生在齿槽底部,通常不稳定(图 20.4 和图 20.6)。2 型骨折显示单独使用外支撑的假性关节病风险较高,通常需要外科关节融合术。3 型骨折累及 C2 椎体。这些骨折通常通过单独固定在硬领或套筒背心中来愈合(见图 20.6)。对于失败或不适合使用刚性颈椎支撑进行保守治疗的齿状突骨折,手术治疗方案包括使用各种技术进行 C1 和 C2 后路融合或通过齿状螺钉进行前路固定。

在选择固定技术之前,必须对患者和骨折进行仔细评估,以避免不良结果。例如,尽管齿状螺钉的放置(图 20.8)允许保留寰枢椎连接处的旋转,但该技术有许多禁忌证,包括粉碎性 C2 骨折、横韧带断裂和慢性骨不连(超过 6~8 个月)。齿状突螺钉固定的相对禁忌证包括严重骨质减少、齿状突斜骨折(骨折与螺钉的计划轨迹平行)以及技术上具有挑战性的解剖结构,如牛颈或桶状胸。

由 C2 关节部双侧骨折引起的创伤性枢椎滑脱称为"绞刑骨折",因为这是通过绞刑处死的个体的损伤机制。现代最常见的骨折原因是机动车碰撞;下颌撞击方向盘会导致过度伸展和轴向负荷(图 20.9)。

1 型绞刑骨折角度最小,半脱位位移小于 3mm,这些被认为是最有可能通常单独使用外支撑后治愈。治疗包括骨折复位、使用硬领和套筒背心固定。2 型绞刑骨折有 4mm 或以上位

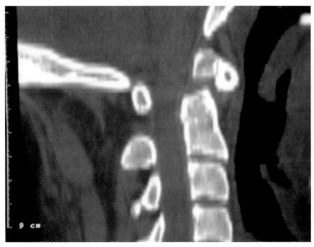

A. 重建矢状位CT显示2型齿状突骨折

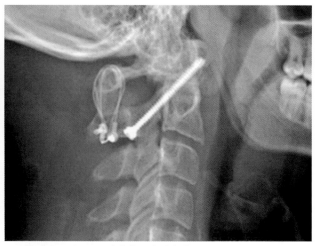

B. X线平片显示C1-C2跨关节固定融合术后

图 20.8　颈椎齿状突骨折

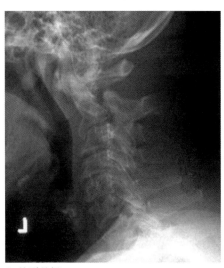

A. 绞刑骨折

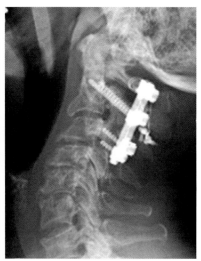

B. 修复术后

图 20.9　绞刑骨折 X 线平片：颈椎

移的半脱位。它们通常不稳定，需要在减压和使用套筒固定。3 型绞刑骨折包括 C2-C3 后部明显断裂和广泛半脱位。这些损伤通常是致命的，但幸存者需要通过 C2-C3 前路椎间盘切除和融合或后路 C1-C3 融合进行切开复位和稳定。

下颈椎

半脱位的定义是中性脊柱 X 线片显示不稳定性大于 3.5mm 的位移或成角大于 11°。稳定的骨折损伤通常愈合良好，一般使用硬领或套筒背心固定。严重不稳定的损伤需要手术稳定（图 20.9 和图 20.10）。

胸腰椎

大约 64% 的脊柱骨折发生在胸腰椎交界处（图 20.11）。初始脊髓损伤的程度通常决定长期预后。大多数相对稳定的损伤可通过外部支撑和被动活动进行处理。胸腰段脊柱骨折手术的决策通常是复杂的，取决于多种因素的评估，包括是否存在神经损伤、神经结构持续受压、骨损伤的类型和严重程度以及是否合并脊柱韧带损伤。虽然有些评估工具，如胸腰段损伤分类和严重程度（TLICS）评分，可用于辅助决策，但在个体化评估时，临床判断仍然至关重要。

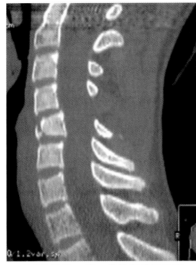

A. 重建矢状位CT示C5椎体粉碎性骨折

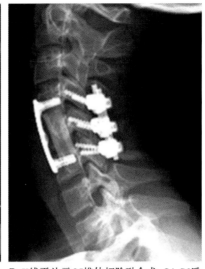

B. X线平片示C5椎体切除融合术，C4-C6后侧方大片固定融合

图 20.10 非轴性粉碎性骨折：颈椎

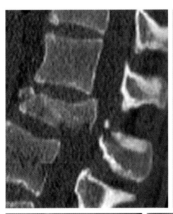

A. 重建CT中矢状位提示T1明显压陷破裂

B. 轴位CT证实椎体内骨折，碎片后移占据脊髓腔的前面，椎体后弓断裂

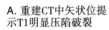

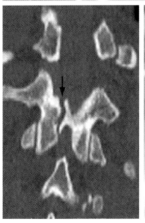

C. 冠状位重建CT证实后弓折断

D. 重建矢状位CT提示椎体切除融合术，使用钛网状笼与前板

图 20.11 粉碎性骨折：腰椎

预后

脊髓损伤仍然是一种灾难性的、改变生命历程的损伤。目前当神经功能完全丧失时,恢复日常生活活动的临床治疗在很大程度上取决于优越的物理康复,而不是解剖层次的脊髓再生。许多脊髓不完全损伤的患者可以恢复一定程度的神经功能,尽管这通常需要数月的强化治疗。完全性脊髓损伤仍然是一种难以处理的情况,大多数患者都有无法恢复的永久缺陷。

在任何 TSCI 的情况下,患者的早期活动都是至关重要的。任何长时间的卧床休息都与身体状况不佳和功能恢复不良有关。静止不动也会使患者更容易出现严重并发症,包括深静脉血栓形成、肺炎和皮肤破损。

幸运的是,许多 TSCI 患者现在能够恢复到相对正常的生活。许多人能从事全职工作(图 20.12),TSCI 导致的残疾患者现在也可以从事越来越多的体育活动(见图 20.12)。

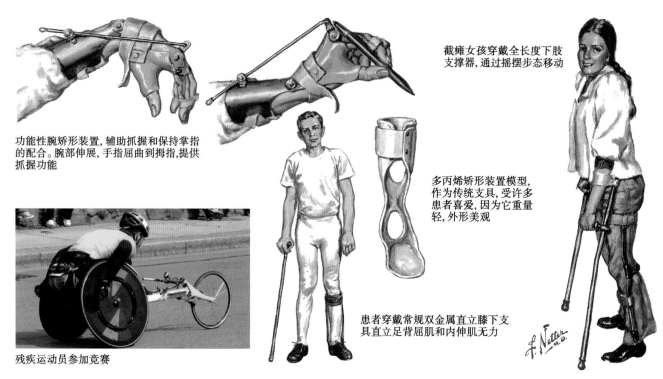

功能性腕矫形装置,辅助抓握和保持掌指的配合。腕部伸展,手指屈曲到拇指,提供抓握功能

残疾运动员参加竞赛

截瘫女孩穿戴全长度下肢支撑器,通过摇摆步态移动

多丙烯矫形装置模型,作为传统支具,受许多患者喜爱,因为它重量轻,外形美观

患者穿戴常规双金属直立膝下支具直立足背屈肌和内伸肌无力

图 20.12　颈椎损伤:患者康复

未来方向

鉴于其巨大的个体和社会影响,TSCI 仍然是一个热门的研究领域也就不足为奇了。尽管目前 TSCI 的治疗选择极为有限,但有理由相信在未来几年内可能取得重大进展。许多主要旨在减少继发性损伤的药理学治疗方案目前正处于临床试验的不同阶段。一种很有希望的药物利鲁唑,目前正在第 3 期试验中评估,一种先前被批准用于肌萎缩侧索硬化症的钠通道阻滞剂。

干细胞技术的进步——由于干细胞衍生方法的改进以及对促进干细胞分化因素的日益深入了解,使得有一天实现受损部分通过脐带血干细胞再生的可能性增加。积极招募的试验包括一项研究,调查施万细胞移植治疗 TSCI 长期神经功能缺陷患者。还有另一项研究,是关于少突胶质祖细胞移植治疗 TSCI。

在生物技术领域的开创性努力,特别是在脑机接口领域,正在开发这样的设备:使脊髓损伤患者通过绕过受伤的脊髓节段,直接将大脑信号转化为肌肉运动来恢复受影响肢体的功能。Bouton 等最近描述了一名患者使用来自皮层电活动的信号驾驶臂套刺激器的经验(图 20.13)。尽管这些下一代的治疗方案用于普通 TSCI 患者之前仍存在重大障碍,但目前的研究方向为数百万遭受 TSCI 影响的患者带来了希望。

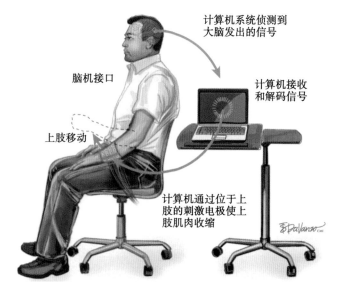

计算机系统侦测到大脑发出的信号

脑机接口

计算机接收和解码信号

上肢移动

计算机通过位于上肢的刺激电极使上肢肌肉收缩

图 20.13　脑机接口

（张新宇　译）

推荐阅读

American Association of Neurological Surgeons/Congress of Neurological Surgeons. Guidelines for the management of acute cervical spine and spinal cord injuries. Neurosurgery 2013;72(Suppl. 3).

This supplemental volume of the journal Neurosurgery represents the latest guidelines for the management of spinal cord injury. These recommendations are made based on the best available evidence and are derived from expert consensus.

Guan J, Hawryluk GW. Advancements in the mind-machine interface: toward re-establishment of direct cortical limb movement in spinal cord injury. Neural Regen Res 2016;11(7):1060–1.

Brief review of the use of mind-machine interface to bypass spinal cord injury and reestablish direct control of limbs below the level of damage. Presents the latest research in the field and gives a mini-summary of progress to date.

National Spinal Cord Injury Statistical Center. Facts and figures at a glance. Birmingham, AL: University of Alabama at Birmingham; 2016. Available from: http://www.nscisc.uab.edu.

Clearinghouse for national statistics on spinal cord injury in the United States. Provides estimates of the national economic impact of spinal cord injury and acts as a longitudinal record of the impact of spinal cord injury year to year.

Sahni V, Kessler JA. Stem cell therapies for spinal cord injury. Nat Rev Neurol 2010;6:363–72.

Succinct review of recent progress in stem cell therapies for spinal cord injury. Discusses both the mechanisms and theory behind stem cell use for spinal cord injury and recent clinical trials.

Lee JY, Vaccaro AR, Lim MR, et al. Thoracolumbar injury classification and severity score: a new paradigm for the treatment of thoracolumbar spine trauma. J Orthop Sci 2005;10(6):671–5.

Paper detailing a decision-making support algorithm for determining the need for surgical intervention in thoracic and lumbar spine injuries. This is only one of many algorithms that have been developed for this purpose.

Guan J, Bisson EF. Treatment of odontoid fractures in the aging population. Neurosurg Clin N Am 2017;28(1):115–23.

Review of management of odontoid fractures, focusing on management in older patients. Includes a brief discussion of the changing demographics of spinal cord injury with the aging population.

Anwar MA, Al Shehabi TS, Eid AH. Inflammogenesis of secondary spinal cord injury. Front Cell Neurosci 2016;10:98.

Review of secondary injury mechanisms, with a focus on the inflammatory cascade. Also discusses possible avenues for future treatments that may target these pathways.

Pointillart V, Petitjean ME, Wiart L, et al. Pharmacologic therapy of spinal cord injury during the acute phase. Spinal Cord 2000;38:71–6.

Prospective, randomized trial of spinal trauma patients randomized to receive methylprednisolone and/or nimodipine in addition to early surgical decompression. There was a higher incidence of hyperglycemia in the steroid-treated group, and no difference in 1-year clinical outcomes.

Matsumoto T, Tamaki T, Kawakami M, et al. Early complications of high-dose methylprednisolone sodium succinate treatment in the follow-up of acute cervical spinal cord injury. Spine 2001;16(4):426–30.

Prospective, double-blinded study that randomized 46 patients to either high-dose steroid therapy or placebo. It found increased pulmonary and gastrointestinal side-effects in the steroid group and a trend toward worse steroid complications in those over 60.

Fehlings MG, Vaccaro A, Wilson JR, et al. Early versus delayed decompression for traumatic cervical spinal cord injury: Results of the surgical timing in acute spinal cord injury study (STASCIS). PLoS ONE 2012;7(2):e32037. doi:10.1371/journal.pone.0032037.

Multicentered prospective cohort study of early (<24 hrs after injury) versus late (≥ 24 hrs) surgical decompression showing better functional outcomes at 6 months with early surgical decompression.

Bouton CE, Shaikhouni A, Annetta NV, et al. Restoring cortical control of functional movement in a human with quadriplegia. Nature 2016;533(7602):247–50.

Report of muscle activation in a paralyzed human using an implanted cortical microelectrode system and neuromuscular electrical stimulation.

头痛和疼痛

Jayashri Srinivasan

21

原发性和继发性头痛

Carol L Mohehan, Daniel Vardeh

临床案例 一位 50 岁女性因严重头痛被转诊至神经科医生处。她在青春期首次出现头痛,头痛在更年期加重。其典型头痛是单侧的,局限于右侧额颞叶和眶周区域。疼痛为跳痛和搏动样痛。头痛严重时伴恶心、呕吐、畏光、畏音和视觉症状。头痛发作频率增加,每月发生数次,每次持续至少 12 小时,影响工作。体格检查正常。血液化验和脑磁共振成像(MRI)检查正常。

头痛是医学中最常见的症状之一,通常是内科、神经科或急诊室医生接诊患者的首要主诉。尽管如此,像许多疼痛综合征一样,头痛没有得到充分的诊断和治疗。在开始特定治疗之前,头痛的准确诊断很重要。它可能是许多原发性神经系统疾病和许多严重全身性疾病的表现症状。前面的案例是偏头痛的典型特征,是最常见的头痛综合征之一。脑肿瘤、动脉瘤破裂、低颅内压综合征、硬膜下血肿、脑膜炎和颞动脉炎等更严重病因的鉴别特征应慎重询问,不容忽视。对头痛患者的评估始于详细的病史。应明确基本特征:任何先兆症状、发病方式(例如,急剧或渐进)、昼夜变化、诱发和缓解因素、位置、疼痛特征、持续时间、医学和精神合并症以及残疾程度。家族史和社会史、当前用药、药物过敏和系统回顾也很重要。详细的神经系统和全身医学检查对于评估至关重要,特别是对于最近或突然发作或经历头痛特征变化的个人。通常需要实验室和神经放射学检查。

头痛综合征分为原发性(没有明显潜在神经病理学改变)或继发性(由于颅内病理学所致)。区分原发性和继发性头痛至关重要;其决定了诊断方法并指导治疗和预后。

原发性头痛

偏头痛

流行病学

偏头痛是使患者就诊最常见的头痛类型。最近的流行病学研究显示,偏头痛的全球患病率为 10%~15%,其中南美洲和中美洲的流行率最高。女性患病率是男性的两倍,年轻女性和城市人口的患病率尤其高。根据世界卫生组织(World Health Organization, WHO)开展的 2010 年全球疾病负担调查,偏头痛是全球第三大常见疾病(仅次于龋齿和紧张型头痛)、第七大致残疾病和花费第三高的神经系统疾病(仅次于痴呆和卒

中)。根据家庭和双胞胎研究,估计偏头痛的遗传率为 40%~60%;有偏头痛父母的孩子有大约 50% 的机会患偏头痛,如果父母双方均罹患,这个数字会上升到 75%。第一次偏头痛发作通常出现在十几岁和二十岁出头的时候,80% 的患者在 30 岁前第一次出现偏头痛。对老年人进行新发偏头痛诊断时应特别谨慎。

病理生理学

偏头痛的病理生理学可能与遗传易感患者的皮层过度兴奋有关,后者随后激活三叉神经通路并导致三叉神经痛觉神经末梢释放血管活性神经肽和促炎物质[包括 P 物质和降钙素基因相关肽(calcitonin gene-related peptide, CGRP)]。这些伤害性神经末梢位于软脑膜、蛛网膜和硬脑膜血管以及大的脑动脉和静脉窦;它们主要由 V1 神经根以及更小程度的 V2 和 V3 神经根携带(图 21.1 和图 21.2)。血管活性物质的释放促进脑膜血管扩张和炎性细胞因子的释放,导致周围三叉神经敏感化以及脊髓三叉神经核中枢敏感化。最终,这些变化不仅会导致搏动性头痛,而且通过激活脑干中的丘脑枕、下丘脑和导水管周围灰质会导致广泛的异常性疼痛、不适和自主神经症状。三叉神经感觉传入神经和 C1-C3 枕部传入神经在三叉神经核中的会聚很可能导致枕部和颈部的交叉敏感化和牵涉痛(见图 21.1)。先兆现象(即,预示或伴随偏头痛的短暂局灶性神经系统症状)代表缓慢传播的神经元和神经胶质去极化波(2~6mm/min),随后持续抑制(15~30 分钟)的皮层活动,称为皮层扩散抑制。因为这种现象可以发生在皮层的任何地方,所以先兆可以产生广泛的症状,包括视觉、运动、感觉和认知的改变。

临床症状(图 21.3)/诊断标准

偏头痛是一种原发性头痛;然而,它可以并且经常与其他原发性(如紧张型头痛)或继发性(药物过度使用性头痛)头痛疾病共存。根据有无先兆,偏头痛有两种主要亚型;此外,偏头痛的发作频率区分阵发性偏头痛和慢性偏头痛;后者的特点是每月头痛超过 15 天,持续 3 个月。

根据国际头痛协会(International Headache Society, HIS)的分类,偏头痛的特征是:

- 反复发作的头痛持续 4~72 小时,和
- 典型的头痛特征(4 条中至少 2 条):位于单侧、搏动性、程度中度或重度、常规体力活动加重,和
- 伴随(2 条中至少 1 条)恶心/呕吐或畏光和畏声

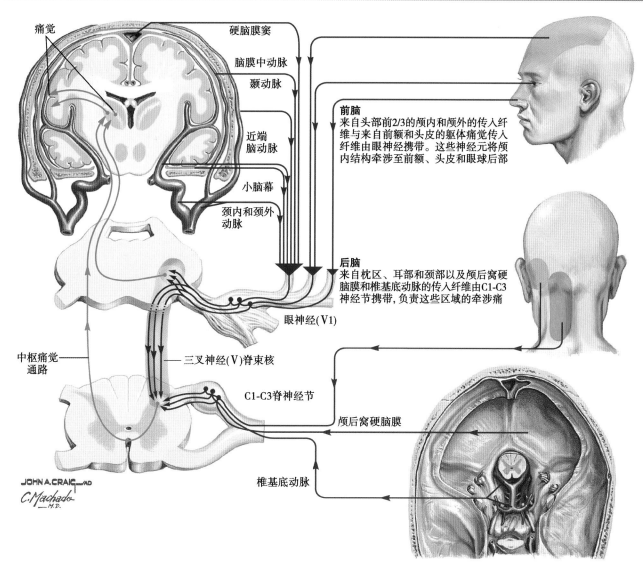

图 21.1　疼痛敏感结构和疼痛传导

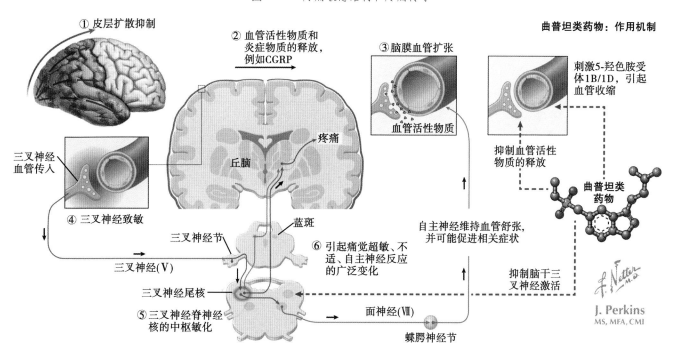

图 21.2　偏头痛的病理生理学和曲普坦类药物的作用靶点

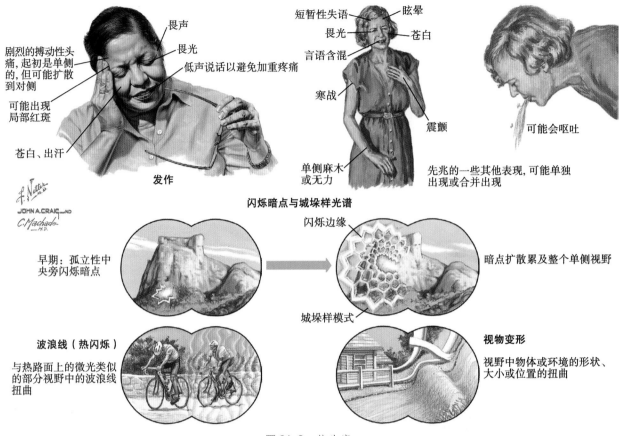

剧烈的搏动性头痛,起初是单侧的,但可能扩散到对侧

可能出现局部红斑

苍白、出汗

畏声

畏光

低声说话以避免加重疼痛

发作

短暂性失语

畏光

言语含混

寒战

震颤

单侧麻木或无力

眩晕

苍白

先兆的一些其他表现,可能单独出现或合并出现

可能会呕吐

闪烁暗点与城垛样光谱

早期:孤立性中央旁闪烁暗点

闪烁边缘

城垛样模式

暗点扩散累及整个单侧视野

波浪线(热闪烁)

与热路面上的微光类似的部分视野中的波浪线扭曲

视物变形

视野中物体或环境的形状、大小或位置的扭曲

图 21.3 偏头痛

偏头痛的部位通常在额颞部,但可能涉及整个半侧头部,有时也涉及面部。疼痛侧可以在各次发作中切换,但是通常大多数发作都有很强的偏侧偏好。儿童偏头痛发作通常呈双侧表现,通常在他们进入青春期时偏侧化。皮肤/头皮异常性疼痛以及更广泛的颈部肌肉压痛的症状并不少见,可能归因于三叉神经颈复合体的致敏化。

偏头痛患者通常会在偏头痛真正发作前 1-2 天出现先兆症状。这些症状包括疲劳、颈部压痛、口渴、厌食、体液潴留、对食物的渴望、胃肠道症状以及情绪障碍,如易怒、亢奋或抑郁。

大约 15% 的偏头痛患者存在先兆,以局灶性、短暂的神经系统症状为特征,通常先于头痛期,但也可伴随头痛期出现。目前为止,最常见的先兆症状(>90%)具有视觉特征,其次是感觉和言语/语言障碍。罕见的表现包括运动无力(称为偏瘫性偏头痛)和脑干症状(例如眩晕)。先兆现象根据其发作时间、持续时间和与头痛的关系进行诊断(IHS 标准)。大多数先兆通常在 5~20 分钟内扩散(例如,刺痛感或闪光感),持续 5~60 分钟,通常是单侧的,然后在发作后 1 小时内进入头痛期。症状在一种模式中逐渐扩散(从面部开始刺痛并逐渐累及手臂)或蔓延至其他模式(例如,闪光后有刺痛感),这种表现是在各个皮层区域持续扩散的结果。去极化波后的长期抑制(扩散性抑制)会导致临床上的阴性症状,如短暂的暗点、麻木,甚至无力。

视觉先兆可以同向性或半视野分布出现,包括闪光或星星(幻视)和称为闪光暗点的几何图案(见图 21.3),伴有绝对或相对的瞬时暗点。感觉症状通常包括身体任何部位(通常是面部或手臂)的刺痛感/针刺感,并逐渐蔓延,通常会留下短暂的麻木

感。较少见且通常更戏剧性的先兆包括语言障碍(任何类型的失语症)、脑干先兆(构音障碍、眩晕、耳鸣、听觉过敏、复视、共济失调、意识水平下降)和偏瘫性偏头痛,表现为短暂的无力或偏瘫。偏瘫性偏头痛通常是家族性的(家族性偏瘫型偏头痛),在许多情况下是由电压门控钙通道 Cav2.1 的各种突变引起的。动眼神经麻痹是眼肌麻痹性"偏头痛"的标志;然而,这可能代表复发性脱髓鞘性神经病,而不是真正的偏头痛变异型。

仔细的神经系统评估至关重要,脑 MRI 通常在首次出现先兆时进行检查。如果先兆后没有头痛(不伴头痛的先兆),而是表现为孤立的局灶性神经功能缺损,则尤其需要 MRI 检查。

特别注意事项

缺血性卒中以及其他心血管事件(梗死性出血、冠状动脉事件)在偏头痛患者中的患病率较高,尤其是有先兆的偏头痛。根据流行病学研究,女性有先兆的偏头痛患者发生缺血性卒中的相对风险加倍,并且风险随着偏头痛发作的频率增加而增加。然而,鉴于这一典型的年轻健康人群的患病率较低,其绝对数字仍然很低。此外,数项神经影像学研究表明,偏头痛患者的白质高信号的患病率增加了四倍,尤其是在后循环("白点")中,并且随着发作频率的增加,白质病变的风险也会增加。偏头痛与心血管事件的关联是否是致病性的尚不确定;然而,有几种已知的疾病既会出现偏头痛型头痛,也会增加心血管风险。例如,NOTCH3 基因突变导致常染色体显性遗传性脑动脉病伴皮质下梗死和白质脑病(CADASIL),这是一种以多发缺血性卒中为特征的遗传性脑小动脉疾病;然而在 40% 的患者中,偏头痛在首次卒中前 10~20 年出现。

卵圆孔未闭(PFO)和偏头痛有时联系在一起;然而,两项基于人群的研究表明偏头痛患者和非偏头痛患者的 PFO 患病率相似。此外,除小组亚群外,三项随机临床试验未显示 PFO 封堵术后 1 年的偏头痛有显著改善。

雌激素水平可能作为女性偏头痛的诱因发挥重要作用。大约三分之二的女性偏头痛患者主要在月经前或月经期间出现偏头痛,这可能是由雌激素降低的时间和速度引起的。在许多情况下,首次偏头痛发生在初潮前后,而且频率通常在更年期后显著降低。此外,偏头痛通常会在妊娠早期恶化,但在妊娠中期和晚期往往会有所改善,特别是在主要与月经周期有关的偏头痛女性中。

管理和治疗

偏头痛的治疗有两种类型:急性头痛的止痛治疗和预防性治疗,以减少未来偏头痛发作的频率和强度。

尽管使用了止痛药物,发生过度使用/滥用止痛药物的情况,如果偏头痛发作仍频繁和/或残障;先兆症状是常见的、致残的或者是特定的偏头痛(例如偏瘫性偏头痛),则需要进行预防治疗。预防性治疗可以是在发作之前应用、短期应用或持续应用。如果存在明确的偏头痛诱因,在预期诱因之前 30~60 分钟进行抢先治疗是有用的(例如,在运动诱发的头痛之前使用吲哚美辛)。限时暴露于诱发因素可通过短期的每日预防措施进行治疗,例如在月经前几天和经期每天服用非甾体抗炎药(NSAIDs)来治疗与月经相关的偏头痛。如果诱发因素不可预测、未知或不存在,则需要持续的每日预防性药物治疗。最常用的日常预防药物类别包括三环类抗抑郁药、β-受体阻滞剂、钙通道阻滞剂、抗癫痫药和加巴喷丁。其中,某些 β-受体阻滞剂(尤其是普萘洛尔和美托洛尔)、双丙戊酸钠和托吡酯的证据最充分。其他抗癫痫药,包括加巴喷丁、普瑞巴林、卡马西平、奥卡西平、拉莫三嗪、左乙拉西坦、氨己烯酸和唑尼沙胺,缺乏高质量的证据支持其应用;然而,它们可能值得在其他难治性患者中尝试。鉴于研究中一线预防药物的疗效相似,药物的初始选择通常基于合并症、副作用、药物相互作用、患者和开处方者的偏好、药物成本和保险范围。例如,睡眠困难可能会促使处方更具有镇静作用的药物,如阿米替林。对于那些担心体重增加的人来说,托吡酯可能比丙戊酸或三环类药物更可取。伴随的情绪障碍可能会促使应用抗抑郁药或具有情绪稳定特性的药物。β-受体阻滞剂可能有助于控制某些患者的合并高血压,但应避免用于患有反应性气道疾病或先前存在抑郁症的患者。为了提高疗效并降低副作用,通常建议联合使用两种不同类别的药物,例如 β-受体阻滞剂和三环类药物的联合治疗,或加用托吡酯。寻找正确药物或药物组合的经验方法通常会让患者和医师都感到困惑。

"自然"治疗有时可能更可取,因为它们副作用非常小或患者偏好,一些证据表明,这些物质包括核黄素每日 400mg、辅酶 Q10 每日 300mg、每日 400~600mg 的镁以及辛伐他汀与维生素 D₃ 的组合。非药物预防性治疗也是可取的,可能包括避免某些食物(通常是过量摄入咖啡因、巧克力、酒精、奶酪、含有硝酸盐的加工肉类)和环境诱因,规律睡眠、加强体育锻炼、规律膳食和适当的补水。

如果不同类别的口服药物无法控制偏头痛发作,或者由于副作用、合并症或过敏而限制使用,则应考虑介入性头痛治疗。使用或不使用类固醇的枕神经阻滞可有效减少偏头痛 1~3 个

月。每 12 周给予 155 单位的肉毒杆菌毒素 A 已获得美国食品药品管理局(FDA)批准,并已在两项大型随机对照试验中证明是降低偏头痛频率和提高生活质量的安全有效方法。其可能的作用机制是抑制 P 物质和 CGRP 等痛觉物质在外周痛觉三叉神经末梢的释放,以及(通过逆行轴突运输)降低三叉脊髓核的中枢敏感化。神经刺激代表了另一种治疗方式,使用 Cefaly 装置进行每日眶上经皮神经刺激已被 FDA 批准用于减少发作性偏头痛的发作频率。枕神经刺激植入物对慢性偏头痛的预防也可能有一定的效果;然而,必须仔细权衡并发症发生率、手术风险与潜在获益。

关于止痛治疗,轻度至中度偏头痛最好用口服 NSAIDs、乙酰水杨酸(阿司匹林)或对乙酰氨基酚治疗。由于阿片类药物与药物过度使用性头痛(MOH)和倾向于导致依赖性有关,因此应避免使用阿片类药物和含有布他比妥的药物。虽然许多不同的 NSAIDs 用于急性期治疗,但双氯芬酸钾的可溶性粉剂(美国的 Cambia,欧洲的 Voltfast)是 FDA 批准的唯一用于偏头痛的 NSAIDs。咖啡因可能会增强这些不同药物的效果,其本身也有帮助。止吐药如丙氯拉嗪、甲氧氯普胺或昂丹司琼通常与镇痛药联合应用。

对于更严重的偏头痛发作,5-羟色胺 1B/1D 受体激动剂("曲普坦")制剂是首选药物。其优效性归因于偏头痛级联反应的几个作用位点,包括外周机制(血管收缩、伤害感受器抑制、血管活性肽外周释放的抑制)以及可能的中枢机制(减少中枢伤害性末端的神经递质释放,降低神经元兴奋性)(见图 21.2)。有 7 种不同的曲普坦类药物可用,其不同给药途径(口服、舌下速溶、注射或鼻内)以及生物利用度、血浆半衰期和亲脂性都不同,所有这些特性都不会转化为有意义的疗效增加或头痛复发减少。速效曲普坦类药物包括阿莫曲普坦、依立曲普坦、利扎曲普坦、舒马曲普坦和佐米曲普坦。缓慢起效/持续时间较长的曲普坦类药物包括那拉曲普坦和夫罗曲普坦。舒马曲普坦是唯一一种可作为皮下注射剂使用的曲普坦类药物,可实现超快速吸收和快速缓解偏头痛。不同曲普坦类药物的效果和副作用存在显著的个体差异,在反复试验的基础上改变曲普坦类药物通常可以更好地控制偏头痛。改变给药途径(例如,严重恶心的患者从口服改为皮下给药,或同时服用甲氧氯普胺等抗恶心药物)可以通过改善曲普坦类药物的吸收来提高疗效。尽管曲普坦类药物引起心血管事件的证据有限,但仍建议偏瘫性偏头痛、基底型偏头痛、缺血性卒中、缺血性心脏病、变异性心绞痛、未控制的高血压和妊娠患者避免使用曲普坦类药物。

布他比妥、异美汀/二氯噻吩酮和口服阿片类药物很少被推荐为止痛疗法,因为它们具有较高的镇静、过度使用和依赖风险。

α-肾上腺素能受体阻滞剂和 5-羟色胺 IB/ID 受体激动剂双氢麦角胺(DHE)有静脉注射、肌内注射、皮下注射和鼻内给药的形式,通常在急诊室与止吐药联合用于急性偏头痛发作和偏头痛持续状态。在最难治的病例中,静脉注射酮咯酸或阿片类药物是紧急治疗的其他选择。

未来方向

在偏头痛治疗的新治疗靶点中,CGRP 得到了最广泛的研究。三叉神经系统激活后 CGRP 的释放在诱导脑膜血管舒张、炎症和痛觉传递到三叉神经核中起着关键作用。在几项随机对照试验中,针对 CGRP 受体或 CGRP 配体本身的单克隆抗体

作为发作性和慢性偏头痛的预防性治疗显示出有希望的疗效，并且副作用很小。每月或每季度单次皮下给药，使其成为每日预防性药物或肉毒杆菌毒素注射的有前景的替代方案。

三叉神经自主性头痛

丛集性头痛

> **临床案例**　一名 34 岁男性因右眼上方和后方的剧烈疼痛向他的内科医生求诊。疼痛从几天前开始，呈间歇性，每日发作数次，通常持续 30~60 分钟，常在晚上使患者痛醒。疼痛与同侧流泪、结膜充血和鼻塞有关。酒精会触发或加剧疼痛。患者妻子述说患者有易怒和烦躁。体格检查发现右侧眶周水肿和轻度上睑下垂。患者诉说 2 年前有类似的症状，并且因为那次发作持续了数周而感到担忧。

　　流行病学和病理生理学　丛集性头痛比偏头痛少见得多，与偏头痛无关，仅影响 0.1% 的成年人。然而，其通常更严重、更致虚弱，被称为"自杀性头痛"。大约 10%~15% 的患者存在无缓解期的慢性丛集性头痛。尽管丛集性头痛非常独特和刻板，但它们往往被漏诊或误诊为偏头痛或窦性头痛。丛集性头痛通常对适当的治疗反应良好，因此非常仔细的病史询问对于做出正确的诊断很重要。发病年龄通常为 20~40 岁，男性更常见，男女比例为 4.3∶1。

　　丛集性头痛的潜在病理生理学尚未完全明确，但被认为与三叉神经血管和副交感神经系统的激活有关。理论包括血管扩张、三叉神经刺激和生理节律紊乱；此外可能存在遗传倾向。正电子发射断层扫描（PET）检查提示了下丘脑内侧灰质的激活，这是一个参与控制生理节律的区域。研究者认为该区域神经元的功能障碍导致脑干中三叉神经-自主神经回路的激活。这些病理生理机制有助于解释丛集性头痛的主要症状，包括发作的阵发性/昼夜节律性、疼痛的分布和性质以及相关的自主神经症状。

　　临床表现。临床案例中总结的独特临床特征有助于诊断丛集性头痛（图 21.4）。与主要涉及第二和第三支的三叉神经

丛集性头痛

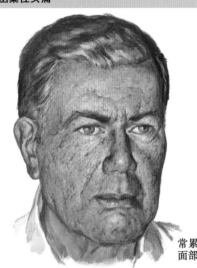

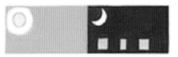

颞动脉鼓胀搏动
剧烈头痛, 眼后疼痛
单侧上睑下垂、肿胀、眼睑发红
瞳孔缩小, 结膜充血
流泪
鼻塞, 流涕
一侧面部潮红、出汗

典型的夜间发作; 平均频率1~3次/24h, 持续15分钟~3小时

常累及高大、强壮、肌肉发达的男性
面部可能有橘皮样皮肤, 毛细血管扩张

慢性阵发性偏侧头痛(CHP)

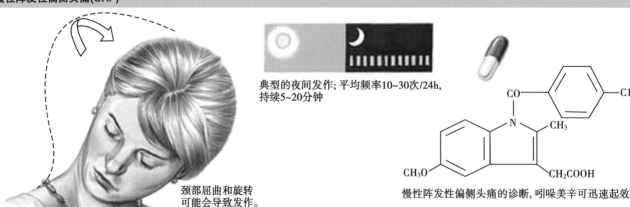

典型的夜间发作; 平均频率10~30次/24h, 持续5~20分钟

颈部屈曲和旋转
可能会导致发作。

慢性阵发性偏侧头痛患者有单侧头痛伴流泪、流涕和瞳孔缩小的症状, 但持续时间较短

慢性阵发性偏侧头痛的诊断, 吲哚美辛可迅速起效

图 21.4　丛集性头痛和慢性阵发性偏侧头痛

痛相反,丛集性头痛更常累及三叉神经的前两支。

根据国际头痛学会修订的丛集性头痛分类,必须有至少持续 15～180 分钟的严重单侧疼痛的反复发作。疼痛必须位于眼眶、眶上和/或颞部。头痛必须至少伴有以下症状之一:易怒或烦躁、同侧结膜充血和/或流泪、鼻塞和/或流鼻涕、眼睑水肿、前额和面部出汗、同侧瞳孔缩小和/或上睑下垂。发作频率为每隔一天 1 次到每天 8 次。最后,必须排除其他病因。

管理和治疗　与偏头痛一样,治疗原则包括短期和预防性治疗。丛集性头痛的两种最有效的止痛疗法是舒马曲普坦 6mg 皮下注射和高流量吸氧 7～10L/min,持续 15～20 分钟。其他曲普坦类制剂、每日 3 次口服。吲哚美辛、麦角胺(特别是静脉注射 DHE)和鼻内利多卡因通常有效。根据发作的频率和严重程度,也可能需要进行预防性治疗。维拉帕米是预防丛集性头痛的首选药物。其他有效药物包括锂剂、加巴喷丁、托吡酯和短期糖皮质激素。大约 10%～15% 的丛集性头痛患者会出现慢性或持续性症状,可能需要联合药物治疗。对于难治性患者,同侧枕大神经注射可能有效。很少,并且仅在经过精心挑选的医学难治性患者中,需要进行深部脑刺激(DBS)或枕神经刺激。

其他三叉神经自主性头痛

阵发性偏侧头痛

这是不常见的原发性头痛——单侧、短暂(2～30 分钟),以慢性或偶发性方式发生。疼痛位于眼眶、眶上和/或颞区。通常,疼痛为严重的抽痛或钻痛,并且通常在一天中反复出现数次。头痛与同侧颅自主神经功能障碍有关,但与丛集性头痛不同,女性比男性更常见。此外,头痛每天复发,并且不会像丛集性头痛一样在几天内聚集在一起。头痛通常对 25～50mg 吲哚美辛、每天 2～3 次,至少应用 48 小时的效果良好。因此,此头痛的定义是"对吲哚美辛有效",如果没有禁忌,则始终需要进行试验性治疗(见图 21.4)。已证明对预防性治疗有效的药物包括拉莫三嗪、托吡酯和阿司匹林。

短暂单侧神经痛样头痛发作

《国际头痛疾病分类》(第 3 版)确认了两种短暂单侧神经痛样头痛发作的亚型:伴有结膜充血和流泪的短期单侧神经痛样头痛发作(SUNCT)和伴有颅脑自主神经症状的短暂单侧神经痛样头痛发作(SUNA)。它们是表现为严格单侧疼痛发作的综合征,疼痛仅限于眼眶/眶周区域。大多数发作的强度为中度至重度,具有灼烧感、刺痛感或电击感。发作持续时间通常为 10～120 秒,可将它们与持续时间更长的头痛综合征区分开来。头痛时存在显著的同侧结膜充血和流泪,也可能出现鼻塞或流鼻涕和同侧前额出汗。与阵发性偏侧头痛相反,这种头痛综合征在中年男性中多见,并且对吲哚美辛无效。事实上,多种药物治疗效果令人沮丧,疗效差或不一致。拉莫三嗪、加巴喷丁和托吡酯等抗癫痫药物可能会改善症状。目前,SUNCT 的首选药物是拉莫三嗪,而 SUNA 可能对加巴喷丁效果更好。甲泼尼龙治疗和静脉注射利多卡因可能对严重病例有效。一些接受过脑深部下丘脑刺激的 SUNCT 患者获得了有效和持久的缓解。

紧张型头痛

流行病学和病理生理学

紧张型头痛是最常见的头痛类型,在不同的研究中,一般人群的终生患病率在 30%～78%。它们影响到约 14 亿人或 20.8% 的人口。男女比例为 2:3。确切的病理生理学尚不清楚。它可能是一种异质性疾病,具有各种病因,最终导致颅周和颈部肌肉紧张或痉挛(图 21.5)。睡眠中断、社会心理压力、焦虑、抑郁和止痛药过度使用是常见的促发因素。

临床表现

紧张型头痛的诊断至少需要具备以下两种疼痛特征:非搏动性稳定的压力样性质、非致残的轻中度强度、双侧部位、常规体力活动不会加重。此外,这些患者不会出现恶心或呕吐,通常不会有畏光或畏声。发作频率从偶尔到每天都有变化。如果每月发作超过 15 天,则诊断为慢性紧张型头痛。

每一位疑似紧张型头痛的患者都需要仔细评估。排除结构性、感染性或代谢性疾病至关重要。虽然有时偏头痛的特征是存在的,但它们只是临床表现的一小部分。与偏头痛相比,特定的触发因素不太常见。

管理和治疗

紧张性头痛的治疗通常只需要非处方止痛药,包括非甾体抗炎药,以及放松和生物反馈技术的非药物干预、按摩和热敷。应对包括睡眠中断和情绪障碍在内的促发因素进行治疗。预防性药物适用于频繁复发或止痛治疗无效或禁忌时。现有的最佳证据支持使用三环类抗抑郁药,尤其是阿米替林。还有一些证据支持使用其他抗抑郁药,包括文拉法辛和米氮平,以及托吡酯和加巴喷丁等抗惊厥药。

慢性日常头痛

> **临床案例**　一名 45 岁的男性主诉每天头痛 10 年。他的头痛持续一整天,但醒来时更严重。疼痛对阿司匹林、乙酰氨基酚和咖啡因的非处方组合有效,表现为钝痛,有时是搏动性、中度双额头疼痛,伴有轻度恶心。目前,他在清醒时每 6 小时服用两粒这样的药丸。针对这个问题,他进行了多次颅脑扫描和会诊。间歇性头痛从儿童时期开始持续至今。他被安排了一个停药计划,最终在 5 周内停用非处方头痛药物,并被建议避免所有其他形式的咖啡因。他每日的头痛最初会恶化,但随后逐渐好转。在随访中,他的情况有所好转,仅主诉每周 3 次的间歇性紧张型头痛。他被告知药物和咖啡因过度使用的危害,并开始使用阿米替林进行预防性治疗。

慢性日常头痛相关的异质性和众多共病是诊断和治疗的挑战。慢性日常头痛综合征可能由多种原发性和/或继发性头痛类型演变而来,其中最常见的是紧张性头痛和偏头痛。任何类型的频繁头痛都可能失去其临床特征,并导致定义模糊的头痛,其特征与具体定义不符。然后,临床医生必须发现任何间歇性或偶发性头痛的病史,这些病史可能会随着时间的推移而

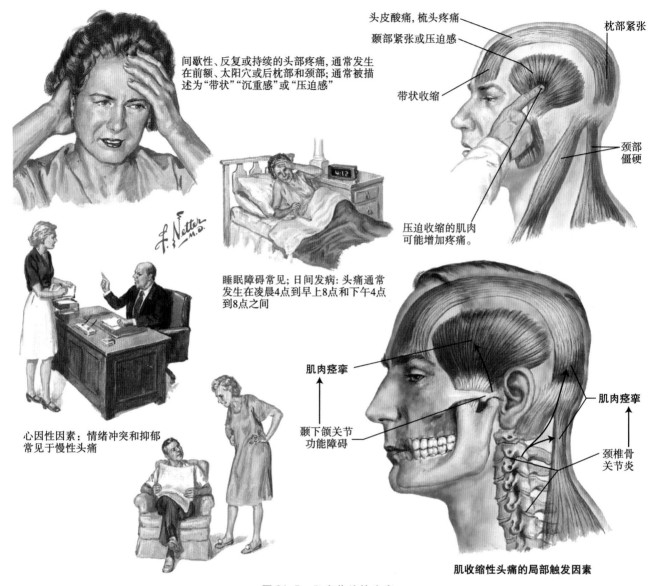

间歇性、反复或持续的头部疼痛，通常发生在前额、太阳穴或后枕部和颈部；通常被描述为"带状""沉重感"或"压迫感"

睡眠障碍常见；日间发病：头痛通常发生在凌晨4点到早上8点和下午4点到8点之间

心因性因素：情绪冲突和抑郁常见于慢性头痛

头皮酸痛，梳头疼痛

额部紧张或压迫感

枕部紧张

带状收缩

颈部僵硬

压迫收缩的肌肉可能增加疼痛。

肌肉痉挛

肌肉痉挛

颞下颌关节功能障碍

颈椎骨关节炎

肌收缩性头痛的局部触发因素

图 21.5　肌肉收缩性头痛

改变。焦虑、情绪和睡眠障碍仅是一些常见的合并症。药物滥用常导致慢性日常头痛。几乎任何短效镇痛药都可能导致"反弹性"头痛，但血管活性药物如咖啡因、曲普坦类药物和麦角胺类药物最有可能引起这种现象。当患者药物滥用突然戒断可能存在危险或危及生命时，必须特别小心，包括丁比妥、苯二氮草类和阿片类药物。

慢性日常头痛的治疗首先需要停用或暂停滥用的药物。许多患者可能因为担心头痛会恶化而拒绝这种干预。需要仔细的教育来解释药物过度使用与慢性头痛之间的关联。必须控制焦虑的支持机制和头痛复发的治疗计划。需要关注抑郁症、心理社会压力和睡眠不良等共病病因。非药物干预包括情绪支持、咨询、物理治疗、放松技巧、热敷和按摩。泼尼松治疗可以帮助患者停用短效镇痛药。预防性药物的选择应基于潜在的头痛类型和合并症。例如，上述患者患有转化型紧张型头痛，因此建议使用阿米替林。最近的试验支持使用 A 型肉毒毒素作为慢性日常头痛的预防剂。

具有明确触发因素的原发性头痛综合征

劳累性头痛

体育锻炼始终是原发性劳累性头痛的诱发因素。它们可能在短暂用力（例如举重）或持续运动（如跑步）后发生。这些头痛的特点是在停止活动后几分钟或几小时内出现搏动性疼痛。他们通常每天服用 3 次吲哚美辛，每次 25～50mg，运动后服用或在确定典型模式后预防性服用。β-受体阻滞剂也可用于预防，但可能会影响运动耐量。必须排除动脉夹层、颅内动脉瘤和颅内占位性病变等严重潜在疾病的可能性。因此可能需要进行计算机断层扫描（CT）、MRI 和磁共振血管造影（MRA）检查。

性活动相关性头痛

这种头痛通常表现为性活动期间的钝痛、广泛性疼痛或性高潮期间的急性、有时是爆发性的疼痛。性活动停止后，头痛会持续数分钟至数小时。性活动相关性头痛患者也经常会出现劳累性头痛。临床医生可能会发现这类患者对头痛发作的情况描述不太坦诚。需要详细询问病史，包括有关性活动症状的问题。尴尬和不愿与医生讨论性问题可能会导致性交性头痛患者多年得不到诊断。与其他阵发性头痛一样，在诊断为良性疾病之前，需要寻找潜在的系统性或颅内病变，特别是破裂或未破裂的动脉瘤。在性活动前服用非甾体抗炎药，特别是吲哚美辛(25~50mg)或普萘洛尔，可能会有所帮助。

其他头痛

催眠性头痛往往发生在 50 岁或以上的女性在快速眼动睡眠期间，并可能在夜间多次复发。疼痛通常是单侧的，但也可以是双侧的，并在醒来后持续 15 分钟至 4 小时。头痛与颅脑自主神经症状或烦躁不安无关。可用非甾体抗炎药联合咖啡因或锂剂控制此类头痛。相比之下，咳嗽性头痛是突发性急性双侧头痛，通常发生在老年男性，由紧张或咳嗽引起。头痛持续 1 秒到 2 小时，并且吲哚美辛往往有效。咳嗽引起的头痛在 Arnold-Chiari Ⅰ型畸形中很常见，在诊断原发性咳嗽引起的头痛之前，应排除该畸形、脑血管夹层和颅内动脉瘤。

继发性头痛障碍

虽然大多数头痛发生在没有潜在的颅内或全身病理病变的情况下，但也有一些是由更严重的疾病引起的。神经科医生通常是最初接触患者的医生，仔细的病史对于获得准确的诊断和进行适当的管理是必不可少的。需要分析头痛的时间特征、疼痛特征、诱发因素以及患者的年龄、性别、家族史和相关的全身症状。获得病史后应进行仔细的神经系统和全身检查。通常需要立即进行实验室检查和神经成像检查。随着头颅 CT 和 MRI 的广泛使用，明智的做法是对近期出现严重头痛的患者进行影像学检查，包括临床检查正常的患者。重要的病理学病变，如蛛网膜下腔出血、硬膜下血肿和肿瘤，是头颅 CT 和 MRI 可以诊断严重神经疾病的例子，即使最仔细的神经系统检查有时也可能是正常的。

巨细胞(颞)动脉炎

> **临床案例**　一名 78 岁的男性，主诉 1 个多月来持续性的全头痛。患者感到周身不适、食欲不振、疲劳，同时体重减轻了 4.5kg。醒来时，患者的肩膀和臀部会感到僵硬和疼痛。在就诊前 1 周，患者注意到左眼视力一过性模糊 20 分钟。除了左侧颞动脉可疑压痛外，神经系统检查正常。患者的 C 反应蛋白升高。给予每天服用 60mg 泼尼松，症状迅速改善。数天后进行的左颞动脉活检显示出典型的巨细胞动脉炎病理表现(透壁炎症反应，偶尔出现多核巨细胞和内弹力层破裂区域)。8 个月后，患者仍然服用 5mg 泼尼松来控制僵硬和疼痛。

头痛是巨细胞动脉炎或颞动脉炎最常见和最突出的症状，这是一种老年人的严重疾病，可能会出现毁灭性的并发症，如永久性失明。正如上面的案例一样，早期识别和及时治疗可以

防止失明的发展。颞动脉炎的疼痛通常是双侧的、非特异性的、搏动性的或持续性的、强度可变，有时非常轻微，其潜在意义很容易被忽视。全身症状包括厌食、全身不适、肌痛和关节痛是常见的，也是重要的诊断线索。风湿性多肌痛是一种以近端肌肉骨骼疼痛和晨僵为特征的疾病，常伴有头痛。有报道患者的下颌或舌跛行和很少有面部组织缺血，反映了颈外动脉受累。患者可能会出现轻微和间歇性的视觉模糊，或出现类似短暂性脑缺血发作的单眼视觉丧失。颞动脉压痛虽然经常出现，但可能相对较小(图 21.6)。早期诊断至关重要，因为动脉炎可能会导致单侧或连续双侧前部缺血性视神经病变，并伴有永久性视力丧失。虽然睫状后动脉是最常见的受累动脉，但眼动脉受累和视网膜动脉受累导致视力丧失的可能性较小。此外，动脉炎可能广泛累及颞动脉以外的主动脉及其分支。由于动脉炎影响颅外颈动脉或椎动脉，缺血性卒中可能不常见。颅内循环一般不受影响。血沉(ESR)和 C 反应蛋白(CRP)提供了支持诊断的实验室手段。通常，ESR 增加到 60~110mm/h，CRP 增加到 7~47mg/L，尽管也有例外。每一位怀疑患有颞动脉炎的患者都需要对颞动脉长段进行活检。由于动脉炎是斑片状的，单侧活检可能无法显示巨细胞动脉炎的炎症变化，可能需要双侧活检才能做出诊断。中性粒细胞和 T 淋巴细胞混合浸润，同时伴有内膜增生和管腔逐渐狭窄。伴有巨细胞形成的肉芽肿性、炎性动脉炎和内弹力层明显断裂是颞动脉炎的典型表现(见图 21.6)。

治疗

由于颞动脉炎是一种慢性疾病，需要相对长期的口服糖皮质激素治疗。需要及时诊断和治疗以防止严重并发症。如果在开始治疗后几天内进行活检，糖皮质激素不会改变病理结果，因此不能延迟治疗。泼尼松以 40~60mg/d 开始，然后逐渐减量。当出现短暂的视觉或神经系统症状时，可能需要更高的糖皮质激素初始剂量。可能需要 1~2 年的小剂量类固醇来控制相关症状。治疗必须个体化，经常监测 ESR 或 CRP 和症状。长期类固醇治疗的副作用，例如躯干体重增加、糖耐量受损、电解质紊乱、高血压、骨质疏松、可能的免疫抑制和白内障形成等需要密切关注。

未来方向

巨细胞动脉炎是一种需要长期免疫抑制的慢性疾病。在某些长期疾病患者中，可能需要使用糖皮质激素之外的药物，如甲氨蝶呤、硫唑嘌呤和肿瘤坏死因子-α 抑制剂等。

脑出血、感染和肿瘤

硬膜下血肿、脑内出血、蛛网膜下腔出血、脑膜炎和脑肿瘤是继发性头痛的原因。对于近期出现头痛且既往无头痛病史或头痛模式发生变化的患者，需要考虑上述每一种情况。这些重要疾病中的每一种都在本文的其他章节中讨论；然而，值得提出一些评论。

每一个主诉突然发作"我一生中最严重的头痛"的人都需要就医或去急诊室立即进行仔细的医学和神经系统评估。检眼镜检查应评估有无乳头水肿或玻璃体下出血。不管结果如何，都要进行紧急影像学检查。头颅 CT 是评估出血和占位

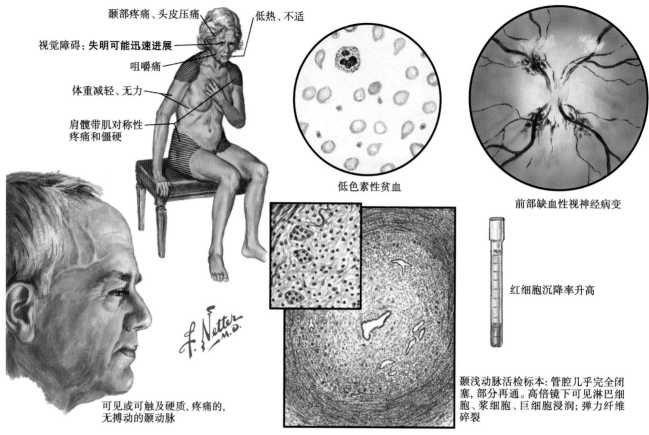

颞部疼痛、头皮压痛   低热、不适

视觉障碍: 失明可能迅速进展

咀嚼痛

体重减轻、无力

肩髋带肌对称性
疼痛和僵硬

低色素性贫血

前部缺血性视神经病变

红细胞沉降率升高

可见或可触及硬质, 疼痛的,
无搏动的颞动脉

颞浅动脉活检标本: 管腔几乎完全闭塞, 部分再通。高倍镜下可见淋巴细胞、浆细胞、巨细胞浸润; 弹力纤维碎裂

图 21.6　巨细胞 (颞) 动脉炎, 风湿性多肌痛

病变的一种快速、简便的方法。MRI 和 MRA 可能也是必要的, 但通常对霹雳头痛患者不需要进行紧急评估。如果影像学检查未发现出血或占位性病变, 则可能需要进行腰穿脑脊液 (CSF) 分析, 以在适当的临床环境中评估有无蛛网膜下腔出血和感染 (第 17 章和第十三篇)。

特发性颅内高压

> **临床案例**　一名 38 岁的超重女性, 近期出现头痛和视力模糊。当患者向前弯腰时, 头痛加重并对其造成困扰。患者注意到侧向凝视时出现间歇性复视。
>
> 　　神经系统检查显示, 与脑神经Ⅵ麻痹相符的侧向眼球运动受限和中度视乳头水肿。颅脑影像学检查显示侧脑室缩小。脑脊液压力升高至 350mmH$_2$O; 其血液学、细胞学和生化成分均正常。

　　特发性颅内高压, 也称为假性脑瘤, 是一种独特的综合征, 表现为严重的、界限不明确且常为进展性的头痛, 通常伴有水平复视。此外, 短暂的视觉障碍和搏动性耳鸣可能是临床表现的一部分。它主要出现在健康、通常超重的年轻女性身上。假性脑瘤与颅内 CSF 压力升高相关, 通常大于 250mmH$_2$O (图 21.7)。

临床表现和诊断检查

　　神经系统检查通常显示视乳头水肿和视野缺损。由于颅

内压 (ICP) 升高, 可以看到外直肌无力 (脑神经Ⅵ麻痹), 但患者在其他方面意识清醒、保持警觉, 没有局灶性神经功能缺损。

　　维生素 A 过多或各种抗生素如四环素、米诺环素、呋喃妥因或氨苄西林可诱发这种综合征。其他可能的致病药物包括口服避孕药、糖皮质激素、雌激素和孕激素疗法、非甾体抗炎药、胺碘酮以及麻醉剂氯胺酮和一氧化二氮。

　　必须进行神经影像学检查以排除颅内压升高的其他原因, 如脑占位性病变或硬脑膜窦血栓形成或狭窄。脑脊液压力增加, 通常在卧位大于 250mmH$_2$O, 但细胞计数和生化正常。

治疗

　　对于特发性颅内高压, 治疗通常包括减重、低盐饮食、利尿剂和症状性头痛的控制。停用有问题的药物往往会使临床情况发生逆转。频繁的视觉监控和正式的视野检查是必不可少的。慢性颅内压升高导致继发性视神经头肿胀 (即视乳头水肿) 的视力丧失, 最终导致视神经纤维层萎缩。进展性视神经损伤的第一个迹象是鼻侧周边视觉丧失, 逐渐向中心移动, 形成"鼻台阶"。Goldmann 视野检查进行非常密切的随访是必要的。中心视力的丧失在早期是不常见的, 只有在发生明显的周边视力丧失后, 才发生长期的视乳头水肿。如果有视力丧失的证据, 则需要重复腰椎穿刺以降低 ICP, 并进行更积极的治疗。矛盾的是, 糖皮质激素的试验可能会有所帮助, 但从长远来看可能不会有效。从理论上讲, 眼球后面的视神经鞘开窗术可以减少视乳头压力, 使脑脊液分流到眼眶并被吸收。研究发现,

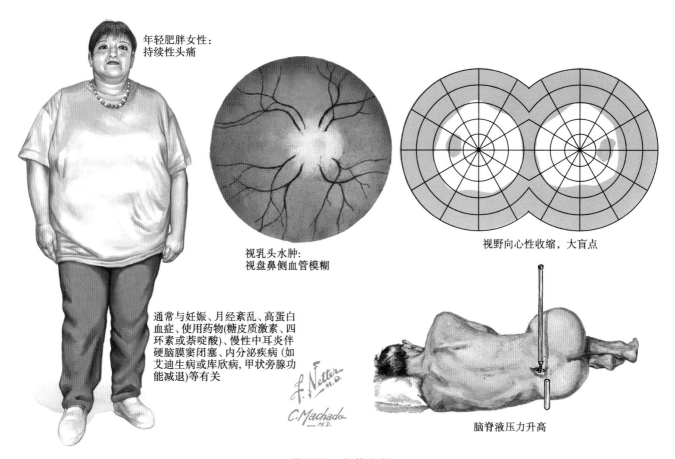

年轻肥胖女性：
持续性头痛

视乳头水肿：
视盘鼻侧血管模糊

视野向心性收缩，大盲点

通常与妊娠、月经紊乱、高蛋白
血症、使用药物(糖皮质激素、四
环素或萘啶酸)、慢性中耳炎伴
硬脑膜窦闭塞、内分泌疾病(如
艾迪生病或库欣病，甲状旁腺功
能减退)等有关

脑脊液压力升高

图 21.7　假性脑瘤

高达 80% 的患者成功地阻止了视力丧失，但对控制头痛几乎没有效果。在顽固性病例中，也可以考虑脑脊液分流术，在 30%～50% 的病例中，脑脊液分流术可以阻止进行性视力丧失，通常可以控制头痛。

低脑脊液压力性头痛

临床案例　一名有紧张型头痛病史的 28 岁女性，主诉头痛性质变化。与之前的头痛不同，这些头痛不是在醒来时发生的，而是在起床后和用力时发生。这些症状会因常规体育活动而加重，如弯腰和进行轻度运动时，躺下时会完全消失。头痛伴恶心和呕吐，而且更严重，持续了两周，比她通常的头痛持续时间要长得多。患者在 3 周前的一次车祸中颈部受伤，但在其他方面一直感觉良好。

脑部和脊柱的增强 MRI 显示软脑膜明显增强。随后的脊髓造影显示颈胸交界处有硬脊膜撕裂。脑脊液检查显示蛋白质轻微升高，腰穿初压较低。

头痛通常是颅内压过低的症状。诱发因素包括腰椎穿刺、脑脊液分流术、脊柱手术、颅底和脊柱肿瘤。正如上面的案例一样，脊柱创伤后也会出现症状。有时一个简单的 Valsalva 动作或咳嗽可能会导致病情恶化。然而，有些病例是自发发生的，或仅在轻微创伤后发生，因此经常得不到诊断或被误诊。

低颅内压是由于脑脊液持续的渗漏所致。通常情况下，腰穿后不久就会出现头痛。自发性病例可能不那么突发，随着时间的推移而发展，并被认为是由于脊柱硬膜撕裂所致，最常见于沿颈部或胸部的神经根硬膜鞘。一般来说，头痛发生在睡醒时，是姿势性的，直立位会加重，躺下时会改善或缓解。通常，头痛伴恶心、呕吐、颈部疼痛和头晕，这些症状在躺下时也很明显。

脑脊液泄漏会导致低颅内压，导致大脑下垂，并对硬脑膜和血管造成牵引。这种牵引力在直立姿势下会恶化，这解释了头痛的姿势性。

诊断

在大多数低脑脊液压力性头痛中，钆对比剂增强 MRI 显示弥漫性硬脑膜强化。通常伴有硬脑膜增厚，可能会令人震惊，并可能与软脑膜炎症或肿瘤过程相混淆(图 21.8)。在更严重的病例中，可以看到硬膜下积液和大脑下降、小脑扁桃体向下移位。腰椎穿刺显示颅内压降低，通常小于 50mmH_2O。脑脊液检查可能正常，但可以看到蛋白质轻微升高和轻度淋巴细胞增多。放射性同位素脑池造影或脊髓造影可用于检测脑脊液渗漏部位。

管理和治疗

腰椎穿刺后头痛通常会在几天内随着卧床休息和补水治疗而缓解。束腹带和咖啡因也可能有益。如果这种情况持续存在，在腰椎穿刺部位注射硬膜外自体血补片，理论上可以封

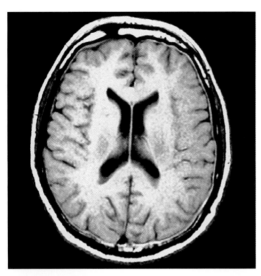

A. 轴位FLAIR像显示硬脑膜增厚

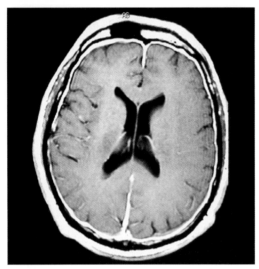

B. 轴位T1加权, 钆增强像, 增厚硬脑膜明显强化

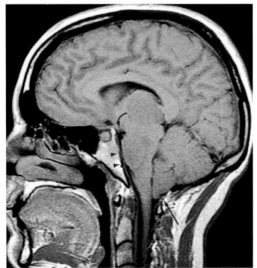

C. 低颅内压。矢状位T1加权MR: 小脑扁桃体下降(直箭), 脑桥 "爆胎征"(箭头)和斜坡后乳头体移位(弯箭)

图21.8 低颅内压性头痛

闭渗漏, 几乎可以普遍改善腰椎穿刺后的头痛, 这为 CSF 渗漏继发于硬膜外自体血补片的理论提供了证据。其他治疗方案包括长时间卧床休息和持续鞘内或硬膜外输注生理盐水。很少需要手术干预。在自发性病例中, 尽管腰部没有明显的撕裂, 但腰部的血补片通常可以缓解疼痛。偶尔, 此类头痛会对治疗产生抵抗, 并导致致残。

在上述案例中, 诊断为创伤性软脑膜撕裂伴脑脊液漏及随后的低颅内压综合征。自体血硬脑膜补片的治疗试验是成功的, 头痛和相关症状在一周内得到缓解。

脑神经痛

这组患者在特定的脑神经, 尤其是三叉神经分布区中出现短暂但严重的阵发性头痛。

三叉神经痛

> **临床案例** 一名 50 岁女性主诉左脸颊疼痛。疼痛始于隐痛, 类似牙痛。患者很快就在同一区域反复发作突发性剧烈疼痛。疼痛发作时间很短, 只持续了几秒钟, 但患者将其描述为一生中最严重的痛苦。刷牙、冷风或任何身体接触到左侧脸颊都会引发疼痛。患者多次去看牙医, 最后拔掉了两颗牙齿, 但症状没有明显缓解。MRI 显示椎基底动脉迂曲, 伴有左三叉神经血管触碰着。给予不同剂量的卡马西平和加巴喷丁治疗, 只能部分缓解, 同时有嗜睡的副作用。5 年后, 患者接受了微血管减压手术, 症状立即得到缓解。1 年后, 疼痛复发, 外科医生会诊建议经皮射频消融术。

流行病学和病理生理学 三叉神经痛的发病率为每 10 万人 4~5 例。男女比例为 1∶3。在大多数患者中, 三叉神经后根内的髓鞘绝缘性的特发性缺失会导致疼痛。当它发生在年轻成人时, 多发性硬化症的脱髓鞘往往是其机制。另一个原因是扭曲或扩张的动脉, 通常是小脑上动脉的分支, 压迫或搏动刺激三叉神经后根。三叉神经痛可由其他压迫三叉神经的疾病引起, 如听神经瘤(前庭神经鞘瘤)、脑膜瘤、动静脉畸形, 以及罕见的后交通动脉瘤或小脑前下动脉远端动脉瘤。

临床表现 仔细的病史是诊断这种罕见但可治愈的面部神经痛的关键。三叉神经痛, 也被称为抽搐性疼痛, 是一种发生在三叉神经分布区的致残性、刺痛性或过电样面部疼痛。这是人类所能经历的最严重的痛苦之一。这种情况没有通过任何检查来定义, 但需要临床医生通过其主要的病史属性来识别。没有相关的神经功能缺陷。

患者几乎都是成年人, 通常女性多发, 会出现阵发性且经常为诱发性的间歇性单侧面部疼痛。睡眠中很少发生, 刻板发作非常短暂, 持续时间从一个不确定的瞬间到几分钟不等。在突然发作之间, 患者可能会出现更持续的隐痛或疼痛, 这可能会使他们认为问题的根源是牙齿。发作频率可能会显著波动, 在病情缓解前, 患者会致残数周或数月。

三叉神经痛主要累及三叉神经的第二或第三分支, 偶尔累及第一分支, 而丛集性头痛主要累及前两分支。触发因素包括说话、咀嚼、刮胡子、喝冷热液体, 或任何形式的面部感官刺激。疼痛通常是单侧的; 当它影响双侧面部时, 通常不会同时发生。

所有三叉神经痛患者均需进行头颅 MRI 扫描。双侧症状、三叉神经感觉异常和角膜反射消失是继发性三叉神经痛的强烈指标,应引起关注。

管理和治疗   抗惊厥药物是治疗三叉神经痛的主要药物。大多数患者对卡马西平有效,卡马西平可以稳定细胞膜、提高神经刺激阈值。卡马西平和奥卡西平的疗效的科学证据最佳。苯妥英钠、加巴喷丁、拉莫三嗪、托吡酯和普瑞巴林也可能有效。巴氯芬是一种解痉药,可能和包括阿米替林在内的某些抗抑郁药一样,可以提供一些缓解作用。有人主张,如果单用更高剂量的卡马西平效果不好或会引起副作用,则巴氯芬可作为卡马西平的辅助治疗。任何药剂的效力都可能随着时间的推移而降低。一些研究表明,A型肉毒毒素注射可以在药物治疗失败时减轻疼痛。

对于不能耐受药物或对药物治疗无效的患者,有几种手术方法可供选择。经皮途径包括三叉神经射频消融术、甘油注射和球囊压迫。现有的开放式手术,如颅后窝微血管减压术和开放式三叉神经根切断术的创伤更大,可能不太适合老年患者或健康状况不佳的患者。然而,在适当的情况下,微血管减压通常会减轻疼痛,并比其他手术造成更少的感觉丧失。由于听觉神经和三叉神经之间的微妙解剖关系,同侧听力受损偶尔是减压手术的并发症。手术有1%的死亡或卒中风险。应用伽马刀聚焦束立体定向放射外科手术也适用于这种情况。伽马刀成功地消除了大多数患者的疼痛。此外,如果疼痛复发,这个过程可以重复,其一种副作用可能是面部麻木。

三叉神经痛可在任何手术后复发,终生复发率为15%～20%。复发可通过随后的射频消融术或立体定向放射外科治疗。准确的诊断对成功的手术缓解至关重要。持续性非阵发性疼痛、创伤后疼痛、牙科手术后疼痛以及不在三叉神经区的疼痛将无法通过射频消融术或上述其他手术得到有效治疗。

了解三叉神经的解剖结构、面部分布以及三叉神经痛的阵发性、诱发性和单侧特征,对于准确诊断和治疗至关重要。

舌咽神经痛

舌咽神经痛不如三叉神经痛常见,脑神经Ⅸ感觉分布通常位于耳朵、扁桃体区或喉咙深处。疼痛是阵发性、反复性和严重的疼痛,通常吞咽是主要的触发机制。有时患者在疼痛发作期间会出现心动过缓,有时还会失去意识。药物治疗与三叉神经痛相似。在严重的、医学上难以治愈的病例中,可能需要对脑神经Ⅸ进行神经根切断或减压术。

枕神经痛

虽然枕神经痛的疼痛特征与三叉神经痛相似,但枕神经痛的区别在于枕大神经和枕小神经支配的头皮后部(图21.9)。临床上枕神经痛可能诊断不足。疼痛通常局限于颅底,但也可能延伸至头顶、耳后或颈部和上背部。疼痛最初可能由颈部过度伸展或颈部扭伤引起。患者通常出现在机动车事故、运动创伤或工伤后。这种神经痛通常是单侧的,发作为短暂的刺痛,

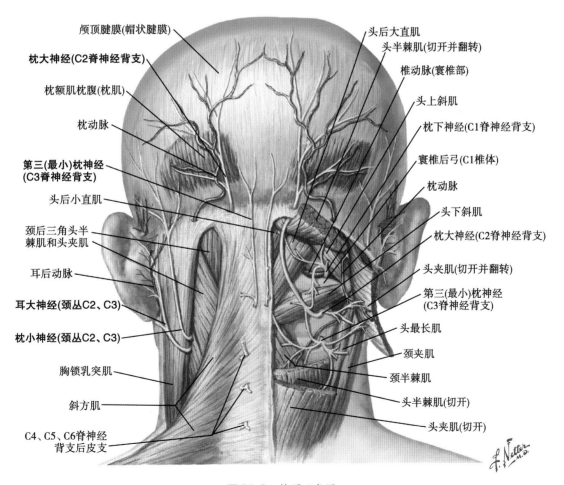

图21.9 枕下三角区

叠加在更慢性的钝性枕部疼痛上，类似于三叉神经痛。

识别颅底乳突和枕部隆起之间的枕部触发点有助于诊断。虽然疼痛和残疾可能与三叉神经痛相似，但枕神经痛更容易治疗。症状通常会通过热敷、休息、物理治疗和/或按摩疗法得到改善或缓解。非甾体抗炎药和肌肉松弛剂也很有效。经皮神经阻滞可能具有诊断性和治疗性的。无效时，通常使用卡马西平、加巴喷丁和其他常用于治疗神经病理性疼痛的药物。对于难以控制的病例，脉冲射频消融术和枕神经刺激可能会有一些好处。微血管减压术是最难治病例的一种选择。

阻塞性睡眠呼吸暂停

头痛可能是睡眠呼吸暂停的主要症状。患者经常主诉每天头痛，醒来后更严重。这些患者总是疲惫不堪，白天过度嗜睡。仔细的病史，包括对打鼾的询问和 Epworth 嗜睡量表的使用，可能对做出诊断至关重要。神经系统检查通常正常，尽管体格检查的某些线索可能包括肥胖和上腭、悬雍垂或舌头的异常和组织冗余。如果正确识别，这种头痛综合征可以通过夜间持续气道正压通气治疗而显著改善。睡眠呼吸暂停在第 24 章有更详细的讨论。

感染性机制

任何急性头痛患者都必须考虑脑膜炎。通常情况下，这些人伴有发热和颈部僵硬（脑膜炎），详见第 13 章。

头颅带状疱疹是半月神经节或上颈部背根神经节内水痘-带状疱疹病毒的"再激活"。通常情况下，这些患者会主诉严重的、有时是极度痛苦的、折磨人的头痛或神经痛。皮疹通常先于头痛发作出现，但在某些情况下，剧烈的头痛可使皮肤损伤提前几天。典型的水疱可以是一些容易被忽视的病变，也可以是广泛的水疱性皮疹。出现皮肤学变化后，需要使用抗病毒药物治疗，如阿昔洛韦、伐昔洛韦和泛昔洛韦。发生眼部带状疱疹时，应进行眼科会诊，在没有禁忌证的情况下，可考虑与抗病毒药物一起服用糖皮质激素。老年人和免疫抑制患者带状疱疹的发病率增加。带状疱疹后神经痛可能发生在三叉神经或上颈神经根的分布部位，可能需要长期治疗。治疗在第 22 章中讨论。

邻近结构头痛

最后一种头痛涉及邻近解剖结构，如鼻窦或牙齿的继发性病变。内在的脑、脑血管和软脑膜疾病分别在有关肿瘤、卒中和传染病的章节中讨论。

鼻窦感染

所有出现头痛的患者都必须考虑这种情况。

紧张型头痛患者通常会自我诊断为"鼻窦性头痛"，需要仔细的病史和检查。典型的活动性鼻窦感染患者会在上颌窦或筛窦面部区域出现一种深深的不适感。急性感染时，通常会出现叩诊压痛、脓性鼻涕，如果感染严重，还会出现发热、热。相比之下，蝶窦感染更容易被掩盖，仅表现为深部头痛，并对脑膜旁播散和细菌性脑膜炎构成最大风险。诊断取决于 CT、MRI 或两者同时检查。适当的抗生素治疗、减充血剂和补水治疗通常是有效的。

牙齿感染和颞下颌关节功能紊乱

主要发生在上颌的牙齿脓肿是引起面部疼痛或头痛的一个相对常见的原因。虽然诊断通常对患者来说是显而易见的，但有时他们可能会先向医生提出诊断。对有些头部和面部疼痛的患者，神经科医生必须考虑主要的牙科来源作为一个不寻常的原因。当没有发现其他机制时，仔细的牙科评估可能是诊断性的。颞下颌关节功能障碍导致眶周、颞部、颧骨和下颌骨疼痛，常被误认为是原发性或继发性头痛综合征。关节咔嗒声或咯吱声、局部压痛、下颌运动受限和咬合改变是诊断的提示。

（黄骁、李小刚　译）

推荐阅读

Pietrobon D, Moskowitz MA. Chaos and commotion in the wake of cortical spreading depression and spreading depolarizations. Nat Rev Neurosci 2014;15(6):379–93.
Review of migraine pathophysiology and cortical spreading depression.

Silberstein SD. Preventive migraine treatment. Continuum (Minneap Minn) 2015;21(4 Headache):973–89.
Review of preventive treatment for migraine.

Tariq N, Tepper SJ, Kriegler JS. Patent foramen ovale and migraine: closing the debate—a review. Headache 2016;56(3):462–78.
The connection between patent foramen ovale, migraines, and the utility of foramen closure.

Kurth T, Chabriat H, Bousser MG. Migraine and stroke: a complex association with clinical implications. Lancet Neurol 2012;11(1):92–100.
The connection between migraine and stroke.

Chole R, Patil R, Degwekar S, et al. Drug treatment of trigeminal neuralgia: a systemic review of the literature. J Oral Maxillofac Surg 2007;65:40–5.
Literature review of medical treatment of trigeminal neuralgia.

Headache Classification Committee of the International Headache Society. The international classification of headache disorders. 3rd ed. (Beta version). 2017.
Comprehensive classification of headache disorders based on pathophysiology and clinical presentation.

Lance JW, Goadsby PJ. Mechanism and management of headache. 7th ed. Philadelphia, PA: Elsevier; 2005.
Pathophysiology and management of different headache types.

Pareja A, Alvarez M, Montojo T. SUNCT and SUNA: recognition and treatment. Curr Treat Options Neurol 2013;15(1):28–39.
Definition, clinical presentation, and treatment of SUNCT and SUNA.

Pringsheim T. Cluster headache: evidence for a disorder of circadian rhythm and hypothalamic dysfunction. Can J Neurol Sci 2002;29(1):33–40.
Pathophysiology of cluster headache.

Silberstein S, Lipton R, Dodick D. Wolff's headache and other head pain. 8th ed. Oxford University Press; 2007.
Comprehensive overview of headache disorders.

Straube A, Empl M, Ceballos-Baumann A, et al. Pericranial injection of botulinum toxin type a (Dysport) for tension-type headache—a multicentre, double-blinded, randomized, placebo-controlled study. Eur J Neurol 2008;15(3):205–13.
Study on the use of botulinum toxin type A for tension headache.

US Headache Consortium. Multispecialty Consensus on Diagnosis and Treatment of Headache. Available from: www.aan.com.
Provides practice guidelines for the diagnosis and treatment of different headache types.

Weaver-Agostoni J. Cluster headache. Am Fam Physician 2013;88(2):122–8.

疼痛的病理生理学与管理

Daniel Vardeh

临床案例 65岁患者,右利手,是一名接待员,主因右手疼痛和感觉异常逐渐加重后,被转诊到骨科行右腕管松解术。手术在清醒镇静状态下进行,无并发症,患者当天下午出院回家,接受康复物理治疗。然而,患者未能遵守物理治疗的预约,4周后返回工作岗位。

术后7周,患者向整形外科医生主诉右手肿胀、发红和僵硬。她的手对疼痛刺激变得更加敏感,当手接触任何东西时,她会感到非常不适。检查时显示患者的手是温暖的、红肿、手掌表面有多汗症。患者以术后感染入院,尽管接受经验性治疗,但是在轻触或超出初始损伤区域时,患者仍不能改善症状并出现剧烈疼痛。患者最终被诊断为慢性局部疼痛综合征(CHPS)。

定义和流行病学

根据国际疼痛研究协会(IASP),疼痛被定义为"与实际或潜在组织损伤相关的不愉快的感觉和情绪体验"。慢性疼痛定义为"持续时间超过3个月的持续性或复发性疼痛"。根据世界卫生组织(WHO)国际疾病分类(ICD)的现行版本,"慢性疼痛"分为7种临床疼痛综合征:①慢性原发性疼痛;②慢性癌症疼痛;③慢性创伤后和手术后疼痛;④慢性神经性疼痛;⑤慢性头痛和口面部疼痛;⑥慢性内脏疼痛;⑦慢性肌肉骨骼疼痛。

据估计,在美国,慢性疼痛影响到约20%~30%的成年人口,患者数量超过糖尿病、心脏病和癌症的总和。毫不奇怪,疼痛是美国人进入医疗体系的最常见原因,也是长期残疾的最常见原因,也是巨大的社会经济负担。据估计,美国与疼痛相关的医疗成本在3 000亿美元左右,另有约3 000亿美元是由工作效率下降造成的。最常见的疼痛症状是慢性腰痛、颈痛和头痛,其次是大关节(髋、膝、肩);至少50%的癌症患者将疼痛列为其疾病的主要症状之一。除了头痛,大多数慢性疼痛的患病率随着年龄的增长而增加,这通常是由于骨关节炎的进展。

疼痛分类

由于非神经组织的实际或威胁性损伤导致伤害感受器激活而引起的伤害性疼痛,可与周围或中枢神经系统直接损伤导致的神经病理性疼痛区分开来。伤害性疼痛由机械损伤或组织炎症引起的体感或内脏感觉传入引起。相比之下,神经病理性疼痛是由神经系统感觉成分的内在损伤引起的,无论是周围神经(外周神经、神经根、神经丛)还是中枢神经系统(脊髓和大脑)。伤害性/炎性疼痛的临床例子包括任何类型的创伤、术后疼痛、骨关节炎、风湿性疾病、内脏炎性疾病和感染相关疼痛。周围神经病理性疼痛的例子包括机械性神经/神经根损伤;糖尿病、酒精中毒、营养缺乏性神经病中出现的毒性代谢性神经损伤;神经卡压;以及慢性炎症性脱髓鞘性多发性神经病(CIDP)等脱髓鞘性周围神经疾病。中枢神经病理性疼痛是由神经根进入区、脊髓丘脑束或感觉丘脑受到任何过程的损伤引起的。对于中枢神经病理性疼痛的发展,中枢病变的潜在病理学不如伤害感受系统中的位置重要。常见疾病包括缺血性和出血性卒中、脑或脊髓肿瘤、创伤、脊髓空洞和多发性硬化症引起的脱髓鞘。

疼痛功能

感知疼痛的能力是从最原始的神经系统进化而来的,并在整个进化过程中得以保留,以避免实际或阻碍组织损伤,并提高存活率。由于电压门控钠通道(Nav1.7)的基因突变,先天性无法感知疼痛,导致早期致残、创伤,有时甚至过早死亡。这种表明对组织完整性有严重威胁的疼痛称为伤害性疼痛,需要高强度刺激来激活疼痛感应纤维。一旦发生组织损伤,受损组织和免疫系统释放的炎症介质会导致损伤区域的超敏反应,阻止进一步的身体接触并促进愈合过程。这种炎症性疼痛由痛觉结构的激活阈值降低介导,由轻度至中度刺激触发,并持续到炎症消退。与伤害性疼痛和炎症性疼痛相比,病理性疼痛是一种慢性疼痛状态,不起任何保护作用,而是代表伤害性系统的一种不适应状态,本身就是一种疾病。这可能是由于可检测到的周围或中枢神经系统损伤(神经病理性疼痛)或疼痛处理和感知的变化(集中性或功能障碍性疼痛障碍)。

疼痛的病理生理学

痛觉感知(伤害感受)的机制是由位于背根神经节(DRG)的一种名为伤害感受器的特殊感觉神经元进行的。伤害感受器在其自由神经末梢携带特定的膜受体(传感器),将各种刺激物(包括温度、机械和化学刺激物)转化为膜去极化(图22.2)。在伤害性神经元中表达的经过充分研究的传感器分子包括TRPV1(被热和辣椒素激活)、TRPM8(冷)、酸感应离子通道(ASIC)感应自由质子和压电2(机械刺激)。最初的去极化信号导致伤害性神经元(如Nav1.7、Nav1.8和Nav1.9)中的几个电压门控钠通道激活,最终将刺激强度转化为动作电位频率。

薄髓鞘A-δ和无髓鞘C-纤维是生理伤害感受的主要贡献者。在病理性疼痛状态下,高阈值A-β纤维神经元(通常感知触觉和振动觉)可以降低激活阈值,并以机械性痛觉超敏(触觉疼痛感知)的形式促进疼痛感知。一旦激活,伤害感受器就会将疼痛信号传递给位于脊髓背柱浅层(主要是LⅠ和LⅡ,部分参与更深的LV)的中枢神经元(图22.1B)。在这些中央投射

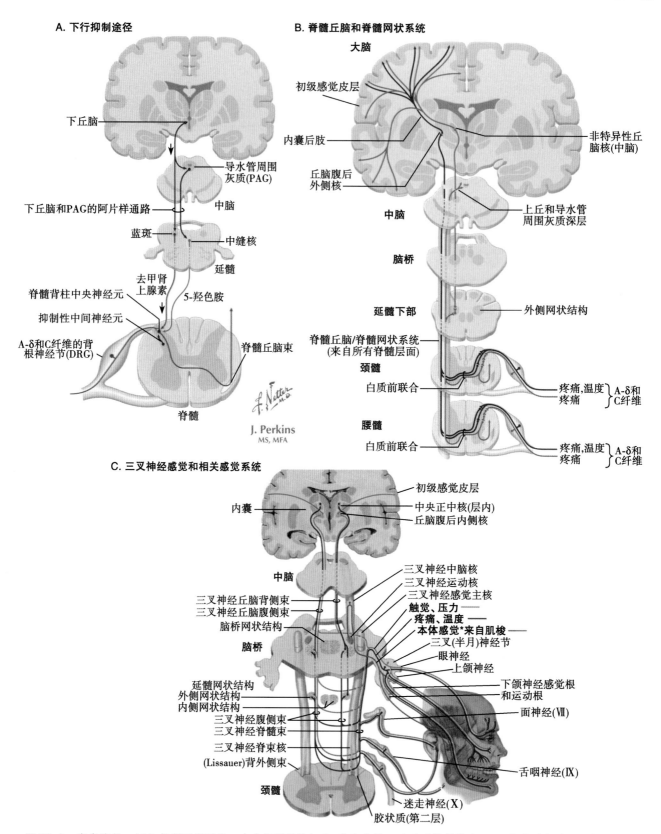

A. 下行抑制途径

下丘脑

导水管周围灰质(PAG)

下丘脑和PAG的阿片样通路

中脑

蓝斑

中缝核

延髓

去甲肾上腺素

5-羟色胺

脊髓背柱中央神经元

抑制性中间神经元

A-δ和C纤维的背根神经节(DRG)

脊髓丘脑束

脊髓

J. Perkins
MS, MFA

B. 脊髓丘脑和脊髓网状系统

大脑

初级感觉皮层

内囊后肢

丘脑腹后外侧核

中脑

非特异性丘脑核(中脑)

上丘和导水管周围灰质深层

脑桥

延髓下部

外侧网状结构

脊髓丘脑/脊髓网状系统(来自所有脊髓层面)

颈髓

白质前联合

疼痛,温度 } A-δ和
疼痛 } C纤维

腰髓

白质前联合

疼痛,温度 } A-δ和
疼痛 } C纤维

C. 三叉神经感觉和相关感觉系统

内囊

初级感觉皮层

中央正中核(层内)

丘脑腹后内侧核

中脑

三叉神经丘脑背侧束

三叉神经丘脑腹侧束

脑桥网状结构

脑桥

三叉神经中脑核

三叉神经运动核

三叉神经感觉主核

触觉、压力

疼痛、温度

本体感觉*来自肌梭

三叉(半月)神经节

眼神经

上颌神经

下颌神经感觉根和运动根

面神经(Ⅶ)

延髓网状结构

外侧网状结构

内侧网状结构

三叉神经腹侧束

三叉神经脊髓束

三叉神经脊束核

(Lissauer)背外侧束

舌咽神经(Ⅸ)

颈髓

迷走神经(Ⅹ)

胶状质(第二层)

图 22.1　疼痛路径。(**A**) 抑制下行通路。在中枢脊髓神经元,疼痛信号可以通过抑制性(GABA能和甘氨酸能)中间神经元以及下行通路进行修改,抑制性中间神经元起源于中脑导水管周围灰质(PEG)、中缝5-羟色胺能核和去甲肾上腺素能蓝斑。(**B**) 脊髓丘脑和脊髓网状系统。显示的是伤害性神经纤维的主要通路,主要在脊髓水平交叉,并在脊髓丘脑束中延伸至丘脑的VPL核。同侧和对侧伤害性信息也在脊髓网状束中传播到网状结构和非特异性丘脑核,在那里产生非特异性疼痛反应,如觉醒和自主反应。(**C**) 三叉神经及相关感觉系统。三叉神经和头颈部其他感觉神经的伤害感受器投射到脑干和高位颈椎(三叉神经脊核)的中央背柱神经元,然后在三叉神经腹侧束交叉,到达VMP丘脑核。这些纤维连接脊髓丘脑束,并携带相当于面部伤害性信息。较小的一部分在同侧三叉神经丘脑背束至VPM

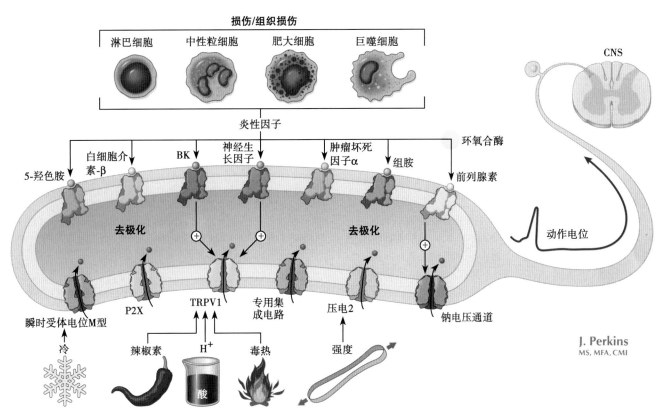

图 22.2 伤害感受器激活的生理学。痛觉末梢上的传感器分子被强烈的机械、热或化学刺激激活。这种初始去极化被包括 Nav 通道在内的电压门控通道放大，以动作电位频率编码，并传递到脊髓中的伤害性神经元。炎症或损伤过程中经常看到的传感器分子和电压门控通道的激活阈值或表达模式的变化，导致伤害感受器的反应性改变，并可导致外周致敏

神经元上，疼痛信号可以通过抑制性[γ-氨基丁酸（GABA）能和甘氨酸能]下行通路进行修改，这些下行通路起源于中脑导水管周围灰质（PEG）、中缝 5-羟色胺能核和去甲肾上腺素能蓝斑（图 22.1A）。一个由抑制性和兴奋性脊髓中间神经元组成的复杂网络，以及来自 A-β 纤维（门控理论）的竞争传入的感觉信息，可以在脊髓水平进一步调节伤害性信号。

这种经过修饰的信息通过脊髓丘脑前束和脊髓丘脑外侧束（STT）到达丘脑腹后外侧（VPL）亚核，从身体对侧传递疼痛、温度和瘙痒的感觉，最终到达初级感觉皮层（见图 22.1B）。来自三叉神经脊核（位于脑干和高颈髓 C1-C3）的三叉神经丘脑轴突在三叉神经丘脑腹侧束交叉至对侧 STT，将面部的同等感觉传递至腹后内侧（VPM）亚核（见图 22.1C）。伤害性信息也会在其他丘脑核团中接收，并进一步投射到大脑的不同区域，以调节自主反应（例如，投射到与内脏传入发生整合的后岛叶）、唤醒/注意（脊髓网状束到丘脑层内核投射到广泛的脑区）、疼痛感知的情感成分（例如，投射到前扣带回皮质）。

从外周伤害感受器激活到大脑中复杂计算的伤害感受通路不是"相同刺激、相同反应"的硬连接实体，而是一个对外部和内部条件都具有高度适应性的系统。痛觉感受系统的刺激-反应曲线的变化以痛觉超敏（通常不引起疼痛的刺激引起的疼痛）和痛觉过敏（通常引起疼痛的刺激引起的疼痛增加）的临床情况为例。伤害性反应的这些变化可能发生在原发性损伤部位（原发性痛觉过敏）以及原发性损伤部位周围或远离原发性损伤部位（继发性痛觉过敏）的完整组织中。原发性痛觉过敏主要由外周伤害感受器（外周致敏）的变化驱动，而继发性痛觉过敏主要由脊髓和大脑处理（中枢致敏）的中枢变化触发。外周致敏导致痛觉感受器的阈值降低和反应性增加，这是由翻译后的变化和传感器受体（如 TRPV 1）和电压门控离子通道（如 Nav 通道）的运输改变引起的。这些变化通常由组织损伤或感染引起的炎症免疫反应触发，其中炎症细胞因子如缓激肽、组胺和前列腺素会导致传感器分子或电压门控钠通道的磷酸化，从而改变其激活阈值（图 22.2）。电压门控钠通道在伤害感受中的深远影响，可以从罕见但剧烈的人类 Nav1.7 突变中得到证明。导致通道功能丧失，完全无法感知疼痛。相比之下，Nav1.7 的常染色体显性突变伴功能增强会导致红斑性肢痛病，这种疾病的特征是足部和手部的自发性灼痛和红斑。相比之下，中枢致敏是由于脊髓和大脑中伤害感受神经元的反应性增加而导致的中枢疼痛处理的变化。机制包括：

1. 持续的外周伤害感受器激活，导致伤害感受器和中枢脊髓背角神经元之间的突触增强（同突触增强），以及最终激活的中枢脊髓背角神经元和非伤害性传入（如 A-β 纤维）（异突触增强）。后者导致典型的高阈值触觉感应 A-β 纤维重新进入伤害性通路，导致机械性痛觉超敏（轻触时的疼痛感）的临床现象。

2. 由于下行脊髓疼痛通路的抑制张力降低，以及抑制性（GABA 能和甘氨酸能）脊髓中间神经元的丢失（例如，发生在周围神经损伤后），抑制/脊髓去抑制减少。

3. 中枢神经系统（CNS）炎症是对周围或中枢神经元损伤

的反应。小胶质细胞激活发生在脊髓和大脑中,触发星形胶质细胞激活、T细胞侵入,最终导致谷氨酸能神经传递增强。

4. 痛觉脑区广泛而复杂的变化,包括灰质营养变化、神经递质变化和连通性变化。

疼痛评估

与任何其他医学领域一样,确定特定的潜在疾病对患者和提供者来说都是最令人满意的,并且可能会导致最具体、最有效的治疗(以及避免不必要的检查和治疗)。在疼痛医学中,这尤其其有挑战性,因为疼痛是一种完全主观的多模态体验,无法客观量化或以其他方式测量。由于症状的特异性较低,它变得更加复杂。例如,同一条件下的疼痛性质在不同患者之间可能完全不同(灼伤、疼痛、刺伤、压力等),同一患者的疼痛性质可能会因外部因素(天气变化、运动等)而变化,两种不同的情况可能导致非常相似的疼痛症状(例如,椎间盘突出引起的腰椎神经根病可能表现为类似于梨状肌综合征)。体格检查结果(见下文)对神经病理性疼痛状况有帮助,但对于找到特定的肌肉骨骼疼痛源不太可靠。影像学,包括X射线、计算机断层扫描(CT)和磁共振成像(MRI),可以帮助排除严重的潜在疾病并促进手术计划,但通常与慢性疼痛状况(如腰痛或神经根病)相关性较差。

由于所有这些原因,确切的潜在疼痛机制往往仍然未知,治疗是在"反复试验"的基础上进行的。区分伤害感受的生物学过程与多模态疼痛体验是很重要的,多模态疼痛体验受认知和情感因素的影响。尽管潜在的结构性疾病可能是不可逆转的,但评估和重塑患者对疼痛的感知(例如,通过认知行为疗法)可以显著改变与疼痛相关的残疾和生活质量。

神经病理性疼痛综合征

神经病理性疼痛综合征是一组异质性的疼痛性疾病,其定义是由"躯体感觉神经系统疾病"(IASP)引起的。周围神经病理性疼痛综合征的常见例子可以是非常局限性的,如单神经病变或神经根病变,或更广泛的,通常是由于系统性疾病、毒性或营养代谢导致多发性神经病或单神经炎。常见情况包括术后疼痛(如乳房切除术或腹股沟疝修补术后)、机械性神经压迫(如卡压性神经病、三叉神经痛)、神经缺血(如血管炎或糖尿病)、轴突变性(如酒精、糖尿病)、脱髓鞘[如CIDP、吉兰-巴雷综合征(GBS)],感染和感染后情况(如梅毒、HIV、带状疱疹后神经痛)。内在神经损伤以及伴随的神经周围炎症(例如椎间盘突出引起的神经根炎症、手术后的组织炎症)会导致外周致敏,有时还会导致继发性中枢致敏。在创伤性神经损伤的部位,可以形成一团缠结的再生轴突,这些轴突嵌在称为神经瘤的神经结缔组织中,表现出异常的电兴奋性,并可产生自发性疼痛暴发。

中枢神经病理性疼痛综合征的发生是由于中枢神经系统任何部位的结构损伤破坏了伤害感受通路。任何过程对神经根进入区、脊髓丘脑束、感觉丘脑或体感皮层的损害都可能导致中枢神经病理性疼痛。常见疾病包括缺血性和出血性卒中、脑或脊髓肿瘤、创伤和脱髓鞘疾病,如MS。

最终,外周和中枢神经系统对疾病或创伤的适应不良反应会导致伤害感受系统的结构和功能改变,并表现为慢性神经病理性疼痛的病理状态。

神经病理性疼痛的评估

一些症状特征以及检查结果有助于确定神经病理性疼痛综合征的存在。与伤害性/炎性疼痛相比,神经病理性疼痛通常表现为机械性和温度诱发的痛觉超敏(对低阈值、非疼痛性刺激的痛觉)、对几种形式(针刺、触摸、温度)的麻木、灼热/刺痛/电击样感觉异常,以及间歇性疼痛发作,而不是持续性疼痛。经验证的疼痛问卷已经开发出来,以捕捉这些特征,并识别神经病理性疼痛患者,如神经病理性疼痛4(DN4)、神经病理性疼痛问卷(NPQ)和疼痛检测问卷。

重要的体格检查结果包括:
- 感觉
  - 小纤维(针尖、温度)和/或大纤维(振动觉、位置感)的敏感性降低或缺失
  - 损伤部位出现感觉过敏(提示外周致敏)、损伤部位以外出现感觉过敏(继发性痛觉过敏)或机械性痛觉超敏(提示中枢致敏)的表现
  - 直腿(高灵敏度)和交叉直腿抬高(高特异性)测试,可指示腰椎神经根病、神经丛病或坐骨神经疾病
  - Spurling试验(患者头部向症状侧侧向弯曲、旋转和压缩),可提示颈神经根病
- 无力
  - 神经根、神经丛或周围神经损伤(更严重)的重要的、更客观的标志物
- 感觉或肌力减退的部位
  - 对称性的远端袜套样分布(如轴索性多神经病)
  - 周围神经分布(单神经病变)
  - 皮肤分区/肌节的分布(神经根、神经丛)
  - 对称性近端分布(如神经节病变)
  - 感觉躯干水平(脊髓综合征)
- 神经轴症状
  - 感觉躯干水平、肌张力增加/痉挛、巴宾斯基征、大便或小便失禁
- 自主神经结果
  - 血管舒缩(肿胀、颜色和温度变化)和催汗(出汗)变化;对诊断自主神经/小纤维神经病变和CRPS尤为重要
- 辅助检查
  - 影像学:先进的成像技术,如MRI和CT,有助于排除/确认更严重疾病,如癌症史、神经系统功能缺损或有助于手术计划的患者。在没有神经系统功能缺损或其他"危险信号"的患者中,对腰痛、颈部疼痛或神经根痛等常见疾病的影像学检查几乎不会促进诊断或改变治疗。
  - 神经传导检查(NCS)和肌电图(EMG)有助于更好地根据解剖位置(周围神经受压部位、神经根疾病、肌肉疾病)、神经损伤的病因(轴突和脱髓鞘)和疾病的起病方式(急性、亚急性、慢性)来确定神经功能障碍。NCS只检测大神经纤维功能,因此孤立的小纤维/自主神经病变的检查

正常。

- 自主神经检查和小纤维束的皮肤活检有助于评估自主神经/小纤维神经病。这些患者通常表现为相当广泛的神经病理性感觉症状以及自主神经功能障碍,其他方面的影像学和 NCS 检查结果正常。

神经病理性疼痛的治疗

对于大多数神经病理性疼痛情况,潜在的病因和神经损伤可能是不可逆的,因此治疗旨在缓解症状。对于任何疼痛状况,应将预期设定为部分疼痛缓解(例如,疼痛减轻 30% ~ 50%)和适度的、明确的功能改善,而不是疼痛量表上的无疼痛状态。为了实现这一目标,治疗精神疾病和其他共病非常重要,如抑郁、焦虑或睡眠不良,这些疾病通常会导致残疾增加和疼痛加剧。包括生物反馈、放松技术和认知行为疗法在内的心理治疗通常可以有利地重塑疼痛体验,减少残疾。

药物的选择取决于几个因素,包括对神经病理性疼痛状况的疗效、副作用、患者共病、药物相互作用、患者偏好和保险范围/费用,并且通常仍然是一项经验性工作。

神经病理性疼痛的一线药物包括三环类抗抑郁药、加巴喷丁类药物和 5-羟色胺去甲肾上腺素再摄取抑制剂;二线药物包括外用利多卡因和辣椒素制剂(有时作为一线药物使用,考虑到其良好的副作用)和曲马多;三线药物包括治疗周围神经病理性疼痛的更强的阿片类药物和肉毒毒素。卡马西平和相关药物奥卡西平传统上被用作三叉神经痛的一线治疗,尽管缺乏强有力的证据。所有其他抗癫痫药物,包括苯妥英钠、丙戊酸钠、拉莫三嗪、拉可沙胺、左乙拉西坦和托吡酯,都缺乏令人信服的证据证明其对神经病理性疼痛治疗有益。

三环类抗抑郁药(TCA)和 5-羟色胺去甲肾上腺素再摄取抑制剂(SNRI)等抗抑郁药是治疗周围性和某些中枢神经病理性疼痛的最有效疗法,也是抑郁症患者的首选疗法。其作用机制包括下行抑制性疼痛通路中的 5-羟色胺能和去甲肾上腺素能再摄取抑制,从而增加中枢脊髓投射神经元的抑制张力。阿米替林是研究得最好的 TCA,对神经病变的疗效最高。其他常用的 TCA 包括去甲替林和地昔帕明,它们通常副作用较少,镇静作用也较少。常见的副作用包括抗胆碱能作用(便秘和尿潴留、口干),以及直立性低血压、镇静、恶心、视力模糊和体重增加。常用的 SNRI 包括度洛西汀、米那西普兰和文拉法辛,它们是治疗共病焦虑症以及集中/功能障碍疼痛状态(如纤维肌痛)的首选药物。常见的副作用包括恶心、头晕、出汗、躁动、腹泻、高血压(度洛西汀无此副作用)和性功能障碍。

加巴喷丁类药物(加巴喷丁、普瑞巴林)是所有抗癫痫药物治疗神经病理性疼痛的最佳证据,尤其是治疗糖尿病痛性神经病变、带状疱疹后神经痛和集中性疼痛状态。它们的作用机制是与神经元突触前电压门控钙通道的 α-2-δ-1 亚单位结合,从而影响兴奋性神经递质的释放。它们通常对伴有焦虑和不宁腿综合征的患者有帮助。常见的副作用包括头晕、嗜睡、周围水肿和步态障碍。

局部利多卡因制剂(包括乳膏、软膏和贴片)的副作用少,并对糖尿病神经病变和带状疱疹后神经痛显示出良好的疗效。局部辣椒素强烈激活伤害感受器上表达的 TRPV1 配体门控阳

离子通道,导致伤害感受神经元脱敏和 P 物质耗竭。可以尝试对任何局限性神经病理性疼痛区域使用辣椒素脱敏,包括带状疱疹后神经痛、糖尿病/艾滋病/癌症相关神经病理性疼痛和手术后疼痛。8% 辣椒素贴片有时用于带状疱疹后神经痛和 HIV 多发性神经病,但使用时可能会非常痛苦。

慢性区域性疼痛综合征

慢性区域性疼痛综合征(CRPS)有许多不同的名称,包括烧灼痛、Sudeck 营养不良症和反射性交感神经营养不良症(RSD),目前仍知之甚少。诊断纯粹是临床诊断,根据布达佩斯标准(框 22.1)进行定义。

框 22.1 2010 年布达佩斯标准

a. 持续的疼痛,这与任何诱发性事件不成比例

b. 必须主诉以下四种症状类型中 3 种的至少 1 种症状:
- 感觉:感觉过敏和/或痛觉超敏
- 血管舒缩:温度不对称和/或肤色变化和/或肤色不对称
- 发汗/水肿:水肿和/或出汗变化
- 运动/营养:运动范围减小和/或运动功能障碍(无力、震颤、肌张力障碍)和/或营养性变化(头发、指甲、皮肤)

c. 检查评估时,必须至少出现上述 2 种或 2 种以上症状类别中的 1 种体征

d. 没有其他疾病诊断能更好地解释这些症状和体征

Reused with permission from Harden RN, Bruehl S, Perez RS, et al. Validation of proposed diagnostic criteria (the "Budapest Criteria") for complex regional pain syndrome. *Pain*. 2010;150(2):268-274.

这种疾病在中年女性中更常见,在儿童或老年人中很少发生。根据是否存在可测量的神经损伤,CRPS 分为 I 型(无神经损伤)和 II 型(存在神经损伤)。交感神经失调可能是血管舒缩性变化的原因,导致体温变化和肢体水肿,以及汗腺运动失调引起的汗液变化。通常,感觉障碍/疼痛、运动障碍和自主神经改变的症状发生在一个肢体的远端,不遵循任何特定的周围神经或神经根分布。头部/面部区域的受累极为罕见;然而,有报道可以同侧扩散至上肢/下肢。症状在数月和数年内的时间演变被描述为不同的临床阶段;然而,CRPS 患者的个体差异很大(图 22.3):

- I 期(急性,0~3 个月):疼痛/感觉异常、水肿
- II 期(营养不良,3~9 个月):更多疼痛/感觉功能障碍,运动/营养改变
- III 期(萎缩,>9 个月):疼痛减轻,运动增加/营养变化

虽然诊断纯粹是临床诊断,但辅助检查有时有助于支持临床相或排除其他诊断。交感神经失调可以通过大于 1℃ 的温差、水肿测量或专门的发汗测试来测量。双手 X 线检查有时可以显示患手的骨质疏松区域(见图 22.3)。最特异的可能是三相式骨扫描,可以显示在 CRPS 发病的前 5 个月,患手 MCP 关节周围的示踪剂摄取延迟增加。

治疗的基石仍然是早期积极的物理和职业疗法,以对抗疼痛回避行为,防止进展到慢性疼痛状态。这包括镜像疗法,这是一种利用健康肢体的镜像来模拟患侧的无痛运动,并随着时

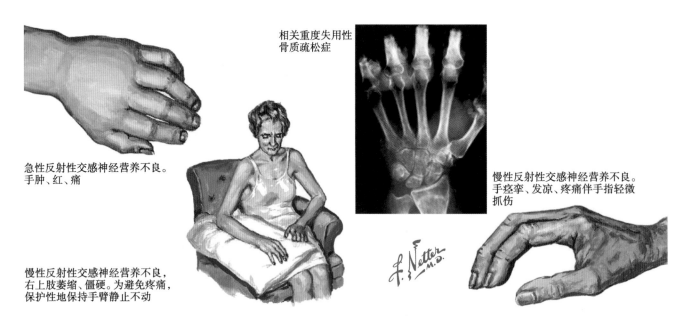

相关重度失用性骨质疏松症

急性反射性交感神经营养不良。手肿、红、痛

慢性反射性交感神经营养不良。手痉挛、发凉、疼痛伴手指轻微抓伤

慢性反射性交感神经营养不良，右上肢萎缩、僵硬。为避免疼痛，保护性地保持手臂静止不动

图 22.3 反射性交感神经营养不良

间的推移诱导中枢神经元重组的技术，有助于康复。有证据支持的 CRPS 早期药物治疗包括口服类固醇、口服和静脉注射双膦酸盐药物（如阿仑膦酸盐、氯膦酸盐），以及可能的大剂量维生素 C 和 NSAIDs。口服对症治疗通常类似于神经病理性疼痛管理指南（见上文）。静脉输注 NMDA 拮抗剂氯胺酮（亚麻醉剂量），试图解决 CRPS 的中枢致敏问题。虽然一些轶事证据表明氯胺酮长期有效，其机制也很有趣，但没有高质量的证据证明它的使用；长期静脉注射的困难（口服可用性差，必须静脉注射）以及拟心理的副作用限制了其仅用于难治性病例。可以考虑介入治疗，包括上肢星状神经节阻滞和下肢腰部交感神经链阻滞，但在荟萃分析中并未显示出一致的益处。脊髓刺激疗法仍是难治性病例的另一种选择；然而，治疗效果往往在最初几年后下降。

中枢性卒中后疼痛

中枢性卒中后疼痛（CPSP）是缺血性或出血性卒中后发生的中枢性神经病理性疼痛。据估计，卒中患者的患病率约为 8%，最初出现感觉障碍的患者的患病率高达 18%。当卒中发作时或之后出现疼痛的部位与脑卒中病变部位相对应时，可以做出诊断。

这种现象最早出现在因丘脑血管病变而出现一系列神经症状和严重疼痛的患者身上。丘脑血管病变是以作者的名字命名的"Dejerine-Roussy 综合征"或"丘脑疼痛综合征"。后来的观察表明，在体感系统中的位置发生卒中，而不是卒中类型，对 CPSP 的发展很重要，脑干下部、岛状岛盖区和丘脑的病变风险最大。其他风险因素包括早发疼痛、受卒中影响的身体部位的初始感觉障碍以及卒中的严重程度。疼痛通常在卒中后立即发生，或在卒中后 1~3 个月内逐渐发生，范围从轻微到严重，可以是自发的、由外部刺激触发，或两者兼而有之。感觉变化通常包括阴性（麻木）和阳性感觉症状（感觉障碍、机械性或冷性痛觉超敏）的组合，疼痛特征通常被描述为灼热、冷冻痛、电击、隐痛、压痛、刺痛和针扎样痛。在卒中后的患者中，存在许多混杂因素，这些因素使卒中后疼痛表型远远超出单纯的中枢神经病理性疼痛状态，但也提供了对症治疗的机会。这些症状包括活动性降低和姿势改变引起的肌肉骨骼疼痛、痉挛、肩周炎综合征/偏瘫性肩痛、慢性头痛以及糖尿病神经病变等同时存在的疼痛症状。

无针对 CPSP 的特殊处理方法；因此，治疗建议遵循神经病理性疼痛治疗的一般指南（见上文），基于小型对照试验的一线治疗包括三环类抗抑郁药（如阿米替林）、选择性 5-羟色胺再摄取抑制剂（SSRI）（如氟伏沙明）、加巴喷丁类和拉莫三嗪。在卒中后的人群中，副作用、共病和药物相互作用是决定初始治疗选择的特别重要因素。可以尝试将不同类别的药物结合起来，以避免高剂量单一疗法的副作用，二线和三线药物（分别为曲马多和强效阿片类药物）也可以。非药物治疗方案已在选定的患者中成功使用，但效果尚无定论，包括重复经颅磁刺激（rTMS）、脑深部刺激（DBS）和运动皮质刺激（MCS）。治疗导致疼痛的症状通常也很有帮助，包括注射肉毒杆菌毒素以减少上下肢痉挛、物理治疗以及治疗共病抑郁症。

幻肢痛

幻肢痛（PLP）是指在缺失肢体的位置感觉的疼痛感，可在任何肢体截肢或去传入神经后发生。相关症状包括无痛苦的幻觉和残端疼痛/感觉（仅限于截肢残端）。虽然几乎所有截肢者都会有残端感觉，但 50%~80% 的病例会发生 PLP，其中 10%~15% 是严重的。症状从最初受伤后几天到几周开始，范围从持续、剧烈疼痛、对缺失肢体的生动感知，到缺失身体部位出现偶尔的、短暂的、震惊样的感觉。疼痛的性质是多种多样的，但通常包括烧灼感、刺痛感、抽筋感或搏动感，在假肢远端区域通常更为严重。发生 PLP 的风险因素包括年龄，成人最常受影响，儿童很少，先天性截肢者几乎从未影响。通过硬膜外阿片类药物和局部麻醉剂输注以及神经周围麻醉优化围手术期疼痛控制可能是有益的。损伤机制是否构成风险因素尚不确定，例如，外伤性截肢与医疗指征的截肢。PLP 的病理生理学可能是外周和中枢机制的结合，就像许多其他神经病理性疼痛疾病一样。外周机制包括在神经切断部位形成神经瘤（一团嵌在神经结缔组织内的再生轴突），以及损伤引起的受损神经和 DRG 中离子通道特性和表达模式的变化。这些变化导致受累区域的痛阈降低（外周致敏）以及神经瘤或 DRG 部位的自发异位放电，导致容易触发或自发疼痛发作。支持这一理论的证据包括残端的"Tinel 征"（通过对神经瘤的直接压力激发PLP）和一些患者在 DRG/神经根局部麻醉阻断后 PLP 的短暂疼痛缓解。外周放电的增加最终导致中枢体感处理系统的继发性变化（中枢致敏）。躯体表征的重组发生在初级感觉皮层，通过邻近区域侵入去分化肢体的表征区，其重映射程度与疼痛强度成正比。此外，重组可能发生在更广泛的疼痛处理矩阵中，包括情感-动机处理区域，如岛叶、前扣带回和额叶皮质。

对这些患者来说，治疗仍然具有挑战性，用于其他神经病理性疼痛的药物通常是一线用药，包括三环类抗抑郁药、加巴喷丁类、SNRI、抗惊厥药和阿片类。一些证据表明口服吗啡和加巴喷丁具有长期益处，而托吡酯、阿米替林、NMDA 拮抗剂美金刚和大剂量辣椒素贴片的证据较弱。非药物治疗措施主要旨在通过模仿缺失身体部位的使用，或通过使用直接刺激"激活"缺失身体部位，逆转皮质重组的中枢变化。例如，定期使用肌电假体可以减少幻肢疼痛和相关的皮层重组。通过每天电刺激对残端的辨别训练，也观察到了类似的效果。镜像治疗是另一种已成功应用于 CRPS 患者的治疗方式，并有望用于 PLP。在治疗过程中，使用镜子将完整的肢体投射到相应的缺失侧，以便大脑将健康侧的运动视为缺失肢体的运动，从而减少病理性躯体再适应。与其他神经病理性疼痛综合征一样，据报道rTMS 在某些病例中是成功的。在介入治疗方面，肉毒毒素残端注射已被证明无效。脊髓和周围神经刺激技术可用于难治性病例，但缺乏高质量的证据。

（黄骁、李小刚 译）

推荐阅读

Costigan M, Scholz J, Woolf CJ. Neuropathic pain: a maladaptive response of the nervous system to damage. Annu Rev Neurosci 2009;32:1–32.
Overview of mechanisms of central and peripheral sensitization.

Finnerup NB, Attal N, Haroutounian S, et al. Pharmacotherapy for neuropathic pain in adults: a systematic review and meta-analysis. Lancet Neurol 2015;14(2):162–73.
Evidence-based review of neuropathic pain medications.

Birklein F, O'Neill D, Schlereth T. Complex regional pain syndrome: an optimistic perspective. Neurology 2015;84(1):89–96.
Diagnostic allorhythmia and criteria for CRPS, as well as useful ancillary testing for CRPS.

Harden RN, Oaklander AL, Burton AW, et al. Reflex sympathetic dystrophy syndrome association. Complex regional pain syndrome: practical diagnostic and treatment guidelines. Pain Med 2013;14(2):180–229.
Treatment guidelines for CRPS.

Klit H, Finnerup NB, Jensen TS. Central post-stroke pain: clinical characteristics, pathophysiology, and management. Lancet Neurol 2009;8(9):857–68.
Review and diagnostic criteria for central poststroke pain.

Treister AK, Hatch MN, Cramer SC, et al. Demystifying poststroke pain: from etiology to treatment. PM R 2017;9(1):63–75.
Treatment options for central poststroke pain.

Flor H, Nikolajsen L, Staehelin Jensen T. Phantom limb pain: a case of maladaptive CNS elasticity? Nat Rev Neurosci 2006;7(11):873–81.
Review of mechanisms underlying phantom limb pain.

McCormick Z, Chang-Chien G, Marshall B, et al. Phantom limb pain: a systematic neuroanatomical-based review of pharmacologic treatment. Pain Med 2014;15(2):292–305.
Treatment review for phantom limb pain.

癫痫和睡眠障碍

Claudia J. Chaves

癫痫

Ritu Bagla, Joanna Suski

癫痫一般被定义为一种反复发作性的疾病,患病率约为二百分之一。癫痫可累及各个年龄段的人群,是一种常常会显著影响患者人格、社交和经济收入的慢性疾病,也会影响就业和驾驶能力。癫痫控制不佳和痫性发作本身可以导致认知和人格的显著改变以及慢性抑郁。在美国每年约有 20 万新发病例。癫痫的临床表现是由脑内异常放电引起的,虽然其基础病

理生理学非常复杂且尚未完全明确,但是,都有皮层反复放电的参与,导致兴奋性输入调节发生改变和抑制性反馈环路受到抑制(图 23.1)。癫痫主要依靠患者及目击者对病史的详细描述进行临床诊断。神经系统查体通常正常。脑电图(EEG)异常可以证实癫痫的诊断,并有助于进行癫痫分类和病灶定位。早期完善实验室检查可以纠正潜在的代谢异常。如果需要检

皮层神经元的正常放电模式

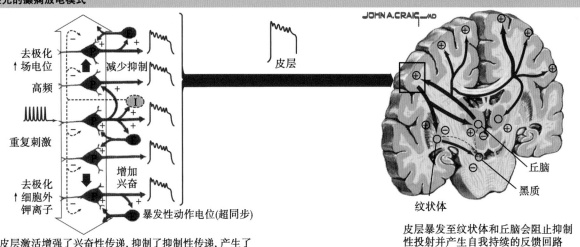

周期性抑制回路

周期性兴奋回路

单一刺激

大脑皮层

动作电位(非同步)

丘脑

黑质

纹状体

正常激活的皮层神经元(P)由兴奋性(E)和抑制性(I)反馈回路调节

大脑皮层和丘脑之间的兴奋通路由强直性中脑抑制性刺激调节

皮质神经元的癫痫放电模式

JOHN A.CRAIG.—AD

去极化↑场电位

减少抑制

高频

重复刺激

去极化↑细胞外钾离子

增加兴奋

暴发性动作电位(超同步)

皮层

丘脑

黑质

纹状体

重复的皮层激活增强了兴奋性传递,抑制了抑制性传递,产生了自我持续的兴奋性回路(暴发)并促进邻近神经元的兴奋(募集)

皮层暴发至纹状体和丘脑会阻止抑制性投射并产生自我持续的反馈回路

图 23.1 癫痫发作的起源和扩散

查患者是否具有潜在的结构性病变,磁共振成像(MRI)是首选影像学检查(图23.2)。一旦确诊癫痫,大多数患者需要抗癫痫药物治疗。治疗的目标是用单药以及最小的副作用来终止癫痫发作。当使用两种抗癫痫药物治疗后癫痫仍有发作时,患者应转诊给癫痫专科医生来确认诊断、分类,并考虑是否需要进行癫痫外科治疗。

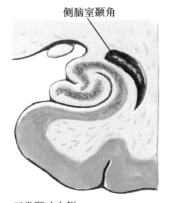

正常颞叶内侧

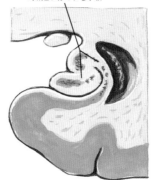

颞叶内侧硬化(海马萎缩)

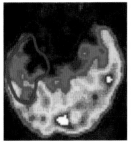

脑核磁冠状位FLAIR: 左侧海马结构信号增强(箭头)

JOHN A.CRAIG_AD

PET扫描

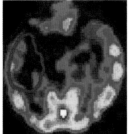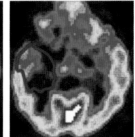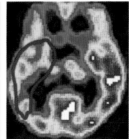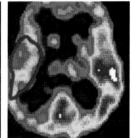

发作间期研究的多水平轴切面显示颞叶癫痫患者在右颞叶有代谢减退区域*(蓝色和绿色代表低代谢; 红色和白色代表高代谢)

SPECT扫描

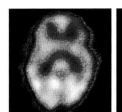

发作间期(基线)研究显示血流对称

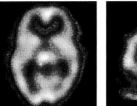

发作期研究显示额叶癫痫患者的左额叶血流量增加*

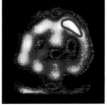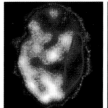

发作后研究显示颞叶癫痫患者的左颞叶血流减少*

*感兴趣区域用红色圈起来

图23.2 神经影像学检查

鉴别诊断

　　所有发作性意识障碍或高级皮层功能障碍的疾病都应该与癫痫相鉴别。伴先兆的偏头痛(典型偏头痛)与癫痫的鉴别之处在于,典型偏头痛通常有明且反复发生的视觉或感觉异常,逐渐出现,然后在数分钟内消退,随之出现搏动性头痛,通常累及单侧。短暂性脑缺血发作(TIA)的特征是,神经功能缺损的症状通常与单个血管供血区吻合,症状在起病时最重,在数秒至数分钟内逐渐缓解。晕厥(syncope)通常先有头晕目眩、疲倦、面色苍白、出汗的前驱症状,一旦患者跌倒或躺下,脑循环供血恢复,会完全恢复意识,仅遗留轻微意识模糊或定向障碍,有的患者可完全没有遗留症状,这与癫痫发作后的状态不同。伴有刻板的夜间活动和精神障碍的嗜睡也可能与癫痫发作相混淆。短暂性全面遗忘(TGA)至今仍难以分类,但大多数人认为它是一种良性疾病,不需要任何特定的长期治疗。下面进行简要讨论。

短暂性全面遗忘症(TGA)

　　TGA 是 Fisher 和 Adams 在 1960 年代首次使用的术语,表示一种突发的严重顺行性遗忘综合征,而其他神经功能完好无损。患者可存在不同程度的逆行性遗忘,通常表现出焦虑甚至激越,但能够交流。经常反复发问同样的问题,即使得到及时回答,也是如此。该病常见于 50~70 岁的患者,患者的症状可在 24 小时内完全恢复,不遗留记忆障碍。TGA 通常没有前驱事件,但有时发作前有紧张、Valsalva 动作、性交或疼痛等诱因。如果出现意识水平改变、共济失调、构音障碍、视觉异常、头痛、运动异常和呕吐,强烈提示其他诊断,如基底动脉缺血所致或癫痫发作。已经提出了几种病因,包括癫痫发作、偏头痛、脑缺血、静脉淤血和心因性障碍,但确切的病因尚不清楚。

TGA 诊断通常可用脑磁共振成像和常规脑电图检查,主要是为了排除其他诊断。TGA 在扩散加权成像(DWI)上可显示细微的神经影像学改变,在海马内可出现短暂增高的信号。这些变化通常是可逆的,并且不是卒中时常见的动脉分布区,卒中时的信号变化是由于缺血导致的。对于典型的 TGA 病例,只要 DWI 变化仅见于海马,则无需进行全面的卒中检查(血管成像、超声心动图或心脏监护仪)。如果考虑短暂性癫痫性遗忘症(TEA),则脑电图检查可能会有所帮助。通常短暂性癫痫性遗忘症会导致更短的遗忘症发作,会反复发作,并伴有口腔或运动自动症。在 TGA 发作期间,患者的脑电图是正常的。TGA 通常是一种很少会复发的良性疾病。

部分性癫痫发作

单纯部分性癫痫发作

> **临床案例**　一名 40 岁的女性出现阵发性麻木,从左手拇指向手、手臂扩散,然后在大约 30 秒的时间内扩散到面部。这些症状偶尔发作,并且是刻板性的。患者在发作时始终保持意识清醒。自从开始服用抗癫痫药物以来,这些事件已经减轻。

该病史代表典型的单纯部分性癫痫发作。在发作期间,患者意识清醒,能够对周围环境做出适当反应。部分性癫痫发作是从大脑皮层局部区域开始并发展的(图 23.3),类似于 Jacksonian 发作,其中皮质癫痫放电沿着相邻的皮质区域扩散。所涉及的大脑区域决定了发病的临床特征。如上述病例的放电起源于顶叶时表现为感觉性的,当放电起源于额叶或运动皮层时表现为运动性的,当起源于枕叶时表现为视觉的。然而,局灶性皮质部位与临床表现的关系并不是绝对的。癫痫发作可能始于"静息"大脑皮层区域,当放电扩散至邻近皮层区域会出现明显的发作性症状。单纯部分性癫痫发作可能偶尔有自主神经、精神或认知的临床表现。其他癫痫发作类型可能始于单纯部分性癫痫发作,然后演变为更广泛的破坏。根据定义,这些单纯的发作事件不会出现意识水平的任何变化,而这种对外部环境保留反应性正是单纯部分癫痫发作的特征。患者在意识改变或丧失之前所经历的先兆,实际上是单纯部分性癫痫发作。

部分运动性癫痫发作的阵挛期不间断地持续很长时间,没有进展到其他身体部位,称为持续性部分性癫痫,或 Kojevnikov 综合征,下文将对此进行讨论。

部分性癫痫患者的临床评估必须包括脑电图、神经影像学

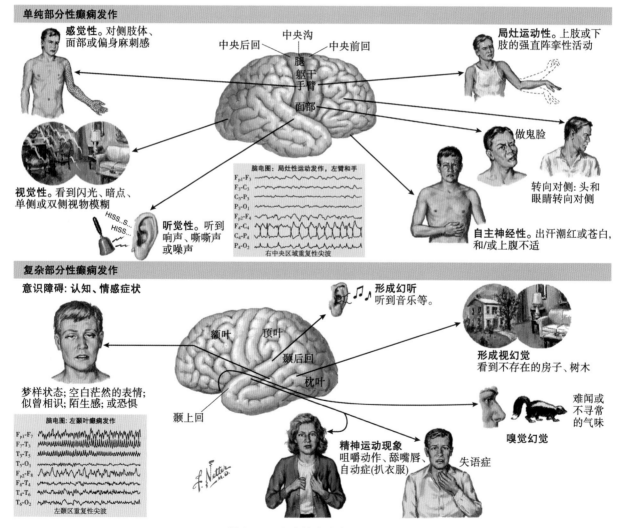

图 23.3　部分性癫痫发作的分类

检查和实验室检查。虽然常规脑电图记录在有明确癫痫发作的患者中可能通常是正常的,但它对于将发作事件正确诊断和分类仍然至关重要。即使神经科医生根据临床描述怀疑患者是癫痫发作,而对其发作状态没有很好地描述时,如果脑电图为阳性,也可以作为重要的诊断证据。然而,应该记住的是,常规脑电图仅代表有限的时间检查,因此,在患有明确癫痫发作的患者中偶发性发作间期放电很容易错过。现在可以使用长程癫痫遥测装置和动态脑电图监测来增加记录时间并提高检

出率。部分性癫痫患者脑电图的特点是局灶性棘波或棘慢波放电。因为δ波非快速眼动睡眠会激活或抑制癫痫样放电,所以最好同时在清醒和睡眠期间记录脑电图,以增加做出正确诊断和确定病灶起源的概率(图23.4)。通常只有在睡眠记录期间才能获得明确的结果。如果发作的性质不清楚或怀疑心因性非癫痫发作,则可能需要重复记录。相比之下,患持续性部分性癫痫的患者脑电图包含可变连续方式的棘慢波放电,通常在对侧额叶。健康人群中的少数人虽然有包含局灶性棘波的

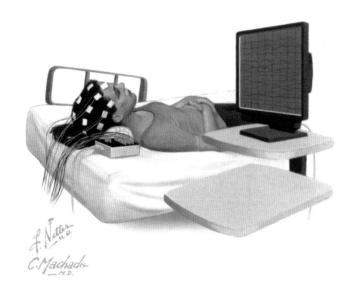

电极放置和导联识别

奇数,左侧; 偶数,右侧; z位置,中线

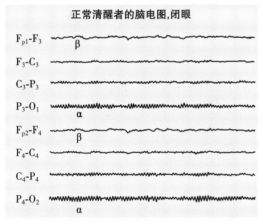

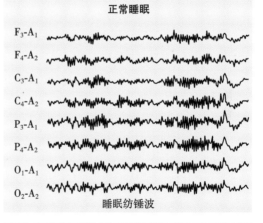

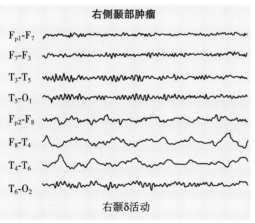

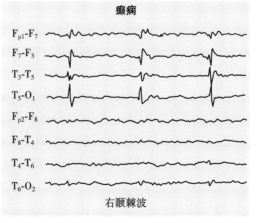

图 23.4 脑电图

异常脑电图,但在以后的生活中不会出现癫痫发作。这强调了异常脑电图只能根据呈现的临床症状进行解释,它本身并不能定义癫痫综合征或指导治疗。最好的情况下,脑电图可以捕获正在发作的癫痫并极大地理清其起源,有助于定位导致癫痫的病理以及在药物治疗失败时指导手术。

神经影像学检查,尤其是 MRI,对于评估新发或变化型癫痫发作至关重要。当不能做 MRI 时,脑 CT 是一种有用的筛查技术。新的部分性癫痫发作强烈提示出现了新的病理过程,包括成年人群中的肿瘤(原发性或转移性)或脓肿、老年人群中的栓塞性或罕见的血管炎导致的卒中以及儿童中的局灶性脑炎,如 Rasmussen 脑炎、儿童或成人中的单纯疱疹病毒性脑炎,或头部外伤(图 23.5)。然而,有时有病变的患者直到成年后才出现部分性癫痫发作,例如颞叶内侧硬化症或动静脉畸形(AVM)。极少数情况下,急性发作的部分性癫痫可能由代谢异常引起,例如非酮症性高血糖或低血糖。

复杂部分性癫痫发作

> **临床案例** 一名 37 岁的患者出现发作性事件,先是胃部感觉上升,然后是茫然的凝视伴意识丧失。随后患者的手出现持续几分钟的无目的运动,然后出现嗜睡。

该患者的病史是复杂部分性癫痫发作的典型例子。这种癫痫发作类型的临床表现包括警觉性或意识水平的变化、部分性遗忘和自动症(见图 23.3)。患者通常能完成简单的运动任务,甚至可在癫痫发作期间行走。复杂部分性癫痫发作通常起源于颞叶内侧结构,但也可以起源于其他边缘外颞叶结构或额叶下部,并通过钩束和其他途径传播到颞叶内侧。

起源于额叶的部分性癫痫发作经常与起源于颞叶的复杂部分性癫痫发作相混淆,但它们的区别在于短暂的先兆和快速的全面性发作或头部扭转和眼球运动的多样性伴手臂的强直姿势。极少数情况下,跌倒是唯一的临床特征。夜间额叶癫痫发作通常会产生奇怪的复杂行为,提示为心因性非癫痫性癫痫发作,但应该注意那些发作模式刻板且没有明显继发性获益的患者。

由于复杂部分性癫痫发作是局灶性发作,因此患者评估与单纯部分性癫痫发作相似。通常,发作间期的脑电图(即在癫痫发作之间获得)显示一侧或两侧前颞叶的棘波放电。发作期脑电图通常是异常的,具有反复出现的局灶性棘波或节律性活动。特别关注颞叶的颅脑 MRI 结果,这些患者通常患有颞叶内侧硬化症,伴有细胞丢失和萎缩(见图 23.2)。

部分性发作继发全面性发作

单纯部分性癫痫发作或复杂部分性癫痫发作有时会发展为全身性强直-阵挛性发作。要区分继发性全面性发作和原发性全身性发作,尤其是当发作时无目击者或最初的部分症状可能很短暂或无法回忆时,有必要仔细询问病史。用连续的脑电图捕捉癫痫发作可能是区分部分性发作和全面性发作的唯一方法。

原发性

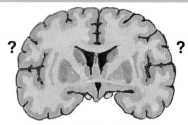

原因未知(遗传或生化因素)

颅内

局灶性发作性癫痫伴或不伴继发性全面性发作

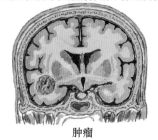

肿瘤   血管性(梗死或出血)

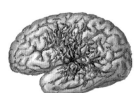

动静脉畸形   创伤(凹陷性骨折、穿透伤)

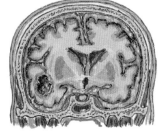

感染(脓肿、脑炎)   先天性和遗传性疾病
                       (结节性硬化症)

颅外

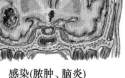

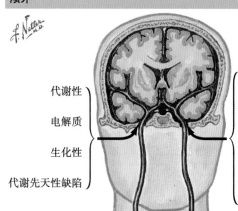

代谢性   缺氧
电解质   低血糖
生化性   药物
               药物戒断
代谢先天性缺陷   戒酒

图 23.5 癫痫发作的原因

全面性癫痫发作

强直-阵挛性发作

> **临床案例** 一名 40 岁的患者突然出现僵硬、哭喊、意识丧失,并进展为四肢节律性强直阵挛运动,持续数分钟,发作时伴尿失禁、舌咬伤、肌肉酸痛以及最终出现嗜睡状态。几个小时后,患者醒来并恢复正常,但对发作事件无回忆。

这种类型的癫痫发作代表了公众和医学界普遍认为的癫痫的经典情况。全面性发作起源于双侧大脑半球,从一开始就同时几乎相等地受累,与有局灶性皮层异常的部分性癫痫发作不同,全面性癫痫发作涉及丘脑、皮层下和脑干的深层结构,形成反馈回路到皮质。强直-阵挛性癫痫发作之前通常有非特异性的、界定模糊的前驱症状,有时持续数小时或根本没有诱发症状。另一方面,具有特定先兆的癫痫发作通常是局灶性起源的继发全面性发作。

全身强直-阵挛性发作开始时会出现意识丧失、突发喊叫、全身强直性肌肉收缩和跌倒(图 23.6)。强直期常出现自主神经症状,包括心动过速、高血压、发绀、流涎、出汗和尿失禁。强直性肌肉收缩相对较快地中断,然后是癫痫发作的阵挛期,短暂的放松期逐渐延长,直到癫痫发作最终减轻。患者可能会昏迷片刻,最终醒来时会感到迷糊,出现发作后头痛、嗜睡、定向障碍和肌痛,这些症状可能会持续数天。

单次的全身强直-阵挛性发作不能诊断癫痫。在上面的病例中,患者后来承认,在过去的 1 年里,他担心自己的生意,一直在滥用酒精和镇静剂。他最近中断了上述行为,且 48 小时内没有喝酒或服用镇静剂。脑电图和神经影像学检查正常。上述癫痫发作代表了一种反应性全面强直-阵挛性发作,其继发于药物戒断的,也称为诱发性发作。严重的睡眠剥夺、戒断其他药物、创伤、中枢神经系统(CNS)感染和各种代谢状况都可能导致类似的癫痫发作。

失神发作

> **临床案例** 一位 10 岁男孩被发现突然出现短暂的(约 10 秒)的警觉性受损。尤其当过度换气时,此类症状会出现。发作期间经常出现眼动和偶尔的唇动。发作后,孩子立即恢复正常,神经系统检查正常。

这是典型的全面性失神发作(小发作)的病史。失神癫痫是良性原发性全面性癫痫的典型病例,发生于 4~8 岁,成年后趋于缓解。其主要症状是没有先兆或任何后遗症的短暂性意识丧失(图 23.7)。可以观察到自动运动、眼动和短暂的声调丧失,但通常是简单而短暂的。神经系统检查通常是正常的。

脑电图提供了最好的确诊诊断手段,通常表现为广泛的双侧同步 3Hz 棘波放电和背景正常。过度换气可导致失神发作和上述典型的脑电图改变。

非典型失神发作

非典型失神发作不同于典型的失神发作,因为运动症状更为突出,有时具有局部优势。此外,一些患者存在发作后意识困惑。通常从儿童时期开始,非典型失神发作往往比典型的失神发作持续更长的时间。非典型失神发作的儿童往往有多灶性或全面性脑部病变,临床上与达到正常发育里程碑的延迟有关。

脑电图显示缓慢(1.5~2.5Hz)的双侧同步棘波波形。这种临床症状及其相关的癫痫发作和脑电图模式是 Lennox-Gastaut 综合征的特征。一般来说,这些患者也有其他类型的癫痫发作,癫痫发作的治疗很困难,通常需要多种抗癫痫药物。

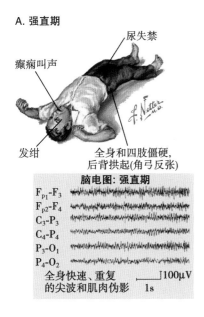

A. 强直期

癫痫叫声
发绀
尿失禁
全身和四肢僵硬,后背拱起(角弓反张)

脑电图:强直期

F_{p1}-F_3
F_{p2}-F_4
C_3-P_3
C_4-P_4
P_3-O_1
P_4-O_2

全身快速、重复的尖波和肌肉伪影 ——100μV 1s

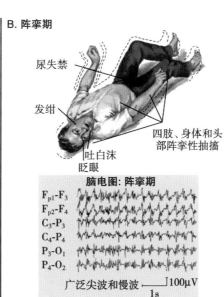

B. 阵挛期

尿失禁
发绀
吐白沫
眨眼
四肢、身体和头部阵挛性抽搐

脑电图:阵挛期

F_{p1}-F_3
F_{p2}-F_4
C_3-P_3
C_4-P_4
P_3-O_1
P_4-O_2

广泛尖波和慢波 ——100μV 1s

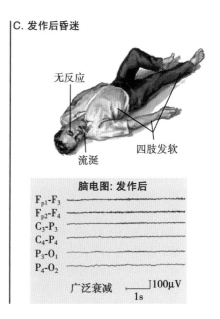

C. 发作后昏迷

无反应
流涎
四肢发软

脑电图:发作后

F_{p1}-F_3
F_{p2}-F_4
C_3-P_3
C_4-P_4
P_3-O_1
P_4-O_2

广泛衰减 ——100μV 1s

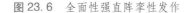

图 23.6 全面性强直阵挛性发作

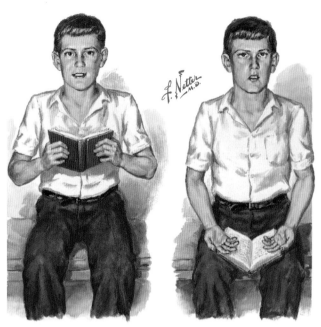

发作间期患者正常

癫痫发作: 茫然凝视, 眼球向上翻, 眼睑抖动(3次/s), 活动停止, 缺乏反应

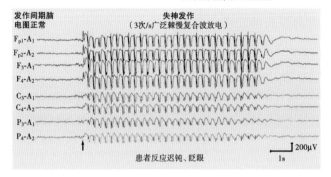

图 23.7 失神发作

一部分。在过去,肌阵挛发作是一种罕见的迟发性麻疹或亚急性硬化性全脑炎的重要表现。这种疾病在青少年中表现为学习成绩差、心理变化和肌阵挛,并伴有每隔几秒定期出现的周期性脑电图复合波。

与肌阵挛发作不同,肌阵挛是一个非特异性的术语,描述短暂的非癫痫性肌肉抽搐。它们可能涉及身体某一部分或全身,可能是单一的或重复的,可能是自发的,也可能是由感觉刺激(反射)或肢体动作引起的。肌阵挛可能由皮质、皮质下、脑干或脊髓机制介导。

肌阵挛可能是由于长期心脏停搏和复苏后的缺氧后综合征(Lance-Adams 综合征)。肌阵挛患者完全康复的预后通常很差。在成年人群中,肌阵挛是朊病毒引起的痴呆症或传染性海绵状脑病(克雅病,Creutzfeldt-Jakob 病)的经典表现之一。这种疾病通常发生在中老年。Creutzfeldt-Jakob 病的脑电图通常表现为典型的 1~2Hz 的周期性尖波和慢波复合波,背景脑电图异常。

癫痫综合征

特定年龄的刻板性癫痫发作与相当明显的脑电图异常或症状综合征有关,构成癫痫综合征。这些综合征的癫痫发作可分为反应性发作,最著名的是良性热性惊厥;原发性或特发性发作,以儿童失神癫痫为例;以及继发性或症状性发作,例如婴儿痉挛或韦斯特综合征。

单纯性热性惊厥

单纯热性惊厥发生于 6 个月至 5 岁的健康儿童。在美国,多达 5% 的健康儿童出现过至少一次热性惊厥,通常在良性发热性疾病的早期。癫痫发作时间很短,持续时间不到 15 分钟,且没有任何局部症状或体征。发作间期脑电图总是正常的。如果没有,应考虑其他癫痫发作机制。如果癫痫是全面性的,不发热,持续时间少于 15 分钟,长期预后通常很好。

伴有中央颞区棘波的儿童良性癫痫

伴有中央颞区棘波的儿童良性癫痫是一种特发性局灶性癫痫综合征,在出生后的头 10 年发生。通常情况下,这些儿童有部分性癫痫发作,其特征是单侧口周感觉或轻微运动活动伴构音障碍或言语停止、流涎和意识保留。夜间可能发生全面性抽搐发作。儿童的智力和神经系统检查正常。

脑电图显示出明显的高振幅尖峰或尖波,在中央颞区电负性最大,额叶区电正性最大。这些癫痫样放电在睡眠期间增加,通常是双侧的,主要从一侧转移到另一侧,或独立发生。虽然病因尚不清楚,但推测为常染色体显性遗传。这种良性癫痫的预后良好。

婴儿痉挛症(West 综合征)

West 综合征是在出生后第一年发生的继发性(症状性)全面性癫痫综合征的一个例子。West 综合征由婴儿痉挛、精神运动发育停滞和心律失常三联征组成。痉挛的特征是短暂的抽搐,随后是强直期和持续约 1 分钟的全身无力期,或伴有屈伸痉挛。

肌阵挛发作

> **临床案例** 一名 20 岁的大学生述说,在过去几年中,她的任何一只手臂都有肌肉抽搐的病史,通常发生在早晨。她最近也有两次原因不明的摔倒,摔倒时没有意识丧失。神经系统检查结果正常。有两次发作,一次是在熬夜备考后,另一次是在过量饮酒和忘记服药后,她出现了全身性强直阵挛发作。

上述患者患有青少年肌阵挛性癫痫(JME),这是一种原发性全身性癫痫综合征,通常始于青少年时期,并与醒来后不久的晨间肌阵挛痉挛有关。其中许多患者偶尔会出现全面性癫痫发作,尤其是在生理应激期间。脑电图通常显示广义双侧同步 4~6Hz 多棘波放电。矛盾的是,脑电图的放电通常没有临床肌阵挛发作。这种情况在抗癫痫药物治疗后通常反应良好,并且有一小部分患者在数年后会自发缓解。

肌阵挛性癫痫也可发生在患有多种癫痫综合征的儿童身上,如 Lennox-Gastaut 综合征、婴儿痉挛(West 综合征)和早期肌阵挛性脑病。肌阵挛也可能是中枢神经系统贮积性疾病的典型脑电图的混杂现象称为高峰节律紊乱,表现为高振幅慢波活动,伴有混合的高振幅尖波或棘波放电。痉挛的 EEG 相关性是突然出现高振幅慢波,随后出现低电压快速活动的电减量周期。West 综合征通常是有症状的,但有一小部分是特发性的。通常预后很差。主要治疗方法是使用促肾上腺皮质激素或口服糖皮质激素。

癫痫持续状态

> **临床案例** 一名60岁的患者出现强直阵挛发作。他拨打了急救电话,在前往当地医院的途中,他反复出现强直阵挛发作,在发作之间没有恢复意识。患者因呼吸困难而发绀,需要紧急气管插管。

全面性惊厥性癫痫持续状态(GCSE)定义为癫痫反复发作,持续时间超过30分钟、意识没有恢复,或发作活动持续不停(图23.8)。GCSE 是最常见的并且是危及生命的神经系统急症之一,由于可能导致不可逆转的中枢神经系统损伤,即缺氧、全身代谢紊乱和自主神经功能障碍导致的神经元丢失,故 GCSE 需要立即治疗。GCSE 有时会出现心律失常、肺水肿和肾功能衰竭等相关并发症。GCSE 死亡率接近 30%。不幸的是,本章上述案例中的病史在继发性部分性癫痫患者中很常见,不配合抗癫痫治疗并进展为癫痫持续状态。

GCSE 的治疗需要维持气道通畅、通气和循环支持,并终止癫痫发作。病因机制包括抗癫痫药或其他药物停药、非法毒性药物、低血糖、低钠血症和低钙血症。GCSE 可能是急性脑病变的第一个表现。

首要的治疗是使用苯二氮䓬类或苯妥英钠,通常取决于患者是否在活动性抽搐。这两种一线药物通常在短时间内使用。最初的治疗通常是每 1~2 分钟静脉注射 1~2mg 劳拉西泮(最多 8mg)或 5mg 地西泮(最多 20mg)。由于苯二氮䓬类药物的短期效应,必须在最开始使用苯妥英(150mg/min)至 20mg/kg 的剂量。苯妥英与生理盐水一起使用,而不要与葡萄糖一起使用,因为它会从葡萄糖溶液中沉淀出来。由于苯妥英对心脏传导的影响,特别是使用过快时出现,需要使用心电监护。另一种严重的副作用是低血压,特别是在有血流动力学不稳定迹象的患者中。静脉制剂中的丙二醇和酒精含量被认为是造成这些影响的部分原因,它取决于输注的速率。磷苯妥英是一种可迅速转化为苯妥英钠的水溶性磷酸酯,可以以更快速的速率(相当于 150mg/min 的苯妥英钠)给药,同时最大限度地降低患者心血管不稳定的风险。磷苯妥英在输注部位的疼痛和烧灼感发生率也较低,但由于其成本高,常规使用仍受到限制。如果癫痫持续发作,且首次输注 20 分钟后血清苯妥英水平低于 20mg/dl,则可以给予额外的苯妥英或磷苯妥英(5~10mg/kg)来控制癫痫发作,并维持 20~30mg/dl 左右的水平。负荷剂量为 20mg/kg 的丙戊酸钠静脉输注,也已成功用于控制癫痫持续状态,尤其是在口服丙戊酸钠常规方案的患者中。

巴比妥类药物传统上被用作癫痫持续状态的二线药物。可给予长效苯巴比妥(50~100mg/min,最高 20mg/kg)或短效戊巴比妥(5mg/kg 的负荷剂量,然后每小时输注 3~5mg/kg)。

癫痫持续状态的阶梯治疗选择
1. 苯二氮䓬类药物(如劳拉西泮、地西泮)
   磷苯妥英
2. 巴比妥类
   考虑:
   丙戊酸
   较新的 AED(如左乙拉西坦、托吡酯)
3. 插管、脑电图监测和戊巴比妥持续输注
   咪达唑仑
   新近成人可选药物:丙泊酚

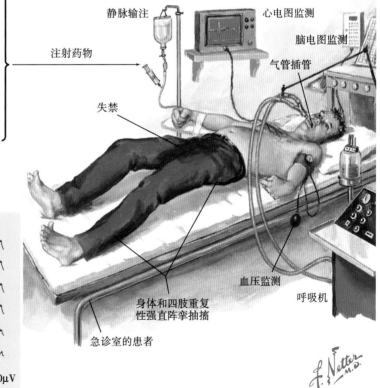

静脉输注　心电图监测　脑电图监测　气管插管　注射药物　失禁　血压监测　呼吸机　身体和四肢重复性强直阵挛抽搐　急诊室的患者

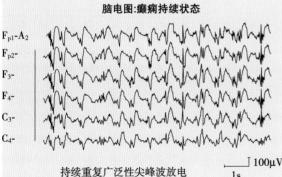

脑电图:癫痫持续状态

F_{p1}-A_2
F_{p2}-
F_3-
F_4-
C_3-
C_4-

持续重复广泛性尖峰波放电　100μV　1s

图 23.8　癫痫持续状态

在这一阶段,通常需要进行气管插管以保护气道和持续脑电图监测。然而,多年来,许多中心已转向使用其他药物持续输注,如短效苯二氮䓬类的咪达唑仑或催眠药异丙酚(降低谷氨酸的兴奋作用)来控制反复发作。现在,许多中心在巴比妥类麻醉开始前持续输注苯二氮䓬类药物,如咪达唑仑或异丙酚。

非惊厥性癫痫持续状态或失神性癫痫持续状态是另一种无运动伴随的持续性癫痫发作。通常情况下,患者反应不良,警觉性降低或迟钝。脑电图显示大部分是持续的广泛性棘波活动,即所谓的棘波昏迷。静脉注射苯二氮䓬类药物是首选的治疗方法,通常是有效的。

复杂部分性癫痫发作有时可能演变为复杂的部分性癫痫持续状态,在这种状态下,患者在发作之间不能完全恢复意识。根据 GCSE 的规定及时治疗是必要的。如上所述,SPS 可能会演变为部分持续性癫痫。癫痫持续状态患者通常需要长期抗癫痫治疗。

抗癫痫治疗

抗癫痫治疗的目标是控制癫痫发作。其中最重要的一步是识别主要的病理生理机制,并进行针对性的治疗,例如切除肿瘤、纠正代谢紊乱、治疗中枢神经系统感染等。正确的治疗方案可以阻止癫痫复发。

不幸的是,大多数癫痫发作发生在慢性神经系统疾病中,无法接受特定的治疗,因此需要长期治疗。理想的癫痫药物在多种癫痫发作类型中都有很高的疗效,没有副作用,与其他药物的相互作用也很小。不幸的是,这种抗癫痫药物并不存在,治疗必须在癫痫控制和生活质量之间取得平衡。选择抗癫痫药物必须基于个体化,考虑癫痫发作或癫痫类型、药物的副作用、共病和心理社会因素,如年龄、性别、易用性和费用等。

药物选择没有单一的方法,对可用药物及其基本性质的充分了解至关重要。新老抗癫痫药物的无癫痫发作率相似。更新的药物耐受性良好,需要较少的监测,从长远来看可能更安全。随着时间的推移和监管部门越来越多的批准,这些最初被批准用作辅助药物的抗癫痫药可能很快会取代旧的抗癫痫药,成为癫痫管理的一线药物。尽管如此,新的药物往往更昂贵,可能会出现各种药物特有的副作用或问题。此外,与较老的药物相比,治疗范围还不太确定。除了左乙拉西坦和拉可沙胺外,新的药物不能以非肠道形式给药。新药物作用机制的多样性使这些药物在其他神经疾病中可能有用,如双相情感障碍、头痛和神经病理性疼痛。

苯巴比妥和扑米酮是最古老的抗癫痫药物,对所有类型的部分性癫痫发作和继发性全身强直阵挛性癫痫发作都有效。扑米酮代谢为苯巴比妥和苯乙基丙二酰胺(PEMA),其药代动力学与苯巴比妥相似。这两种药物都与 γ-氨基丁酸(GABAa)受体的 β-2 亚单位结合,使 GABAa 与 β-1 亚单位结合并增加氯离子传导性。它们由肝脏细胞色素 p-450 系统代谢。半衰期约为 72 小时。副作用是镇静和皮疹。为了最大限度地减少镇静作用,苯巴比妥可以以每天 1.54mg/kg 的剂量给药一次。扑米酮通常以 750~1 500mg/d 的剂量分 3~4 次服用。

苯妥英是另一种历史悠久的抗癫痫药,使用了 50 多年,最初是作为巴比妥酸盐的一种较好的低镇静替代物。它对所有类型的部分发作性癫痫发作和继发性全身强直阵挛性癫痫发作有效。苯妥英推测的作用机制是通过阻断膜电压依赖性钠通道来增加跨膜电位恢复时间和限制高频放电。在较高浓度下,苯妥英可延缓钾的流出,延长神经元不应期。它由肝脏细胞色素 p-450 系统代谢,半衰期为 12~36 小时,因此允许每天两次给药(5~7mg/kg 或约 300~500mg/d)。最佳癫痫控制发生在血药浓度为 10~20mg/ml 时。当血浆药物水平较高时,从一级动力学向零级动力学转变,半衰期较长,浓度水平迅速增加,随后剂量小幅增加导致药物毒性。急性副作用类似酒精中毒,伴有头晕、眼球震颤、共济失调、口齿不清和意识模糊。长期使用可能会导致面部粗糙、牙龈增生、痤疮、多毛、小脑损伤、巨幼细胞性贫血,有时还会导致多发性神经病。大约 10% 的患者发生急性特异性反应,从轻度麻疹样皮疹到罕见的严重剥脱性皮炎。与其他抗癫痫药一样,可能会产生致畸作用。苯妥英与许多种类的许多药物相互作用,建议在开这类药物时密切监测其血药浓度水平。

卡马西平对所有类型的部分性癫痫发作和继发性全身强直阵挛性癫痫发作有效。它的作用可能是阻断大脑中的钠通道,抑制大脑中癫痫灶的去极化,而不影响正常的神经元功能。通常剂量为 400~1 200mg/d,治疗血药浓度为 4~12mg/L。不良反应包括中枢神经系统抑制和头晕、恶心,以及可逆和剂量依赖性中性粒细胞减少症和低钠血症。过敏反应和 Stevens-Johnson 综合征可在治疗后几周内早期出现。

奥卡西平与卡马西平具有相似的作用机制,通过其快速和完全的代谢成为活性的 10-单羟基衍生物。奥卡西平具有线性药代动力学,无自身诱导,与其他癫痫药物的相互作用最小,并且不会导致中性粒细胞减少。有时会出现低钠血症。不良反应包括精神运动减慢和镇静,但总的来说,它可能比卡马西平的耐受性更好。典型的起始剂量是每天两次,每次 300mg,逐渐增加到每天两次,每次 450mg,治疗血药浓度在 12~25mg/L。偶尔可使用到更高的剂量,但不应超过每天 2 400mg。

双丙戊酸钠是治疗失神、肌阵挛和原发性全身强直阵挛性癫痫发作的非常有效的药物。它也可以用于部分癫痫发作。它通过 T 型钙通道抑制钙离子内流,通过电压门控钠通道抑制钠离子内流。治疗血药浓度为 50~150μg/ml,剂量为 1 000~3 000mg/d。双丙戊酸钠抑制肝脏细胞色素 p-450 系统,因此会减少其他药物的代谢。副作用是肠胃不适、嗜睡、头晕、震颤、体重增加和脱发。更严重的副作用包括肝毒性、胰腺炎、血小板减少、多囊卵巢疾病和致畸作用(神经管缺陷和智商降低)。

乙琥胺是第一种用于治疗癫痫发作的抗癫痫药物。它被认为可以抑制钙离子通过 T 型钙通道流入。不良反应与胃肠道和中枢神经系统有关,但这种药物通常耐受性良好。根据年龄和反应,常见剂量为 250~2 000mg/d。治疗血药浓度为 40~100μg/ml。

非巴莫特可阻断电压依赖性钠通道和 N-甲基-D-天门冬氨酸(NMDA)受体,被发现在部分性癫痫发作中比丙戊酸钠更有效,对 Lennox-Gastaut 综合征有显著益处。与其他药物相比,它的耐受性更好,胃肠道和认知不良反应相对较小。不幸的是,它相对较高的肝毒性和再生障碍性贫血(有时是致命的)发生率严重限制了其在严重癫痫患者(如 Lennox-Gastaut 综合征)中的应用。

其他几种药物如拉莫三嗪、加巴喷丁、托吡酯、左乙拉西坦、硫加宾、普瑞巴林和唑尼沙胺，以及拉可沙胺、培安培尔、布里伐拉西坦、艾司利卡巴地平和鲁非那胺等新药物，建议作为卡马西平、苯妥英钠、苯巴比妥、扑米酮或丙戊酸钠一线药物的辅助药物。因为它们有不同的作用机制，它们可以补充传统的一线药物。然而，其中许多药物，如拉莫三嗪、托吡酯、左乙拉西坦、唑尼沙胺、拉可沙胺、布里伐拉西坦、艾司卡巴地平和帕兰帕内尔，已成功地用于选定患者的单一疗法。

拉莫三嗪是一种较新的抗癫痫药物，被推荐作为部分性癫痫发作、所有年龄患者的原发性全身强直阵挛性癫痫发作和Lennox-Gastaut综合征的辅助药物。它适用于使用较老的抗癫痫药如卡马西平、苯妥英钠、苯巴比妥、扑米酮或丙戊酸钠治疗的部分性癫痫发作的成人患者。拉莫三嗪阻断电压门控钠和钙通道，抑制谷氨酸和天冬氨酸的突触前释放。通过葡萄糖醛酸化代谢，它不是酶的诱导剂或抑制剂。当使用诱导酶的抗凝血药物时，拉莫三嗪的血清浓度可能会降低40%。因此，当转用拉莫三嗪单药治疗时，需要频繁监测血药浓度。它的半衰期约为12~60小时，成人的常用剂量为300~500mg/d，每天分两次口服，治疗目标范围为3~15mg/L。必须以低剂量开始，并在数月内缓慢滴定至所需的维持水平，以降低Stevens-Johnson综合征的风险。不良反应表现在胃肠道和中枢神经系统方面。成人出现特异性皮疹的风险为10%，Stevens-Johnson综合征的风险为千分之三，这种风险在接受丙戊酸钠治疗中的患者更常见。目前还没有已知的长期影响。

左乙拉西坦是另一种抗癫痫药物，其作用机制尚不完全清楚，但可能涉及调节SV2A结合受体复合体的神经递质释放。适用于部分性癫痫发作和原发性及继发性全身性癫痫发作。通常成人维持剂量为1 000~1 500mg，每天分两次服用。超过3 000mg/d的剂量可能不会增加益处。还提供静脉注射制剂。它不是一种酶诱导剂或抑制剂，与其他药物几乎没有药物相互作用。左乙拉西坦的半衰期为6~8小时。不良反应包括镇静、嗜睡或共济失调。不可忽视的是，在高剂量（约3 000mg/d）时出现的行为变化，包括攻击性、抑郁、自杀意念，以及在极端情况下的显著精神病。

加巴喷丁通常用于部分性癫痫发作的辅助治疗，无论是否有继发性全身性癫痫发作。有人担心它可能会加重失神和肌阵挛发作，在原发性全身性癫痫综合征中通常应避免使用。它是γ-氨基丁酸的类似物；然而，其确切作用机制尚不清楚。它不是酶诱导剂或抑制剂，通过肾脏系统清除，半衰期约为5~6小时。以900~3 600mg/d的剂量分次给药。不良反应包括嗜睡、头晕、共济失调、疲劳、体重增加和行为改变，尤其是儿童患者。

托吡酯阻断电压门控钠通道，增强GABA介导的突触抑制，拮抗谷氨酸对NMDA受体的兴奋作用。它的肝脏代谢有限，半衰期约为20小时，典型剂量为100~400mg/d，每天分两次服用。托吡酯可增加苯妥英钠水平。它可作为部分性、原发性和继发性全身强直阵挛发作以及Lennox-Gastaut综合征的辅助治疗或单一疗法。不良反应与中枢神经系统有关，包括认知障碍或找词困难、体重减轻、出汗减少、青光眼以及1%~1.5%的肾结石风险。

唑尼沙胺阻断电压门控钠通道，并通过T型钙通道抑制钙离子内流。它不是一种酶诱导剂或抑制剂，通过肝脏代谢和葡萄糖醛酸化，半衰期约为63小时。建议用于部分性发作和继发性强直阵挛全身性发作。通常每天服用一次，剂量为200~400mg。不良反应与中枢神经系统有关，包括皮疹、出汗减少、体重减轻和0.6%的肾结石风险。

硫加宾适用于难治性部分性癫痫的辅助治疗。它是一种γ-氨基丁酸摄取抑制剂，不是酶诱导剂或抑制剂，通过肝脏代谢，半衰期约为7~9小时。不良反应为中枢神经系统相关症状、皮疹和非惊厥性状态。

普瑞巴林通常用于部分性癫痫发作的辅助治疗。其确切作用机制尚不清楚，不是酶诱导剂或抑制剂，通过肾脏代谢，半衰期约为6小时。不良反应与中枢神经系统相关、体重增加和外周水肿。

拉科沙胺是一种抗癫痫药物，被批准作为部分性癫痫发作的辅助治疗，但在某些情况下也用作单药治疗。它有口服和静脉注射制剂，并被认为通过选择性调节电压门控钠通道缓慢失活的独特机制发挥作用。它通过肾脏排泄，几乎没有药物相互作用，通常以每天200~400mg的剂量给药，每天2次。已知有中枢神经系统和行为的不良反应，但被认为不如左乙拉西坦频繁。

吡仑帕奈是一种选择性、非竞争性AMPA受体拮抗剂，用于部分性癫痫发作患者的单药治疗或辅助治疗，以及原发性强直阵挛性全身性癫痫发作患者的辅助治疗。它的半衰期很长，在53~136小时。通常在睡前服用，剂量为4~12mg，每天1次。常见的副作用包括中枢神经系统相关症状，要警惕攻击性在内的精神症状的发生。

理想情况下，只使用一种抗癫痫药物。如果一种药物不能充分控制癫痫发作，则需要另一种药物替代。应在2~3个月内逐步停用抗癫痫药物，以避免因反弹而引起癫痫发作。

抗癫痫治疗注意事项

决定使用抗癫痫药物治疗首次无诱因的癫痫发作仍然是一个个体化的过程，考虑到大脑结构的完整性、脑电图检查、癫痫发作周围环境、既往的诱发或无诱因癫痫发作史以及处方药物的潜在副作用。

单次无诱因癫痫发作后复发的发生率从10%到70%不等。在前2年内，复发的几率最高（21%~45%）。复发性癫痫发作的预测因素包括异常脑电图，表现为癫痫样放电（特别是广泛放电）、局灶性棘波或尖波、夜间发作、异常磁共振扫描结果和异常的神经系统检查。虽然成人中只有大约30%或更少的脑电图会表现明显的异常，但这些脑电图结果对高达50%~60%的患者在2~3年内的癫痫复发有很强的预测能力。

任何首次癫痫发作的患者，除了详细的神经系统病史和检查外，还需要在清醒和睡眠状态下进行脑部成像（最好是MRI）和脑电图检查。其他检查，如毒性筛查和腰椎穿刺，一般作用较小，但在特定的临床情况下可能会有所帮助。

首次无诱因癫痫发作后开始服用抗癫痫药的决定是个体化的，应该基于反复发作的风险。EEG、MRI异常或夜间癫痫发作的患者风险较高，应开始治疗。立即服用短效抗癫痫药可将癫痫复发的可能性降低一半至三分之二，但不会影响癫痫缓解 3 年后的长期预后。如果反复发作的风险很低,如患者检查所见、脑电图和 MRI 正常,那么治疗可能会推迟。尽管立即治疗可能会延迟驾驶特权的丧失,但早期治疗患者的生活质量在 2 年内似乎没有改善。

建议患者在考虑停用抗癫痫药(AED)之前,需要保持无癫痫发作约 2~5 年。复发率和预测因素与上述首次癫痫发作相似。然而,应充分考虑反复发作,无论这种可能性有多大,都可能会影响积极有效的癫痫患者的生活,并对依赖它们的患者产生影响。

女性癫痫患者

对于女性癫痫患者的管理有一些特殊的考虑。癫痫发作和抗癫痫药物可能会影响月经、避孕、骨骼健康、更年期、妊娠和母乳喂养。大多数患有癫痫症的女性都有正常的怀孕和健康的分娩。然而,在怀孕之前,必须与患者详细讨论潜在的致畸作用和癫痫发作的风险。大约 25% 的女性在怀孕期间癫痫发作次数增加,原因包括依从性差、抗癫痫药物水平和蛋白结合率降低、激素变化或睡眠剥夺。在癫痫患者中,先兆子痫(妊娠高血压综合征)、早产、宫内出血、妊娠剧吐和胎盘早剥的发生率增加了两倍。

全身强直阵挛性癫痫发作对发育中的胎儿有害,可导致癫痫相关的创伤、宫内死亡和流产。患有癫痫的女性发生重大胎儿畸形的风险为 4%~6%,而健康人群为 2%~3%。主要的先天性异常包括唇腭裂、泌尿生殖系统、心脏和神经管的缺陷。大多数抗癫痫药物都有潜在的致畸作用,这是由不同程度的叶酸缺乏引起的。丙戊酸的风险最高,多药联用及更高浓度水平的抗癫痫药物会进一步增加风险。丙戊酸、苯巴比妥、托吡酯、卡马西平、苯妥英、左乙拉西坦和拉莫三嗪的主要畸形风险分别为 9.3%、5.5%、4.2%、2.0%、2.9% 和 2.9%,这些数据来自北美妊娠登记处。

一些患有难治性癫痫的妇女在计划怀孕前可以考虑癫痫手术以获得控制癫痫发作。在许多情况下,无癫痫发作的女性在怀孕前可能会逐渐停止服用抗癫痫药物。在胎儿器官发育的前 3 个月,女性可能会选择不服用抗癫痫药物,尤其是在癫痫发作类型轻微且不频繁的情况下。并不是所有的患者都能安全地这样做,有证据表明反复发作的复杂部分性癫痫对胎儿的生长发育有不良影响。整个妊娠期的目标是保持无癫痫发作,同时让胎儿接触最少的药物和尽可能低水平的抗癫痫药物。

神经管在受孕后第 24~27 天闭合,叶酸可降低普通人群神经管缺陷的风险。由于神经管闭合缺陷发生得很早,在许多妇女意识到自己怀孕之前,建议所有育龄癫痫妇女使用叶酸进行预防。叶酸的最佳剂量尚不清楚,但范围为 0.4~5mg/d。评估抗癫痫药诱发的神经管先天性缺陷的检查应作为产前的常规检查。

怀孕期间的抗癫痫药物需要密切监测,并经常调整,以保持所需的治疗水平。妊娠期间由于肝代谢加快、血浆容量、吸收和蛋白质结合的改变,药物血清浓度会降低。除了拉莫三嗪之外,较新的抗癫痫药物在怀孕期间可能不太容易出现血药浓度的波动。患有癫痫症的孕妇应接受高危产科医生的护理。

建议在 14~18 周进行孕妇血清甲胎蛋白和高水平超声检查,并可在 22~24 周复查以筛查异常。大约 3%~4% 的癫痫女性在分娩前后会有发作。具有亚治疗药物水平、特发性全身性癫痫或妊娠期癫痫发作史的女性中,这种发作风险最高。

婴儿出生时应给予肌内注射 1mg 的维生素 K,以防止胎儿出血。产后需要监测抗癫痫药物水平,因为在分娩后 8~10 周,药物水平将逐渐恢复到基线水平。由于清除率增加,拉莫三嗪血药水平在怀孕期间显著降低,分娩后需要密切监测,以避免出现产后毒性。应与母亲讨论让哺乳期婴儿接触抗癫痫药物的问题。大多数抗癫痫药物的牛奶与血浆之比小于 1,但血清水平低于什么值对新生儿没有临床影响尚不清楚。除了先天性畸形外,在子宫内接触苯巴比妥和丙戊酸钠的儿童可能会增加认知缺陷的风险、语言智商较低,并且更需要特殊教育。抗癫痫药物的神经发育效应研究目前正在进行中,以评估癫痫母亲和接触抗癫痫药物的儿童的神经行为结果。

雌激素可能通过降低 GABAa 抑制而具有促癫痫作用,而孕酮可能通过增加 GABAa 抑制而具有抗癫痫作用。由于雌激素在月经周期中期增加,因此女性在排卵期容易出现癫痫发作。癫痫发作也可能出现在月经之前几天或月经第一天,因为触发月经的孕酮水平迅速下降。无排卵周期的妇女不能形成分泌黄体酮的黄体,并且由于黄体酮水平低,在周期的后半段会出现癫痫发作的增加。如果发作模式可以被记录下来,在预期的癫痫发作时间增加每日药物剂量可能有助于控制癫痫发作。在预计癫痫发作增加的期间,使用乙酰唑胺取得了一些有限的成功。

服用转氨酶诱导抗癫痫药物(卡马西平、奥卡西平、苯巴比妥、苯妥英钠、扑米酮)的女性使用避孕药的效果较差,失败率为 6%。托吡酯剂量 >200mg/d 会增加雌二醇的清除率,从而降低其有效性。美国神经病学学会建议服用上述抗癫痫药物的女性服用较高剂量的雌二醇,但较低剂量的孕酮仍可能导致激素失效。醋酸甲羟孕酮注射液(Depo-Provera)可能有效,需要每 10 周使用一次(而不是 12 周)。患者应向她们的妇科医生咨询,来讨论这些问题并进行长期管理。另一方面,口服避孕药反过来可能会降低拉莫三嗪和丙戊酸钠的水平。当开始或停止口服避孕药时,应监测其血药浓度。宫内节育器对服用酶诱导药物的患者有效,在预防怀孕方面可能是口服避孕药的更安全的替代品。

患有癫痫的女性可能会更早进入更年期。有人担心雌激素替代疗法可能会导致癫痫发作的增加。虽然雌激素并不严格禁止用于患有癫痫的女性,但选择性雌激素受体调节剂可能是更好的选择。

癫痫患者患骨质疏松症和骨折的风险会增加。几乎所有抗癫痫药都会引起骨质丢失,不限于转氨酶诱导药物。该机制尚不清楚,也没有明确的数据表明哪种药物可能更好。服用抗癫痫药 2 年后,通常建议进行双能 X 线吸收法(DEXA)扫描。建议骨量减少的患者每天服用 1 200mg 钙和 800IU 的维生素 D,并改变生活方式,包括负重锻炼、减少饮酒和戒烟。患有骨质疏松症的患者应专科就诊,并密切随诊。

所有患有癫痫症的孕妇,无论是否服用任何抗癫痫药物,都应该被鼓励加入北美妊娠注册中心,这是一项评估重大胎儿畸形风险的前瞻性研究。

癫痫的外科治疗

对药物治疗无效或因严重不良反应或生活质量问题而无法服药的癫痫发作患者,手术治疗可能是一种选择。记录在案的一些开颅手术是为了治疗难治性癫痫。由癫痫发作的具体特征来确定大体上的大脑定位,并根据这些技术定位和切除脑肿瘤。皮质标测和功能的许多方面都源于与癫痫活动手术相关的工作。

手术患者筛选

> **临床案例** 一位36岁的女性在婴儿时期有过发热性癫痫发作,随后有大约12年的潜伏期。其表现为复杂的部分性癫痫发作的特征是腹部上升感,并在月经初潮时出现口腔自动症和无反应,尽管进行了多次药物调整,但每月仍发作2~4次。患者无法驾驶,出现药物副作用,短期记忆恶化。MRI确认右侧颞叶内侧硬化,无任何其他明显结构异常。
>
> 住院期间的视频脑电图监测显示发作间期右侧颞叶棘波和一致性复杂部分性癫痫发作。正电子发射断层成像显示右颞叶低代谢。

上面的病例描述了一名患有药物难治性颞叶内侧癫痫并伴有海马硬化的患者的典型临床情况。约30%~40%的患者的癫痫发作没有得到药物治疗的完全控制。一旦患者对两种抗癫痫药物没有效果,第三种药物控制病情的机会就很小。对

药物治疗的最初效果并不意味着永久的癫痫控制。在一项针对难治性颞叶癫痫患者的随机对照研究中,接受颞叶切除术的患者比随机接受AED治疗的患者更有可能控制癫痫发作(58% vs 8%)。接受手术治疗的患者生活质量有了显著改善。成功的手术不仅可以控制患者的癫痫发作,还可以阻止或逆转认知功能下降,降低死亡率,缓解精神障碍。在两种合适的抗癫痫药物治疗后,仍有癫痫持续发作的患者都应被转诊到三级癫痫中心进行手术评估。外科评估包括确认癫痫的诊断和确定致病区的位置和范围。上面的病例可能适合前颞叶切除术,这种手术通常可以终止发作或完全治愈癫痫。

术前评估

视频脑电图监测是术前评估的重点之一,用于定位发作区。视频监测可将癫痫波的起源和传播与临床癫痫发作相对应。通常,癫痫发作不止局限于大脑的一个区域,而是可以扩散到一侧半球,需要在手术切除前进行侵入性监测(图23.9)。侵入性监测也可用于功能定位,以确定致病区与功能性皮层或可能靠近潜在切除区的关键躯体运动区的边界。磁共振成像是难治性癫痫患者术前评估中最重要的结构性神经影像学工具之一。结构异常的存在可提示癫痫发作的部位和病理学机制。它可以帮助确定更有利的手术结果,并有助于定向切除。在接受手术评估的患者中,最常见的影像学发现是海马萎缩,最好使用T1加权冠状图像和T2加权或液体衰减反转恢复(FLAIR)冠状图像上的增强的内侧时间信号强度来检查。磁

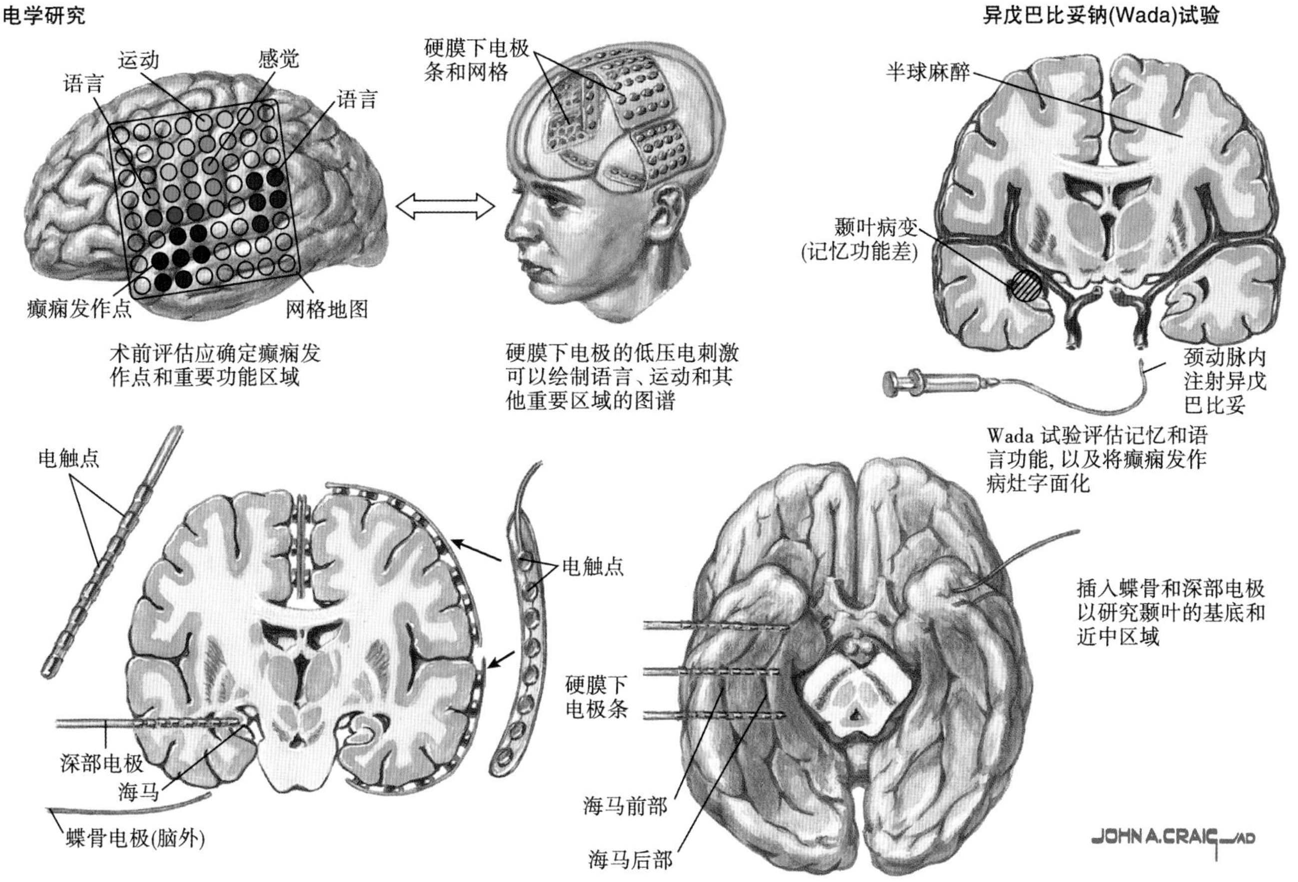

图23.9 术前评估

共振波谱、正电子发射断层扫描、单光子发射计算机断层扫描、功能磁共振成像和脑磁图是功能成像检查,可以更好地定位致痫区。在某些情况下,可以进行语言和记忆偏侧化的 Wada 测试,神经心理学测试可评估患者术后记忆减退的风险。最终,关于手术治疗的决定是基于所有这些神经诊断测试的综合评估。

手术类型

颞叶切除术

颞叶切除术是癫痫最常见的手术。当存在颞叶内侧硬化的解剖学证据时,消除癫痫发作的机会最好(约 85%)。经典的手术切除包括从颞上、中、下、基底回和杏仁核-海马复合体切除 3~6cm 的新皮质(图 23.10)。小于 5cm 的较小尺寸的切除应考虑在优势侧,而较大的 6 或 7cm 的切除可从非优势颞叶切除。较大的切除有损伤视辐射纤维(Meyer 环)的风险,并可导致对侧上象限盲。

颞叶皮质中切除边缘的精确位置通常通过观察皮质表面的静脉解剖、皮质动脉和脑沟模式来确定。海马切除通常是分开进行的,通常会切除 3~4cm 的海马。

局部切除术

如果颞叶以外的皮质相对较小的区域可以被定义为特定的致痫灶(通常使用硬膜下网格电极、术中皮质记录发作间期棘波或两者都有),将其切除可以成功消除局灶性癫痫发作。

功能相关的脑组织,如视觉或语言皮层,被称为"语言"皮层,必须与功能较弱或"沉默"的区域区分开来。要注意的是,当要切除的病灶位于相对"沉默"的皮质区域,如前额叶的一部分时,术中对运动或语言区域的标测有助于避免过度的神经系统术后发病率。致痫性病变,如海绵状畸形或小肿瘤,可以用类似的技术切除。

> **临床病例**　一名 40 岁的精神发育迟滞患者出现强直性和全身性强直阵挛性癫痫发作,其中多次发作导致跌倒并伴有严重损伤。视频脑电图显示发作间期缓慢的广泛性棘波,阵发性快速活动,以及非局灶性癫痫发作。尽管给予药物治疗,癫痫发作和跌倒仍继续发生。

胼胝体切开术

对这一重要的大脑半球连接点偶尔进行手术分割有助于控制从一侧迅速扩散到另一侧的癫痫发作。跌倒发作的癫痫发作就是很好的例子。手术的范围是有争议的,一般来说,大约 60%~80% 的切除是最好的结果和最低程度的损伤。具有潜在交叉优势的左利手患者应在手术前接受 Wada 测试,因为如果语言和优势手完全位于相反的大脑半球,可能会出现明显的行为或语言缺陷。

功能性大脑半球切除术

通过分离额叶、颞叶和顶叶之间的纤维连接,同时避免大

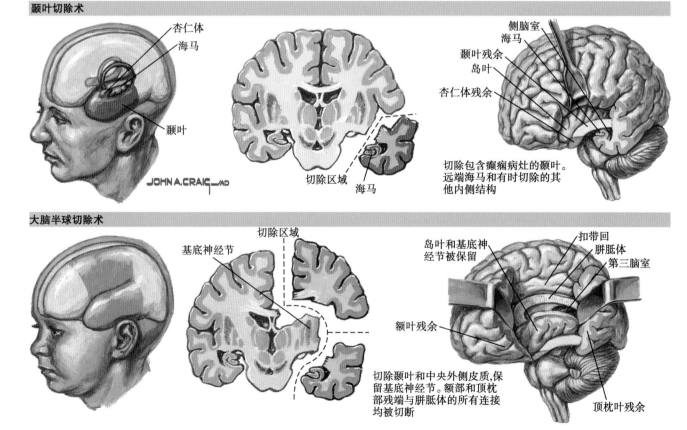

颞叶切除术

杏仁体
海马
颞叶
切除区域
海马
JOHN A.CRAIG—MD

侧脑室
海马
颞叶残余
岛叶
杏仁体残余
切除包含癫痫病灶的颞叶。远端海马和有时切除的其他内侧结构

大脑半球切除术

切除区域
基底神经节

岛叶和基底神经节被保留
额叶残余
切除颞叶和中央外侧皮质,保留基底神经节。额部和顶枕部残端与胼胝体的所有连接均被切断

扣带回
胼胝体
第三脑室
顶枕叶残余

图 23.10　切除手术

面积切除皮质,并保留较深的核和结构,如基底节,可以实现每个半球内特定大脑区域的功能隔离(见图 23.10)。通常,这些患者已经存在广泛的对侧神经功能缺损。虽然这项手术主要用于极为严重的全身性癫痫疾病,如 Lennox-Gastaut 综合征,但随着术后几年新通路的发展,一些儿童往往会恢复显著的神经功能。

多处软脑膜下横纤维切术

多处软膜下横纤维切断术可用来治疗位于功能性皮质的癫痫灶。使用带有特殊角度刀片的手术刀进行间隔 5mm 的平行手术切口,穿过目的皮层,以切割水平连接的 u 形纤维,同时保留许多垂直走行的输出纤维。理论上,它可以防止癫痫从这个区域通过大脑皮层传播。尽管临床结果各不相同,但当切除手术会对神经系统造成破坏性影响的情况下,多处软膜下横纤维切断术可以显著地控制癫痫发作。通常在术后即刻,会出现严重的局灶性缺损,在数小时至数周内消失。

迷走神经刺激术

刺激左侧迷走神经内的传入纤维可以改变癫痫发作活动(左侧包含大约 80% 的传入纤维,而右侧的刺激会干扰心动周期,并可能引起心脏停搏)。手术方式为将迷走神经从颈部的颈动脉鞘内解剖游离,将一组 3 个电极盘绕在神经周围,电极连接到位于锁骨下方皮下的电池/脉冲发生器。这种有趣的方法不需要颅内手术,尽管它仍然容易出现并发症,如感染、出血、偶尔的声音嘶哑或咳嗽,以及呼吸调节障碍,如呼吸困难和睡眠呼吸暂停。结果各不相同,但有些患者可获得良好控制的癫痫或无癫痫发作。迷走神经刺激的治愈率约为 5% ~ 15%,但可能为许多患者提供减少药物治疗和加强癫痫控制的机会。这种手术适用于没有明确或可接近的切除病灶的控制不佳的患者。

激光消融术

MRI 引导的激光间质热疗可立体定向靶向致痫区域,并加热大脑结构以消除致痫病灶。与标准的颞叶切除术相比,激光消融术创伤小,并发症风险较低,住院时间短,但在阻止癫痫发作方面效果较差。

反应性神经刺激

反应性神经刺激(RNS)包含两个小型植入式神经刺激物,放置在大脑表面或大脑深处。它记录电活动,能够检测癫痫发作,并提供电脉冲来终止癫痫发作。对于不适合进行切除手术的患者,如双颞叶癫痫或功能性皮质癫痫发作患者,这是一种选择。治疗是姑息性的,几年后发作频率会降低。

深部脑刺激器

其他的治疗方式正在评估中,需要在大脑深层结构中放置电极,如丘脑前核或海马体,以控制癫痫发作。这种深部电极已经成功地用于治疗震颤和帕金森病。对于未能控制的癫痫患者,当记录到癫痫发作活动时,电极可以被自动编程或激活。像这样的微创手术可能比病灶局部切除手术更有效,将来术后神经功能缺损的风险更小。美国尚未批准这种适应证。

手术切除中常见的病理学

颞叶内侧硬化在组织学上被认为是颞叶内侧结构内的胶质增生和细胞丢失,表明以前存在长期损伤。通常没有发现诱发这种病理改变的激发事件,然而,它经常出现在患有颞叶癫痫多年、产伤、缺氧损伤或此前有头部外伤的癫痫患者中。海马萎缩常有颞叶内侧硬化症。

皮质发育不良是一个涵盖许多皮质发育结构变异的总称。根据发育异常的病因分类(增殖、迁移或重组),高达 20% ~ 30% 的正常人群有这种变化。发育异常通常在显微镜下发现于特发性癫痫病例中,在这些病例中,磁共振成像没有明显异常改变。这种改变可能占内中侧癫痫灶的 40%。

胚胎发育不良的神经外胚层肿瘤和低度恶性胶质瘤是两种常与癫痫发作相关的肿瘤类型。通常生长缓慢,在 MRI 或其他成像方式下几乎看不到。完全切除后,患者通常不再癫痫发作。

未来方向

癫痫治疗的未来方向包括开发更敏感的 MRI 技术和多模式成像,将解剖细节与功能和代谢标测相结合,描绘可能与癫痫发病机制和潜在手术靶点有关的大脑功能失调区域。许多可能有治疗潜力的基因成分正在研究中。目前正在进行植入式刺激器和传感设备的临床试验,这些设备可以检测、调节和防止癫痫放电。

(刘伟 译)

推荐阅读

Akanuma N, Koutroumanidis M, Adachi N, et al. Presurgical assessment of memory-related brain structures: the wada test and functional neuroimaging. Seizure 2003;12:346–58.

American Academy of Neurology, American Epilepsy Society. Practice parameter: evaluating an apparent unprovoked first seizure in adults (an evidence-based review): report of the quality standards subcommittee of the American Academy of Neurology and the American Epilepsy Society. Neurology 2015;84(16):1705–13.

Evidence-based guideline: Management of an unprovoked first seizure in adults.

Arena J, Rabinstein A. Transient global amnesia. Mayo Clin Proc 2015;90:264–72.

Asadi-Pooya AA, Sperling M. Antiepileptic drugs: a clinician's manual. Oxford University Press; 2009.

This handbook provides practical, up-to-date information on how to select, prescribe, and monitor AEDs.

Chen JW, Wasterlain CG. Status epilepticus: pathophysiology and management in adults. Lancet Neurol 2006;5(3):246–56.

Engel J Jr. Seizures and epilepsy. 2nd ed. New York: Oxford University Press; 2013.

Engel J Jr, Pedley TA. Epilepsy: a comprehensive textbook. 2nd ed. Philadelphia, PA: Lippincott-Raven; 2008.

Engel J Jr, Wiebe S, French J, et al. Practice parameter: temporal lobe and localized neocortical resections for epilepsy: report of the quality standards subcommittee of the American Academy of Neurology, in association with the American Epilepsy Society and the American Association of Neurological Surgeons. Neurology 2003;60:538–47.

Harden CL. The adolescent female with epilepsy: mood, menstruation, and birth control. Neurology 2006;66(S3).

An excellent supplement that addresses the challenges in treating women with epilepsy including the link between epilepsy and depression, risk of reproductive disorders, efficacy of hormonal contraceptives, and interactions between oral contraceptives and AEDs.

Kwan P, Brodie MJ. Early identification of refractory epilepsy. N Engl J Med 2000;342(5):314–19.

Meador KJ, Baker GA, Finnell RH, et al. In utero antiepileptic drug exposure: fetal death and malformations. Neurology 2006;67(3):407–12.

More adverse outcomes were observed with in utero exposure to valproate compared to other AEDs suggesting that valproate poses the greatest risk to the fetus.

Morrell MJ, et al. In: Levy RH, editor. Antiepileptic drugs. 5th ed. Lippincott Wilkins & Williams; 2002. pp. 132–48.

An excellent reference of the mechanisms of action, chemistry, biotransformation, pharmacokinetics, interactions, use, and adverse effects of AEDs.

Motamedi GK, Meador KJ. Antiepileptic drugs and neurodevelopment. Curr Neurol Neurosci Rep 2006;6(4):341–6.

Porter RJ, Meldrum BS. Antiseizure drugs. In: Katzung BG, editor. Basic & clinical pharmacology, Lange medical book. 10th ed. McGraw-Hill; 2006. pp. 374–94, [Chapter 24].

An up-to-date and complete pharmacology textbook.

Rosenow F, Luders H. Presurgical evaluation of epilepsy. Brain 2001;124:1683–700.

Siegel AM. Presurgical evaluation and surgical treatment of medically refractory epilepsy. Neurosurg Rev 2004;27:1–18.

Sperling MR, Barshow A. Reappraisal of mortality after epilepsy surgery. Neurology 2016;86(21):1938–44.

Wiebe S, Blume WT, Girvin JP, et al. A randomized controlled trial of surgery for temporal lobe epilepsy. N Engl J Med 2001;345(5):311–18.

Zahn CA, Morrell MJ, Collins SD, et al. Management issues for women with epilepsy. A review of the literature. Neurology 1998;51:949–56.

A review of the recommendations concerning contraception, folate supplementation, vitamin K use in pregnancy, breast feeding, bone loss, catamenial epilepsy, and reproductive endocrine disorders.

睡眠障碍

Paul T. Gross, Joel M. Oster

原发性睡眠障碍,如睡眠呼吸暂停综合征、嗜睡症、周期性肢体运动(PLM)和快速眼动行为障碍(REM)很常见,但往往诊断不足。这些疾病会导致日间过度嗜睡(EDS)和/或睡眠剥夺,可能对生活质量产生严重的影响,并可能引起心血管疾病或其他相关疾病。很多人都存在睡眠剥夺,其中 EDS 是导致交通事故和工作效率下降的主要因素。

神经递质和睡眠

图 24.1 概述了睡眠-觉醒周期的主要神经化学和生理学。位于大脑不同区域的几个细胞群,主要位于脑干和下丘脑,调节睡眠-觉醒周期。

觉醒和意识由位于基底前脑(乙酰胆碱)、下丘脑后部(组胺和食欲素/下视丘分泌素)和脑干(去甲肾上腺素、多巴胺、谷氨酸和血清素)的不同途径和神经递质促进。这些不同的细胞群在整个大脑中都有广泛的投射,包括前脑、大脑皮层和脑干,它们有助于大脑觉醒。另一方面,非快速眼动睡眠主要依赖于位于视前区腹外侧、下丘脑前部和基底前脑的 GABA 能回路。觉醒和非快速眼动睡眠系统之间的相互抑制,允许持续觉醒和睡眠的时间段在与个体昼夜节律一致时得到最佳优化。昼夜节律介导的夜间体温下降激活 GABA 能神经元并促进睡眠,而清晨体温升高会抑制 GABA 能神经元,从而激活觉醒通路。

关于快速眼动睡眠,有两个主要途径。最重要的一个是一旦释放对 GABA 能脑桥神经元的抑制,脑桥中谷氨酸能的蓝斑下核就会被激活。副通路包括位于脑桥网状结构中的胆碱能神经元,当单胺能神经元活性降低时,这些神经元被激活。此外,在快速眼动睡眠期间,甘氨酸通路被激活,导致脊髓运动活动受到抑制。

包括褪黑素和腺苷在内的其他物质也会影响觉醒-睡眠周期。当视网膜内的感光细胞识别黑暗时,松果体释放褪黑素,影响下丘脑视交叉上核,调节生物钟和昼夜节律系统。在进行性睡眠剥夺期间,腺苷在基底前脑和视前下丘脑中积累,而睡眠会逆转这一过程。前列腺素和其他神经肽也会调节觉醒-睡眠周期。

大量的神经递质、核团和纤维投射,介导觉醒和皮质激活, 以及睡眠-觉醒周期

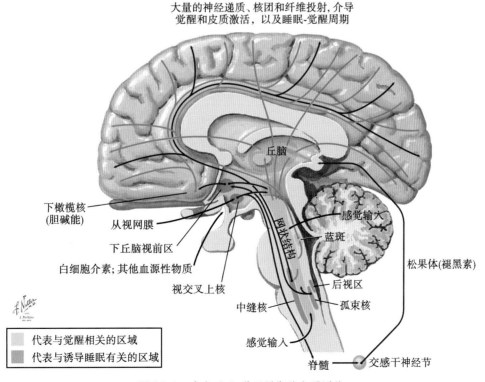

丘脑

下橄榄核(胆碱能)

从视网膜

下丘脑视前区

白细胞介素;其他血源性物质

视交叉上核

中缝核

感觉输入

脊髓

感觉输入

蓝斑

网状结构

后视区

孤束核

松果体(褪黑素)

交感干神经节

代表与觉醒相关的区域
代表与诱导睡眠有关的区域

图 24.1 参与睡眠-觉醒周期的主要网络

哌醋甲酯和安非他明等兴奋剂促进去甲肾上腺素能通路以提高警觉性,而苯二氮䓬类、巴比妥类和乙醇则激活 GABA 回路,导致镇静。非处方药褪黑素用于改变节律紊乱患者的昼夜节律系统,而咖啡因则阻断腺苷的作用,这为人类为什么种植咖啡并在社交中使用咖啡因来促进清醒提供了神经学基础。

失眠

失眠是最常见的睡眠障碍,定义为无法入睡或维持睡眠。通常,成年人每天需要 7~9 小时的睡眠。抑郁症、肌肉骨骼疼痛和心力衰竭等疾病可能会严重干扰睡眠,并导致继发性失眠。本节重点介绍失眠作为一种主要疾病。

有一小部分主诉失眠的患者有主观感觉性睡眠障碍。这些患者认为自己睡眠不足,但经过测试发现他们并不缺乏适当的睡眠。另一小部分人晚上睡得相当好,但时间比较有限,可能是 5~7 小时。虽然他们在白天可能感觉恢复了,功能也相当好,但他们不太可能处于最佳状态。

最常见的长期失眠症是原发性失眠症和心理生理性失眠症。原发性失眠症患者自童年起就有睡眠不良的病史。他们睡眠不足,无法满足自己的需求,这并不是抑郁症、焦虑或潜在疾病的继发原因。

心理生理性失眠是无法入睡或维持睡眠的最常见原因。它被定义为无法充分放松入睡,这种情况周而复始并被强化。多种因素导致这种情况,包括焦虑、压力和无法放松,导致学习性睡眠不良行为。

良好的睡眠卫生:保持规律的睡眠时间,只在睡觉和性生活时使用卧室,避免使用兴奋剂、过量饮酒和白天小睡,通常是有帮助的。当需要额外治疗时,失眠认知行为疗法(CBT-I)最有用。

如果 CBT-I 疗法失败,可以考虑药物治疗。一些患者在服用安眠药时睡得很好,即使从未服用或服用,也能消除对睡眠的焦虑。对另一些人来说,每周在预定的 3 个晚上服用安眠药的计划,如每周日、周二和周四,允许在某些晚上睡觉。这最终可能会导致在不需要任何药物的情况下获得相当好的睡眠。

睡眠呼吸暂停综合症

> **临床案例** 在妻子的要求下,一名 37 岁的男子因鼾声太响就诊。10 年前他们刚结婚时,他只是偶尔打鼾。但之后,他的体重增加了 6.8kg,衬衫领子的尺寸也从 16 号增加到了17 号,如果他喝了两瓶或两瓶以上的酒,并且平躺着睡觉时,震耳欲聋的鼾声能让在走廊那头房间里的人也听到。患者的妻子不确定他是否存在睡眠中的呼吸暂停。起初,他否认白天犯困,但他的妻子说,曾经有访客在场时,他也会睡着。他承认,在 30 分钟的车程中,他很难保持清醒。他的父母都有高血压和卒中家族史。检查提示他存在疲倦和中度超重。身高 170cm,体重 99.8kg(体重指数 30.7),血压为 154/95mmHg。一项整夜睡眠监测显示有 245 次呼吸暂停,呼吸暂停/低通气指数(呼吸暂停和低通气次数/小时)为 33。在呼吸暂停期间,氧饱和度从基线的 92% 下降到 88%,最低的时候可到 81%。随后,他在睡眠实验室进行持

> 续呼吸道正压通气(CPAP)滴定法。复查的整夜睡眠监测显示 $9cmH_2O$ 的 CPAP 可消除患者的呼吸暂停和低通气。在使用 CPAP 后,他和他的妻子注意到他的注意力有了明显的变化。他这才意识到,自己在没治疗前是有多犯困。

导致 EDS 的疾病包括夜间睡眠中断,如睡眠呼吸暂停综合征或睡眠中的 PLMs,或大脑睡眠-觉醒系统紊乱,如嗜睡症、特发性嗜睡症或昼夜节律紊乱。上述病例中的患者患有严重阻塞性睡眠呼吸暂停。很多睡眠障碍的患者,他们的症状可能会影响伴侣的休息。通常被伴侣强行要求就医,或者患者可能会出现非特异性的疲劳和无力。

在阻塞性睡眠呼吸暂停期间,软腭和舌头过度放松,造成上呼吸道阻塞,导致打鼾、呼吸暂停和低通气(部分呼吸暂停)。易感因素包括男性、超重、腭、悬雍垂、舌头和下颌的异常结构、年龄增长、饮酒、使用睾酮或雌激素下降、阳性的家族史。

临床表现

由上呼吸道组织振动引起的大声打鼾是睡眠呼吸暂停综合征的警告信号。当气道阻塞完全时,会发生呼吸暂停事件,血氧饱和度降低,睡眠觉醒。虽然患者通常没有意识到这一事件,但伴侣通常会因为患者停止呼吸而被唤醒和恐惧。大声打鼾,加上白天嗜睡,使人怀疑有临床意义的阻塞性睡眠呼吸暂停综合征(图 24.2A)。矛盾的是,大多数患有阻塞性睡眠呼吸暂停综合征的患者并没有出现窒息或喘不过气来的情况,他们可能不知道自己的呼吸暂停症状,并且常常认为自己晚上睡眠充足。

数百次夜间唤醒的累积效应是 EDS。重度睡眠呼吸暂停(每小时超过 30 次)或中度睡眠呼吸暂停(每小时 15~29 次)的患者发生高血压、心肌梗死、心律失常和卒中等心血管并发症的风险增加。

睡眠碎片化可能导致夜间儿茶酚胺水平升高,从而引发高血压。呼吸用力的增加可能会增加胸内负压,从而增加醛固酮或儿茶酚胺的分泌,促进血管内血容量和中心静脉压的增加,还可能导致心脏和传导系统产生异常的跨壁力,从而导致心律失常。代谢综合征可能会随着胰岛素抵抗和体重进一步增加而发展,这可能会加剧上述级联反应。幸运的是,CPAP 通过气压支持气道,消除了气道塌陷、氧饱和度降低不再发生,上述病理生理级联反应随着打鼾症状、高血压和心血管风险的改善而终止。

诊断和治疗

多导睡眠图是检测和量化呼吸暂停事件的最佳方法。通过控制危险因素,如肥胖和晚上戒酒,可能会有所帮助。CPAP 治疗,尤其是对中度和重度睡眠呼吸暂停患者,是最可靠和有效的治疗方法。口腔科用具尤其是对于轻度至中度睡眠呼吸暂停可能有用。

虽然重建口咽结构的手术措施通常有助于缓解打鼾,但不如 CPAP 对于阻塞性睡眠呼吸暂停的治疗有效,被认为是次要治疗措施。上下颌前移手术是上颌骨和下颌骨的主要重建手术,通常是成功的,但只适用于对其他治疗无效的重度呼吸暂停患者。

发作性睡病

> **临床案例** 一名 22 岁的男子在大学期间开始难以保持清醒。即使晚上睡 8~9 个小时，他还是在上课或在家学习时睡着了。有时，他会有"第二阵风"，晚上晚些时候会保持警惕。他发现，5~10 分钟的小睡可以适度提神，至少持续一两个小时。患者注意到，笑的时候会靠在墙上或坐着，否则他可能会因为腿突然无力而突然摔倒在地。在另一次事件中，当他从午睡中醒来，肢体却不能动弹，这使他感到非常害怕。当时，他感觉到一个邪恶的陌生人在盯着他，试图尖叫，但却喊不出来。45 秒后，他可以活动自如和说话了。整夜睡眠监测结果显示，除了快速眼动（REM）潜伏期为 51 分钟外，其他正常。一项多次睡眠潜伏期测试（MSLT）显示包含 5 次白天小睡，平均睡眠潜伏期缩短为 3.2 分钟，其中 3 次小睡包含 REM 睡眠。给予莫达非尼治疗，睡意有所改善。然而，患者仍有发作性猝倒和睡眠瘫痪。每天服用 10mg 氟西汀有助于改善这些症状。

发作性睡病是一种原发性睡眠障碍，属于中枢神经系统（CNS）的睡眠调节受到损害，尤其是快速眼动睡眠。发作性睡病患者往往比普通人更容易犯困，而且有强烈的睡眠冲动。尽管患有发作性睡病，在极端情况下，如过马路或回答问题时入睡也不常见。根据疾病的严重程度、外部环境和患者的意志力，发作性睡病患者对睡眠冲动的抵抗程度不同。发作性睡病分为 1 型（有猝倒）或 2 型（无猝倒）。

临床表现

发作性睡病患者的四大症状包括 EDS（几乎所有患者都有 EDS）以及 3 个辅助症状：猝倒、睡眠瘫痪和睡前幻觉（见图 24.2）。大约 50% ~60% 的发作性睡病患者会出现一种或多种辅助症状，这是由于部分快速眼动睡眠发作的不当发生所致。在快速眼动睡眠期间，健康人经常做梦，除了眼外肌和呼吸肌外，大多数肌肉都瘫痪。这种瘫痪在健康人中是亚临床的，因为它发生在他们睡觉的时候。

相反，发作性睡病患者可能会在不适当的时间进入部分快速眼动睡眠。通常情况下，这些事件发生在特定的环境中：猝倒发作，即在强烈情绪（包括大笑或愤怒）的反应下发生的突然瘫痪，以及睡眠瘫痪，包括夜间醒来时出现睡瘫和幻觉。睡前幻觉是一种真实的梦境，通常是在患者保持一定程度意识的情况下，在睡眠开始时发生的可怕的梦。

发作性睡病的病因是多因素的。下丘脑中的下视丘分泌素或食欲素水平降低与此有关，遗传、自身免疫和环境因素可能起作用。大多数发作性睡病都是偶发的。HLA-DQB 1 * 0602 存在于大多数发作性睡病患者中，尽管它也存在于许多未受影响的个体中。

诊断和治疗

发作性睡病的临床诊断，需要结合典型的 EDS 史，通过短暂的小睡可缓解，约有一半的病例与发作性睡病四联征的其他症状有关：猝倒发作、睡眠瘫痪和睡前幻觉。通过在睡眠实验

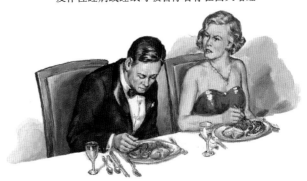

睡眠呼吸暂停	发作性睡病

鼾声 ZZZ-Z **鼾声**

呼吸，大声打鼾

停止打鼾，呼吸暂停

阻塞性睡眠呼吸暂停患者的记录

正常睡眠呼吸　阻塞性呼吸暂停　正常睡眠呼吸

EEG
呼吸　鼻
口
胸
氧饱和度
ECG

发作性睡病或睡眠呼吸暂停者存在白天嗜睡

猝倒

睡眠瘫痪

因大笑或受惊而突然失去肌肉-姿势的张力

醒来时短暂性麻痹持续几秒到几分钟

图 24.2　睡眠障碍伴发作性睡病。ECG，心电图；EEG，脑电图

室进行的多次小睡睡眠潜伏期试验（MSLT）测量平均睡眠潜伏期和快速眼动睡眠的出现，可以支持发作性睡病的诊断。整夜睡眠测试需要在 MSLT 前一晚进行，因为只有前一晚睡眠质量和数量良好的情况下，MSLT 的结果才有意义。

治疗可用中枢神经系统兴奋剂，如莫达非尼或安非他明，以缓解睡意。辅助症状用氟西汀等选择性 5-羟色胺再摄取抑制剂（SSRI）或文拉法辛等 5-羟色胺-去甲肾上腺素再摄取抑制剂（SNRI）治疗。羟丁酸钠是唯一被批准用于治疗嗜睡和猝倒的药物。

特发性嗜睡症是一种常见于少数 EDS 患者的一种疾病，但不符合发作性睡病或其他夜间睡眠障碍的诊断标准。与发作性睡病相反，这些人夜间睡眠时间延长，白天小睡时间也延长。一项显示充足睡眠且无明显睡眠中断的整夜睡眠研究和一项显示 EDS 但无日间快速眼动睡眠的 MSLT 的研究证明了这一点。与发作性睡病类似，也是用兴奋剂治疗。

周期性肢体运动

> **临床案例**　一位 45 岁的女性因为白天过度嗜睡就诊。她白天都处于疲惫状态，在必要时，可以保持清醒。她丈夫注意到她晚上很难静止不动。她说，如果她想起身看书或看电视，就需要动一动腿，或者站起来四处走走。这能暂时缓解症状，但当她坐下或躺下后，症状又复发了。她的妹妹晚上也有类似的症状。体格检查和神经系统检查无显著异常。血液检查显示血清铁蛋白水平下降，但没有贫血。她的首诊医生排除了抑郁症和甲状腺功能减退。一项整夜的睡眠监测显示，患者有频繁的周期性肢体运动（PLM）与觉醒有关。PLM 指数为 59 次/h 时，其中 46 次/h 与觉醒相关。诊断为不宁腿综合征（HLS）和周期性肢体运动综合征（PLMS）。补铁治疗可使症状改善 50%。在下午 6 点和晚上 9 点再次使用 0.25mg 普拉克索治疗，症状显著改善。

PLM 是 EDS 鉴别诊断中的另一个重要考虑因素。PLM 有反复的短暂的肢体运动发作，通常发生在下肢。这些运动范围从简单的大脚趾背屈到整个下肢的剧烈运动。许多患者和他们的伴侣不知道他们在睡眠中患有 PLM。PLMS 患者可能会出现 EDS，因为每一次发作都会扰乱他们的睡眠。

这些患者中许多人还患有 RLS（一种在坐着或躺着等安静状态时，存在不可抗拒地想移动双腿的冲动）。贫血或血清铁蛋白低的患者可以通过补铁改善。症状也可以用多巴胺受体激动剂或加巴喷丁治疗。抗抑郁药和兴奋剂可能加剧 RLS 和 PLMS。

异态睡眠

> **临床案例**　一名 72 岁的男子被他的妻子带到神经内科就诊，原因是他在睡眠中存在暴力行为，这让她担心互相的安全。她最近注意到丈夫在睡觉的时，经常挥舞拳头、踢脚，偶尔还用头撞床头板。有一次，丈夫从床上摔了下来，但幸运的是没有伤到自己。有一次，妻子不得不叫醒他，因为他

> 在打自己，这和他平时的性格和过去的行为不符。这件事发生后，当妻子叫醒他时，他告诉起妻子，梦见有人试图袭击自己。白天，他变得越来越笨手笨脚，花很长时间穿衣服，休息时右手偶尔还会颤抖。在检查中，发现患者右侧肢体轻微的帕金森样改变。一项整夜的睡眠监测显示，在快速眼动（REM）睡眠期间存在大量的肌电活动。根据妻子的病史和异常的整夜睡眠报告，诊断为 REM 异常行为障碍。每晚给予氯硝西泮 0.5mg 治疗，消除了约 90% 的症状。被诊断很可能患有帕金森病，并随访观察他是否出现其他帕金森症状。

异态睡眠是另一种主要的睡眠障碍，其特征是夜间睡眠时出现异常症状或行为。

快速眼动期睡眠行为障碍

上面的病例是快速眼动睡眠行为障碍（RBD）的典型表现。患者在睡眠中没有意识到这些发作。其中一些患者将 RBD 作为退行性神经疾病的首发表现，特别是突触核蛋白病，如帕金森病、路易体病和多系统萎缩，在这个病例中，患者可能患有早期帕金森病。

通常情况下，正常人在 REM 睡眠期间会肌肉放松并做梦。除不影响眼球运动和呼吸肌的运动外，典型的肌肉放松是由于网状脊髓通路的激活，导致脊髓内的前角细胞受到抑制，从而使患者无法将梦境付诸行动。如前所述的在睡眠瘫痪中，这种另外的正常现象在患者清醒时发生。在 RBD 中，这种激活没有发生，患者就将梦境演绎出来了。在这些发作期间，多导睡眠图（图 24.3）上可能会出现肢体肌肉或颏肌的张力升高和运动伪影。

REM 睡眠行为障碍患者缺乏网状脊髓抑制，这通常会在 REM 睡眠期间导致瘫痪。患者在早上毫无记忆地演绎自己的梦境。这些情节通常由配偶见证

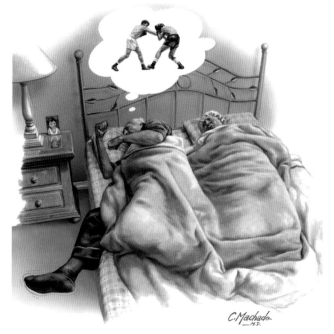

图 24.3　快速眼动睡眠行为障碍

大多数患者在睡前服用氯硝西泮或褪黑激素有效。

夜惊

夜惊在儿童中很常见,偶尔会持续到成年。患者会突然从床上坐起来,瞳孔扩大,表情惊恐,脉搏加快。患者偶尔会从床上冲出,甚至受伤。孩子们在入睡后往往对事件没有记忆。如果被唤醒,他们描述的是一种受惊吓的感觉或图像,而不是一个复杂的梦,因为这些场景出现在慢波睡眠中,梦境通常不会发生在慢波睡眠。梦游倾向于发生在类似的患者,也发生在慢波睡眠中。通常对问题的解释就足够了,但三环类抗抑郁药或苯二氮䓬类药物可能会有帮助。

睡眠相位后移综合征

睡眠相位后移综合征是一种昼夜节律紊乱。个人无法通过自身调整生物钟以适应世界各地的时间。

大多数人可以将他们的睡眠-觉醒周期每天延迟 1 小时或更长时间,并且可以将其提前约半小时。因此,通常晚睡晚醒比早睡早醒更容易。

有些人很难将时间提前。例如,一个患有睡眠相位后移综合征的学生可以为了考试熬夜学习 2 周的时间,但却不能为了暑期工作而早睡早起。她主诉失眠,因为她晚上无法入睡或白天嗜睡,因为上午 11 点之前无法醒来。治疗方法包括药物治疗、光照疗法或者每天将睡眠时间推迟 3 小时,直到睡眠时间回到新的理想的就寝时间。

（刘伟 译）

推荐阅读

Horner RL, Peever JH. Brain circuitry controlling sleep and wakefulness. Continuum (N Y) 2017;23:955–72.

Qaseem A, Holty J-E, Owens DK, et al. For the clinical guidelines committee of the American College of Physicians. Ann Intern Med 2013;159:471–83.

Winkelman JW. CLINICAL PRACTICE. Insomnia disorder. N Engl J Med 2015;373:1437–44.

认知和行为障碍

Brian J. Scott

神经认知检查

Yuval Zahar, *Dana Penney*, *Caitlin Macaulay*

由于高级皮层功能与皮质解剖结构相关,本章概述了高级皮层功能检查,并提供了详细的大脑皮质解剖图谱供读者在阅读本章时复习。通过阅读本章内容,读者将对认知功能、解剖定位和神经认知检查有基本的了解。

> **临床案例**　78 岁,女性,右利手。患有固定性妄想综合征,与前一年相比,妄想症的发展越来越明显。既往无精神疾病、创伤、手术或住院史,无酗酒或药物滥用史。她的行为变得越来越不稳定,有时极度焦虑、哭泣或咄咄逼人。她认为有个女性跟踪者到处跟着她,会和她一起在浴室、壁橱、屋外等地方,总是在自己身后,有时会触摸她的后脑勺或左耳,会在厨房打断她的话,在没有告知的情况下伸手去拿东西。患者照镜子的时候,跟踪者就会躲起来。患者不确定入侵者是否为人类,有时认为可能是她自己。她接受了几位精神科医生的治疗,包括在精神科住院,但对抗精神病药物治疗无效。
>
> 在检查时,患者意识清醒、警觉,人物、空间定向力正常,但对年月不敏感。她聚精会神于谈话并表现出正常的理解力。言语流利,尽管交流中偶有找词困难。短时记忆轻度受损,5 分钟内仅能回忆出 3 个单词中的 1 个。神经系统检查的其余部分值得注意的是,左侧的视觉和触觉消失是同时刺激的两倍。右侧有手指失认症,对自己的右手有部分失认症,有时认为它是其他人,有时认为它是她的手。事实上,当她双手握在面前时,她无法识别自己的左手。其余神经系统检查显示双侧脑神经、肢体运动和初级感觉功能正常。没有帕金森病的症状和体征。颅脑磁共振成像(MRI)示双侧顶叶和内侧颞叶萎缩,右侧更明显。血液实验室检查正常。代谢性脑正电子发射断层扫描(PET)显示右顶叶明显低代谢,左顶叶轻度低代谢。
>
> 本病例表现为痴呆症的非典型表现,影响后皮质功能,表现为明显的行为改变和轻度的认知功能下降。然而,详细的认知检查对于确定她的妄想的基础至关重要。左侧感觉消失和右侧肢体误认共同导致了她的妄想状态。当她按摩头部或触摸耳朵时,她认不出自己的右手,误认为是别人的手。同样,当她在厨房工作时,双手都在面前时,她视觉上忽视了左手,再次错误地将右手识别为其他人的手。患者的语言能力相对正常,因此她能够描述自己的经历。假设她的优势半球正在表达来自非优势半球的严重扭曲的感官信息。

引言

认知是一种复杂的神经功能,涉及分布在大脑中的多个神经网络。神经认知检查致力于确定特定认知领域的障碍,并将功能障碍定位到相应的神经解剖区域。正如在神经病学的各个方面一样,功能障碍的定位对于做出正确的诊断是必不可少的。

行为通常会揭示潜在的认知障碍。在面诊期间应注意患者的情绪、情感、合作程度和注意力分散情况。有认知障碍的患者通常会表现出焦虑、抑郁甚至怀疑的症状。认知功能障碍的情绪后果常常被误认为是认知症状的主要原因,而实际上,行为变化反映了认知障碍。相反,对潜在认知障碍的主观关注或意识可能有限。例如,阿尔茨海默病的早期阶段在社交环境中可能被忽视,患者可能无法完全意识到自己的记忆障碍。如果没有对精神状态进行一些筛查检查,这些早期痴呆或轻度认知障碍病例将无法被发现,直到他们的痴呆达到更严重的阶段。

人类大脑皮质是由数十亿个相互连接组成的网络,是神经系统中最复杂的部分。在解剖学上,大脑皮质大致分为 4 个主要功能区:额叶、颞叶、顶叶和枕叶(图 25.1,表 25.1)。这些解剖区域具有不同的功能,并行处理,并在集成感觉、运动、记忆和情感信息的复杂网络中相互连接(图 25.2,表 25.2)。尽管这些皮层区域传统上被认为在功能和解剖学上是独立的,但实际上它们是更大的神经网络的组成部分,处理彼此的输入、输出和反馈的信息。皮质区域的互连性对于"高级皮质"功能至关重要。

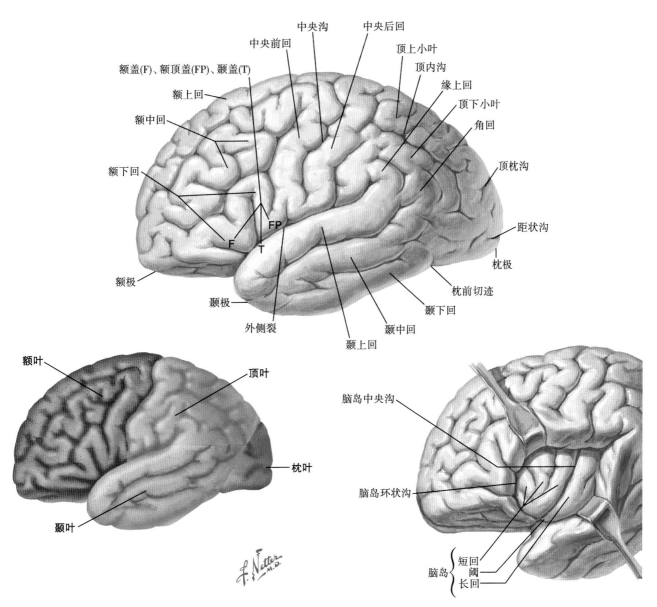

图 25.1 大脑皮质(上外侧表面)

表 25.1 大脑外侧面:显著的外侧沟	
结构	解剖学意义
外侧裂	分隔颞叶与额叶和顶叶
中央沟	分隔额叶和顶叶

From Rubin M, Safdieh J. *Netter's Concise Neuroanatomy*. Philadelphia: Saunders; 2007: 32.

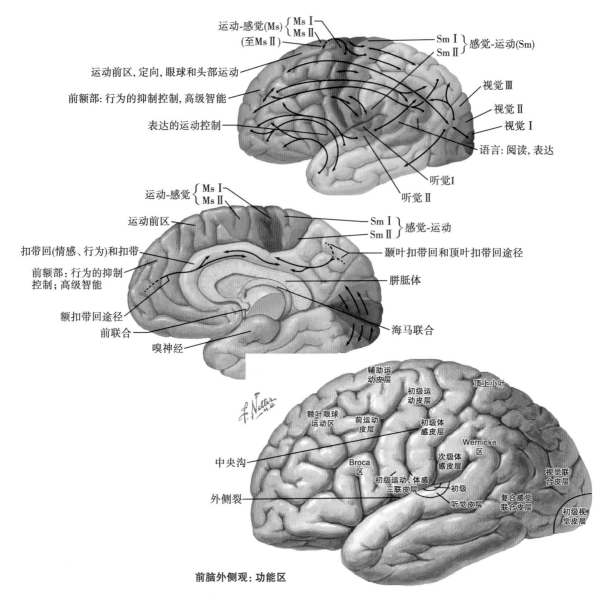

图 25.2　大脑皮质：功能定位和联系途径

表 25.2　大脑侧面：脑叶皮质,侧面观		
脑叶　重要脑回	重要脑沟	重要功能区
额叶　额上回、额中回、额下回、中央前回	额上沟　额下沟　中央前沟	运动控制,语言表达,性格,驱动力
顶叶　中央后回　顶上小叶　顶下小叶　缘上回　角回	中央后沟　顶内沟	感觉传入和整合,语言理解
颞叶　颞上回　颞中回　颞下回	颞上沟　颞下沟	听觉传入和记忆整合
枕叶	横枕沟　距状沟	视觉传入和处理

From Rubin M,Safdieh J. *Netter's Concise Neuroanatomy*. Philadelphia:Saunders;2007:32.

认知测试

认知功能的评估需要以结构化、分层的方式对各认知领域进行直接测试。常规精神状态检查的主要认知领域包括意识水平、定向力、注意力、语言、记忆、视空间处理和执行功能。这些在操作上的定义如下。

意识水平

意识水平是心理状态各个方面的基础，必须立即予以考虑。由于意识水平的上升和下降，昏迷患者可能很难进行全面检查；显然，对昏迷患者进行全面的认知评估是不可能的。一般来说，患者可能被描述为清醒和警觉、嗜睡或昏睡、浅昏迷（需要刺激才能保持清醒和反应）、中昏迷（需要刺激才能唤醒但没有反应）或深昏迷（没有清醒，没有反应）。

注意力

注意力是一种复杂的大脑功能，允许个人集中注意力并记录来自外部和内部环境的特定信息。注意力受损可能会影响患者在其他认知任务中的表现，例如阅读、写作或记忆。数字跨度测试是测试注意力的好方法，检查者可要求患者按照相同的顺序重复5个数字序列，接下来，提供3个数字序列，并指示患者以相反的顺序重复该序列。该测试可激发患者立即集中注意力并避免分心的能力。顺向少于5位数或逆向少于3位数提示注意力存在问题。

定向力

定位力允许个人确定时间、地点和人物。这需要完整的注意力、记忆力、语言和涉及广泛皮层以及高级认知处理的识别。对时间和/或地点的迷失可能发生在广泛或局灶性皮质功能障碍中。值得注意的是，与不知道今天的日期相比，不知道当前年份表明迷失方向更严重。同样，目前不知道城镇/州比不知道建筑物的楼层更令人担忧。确定轻度定向障碍需要几个必要的定向问题。在痴呆的严重阶段可能会出现人物定向障碍，尽管此时认知功能可能会严重受损，并且测试特定领域变得非常困难。

语言功能

语言功能包括患者监控和理解语言相关声音和视觉符号的能力，以及产生有意义的口头或书面反应的能力。与患者的大多数互动都是基于语言的，因此，在检查过程的早期确定语言功能是否受损至关重要。例如，表达性失语症患者在记忆测试中可能无法表达3个单词、日期或地名。这种缺陷不一定表明短期记忆受损或注意力不集中，而是主要的语言障碍。语言障碍通常发生在左半球损伤之后，尽管右半球损伤也可能损害语言功能，如本章后面所述。

语言包含多个皮层区域，无法在严格的皮层解剖边界内分类。语言功能受损是一种常见的神经系统症状，急性发病的为卒中患者，或更隐匿的发病表现为神经退行性疾病患者。失语症综合征的经典命名法（图25.3）主要基于卒中或肿瘤患者的病变分析。这些综合征假设从理解到表达的各个阶段的不同

与区域相关的临床综合征

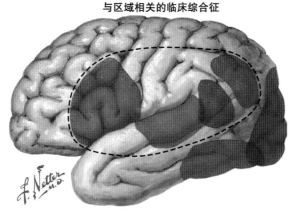

	Broca失语	Wernicke失语	角回	全面性失语
发音, 语言节奏	构音障碍、口吃、费力	正常、流利、言语增多	正常	严重异常
语言内容	音节缺失、语法错误、电报样	使用错误或不存在的词	经常正常	严重异常
言语重复	异常，但比自发言语好	异常	正常	严重异常
口语理解	正常	严重异常	正常	严重异常
书面语言理解	没有口语理解好	异常，但比口语理解好	严重异常	严重异常
书写	笨拙、语法错误、拼写错误	书写正常，但拼写错误、不准确	严重异常，拼写错误	严重异常
命名	比自发言语好	错误名字	经常异常	严重异常
其他	偏瘫，失用	有时偏盲和失用	轻度偏瘫，错误计算，手指失认、偏盲	偏瘫

图 25.3　优势半球的语言障碍

的、相互连接的皮层区域负责语言处理。Broca 综合征的特征是口吃、语言障碍、说话费力和电报样语言。这被认为是一种典型的前额叶病变的表达性语言障碍（所谓的运动性失语）。Wernicke 失语症以理解障碍为特征，其特征是可以流畅表达错误或不存在的单词和音节（新词和语义错乱错误）的，有时被称为"单词杂拌"。接受性语言障碍被认为与颞顶叶后部皮质病变有关。其他失语症综合征，如传导性失语症、命名性失语症和经皮质失语症，出现了描述不适合 Broca 和 Wernicke 失语症的更广泛形式的综合征。这些综合征传统上与各种左侧大脑中动脉（MCA）区域卒中或左半球肿瘤有关，并被认为是由不同皮质区域之间的联络断开引起的。然而，失语症的传统分类的例外情况经常发生。例如，大脑中动脉后分区卒中在下额叶皮质没有损伤的情况下，产生非语言性失语症并不罕见。此外，进行性失语症综合征往往会产生不符合任何传统失语症范式的特征性语言障碍。事实上，即使在急性卒中的情况下，将失语症分为表达性失语症或接受性失语症、运动性失语症或感觉性失语症、非流动性失语症或流利性失语症的分类也过于简单，而且往往不准确。很少有患者出现单纯的失语症综合征。

如前所述，患者通常表现为逐渐出现找词困难；这是一种普遍的症状，并不总是由原发性语言障碍引起的。相反，它可能是注意力不集中或记忆障碍的表现。因此，语言评估必须将原发性语言障碍与其他认知缺陷或继发性语言障碍区分开来。表现为进行性原发性语言障碍的患者通常不符合传统的神经解剖失语症分类。

通过对原发性进行性失语症患者的检查，对语言障碍的描述出现了更新。原发性进行性失语症主要有 3 种类型，即原发性非流利表达性失语症、语言缺失性失语症和语义性失语症。原发性非流利表达性失语症的特征是言语输出、言语机制或单词和句子结构的进行性损害。患者知道说什么，但不知道怎么说。语言缺失性失语是一种语言内容的逐渐丧失，词汇量减少，言语变得空洞。与原发性非流利表达性失语症一样，患者知道要传达的意思，但没有语言来传达信息。语义失语症可以描述为语义的丧失，词不达意。此外，患者无法理解他人的话语或传达的信息，或他们自己表达的信息。

语言可以定义为试图以词语、口语或书面形式传达信息。这似乎发生在四个相互关联的阶段，包括语音启动、语音内容、语音结构和语音运动编程。这些阶段与特定的解剖区域相关（图 25.4）。

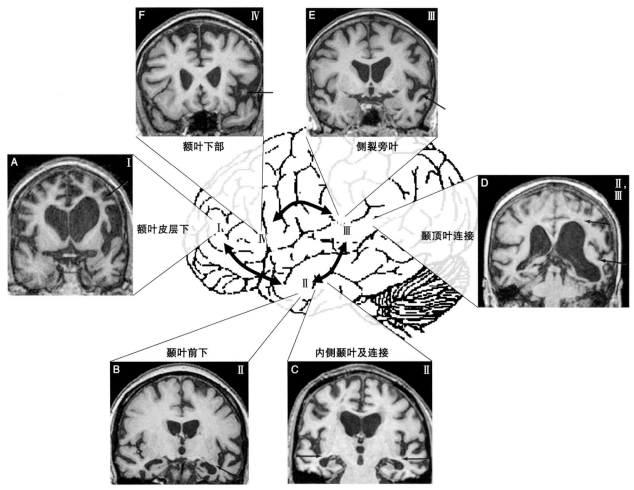

罗马数字 I 至 V 预指可操作的语言输出途径。主要的解剖区域与磁共振超薄扫描如下：(A)不对称的（左侧比右侧大）；(B)局部的左侧前部/额叶内侧萎缩，语义性痴呆；(C)双侧颞叶内侧萎缩，阿尔茨海默病（命名障碍）；(D)左侧叶后上部/顶叶内侧萎缩，进行性"混合性"词不达意性失语症；(E)局限的左上颞叶/岛叶萎缩，进行性的非流利性失语；(F)局限的左侧颞叶皮层/额叶盖萎缩，进行性语言性失语。双相箭头提示在主要的解剖区域互惠的联系

From Rohrer JD, Warren JD, Omar R, et al. Brain 2008. Januar; 131(Pt 1):8-38. By permission of Oxford University Press.

图 25.4　退行性疾病中的找词困难的结构解剖

第一阶段:开始说话

说话的开始涉及生成和计划口头信息的能力。有言语启动问题的患者很安静,好像他们无话可说,即所谓的动态失语症。回答简明扼要,缺乏详细阐述。患者说话只是为了回应对话,而不是主动发起对话。虽然语言量减少了,但口语的内容和结构是正常的。这通常见于前额叶和皮质下异常的患者。

这些人通常表现出惰性和反应迟钝,有时被称为"像一块木头似的"。

第二阶段:语言内容

一旦脑子里制定了演讲的计划,接下来就是信息的内容。这包括词汇和概念。内容是以单个单词或单词组合的方式上进行评估的。词汇缺失是这种情况下遇到的主要异常。患者用相近的词语或不精确的表达来替换他们无法想象的词语。在更严重的情况下,言语似乎模糊且缺乏意义,可能会出现意思错误(语义错语)。固定的表达,如陈词滥调被过度使用。这是额颞叶变性的一种变异类型,以语义性痴呆为特征。这种变化发生在阿尔茨海默病中,患者无法从记忆中提取单词,逐渐发展为语言缺失性失语症。在这里,信息的内容受到损害,是因为找不到单词,而不是因为丢失了单词的含义。在词组层面上,由于句子不完整、词不达意、词组碎片等原因,句子缺乏连贯性,这些情况下很难跟上患者的思路。这种情况可能急性发生,最常见于谵妄状态,如酒精戒断后。

第三阶段:语法和音韵

语法和音韵是口语结构的基础。语法是将单词排列成正常的句子结构,即主语和谓语。它还包括介词和连词等虚词的使用。音韵学是指选择单独的声音和音节来形成口语单词。语法缺失导致电报样语言,由单个单词或短语组成,通常省略连接词。音韵错误会导致单词中的特定发音错误,也称为音位准相位错误。例如,说"aminal"代表"animal",或者说"nucular"代表"nuclear"。这些类型的错误在进行性非流利性失语症中很常见。

第四阶段:语言表达

一旦确定了信息的结构,信息就被传递到语言运动区域进行语音、发音和韵律的应用和说出信息。这一阶段的障碍通常以言语失用症为特征,或丧失用于言语产生的学习性运动编程能力。这通常会产生巨大的挫败感和费力说话,严重丧失语言流利性、语音错误以及言语时间和节奏受损。

语言评估最重要的方面是在患者问诊期间仔细聆听对话语言,并对语音、语法结构、内容和理解进行详细描述。如果患者不是很健谈,检查者可能会给他或她一张图片来描述,或者询问他们自己、他们的生活经历等。进一步的命名、重复、写作和阅读测试都会提供额外的重要信息。在进行性失语症的情况下,语言障碍的性质在确定潜在的神经退行性疾病方面具有重要作用。事实证明,以这种方式对语言的评估在定位各种原发性进行性失语症综合征的皮质区域方面是可靠的(见图25.4)。这种方法补充了经典的失语症检查,提供了更好的语言处理描述,并改善了检查过程中的定位判断。

记忆

记忆是记录、存储和检索信息的能力。大脑的先天记忆能力是巨大的。它持续地实时记录我们从觉醒到入睡的那一刻听到、看到、感受和思考的内容,几乎不需要任何有意识的努力。通常,经过一段时间后,我们可以检索最近的经历、对话和想法,而无需有意识地努力记忆。例如,大多数人可能很容易回忆当天早些时候的对话。然而,一周后回忆起来会更加困难。在临床床边,大脑记录信息的能力可以用一小串不相关的单词来测试。为了成功完成这项任务,患者必须能够记忆单词(通常是在检查者之后立即重复单词),存储它们,然后从存储中检索它们。记忆需要完整的注意力、完整的听力或视力(取决于测试材料)和完整的语言理解能力。在测试的学习阶段,可以通过重复/练习或提示可以促进信息的存储。同样,可通过提示帮助回忆。与有储存障碍的患者相比,回忆障碍的患者从提示中获益更多。储存障碍的患者不会从提示或练习中获益。储存记忆缺陷是内侧颞叶/海马功能障碍的典型表现,如早期阿尔茨海默病。无论年龄大小,储存功能受损都被视为异常。检索记忆缺陷通常被归因于额叶和皮质下功能障碍。这些限制的特点是检索信息的效率越来越低和延迟,而且随着年龄的增长,这种情况更为频繁。

执行功能

执行功能是指大脑为了解决问题、计划和执行任务、同时跟踪多项任务和组织思维而协调多模态皮层过程的能力。这类似于管弦乐队的指挥,指挥管弦乐队的各个部分,以实现一个有凝聚力和有意义的整体。执行功能可以通过要求患者绘制一个包含所有数字的时钟并指示特定时间来评估。根据这些指示,患者绘制时钟的方法可能会提供为计划和组织任务时的损伤提示。例如,圆圈可能太小,数字放置可能随意或不完整,或者指针可能指示某具体时间的方法,如指向 10 和 11 以表示 11:10 的时间。时钟绘制也可能表明空间处理能力受损。

程序性记忆

程序性记忆是大脑对熟练运动功能的记忆。这包括一系列学习过的运动项目,从刷牙或使用勺子等简单任务,到使用智能手机、操作设备或弹钢琴等复杂得多的运动活动。一旦学会了,通过练习,一个人可以隐式地执行这些任务,而不需要明确回忆程序。练习本身可能涉及几个大脑皮质区域,但当出现异常(失用症)时,它通常与优势顶叶功能障碍有关。失用症的检查包括让患者执行某些任务。例如,"展示士兵如何敬礼",或"展示你如何吹灭蜡烛",或"打响指"。这些都是普通人应该能够展示的常见、众所周知的动作。另一种检查失用症的方法是给患者一个普通物品,让他或她演示如何使用。例如,钢笔、梳子、回形针等。

直觉(非语言识别)

直觉(非语言识别)是指对周围环境的所有方面进行感官辨认和识别。我们在非常复杂的感官环境中识别物体、人、声音等,而不需要对这些项目进行口头定义。我们可以安全有效地在世界中导航,而无须使用语言,就像我们下班开车回家或在工作场所的走廊里走动一样。失认症是一种后天获得性的无法正常识别事物的现象。这可能会影响单一感觉模式(如视觉对象失认症)、特定内容(如面容失认症/面部识别功能丧失)或多模态(如语义性痴呆)。虽然单侧右半球病变的病例已有描述,但诊断可能涉及双侧后颞叶、枕叶和顶叶皮质区域。视觉对象失认症患者会知道苹果是生长在树上的水果,但在视觉上无法识别苹果。

常规临床床边精神状态检查应包括意识水平、行为、注意力、语言功能和记忆。当跟踪患者的认知状态时,例如痴呆症患者,标准化检查是有帮助的。这样就可以直接比较每次就诊的结果。有几种标准化的认知评估,包括简易精神状态检查(MMSE)和蒙特利尔认知评估(MOCA)。这些测试对于评估老年人的记忆问题特别有用。它可以检测到非常轻微的损伤,如轻度认知障碍或痴呆症的最早期阶段。MMSE 不如 MOCA 敏感,但可能是一种更好的工具,用于随着时间的推移对痴呆症的严重程度进行分期,尤其是在阿尔茨海默病患者中。

额叶功能障碍

额叶占成人大脑的主要部分,约占大脑质量的30%。这包括运动区(Brodmann 4 区)、运动前皮质区(Brodmann 6 区和 8 区)和重要的前额叶区(图 25.5)。Brodmann 区是皮质的一个区域,通过其细胞组织或细胞结构来定义,而不是大体解剖标志,如脑沟或脑回。参考 Brodmann 区可提供更精确的临床-解剖相关定位。

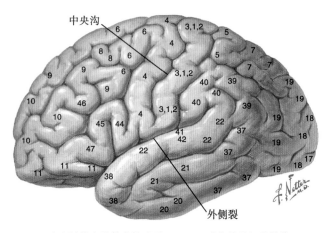

上述脑图像中的数字构成了Brodmann功能性脑细胞结构。Brodmann通过分析从中央沟(额叶和顶叶之间的边界)开始的每个区域的细胞结构,为不同的大脑区域分配了数字

Brodmann功能性脑细胞结构区域			
功能	第一	第二	第三
运动	4	6	9, 10, 11, 45, 46, 47
语言	44		
眼动	8		
感觉;身体	1, 2, 3	5, 7	7, 22, 37, 39, 40
听觉	41	22, 42	
视觉	17	18, 19, 20	21, 37

本表展示了参考上述Brodmann图的大脑功能的整体视图。

图 25.5　Brodmann 区:前脑侧视图:基于神经元组织的大脑细胞结构

前额区不同于相邻的运动区和运动前区,尤其是与其他皮质区和丘脑的联系(见图 25.2)。大部分前额叶-丘脑的连接都与背内侧核相连,背内侧核是起源于杏仁核和基底前脑的边缘投射的主要中继中心。交互输入是最突出的皮质连接,起源于二级感觉联合和边缘旁联合区,包括扣带回皮质、颞极和海马旁区。额叶是高度复杂的多模态皮层区域的整合器和分析仪,包括处理边缘系统的信息。

在实验动物中切除两个额叶会导致非常不寻常的行为。一些最显著的症状,包括自动的无目的行为,如随意咀嚼物体的倾向,由此可得出结论,额叶对于目标导向运动的整合是极为重要的。20 世纪 50 年代的研究开始定义额叶对分析各种刺激的重要性。额叶损伤导致正常的社会交流、个人内部强化和判断力丧失。因此,额叶受损的患者无法改变行为,尽管他们的行为可能会造成伤害或尴尬。此外,这些患者倾向于通过重复不会导致结论性行动的自动行为来坚持;这些行为可以在持续测试中确定。

在上述大脑图像上的数字构成了 Brodmann 细胞结构图。Brodmann 通过分析从中央沟(额叶和顶叶之间的边界)开始的每个区域的细胞结构,为不同的大脑区域标记数字。

额叶功能障碍的人可能会出现明显的人格改变和"动物本能的释放"。最早对额叶损害的描述之一为患者情感淡漠和情绪紊乱。对额叶连接特别是内侧-基底部分的阐明,表明了边缘系统为该区域提供了重要的输入。起源于脑干和下丘脑的自主神经中枢与基底额叶也有明显的关联。当这些连接被破坏时,会引起攻击性、冲动性和不受控制的行为。

从神经心理学的角度来看,额叶负责执行功能。额叶综合征通常在临床、解剖学和神经心理学上分为外侧组、内侧组和中间组。影响这些前部区域的前额叶综合征可导致执行功能障碍、去抑制和冷漠-无动。从解剖学角度来看,执行功能障碍综合征是由于前额叶背外侧区受损所致。去抑制综合征是由于影响大脑眶额区的疾病所致,而冷漠-无动综合征是由于内侧额叶功能障碍。

前额叶背外侧皮质受损的患者通常表现出刻板的、持之以恒的行为,并伴有精神上的僵化(即陷入困境)。此外,我们会注意到,这些患者表现出自我监控能力差、工作记忆减退、难以做出假设、流利程度降低。这些患者通常表现出相关的低效/无组织学习策略,对学习信息的检索能力受损,以及学习记忆缺失。这类人通常是冷漠的,表现出驱动力降低、精神状态抑郁和运动编程缺陷。

眶额区损害的特点是患者表现出突出的人格改变。他们通常不受约束、冲动、坚持不懈,并且有可能在自我监控不佳的情况下不适合社交。不恰当的欣快、快速起病的情感不稳、判断力减退和交谈倾向是其他特征性人格变化。通常这些患者表现出持续注意力受损、注意力分散增加和嗅觉缺失。

扣带回前部受损的患者通常对刺激反应困难。他们的行动启动能力受损和持久性受损,觉醒能力减少和运动能力减退,自发语言和行为丧失。这些人可能会出现单音节语音,显得冷漠,情感平淡或减弱,并且可能性格温顺。

尽管这些不同的前额叶综合征与局限性病变有关,但患者表现出重叠行为并不少见,因为具有精确额叶病理学的孤立区域相对少见。此外,有些行为不是由于特定的局部病变造成的。有一些非特异性的额叶体征可以在这种性质的神经系统疾病患者的神经系统检查中阐明。这些症状包括各种前额叶的释放症状，尤其是非自愿抓握和吮吸反射。然而，在解释这些结果时必须谨慎，尤其是对老年人，他们中的许多人在正常衰老或存在全身性神经系统脑病的情况下，此类结果的发生率会增加。

语言障碍是一些额叶病变的常见表现。Broca 失语症是优势半球病变的额叶语言功能障碍的典型表现形式。特点是不流利的、费力的、缓慢的、结结巴巴的语言。这种语言障碍通常是长度缩短，即短语短句，语法简化和命名受损。复述是完好无损的。这些患者通常伴有失用症（颊面部失用症、言语失用症和非瘫痪肢体失用症）以及右侧面部和手部无力。经皮质运动性失语是额叶语言功能障碍的另一个特征。这些患者通常有非常局限的自发语言以及反应迟钝。他们也有持续性、运动不能的倾向，也可能因额叶内侧病变而出现对侧下肢无力和尿失禁。这可能是由于大脑前动脉分布区或大脑中动脉和大脑前动脉区域之间的分水岭区域受损所致。血管分水岭区病变很少发生近端肢体无力。在经皮质运动性失语症中，听理解力（排除复杂语法）、复述和命名完好无损。

导致执行功能障碍的各种疾病或损伤不一定直接影响额叶本身。这是由于存在广泛的皮质下额叶皮质以及其他皮质-额叶皮质连接，其中远处的非额叶病变可影响主要的额叶功能。当某人遭受加速/减速脑外伤，其中大脑撞击颅骨的骨突起时，额叶损伤的发生率会增加。尤其是直接邻近颅骨筛板的眶额基底区或邻近额骨的额极损伤。由于白质束的剪切伤也可能间接导致额叶损伤。

痴呆症，尤其是额颞叶痴呆和路易体病，表现为执行功能障碍。这同样发生在各种皮质下痴呆症中。这些疾病与帕金森病、亨廷顿病、获得性免疫缺陷综合征（AIDS）相关的痴呆症以及导致皮质下白质连接受累的脱髓鞘疾病有关。此外，无论是大血管卒中、小血管缺血性疾病还是动脉瘤破裂（通常是前交通动脉瘤），血管疾病导致执行功能障碍的发生率都很高。大脑前动脉和大脑中动脉分别供应前部和中部以及外侧背侧额叶皮质。原发性脑肿瘤，例如胶质瘤、少突胶质瘤、脑膜瘤和垂体腺瘤，通常会影响执行功能。各种原因的脑积水，尤其是正常压力脑积水，可能以类似的方式出现，尽管步态障碍往往预示着痴呆相关的正常压力脑积水。

颞叶功能障碍

由于颞叶区域的复杂性以及与其他大脑区域的高度互联性，损伤或外伤可导致涉及多种认知功能的多种障碍。在诊所面诊或床边咨询期间，不可能对所有认知领域进行评估。然而，重要的是要认识到一些脑认知部位的主要综合征。我们需要能够通过与患者及其家人或在诊室或床边环境中的特定访谈问题，快速评估患者在这一关键级别的病变。这里讨论的主要表现是人格和情感改变、语言和命名障碍、视空间感知障碍，最后是记忆学习问题。

对颞叶解剖学的理解有助于我们理解这种水平的病变可能引起的各种临床缺陷。颞叶被定义为包含外侧裂下方和枕皮质前方的所有大脑区域（见图 25.1）。这些还包括皮质下结构，如海马结构、杏仁核和边缘叶（图 25.6）。颞叶分为 3 个不

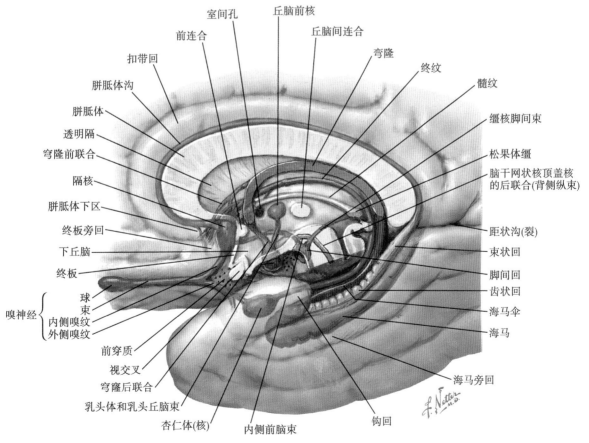

图 25.6　主要边缘前脑扣带回皮质区域

同的区域:由颞上回、颞中回和颞下回组成的外侧区;包含听觉和视觉区域的颞下皮质;内侧区包括梭状回和海马旁回。

颞叶的特点是,通过延伸至边缘系统、基底节、额叶和顶叶结合区的传出投射,以及来自感觉区的传入投射,多点脑连接的发生率很高。左右颞叶由胼胝体和前连合连接。这种相互联系导致了颞叶损伤可能导致的各种认知和行为变化。每个颞叶区域对特定的认知功能都很重要,并通过许多固有的颞叶互连来修改其他区域的特定认知。

人格

影响颞叶边缘结构(杏仁核)的疾病可导致人格和情感的改变。头部外伤、神经退行性痴呆、中枢神经系统感染,尤其是单纯疱疹病毒性脑炎和颞叶癫痫是一些常见的损害疾病,可能与急性至间歇性慢性情绪不稳定或调节障碍有关。人格和情绪变化最好通过患者和家属访谈来评估。通常情况下,患者家属首先会注意到与患者的生活状况不成比例的愤怒或攻击性爆发、易怒或抑郁。亲属经常发现患者变得"与以往不同"或"难以相处"。通常,性行为会发生变化。在颞叶癫痫患者中,可以看到过度宗教信仰、多写症和黏人行为(颞叶人格)的发生。

在精神状态测试期间变得过度易怒或愤怒的患者可能有边缘叶受累。对于一些患者来说,抱怨床边测试是很常见的(太累了、画不好、数学不好、感觉"愚蠢")。此外,担心或生病的患者可能会抑郁或暴躁,这是可以理解的。然而,过度、突然或意外的情绪爆发、愤怒或不稳定的行为并不典型;这些都需要注意,并等同于手头的临床问题。突然拒绝合作、扔笔、弄皱回应纸、声音变化(如咆哮或叫喊),甚至突然流泪,都暗示着累及边缘叶。关键因素是调节不良和患者基线人格的改变。

语言

左右大脑半球区域的功能有个体差异,这取决于优势半球语言的地位。人口研究估计,90%~95%的成年人是右利手。对卒中患者的各种研究、功能磁共振成像(fMRI)和颈动脉内异戊巴比妥(又称 Wada)的研究确定了左半球语言优势的估计。超过 95% 的右利手和近 20% 的左利手为左大脑半球优势。右大脑半球优势或双侧大脑语言分布在大约 20% 的左利手人群中。右大脑半球语言优势的可能性随着患者左利手的强度和家族性左利手频率的增加而增加。因此,左手无力的短暂性脑缺血发作可能会导致短暂的言语障碍或命名问题,尤其是左利手患者或左利手亲属的右利手患者。了解哪个大脑半球最有可能主导语言对于诊断各种认知问题至关重要。

左侧半球优势的颞叶损伤导致严重的语言障碍。Wernicke 失语症是左颞上回病变最典型的例子(见图 25.2)。通常情况下,这些患者表现出流利的自发语言,有时出现音素流利(混合音节)和词语(不正确的单词)准相位错误,称为分裂性言语。此外,这些患者在命名、理解、重复、阅读和书写方面存在障碍。患者可能完全缺乏或不完全意识到这些不同的损伤。这种语言变化可能伴随着与边缘系统区域相关的情绪症状。

如果颞叶与其他大脑区域断开连接,有时会出现语言功能的局限性缺陷。当完整的 Wernicke 区与双侧听觉皮质断开时,就会出现这种断开综合征之一,即纯词性耳聋。耳聋仅限于词语,患者可以听到并解释通常有意义的非语言声音,如婴儿哭泣或电话铃声。双侧破坏性颞叶损伤,包括横向方向的 Heschl 脑回,会损害单词理解和有意义声音的识别,并导致皮质性耳聋综合征。这些综合征可由多种疾病引起,包括双侧卒中、单纯疱疹病毒性脑炎和其他感染性疾病。患者在辨别语音方面也可能存在微妙的问题,提示左侧颞叶受损。这些患者可能会抱怨人们说话"太快"或"听不见",这些问题不在于说话的速度,很难辨别快速出现的声音。为了验证这一点,你只需放慢语速,在每个单词之间有明显的停顿,而不改变音量或简化你正在使用的单词。

患者经常抱怨"短期记忆"问题,他们将其描述为无法"记住"单词(通常是名词),尽管他们可以识别自己正在搜索的单词,如果它是由其他人提供的。"忘记单词"不是记忆问题;它是一种语言障碍,通常与颞叶损伤有关,可能发生在有或无真正记忆损伤的情况下。对象命名在所有失语症综合征中都会被破坏,也是影响颞叶的痴呆症的常见早期症状。这是本章开头描述的额颞叶痴呆患者的早期症状,是退化性疾病患者的常见早期症状,如轻度认知功能障碍(健忘症或非健忘症)、阿尔茨海默病和血管性痴呆。非优势半球颞叶病变可导致失歌症。这是一组疾病,患者无法识别音乐旋律或音乐的特定方面(甚至包括音调的剧烈变化)。

使用 MMSE 命名项目以及让患者命名房间或办公室中的物品,可以轻松测试命名缺陷。如果患者无法说出你指向的指定对象的名称,则提供该对象名称的第一个声音(音素提示),例如 computer 这个词的 com 或 laptop 这个词的 laa。如果患者能够说出物体的名称,那么他们确实知道这个词,但检索时有问题。单词流利性测试在测量与颞叶功能障碍相关的命名问题时也很有用。单词生成任务要求患者在 1 分钟内生成尽可能多的单词,以特定字母开头,作为额叶功能测试。该任务的一种变体要求患者生成与特定类别(即专有名称、乐器、动物)相关的单词。这项任务要求患者快速检索名词。生成受限类别词的问题表明颞叶受损,而生成受限字母词的问题表明额叶受损。

颞下叶皮质受损可导致视知觉障碍,这种情况经常发生在医生无法证明精确的视野缺损的情况下。颞叶有助于处理视觉信息。右颞叶损伤可导致各种各样的缺陷,包括对侧左侧视空间的忽视(在右颞叶病变中更常见)、视觉目标物识别问题,以及识别图片异常方面和辨别人脸的能力。在感知和理解社交线索方面可能会有问题,比如当你看手表或约会结束后站起来时,患者不能理解他们的约会已经结束。

颞叶产生的感知缺陷很难检测出,因为其他功能,包括注意力、组织力、空间定向和记忆力都与感知任务重叠,使得缺陷的感知成分难以分离。任何一个或两个颞叶的损伤都可能导致感觉障碍。当使用视觉材料测试感知时,优势半球可能有助于处理图片,而非优势半球可能有助于理解单词的形状。获得性失读症患者有时被教导使用视觉空间技术来帮助他们重新学习阅读。下面展示了非阅读在优势半球中的作用。下面一组线代表"马",另一组线代表"大象"你能确定哪个分组代表"大象"一词吗(图 25.7)?

注意这里没有字母,但是由于右大脑半球的作用,你仍然

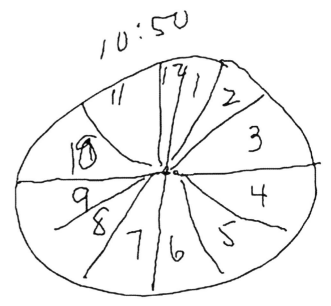

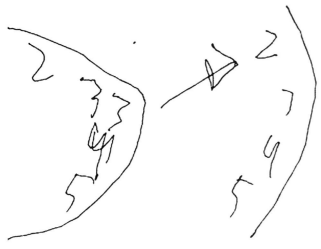

图 25.7 代表单词"马"和"大象"的几组线条

可以从线条创建的轮廓中将左侧的单词识别为"大象"。同样，如果你严格遵守字母和自然拼读的规则，非优势颞叶也可以帮助解码看似无意义的单词。事实上，字母在单词中的顺序并不重要，重要的是第一个字母和字母在正确的位置。

评估笔迹样本很有帮助。左侧颞区受损可能导致右侧空白、空格变宽，或字母或音节之间的间距变宽，并破坏书写行的连续性。左侧颞区受损的患者书写能力也可能下降，但打印能力则保存得很好。

用于识别额叶受损的画钟试验在识别颞叶受损时也很有效。为了画一个时钟，必须有一个精神视觉表征的基本特征。视觉空间能力对于确定布局和比例以及确保空间两侧的特征都至关重要。视觉空间感知也是评估输出和校正的重要部分。

在下面的时钟图中（图 25.8），由于患者第一次尝试时没有关注到左侧，整个左侧被忽略，右侧被画了两次。是因为该患者有右侧颞叶损伤，在完整视野的情况下导致左侧空间的知觉问题。

图 25.8 右侧颞叶功能障碍患者的画钟试验

下面的画钟试验显示了与颞叶相关的几种类型的错误（图 25.9）。患者增加了额外的结构（线条看起来像轮子上的辐条），试图弥补数字间隔的感知问题。左上象限出现编号错误，指针缺失。这些错误提示右侧颞叶受累。此外，患者还写了一条线索来帮助记忆时间，暗示对记忆问题的补偿。还要注意的是，时间提示是不正确的：患者不是 11 点 10 分，而是 10 点 50 分，这表明存在语言处理问题。记忆丧失、语言问题和时间概念错误都提示颞叶缺陷。

颞叶在新信息的学习中是必不可少的，颞叶损伤会影响记忆。保留信息的能力始于获取（注意力、持续关注、组织力）、编码（信息处理）、存储（通过巩固来保留信息）和检索（访问存储中的信息）。外显记忆或情景记忆是指可以明确表述的信息（上下文知识、自传体信息、事件、本书中的知识）。在无意识的

图 25.9 另一位右颞叶功能障碍患者的画钟试验

情况下，被回忆起或影响行为本身的信息，即诸如如何开车或骑自行车等程序，被称为内隐记忆。如果这些复杂阶段中的任意一个缺失，就可能导致记忆缺陷。颞叶不同区域的损伤会导致记忆编码和存储过程中的各种故障。如著名的 HM 患者的案例所证明的那样，颞叶内侧和海马复合体的损伤会导致严重的记忆缺陷。

> **临床案例** 2008 年 12 月 2 日，82 岁的 Henry Gustav Molaison 死于呼吸衰竭。如果说他的名字很陌生，那是因为在过去的 55 年里，世人只知道他是 HM。1953 年，Molaison 因严重的癫痫发作接受了颞叶手术。尽管手术在很大程度上成功地降低了癫痫发作的频率，但它让他严重失忆，基本上没有学习新事物的能力。手术后的 55 年里，他几乎不记得后来发生的任何事情：家人的出生和死亡、"9·11"事件，或者那天早上他做了什么。每次他见到一个朋友，每次他在餐馆吃饭，每次他走进自己的家，对于他而言，都是第一次。

颞下回区域的损伤会影响信息的重现。左半球损伤倾向于优先损害言语信息的检索（如对话、单词列表），而右半球损伤倾向于损害视觉信息的检索（如物品错位）。记忆评估是精神状态测试的一个重要方面。有记忆缺陷的病人经常很难准确地报告他们的记忆问题的类型和程度。与患者家属的面谈是快速确定记忆障碍的类型和记忆障碍对患者的影响的最好方法。记忆功能的术语可能会令人混淆，不同的医生可能会使用不同的术语。对结果的有效沟通和准确的重新测试需要使用描述性术语记录家庭成员的表述，包括例子，详细描述过程的数量和类型的信息，间隔延迟，和用来测试记忆的指令。我们必须明确学习试验的次数或在学习试验中观察到的问题类型，也就是习得。注意任何策略都是很重要的，例如，排练，患者可能会用来学习信息，称为编码。请注意，在至少 10 到 15 分钟的延迟记忆后，有多少信息是自由回忆的，以及与自由回忆或检索相比，通过线索回忆的信息数量有所提高。

信息和定向力问题对评估情景记忆很有用。不用看钟表，就能知道你在哪里、一天的日期和时间，这在临床上是有用的。如果患者不适应时间，在30分钟内，就有可能出现服药依从性问题。评估信息存储的关键是确保记录和编码已经发生，并在测试保留之前给记忆衰减，即遗忘留出足够的时间。如早期阿尔茨海默病的记忆问题在几分钟后测试时可能不明显，但在15分钟后测试时可能很明显。MMSE和重新回忆3个物体是评价记忆功能的常用方法。虽然对严重受损的患者来说，这是一个合理的床旁检查，但对年轻或轻度受损的患者来说，这是不敏感的，并且可能导致对记忆缺陷的低估，因为简短的目录可以被学习，记录和回忆之间的间隔时间很短。在10~15分钟后，在你的考试结束时，增加了第二个记忆重现测试，为存储和记忆衰退提供了额外的时间。这对于检测轻度记忆损伤可能非常重要。

顶叶功能障碍

顶叶位于额叶和枕叶之间。中央沟将额叶与顶叶皮层分开，而顶枕沟将顶叶与枕叶皮层分开（见图25.1）。外侧裂形成将顶叶与颞叶皮层分开的侧边界。顶叶的最前部、紧邻中央沟的后面是初级躯体感觉皮层，Brodmann 3区。再靠后部分，顶叶可分为顶上小叶（Brodmann 5区和7区）和顶下小叶（Brodmann 39区和40区）（见图25.5）。这些区域被顶内沟隔开。

顶叶的主要作用是处理单模态触觉体感信息并整合多模态触觉体感信息，创建一个关于自我、周围环境以及自我在周围感知环境中的关系的感觉地图。最近对灵长类动物的研究阐明了顶叶的功能解剖学。后顶叶被认为主要整合视觉和躯体感觉数据从而允许适当的手眼协调；物体的空间定位；正确的靶向眼球运动以及准确测量物体的形状、大小和方向。进一步的功能细分确定后（背）部通过枕顶连接提供空间视觉的整合，即"何处"流，而下（腹）部通过颞枕连接对物体和动作的视觉识别，即"什么"流。侧化决定了顶叶功能的进一步特化。数字处理和计算主要体现在左半球，而感觉整合主要体现在右半球。

体感整合始于初级体感皮层，在那里基本的触觉定位受到重视。这是通过测试关节位置和两点辨别感觉模式来评估的。一旦初级体感皮层接收到感觉信息，这些信息就会向后流向体感关联皮层（见图25.2）。在这里，触觉信息被整合起来，在身体表面的更大区域提供辨别性感觉，用于物体重量、大小和形状、纹理等的感官定义。这允许特殊的触觉，如图形感知和立体感知。最重要的是，这允许一个人身体的空间、触觉和视觉方面的综合映射。外部世界的感觉映射发生在顶叶的后部。有两个"功能图"，一个是自我，另一个是世界。它们也整合在一起，可能位于右侧顶叶-颞叶-枕叶交界处的异型结合区。

右顶叶

当来自这些区域的感觉输入似乎消失时，该水平病变患者会单方面忽视发生在其左侧的感觉事件。患者没有意识到这些事件，就好像它们根本没有发生一样。患者可能完全不知道检查者站在他的左侧。有时，这会以较温和的形式发生，即患者左侧的事件与右侧的事件感官竞争时消失。在床边进行双重同时刺激测试，当检查者分别触摸患者两侧时，患者可以正确地检测到每个刺激。但是，当刺激同时出现时，忽视的患者会"消除"左侧的刺激，这也可能发生在两个视野的同时视觉刺激下。

一种称为疾病失认症的相关疾病会影响患者识别自己身体部位的能力。当观察自己的手时，患者不会认出它是自己的手。此外，患者可能会将其识别为其他人的肢体。疾病失认症是指患者没有意识到疾病或残疾，这不是由心理否认介导的，也与情绪障碍无关（图25.10）。较温和的忽视可能会在写作或绘画时出现。患者可以画一个时钟并将所有数字甚至指针放在钟面的右半空间内。右顶叶病变后的视觉空间障碍相对常见。这可以在结构测试中看到，患者被要求复制形状，如时钟、立方体或重叠的几何图形（图25.11，也可参见图25.10）。

穿衣失用症是指在没有肢体无力或主要感觉丧失的情况下无法穿衣。存在空间加工和身体映射障碍。通常情况下，这些人无法区分他们的手臂或腿在衣服中的位置。这可以通过要求患者穿上衬衫来证明，例如，将衬衫卷起来，将袖子翻过来，并要求患者适当地穿上。患者无法重新排列衬衫并将手臂正确插入袖子。这不是真正的失用症，因为穿衣的运动程序可能完好无损，尽管很难证明。其他常规任务的练习可能完好无损。有时，由于右顶叶病变，穿衣困难仅发生在左侧。在这种情况下，这一发现可能是忽视综合征的一部分。

左顶叶

Gerstmann综合征是左顶叶脑功能障碍的典型表现。与右侧顶叶病变的症状相比，此综合征包括4组不同的症状。这些患者可能表现出：①计算能力差，失算；②左右失认，无法区分左侧和右侧；③无法识别特定的手指，如示指、中指或无名环，称为手指失认；④书写障碍，失写症。当这4种症状同时出现时，这种情况被称为Gerstmann综合征。鉴于左顶叶功能障碍患者中也有一定程度失语症的比例很高，它是否以纯粹的形式出现仍有争议。令人感兴趣的是，与左顶叶功能障碍相关的失写是否与更前部的病变较多的失写有质的区别，尽管这在失语症患者中很难确定。

Balint综合征是后顶叶功能障碍相关疾病的代表，包括3种特定形式的视觉定向障碍。①当患者无法整体感知周围环境时，会出现同时失认症。他们一次只能感知一个物体，通常很难检测到运动。②视觉性共济失调发生在患者无法准确地将目光转向目标时。有超过或低于目标的倾向。③眼球失用症是指不能随意将目光转向新的目标；这通常与同时失认症一起出现。Balint综合征的病例通常发生在双侧后顶叶病变之后，但也有几例单侧右后顶叶病变合并Balint综合征的报道。

传统意义上，这些综合征通常出现在卒中或肿瘤患者中。然而，后皮层痴呆症也会逐渐出现这种症状，它是一种原发性神经退行性疾病，最初影响后顶叶，然后扩散到其他皮质区域。在这些患者中，一个有趣的认知综合征是地形失忆，这种情况是由对熟悉的地方和路线的记忆丧失所定义的。在这种情况下，患者可能会迷失在自己的家中，但对故事、对话和待办事项的记忆可能是正常的。

A. 构建失用和空间失认

患者画的钟表表盘

要求患者重复画出 ——→

图画如上

患者画的房屋

B. 左侧调节忽视

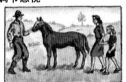
给患者出示的图片 ——→ 患者见到的图片

给患者出示的打印纸 ——→ 见到如上

C. 疾病失认症

明显左侧偏瘫的患者, 如询问 "您有什么问题?" 回答 "没有什么不好, 我很好"

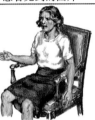

无法识别缺损, 患者持续尝试走路并且摔跤, 但仍无法识别缺损

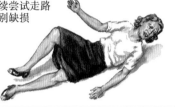

D. 运动不持续

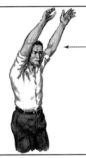
患者被要求举起双臂过于头部并坚持

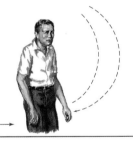
患者举起双臂但很快掉落 ——→

E. 非语言信息异常识别(面部表达、语调、情绪)

给患者出示图片,
询问 "哪一个是快乐的表情"

患者回答 "我不知道, 他们都是一样的"

图 25.10 非优势半球高级皮质功能

A. 外观和交际行为

愉快的、整洁的穿着,良好的精神

消沉的,凌乱的穿着,粗心的

好战的

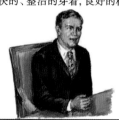
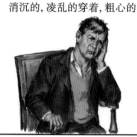
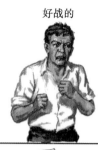

B. 语言

医生"给我写一段简短的话描述您的工作"

好的

有缺陷的

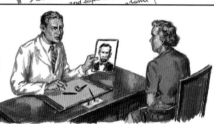

C. 记忆

医生"这里有3种物品:一个烟斗、一支笔和一个亚伯拉罕·林肯的画像"我想要你记住他们并且在5分钟内我会再次询问你他们是什么"

5分钟过去后,患者"很抱歉,我记不起来了,您给我展示了什么东西么"

D. 结构性失用和视空间功能

医生"给我画一个简单的房子的图片"

好的

非正常的

"给我画一个钟表表盘"

好的

非正常的

E. 反向计数

医生"请您为我从5倒数到1"
患者"5…3…4…,抱歉,我无法做这个事情"

医生"请您为我倒着拼写worlds这个词"
患者"W…L…R…D…S"

图 25.11　高级皮层功能缺陷的测试

枕叶功能障碍

枕叶皮层的主要功能是处理和组织视觉信息。距状叶区,Brodmann 17 区(见图 25.1 和图 25.5)是初级视觉皮层。它位于沿距状沟的枕叶皮层内侧(图 25.12)。这个区域也被称为纹状体皮质,因为突出的髓鞘条纹,称为 Gennari 纹。位于初级视觉区域之外的枕叶皮层部分称为纹状体外皮层;它是高阶视觉处理的场所,包括颜色识别、运动感知、形状检测等。每个视觉区域都包含一张完整的心理感知视觉世界地图。

初级视觉皮层提供视觉对象形状、空间分布和颜色属性的低级描述。纹状体外皮层分支向颞叶腹侧投射和向顶叶背侧投射。来自腹侧流的视觉信息与颞叶相关区域相结合,以便识别物体、人和地点。通过背部流传播的视觉信息与顶叶相关区域融合,使环境中的物体和环境中的自我具有正确的视觉方向(图 25.13)。很少有认知综合征可归因于枕叶孤立性疾病。

双侧枕叶损伤后出现皮质盲。患者完全失明,但矛盾的是,他们可能否认自己的症状。这些人通常会以非凡的细节描述场景,通常会使用奇怪的背景信息。这些患者的功能就像是妄想症,尽管有明显的相反证据,但他们坚持自己的视力是完整的、拒绝履行契约或无法操纵他们看到的任何物体。这种疾病也称为 Anton 综合征,最常见于双侧大脑后动脉卒中、进行性多灶性白质脑病或可逆性后部白质脑病。

无失写症的单纯失读症是一种典型的分离综合征,当左枕叶内的病变延伸至右枕叶、累及穿过胼胝体压部的纤维时发生。这种分离会导致阅读能力的丧失,同时保留所有其他语言功能。所有病例均包括右侧同名偏盲(半视野缺失)。由任一或两个枕叶记录的视觉信息被传递到左后颞叶,以便进行检测和处理语言的视觉符号。因此,同时影响左枕叶和胼胝体压部纤维的病变有效地阻止了来自左、右视皮层叶的视觉语言数据发送到优势颞叶中。尽管患者利用仍然完好的右枕叶在左半视野中看到物体,但他们无法阅读。尽管左半视野保持完整,但其潜在的语言信息无法被占优势的左颞叶"看到",这种情况也可以被称为纯词盲。

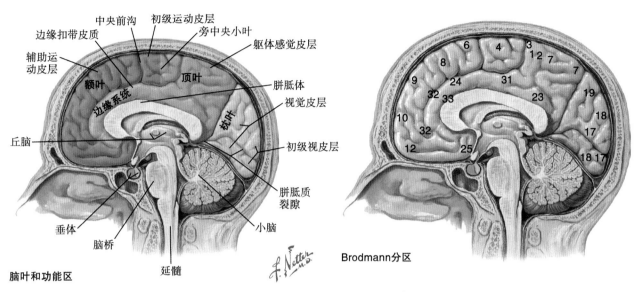

边缘扣带皮质
中央前沟
初级运动皮层
旁中央小叶
躯体感觉皮层
辅助运动皮层
额叶
顶叶
边缘系统
胼胝体
视觉皮层
枕叶
丘脑
初级视皮层
垂体
脑桥
小脑
胼胝质裂隙
延髓
脑叶和功能区

Brodmann分区

图 25.12 大脑皮层(脑叶的内表面和功能区)

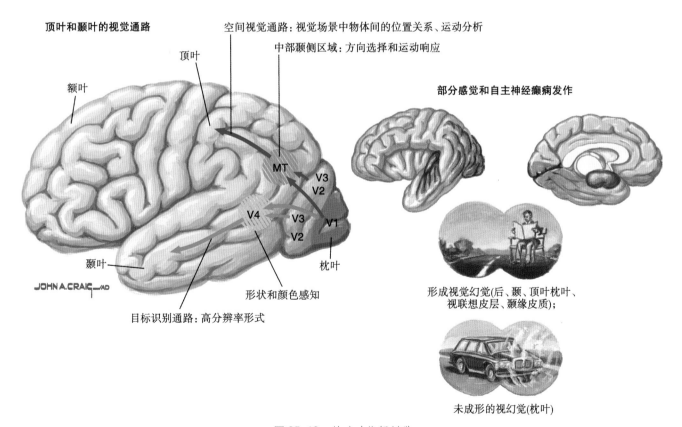

顶叶和颞叶的视觉通路

空间视觉通路:视觉场景中物体间的位置关系、运动分析
中部颞侧区域:方向选择和运动响应

顶叶
额叶
MT
V3
V2
V4
V3
V2
V1
颞叶
枕叶

部分感觉和自主神经癫痫发作

形成视觉幻觉(后、颞、顶叶枕叶、视联想皮层、颞缘皮质);

目标识别通路:高分辨率形式
形状和颜色感知

未成形的视幻觉(枕叶)

图 25.13 枕叶功能解剖学

小脑

关于小脑及其在认知和行为中的作用存在着长期的争论。在 17 世纪,关于小脑是否对植物功能和生存至关重要的问题发生了争论。在 18 世纪,一些人考虑小脑是性功能的中心还是纯粹的运动功能,这是一种更有限的方法。在 19 世纪,唯一提出的重点是它在协调运动中的作用。最近,在 20 世纪后半叶,神经科学家已经认识到小脑可能不仅仅负责平衡和协调功能;然而,对一些人来说,这仍然是一个有争议的话题。大多数人在考虑小脑疾病时会想到运动症状,这些症状包括共济失调、构音障碍、眼球运动障碍、构音障碍、吞咽困难和震颤。小脑运动功能障碍的床边测试需要观察步态和平衡、使用四肢时是否存在辨距不良、过度调整或矫正的倾向以及眼球运动异常。

然而,小脑与对侧大脑半球、背外侧前额叶皮层、后顶叶和颞上区、枕叶以及边缘系统相连。因此,人们越来越关注小脑在认知功能中的重要作用也就不足为奇了。Kalashnikova 等研究了 25 例孤立性小脑梗死患者,发现 88% 的患者表现出认知功能障碍。根据功能缺陷的类型,他们将其分为两组:前额叶和运动前区功能障碍和后顶叶/颞叶/枕叶区功能障碍。

Schmahmann 和 Sherman 提出假设,存在小脑认知情感综合征(CAS)。他们将其归因于与相关区域相连的小脑病变。CAS 与执行功能障碍(例如,规划、思维定式转换、抽象推理、注意力分散、工作记忆、持续言语、语言流利性和执行功能障碍导致的记忆缺陷)、言语障碍(语法缺失、韵律异常、命名性失语)、视空间功能障碍(复制和构思绘图困难)有关,和人格变化(平淡的情感、去抑制、冲动、病理性的笑/哭)。

损伤程度往往取决于小脑损伤的部位。具体来说,那些缓慢进行的小脑退行性变,或小脑内的小卒中(主要由小脑上动脉供应),往往表现出非常轻微的缺陷。相比之下,在小脑后下动脉区域发生双侧或单侧大面积卒中的患者,或亚急性发作的全小脑疾病患者,表现出更显著的缺陷。小脑疾病有多种可能的病因,包括发育性、遗传性、中毒性、血管性、代谢性、感染性、肿瘤性、创伤性、退行性和自身免疫性。因此,这些患者不仅有小脑受累,而且经常有可能导致认知症状的大脑其他区域功能障碍。

对小脑在认知中的神经生理学作用的理解仍处于相对初级阶段。一些研究结果可能会被复制,小脑在认知功能中确实起着重要作用这一点将被更广泛地接受。

(叶珊 译)

推荐阅读

Benson DF. Aphasia, alexia, and agraphia. New York: Churchill Livingstone Inc.; 1979.

Carey BHM. An unforgettable amnesiac, dies at 82. New York Times Obituaries. December 4, 2008.

Feinberg TE, Farrah MJ. Behavioral neurology and neuropsychology. New York, NY: McGraw-Hill; 1997.

Freedman M, Leech L, Kaplan E, et al. Clock drawing: a neuropsychological analysis. New York: Oxford University Press, Inc.; 1994.

Goodglass H, Kaplan E. The assessment of aphasia and related disorders. 2nd ed. Philadelphia: Lea & Febiger; 1983.

Heilman KM, Valenstein E. Clinical neuropsychology. 4th ed. New York, NY: Oxford University Press, Inc.; 2003.

Jeffrey P, Nussbaum PD. Clinical neuropsychology: a pocket handbook for assessment. Washington, DC: American Psychological Association; 1998.

Kalashnikova LA, Zueva YV, Pugacheva OV, et al. Cognitive impairments in cerebellar infarcts. Neurosci Behav Physiol 2005;35(8):773–9.

Kaplan E. Right hemisphere contributions to reading: horse and elephant example. Personal communication. 2000.

Kolb B, Whishaw IQ. Fundamentals of human neuropsychology. 6th ed. New York, NY: Worth Publishers; 2008.

Lezak MD, Howieson DB, Loring DW. Neuropsychological assessment. 4th ed. New York, NY: Oxford University Press, Inc.; 2004.

Mesulam MM. Principles of behavioral neurology. Philadelphia: FA Davis; 1985.

Rawlinson G. The significance of letter position in word recognition. PhD Thesis, Nottingham University; 1976. Available from: www.mrc-cbu.cam.ac.uk/~mattd/Cmabridge/rawlinson.html.

Rizzo M, Eslinger PE. Principles and practice of behavioral neurology and neuropsychology. Philadelphia: Saunders; 2004.

Rohrer JD, Knight WD, Warren JE, et al. Word-finding difficulty: a clinical analysis of the progressive aphasias. Brain 2008;131(Pt 1): 8–38.

Schmahmann JD. Disorders of the cerebellum: ataxia, dysmetria of thought, and the cerebellar cognitive affective syndrome. J Neuropsychiatry Clin Neurosci 2004;16(3):367–78.

Schmahmann JD, Sherman JC. The cerebellar cognitive affective syndrome. Brain 1998;121:561–79.

Schmahmann JD, Weilburg JB, Sherman JC. The neuropsychiatry of the cerebellum—insights from the clinic. Cerebellum 2007;6:254–67.

Strauss E, Sherman EMS, Spreen O. A compendium of neuropsychological tests. 3rd ed. New York: Oxford University Press, Inc.; 2006.

Strub RL, Black FW. The mental status examination in neurology. Philadelphia: FA Davis; 2000.

谵妄和急性脑病

Matthew E. Tilem

临床案例 一名 19 岁的女性在出现首次全身性癫痫发作后被送到急诊室。头平扫 CT 和基础血液检查正常。患者最初昏昏欲睡、定向障碍，但逐渐清醒，变得越来越易怒和冲动。患者及其父母均否认她饮酒或服用娱乐性毒品。患者开始在大厅里踱来踱去，与护士们搭讪，护士们发现很难让她改变行走方向，或者让她离开其他患者的房间。她的精神状态仍然定向障碍、注意力不集中，不能自己做医疗决定。在接下来的 12 个小时里，她变得咄咄逼人、好斗，最终需要约束以保护医院工作人员和其他患者的安全。在没有解释病情迅速恶化的情况下，并在其父母作为代理人的同意下，给予她镇静剂后进行神经系统检查。经过正常的增强磁共振成像（MRI）扫描和腰椎穿刺后，她的父母回到家检查她的房间，在那里他们发现了被投来的氯硝西泮。她接受苯二氮䓬药物的戒断治疗，并在接下来的 48 小时内完全康复。

谵妄是临床实践中最常见的神经精神障碍之一。几乎每一位住院医生都会遇到谵妄患者。多种术语可以互换和任意使用来描述这种诊断。神经学家经常使用"中毒性代谢性脑病"一词，而精神科医生更喜欢用"谵妄"这个词。一些医生将"谵妄"一词用于表现出易怒或交感神经过度亢奋的患者。"急性混乱状态"和"精神状态变化"也是常用的术语。命名法上的不一致增加了对这些患者描述的不精确性。在这里，术语脑病和谵妄可以互换使用。

在临床上，由于谵妄往往不是一种独立的疾病，因此它往往表现为一种复杂的疾病。然而，谵妄与相当高的发病率和死亡率有关，延迟或干扰适当的护理，并给护理人员、医生和家庭带来巨大的痛苦。

定义

目前尚无公认的谵妄诊断标准。最常被引用的标准见《精神障碍诊断和统计手册（第 5 版）》（DSM-5）。起病为急性至亚急性，在数小时或数天内。它涉及从基线的意识状态改变，不成比例地影响注意力、意识水平和警觉。这种状态是由医疗状况、中毒或戒断等引起的，并病程呈波动过程。认知的其他因素也可能受到影响，包括记忆、语言、视觉空间能力和/或感知

能力。患者可能会出现精神病的症状，如妄想或幻觉。

病因

可能引发谵妄的疾病清单似乎无穷无尽。通常，同一名患者身上会出现多个诱因，因此无法区分诱发事件。谵妄的常见病因包括中枢神经系统或全身感染、单器官或多器官衰竭、电解质紊乱、血糖异常、营养缺乏、药物中毒或戒断、缺血性或出血性卒中以及脑外伤等。

人们普遍错误地认为谵妄不是由结构性脑病引起的。因此，卒中、脑肿瘤或颅内出血患者可能会因疑似感染或代谢紊乱而接受治疗，直到考虑其他诊断并通过脑成像确认。非优势半球脑部病变的患者尤其容易发生谵妄，尤其是局限于顶叶或丘脑的病变。缺血性卒中是脑病的一个通常被忽视的原因，因为它被认为是局灶性的。然而，栓塞性卒中可能是多灶性或弥漫性的，如"栓塞阵雨"这种表现更容易出现脑病。Percheron 动脉栓塞导致双侧丘脑和下丘脑梗死，可能导致昏昏欲睡、注意力不集中的状态，临床上与其他更常见的谵妄无法区分。类似地，自发性或创伤性硬膜下血肿或"蝶形"胶质瘤（病变穿过胼胝体）可能会影响两个半球，导致与谵妄最一致的"非局灶性"综合征。

流行病学

在 65 岁及以上的患者中，近 30% 会在住院期间出现一定程度的谵妄。根据合并症、疾病的严重程度和医院环境，发生谵妄的风险从 10% 到超过 50% 不等。例如，多达 70% 的重症监护患者会出现谵妄。谵妄会延长住院时间、延迟康复、导致功能下降和住院风险增加，所有这些伴随着相关费用的增加。多项研究的汇总结果显示谵妄相关的死亡率很高。

住院患者中谵妄的发生率总体从 10% 到 20% 不等，并且与年龄直接相关。这种与年龄相关的谵妄患病率增加在患者具有潜在的脑部疾病时更为常见。在某些情况下，这些疾病在既往可能没有被发现，如隐匿性阿尔茨海默病患者。感觉障碍（包括听力和视力不佳）会增加老年人发生谵妄的可能性。

尽管患病率如此之高，但一些研究表明，多达 66% 的患者既没有被发现也没有被记录到谵妄。谵妄的诱因包括多重用药、感染、代谢紊乱、营养不良和脱水。其他刺激性临床环境包

括在重症监护室住院、不能活动(尤其是在使用约束装置时)、频繁更换房间、没有时钟或手表等环境线索以及没有老花镜。

另一组风险极高的群体是那些在姑息治疗环境中的患者,在这些环境中,近一半的患者出现谵妄。谵妄也是一种常见的术后并发症,发生率高达52%,而且在老年人中更为常见。某些手术与更大的谵妄风险有关,如冠状动脉搭桥术和急诊髋关节手术。特定类型的麻醉不会影响谵妄的风险。严重的术后疼痛会增加谵妄倾向。这可能会造成临床困惑,因为临床医生必须将疼痛管理在预防谵妄方面的益处与阿片类药物在促进同一问题方面的固有风险相协调。必须在充分的疼痛控制和药物副作用之间寻求最佳平衡。

诊断和临床表现

谵妄的核心要素可以在床边用一些容易掌握的技能进行评估。必须特别考虑注意力和意识的评估以及临床波动的病程的检测。

谵妄患者的典型特征是注意力不集中和注意力分散。他们表现出难以保持注意力和将注意力集中在环境中的特定刺激上。因此,受影响的患者无法保持对话或思路的连续性。患者的回应似乎是随机的、离题的,或以不合理的方式回答。一种常用的床边注意力测试是让患者反向背诵一年中的几个月或一周中的几天,可以发现注意力受损的患者难以完成任务并经常分心。通常,他们会回到更熟悉的前向背诵。数字跨度测试是另一种评估注意力受损的敏感方法。检查者以随机顺序列出一系列数字,并要求患者以相同的顺序复述这些数字。然后检查者列出3个数字,并要求患者以相反的顺序复述它们。成年人正常的数字广度至少为7。

谵妄的患者普遍存在意识的改变、在临床上通常表现为定向障碍。患者最常表现为时间定向力下降,但也可能对地点、自我或所处环境的认知下降。患者错认近亲或亲人的情况并不少见。这种识别错误会引起家庭成员的痛苦和焦虑,其临床意义远超过其他定向力的下降。

谵妄的患者通常存在记忆力受损、无法学习新信息。因此,他们可能会出现重复性行为或胡言乱语。谵妄患者常是健忘的,其记忆缺陷既可以是顺行的也可以是逆行的,尽管记忆创建过程受到的影响最为显著,患者很少记得谵妄期间发生的细节或事件。这对家人来说是一种极大的安慰,他们通常会独自回忆所爱之人有时戏剧性的混乱和反常行为并承受其负担。

短期记忆可以在床边通过3个词即刻和延迟(≥5分钟)回忆进行测试。

意识水平的波动是谵妄患者的常见的表现。将正常的意识水平概念化为线性尺度的中位数可能有助于理解。低于中位数的患者表现出困倦、木僵或更严重的意识水平下降。高于中位数的患者表现为易怒、好斗和过度警觉、代表意识水平的提高。酒精或镇静剂戒断的患者通常属于过度警觉的范畴,而镇静剂中毒或肝性脑病的患者则表现为意识水平低下。在临床实践中,患者的症状经常因意识水平的变化而波动。这些波动可能与昼夜节律背道而驰。"日落现象"一词适用于白天昏昏欲睡、晚上清醒但易怒的患者。夜间出现"日落现象"的患者在第二天早上神经科医生或精神科医生查房时已转变为嗜睡或昏睡的情况并不少见(图26.1)。重要的是在一天中不同时间观察患者以了解意识波动的程度和性质。

通常,在谵妄发作的情况下,语言功能相对较少受到影响。在某些情况下,发音机制被破坏,导致说话含糊不清,许多中毒案例中都会发生这种情况。谵妄模仿失语症并不常见,但并非不可能。

与谵妄相关的典型震颤是扑翼样震颤(图26.2)。由于其与肝性脑病的特殊关联,因此通常被称为"扑翼样震颤"。这种震颤涉及短暂的伸肌肌张力丧失,床旁查体时让患者举起双手并伸展手腕、"好想停止交通"的简单动作就可以容易地对患者进行测试。对于行动不便的患者,伸出示指可能会引起震颤。一些患者可能因为注意力不集中而无法执行这些操作,从而难以识别震颤。如果震颤局限于单侧则应怀疑脑部结构性病变。

多灶性肌阵挛具有相似的临床意义,并可能发生在出现扑翼样震颤的同一患者身上。在四肢、躯干或头部可观察到多灶性、快速痉挛和抽搐。这些通常在觉醒状态或受累的肌肉活动时更加突出。肌阵挛可能被误诊为癫痫发作,这经常使患者进行神经功能评估和/或完成脑电图(EEG)监测以区分癫痫发作和肌阵挛。缺氧性脑损伤后经常会出现周期性的全身性肌阵挛抽搐。局灶性或全身性肌阵挛比多灶性肌阵挛更可能是癫痫发作。

妄想和幻觉通常发生在谵妄的过程中。视幻觉占主导地位,尽管触觉、嗅觉和听觉幻觉确实存在。也可能发生妄想性识别错误。妄想性识别错误有很多种表现形式,通常与偏执、焦虑和激动有关。当患者以精神病作为谵妄的最初表现时,他们可能被误诊为原发性精神疾病。在这些情况下,定向障碍的存在可能是谵妄的一个有用的早期标志物。

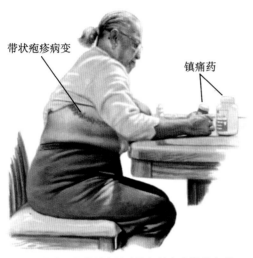

带状疱疹病变　镇痛药

使用镇痛药和镇静剂会导致认知储备有限的患者
出现精神错乱,尤其是老年人和痴呆患者

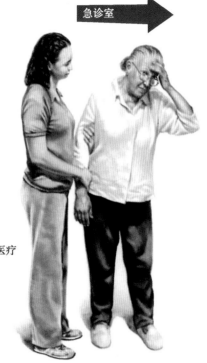

急诊室

谵妄是一种医疗
紧急情况

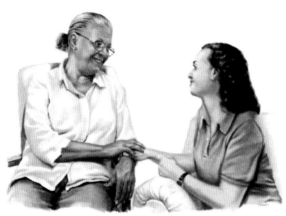

谵妄患者的精神状态经常每小时都在变化

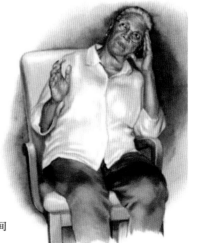

"日落"。谵妄患者在夜间
往往更加困惑和焦虑

图 26.1　谵妄的常见特征:触发因素、波动和"日落"

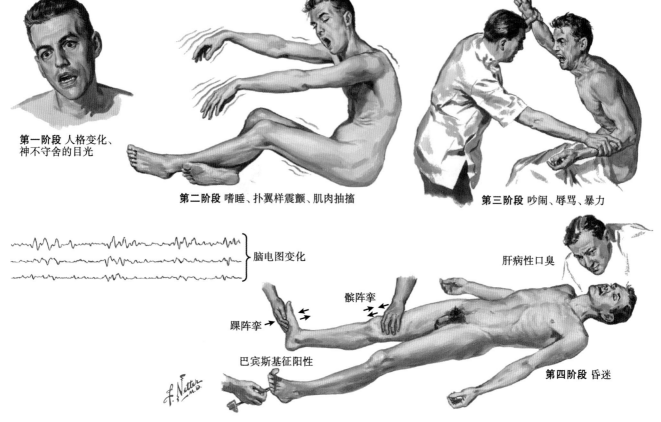

第一阶段 人格变化、神不守舍的目光

第二阶段 嗜睡、扑翼样震颤、肌肉抽搐

第三阶段 吵闹、辱骂、暴力

脑电图变化

肝病性口臭

髌阵挛

踝阵挛

巴宾斯基征阳性

第四阶段 昏迷

图 26.2　肝性脑病谵妄的分期及神经系统检查和脑电图的相关结果

评估

对谵妄患者的评估首先要寻找引起状态改变的潜在内科、外科或神经解剖学异常（表 26.1）。

表 26.1　谵妄与痴呆的临床差异

	谵妄	痴呆
起病	急性到亚急性	亚急性到慢性
意识水平	受损、波动	直到晚期才受影响
认知	注意力不集中，定向障碍	记忆力差；注意力和定向力后来受到影响
运动行为	可变的增加或减少	通常正常
精神病特征	常见且突出	不太常见，通常不太突出

所有新诊断的谵妄患者都应进行脑部成像。未增强的脑部 CT 很容易获得，并且仍然是快速评估脑部结构异常的最佳方法。虽然速度和可用性是其优势，但 CT 在检测许多异常方面不敏感，其中最显著的是急性缺血性卒中。因此，在初始检查 24 小时或更长时间后，通过脑部 MRI 或复查头部 CT 进行额外成像是合适的，并且可能检测到初始成像中未发现的异常。

谵妄患者应评估常见的感染和代谢障碍，作为其精神状态改变的潜在诱因。这应该包括检查电解质、血糖、肾功能和肝功能以及全血计数的血液检查。应探讨感染的常见原因，尤其是发热或白细胞增多的患者。应进行胸部 X 线检查。

尿液分析虽然为常规检查，但对于没有尿路感染症状的患者来说，其效用尚不确定。目前尚不清楚孤立性膀胱炎是否会导致谵妄，无症状菌尿的高患病率，尤其是在老年人中，可能会误诊为尿路感染。

必须彻底询问患者的用药史，以发现潜在的麻醉品或药物戒断原因。新的非法或合成麻醉品可能不包括在常规血液或尿液毒理学筛查中。有时必须询问朋友和家人以发现患者不愿承认服用的麻醉剂。患者的药房可以成为识别药物过度使用或相互作用的有用资源。最近，国家运行的数据库已经上线，可以为临床医生提供近期受控物质的使用情况。

脑电图是诊断谵妄的一种有用的检查方法。出现看似无缘无故的谵妄的患者可能会出现非惊厥性癫痫发作伴发作后状态或持续癫痫持续状态。有一些脑电图模式，如广泛性慢波或三相波，与代谢性脑病相对应，可能有助于支持诊断。脑电图可能有助于排除精神障碍患者的谵妄。患有精神分裂症或情绪障碍等原发性精神疾病的患者，脑电图基本正常。

当怀疑有中枢神经系统感染或蛛网膜下腔出血时，应在谵妄检查的早期进行腰椎穿刺。当无法确定谵妄的根本原因时，也可进行腰椎穿刺。在对谵妄患者进行腰椎穿刺之前，必须注意通过脑成像排除颅内占位性病变。

处理

谵妄治疗中最重要的步骤是识别和治疗潜在的诱因。当诱发因素得到充分解决时,叠加性谵妄有望逐渐改善。谵妄的缓解与潜在的诱发因素之间往往存在不完全的相关性。谵妄可能会持续数天甚至数周,超过最初的药物或手术刺激的明显纠正或解决。在这种情况下,重要的是查看患者的药物清单,以删除任何可能延长谵妄的药物。

谵妄患者经常出现需要管理的行为障碍。一般来说,首选非药物干预,并且应该在开始用药前用完。这是因为药物经常会加剧和延长谵妄状态。非药物干预始于预防定向障碍。患者的眼镜和助听器必须随时可用。病房必须有一个显眼的时钟、一个易于阅读的日历和适当的照明,理想情况下包括暴露在自然阳光下。在许多情况下,护理人员的一致性、有限的人员变动、频繁的重新定位、一对一的监控,以及避免引发躁动的结构化环境,可能会减少对化学和物理约束的需要。应尽一切努力保持昼夜节律的完整性。照明应反映白天的时间,避免不必要的夜间唤醒。熟悉的人在场可以起到镇静作用,有助于减少对镇静药物的需求。提供者应与患者支持网络合作,将平静和熟悉的媒体带入病房。

谵妄的药理学管理以维护患者安全和缓解不安症状为中心。患者对药物的敏感性应根据高龄、痴呆病史或之前对镇静剂或抗精神病药的不良反应进行评估。经常使用药物来控制躁动,尤其是与患者安全有关的药物。尤其是拔掉静脉输液管或鼻饲管的患者,以及因下床而有摔倒风险的患者,可能需要对躁动进行药物管理。治疗必须个体化,例如,患有弥漫性路易体痴呆症或帕金森病的患者可能对典型的抗精神病药物反应不佳。戒酒患者对苯二氮䓬类药物的反应良好。

治疗躁动的常用药物包括苯二氮䓬类和抗精神病药。对于没有戒酒或镇静剂戒断的谵妄患者,首选非典型抗精神病药物作为计划干预。当出于安全考虑和/或患者无法吞咽口服药物而必须紧急处理躁动时,可使用静脉注射氟哌啶醇或劳拉西泮。

当药物无法保护患者安全或患者对这些药物不耐受时,可能需要进行身体约束。然而,限制应始终是最后的干预手段,并应经常重新评估限制的必要性。

总结

谵妄在住院患者中是一种常见的诊断,与不良的临床结果有关。它的特点是精神状态的急剧变化,对意识和注意力的影响不成比例。这种情况发生在患有潜在中毒性或药物疾病的患者中。及时诊断和解决诱发事件对谵妄的处理至关重要。对于谵妄患者,最好采用非药物疗法来治疗躁动,但有时需要使用抗精神病药和苯二氮䓬类药物,尤其是为了维持患者的安全。

（叶珊 译）

推荐阅读

Andrew MK, Freter SH, Rockwood K. Prevalence and outcomes of delirium in community and non-acute care settings in people without dementia: a report from the Canadian Study of Health and Aging. BMC Med 2006;4:15.

Brown TM, Boyle MF. ABC of psychological medicine: delirium. BMJ 2002;325:644–7.

Francis J, Young GB. Diagnosis of delirium and confusional states; 2009. Available from: www.uptodate.com.

Johnson MH. Assessing confused patients. J Neurol Neurosurg Psychiatry 2001;71(Suppl. 1):i7–12.

Meagher DJ. Delirium: optimising management. BMJ 2001;322:144–9.

痴呆症：轻度认知障碍、阿尔茨海默病、路易体痴呆、额颞叶痴呆、血管性痴呆

Yuval Zahar

老年患者的痴呆症的诊断和治疗给临床医生和整个社会带来了重大挑战。随着年龄的增长，痴呆症的患病率增加，再加上预期寿命的延长，预计在未来几十年内将在世界范围内流行。许多痴呆症的潜在疾病只有在尸检时才能确诊，包括痴呆症最常见的病因，即阿尔茨海默病（AD）。此外，许多神经退行性痴呆多年来没有出现症状，即所谓的临床前疾病。因此，许多患者会出现不符合痴呆症标准诊断标准的早期疾病阶段。这一中间临床阶段被称为轻度认知障碍（MCI），反映了显著的认知下降减去痴呆症典型的预期功能丧失。随着我们的临床敏锐度的提高，以及公众对痴呆症的认识的提高，MCI 病例的数量也可能会增加。考虑到这一点，本章回顾了痴呆症和 MCI 的定义，并讨论了痴呆症最常见的原因。

流行病学研究中痴呆症的标准化诊断标准揭示了 3 组患者，即符合痴呆症诊断标准的患者、正常的患者和不能被归类为正常或痴呆的患者。第三组患者代表具有孤立性认知缺陷（通常是记忆力）的个体或与认知缺陷相关的无残疾个体。这组患者包括 MCI 患者。

轻度认知功能障碍（MCI）

对这些患者的纵向随访显示，认知能力下降和最终"转化"为痴呆症的风险显著增加。这种风险估计每年在 12% 到 15% 之间。痴呆症和 MCI 筛查工具的敏感性和特异性差异很大。更敏感的诊断仪器通常需要更多的时间来使用。因此，它们对常规筛查没有帮助。当前的简短认知筛查工具，包括简易精神状态检查（MMSE）或 7 分钟筛查，在痴呆患病率较高的人群中使用时，比 MCI 更有用，尤其是在老年人中。其他简短、更专注的认知筛查工具，如时钟绘制测试或时间和变化测试，可能会在痴呆症筛查中提供额外的敏感性。

这些测试在检测 MCI 方面的效用不太可靠。事实上，大多数患者的 MCI 评分在 MMSE 正常范围内。基于访谈的痴呆症评估，如临床痴呆评定量表（CDR），为可靠检测 MCI 提供了更为敏感的手段，但可能需要相当多的时间来实施。另一个简单的筛查工具，蒙特利尔认知评估量表，可能在检测 MCI 时提供更高的灵敏度。MCI 的最终诊断需要正式的神经心理学评估。然而，神经心理学测试组需要几个小时来管理和解释。因此，它们作为筛查工具并不实用。在经验丰富的神经心理学家手中，正式的神经心理学测试提供了检测认知障碍的最敏感手段。虽然神经心理学家的解释可能存在显著差异，但它们也可能在确定潜在原因方面提供更大的特异性。

根据涉及的主要认知领域，神经心理学筛查可以区分 MCI 亚型。遗忘症 MCI 涉及可定位于内侧颞叶结构的短期记忆缺陷。神经病理学上，这种 MCI 亚型最常与 AD 相关。非遗忘性 MCI 包括孤立性非记忆相关认知缺陷，如失语症、失用症、执行功能障碍或失认症。与非遗忘性 MCI 相关的神经病理学变化更大，但也包括 AD。虽然 MCI 的检测相对容易，但 MCI 的治疗仍有争议。在迄今为止规模最大的随机临床试验中，多奈哌齐被证明在 18 个月的时间内，比安慰剂或维生素 E 更好地延缓遗忘性 MCI 向 AD 的"转化"。令人失望的是，经过 3 年的随访，"转化"率和认知障碍的严重程度都没有差异。

痴呆

痴呆症最常见的特征是短期和长期记忆受损，至少在以下一个方面存在额外的损害：抽象思维、判断力受损、其他高级认知功能障碍或人格改变。这种障碍会导致正常的社会、职业或个人功能丧失。当然，可能涉及任何两个认知领域，记忆丧失并不是每种类型痴呆症的必要条件。如果这些症状发生在谵妄状态（DSM IIIR），则不能诊断为痴呆。

虽然这一标准定义足以诊断痴呆症，但范围有限。按照这种定义，痴呆症的诊断需要认知能力丧失后的残疾。然而，一名 80 岁的退休商人，在多个认知领域有进行性缺陷，但功能独立，可能不被视为"残疾"，因此他的情况在技术上不符合痴呆症的诊断标准。为了进一步完善诊断标准，以确定潜在的神经病理疾病过程，需要诊断时存在更具体的认知缺陷。例如，美国国家神经和沟通障碍研究所和卒中阿尔茨海默病及相关障碍协会（NINCDS-ADRDA）工作组诊断可能的 AD 的标准要求短期记忆缺陷加上至少一个额外的认知领域。在这种情况下，一名 55 岁的商人由于孤立的短期记忆障碍而不能再工作，尽管存在致残性认知问题，但在技术上也不符合痴呆症的诊断标准。应对此类病例进行监测，以防未来出现下降。在这种情况下，必须考虑进行正式的神经心理学评估，以评估标准床边检查经常忽略的更微妙的缺陷。一旦痴呆症被确定，其他诊断标准可用于诊断潜在的疾病过程。在未来，可能会有更多的研究来提高诊断的准确性，例如对淀粉样蛋白和 tau 蛋白进行脑脊液（CSF）蛋白质分析，以及脑正电子发射断层扫描（PET）成像。

应评估各种共病，以解决导致认知损害的潜在可治疗因素。抑郁症尤其重要，因为它通常与老年痴呆症共存。通常，在许多晚期抑郁症患者中，抑郁症可能是即将发生痴呆症的先兆。经验证的抑郁症评估工具，如老年抑郁症量表简表称或汉

密尔顿抑郁量表,可能有助于诊室的抑郁症筛查。

在评估痴呆患者时,还必须考虑某些营养、内分泌或感染疾病。维生素 B_{12}(钴胺素)缺乏症在老年人中很常见,但与痴呆症的具体因果关系尚不清楚。在极少数情况下,维生素 B_{12}缺乏与认知障碍有关,补充维生素可能会逆转认知障碍。甲状腺功能减退症在老年人中也很常见,它与认知测试表现受损有关。虽然与痴呆症没有明确的关联,但同时发生的甲状腺功能减退可能会影响痴呆症的严重程度。美国三级梅毒的发病率和流行率现在几乎为零。因此,在大多数美国人口群体中,不再推荐对老年痴呆症病因梅毒进行常规筛查。

对各种痴呆疾病可能的生物标志物的日益认识也可能提高诊断的准确性。其中包括各种脑脊液蛋白质分析,如朊病毒疾病中的蛋白质 14-3-3,以及 AD 中的淀粉样蛋白和 tau 蛋白。成像方式,如氟脱氧葡萄糖(FDG)-PET 扫描或基于配体的PET 扫描(检测 AD 中的 β-淀粉样蛋白沉积)可能揭示活体痴呆患者大脑中的分子变化。然而,新的脑成像技术仍不能提供痴呆症的常规诊断。大多数痴呆症的确诊需要病理证实。因此,痴呆症的诊断目前仍主要停留在临床上。

痴呆症的管理

痴呆症的治疗需要药物和非药物的方法。我们将在此回顾一般治疗策略。治疗目标通常分为 3 个相互依赖的因素中的一个或多个,即认知、行为和功能。对一个因素的处理可能会对其他因素产生负面影响。关于痴呆症治疗的文献过于广泛,无法在此进行全面综述。接下来的章节将对特定的痴呆症治疗策略进行更详细的讨论。

必须尽早识别和治疗痴呆症,目标是最大限度地提高患者和护理者的生活质量。认知障碍的治疗包括以逆转、减缓或延迟认知衰退的进展的干预。在大多数情况下,目前可用的药物仅在延缓衰退方面有价值,或许可以预防更严重的残疾和行为问题。行为问题包括情绪障碍、精神病症状、冷漠、激动、焦虑和刻板、无目的的仪式。行为障碍的治疗必须针对证明患者或护理者残疾的行为。在许多情况下,非药理学方法可能就足够了。这可能包括转移患者的注意力、改变谈话主题、亲切地安慰患者或让患者承担任务。环境操作、护理者支持和日间计划都为有行为问题的患者及其护理者提供了周密安排和例行程序。如果此类干预措施对行为管理效果较差,或安全性因异常行为而受到影响,则应使用药物治疗。选择的药物应针对行为异常的主要方面,如针对情绪低落和植物性症状的抗抑郁药、针对情绪不稳定的情绪稳定剂,或针对精神病症状和好斗性的抗精神病药。预防功能衰退需要对认知和行为障碍进行全面管理,并向护理者提供支持和教育。患者与其主要护理者的常规随访对于最大限度地提高所有相关人员的生活质量至关重要。

痴呆和驾驶

为痴呆症患者和家属提供咨询最困难的方面之一涉及驾驶机动车的安全。AD 的驾驶安全性已得到充分研究,有明确证据表明,从轻度到重度痴呆,患有 AD 的驾驶员发生车祸的相对风险高于公认的社会标准。患有 MCI 的司机似乎有与青少年司机类似的车祸风险。有几项研究使用 CDR 量表将驾驶

风险与痴呆严重程度联系起来。CDR 是一个基于信息提供者的量表,包括对患者的直接评估和由知识渊博的人提供的信息。CDR 评分从 0 分(正常)增加到 0.5 分(可能痴呆),再增加到 1.0~3.0 分(轻度、中度、重度痴呆)。大多数临床医生在日常实践中并不经常使用该量表,因此将量表分数转换为日常术语可能很困难。在实际应用中,CDR 评分为 0.5 大致相当于MCI,而 CDR 评分为 1.0 或更高则相当于痴呆。这些发现可能有例外,需要进一步研究,以发现导致驾驶风险的更具体的认知损害模式。在非阿尔茨海默痴呆症患者中驾驶的风险相对未被研究。然而,可以安全地假设,在这一人群中,驾驶风险也会增加。

阿尔茨海默病

临床案例 75 岁,男性,开车去女儿家时迷路了;随后,到门诊就诊进行认知功能评估。他是一名退休会计师、大学毕业生,也是一名有竞争力的桥牌选手。患者没有具体的主诉,称他是因为家人担心短期记忆丧失的加重而去看医生的。患者对家人的"过分担忧"表示失望,但他承认偶尔会忘记别人的名字,在谈话中找不到单词。他为自己最近的驾驶失误辩解,称"这可能可发生在任何人身上。"

他的妻子画了一幅可怕的画。她报告说,患者的心理状态正在逐步下降。两三年前,他开始忘记朋友和邻居的名字。后来,当她试图提醒他最近的谈话时,他变得越来越重复,很容易感到沮丧。大约一年前,他在账单上犯了错误,拒付了几张支票,促使她接管了支票簿。他放弃了打桥牌和读书。他坐在电脑前的时间越来越多,但似乎什么都没做。当她试图让他出去拜访朋友或家人时,他拒绝了,偶尔也会生她的气。患者回忆起自己变得愤怒,但回忆不起事件的细节。她担心,由于最近血糖水平的变化,他可能对药物管理不当。当他把钱包之类的东西放错地方时,他指责她拿走了它。患者不愿意让她监督他的药物治疗。在过去的 6 个月里,患者在开车的时候很难在城里找到路。

经检查,患者身体状况良好。他的心情很好,情绪也很好。完全清醒、警觉。MMSE 得分为 18/30,在定向项目、所有 3 个记忆项目和连续七次减法上都失分。此外,患者无法复制五角大楼的交叉图,没有失用症或失认症的证据。其余神经系统检查完全正常。

脑磁共振成像(MRI)显示轻度弥漫性萎缩、双侧脑室周围/皮质下白质"微血管"改变、右纹状体和小脑半球示慢性腔隙性卒中。甲状腺、维生素 B_{12}、叶酸和快速血浆反应素(FIPH)检查正常。糖化血红蛋白 A1C 升高。

最初用多奈哌齐治疗,6 个月后加入美金刚。在接下来的 3 年里,患者的 MMSE 分数保持相对稳定。再也没有继续打桥牌,但在这段时间里,他做事情更投入、更外向。他的妻子每周 4 天为他安排一个日间计划。4 年后,日常活动逐渐减少,MMSE 评分为 12/30。患者现在个人卫生和穿衣方面的需要帮助。患者病情继续缓慢加重,直到大约在发病 10 年后进入养老院。

流行病学

阿尔茨海默病(AD)是成人痴呆症最常见的病因,在美国约有500万例痴呆症患者。该病的发病率具有年龄相关性,发病率随着年龄的增长呈指数增长;从65岁开始,患AD的风险每5年翻一番。AD影响着大约50%的85岁及以上人群。鉴于发达国家老年人口的增长,对未来AD患病率的预测显示,到2050年,AD患病率将增加4倍。由于痴呆症是医疗费用、发病率和死亡率的主要因素,AD的高发病率给医疗系统带来了巨大负担。在许多情况下,诊断被推迟到晚期才确诊,此时照顾者的压力已经很高,治疗方式的选择有限。在500万例现有病例中,只有300万例得到诊断,只有1/3的确诊病例得到治疗。在接受治疗的患者中,接受足够剂量和随访的比例不得而知。对于临床医生来说,了解AD的自然病史、识别早期预警信号、实施适当的筛查和诊断工具、开出适当的治疗处方以及定期随访患者是非常重要的。

发病机制

影像学检查和尸检均显示有明显的肉眼可见的脑萎缩。

通常,AD痴呆优先影响额叶、颞叶和顶叶皮质。这在颞顶和额叶结合区以及嗅觉皮层尤为明显。相比之下,其他初级感觉皮层区域则不受影响。此外,边缘系统、皮质下核和Meynert基底核最先受影响。显微镜下可见神经元和神经纤维都明显缺失。典型的病理表现包括老年斑和神经原纤维缠结(图27.1和图27.2)。白质有时表现为继发性脱髓鞘改变。

β-淀粉样蛋白

AD是一种神经退行性疾病,被认为是由β-淀粉样蛋白在大脑中的沉积引起的。β-淀粉样蛋白是由淀粉样前体蛋白(APP)加工形成的,APP是一种可能通过调节谷氨酸的兴奋毒性活性来帮助调节突触完整性和功能的蛋白质。APP编码基因在21号染色体上。它在细胞膜上由被称为α、β和γ的分泌酶水解处理。两种已知的膜结合蛋白,称为早老素,包含膜结合γ-分泌酶蛋白的活性域:早老素1和早老素2的编码基因分别在染色体14和1上。早老素和APP基因的大量基因突变已知会导致家族性早发性AD病例。家族性AD病例占所有AD病例的5%以下。已知致病基因突变约占家族性AD的50%。

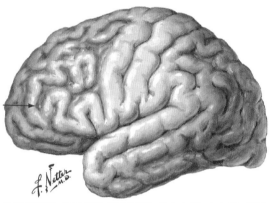

脑局部萎缩,脑回变窄,脑沟增宽,但中央前、中央后、额下、角状、边缘上及部分枕叶脑回完好。联合皮层多受累

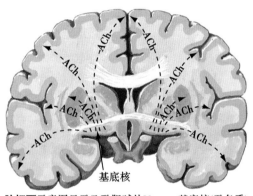

基底核

脑切面示意图显示乙酰胆碱从Meynert基底核(无名质)到皮质的正常运输

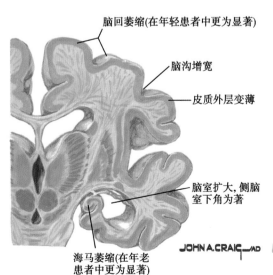

脑回萎缩(在年轻患者中更为显著)

脑沟增宽

皮质外层变薄

脑室扩大,侧脑室下角为著

海马萎缩(在年老患者中更为显著)

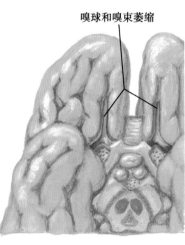

嗅球和嗅束萎缩

JOHN A.CRAIG___AD

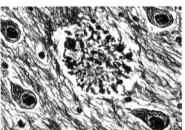

老年斑块(中间)以粉红色(Bodian银染试剂)淀粉样蛋白为核心,嗜银性纤维围绕组成。神经元数量减少,胞质中可见典型的神经纤维缠结

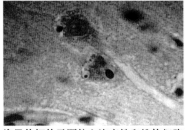

海马体切片示颗粒空泡变性和锥体细胞丢失

图27.1　阿尔茨海默病:病理学

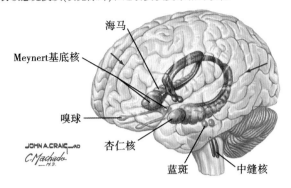

在新皮层中主要累及联合区(特别是颞顶叶和额叶)，
初级感觉皮质(嗅觉除外)和运动皮质受累相对较轻

边缘系统及皮质下核团的病理受累

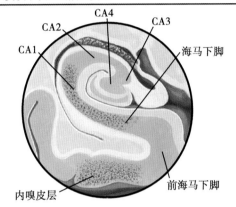

在海马中，神经纤维缠结、神经元丢失及老年性斑块优先出现于CA1区-脑下脚及内嗅皮层

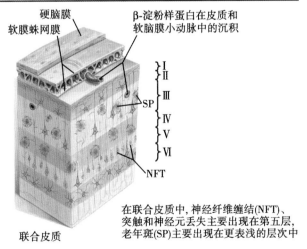

在联合皮质中，神经纤维缠结(NFT)、
突触和神经元丢失主要出现在第五层，
老年斑(SP)主要出现在更表浅的层次中

图27.2　阿尔茨海默症的病理学分布

在所有病例中，基因突变都会导致 β-淀粉样蛋白的过度产生，这可能是随后神经退行性变性级联反应的第一步。

β-淀粉样蛋白是 APP 的一个短片段，长度通常为40～42个氨基酸，在 APP 加工过程中在细胞外聚集(图27.3和图27.4)。42个氨基酸片段的三级结构是一个 β 折叠片，使其成不溶性的。因此，多年来，它在细胞外空间和突触内缓慢聚集。体外研究证实，β-淀粉样蛋白对周围的突触和神经元有毒性，导致突触膜破坏，最终导致细胞死亡。转基因小鼠模型显示，

β-淀粉样蛋白片段的聚集、淀粉样蛋白斑块的形成和认知障碍的发展之间存在明显的关联。

在体内，β-淀粉样蛋白片段结合形成"弥漫性"或未成熟斑块，可在镜下通过银染色技术观察到。然而，弥漫性斑块不足以导致痴呆；许多非痴呆的老年患者在整个皮质有大量弥漫性斑块沉积，这种情况称为病理性衰老。当这些斑块成熟为"老年斑"或神经炎性斑块时，痴呆症发生的可能性更大(图27.5，上图)。老年斑除由 β-淀粉样蛋白成外，还由其他物质组成，包括突触蛋白、炎症蛋白、炎性神经纤维、活化的胶质细胞和其他成分。与弥漫性斑块不同，老年斑由 β-淀粉样蛋白为核心组成，周围环绕着大量蛋白质和细胞碎片。老年斑广泛分布于皮质，通常始于海马和基底前脑。老年斑的形成与突触丢失的增加有关，突触丢失与最早的临床症状，即短期记忆丧失有关。这种进展的解剖学模式逐渐扩展到颞叶、顶叶、额叶的新皮质和皮质下灰质，最终扩展到枕叶皮质。皮质下核在这个过程中的参与相对较晚。

神经纤维缠结

AD 的第二个病理特征是神经纤维缠结(见图27.5，下图)。这些病变发展并符合与临床综合征相关的解剖模式，缠结的数量和分布与痴呆症的严重程度和临床特征直接相关。神经纤维缠结在细胞内形成，由微管相关蛋白，即 tau 蛋白组成，tau 蛋白在维持神经元细胞骨架结构和功能中起着至关重要的作用。Tau 蛋白在 AD 中被过度磷酸化，导致其与细胞骨架分离并聚集，形成成对的螺旋丝蛋白结构，导致细胞骨架在结构和功能上受损，破坏了正常的细胞功能。尸检确诊 AD 最常用的病理标准是老年斑和神经纤维缠结。其他病变，如平野小体，也见于 AD，但诊断特异性很低。

神经递质

除了神经元和突触的丢失外，各种神经递质也在逐渐丢失。乙酰胆碱的合成是最早和最显著的受影响。大多数乙酰胆碱能神经元出现在基底前脑 Meynert 基底核内(见图27.2)。这个核在这个过程中相对较早地受到影响。AD 患者大脑和脊髓液中的乙酰胆碱水平随着疾病进展迅速下降。这一观察结果支持了胆碱能假说，即乙酰胆碱耗竭导致 AD 患者认知功能下降，最终支持 AD 的首次对症治疗。

危险因素

流行病学研究确定了 AD 的几个潜在风险因素。最一致的风险因素包括高龄、家族史(尤其是一级亲属)和载脂蛋白 E(ApoE)基因型。其他风险因素包括高血压、卒中和空腹同型半胱氨酸水平(图27.6)。由于血管危险因素是可改变的，它们可能会影响 AD 患者和有 AD 发展风险的患者的风险降低和治疗。

1. 在众多国际研究中，高龄一直是 AD 的单一风险因素。AD 的发病率和患病率随着年龄的增长而增加，这导致了一种假设，即如果所有人活得足够长，他们都会患上 AD。由于预期寿命急剧下降，85 岁以上人群的真实发病率很难确定。然而，有许多非痴呆的老年人的尸检中没有发现 AD 的病理证据，包括百岁老人。因此，痴呆症不被认为是衰老的"正常"部分。

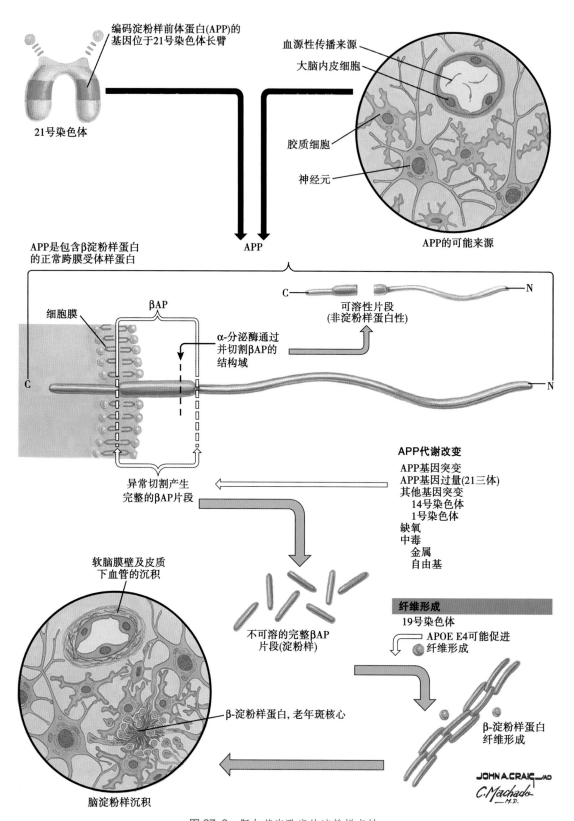

编码淀粉样前体蛋白(APP)的
基因位于21号染色体长臂

21号染色体

血源性传播来源

大脑内皮细胞

胶质细胞

神经元

APP的可能来源

APP是包含β淀粉样蛋白
的正常跨膜受体样蛋白

APP

细胞膜

βAP

C

N

可溶性片段
(非淀粉样蛋白性)

α-分泌酶通过
并切割βAP的
结构域

N

APP代谢改变

APP基因突变
APP基因过量(21三体)
其他基因突变
14号染色体
1号染色体
缺氧
中毒
金属
自由基

异常切割产生
完整的βAP片段

软脑膜壁及皮质
下血管的沉积

不可溶的完整βAP
片段(淀粉样)

纤维形成
19号染色体
APOE E4可能促进
纤维形成

β-淀粉样蛋白,老年斑核心

β-淀粉样蛋白
纤维形成

JOHN A.CRAIG_MD
C.Machado
M.D.

脑淀粉样沉积

图 27.3   阿尔茨海默病的淀粉样变性

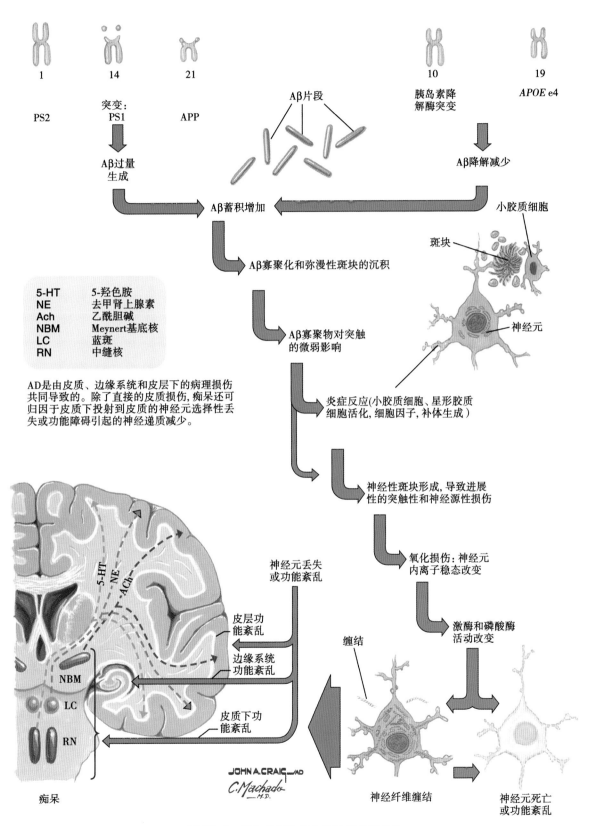

图27.4　阿尔茨海默病的淀粉样级联假说

老年斑由营养不良的神经突起、β-淀粉样蛋白、小胶质细胞、星形胶质细胞极其相关功能改变诱导生成

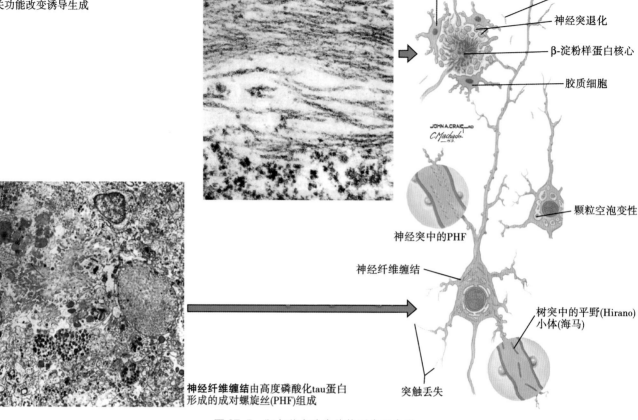

神经纤维缠结由高度磷酸化tau蛋白形成的成对螺旋丝(PHF)组成

图27.5　阿尔茨海默病的镜下病理表现

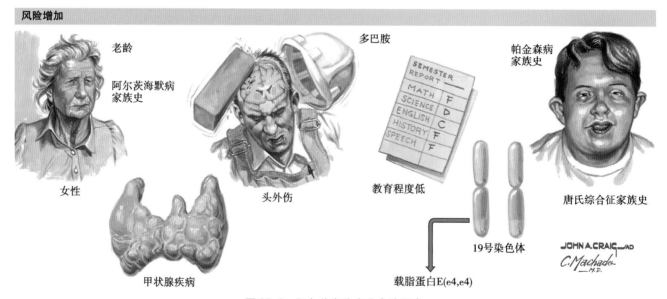

图27.6　阿尔茨海默病的危险因素

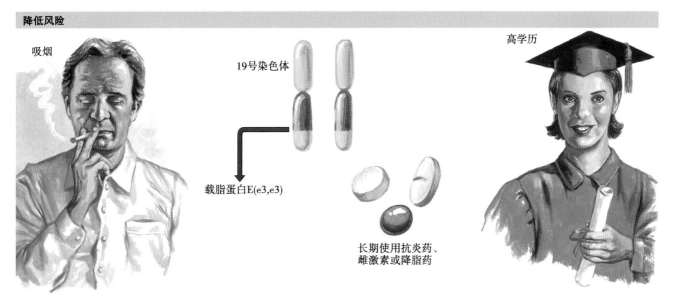

图 27.6(续)

2. 痴呆症家族史是许多研究中另一个一致的风险因素，然而，最常见的 AD 是散发性的。确立准确的痴呆症家族史很困难，因为这些患者的许多亲属可能无法活到痴呆症风险最大的年龄。罕见、早发、老年前期(65 岁之前)的 AD 以常染色体显性遗传模式出现。许多遗传性 AD 的遗传基础已经确定。大多数突变影响编码 APP 和早老素的基因，每一种突变都会

导致受影响个体中淀粉样蛋白沉积增加，从而导致发病较早。21-三体综合征(唐氏综合征)患者的 β-淀粉样蛋白沉积也很高。所有唐氏综合征患者在 35 岁时都会出现 AD。

3. ApoE 基因型是另一个遗传风险因素(图 27.7)。该基因的 3 种常见等位基因形式 epsilon 2 至 4 编码在 19 号染色体上。e4 等位基因与 AD 风险的增加和发病年龄的降低有关。

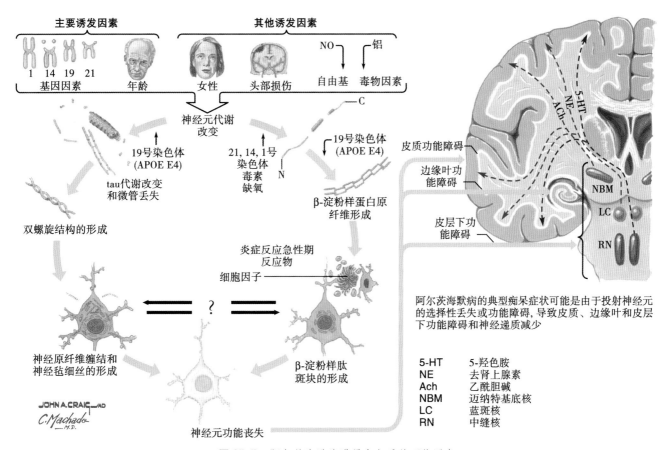

图 27.7 阿尔茨海默病进展和加重的可能因素

这种风险在 e4 纯合子中大大增加。相反, e2 等位基因似乎具有保护性、降低风险的作用,这在许多国际、基于人群的研究中得到了证实。ApoE e4 等位基因与 AD 之间的关联似乎是疾病特异性的。e4 与其他神经退行性疾病或淀粉样疾病之间没有明确的联系。

与 Apo e4 等位基因相关的风险增加的机制尚不清楚,但可能与 ApoE 在细胞膜修复中的作用有关。表型上, e4 等位基因的患者比非 e4 患者有更大的淀粉样沉积。虽然 ApoE 基因分型是可用的,但它不是 AD 的诊断检查,也不建议用于常规检测。大多数 AD 患者是非 e4 携带者。ApoE 基因分型主要用于研究,主要是作为区分病例的生物学标志物。一些研究表明,在 ApoE 基因型分层的病例中,对药物有不同的治疗效果。

4. 近年来,脑血管疾病和血管疾病风险因素已成为 AD 的重要风险因素。卒中的存在增加了老年痴呆症的可能性。在 AD 和痴呆症的国际流行病学调查中,糖尿病、高血压和高脂血症持续增加痴呆症的相对风险。此外,多项观察性研究表明,接受这些疾病治疗的个体风险降低。AD 和脑血管疾病之间的这种联系可能是预防痴呆的一个重点。目前尚不清楚二级卒中预防是否会降低痴呆症的可能性或其进展速度。然而,卒中风险因素的评估对于痴呆患者的管理可能变得越来越重要。

临床表现

AD 的早期迹象可能很轻微(图 27.8)。在 AD 的初始阶段,记忆丧失在临床上可以与正常衰老区分开来,尽管通常需要进行正式的记忆测试来确认早期痴呆的怀疑。阿尔茨海默病的早期症状起始隐匿、进展缓慢,并且经常被患者掩盖。即使对亲密的家庭成员来说,检测也可能是一项挑战。医生可能会观察到患者行为方式的变化,例如错过就诊预约或药物依从性差。鉴于患者往往无法回忆起记忆问题的例子,与家人公开讨论此类问题很重要。事实上,患者对自身缺陷的了解有限,家庭成员对记忆丧失进行评估是很常见的。在这些早期阶段,患者保持社交礼仪。在精神状态测试中,发现患者友好和社交情感隐藏的重大认知问题并不罕见。"非常愉快"的患者有时甚至会愚弄经验丰富的老年医生。阿尔茨海默氏症协会列出了 10 个 AD 的关键警告信号。

通常情况下, AD 始于短期记忆丧失,尽管有时会出现非典型表现。患者常常会越来越健忘单词和名字,更多地依赖列表、日历和家人的提醒。预约、账单和药物的使用混乱变得司空见惯。家庭成员经常注意到重复性增加,患者在完成后几分钟内提出相同的问题或重复相同的对话。患者可能会忘记传达电话信息或关闭炉灶或忘记放置物品的位置。此外,他们回忆这些事件的能力受损。他们"忘记了他们的忘记。"受影响的患者可能会对他人产生怀疑(例如,认为放错地方的物品被盗)。

语言功能逐渐衰退。即使在早期阶段,找词和查找名字的困难也很常见。命名障碍和逐渐丧失理解力、表达力或两者都有是普遍现象。对事件时间顺序的感知受到影响,迷失方向最

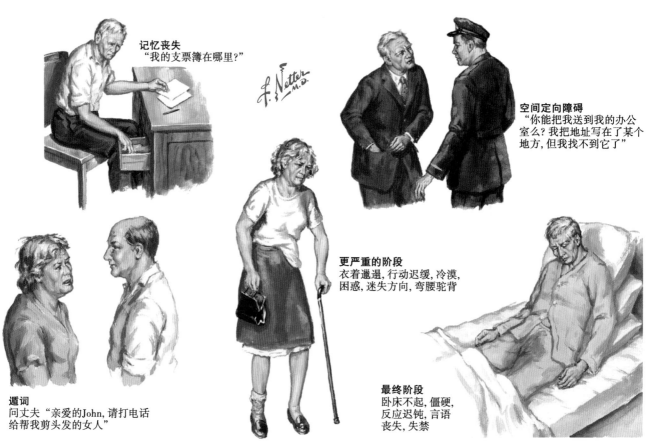

记忆丧失
"我的支票簿在哪里?"

空间定向障碍
"你能把我送到我的办公室么?我把地址写在了某个地方,但我找不到它了"

更严重的阶段
衣着邋遢,行动迟缓,冷漠,困惑,迷失方向,弯腰驼背

遁词
问丈夫"亲爱的 John,请打电话给帮我剪头发的女人"

最终阶段
卧床不起,僵硬,反应迟钝,言语丧失,失禁

图 27.8　阿尔茨海默病:临床表现、进展期

终变得普遍。地理方位下降，首先影响患者在陌生环境中定向力，然后影响患者在家中的定向力。视觉空间功能下降，结构缺陷可能在早期出现。

AD患者的行为和人格往往受到影响，好斗、易怒、沮丧和焦虑变得极为常见。许多患者只有在家人对行为变化感到担忧时才寻求就医，而不是因为他们早期的渐进性记忆丧失。精神病特征可能变得突出。一些患者还会产生妄想和幻觉，最常见的是视幻觉或听幻觉。这些症状可能是良性的、低调的、隐蔽的或可怕的，并可能导致严重的焦虑。家属可能无法在患者面前自由谈论这些症状。

随着认知和行为的改变，患者维持个人独立性的能力下降。早期可能发生的改变活动包括药物管理不当、财务混乱、炉子上的炒锅烧焦以及驾驶失误。最终，患者需要日常生活活动方面的帮助：个人卫生/洗澡、饮食、穿衣和如厕。通常到这个阶段，患者表现出以中线僵硬、对称性运动迟缓和运动减退、弯腰姿势和步履蹒跚为特征的帕金森综合征的症状。摔倒的风险增加，癫痫发作的发生率高达20%，肌阵挛性抽搐在晚期越来越明显。

AD的后期特征是大小便失去控制，无法识别家庭成员，最终出现严重的运动障碍，需要全面照顾护理。最常见的死亡原因是吸入性肺炎。平均而言，AD病程的持续时间约为8年。然而，这方面的差异很大。有些患者能活20年或更长时间。患者及其照料者最终会寻求专业的护理帮助，行为问题、严重的运动障碍及失禁是AD患者被送入养老院生活的最常见

原因。

阿尔茨海默病协会提供了一个疾病分期系统，允许医生和护理人员在讨论患者的损伤程度和未来可能的进展时提供一个参考框架。需要强调的是，并不是每个患者都会以相同的方式或速度完成这些阶段。

鉴别诊断

AD早期没有运动障碍的症状，这使其与大多数其他痴呆症不同。其他缺乏运动体征的痴呆症包括健忘症（Korsakoff脑病）、Pick病、血管性痴呆和人类免疫缺陷病毒（HIV）痴呆综合征。抑郁症也会产生类似痴呆症的症状，而不会出现运动障碍。注意力不集中和短期记忆障碍是由于缺乏努力、不感兴趣或注意力分散造成的。抑郁导致的"假性痴呆"通常不是进行性的，与认知障碍相比，功能丧失往往不成比例得严重（图27.9）。

无运动症状的痴呆症的可逆原因包括慢性谵妄的中毒性和代谢原因。长期使用具有抗胆碱能副作用的药物（如抗组胺药和三环类抗抑郁药）可能会导致类似AD的慢性谵妄。β-受体阻滞剂、地高辛、H_2受体阻滞剂和各种抗生素相似，也可能导致慢性谵妄。由缓慢生长的肿瘤引起的慢性占位效应（见图27.9）也可能导致可逆性认知障碍。

有运动障碍症状的痴呆症包括一个更多原因的可能性。常常考虑甲状腺疾病、维生素B_{12}缺乏和三级神经梅毒。然而，这些疾病很少导致痴呆，通常表现为典型的代谢性或感觉

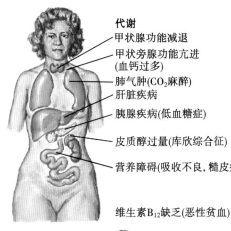

代谢
甲状腺功能减退
甲状旁腺功能亢进
（血钙过多）
肺气肿（CO_2麻醉）
肝脏疾病
胰腺疾病（低血糖症）
皮质醇过量（库欣综合征）
营养障碍（吸收不良，糙皮病）
维生素B_{12}缺乏（恶性贫血）

饮酒或药物滥用

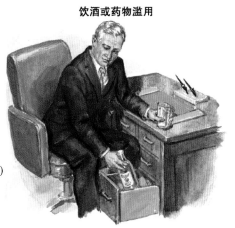

抑郁假性痴呆

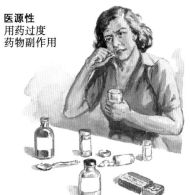

医源性
用药过度
药物副作用

脑肿瘤

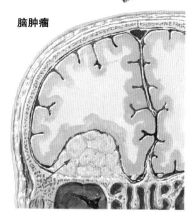

硬脑膜下血肿

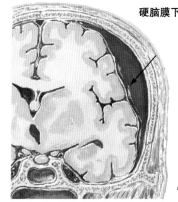

图27.9　可治疗的痴呆

运动症状。

正常压力脑积水是一种相对不常见的疾病，其病程后期可能表现为严重的痴呆（见图 32.2）。通常情况下，这些患者表现出宽基底的磁性步态，好像他们的脚部分粘在了地面上。最终，这些患者可能会在无意中尿失禁，不知道随着痴呆过程的发展，他们会失去括约肌功能控制。虽然这些患者通常没有可识别的病因，但有时，他们曾因蛛网膜下腔出血或脑膜炎而导致脑脊液重吸收不良。这导致了典型的脑积水，但没有相关的皮质层萎缩。脑脊液分流术可能会带来显著的改善。

痉挛性偏瘫或构音障碍的存在引起了对脑血管疾病的怀疑。帕金森综合征与帕金森病（PD）和路易体痴呆症（DLB）有关。进行性共济失调可发生于多系统萎缩。舞蹈病是亨廷顿病的特征。随着 AD 进展到晚期，帕金森病样症状往往变得明显，使得临床上与其他帕金森综合征的鉴别更加困难。AD 也可能与脑血管病变或路易体（LB）病理共存，从而产生具有运动症状的痴呆症。

痴呆症可能进一步表现为皮质和皮质下的认知障碍特征，这也有助于区分不同的痴呆症。皮质下特征包括思维处理速度较慢、信息检索速度较慢，以及通常有显著的锥体外系运动体征，包括运动迟缓或不自主运动。

诊断

记忆力减退的主诉对痴呆症筛查没有帮助，因为这是老年人常见的主诉。对 65 岁的记忆力减退患者进行的前瞻性评估显示，在 5 年的随访期内，痴呆症的发生率不到 9%。然而，在 5 年的前瞻性随访中，有 50% 的 85 岁患者在基线检查时没有出现记忆力丧失的症状，他们出现了痴呆症。因此，临床医生必须积极主动，尤其是对 85 岁或 85 岁以上的患者，并筛查认知障碍。

正确的临床评估需要详细的病史，最好由值得信赖、知识渊博的人提供，尤其是配偶或孩子。病史应按时间顺序描述认知衰退，从最早的认知损害提示到最近的事件。早期检查可能发现除认知障碍外，没有其他神经功能缺陷。在晚期，或同时患有神经病变（如卒中）的患者，体检时可能会出现运动障碍或其他中枢神经系统（CNS）检查结果。

精神状态检查

精神状态检查（见第 2 章）应评估所有主要认知领域，包括记忆、注意力、语言、结构、定向、实践和执行功能（MALCOPE）。认知功能的标准化全面检测，如 MMSE，其诊断价值有限。广泛使用的 MMSE 对 AD 的较轻阶段相对不敏感。其他测试，如蒙特利尔认知评估测试，包括更适合检测认知损害早期阶段的测试项目，从而提高检测 MCI 的灵敏度。另一项指标，阿尔茨海默病 8（AD8）是一种基于信息的工具，可以大大缩短筛查时间。必须强调的是，这些仪器不是诊断测试，对结果的解释必须考虑到教育水平、母语以及可能影响表现的身体或感官损伤。

信息记录受损是早期 AD 记忆丧失的特征。当患者即使通过练习也无法回忆信息时，以及当给予提示或线索时，就会出现信息记录障碍。AD 的其他早期认知缺陷包括失语症、语言流利性降低（尤其是在词类方面）、时间定向和结构障碍。让患者在 1 分钟内列出尽可能多的分类词，这是对语言流利性的测试。例如，患者尝试列出以字母 s 开头的动物或单词。

画钟试验在测试结构和执行功能时很有用（图 27.10）。例如，患者在空白纸上画一个时钟，指示 1:45。从始至终观察他们的表现，包括形状和大小、数字顺序和位置、指针的大小和位置等。画钟试验的策略（或缺乏策略）很容易表现出来，表明在遵循一组规则或组织和执行多步任务时执行功能受损。当患者完成时，他们应该试着复制考官在他们面前画的时钟。将数字 12、6、3 和 9 放在第一位，准确地画出。如果存在构造问题，患者在执行复制任务和指挥任务时会遇到困难。如果画钟复制是好的，构造问题可能不是认知障碍的一个因素。临床医生可以使用许多标准化的、简短的精神状态测试。常规使用此类测试可以对痴呆症的严重程度进行纵向评估和分期。

其他检查

脑影像学。所有有认知障碍证据的患者都应该进行结构性脑成像（MRI），或者在没有 MRI 的情况下进行计算机断层扫描（CT）。这可能显示与非 AD 相关的变化，如卒中、硬膜下血肿、肿瘤或脑积水（见图 27.9，下图）。

定量或容积成像可以更准确地评估 AD 相关的局部脑萎缩，并提供更好的变化的成像分辨率。这些方法还没有准备好用于常规临床使用。也可考虑功能成像，如 FDG-PET 和单光子发射计算机断层扫描（SPECT）。FDG-PET 扫描可能有助于区分 AD 和额颞叶痴呆（FTD），并可在部分病例中作为诊断工具（图 27.11）。PET 在 MCI 中的作用仍有争议，尽管 PET 成像在病程早期就能检测到 AD 的变化。最终，PET 扫描可能会提供一种预测 MCI 下降的方法。最近，使用 β-淀粉样蛋白生物标志物的 PET 扫描使研究人员能够成像 AD 患者中淀粉样蛋白斑块的存在和分布。除了常规评估外，SPECT 扫描在检测 AD 方面没有显著改善，因此不推荐使用。

脑脊液的生物标志物。脑脊液中淀粉样蛋白浓度降低和 tau/磷酸化 tau 浓度升高可能在疾病的早期就被检测到。然而，这些检测方法的敏感性和特异性并不能证明比常规的无创性诊断方法有所改善。需要对这些检测进行更多研究，才能推荐它们用于大多数 AD 患者常规评估。

血液检验。目前还没有标准的化验套餐来诊断 AD。传统上需要化验维生素 B_{12}、叶酸、促甲状腺激素（TSH）的水平，通常还需要检测血清 RPR，这些检测可能揭示认知障碍的可逆性原因，这些因素可能导致整体痴呆的加重。鉴于美国几乎没有三期梅毒病例，因此不再建议对梅毒进行常规筛查。空腹同型半胱氨酸水平与 AD 风险增加有关。降低同型半胱氨酸水平对诊断为 AD 患者病程的影响尚不清楚。然而，病前降低同型半胱氨酸水平可能会降低患 AD 的风险。

基因测试。ApoE 基因分型不能诊断 AD。此外，ApoE 基因分型不应常规用于家庭成员，因为无法提供具体的遗传咨询。ApoE e4 基因型的存在可能只会增加不必要的焦虑。

A. 结构性失用和空间定向障碍

患者画的钟表

要求患者重复画出 ——→ 图画如上

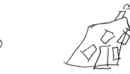

患者画的房屋

B. 忽视左侧刺激

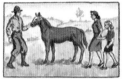

给患者看图 ——→ 看这个

给患者看这张纸 ——→ 看这个

C. 病感失认症(对于疾病不自知)

明显左侧偏瘫患者
问患者"你怎么了"
患者回答"没什么,我很好"

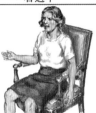

没有意识到缺陷,患者坚持尝试
行走并失败,但仍然未能意识到
缺陷

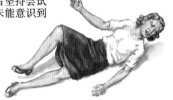

D. 运动保持困难

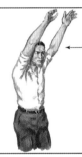

←—— 病人将胳膊举过头顶
并保持这个姿势

举起胳膊但迅速放下 ——→

E. 非语言线索的异常识别(面部表情、语音语调、情绪)

给患者出示这个图片,
并问"哪一个是笑脸"

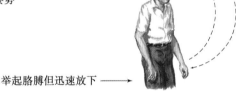

患者回答,
"我不知道,这些图片
都是一样的"

图 27.10　非优势半球皮质功能障碍

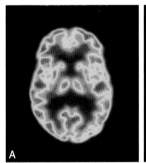

A. 正常轴向图

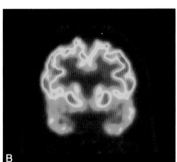

B. 正常冠状图

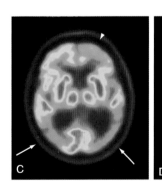

C. 与D. 颞叶和顶叶(箭)活动减少与左额叶(箭头)活动早期减少,
与疾病进展一致

图 27.11　阿尔茨海默病的氟脱氧葡萄糖-正电子发射计算机断层典型成像

治疗

轻度认知障碍的治疗

目前还没有食品和药物管理局批准的 MCI 疗法。对 MCI 中目前可用的 AD 药物进行的几项研究显示,结果喜忧参半。MCI 患者的处方可能不在保险范围内。这些研究中最大的一项表明多奈哌齐在 MCI 中对所有研究参与者的益处有限。值得注意的是,多奈哌齐对 ApoE e4 等位基因患者的影响更为显著和持久。在开始治疗前,应与 MCI 患者仔细讨论风险和益处。

阿尔茨海默病的治疗

一般方法

对 AD 患者的大部分管理都围绕着家庭互动。护理人员应为患者提供舒适、尊重的生活环境。随着他们的认知能力逐渐减退,重要的是提供一个保护患者尊严的环境。AD 患者尤其受益于结构化的简单日常生活方式,保持日常社交和体育活动(图 27.12)。

与认知健康的老年司机相比,MCI 患者、早期 AD 患者及其护理者应接受有关驾驶风险的咨询。建议进行驾驶性能评估。即使感觉安全,也应该定期对这些患者进行重新评估,因为疾病的进展将明确要求他们在疾病后期停止驾驶。

一旦确诊为阿尔茨海默病,就必须保护患者和公众免受潜在机动车事故的伤害。需要强调的是,家庭和治疗医生有责任限制 AD 患者驾驶。

建议安排一些简单的日常琐事,如摆桌子、从烘干机里叠衣服或清扫人行道,这样个人会觉得很有效率。使用预定的卫生间休息时间或提供尿布,可以避免尿失禁患者因穿着脏衣服而感到尴尬,这在社交上是显而易见的。最终需要帮助这些人进行简单的日常生活活动,如穿衣或喂食。对于患者来说,佩戴一个容易看到的识别手镯非常重要。这些患者有“日落”的倾向,在黑暗中容易困惑;一个简单的床头灯可以非常有助于防止这个问题。让患者翻阅一本旧相册,让他们对自己年轻的岁月、童年的家和父母有熟悉、愉快的回忆。

随着他们变得越来越困惑,老年痴呆症患者通常更容易激动。亲戚的安慰通常是最好的治疗。有时,简单的抗焦虑药物,如 SSRI,可能有用。最终,许多阿尔茨海默病患者需要长期护理,以保护他们的家人不受日益苛刻的护理支持的影响,这些护理支持最终将完全消耗他们的情感和身体。应该让家属放心,患者的认知能力下降会阻止他们对这种安置产生任何怨恨,否则他们的内疚感可能会是压倒性的。对于任何家庭来说,这都是最具挑战性和悲伤的经历,他们的医生和护理人员需要非常积极主动地提供支持。

胆碱酯酶抑制剂

可用的各种药物包括多奈哌齐、利凡斯的明和加兰他敏。几项研究表明,这些药物在使用 6~12 个月时,比安慰剂更好地减少标准化测试的认知功能下降,但不会减缓退化过程。如果

看护人评估

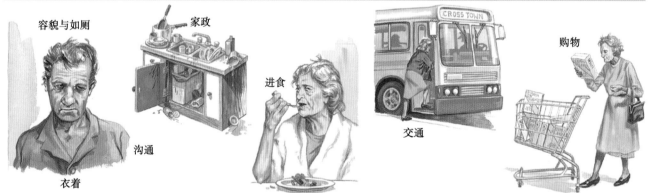

容貌与如厕　家政　进食　交通　购物
沟通　衣着

管理选项

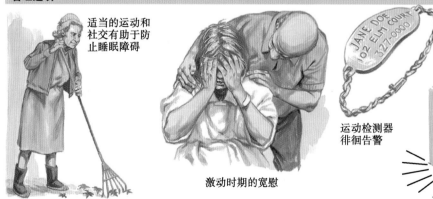

适当的运动和社交有助于防止睡眠障碍

激动时期的宽慰

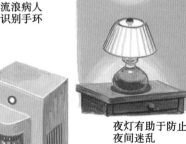

流浪病人识别手环

运动检测器徘徊告警

夜灯有助于防止夜间迷乱

图 27.12　日常生活评估

长期坚持服用,这些药物可能会带来一些益处。开始治疗时,患者需要逐渐增加剂量。此外,这些药物最终所需的最大剂量是不可预测的。胆碱酯酶抑制剂通常用于轻度至中度 AD 患者(图 27.13)。

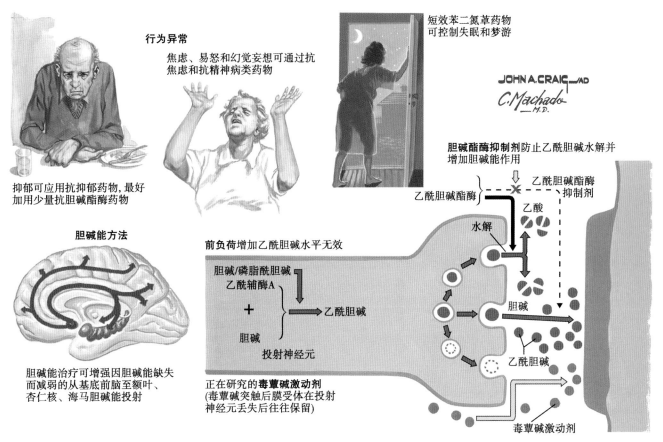

行为异常

焦虑、易怒和幻觉妄想可通过抗焦虑和抗精神病类药物

抑郁可应用抗抑郁药物,最好加用少量抗胆碱酯酶药物

短效苯二氮䓬药物可控制失眠和梦游

胆碱能方法

胆碱能治疗可增强因胆碱能缺失而减弱的从基底前脑至额叶、杏仁核、海马胆碱能投射

前负荷增加乙酰胆碱水平无效

胆碱/磷脂酰胆碱
乙酰辅酶A
+
胆碱
→ 乙酰胆碱

投射神经元

正在研究的**毒蕈碱激动剂**
(毒蕈碱突触后膜受体在投射神经元丢失后往往保留)

胆碱酯酶抑制剂防止乙酰胆碱水解并增加胆碱能作用

乙酰胆碱酯酶
乙酰胆碱酯酶抑制剂
乙酸
水解
胆碱
乙酰胆碱

毒蕈碱激动剂

图 27.13 药物治疗

如果停止这些药物治疗,患者可能会出现认知功能的严重程度下降,达到未经药物治疗的程度。在这种情况下,重新开始服用这些药物可能无法挽回损失。这些药物主要在最大剂量下有效。每天两次服用 4.5mg 或 6mg 的利凡斯的明最有效。最近,利凡斯的明以透皮贴剂的形式出现,显著降低了口服副作用的发生率。多奈哌齐在 5mg/d 的剂量下只有轻微的效果,但在 10mg/d 的剂量下会产生更大的益处。同样,加兰他敏应每天两次滴定至 12mg,以最大限度地提高疗效。加兰他敏以缓释剂型提供,允许每日一次给药。如果患者不能耐受较低剂量的这些药物,明智的做法是尝试其他药物。患者不能耐受这3 种药物中的至少一种是很少见的。可能导致停药的典型副作用包括胆碱能作用,尤其是呕吐和持续性腹泻。

美金刚

美金刚是一种 N-甲基-D-天门冬氨酸(NMDA)受体拮抗剂,被批准用于中重度 AD 患者。谷氨酸介导的神经毒性参与AD 发病机制是一个越来越被接受的假设。这一提议的基础是假设谷氨酸受体,尤其是 NMDA 类型的谷氨酸受体,在 AD 中以强直性而非阶段性的方式过度激活。这种持续、轻微、慢性的激活可能导致神经元损伤/死亡。美金刚可以通过恢复谷氨酸能系统的内环境平衡来改善记忆。激活太少是不好的,激活太多则更糟。此外,美金刚在与胆碱酯酶抑制剂联合使用时表现出良好的前景。美金刚主要用作 AD 中重度阶段的补充药物。临床试验表明,与多奈哌齐或美金刚单独使用相比,与多奈哌齐联合使用可改善 6~12 个月认知能力的稳定性。

目前对 AD 的药物治疗完全是对症治疗。这些药物的长期益处可能包括推迟进养老院安置的需要。例如,使用多奈哌齐 9~12 个月可能会将养老院安置延迟约 20 个月。然而,功能性下降仍在继续,必须向患者及其家属强调对这些药物疗效的合理预期。这些治疗与减少行为问题有关,并可能减少一些患者对镇静剂的需求。药物疗效的确定具有挑战性。当达到最大剂量时,每年的随访检查是有益的。

反复进行标准化的精神状态检查是有帮助的。例如,AD 患者的 MMSE 的平均下降率约为每年 3 分。当患者出现下降少于 3 分时,说明药物可能会有所帮助。该方法近似于 AD 临床试验中用于评估药物疗效的相同测量值。这种测试,再加上看护者的主观印象,有助于确定是否继续或更换药物。

其他潜在的治疗方法没有明确的证据支持它们的使用。银杏叶可能对各种不明(混合性的)痴呆症有用,但缺乏疗效数据。在美国国立卫生研究院(NIH)赞助的一项大型临床试验中,银杏叶在治疗 AD 方面与安慰剂相比没有任何益处。没有重复的临床研究支持使用抗炎药(流行病学研究表明可以降低AD 风险)或抗氧化剂的效果。雌激素治疗对 AD 的治疗无效,中年绝经后雌激素替代可能增加痴呆的风险。

未来的 AD 治疗可能会侧重于预防策略,包括病前有高危脑血管危险因素的人群。对于已经表现出明显 AD 的患者,对疾病改良疗法的兴趣越来越大。最值得注意的是一组减少 β-淀粉样蛋白在大脑中沉积的药物。这些药物包括从 γ-分泌酶抑制剂到抗淀粉样蛋白单克隆抗体的一系列药物。

路易体痴呆

临床案例　一名 78 岁的男子因间歇性精神错乱被转诊做评估。在过去的三年里,他患上了抑郁症,有明显的精神病症状,曾两次在精神病医院住院治疗。患者最初非常抑郁,性格孤僻。给予氟西汀的试用导致了患者定向力障碍和焦虑。当他出现持续性幻觉并具有威胁性,他的家人不能再分散他的注意力时,给予口服喹硫平。起初,他对低剂量药物反应不佳,剂量逐渐增加导致严重嗜睡和步态僵硬。他的第一次住院与在家里出现越来越激动有关,因为他有一种强烈的幻觉,感觉有入侵者闯入他的家。在住院期间,给予利培酮治疗。虽然他的精神病症状似乎有所改善,但他出现了严重的僵硬和步态蹒跚,容易摔倒。尽管如此,他仍然服用这种药物将近 1 年。

停药后,患者变得更加警觉,步态也有所改善。然而,他从未恢复到基线状态,仍然比基线状态缓慢。此外,他似乎更健忘,需要经常提醒和提示才能完成任务。有时,他似乎喝醉、困惑、迷失方向、昏昏欲睡、孤僻。在其他日子里,他显得更聪明、更机警、更有能力。随后,他的精神病症状又出现了,这导致他第二次住院治疗。正式的精神状态测试显示,记忆和视觉空间处理都有明显的损害。第二次小剂量利培酮试用再次制服了患者,但他的活动能力恶化到需要轮椅的程度。

在神经系统评估期间,他的妻子透露,患者在过去 10 年里经历了严重的噩梦,导致他在睡梦中大喊大叫、拳打脚踢。这迫使他的妻子睡在另一个房间里。他从床上摔了好几次。患者从未回忆起这些事件。他的 MMSE 评分为 22/30,中度对称性的锥体外系运动体征,包括后退步态、运动迟缓和肌强直,没有明显的震颤。他并没有主动发起对话,感情也基本上平淡。脑 MRI 显示弥漫性脑萎缩和微小血管改变。没有中毒性/代谢性脑病的迹象。脑电图(EEG)显示双颞部慢波,无癫痫样放电或节律异常。

给予胆碱酯酶抑制剂卡巴拉汀治疗,使精神错乱和幻觉明显缓解。随后,他停止服用利培酮,并在 1 年多的时间里保持精神稳定。虽然他的帕金森病持续存在,但他不再需要辅助设备来行走。由于困惑和反复出现幻觉,给予左旋多巴治疗无效。这名患者的神经系统状况逐渐加重,偶尔会出现一阵阵躁动困惑。5 年后,到养老院里安置。

发病机制

路易体(LB)最初是在 20 世纪初在帕金森病患者的黑质中被描述的,在许多帕金森病伴痴呆的病例中,LB 也广泛出现在皮质和其他皮质下核的区域。20 世纪 60 年代,LB 形成的神经退行性改变首次与痴呆症有关。早期病例描述指出 LB 广泛分布于大脑皮质和脑干,被称为弥漫性路易体病。随后的神经病理学研究发现,在 AD 患者的大脑中,LB 病理的发生率出人意料的高。这些病例通常显示 AD 病变和 LB 共存,并被归类为 AD 的 LB 变异型。

总的来说,"变异型"病例表现出的 AD 病理学(尤其是 NFT)相对少于与临床痴呆严重程度相匹配的纯 AD 病例。关于位于海马 CA2 区的路易体神经突的报道表明,DLB 是痴呆症的一种独特的神经退行性原因,与 AD 病理无关。有趣的是,在遗传性 AD 患者的大脑中也发现了 LB,这表明这些疾病之间可能存在病理生理联系。此外,在非老年人的大脑中偶尔会发现 LB。很少有家族性 DLB 病例被描述,也没有已知的与遗传性 DLB 相关的突变。

DLB 的最终病理诊断只需要在皮质存在 LB 病理,而不管是否同时存在 AD 病理改变。其中许多病例也符合 AD 明确诊断的病理标准和可能或可能 AD 诊断的临床标准。因此,围绕这一诊断存在争议,对于伴有 LB 和 AD 病理的病例的单一疾病分类没有一致意见。痴呆症尸检系列表明 DLB 是仅次于 AD 的老年痴呆症的第二常见病因。缺乏临床流行病学研究。

LB 是胞浆内包涵体,是原发性 PD 的标志性组织病理学病变,发生在黑质和其他脑干核的神经元内。LB 的形态学特征为球形和嗜酸性染色(图 27.14)。中心染色密集,周围有一圈苍白的光环。在患有痴呆的 PD 患者中,LB 发生在皮质神经元和其他灰质区域。皮质 LB 的特征是形状不规则,没有 PD 所见的特征性苍白的光环。因此,常规神经病理学染色技术很容易忽略皮质 LB。此外,LB 不使用嗜银染色,嗜银染色通常用于识别 AD 中的神经病变,一种称为 α-突触核蛋白的突触蛋白是主要的 LB 成分。α-突触核蛋白的特异性免疫组织化学染色大大提高了整个大脑的 LB 检测。泛素染色也能很好地检测这些病变。α-突触核蛋白的功能尚不完全清楚。它可能在调节突触前、神经末梢囊泡功能中发挥作用。α-突触核蛋白基因的突变在受影响的亲属中产生混合表型。症状主要是 PD 样,痴呆症发生的频率较低。α-突触核蛋白似乎也是多系统萎缩(MSA)的主要病理基质。

临床表现和鉴别诊断

DLB 患者的特点是认知功能下降、行为改变和运动功能障碍。这一临床诊断最关键的组成部分是痴呆症,尽管 DLB 的最初表现可能以运动或行为障碍为特征。DLB 的一个重要临床特征是精神状态的波动,这可能是戏剧性的,从相对清醒到严重意识混乱。事件的持续时间和频率变化很大,持续几分钟、几天或几周。意识和觉醒水平可能会有所不同,包括周期性嗜睡和无反应。可能出现短暂的神经系统症状(即构音障碍、头晕或原因不明的跌倒)。这种发作可能提示复杂的部分性癫痫发作、谵妄或短暂性脑缺血发作。虽然 AD 患者有"好日子和坏日子",但 DLB 患者的波动更为明显。每次就诊的临床评估可能会有很大差异。护理人员经常会因为症状的不可预测性而感到压力。

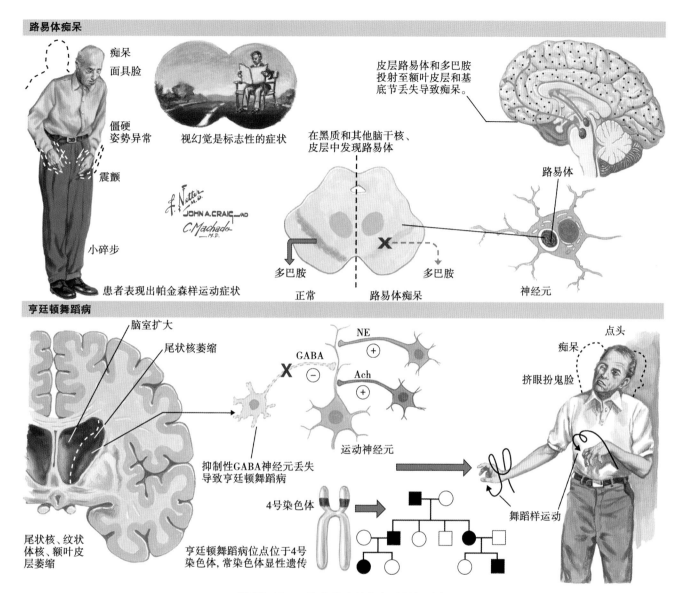

图 27.14 路易体痴呆和亨廷顿舞蹈病

DLB 患者的认知功能损害可能与 AD 患者相似，但存在一些重要差异。DLB 的记忆丧失往往比 AD 轻，然而，检索缺陷比编码缺陷更明显。因此，与 AD 患者相比，DLB 患者在检索之前学习到的信息方面存在更大的问题，并且在提示方面表现出更大的优势。在 AD 患者中，编码困难占主导地位，因此，患者从实践或提示中获益不多。DLB 患者的视空间和结构功能可能比 AD 患者更早受损。DLB 患者可能在熟悉的社区甚至在自己家中出现地理上的定向障碍，而他们的记忆受到轻微损害。DLB 患者的执行功能也明显早于 AD 患者受损，表现为问题解决能力受损，无法完成任务，日常活动明显紊乱。正式的神经心理学测试有助于区分 AD 和 DLB，尤其是在早期疾病阶段。

DLB 患者也会出现显著的精神病特征，包括幻觉和妄想，尽管这种症状在病程早期通常不常见。在 DLB 中，精神病可能是早期严重致残的特征，有时预示着痴呆症的发病。反复出现的生动而详细的视幻觉在 DLB 中尤其普遍。对这些幻觉的

情绪反应从相对冷漠到严重的焦虑和好斗。当患者缺乏洞察力或幻觉被视为威胁时，通常会出现躁动。也会出现具有其他感官（即非视觉）的幻觉，但对 DLB 的特异性较低。妄想通常是奇怪的、复杂的、与认知功能障碍无关。相比之下，AD 患者的妄想往往是由于遗忘引起的误解。例如，当 AD 患者找不到放错地方的东西时，他们可能会对他人产生怀疑。抑郁和焦虑等其他行为问题也经常发生，但并非 DLB 独有（表 27.1）。

DLB 的运动征象包括 PD 的所有典型特征，然而，这里的运动迟缓和僵硬更具特征性，而震颤则相对少见。与帕金森病相比，体征往往更对称、分布更偏中轴部。与帕金森病患者的姿势不稳定不同，不明原因的跌倒发生在 DLB 患者的早期，并且经常发生在 DLB 患者身上，后者往往标志着病情更为严重。DLB 患者对多巴胺能药物的反应有限或无效，尽管它们可能会加剧幻觉。帕金森病也见于晚期 AD 和 FTD。当帕金森病发生在痴呆症的 1~2 年内，无论是在认知能力下降之前还是之后，DLB 都是鉴别诊断的首要考虑因素。

表 27.1 DLB 和 AD 临床表现的比较

临床表现	DLB	AD
记忆减退	不显著,记忆提取能力差	典型,记忆编码能力差
视空间和构造的认知能力	早期严重受损	早期轻度受损
执行能力	更早受损	更晚受损
波动性心理状态	显著	不太明显
精神症状	早期可以很显著	早期不典型
幻觉	奇怪,和认知功能障碍无关的	通常和记忆障碍有关
抑郁和焦虑	普遍	普遍
帕金森综合征	痴呆 1~2 年内出现	在疾病的后期出现

AD,阿尔茨海默病;DLB,路易体痴呆。

诊断

DLB 的临床评估与 AD 相似。正式的神经心理学测试可以在病程早期将 DLB 与 AD 或其他痴呆疾病区分开来。目前还没有血液或脑脊液检查的特异指标。脑部 MRI 和 CT 没有显示任何特定的异常。容积 MRI 检查表明 DLB 患者的海马体积相对较小。脑电图显示非特异性异常,包括局灶性或弥漫性脑电波减慢。PET 成像在未来可能会有所帮助,尤其是在突出受影响的多巴胺能系统方面。

治疗

DLB 和 AD 中都存在胆碱能中枢神经系统缺陷。一些研究表明,DLB 比 AD 与更多的胆碱能缺陷有关。理论上,胆碱酯酶抑制剂多奈哌齐、卡巴拉汀和加兰他敏应该是有效的,小型对照临床试验表明,这些药物对 DLB 中的认知结果指标有良好的影响。药物益处的持续时间尚未确定,但可能与 AD 相似。胆碱酯酶抑制剂仅提供对症疗效,对退化过程没有明确影响。因此,患者只能在有限的时间内延迟认知功能进展。目前尚不清楚这些药物何时真正失去疗效。与 AD 一样,停药,尤其是在治疗数年后,可能会导致认知功能和神经系统功能迅速下降。这些药物可以降低整个病程中认知波动和行为问题的程度和严重度。

当精神病特征导致患者丧失功能时,常使用非典型抗精神病药物,其疗效与具有精神病特征的帕金森病患者相似。这些药物对 DLB 的疗效尚未在对照临床试验中进行研究。由于非典型抗精神病药产生的锥体外系不良反应少于"典型"抗精神病药,因此在治疗 DLB 患者时,这必须是一个重要的考虑因素。然而,这些非典型抗精神病药物与疗养院患者的发病率和死亡率增加有关。因此,在老年痴呆症患者中使用这些药物需要仔细评估风险和益处,并如果使用则需密切监测。

此外,DLB 患者通常对各种中枢作用的药物很敏感,尤其是对抗精神病药物,并可能因严重运动障碍、肌张力障碍或谵妄而完全丧失行为能力。DLB 中抗精神病药物恶性综合征的发病率尚不清楚。对每一例患者都应使用良好的临床判断和保守的给药策略。DLB 中精神病特征的治疗是最具挑战性的管理问题之一,如果可能的话,应该避免服用抗精神病药物。

精神病症状通常比患者更让看护者痛苦,但这不应促使立即开始此类药物治疗。最近,使用胆碱酯酶抑制剂,如卡巴拉汀,被证明可以减少 DLB 患者的幻觉。因此,胆碱酯酶抑制剂仍然是 DLB 的一线用药,包括具有显著精神病特征的病例。运动症状的治疗主要基于病例报道。在某些情况下,可谨慎使用多巴胺能药物,然而,精神症状可能会恶化,疗效往往很低。

与 AD 一样,关于疾病过程和现实治疗期望的护理者咨询对于成功监测、干预和改善生活质量至关重要。在精神错乱人群中安置养老院最常见的原因包括有行为问题的精神症状和帕金森病。因此,DLB 患者早期入住养老院的风险很高。与 AD 一样,胆碱酯酶抑制剂的使用可能有助于推迟去养老院安置时间。

额颞叶痴呆

临床案例 55 岁,男性,2 年前开始忽视家庭和职业责任,此前他的家人认为他是个"有思想、有成就、有智慧"的人。在工作中,他错过了几个最后期限,客户抱怨他"忘记"了这些期限。因此,他停止了工作。他变得更加冲动,无缘无故地深夜开车,日夜不停地检查自己的炉子。

与此同时,他的妻子变得越来越泪流满面、焦虑不安,然而,他似乎对她的焦虑漠不关心,也不知道自己的性格变化。他的个人卫生状况变差了,不再刮胡子,穿得很邋遢。在社交活动中,他打断谈话,不恰当地触碰他人,说话无味和大声,经常让妻子感到难堪。尽管有这些变化,他仍继续进行园艺和其他喜欢的活动,尽管对细节的关注较少。

在检查中,他穿着未洗的衣服、头发蓬乱、气味难闻、没有刮胡子。他说话不得体,反复说:"我得走了。"有时,他试图离开检查室,但还是被温和地劝诱着回来。他的感情在其他方面是平淡的。他对问题给出了具体、简洁的回答,大多是肯定的、否定的,或者说"不知道"。命名功能受损。他可遵循一些简单的命令,但更复杂的序列则不能完整完成或完成得杂乱无章。他的记忆相对完整,尽管亲属姓名的检索受到了损害。他在 1 分钟内只列出了 5 只动物,考虑到他的研究生教育水平,这是一个严重的功能缺陷。除了运动障碍和轻度的双侧觅食反射外,他的主要神经系统检查结果相对正常。在接下来的 2 年里,他变得越来越孤僻,说话越来越少,几乎每一项活动都需要鼓励。

脑部磁共振成像显示外侧额叶萎缩,尽管有点不对称,因为它对左侧的影响略大于右侧。血液学检查、脑脊液检查和脑电图结果均不异常。

发病机制

本例为一个与主要局限于额叶和颞叶的退化过程有关的进展性痴呆的例证。一个以前成就卓著的人最初表现出智力下降、责任感减退、社交礼仪丧失的迹象,并伴有不受约束的个性。Arnold Pick 在一个世纪前就开始描述额叶萎缩和颞叶萎缩。随后,他也是第一个在局灶性脑叶萎缩的基础上认识到进行性失语和进行性失用综合征的患者。同时,Alois Alzheimer 描述了后来被称为 Pick 病或 FTD 的组织病理学的改变。

随后在其他病理学上不同的过程中描述了 FTD 的特征,包括皮质基底节变性(CBD)、运动神经元病(MND)型痴呆、原发性进行性失语(PPA)和缺乏独特组织学的痴呆。此外,皮质下病变区的存在会导致锥体外系症状,包括运动迟缓和肌肉僵硬。在其他病例中,类似的病理特征出现在额叶或颞叶以外的皮质区域。例如,在 PPA 中,顶叶皮质受累可能占主导地位。额颞叶痴呆这个术语并不能完全解释病理学和临床现象学之间的联系。随着疾病的进展,脑叶变性会发生,通常是不对称的和双侧变性。有人建议使用术语 Pick 复合体,而不是 FTD,以提供更具包容性地诊断疾病,包括这些痴呆的病理和临床特征。也许更具体地说,额颞叶变性(FTLD)一词包含了这种原发性神经退行性痴呆的无数病理基础,而 FTD、PPA、CBD 等术语描述了相应的临床综合征。

FTLD 的基本组织病理学是非特异性的,其特征是皮质表层的神经胶质增生、神经元丢失和海绵状变性,多见于额叶和颞叶。然而,分子病理学涉及几种蛋白(tau 蛋白和 TDP-43),它们分布在不同的皮质和皮质下,对应于各种 FTD 综合征的特定临床表现。Pick 小体和 Pick 细胞的形成发生在不到 25% 的病例中。Pick 小体是圆形的嗜银胞浆内包涵体,大多数银染色技术很容易检测到,标准苏木精和伊红染色显示轻度嗜酸性。皮质 Pick 小体形成于小的神经元中,当 Pick 病发生在齿状回时,它们是 Pick 病的特征。Pick 细胞是一种巨大的、膨胀的神经元,作用于表层皮质细胞。在许多病例中,存在补体和小胶质细胞激活的证据,表明炎症机制可能在发病机制中发挥作用。Pick 病的退行性变局限于额叶和颞叶,形成典型的脑沟"刀刃状"萎缩。

Pick 小体、星形胶质细胞和少突胶质细胞内病理性 tau 蛋白的阳性标记是这些疾病(称为 tau 蛋白病)发病机制中的一个常见线索。除了 Pick 病、Tau 蛋白病理组(FTLD-tau)相关的痴呆症还包括进行性核上性眼肌麻痹(PSP)、CBD 和关岛肌萎缩侧索硬化-帕金森综合征(ALS-PDC)。Tau 蛋白参与了 AD 的发病机制。然而,Tau 在 AD 和 Pick 病中受影响的机制不同。一系列机制可能改变 Tau 蛋白,决定最终的病理和临床表现。

其他 FTD 病例未显示明显的 tau 蛋白标记。其中许多情况与称为 TDP-43 的泛素化蛋白的胞浆内和核内聚集有关。这些形式的 FTLD(FTLD-U)发生在 FTD 的行为亚型(bvFTD)、MND 的 FTD(FTD-MND)、语义性痴呆(SD)和进行性非流利性失语(PNFA)中。还有其他非 Tau 蛋白病变和非 TDP 病变相关的分子病理学产生的 FTD 综合征。家族性 FTLD 非常常见(高达 40% 的病例)。已鉴定出 4 个 FTLD 基因:与 tau 蛋白聚集体相关的微管相关蛋白 tau 蛋白(*MAPT*)基因、与 TDP-43 聚集体相关的前粒蛋白(*PGRN*)基因、带电的多泡体蛋白 2B(*CHMP2B*)基因和含缬酪肽蛋白(*VCP*)基因。

临床表现

FTD/Pick 病约占所有退行性痴呆的 15% ~ 20%。典型的发病年龄很广,从 21 岁到 75 岁不等,通常累及 45 ~ 60 岁的人群。男性和女性同样受到影响。中位病程为 8 年,但范围为 2 ~ 20 年。超过 50% 的病例有家族史。

额颞叶痴呆的行为亚型(bvFTD)

bvFTD 和 Pick 病的显著临床特征是显著的行为和人格变化。大多数患者都没有意识到自己的问题。在社会行为、个人卫生和情感方面经常会出现严重的崩溃。心理过程变得具体而持久(图 27.15)。3 种主要的行为亚型包括去抑制、淡漠和刻板行为。

1. 去抑制的患者表现出过度活跃、躁动、注意力不集中和分心、冲动、缺乏应用和无礼。有精神上的混乱和频繁的场景转换,从一个活动或对话话题转移到另一个活动或话题,没有产生任何效果。举止通常是不恰当的诙谐和社交不当。有些人表现出 Klüver-Bucy 综合征的症状,即多嘴多舌、性欲亢进和利用行为。这些患者经常因暴饮暴食而体重迅速增加。他们可能会冲动地触摸或捡起视线范围内或伸手可及的物体。在极端情况下,大小便失禁可能与食粪症有关,有时是在一个警觉和专注的患者身上。

2. 淡漠型患者缺乏动力,表现出假性抑郁。他们一整天都坐在床上或躺在床上,他们不愿洗澡和梳洗,穿着邋遢。行为是"节俭的",花费最少的能量消耗或脑力消耗。这些患者对问题的反应潜伏期通常较长,尽管最终的答案通常是准确的。语言是节俭的,许多反应都是以单字或短句为特征,不愿详细阐述。语音韵律可能会丢失。常见持续性的言语和运动活动。由于患者情绪变得肤浅,可能会失去对自己和他人的关心。无动于衷的状态通常被误认为是抑郁症,而抗抑郁药物治疗通常无效。

3. 刻板行为型包括重复性、仪式性和特殊性行为。这些人需要严格的日常生活,当他们的日常生活被打断时会变得烦躁不安。在一次就诊中,他们可能会一字不差地重复同一个故事,并以相同的韵律变化重复多次。这类似于"听破唱片"。他们证明了思维的僵化和难以转变的心态。仪式行为、从地板上拣皮棉、重新整理银器抽屉、重写一封信等等,都有一种强迫性的特质,没有与强迫症相关的焦虑。在疾病过程中,临床特征往往重叠。

患者可能表现出主要的冷漠特征,但后来会发展出越来越不受抑制或刻板的行为,或两者兼而有之。随着症状的进展,大多数患者会出现运动障碍、进行性肌肉僵硬、缄默和大小便失禁,需要全面护理。去抑制特征与眶额叶和邻近颞叶内的变性有关。冷漠特征与额叶背外侧的退行性改变相关。刻板的行为类型似乎与额叶和颞叶更广泛的受累有关,尽管扣带回区域可能更为重要。

最初的认知功能可能相对较少受影响,因此,精神状态检查可能只在注意力分散、注意力不集中或持续言语时值得注意,而不是明显的记忆损伤或结构性失用症。bvFTD 的一个更显著的认知特征是在分类和排序任务上出现执行功能障碍、语言流利性丧失以及一般问题解决技能受损。

额颞叶变性伴运动神经元病

伴有 MND 的 FTLD 最常见于 65 岁以下的男性。特征性

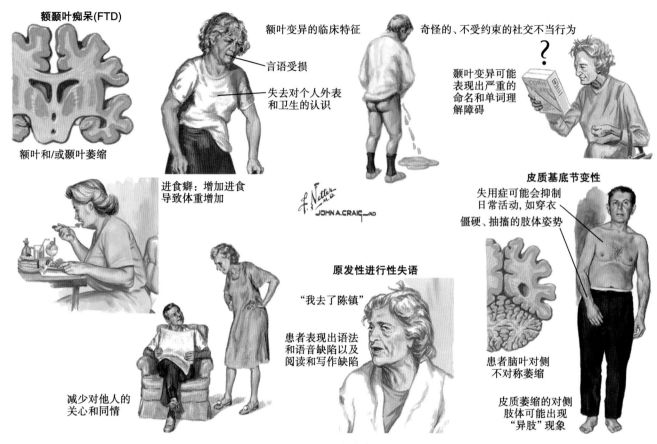

额颞叶痴呆(FTD)

额叶和/或颞叶萎缩

额叶变异的临床特征

言语受损

失去对个人外表和卫生的认识

奇怪的、不受约束的社交不当行为

颞叶变异可能表现出严重的命名和单词理解障碍

进食癖:增加进食导致体重增加

皮质基底节变性

失用症可能会抑制日常活动,如穿衣

僵硬、抽搐的肢体姿势

原发性进行性失语

"我去了陈镇"

患者表现出语法和语音缺陷以及阅读和写作缺陷

减少对他人的关心和同情

患者脑叶对侧不对称萎缩

皮质萎缩的对侧肢体可能出现"异肢"现象

图 27.15 脑叶痴呆

FTD 通常先于运动神经元症状的出现,而去抑制型行为占主导地位。在这些情况下,运动神经元组成会导致更快的功能衰退和死亡。因此,运动障碍和缄默症并不常见。患病病程通常为2~3 年。只是偶尔发现有家族史。

原发性进行性失语(PPA)

PPA 分为流利性和非流利性的亚型。在这两种类型中,进行性失语是主要的临床特征,通常是整个疾病的唯一特征。通常情况下,流利性 PPA 女性患者通常在 50~65 岁发病,病程从 3 年到 15 年不等。理解和命名能力逐渐丧失,阅读和写作障碍相对较少受累。行为特征包括精神僵化、刻板行为、以自我为中心和无视人身安全。许多患者容易激越。记忆力、计算力和构造技能相对较少受累,而视觉失认症和面容失认症可能发生得相对较早。

语义性痴呆(SD)可能表现为流利的进行性失语和视觉失认症。非流利性 PPA 患者通常出现在同一年龄段。男性和女性受到同等影响。病程为 4~12 年。整体理解力良好,言语表达受损。患者说话费力、无语法、口吃,重复和单词提取能力受损。阅读和写作也受到影响,但比言语受到的影响要小。这些人意识到自己的缺陷,很容易变得沮丧和抑郁。在疾病后期出现行为问题,可能包括任何 FTD 症状。然而,PPA 的重点特征在临床上与经典 FTD 不同。

诊断

脑 MRI 对于排除肿瘤或感染等额叶综合征的其他机制很重要,它可能显示神经退行性疾病中额叶和颞叶内的萎缩占主导地位。在 PPA 病例中,脑成像可能显示局灶性脑叶或不对称性萎缩。FTD/MND 患者的肌电图可能具有诊断性价值。脑 SPECT 可能显示类似分布的缺陷,尽管它没有提供明确诊断的敏感性。脑部 FDG-PET 扫描有助于区分 FTLD 和 AD。脑电图正常,尤其是在病程早期。血液检查和脑脊液检查对诊断没有帮助。正式的神经心理学测试有助于定位皮质功能的缺陷。

治疗

FTD 的治疗是支持性的。使用乙酰胆碱酯酶抑制剂(通常用于 AD)并没有明显的益处。护理者教育和减少护理者压力对于成功治疗有躁动和其他行为问题的患者至关重要。当患者变得咄咄逼人、好斗时,护理人员往往会反对他们的行为。在这些情况下,分心和重定向比口头指导更有效。

建议限制使用镇静剂,以避免过度用药。矛盾的是,苯二氮䓬类药物可能会加剧某些患者的躁动。SSRI 可以减少焦虑和不安。其他药物,包括情绪稳定剂和非典型抗焦虑药(如曲唑酮、丁螺环酮),当作为单一疗法或联合疗法使用时,有时有助于解决行为问题。在 FTD 中,经典和非典型抗精神病药物的随机临床试验很少,但在攻击性或暴力行为的情况下,它们可能是必要的。

血管认知功能障碍

> **临床案例** 67岁，男性，既往有高血压和冠心病病史，自妻子去世3年前以来一直独居，在女儿的坚持下来到诊所，主因变得越来越自满和不活跃。女儿指出，患者已经停止自己做饭，除非她带点东西给他，否则他可能不会吃。他倾向于吃垃圾食品和糖。她不确定他是否定期服用抗高血压药物。他忽视了做家务和打扫庭院，停止了平衡支票簿，减少了社交活动。
>
> 患者述说步态不稳并逐渐加重。虽然他没有摔倒，但他感到失去平衡，尤其是在转弯时。他还报告了有尿频和偶尔的尿失禁。他否认患有抑郁症，但并不特别高兴。他放弃了以前的兴趣，因为这些兴趣"太多了，无法追踪"。
>
> 5年前，患者曾出现过一次卒中，当时发生右侧短暂性无力，但没有后遗症。大约1年前，他因短暂的右侧无力和构音障碍而住院。脑MRI显示广泛的皮质下和脑室周围白质改变，基底节出现大量微血管性梗死。
>
> 检查时，患者的情绪平淡、反应迟钝。精神状态检查结果显示运动顺序受损、执行功能障碍和记忆障碍。他不能倒拼"世界"单词。他能记下4个单词，但只能自发地回忆4个单词中的一个。在暗示下，他回忆起了所有4个项目。他不能根据命令画时钟，但他复制了一个由检查者画的时钟。患者有宽基底的痉挛步态，双侧巴宾斯基征阳性。跨步幅度和手臂摆动幅度降低。腱反射很活跃。血压是160/86mmHg。复查头MRI显示进行性皮质下和脑室周围微血管病变改变。血液检测结果显示细胞计数正常，B_{12}水平正常，TSH水平正常。血清HPFI无反应。空腹血清同型半胱氨酸水平略有升高，为17mol/L。

发病机制

脑血管疾病和痴呆症之间的联系已经被认识了很多年。有些作者使用血管性认知功能障碍（VCI）一词来描述脑血管疾病导致的痴呆综合征。这适用于痴呆症是否主要与脑血管疾病有关，或是否与另一种痴呆症混合存在。事实上，在20世纪早期和中期，脑血管疾病被认为是老年痴呆症的特定病因。直到20世纪60年代，AD才被认为是大多数痴呆患者最常见的病理生理机制。在随后的几十年里，VCI的概念经历了几次修订。考虑到卒中可能出现的各种临床综合征，VCI表现差异很大。卒中的异质性使得将VCI定义为具有特定诊断标准的单一临床疾病的能力变得复杂。系列尸检结果显示，在大约20%的痴呆病例中，脑血管疾病与AD共存，并影响临床痴呆表现。

当多发性脑梗死或出血导致足够多的神经元或轴突损失，从而损害认知功能时，就会发生VCI。VCI综合征的核心病理改变包括：①腔隙性疾病（穿支动脉病）；②多发性梗死性痴呆（MID；中和大血管疾病）；③关键部位性单梗死性痴呆（如丘脑、角回）；④Binswanger痴呆。这些条件并非相互排斥，在许多情况下，患者同时患有小血管和中血管梗死。此外，与年龄相关的微血管疾病（通常由老年患者的脑部MRI扫描确定）也可能导致老年痴呆症的发病、进展和症状。

流行病学

VCI的风险随着年龄的增长而增加，就像卒中的风险随着年龄的增长而增加一样。大多数关于痴呆症的流行病学研究没有区分AD、脑血管病和混合性痴呆。在尸检研究中，单纯血管性痴呆的发病率可能不到老年痴呆病例的10%。然而，VCI的患病率可能高得多。混合性痴呆患者的患病率通常较高，包括血管和神经退行性疾病的影响。事实上，这可能远高于目前的估计。一般来说，VCI的诊断标准缺乏足够的敏感性和特异性，无法可靠地识别VCI病例。许多患者还可能患有其他类型的痴呆症，如AD、DLB或正常压力性脑积水。有趣的是，脑血管疾病非常常见，并与AD有共同的风险因素，包括高血压、糖尿病和高脂血症。最近的研究也表明AD和代谢综合征之间存在联系。与年龄匹配的对照组相比，AD患者更容易发现卒中。因此，有理由怀疑脑血管疾病在老年痴呆症中起着重要作用。

临床表现和鉴别诊断

预防VCI的可能突出了识别和治疗各种可能导致痴呆的血管原因的重要性。鉴于卒中后认知缺陷的多样性，诊断血管性痴呆的标准很难定义，主要取决于卒中的解剖位置。最常见的痴呆症是AD，其典型特征是早期出现短期记忆丧失。虽然血管性痴呆可能以这种方式出现，但它不一定是VCI的"主要"特征。卒中的认知后果可能包括执行功能障碍、忽视或失语。此外，脑血管疾病的进展程度差异很大。急性卒中后的残余症状可能在混合性痴呆的情况下最初似乎没有完全改善，后来又导致最终的认知功能障碍。此外，现在有相当多的证据表明卒中会增加AD的风险。"无症状"的腔隙性梗死与AD风险增加尤其相关。

几乎所有VCI的诊断标准都需要影像学检查来证明卒中的证据（图27.16）。然而，在影像学检查中，并没有特定的特征性表现可以提供VCI本身的诊断。没有特定的脑血管病变当然会减轻这种诊断。MRI在显示皮质下和脑室周围白质变化方面比CT更敏感，与小血管疾病和较小梗死相一致。因此，VCI诊断需要识别各种综合征特征，以与影像学检查结果相关联。

临床表现被随意分为大血管疾病和小血管疾病，它们在临床上并不相互排斥。大血管疾病往往影响大血管区域，产生众所周知的临床综合征。例如，额叶受累可能导致失语症、失用症、去抑制或淡漠。内侧颞叶受累导致健忘症，角回损伤导致结构性失用症，顶叶损伤导致失读或失用症。

MID的临床综合征通常以逐步的方式进行，明确的卒中事件导致各种认知领域的连续累积损害。小血管疾病通常发生在皮质下梗死。它们有时局限于关键部位，如丘脑或基底节，并涉及白质束，如额皮质下束和丘脑皮质束。

此外，小血管病变通常出现在"正常"衰老的情况下，最小的分支变得越来越弯曲，沿着大脑深处的路径产生扭曲和绕成圈。高血压和糖尿病会加剧形态学变化。这会导致深部血管区域（如脑室周围和皮质下白质区域）内的弥漫性髓鞘丢失。

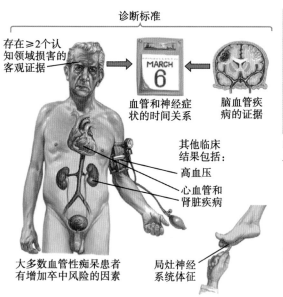
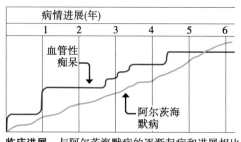
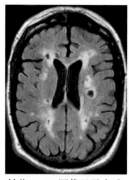
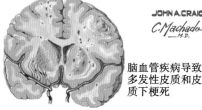

图 27.16 血管性认知障碍型痴呆

小血管疾病的临床相关性可能包括执行功能障碍、淡漠、注意力不集中和额叶综合征典型的个性变化,如脑积水和 FTD(见图 27.15)。特定回路的参与与公认的临床表现相关。

背外侧前额叶回路功能障碍与执行功能障碍、语言流利性下降、排序任务表现不佳、无礼、定势转换和持续言语相关。皮质下眶额回路与去抑制、躁狂行为和强迫行为有关。内侧额叶回路产生淡漠、精神运动迟缓和情绪不稳定。

Binswanger 病

这是由小血管疾病引起的 VCI 痴呆的临床表现。患者年龄在 50~70 岁,超过 80% 的患者有高血压、糖尿病或两者兼有的病史。初始症状各不相同,但通常包括行为变化,如抑郁、情绪不稳定或意志缺失。步态障碍的特征是下肢帕金森病样步态、共济失调或痉挛步态。可能存在构音障碍和其他局部运动症状。尿失禁很常见。患者通常有头晕或晕厥病史。认知障碍的特征是进行性执行功能障碍、思维处理缓慢和影响信息检索的记忆障碍,而非编码的记忆障碍。

Binswanger 病的临床病程为间歇性进展,通常没有明显的卒中样事件。通常,这需要 3~10 年的病程。病理学上,发现大量皮质下和脑室周围的梗死,这些梗死保留了皮质 U 型纤维。当患者出现典型的 Binswanger 病的临床表现、但没有高血压或糖尿病时,应考虑诊断为伴有皮质下梗死和脑白质疏松症的常染色体显性遗传性脑动脉病(CADASIL)。这是 VCI 为数不多的遗传原因之一。

在老年人中,当患者表现出 AD 和 VCI 的临床特征时,存在混合性痴呆的可能性。影像学检查揭示了梗死、广泛的微血管疾病或两者兼而有之的证据。无症状性脑梗死,尤其是基底节和丘脑区,以及显著的缺血性白质改变,会增强 AD 的临床表现和进展。此外,各种血管危险因素,如高血压、高胆固醇血

症和高同型半胱氨酸血症(水平高于 14mmol/L),也会增加 AD 的风险,与痴呆症严重程度相匹配,与单纯 AD 病例相比,显示出更少的 AD 病变。显然,这些病例的具体临床表现受到脑血管疾病的影响。最后,随着年龄的增长、复发性卒中和 MRI 上较大的脑室周围白质病变,发生卒中后痴呆的风险增加。缺氧和缺血性卒中并发症,如肺炎或癫痫,也会增加卒中后痴呆的风险。

预防和治疗

必须积极开展一级预防。在确定高危患者后,动脉性高血压、心脏病、血脂异常和糖尿病的治疗对于降低痴呆风险非常重要。二级预防(即,当脑血管疾病最初被确认时的治疗)始于对卒中及其并发症的适当急性处理。通过适当的抗血小板或抗凝剂治疗预防卒中复发,并解决主要风险因素也非常重要。使用钙通道阻滞剂治疗高血压在预防痴呆方面可能比其他降压药物更有效。膳食中补充叶酸、维生素 B$_6$ 和 B$_{12}$ 可能有助于降低同型半胱氨酸的水平,同型半胱氨酸可能是 VCI 的前体。"神经保护剂"在预防卒中后痴呆中的作用尚不清楚。

迄今为止,循证对照试验尚未确定任何治疗缺血性血管性(多发性梗死)痴呆的药物。然而,当痴呆症发生时,胆碱酯酶抑制剂可能是有益的。与 AD 一样,建议将这些药物滴定至最大剂量,他们在 VCI 中的长期疗效尚不清楚。胆碱酯酶抑制剂对痴呆症的治疗效果可能更大。然而,在 VCI 和 AD 中,乙酰胆碱缺乏可能是显著的。皮质下血管疾病通常会中断从基底前脑到大脑皮质广泛区域的主要胆碱能通路。与健康对照组相比,VCI 患者的脑脊液乙酰胆碱水平存在不足。与所有痴呆症患者一样,护理人员的教育和支持对患者的长期成功和生活质量至关重要。

(叶珊 译)

推荐阅读

Alzheimer Disease

Alzheimer's Association. www.alz.org.

Cummings JL. Alzheimer's disease. N Engl J Med 2004;351(1):56–67, *Review*.

Dubinsky RM, Stein AC, Lyons K. Practice parameter: risk of driving and Alzheimer's disease (an evidence-based review): report of the quality standards subcommittee of the American Academy of Neurology. Neurology 2000;54:2205–11.

Klafki HW, Staufenbiel M, Kornhuber J, et al. Therapeutic approaches to Alzheimer's disease. Brain 2006;129(Pt.11):2840–55, *Review*. [Epub 2006 Oct 3].

Knopman DS, Dekosky ST, Cummings JL, et al. The American Academy of Neurology. Practice parameter: diagnosis of dementia (an evidence-based review—report of the quality standards subcommittee of the American Academy of Neurology). Neurology 2001;56:1143–53.

Lesser JM, Hughes S. Psychosis-related disturbances. Psychosis, agitation, and disinhibition in Alzheimer's disease: definitions and treatment options. Geriatrics 2006;61(12):14–20, *Review*.

Raina P, Santaguida P, Ismaila A, et al. Effectiveness of cholinesterase inhibitors and memantine for treating dementia: evidence review for a clinical practice guideline. Ann Intern Med 2008;148(5):379–97, *Review*.

Small BJ, Gagnon E, Robinson B. Early identification of cognitive deficits: preclinical Alzheimer's disease and mild cognitive impairment. Geriatrics 2007;62(4):19–23, *Review*.

Dementia With Lewy Bodies

Fantini ML, Ferini-Strambi L, Montplaisir J. Idiopathic REM sleep behavior disorder: toward a better nosologic definition. Neurology 2005;64(5):780–6, *Review*.

Huey ED, Putnam KT, Grafman J. A systematic review of neurotransmitter deficits and treatments in frontotemporal dementia. Neurology 2006;66(1):17–22, *Review*.

McKeith IG, Dickson DW, Lowe J. Consortium on DLB. Diagnosis and management of dementia with Lewy bodies: third report of the DLB consortium. Neurology 2005;65(12):1863–72, *Review*. Erratum in: Neurology. 2005.

Murphy J, Henry R, Lomen-Hoerth C. Establishing subtypes of the continuum of frontal lobe impairment in amyotrophic lateral sclerosis. Arch Neurol 2007;64:330–4, *Review*.

Sleegers K, Kumar-Singh S, Cruts M, et al. Molecular pathogenesis of frontotemporal lobar degeneration: basic science seminar in neurology. Arch Neurol 2008;65(6):700–4, *Review*.

van der Zee J, Sleegers K, Van Broeckhoven C. Invited article: the Alzheimer disease–frontotemporal lobar degeneration spectrum. Neurology 2008;71:1191–7, *Review*.

Frontotemporal Dementia

Dickerson B. Frontotemporal degeneration. In: Dickerson BC, Atri A, editors. Dementia, comprehensive principles and practice. New York, NY: Oxford University Press; 2014. p. 176–97.

Josephs KA. Frontotemporal dementia and related disorders: deciphering the enigma. Ann Neurol 2008;64:4–14.

Mesulam M. Primary progressive aphasia, a language-based dementia. In: Dickerson BC, Atri A, editors. Dementia, comprehensive principles and practice. New York, NY: Oxford University Press; 2014. p. 198–207.

Vascular Dementia

Bronge L, Wahlund LO. White matter changes in dementia: does radiology matter? Br J Radiol 2007;80(Spec2):S115–20, *Review*.

Farlow MR. Use of antidementia agents in vascular dementia: beyond Alzheimer disease. Mayo Clin Proc 2006;81(10):1350–8, *Review*.

Knopman DS. Cerebrovascular disease and dementia. Br J Radiol 2007;80(Spe c2):S121–7, *Review*.

Papademetriou V. Hypertension and cognitive function. Blood pressure regulation and cognitive function: a review of the literature. Geriatrics 2005;60(1):20–2, 24. *Review*.

Viswanathan A, Rocca WA, Tzourio C. Vascular risk factors and dementia: how to move forward? Neurology 2009;72(4):368–74, *Review*.

第九篇

运动障碍和步态

Claudia J. Chaves

帕金森病

Diana Apetauerova

临床案例 一位 64 岁的汽车修理工在工作时注意到他的右手有间断性震颤。他的妻子发现他在走路时右臂没有摆动，并且当他们安静地坐着看电影时，她观察到他右手在颤抖。患者自己注意到的是，当他刮胡子、写字和在电脑或智能手机上打字时，右手动作开始变得迟缓、笨拙。很快，他的右上肢活动范围受限；最终，这只手臂变得僵硬，并且肩部活动范围越来越有限。同时他还很喜欢做饭，但意识到自己的嗅觉在慢慢丢失。于是他开始变得更加焦虑，不管在任何压力情况下这种颤抖都会加剧，还出现便秘。发病 1 年后，他开始需要拖着右脚走。

神经系统检查显示中度面具脸，Myerson 征阳性，右手有轻度 6Hz 的静止性震颤，右腕和肘部齿轮样僵硬，右臂摆动减小，步幅缩短。眼外肌功能正常，无垂直性眼球活动障碍。被诊断为帕金森病(PD)，给予卡比多巴-左旋多巴治疗。

头部磁共振成像(MRI)扫描正常，也没有需要做其他检查的指征，因为帕金森病的诊断主要是临床诊断。在服药 3 周内，临床表现有明显的好转，能够更快地活动，并且精细运动能力和震颤都得到了改善。这种对药物良好的反应也支持特发性帕金森病的诊断。

1817 年，詹姆斯·帕金森(James Parkinson)对这种疾病进行了开创性的观察，定义了一种特殊的神经退行性疾病，其特征是运动迟缓、静止性震颤、齿轮样肌强直和姿势反射障碍。帕金森病(PD)具有相对刻板的临床表现，因此以这位 19 世纪早期神经学家的名字来命名本病。

帕金森病(PD)是仅次于阿尔茨海默病的第二种最常见的神经退行性疾病，全球约有 1 000 万人受到影响，PD 的患病率随年龄增长呈稳步上升趋势。PD 患病率从 50~59 岁人群的 107/100 000 上升到 70~79 岁人群的 1 087/100 000，并且男性的发病率高于女性。

通常情况下，许多(但不是所有)患者从刚开始诊断时活动轻度受限到 10~20 年后发展为不断加重的残疾。主要的神经病理特征是位于黑质(SN)的含色素的多巴胺能神经元的丢失，以及神经元内发现的路易小体(Lewy 小体)——嗜酸性胞浆内包涵体，其主要结构成分是 α-突触核蛋白(图 28.1)。

这些多巴胺能神经元主要投射到纹状体(壳核和尾状核)。从那里，神经传递通过直接和间接通路依次投射到基底神经节、丘脑和初级运动皮质(图 28.2 和图 28.3)。

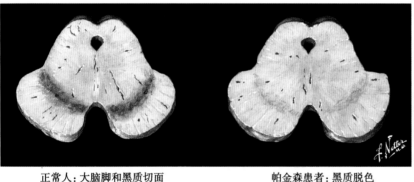

正常人：大脑脚和黑质切面　　　帕金森患者：黑质脱色

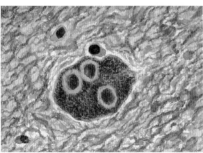

帕金森病黑质细胞内的路易包涵体也可出现在蓝斑和被盖、颅运动神经核团和外周自主神经节中

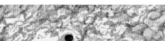
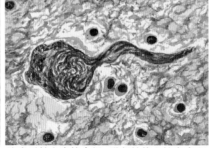

脑炎后帕金森综合征、进行性核上性麻痹和帕金森-痴呆综合征中黑质神经细胞的神经纤维缠结

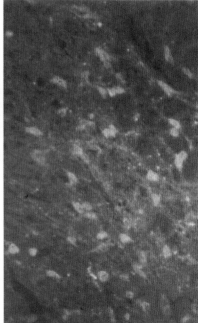

正常动物黑质切片：用甲醛蒸气处理切片，使单胺(多巴和去甲肾上腺素)形成聚合物，在紫外光下发出明亮的绿色荧光

图 28.1　帕金森病的神经病理学

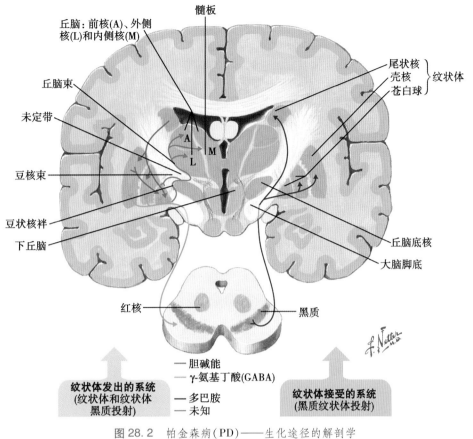

丘脑: 前核(A)、外侧核(L)和内侧核(M)

髓板

尾状核
壳核 纹状体
苍白球

丘脑束

未定带

A
M
L

豆核束

豆状核襻

下丘脑

丘脑底核

大脑脚底

红核

黑质

—— 胆碱能
—— γ-氨基丁酸(GABA)
—— 多巴胺
—— 未知

纹状体发出的系统
(纹状体和纹状体黑质投射)

纹状体接受的系统
(黑质纹状体投射)

图 28.2　帕金森病(PD)——生化途径的解剖学

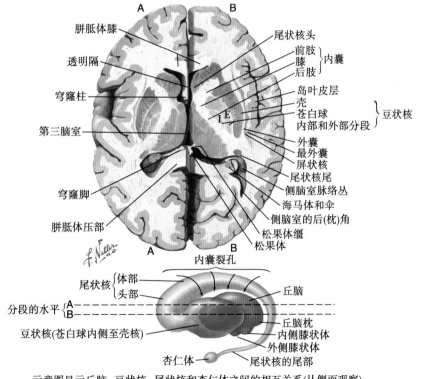

A　B

胼胝体膝

透明隔

穹窿柱

第三脑室

穹窿脚

胼胝体压部

A　B

尾状核头

前肢
膝 内囊
后肢

岛叶皮层

壳
苍白球
内部和外部分段 豆状核

外囊
最外囊
屏状核
尾状核尾
侧脑室脉络丛
海马体和伞
侧脑室的后(枕)角
松果体缰
松果体

I E

内囊裂孔

尾状核 { 体部
　　　　 头部

丘脑

分段的水平 { A
　　　　　　 B

丘脑枕
内侧膝状体
外侧膝状体
尾状核的尾部

豆状核(苍白球内侧至壳核)

杏仁体

示意图显示丘脑、豆状核、尾状核和杏仁体之间的相互关系(从侧面观察)

图 28.3　基底神经节的脑水平切片

病因学

帕金森病的病因是多因素的,目前仍知之甚少。大量研究指出,环境毒物,如合成毒素、杀虫剂和重金属,是潜在的危险因素。帕金森病的环境假说诞生于 20 世纪 80 年代初至中期,当时 Langston 和他的同事发现 1-甲基-4-苯基-1,2,3,6-四氢吡啶(MPTP)毒素可以导致帕金森病。其中 1-甲基-4-苯基吡啶(MPP+)积聚在线粒体中,干扰呼吸链复合物 I 的功能;MPTP 与一些除草剂和杀虫剂之间的化学相似性表明,一种类似 MPTP 的环境毒素可能是帕金森病的病因,但具体的病因尚未确定。尽管如此,帕金森病患者线粒体复合体 I 活性降低,提示 MPTP 诱导的帕金森病有一条共同的途径。氧化假说认为,多巴胺氧化代谢引起的自由基损伤在帕金森病的发生发展中起着重要作用。单胺氧化酶(MAO)对多巴胺的氧化代谢导致过氧化氢(H_2O_2)的生成,产生高活性的羟基自由基,与细胞膜脂质发生反应,引起脂质过氧化和细胞损伤。

人类暴露在自然界的许多杀虫剂和毒素中,但并不是每个人都会患上帕金森病,这表明疾病发展所需的因素是更为复杂的。许多动物模型或患者的研究指出,个体的遗传背景和暴露于环境毒素之间的相互作用,导致了帕金森病的多重打击假说(即,不止一个危险因素导致了疾病的发生和发展)。此外,氧化应激、蛋白质处理不当和炎症被认为是导致神经退行性变的重要因素。

帕金森病的基因

在过去的 20 年里,帕金森病的遗传易感性已经被认识到。自从在 SNCA 基因中发现第一个致病突变以来,关于遗传学在帕金森病中的作用的研究呈指数级增长。目前已知的孟德尔型帕金森病常染色体显性遗传和隐性遗传在帕金森病病例中所占比例不到 10%(表 28.1)。2014 年的一项全基因组关联研究的荟萃分析,利用超过 13 700 例帕金森病患者和 95 000 名对照的数据,在 24 个位点识别并复制了 28 个独立的帕金森病风险变异。

- 常染色体显性和常染色体隐性:SNCA 和 LRRK2 是研究最深入的两个显性遗传基因。SNCA 基因的碱基对变化是 1997 年发现的第一个导致帕金森病的突变,随后描述了 SNCA 基因的倍增突变,SNCA 基因的拷贝数似乎与疾病的严重程度有很大关联性。SNCA 基因的意义与后来发现的编码蛋白 α-突触核蛋白(α-Syn)有关,α-突触核蛋白是路易体的主要成分。LRRK2 基因突变是显性遗传性帕金森病最常见的原因,其占帕金森病总数的 2%,占家族性病例的 5%,由 LRRK2 引起的帕金森表型的临床表现通常与散发性帕金森病难以区分。Parkin、PINK1 和 DJ-1 基因突变已被证实可导致常染色体隐性遗传的帕金森病,其特征是单纯帕金森病,发病早、进展缓慢,对左旋多巴反应良好。而其他常染色体隐性遗传的基因(PARK9,PARK14,PARK15)与更复杂的表型和额外的神经系统表现,如反射亢进、肌肉痉挛、肌张力障碍和痴呆症相关。
- 葡萄糖脑苷酶(GBA)突变:对 Gaucher 病(一种常染色体隐性溶酶体储积障碍)患者亲属的帕金森病高发的临床观察发现,GBA 基因杂合突变使帕金森病的风险增加 5 倍。

表 28.1	帕金森病的遗传形式		
位点	染色体	基因	遗传
PARK1/4	4q21	SNCA	AD
PARK 2	6q25.2-q27	PARK2	AR
PARK 3	2p13	?	AD
PARK 5	4p14	UCHL1	?
PARK 6	1p36	PINK1	AR
PARK 7	1p36	DJ-1	AR
PARK 8	12q12	LBRK2	AD
PARK 9	1p36	ATP13A2	AR
PARK 10	1p32		?
PARK 11	2q37	GIGYF2	?
PARK 12	Xq21-q25	?	X 连锁
PARK 13	2p12	HTRA2	?
PARK 14	22q13.1	PLA2G6	?
PARK 15	22q12-q13	FBX07	AR
PARK 16	1q32	?	?

AD,常染色体显性;AR,常染色体隐性。

- 线粒体突变:线粒体功能障碍已被认为是帕金森病发病机制的一部分。帕金森患者的黑质致密部(SN pars compacta, SNC)存在线粒体 DNA 突变高发和呼吸链复合体 I 的线粒体功能减退。

病理学/病理生理学

帕金森病的病理特征是黑质细胞变性,黑质内的神经元合成神经递质多巴胺(图 28.2 和图 28.4)。这些细胞含有一种叫作神经黑色素的黑色素细胞,当这些细胞大约 60% 死亡时,就会出现帕金森病状。随之而来的是,与正常黑色素细胞相比,帕金森病患者的 SN 显示出异常苍白。

显微镜下,帕金森病患者的 SNc 和中枢和周围神经系统(PNS)的其他区域含有以 Lewy 小体和 Lewy 突起形式存在的神经元内蛋白积聚。α-Syn 是 Lewy 病理的主要组成部分,被认为在帕金森病的发病机制中起重要作用。α-Syn 在帕金森病中的意义来源于发现了由 SNCA 突变引起的罕见的孟德尔型的帕金森病,而 SNCA 基因变异与散发性帕金森病的风险增加有关。随着免疫染色技术的进步,人们现在知道帕金森病的 Lewy 病理程度比最初认为的要广泛得多。在 Meynert 基底核、蓝斑、中缝核、嗅觉系统、上下脑干、大脑皮质、脊髓和周围自主神经系统的神经细胞中也发现了 Lewy 病变。也许帕金森病最大的病理进展之一是 Braak 和他的同事发现了帕金森病患者和对照组大脑中 α-Syn 的分布(图 28.5)。他们提出了一种 Lewy 病理分布的序贯模式,从嗅觉系统和迷走神经背侧运动核开始,

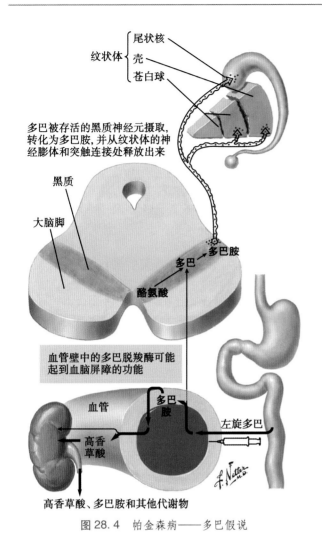

多巴被存活的黑质神经元摄取，转化为多巴胺，并从纹状体的神经膨体和突触连接处释放出来

血管壁中的多巴脱羧酶可能起到血脑屏障的功能

高香草酸、多巴胺和其他代谢物

图 28.4　帕金森病——多巴假说

PD 患者大脑中的病理传播方式提出了 α-Syn 在疾病进展过程中类似朊病毒的机制的可能性，称为朊病毒假说。对移植胎儿脑组织的帕金森病患者的尸检研究发现，移植 10 多年后，移植神经元中的 Lewy 病理与帕金森病相似，这表明 α-Syn 可能具有传播性，在一定条件下，α-Syn 经历了从 a-螺旋结构到富含 β-折叠的纤维的构象变化，类似于朊蛋白。最近利用动物模型进行的研究表明，α-Syn 纤维诱导内源性 α-Syn 蛋白错误折叠、聚集，形成 Lewy 体样包涵体，导致神经元死亡，这是一种"播种"现象。朊病毒假说挑战了我们传统看待帕金森病的方式。

人类肠道微生物（GM）已经被认为是认知、学习和行为的潜在调节器，可以直接或间接地改变脑神经化学。GM 可影响多巴胺代谢、多巴胺能细胞表达、纹状体基因表达等。PD 患者 GM 的组成发生改变，这种失调与运动波动有关，现需要更多的研究来确定 GM 和 PD 之间的因果关系。

解剖学

帕金森病的病理部位位于一组被称为锥体外系或基底节的大脑灰质结构中。目前流行的基底神经节功能模型认为有两个回路，即直接通路和间接通路，起源于不同的纹状体中型多棘神经元（MSN），并投射到不同的输出结构，这些回路被认为对运动有相反的影响。具体地说，直接途径 MSN 的活性被认为促进运动，而间接途径 MSN 的激活被认为抑制运动，而从黑质到纹状体的多巴胺能黑质纹状体投射是调节直接和间接回路的重要途径。D1 多巴胺受体存在于直接通路的纹状体神经元中，并被多巴胺去极化，而 D2 多巴胺受体主要存在于间接通路的纹状体神经元中，并被多巴胺的存在所抑制。因此，在多巴胺存在的情况下，皮层受到直接和间接两种回路的刺激。帕金森病中多巴胺神经元的丢失导致运动障碍，这是由于直接和间接通路之间的不平衡，有利于后者，从而导致运动皮质区域的抑制（图 28.6）。

逐渐累及周围自主神经系统，延伸到疾病中期累及黑质，后来累及上脑干，最后累及大脑半球。SNc 神经变性前嗅细胞和心脏、胃肠道自主神经的 Lewy 小体的发现，以及帕金森病经典运动症状的发展，支持帕金森病的前驱（运动前）阶段的概念。

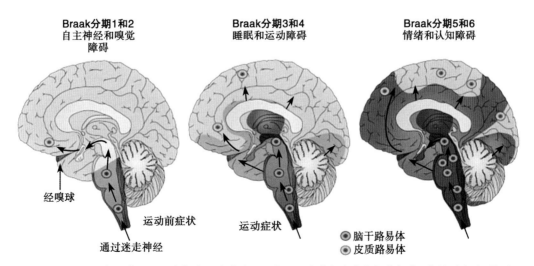

Braak 分期 1 和 2
自主神经和嗅觉障碍

Braak 分期 3 和 4
睡眠和运动障碍

Braak 分期 5 和 6
情绪和认知障碍

经嗅球

运动前症状

通过迷走神经

运动症状

◉ 脑干路易体
◉ 皮质路易体

图 28.5　Lewy 病理学 Braak 分期的程式化表示，显示了延髓和嗅球的起始部位，进展到中脑，最后发展到皮质区域。（Reused with permission from Halliday G, Lees A, Stern M. Milestones in Parkinson disease：clinical and pathologic features. *Mov Disord* 2011；26：1015-1021.）

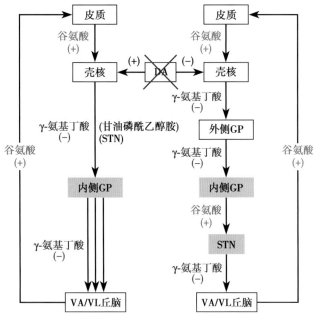

图 28.6　直接路径和间接路径。GP，苍白球；STN，丘脑底核；VA，腹前核；VL，腹外侧核

诊断与生物标志物

人们越来越认识到帕金森病有一个很长的前驱期，在此期间，早期症状可能会在运动症状出现前数年出现。目前诊断帕金森病的方法仍然是依赖临床表现，而明确的诊断是通过病理证实 α-Syn 沉积和黑质神经细胞中的神经变性来获得的。临床诊断准确率从 75% 到 95% 不等，这取决于疾病持续时间和分期以及临床医生的专业知识。2015 年，国际帕金森和运动障碍协会（MDS）为帕金森病制定了新的临床诊断标准（框 28.1）。MDS-PD 标准纳入了非运动症状（NMS），同时保留了帕金森病的中心特征，即运动迟缓，伴有静止性震颤、僵硬或两者兼有。MDS-PD 标准提出了一系列绝对排除项和警示项来警惕 PD 诊断，以及支持 PD 作为帕金森病病因的支持性标准。嗅觉丧失和甲氧基异丁基胍（MIBG）显像两项辅助诊断试验被认为是可靠的，特异性大于 80%，可作为支持标准。基于这些支持因素和不支持因素，共提出了两种水平的诊断确定性：临床确诊的帕金森病和临床可能的帕金森病。

框 28.1　帕金森病的运动障碍协会的诊断标准

诊断临床确诊的帕金森病需要
1. 没有绝对排除的标准
2. 至少有两个支持标准，以及
3. 没有警示项

临床可能的帕金森病的诊断需要
1. 没有绝对排除的标准
2. 支持标准抵消警示项的存在
   如果存在 1 个警示项，则还必须至少有 1 个支持标准；如果有 2 个警示项，则至少需要 2 个支持标准此类别不允许超过 2 个警示项

支持标准
1. 对多巴胺能治疗有明确的、有效的应答
   在最初的治疗过程中，患者的功能恢复到正常或接近正常水平
   在没有明确的初始反应记录的情况下，有效反应可以分为以下几类：
   A. 随剂量增加而明显改善，或随剂量减少而明显恶化温和的变化不符合条件
      对此进行客观记录（在 UPDRS Ⅲ 中，治疗变化 > 30%），或主观记录（来自可靠的患者或照顾者的有明确改善的病史记录）
   B. 明确且明显的开/关波动，其中必须在某个时刻包括可预测的剂末现象
2. 左旋多巴诱发的异动症
3. 肢体静止性震颤，临床检查记录的（过去或现在的检查）
4. 嗅觉丧失或 MIBG 显像显示心脏交感神经去支配

绝对排除标准：这些特征中的任何一个的存在都要排除帕金森病
1. 明显的小脑异常，如小脑步态、肢体共济失调或小脑眼球运动异常（如持续凝视引起的眼震、巨方波震颤、过扫视）

2. 向下垂直性核上性凝视麻痹或向下垂直扫视选择性减慢
3. 发病前 5 年内根据共识标准诊断可能的行为变异型额颞叶痴呆或原发性进行性失语症
4. 帕金森病的特征局限于下肢超过 3 年
5. 使用多巴胺受体阻滞剂或多巴胺耗竭剂治疗，其剂量和时间过程与药物诱导的帕金森病一致
6. 尽管病情至少中等严重，但对大剂量左旋多巴没有可观察到的反应
7. 明确的皮质感觉丧失（即图形感觉、初级感觉完好的立体觉）、明显的肢体观念运动性失用症或进行性失语
8. 突触前多巴胺能系统的功能神经成像正常
9. 已知可引起帕金森病并看似与患者症状有关的另一种疾病的记录，或专家评估认为另一种综合征比帕金森病更有可能

警示项
1. 步态障碍进展迅速，需要在发病 5 年内定期使用轮椅
2. 除非稳定与治疗有关，否则运动症状或体征在 5 年或 5 年以上完全没有进展
3. 早期球部功能障碍：前 5 年内严重发音困难或构音障碍（大部分时间听不懂）或严重吞咽困难（需要软食、NG 管或胃造瘘管喂养）
4. 吸气呼吸功能障碍：白天或夜间吸气喘鸣或频繁吸气叹息
5. 发病前 5 年出现严重自主神经衰竭
   这可能包括：
   A. 直立性低血压-站立后 3 分钟内收缩压下降至少 30mmHg 或舒张压下降 15mmHg，在没有脱水、药物或其他可以合理解释自主神经功能障碍的疾病的情况下，或
   B. 疾病前 5 年的严重尿潴留或尿失禁（不包括女性长期或少量压力性尿失禁），不是简单的功能性尿失禁
      在男性中，尿潴留不能归因于前列腺疾病，而必须与勃起功能障碍有关
6. 在发病 3 年内因平衡受损而频繁跌倒（>1/年）

框 28.1   帕金森病的运动障碍协会的诊断标准（续）

7. 头 10 年内不成比例的颈部前倾（肌张力障碍）或手足挛缩

8. 尽管病程长达 5 年，但没有任何常见的非运动症状
这些症状包括睡眠功能障碍（睡眠维持性失眠、日间过度嗜睡、快速眼动睡眠行为障碍症状）、自主神经功能障碍（便秘、日间尿急、症状性直立性低血压）、嗅觉减退或精神功能障碍（抑郁、焦虑或幻觉）

9. 无法解释的锥体束体征，定义为锥体束性无力或明显的病理性反射亢进（不包括轻度反射不对称和孤立的足底伸肌反应）

10. 双侧对称性帕金森综合征。客观检查或者患者、照顾者报告双侧症状出现，没有侧别优势

应用标准

1. 患者是否患有 MDS 标准定义的帕金森病？
如果不是，则既不能诊断可能的帕金森病，也不能诊断临床确诊的帕金森病

2. 是否存在任何绝对排除的标准？
如果"是"，则既不能诊断可能的帕金森病，也不能诊断临床确诊的帕金森病

如否：_

3. 出现的警示项的数目

4. 现有支持性标准的数目

5. 是否至少有两个支持标准，没有警示项？
如果是，患者符合临床确定的帕金森病标准
如果没有：

6. 是否有超过 2 个警示项？
如果"是"，可能的帕金森病不能被诊断

如果没有：

7. 警示项的数量等于或者小于支持标准数量？
如果是，患者符合可能的帕金森病标准

MDS，运动障碍协会；MIBG，间碘苄基胍；PD，帕金森病；UPDRS，统一帕金森病评定量表。

Reused with permission Postuma RB, Berg D, Stern M, et al. MDS clinical diagnostic criteria for Parkinson's disease. *Mov Disord* 2015;30(12):1591-1599, Table, p. 1596. John Wiley and Sons.

生物标志物

目前还没有明确有效的帕金森病的生物标志物。许多候选方法正在接受评估，包括体液和组织分析、遗传易感性、嗅觉测试和神经成像等临床评估，使用放射性标记示踪剂的正电子发射断层扫描（PET）和单光子发射计算机断层扫描（SPECT）可以对黑质纹状体通路进行功能评估。黑质的神经变性导致突触前多巴胺能神经末梢和多巴胺转运体（DAT）纹状体密度

降低，这可以通过 DAT SPECT 显像上配体结合的减少来反映。带有 DAT 放射性示踪剂的 SPECT 可以帮助区分神经退行性帕金森病和非神经退行性帕金森病（图 28.7）。PET 显像测量脑葡萄糖代谢和脑血流量对帕金森综合征的鉴别诊断有一定的潜在应用价值，经颅超声成像（TCS）是一种无创、低成本的超声成像方法，通过评估黑质神经核的回声程度，在帕金森病的临床诊断中显示出潜在的应用价值。新的 MRI 技术已经被用来评估帕金森病患者的 SNc。

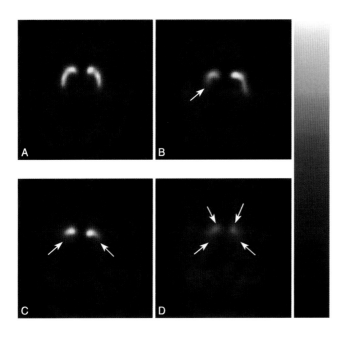

图 28.7 对 4 名临床帕金森病恶化程度不同的患者进行了 DAT-PET（多巴胺转运体扫描）检查，检查显示色标-黑色表示最低活性，白色表示最高活性。（A）尾状核和壳核头部正常对称性摄取。（B-D）随着病情加重，壳核和尾状核头的摄取依次递减（箭头）。（Reused with permission from McArthur C, Jampana R, Patterson J, Hadley D. Applications of cerebral SPECT. *Clin Radiol* 2001;66(7):651-661. Copyright© 2011 The Royal College of Radiologists [Fig. 9]）

临床表现

帕金森病的临床病程或时间分布变化很大。它通常进展缓慢且不可逆转(图 28.8)。通常情况下,该病开始于单侧肢体,表现为局部震颤或单侧肢体活动困难。最终,症状变得更加广泛,累及对侧,影响日常生活活动(ADL)。临床表现可分为运动症状和非运动症状(NMS)。

运动症状

帕金森病的 4 个主要症状是运动迟缓、震颤、肌强直和步态障碍(见图 28.8)。

运动迟缓是启动运动的能力降低(运动迟缓是最主要的表现),而这可能会影响多种功能,特别是精细的运动任务,如扣衬衫或书写,后者会变成小写征。还有些患者可能会出现面具脸、面无表情,随后会出现眨眼频率降低、说话变得声音小和吞咽速度减慢的症状。通常,随着手臂摆动的减少、弯腰的姿势和整体转弯,步态会变得缓慢,Myerson 体征或称眉间叩击征阳性,是通过让患者直视前方,而检查员用她或他的示指指尖在眉毛内侧两端之间轻拍而引发的。通常情况下,患者在最初的几次轻拍时会眨眼,然后这种运动就会被抑制。相反,帕金森病患者只要持续轻拍就会持续眨眼,因此该测试呈阳性。

强直是指屈肌和伸肌在整个运动范围内对被动运动的抵抗。这与痉挛形成对比,痉挛一开始对被动运动有明显的抵抗

力,然后突然松开(如折刀现象),经典的齿轮样肌强直(断断续续)是由震颤叠加在改变的肌张力上产生的。在早期,患者常常抱怨僵硬、"无力"或疲劳,患者只会注意到他或她的日常活动或锻炼能力受到限制,例如不能徒步走那么远的距离,打网球时无法拿到球,或者仅能从车里走到商店。更明显时,这些运动迟缓症状既有运动迟缓又有强直。

震颤发生在 75% 的患者中。通常在静止时明显,频率为 3~7Hz,虽然这种震颤通常不会明显影响 ADL,如进食或写作,但患者感到非常尴尬。患者行走时经常会出现震颤,不仅手臂摆动消失,而且随着手离开身体,轻微的搓丸样震颤可能会被放大。帕金森震颤偶尔有明显的姿势性或动作性震颤,使其与良性的原发性震颤(ET)难以区别。

步态障碍、姿势不稳或两者兼而有之通常出现在帕金森病后期,其特征是重心发生改变,主要表现为前倾(推进)或后倾(后退)和慌张(拖沓、缓慢推进)小步态(小步)。

典型的帕金森病进展是阶段性的(见图 28.8)。有两种常用的评分量表来衡量这些患者的残疾程度:①统一帕金森病评分量表(UPDRS);②Hoehn 和 Yahr(H & Y)评分(框 28.2)。

非运动症状(框 28.3)

非运动症状(NMS)在整个病程中都会发生。有些症状可能出现在最早阶段或比运动症状早几年,被称为运动前症状[嗅觉障碍、快速眼动(REM)睡眠行为障碍(RBD)、便秘、抑郁和疼痛](图 28.9)。

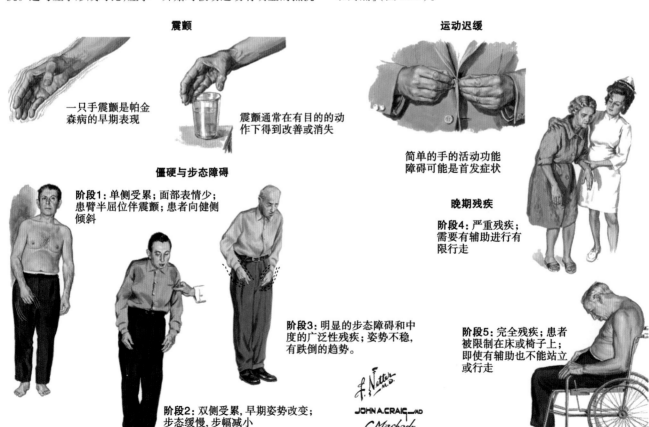

震颤

一只手震颤是帕金森病的早期表现

震颤通常在有目的的动作下得到改善或消失

运动迟缓

简单的手的活动功能障碍可能是首发症状

僵硬与步态障碍

阶段1:单侧受累;面部表情少;患臂半屈位伴震颤;患者向健侧倾斜

阶段2:双侧受累,早期姿势改变;步态缓慢,步幅减小

阶段3:明显的步态障碍和中度的广泛性残疾;姿势不稳,有跌倒的趋势。

晚期残疾

阶段4:严重残疾;需要有辅助进行有限行走

阶段5:完全残疾;患者被限制在床或椅子上;即使有辅助也不能站立或行走

图 28.8   帕金森病的临床症状

框 28.2　帕金森病评定量表

Hoehn 和 Yahr 评分

- 第一阶段:单侧受累
- 第二阶段:保留姿势反射的双侧受累
- 第三阶段:双侧受累,姿势反射受损,但独立行走能力保持不变
- 第四阶段:严重残疾需要大量帮助
- 第五阶段:终末期,受限在床或椅子上

统一的帕金森病评定量表(UPDRS)

5 个主要亚项:

- 认知
- 日常生活活动
- 运动检查
- 治疗并发症

框 28.3　帕金森病的主要非运动症状

神经精神症状

- 抑郁
- 焦虑
- 淡漠
- 幻觉、妄想、错觉
- 谵妄(可能是药物引起的)
- 认知障碍[痴呆症、轻度认知障碍(MCI)]
- 多巴胺能调节失调综合征(通常与左旋多巴有关)
- 冲动控制障碍(与多巴胺受体激动剂有关)

睡眠障碍

- 快速眼动睡眠行为障碍(可能的运动前症状)
- 白天过度嗜睡,嗜睡型"睡眠发作"
- 不宁腿综合征,周期性腿部运动
- 失眠
- 睡眠障碍呼吸
- 非快速眼动(REM)性睡眠异常(混乱、徘徊)

疲劳

- 中枢疲劳(可能与自主神经失调有关)
- 外周疲劳

感官症状

- 疼痛
- 味觉障碍
- 嗅觉障碍
- 功能性嗅觉丧失
- 视觉障碍(视力模糊、复视;对比敏感度受损)

自主神经功能障碍

- 膀胱功能障碍(尿急、尿频、夜尿)

- 性功能障碍(可能是药物引起的)
- 出汗异常(多汗症)
- 直立性低血压

胃肠道症状

- 流口水
- 吞咽困难
- 味觉消失
- 便秘
- 恶心
- 呕吐

多巴胺能药物引起的行为非运动症状

- 幻觉、精神病、妄想
- 多巴胺调节失调综合征
- 冲动控制障碍

多巴胺能药物引起的其他非运动症状

- 脚踝肿胀
- 呼吸困难
- 皮肤反应
- 皮下结节
- 红斑

非运动症状波动

- 自主神经功能障碍
- 认知/精神病
- 感觉/疼痛
- 视觉模糊

其他症状

- 体重下降

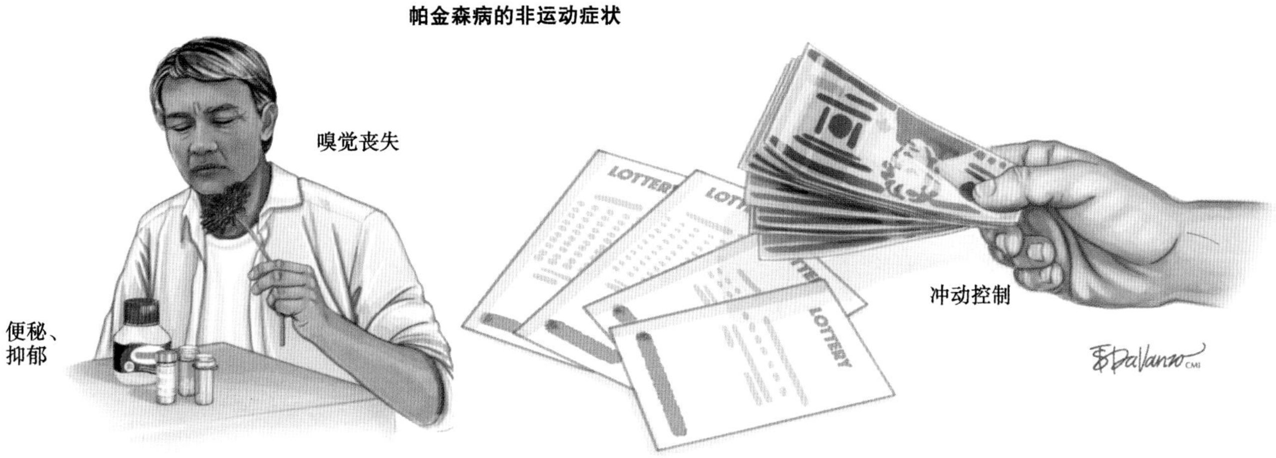

帕金森病的非运动症状

嗅觉丧失

便秘、抑郁

冲动控制

图 28.9　帕金森病的非运动性症状

情绪障碍和淡漠

抑郁和焦虑。抑郁会发生在疾病的任何阶段，主要特征是躯体的(缺乏活力,精神运动减慢)、易怒、经常伴随着睡眠障碍、缺乏让人恢复精力的睡眠、性欲下降以及感觉体力不佳。焦虑在帕金森病患者中很常见,与普通人群相比,焦虑的发生率是普通人的两倍。患病过程中,30%~50% 的 PD 患者会出现焦虑,疾病的负担可以部分解释焦虑的来源。

淡漠。淡漠是一种动力的丧失,主要表现在情感、智力和行为上,患病率估计为 30%~40%。淡漠是帕金森病患者生活质量下降的主要决定因素之一。

多巴胺失调综合征与冲动控制障碍

多巴胺失调综合征(DDS)被定义为强迫性使用多巴胺能药物,伴有严重的行为症状和社会功能受损。DDS 包括对药物的渴望或强烈渴望,即使没有运动性帕金森病状也是如此。

冲动控制障碍(ICD)是一种行为障碍,其特征是无法抵抗冲动,无法减少冲动,以及不能试图控制特定行为。ICD 包括病理性赌博、性欲亢进、强迫性购物和暴饮暴食(见图 28.9b)。另一种重复和强迫的行为,也就是刻板、重复的无目的行为,已经被描述过了。

ICD 发生在 15%~20% 的帕金森病患者中,在接受多巴胺激动剂(DA)治疗或与左旋多巴联合治疗的患者中,发现 ICD 的患病率增加。确定的危险因素包括年龄轻、男性、成瘾问题家族史、抑郁、焦虑,以及冲动和寻求新奇等特定特征。

认知下降

在帕金森病患者中,非常轻微的认知功能障碍可能会在疾病的头几年就出现。它们首先包括智力减退和组织及管理能力下降,总体的认知能力尚保存。最终,这些问题会逐渐加重,而痴呆症可能出现在帕金森病的晚期,估计患病率在 20% 到 30% 之间。

幻觉、妄想和精神病

精神病的定义是感觉中枢正常的患者出现幻觉、妄想或两者兼而有之。幻觉通常发生在正常的意识状态,没有谵妄,并且是一个慢性病程。良性幻觉仅限于存在的感觉,通过视野边缘的光线或幻觉,患者对此有极大的耐受性。相反,复杂的幻觉通常是令人困扰的,因为它们令人不安(野生动物,神奇的人类生物)。错觉由真实图像的变形组成,更多地出现在黑暗中。而听觉、嗅觉或触觉幻觉较少出现,其中幻觉大多是由多巴胺能疗法引起的。

疼痛

疼痛可能先于帕金森病的运动性症状出现。所有类型疼痛的患病率都很高,但评估结果各不相同。据估计,帕金森患者的疼痛发生率是非帕金森患者的两倍。常见的疼痛类型有肌肉骨骼痛、肌张力障碍痛和神经病理性疼痛,诸如僵硬、骨骼畸形和机械因素等因素起作用。

睡眠障碍

大约 66%~90% 的帕金森病患者存在睡眠障碍,并且在晚期疾病中更为常见。RBD 是帕金森病发生的重要危险因素,三分之一的帕金森病患者会发生 RBD。夜间睡眠障碍可能与夜间运动障碍(夜间运动不能、肌张力障碍)、夜间行为障碍(激动、精神错乱)和其他症状有关,如睡眠碎片、RBD、不宁腿综合征(RLS)、睡眠中周期性腿部运动(PLMS)和白天过度嗜睡有关。

自主神经功能障碍

帕金森病的自主神经症状包括直立性低血压、便秘、膀胱和性功能障碍以及出汗异常。自主神经障碍可能是帕金森病的早期特征,尽管它更典型地与疾病的晚期有关。

泌尿生殖系统功能障碍

下尿路症状,如尿频、夜尿症和尿失禁是由逼尿肌亢进引起的。性功能的某些方面可能会发生改变,包括性欲下降、勃起困难、射精和性高潮。

直立性低血压

直立性低血压定义为站立 3 分钟内收缩压下降至少 20mmHg 和/或舒张压下降 10mmHg,20%~58% 的帕金森患者存在直立性低血压。帕金森病是原发性自主神经功能衰竭的原因之一,并存在外周神经节后交感神经功能障碍,这可以通过 MIBG 心脏显像得到证实,而自主神经功能障碍的症状与病程和严重程度相关。

便秘

便秘是在病程早期出现,通常比诊断早几年。与早期相比,晚期便秘以致残性便秘为主,排便困难,排便次数减少。

鉴别诊断（框 28.4）

框 28.4 帕金森病的鉴别诊断
1. 特发性震颤
2. 继发性帕金森综合征
A. 多巴胺阻滞剂
B. 血管性帕金森综合征
C. 正颅压性脑积水
D. 传染性或感染后
E. 中毒性
F. 代谢性
3. 非典型性("帕金森叠加")
A. PSP(进行性核上性麻痹)
B. CBD(皮质基底部变性)
C. MSA(多系统萎缩)
D. DLBD(路易体痴呆症)
4. 家族性
5. 正常压力性脑积水
6. 帕金森病的其他退行性病因

帕金森病的症状和体征可在除特发性帕金森病以外的神经退行性疾病中表现突出,包括非典型帕金森综合征(表 28.2)。此外,帕金森病可见于多种其他疾病(继发性帕金森综合征)。区分帕金森病和这些帕金森综合征可能很困难,尤其是在疾病的早期阶段。ET 也可能与 PD 混淆。

表 28.2　帕金森病的退行性病因		
α-突触核蛋白沉积	Tau 蛋白沉积	聚谷氨酰胺束沉积
帕金森病 多系统萎缩	进行性核上性麻痹 皮质基底节变性 关岛脑炎后帕金森病痴呆综合征 帕金森综合征额颞叶痴呆合并 17 号染色体连锁帕金森综合征 创伤后帕金森综合征	青年型亨廷顿病 常染色体显性遗传小脑性共济失调（SCA-3） 齿状核红核苍白球路易体萎缩 散发性神经元核内包涵体病

SCA,脊髓小脑萎缩症。

特发性震颤(ET)

ET 是引起动作性震颤最常见的神经病学原因。ET 通常影响双手和手臂,也可能涉及头部、发声、下颌、躯干和腿部。下颌或嘴唇的孤立性震颤更可能是 PD 的表现。当他们伸开双臂或从事写作或进食等活动时,ET 通常会立即在手臂上显现。ET 通常是对称的。少量酒精饮料可能会澄清诊断问题,因为某些乙醇衍生物通常会极大地抑制 ET。

路易体痴呆症

路易体痴呆(DLB)的临床特征是视幻觉、认知波动和帕金森病。其他相关症状包括反复跌倒、晕厥、自主神经功能障碍、抗精神病药敏感性、妄想和非视觉状态下的幻觉、睡眠障碍和抑郁症。DLB 中的痴呆通常伴随或在帕金森病状出现之前发生,或在运动症状出现后不超过 1 年。

多系统萎缩

多系统萎缩(MSA)通常表现为帕金森病,但患者也有不同程度的自主神经障碍、小脑受累和锥体束征。这些表现的显著性,以及起病的对称性和对左旋多巴的不良反应,表明诊断这种疾病不是 PD。MSA 患者的认知功能往往相对完好。

皮质基底节变性

这是一种罕见的进行性不对称运动障碍,其症状最初影响一个肢体,包括运动迟缓和极度僵硬、肌张力障碍、局灶性肌阵挛、意念运动性失用症和异肢现象等各种症状的组合。认知障碍是皮质基底节变性(CBD)的常见表现,可能是一种临床表现特征,包括执行功能障碍、失语、失用症、行为改变和视觉空间功能障碍。独特的临床表型和对左旋多巴充分试验缺乏明确反应是 CBD 的典型特征,有助于将其与 PD 区分开来。

进行性核上性麻痹

进行性核上性麻痹(PSP)是一种不常见但并不罕见的帕金森综合征,早期很像帕金森病。PSP 最常见的"经典"表型,即 Richardson 综合征,表现为步态障碍、容易跌倒、核上性垂直性眼肌麻痹是 PSP 的典型特征。构音障碍、吞咽困难、强直、额叶认知异常和睡眠障碍是其他常见的临床特征。被称为 PSP-帕金森综合征的表型容易与特发性帕金森病相混淆,其特征是肢体症状不对称,震颤,对左旋多巴的初始治疗有一定反应。

特发性和家族性基底节钙化

特发性和家族性基底节钙化(IBGC)又称为双侧纹状体苍白球齿状核钙化症、Fahr 综合征或 Fahr 病,是一种罕见的神经退行性疾病,其特征是钙沉积在基底节和其他脑区,最容易在 CT 扫描上显示出来,可以有多种表型,包括帕金森病、舞蹈症、肌张力障碍、认知障碍或共济失调等一种或多种特征,该症状通常出现在 20 岁到 60 岁之间。

其他神经退行性疾病

帕金森病可能在阿尔茨海默病的晚期出现。痴呆症和帕金森病出现的相对时间通常很明显,因此帕金森病出现较晚本身并不会导致人们对阿尔茨海默病的诊断产生混淆。

帕金森病也可能发生在其他几种疾病中:亨廷顿病(僵直型),与 17 号染色体相关的帕金森病额颞叶痴呆,脊髓小脑性共济失调以及齿状红核苍白球路易体萎缩。

继发性帕金森综合征——多种情况都可能导致继发性帕金森综合征。最常见的是由典型或非典型抗精神病药物、甲氧氯普胺、丙氯哌嗪和利血平引起的药物性帕金森综合征(表 28.3)。其他原因包括毒素(如二硫化碳、一氧化碳、氰化物、MPTP、锰、有机溶剂)、孤立或反复的头部外伤(如拳击)、影响纹状体黑质回路的结构性脑病变(如脑积水、慢性硬膜下血肿、肿瘤),以及代谢和其他杂病(如 Wilson 病、甲状旁腺功能减退和假性甲状旁腺功能减退、慢性肝功能衰竭、桥外髓鞘溶解)。某些感染也可导致帕金森综合征(如嗜睡性脑炎或 Economo 脑炎、艾滋病毒/艾滋病、神经梅毒、朊蛋白病、进行性多灶性白质脑病、弓形虫病)。血管性帕金森综合征是由小血管疾病,特别是基底节区多发性腔隙性脑梗死和/或 Binswanger 病引起的帕金森综合征。

表 28.3　导致继发性帕金森综合征的药物
通用名
乙酰吩嗪
阿莫沙平
氯丙嗪
氟奋乃静
氟哌啶醇
洛沙平
美索里达嗪
甲氧氯普胺
吗茚酮
奋乃静
哌西他嗪
丙氯拉嗪
丙嗪
盐酸异丙嗪
硫乙拉嗪
硫利达嗪
氨砜噻吨
三氟拉嗪
三氟丙嗪
阿利马嗪

治疗

帕金森病的治疗可分为非药物治疗、药物治疗和手术治疗。在这一章中,我们只讨论药物治疗。帕金森病的药物治疗选择可能包括使用多巴胺能药物,或使用非多巴胺能药物,对症治疗。要改善运动症状,可以用多巴胺"替代疗法"、多巴胺受体激动剂或者阻止多巴胺的代谢的药物,或者可以使用专门针对震颤、运动障碍、肌张力障碍或僵硬的药物。帕金森病患者通常对左旋多巴治疗的早期阶段有平稳而均匀的效果,然而,随着疾病的发展,左旋多巴的作用在部分甚至全部剂量后几个小时开始减弱,让患者意识到左旋多巴的作用时间不是持续的,而许多使用左旋多巴治疗数年的患者会出现运动并发症。运动并发症包括运动波动和异动症,在这些情况下,服药受益的时间被不自主的多动(异动)所抵消。运动波动是在开期,在此期间患者对药物有很好的反应;在关期,患者再次出现帕金森病症状。为了优化症状控制,通常需要多种药物的联合使用。药物效果的不可预测性是致残性很高的,这可能是由于多巴胺受体的脉冲样刺激所致。相比之下,持续的多巴胺能刺激策略强调维持纹状体中稳定的多巴胺浓度,并已被认为是避免或延缓运动并发症发展的潜在机制。

帕金森病的治疗仍然是对症治疗;目前还没有可用的神经保护疗法。

患者管理需要仔细考虑患者的症状和体征、疾病阶段、功能残疾程度、活动水平和日常生活能力。大多数特发性帕金森病患者对左旋多巴有显著的治疗效果。如果对于每天6~10次25/100mg的卡比多巴/左旋多巴的剂量完全没有临床效果,这高度提示最初的诊断可能不正确,应该寻找帕金森病之外的其他原因。

帕金森病的药物治疗包括5类药物(框28.5)。一线初始症状治疗(A类证据)包括左旋多巴(最有效)、DA和单胺氧化物B(MAO-B)抑制剂。二线初始症状治疗(B类证据)包括金刚烷胺和抗胆碱能药物,但这些药物作用较弱,往往耐受性差。使用DA而不是左旋多巴开始治疗可能会延迟运动并发症的发生,但效果较差,并增加了神经精神并发症(如ICD和精神症状)的风险。早期左旋多巴治疗与延迟左旋多巴治疗的长期结果似乎是相同的,这表明疾病进展(而不是最初的药物选择)可能是运动并发症的主要危险因素。

框28.5 帕金森病的药物治疗
1. 多巴胺能
a. 左旋多巴
b. 多巴胺激动剂
2. 抗胆碱能药
3. 单胺氧化酶抑制剂
4. COMT抑制剂
5. 金刚烷胺

COMT,儿茶酚-O-甲基转移酶;MAO,单胺氧化酶。

早期治疗帕金森病的一个重要原则是,药物的使用必须根据患者的个人需要而量身定做。一般来说,对于没有认知功能障碍的年轻患者,最初的药物选择可能在MAO-B抑制剂和DA之间。卡比多巴/左旋多巴开始于有严重运动障碍的老年帕金森患者。如果老年帕金森病患者认知完好,没有明显的合并症,也可以考虑使用MAO-B抑制剂或DA。随着帕金森病的进展,提供有效的症状控制变得更具挑战性,可能需要添加更多的药物。对于剂末现象,循证治疗包括儿茶酚-O-甲基转移酶(COMT)抑制剂(最常用的是恩他卡朋;由于肝毒性风险和需要血液监测,托卡朋不常使用)或MAO-B抑制剂(雷沙吉兰;也使用司来吉兰,但缺乏循证数据)。减少左旋多巴服药的间隔是另一种常见的方法。传统的卡比多巴/左旋多巴控释片(CR)并未显示出减少剂末现象的作用。对于异动症,循证治疗包括调整多巴胺能药物;金刚烷胺(由于副作用而不总是耐受)和氯氮平(由于可能导致严重的中性粒细胞减少和需要血液监测,很少使用)。深部脑刺激(DBS)和卡比多巴/左旋多巴肠道凝胶等先进疗法也可以改善运动并发症。

运动症状的管理

多巴胺能药物

左旋多巴。左旋多巴和卡比多巴是最常用、最有效的抗帕金森病药物,对所有症状都同样有益。左旋多巴是多巴胺、去甲肾上腺素和肾上腺素的前体,统称为儿茶酚胺(图28.10)。卡比多巴-左旋多巴速释形式有口服片剂(Sinemet)、舌下丸(Parcopa)和CR制剂(Sinemet CR)等。卡比多巴-左旋多巴和恩他卡朋的联合制剂(Stalevo)和联合速释和CR的左旋多巴胶囊(Rytary)也是可用的,与即刻释放的左旋多巴相比,它们减少了"关"时间。

对于卡比多巴/左旋多巴肠凝胶(Duopa),左旋多巴是通过经皮内窥镜胃造口术(PEG)/空肠造口管(J管)使用每天运行16小时的输液泵输送的。对于晚期帕金森病患者,特别是那些有DBS禁忌证(如轻度至中度认知障碍)的患者,这是DBS的替代方案。好处包括减少运动并发症和可能简化口服药物治疗方案。

多巴胺能激动剂

DA直接刺激多巴胺能受体。它们特别适用于年轻患者的单一治疗,年轻患者更容易早期发生与左旋多巴相关的临床波动,需要长期治疗。至少存在两类DA:D1激活腺苷酸环化酶,D2抑制腺苷酸环化酶。最有效的抗帕金森病药物主要刺激D2受体。

DA通常能令人满意地缓解轻微症状。常用制剂包括普拉克索、罗匹尼罗和罗替戈汀(框28.6)。ICD或功能障碍行为是使用多巴胺能激动剂越来越多地被认识到的问题,但在应用左旋多巴的患者中发生的情况要少得多。这些障碍包括性欲亢进、强迫性赌博、无意义和重复的活动(打球)、轻度躁狂状态和过度使用左旋多巴成瘾。

抗胆碱能药物

抗胆碱能药物是治疗帕金森病最古老的药物类别。它们通过穿透中枢神经系统起到M受体阻滞剂的作用,从而拮抗纹状体间神经元的乙酰胆碱传递。抗胆碱药物对震颤最有效,但由于其固有的副作用,这些药物在老年人使用时必须格外谨慎。通常用作多巴胺能疗法的单一疗法或辅助疗法,最常用的抗胆碱能药物包括苯托品和苯海索。

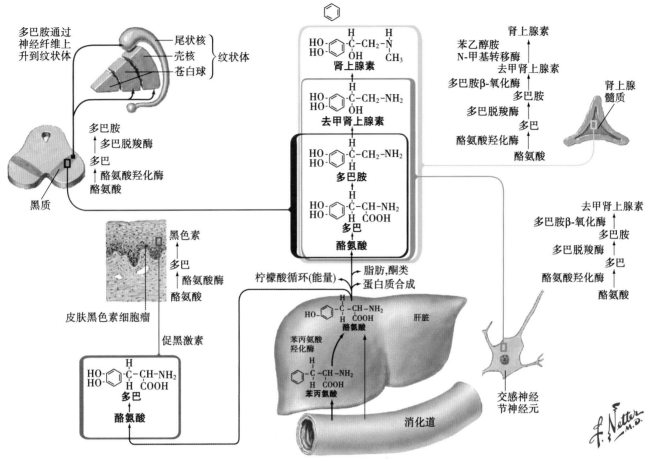

图 28.10　儿茶酚胺的合成

框 28.6　多巴胺受体激动剂的优缺点

优点
- 一些抗帕金森的作用
- 减少左旋多巴相关不良事件(异动症和运动波动)的发生率
- 选择性刺激多巴胺受体亚型和更长的作用时间
- 左旋多巴-节省效应

缺点
- 抗帕金森疗效有限,总是需要左旋多巴辅助治疗
- 特定的副作用(恶心、呕吐、直立性低血压、嗜睡、便秘、精神反应-幻觉、意识混乱)
- 不能完全阻止与左旋多巴相关的不良事件的发生。一旦患者出现异动症,多巴胺激动剂会使其进一步恶化
- 不能治疗帕金森病的所有症状,如冻结、姿势不稳、自主神经功能障碍、痴呆
- 无法阻止疾病进展

评分 0~4 级(0=正常,4=最严重)。

由外周和中枢胆碱能阻滞引起的副作用包括口干、闭角型青光眼、便秘、尿潴留、记忆障碍以及与伴有幻觉的意识混乱。

儿茶酚-O-甲基转移酶抑制剂

抑制 COMT 酶会阻止多巴胺代谢。COMT 抑制剂通过延长其转化成的多巴胺的寿命来延长左旋多巴的益处。有两种主要的 COMT 抑制剂:恩他卡朋通常用于左旋多巴的辅助治疗。托卡朋会导致严重的肝毒性,需要定期实验室监测,因此使用频率较低。

单胺氧化酶 B 抑制剂

司来吉兰是 MAO-B 的选择性抑制剂,其主要作用机制是阻断中枢多巴胺代谢,有吞咽药片(Eldepryl)和口腔崩解片(Zelapar ODT)两种形式。它可能会改善对左旋多巴的反应,特别是在有轻微剂量相关的症状波动的患者中。

雷沙吉兰是一种较新的 MAO-B 抑制剂,可以用于初始的单一治疗,也可以作为左旋多巴的辅助治疗。作为单一疗法,它可能会减少帕金森病患者的残疾,而作为辅助治疗,可减少关期时间,增加无异动症的开期时间,其副作用包括失眠、幻觉和直立性低血压。

金刚烷胺

金刚烷胺是一种被偶然发现具有抗帕金森病作用的抗病毒药物,它的作用机制被认为包括阻断 N-甲基-D-天冬氨酸受体,而这是有争议的。金刚烷胺对震颤、运动迟缓和强直都有轻微的作用。这是唯一一种可以减轻左旋多巴诱发的异动症的抗帕金森病药物,其常见的副作用包括网状青斑和下肢水肿。

非运动性症状的处理

帕金森病不仅是一种多巴胺耗竭的疾病,而且是一种复杂的疾病,其影响遍及整个中枢神经系统,甚至超出中枢神经系统。识别和治疗 NMS 可以减轻帕金森患者的疾病负担,提高患者的生活质量。

抑郁

阿米替林可考虑用于非痴呆患者(美国神经病学学会,C级)。普拉克索是有效的,可能还有去甲替林和去郁敏,但缺乏选择性 5-羟色胺再摄取抑制剂(SSRI)、奈法唑酮、托莫西汀、培高利特、Ω-3 脂肪酸或重复经颅磁刺激(TMS)的证据。

认知障碍/痴呆

应考虑使用多奈哌齐或利凡斯的明(AAN,B 级)。利凡斯的明是有效的,但多奈哌齐、加兰他敏或美金刚的证据不足。需要注意的是胆碱酯酶抑制剂的益处有限,还可能会恶化帕金森病患者的运动功能。

幻觉和精神病

应考虑氯氮平(AAN,B 级)。同时喹硫平可以考虑(AAN,C 级),但奥氮平不推荐(AAN,B 级)。由于有严重中性粒细胞减少的风险,氯氮平需要频繁的血液监测,因此并不常用。喹硫平的推荐剂量不会恶化运动症状,但疗效数据有限,短期和长期副作用都很常见。匹莫范色林是治疗帕金森病患者精神症状的新选择,是一种选择性 5-羟色胺(5-HT2A)受体反向激动剂,是治疗帕金森病的一线药物。在临床试验中,它的耐受性很好,没有引起镇静或恶化帕金森病运动症状。像其他抗精神病药物一样,它有一个黑匣子警告,当用于有痴呆相关精神症状的老年患者时,死亡率会增加。

流涎

肉毒毒素 A 和 B(AAN——应考虑,B 级)。格隆溴铵(不通过血脑屏障的抗胆碱能药物)可能是有用的。

便秘

聚乙二醇(Macrogol)——(AAN——可考虑)。

直立性低血压

屈昔多巴——被批准用于帕金森病症状性神经源性直立性低血压的短期治疗。

多巴胺能治疗的非运动性并发症

对于 DA 相关的 ICD,没有足够的证据表明金刚烷胺可用于病理性赌博,也没有针对其他 ICD 的循证治疗,如强迫性进食、强迫性购买/购物或过度性行为。DA 戒断综合征、DDS 或机械性重复动作没有循证治疗。

未来发展方向

早期诊断的主要目标是找到生物标志物。我们在 PD 遗传学和病理生理学方面的最新进展促使研究人员寻找新的靶点来延缓疾病的进展,例如突触核蛋白病的免疫疗法,以及葡萄糖酸样肽和 GBA/糖神经酰胺酶活性的调节。许多新剂型的左旋多巴,以及用于运动和 NMS 的新药物(吸入型左旋多巴、金刚烷胺缓释剂、新型可逆 MAO-B 抑制剂、COMT 抑制剂、阿扑吗啡输注)的开发仍在继续。在外科领域,替代 DBS 的一个潜在选择是 MRI 引导下的高强度聚焦超声(MRgFUS)丘脑切开术或苍白球切开术,以及 TMS。

(刘娜 译)

推荐阅读

Connolly BS, Lang AE. Pharmacological treatment of Parkinson disease: a review. JAMA 2014;311(16):1670–83.

This review provides an evidence-based review of the initial pharmacologic management of the classic motor symptoms of Parkinson disease; describes management of medication-related motor complications and other medication adverse effects. It also discusses the management of selected nonmotor symptoms of Parkinson disease.

Ferreira JJ, Katzenschlager R, Bloem BR, et al. Summary of the recommendations of the EFNS/MDS-ES review on therapeutic management of Parkinson's disease. Eur J Neurol 2013;20(1):5–15.

This review summarizes the 2010 EFNS/MDS-ES evidence-based treatment recommendations for the management of early and late PD.

Fox SH, Katzenschlager R, Lim SY, et al. The Movement Disorder Society evidence-based medicine review update: treatments for the motor symptoms of Parkinson's disease. Mov Disord 2011;26(S3):S2–SS41. And 2015 online update: http://www.movementdisorders.org/MDS/Resources/Publications-Reviews/EBM-Reviews1.htm.

Seppi K, Weintraub D, Coelho M, et al. The Movement Disorder Society evidence-based medicine review update: treatments for the non-motor symptoms of Parkinson's disease. Mov Disord 2011;26(Suppl. 3):S42–80. And 2012 online update. See http://display.mds.prod.titanclient.com/MDS-Files1/PDFs/EBM-Papers/EBM_NMS_Updated_15Jan2014.pdf.

The objective of this work was to update previous EBM reviews on treatments for PD with a focus on nonmotor symptoms.

Marras C, Lang A, van de Warrenburg BP, et al. Nomenclature of genetic movement disorders: recommendations of the International Parkinson and Movement Disorder Society task force. Mov Disord 2016;31:436–57.

This system provides a resource for clinicians and researchers that, unlike the previous system, can be considered an accurate and criterion-based list of confirmed genetically determined movement disorders at the time it was last updated.

McCann H, Cartwright H, Halliday GM. Neuropathology of alpha-synuclein propagation and Braak hypothesis. Mov Disord 2016;31:152–60.

This article reviews neuropathology of PD.

Fernandez HH. Part I: 2017 update on our current understanding of Parkinson's disease. AAN; 2017.

Postuma RB, Berg D, Stern M, et al. MDS clinical diagnostic criteria for Parkinson's disease. Mov Disord 2015;30:1591–9.

非典型帕金森综合征

Diana Apetauerova

非典型帕金森综合征,以前被称为帕金森叠加综合征,是一种慢性进行性神经退行性疾病,其特征是帕金森病迅速进展,并伴有特发性帕金森病(PD)以外的其他神经功能障碍。这些症状包括早期痴呆、姿势不稳、核上性凝视麻痹、早期自主神经功能障碍以及锥体束征、小脑或皮质体征。最常见的疾病(表 29.1)是进行性核上性眼肌麻痹(PSP)、皮质基底节变性(CBD)、多系统萎缩(MSA)和路易体痴呆。与特发性帕金森病不同,这些罕见的综合征对多巴胺能治疗的效果较差或短暂,因此预后较差。根据异常蛋白 tau 蛋白或 α-突触核蛋白在脑内具有不同解剖分布的神经元和胶质细胞中的积聚,这些疾病被分为 tau 蛋白病和突触核蛋白病。

Tau 蛋白在 PSP 和 CBD 中都以过度磷酸化的形式存在。

在正常人脑中,tau 蛋白起微管结合蛋白和神经元细胞骨架稳定的作用。在患病的大脑中,tau 蛋白在胶质细胞和神经元中被发现,在那里它产生一种特殊的纤维簇,称为神经纤维缠结(NFT)。一般说来,tau 蛋白基因通过选择性剪接产生 6 不同的 tau 蛋白亚型。Tau 蛋白也在不太常见的 Tau 蛋白病中沉积,如额颞叶痴呆伴帕金森病(FTPD)。这与 17 号染色体(FTPD-17)有关。

α-突触核蛋白是一种在正常人脑中发现的高度可溶性突触蛋白。在 MSA 中,它通常以不溶性聚集物的形式聚集在白质少突胶质细胞内,在 DLB 中以胶质细胞胞质包涵体(GCIS)和路易小体(Lewy 小体)的形式聚集。而对于这些综合征,目前还没有有效的治疗方法。

表 29.1 非典型帕金森综合征

综合征	异常	临床特征	发病年龄/岁	基因	病理	治疗
进行性核上性麻痹	Tau	步态障碍、跌倒、眼球运动异常、运动不能-强直、非对称性帕金森病、皮质体征、肌张力障碍、动作性/姿势震颤、肌阵挛	55~70	散发性家族性	基底节和脑干区萎缩 正常大脑皮质球形神经纤维缠结	多巴胺能药物反应差 肉毒毒素对眼睑痉挛 支持治疗
皮质基底节变性	Tau	异己肢现象 对称性轴性帕金森病、构音障碍、吞咽困难、额叶异常、认知功能障碍	60	散发	FP 皮层萎缩 在皮层 Tau 阳性神经元,肿胀和无色神经元(气球神经元)	多巴胺能药物反应差 肉毒毒素对眼睑痉挛有效 支持治疗
FTDP-17	Tau	很高的变异,行为障碍 认知障碍 运动障碍(疾病晚期) 阳性家族史	50	常染色体显性	FT 皮层萎缩、BG、SN、LC 神经元丢失 嗜银神经元包涵体	对多巴胺能治疗反应差
多系统萎缩	α-突触核蛋白	帕金森病症、小脑体征、自主神经功能障碍、锥体束征	60	散发	胶质细胞和神经元胞质包涵体 没有路易小体	多巴胺能治疗反应差 直立性低血压可用氟氢可的松或米多君治疗

BG,基底神经节;FP,额顶叶;FT,额颞叶;FTDP-17,额颞叶痴呆帕金森病-17 染色体型痴呆;LC,蓝斑;SN,黑质。

进行性核上性麻痹

> **临床案例** 一位 65 岁的作家从两年前开始出现平衡不好，很容易绊倒，多次向后摔倒。他还描述了自己讲话和饮水的变化，并伴呛咳。而他的妻子描述了患者面部表情的变化，并表示他看起来像是在注视，在向一侧转弯时不得不把整个身体转向一侧。
>
> 他述说在电脑上打字时视力模糊，就是眯着眼睛、偶尔睁开眼睛看也有困难。
>
> 神经系统检查显示，面部肌肉发紧，导致面部皱褶、焦虑、惊讶的表情，构音障碍，垂直性凝视麻痹，而不是水平的核上性凝视麻痹，头眼反射保留。眼睑痉挛，明显的轴性肌肉僵硬，轻度运动迟缓，很少有齿轮样强直，腱反射强跃，他很快站了起来，如果没有人扶着，差点向后摔倒。走起路来身子挺直，步态僵硬，步基宽，无姿势反射，在后拉试验中很容易向后摔倒。

进行性核上性麻痹(PSP)是一种散发性 Tau 蛋白病，具有进行性的临床病程，其特征是帕金森病伴核上性凝视麻痹(图 29.1)，早期姿势不稳，易跌倒，运动迟缓和构音障碍，所有这些都在这个病例中得到了说明。PSP 通常对多巴胺能治疗没有反应，预后差，中位生存期 5~8 年。与 CBD 一样，PSP 的病因尚不清楚，遗传易感性与环境风险因素共同起作用。到目前为止，只有 HI MAPT 单倍型一直与发生 PSP 的风险相关。并且最近的全基因组关联研究发现了另外 3 与 PSP 相关的假定基因：*STX6*、*EIF2AK3* 和 *MOBP*。

病理生理学

PSP 主要是一种皮质下神经退行性病变，与 CBD 和 FTPD-17 不同，它们累及大脑皮质。从大体上看，黑质(SN)和蓝斑(LC)都可以看到色素脱失以及脑桥、中脑和苍白球的萎缩。显微镜下，受影响最严重的区域是：脑干 Ⅲ、Ⅳ、Ⅸ 和 Ⅹ 脑神经核；红核；LC；SN；苍白球；小脑齿状核。Tau 蛋白以 NFT 的形式聚集在神经元内，在胶质细胞中以球形的神经纤维线的形式沉积(图 29.2)。

临床表现

PSP 通常发生在 60 岁到 70 岁之间，而在 40 岁之前发病的

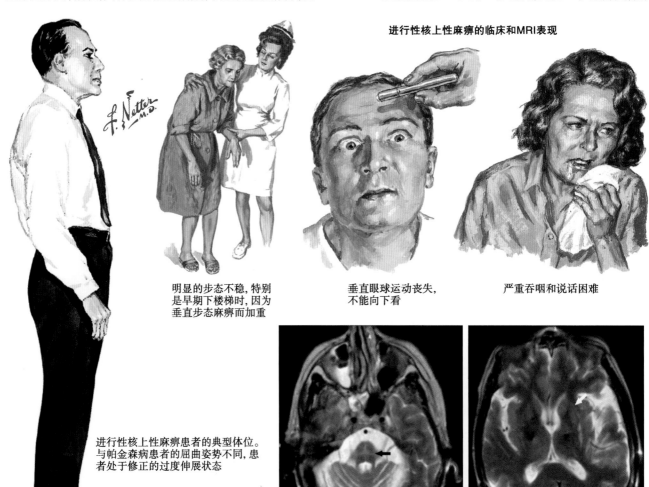

进行性核上性麻痹的临床和MRI表现

明显的步态不稳，特别是早期下楼梯时，因为垂直步态麻痹而加重

垂直眼球运动丧失，不能向下看

严重吞咽和说话困难

进行性核上性麻痹患者的典型体位。与帕金森病患者的屈曲姿势不同，患者处于修正的过度伸展状态

A. "MSA典型的"+字"征(黑色箭)

B. 核外侧边界呈高强度(白色箭)

图 29.1 进行性核上性麻痹。MRI，磁共振成像

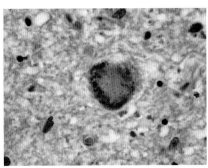

A. 黑质内的神经纤维缠结(NFT)
(苏木精-伊红染色)

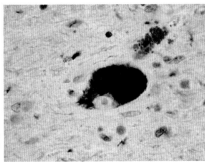

B. 黑质中的NFT(tau染色)

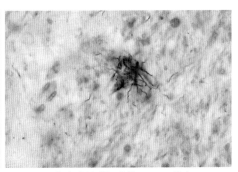

C. 苍白球星形细胞簇(Gallyas染色)

图 29.2　进行性核上性麻痹的病理学研究

情况很少见。据估计,患病率约为每 10 万人中有 5 人。PSP 在大多数个体中是散发性的,很少情况被认为是常染色体显性遗传。

PSP 最常见的形式称为 Richardson 型。这型患者出现步态不稳和意外向后倒下的倾向;相比之下,这些症状都不会在帕金森病早期出现。PSP 的帕金森病的表现通常是中轴部位对称性的,不同于帕金森病的不对称起病表现,通常是单肢帕金森病。大多数 PSP 患者都是直立姿势,而不是屈曲的 PD 姿势(见图 29.1)。他们通常缺乏典型的帕金森病震颤,肌张力障碍是一种常见的临床表现,影响到颈部(以颈后肌的形式)、四肢和眼睑(眼睑痉挛)。然而,最近至少有 5 种变异表型被描述:PSP-帕金森型、PSP-步态冻结的纯运动障碍型、PSP-皮质基底节综合征(PSP-CBS)型(或原发性非流利性失语)、PSP-行为变异额颞痴呆(FTD)型以及另外两种可能的 PSP 变异型,其特征与原发性侧索硬化症(PLS)或小脑性共济失调重叠。

PSP 的标志是垂直性眼球运动障碍;最终也会出现水平性核上性凝视麻痹。在这种情况下,患者通常没有意识到眼球运动本身的丧失,而是认为这些限制是视力模糊,特别是在阅读或下楼梯等日常活动中表现出困难。构音障碍和吞咽困难也常见于病程早期,认知功能障碍是大多数 PSP 患者的后期表现。

诊断

PSP 和其他非典型帕金森综合征—包括 CBD、MSA 和路易体痴呆—在早期常常被误诊为帕金森病。最重要的诊断线索是:①仔细的临床评估结果;②对多巴胺能治疗的效果不好。每种疾病都有建议的诊断标准,用于神经科和运动障碍病诊断的实践。到目前为止,还没有可用的 PSP 的生物标志物,脑磁共振成像(MRI)仍然是最有帮助的,显示了中脑和小脑上脚的萎缩。结果显示脑干常常被形容蜂鸟征或企鹅的身体(图 29.3),正电子发射断层扫描(PET)显示大脑代谢全面减少;^{18}F-氟多巴 PET 摄取研究显示尾核和壳核摄取减少,单光子发射计算机断层扫描(SPECT)显示双侧额叶低代谢。其他较新的方法,包括扩散张量成像(DTI)和最近的 tau PET 配体,显示出了在 PSP 中检测 Tau 蛋白的前景。

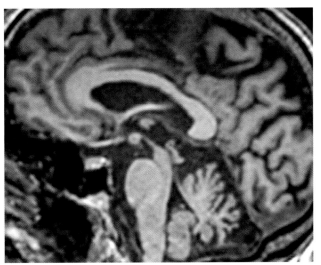

矢状位T1加权MR图像显示中脑萎缩,但脑桥的体积正常。这种表现被称为"企鹅征"。顶盖也有萎缩,特别是上丘,这些发现提示进行性核上性麻痹的诊断

图 29.3　进行性核上性麻痹的磁共振成像

治疗

对于 PSP 患者,目前还没有有效的治疗方法。虽然某些缓慢、僵直和平衡问题的患者最初可能会对抗帕金森病治疗(如左旋多巴或左旋多巴联合抗胆碱能药)有一定反应,但这种效果通常是有限的,充其量是暂时的,而视觉受限、构音障碍和吞咽困难通常对药物干预无反应。

抗抑郁药物在 PSP 中取得了一定的疗效,最常用的有氟西汀、阿米替林和丙米嗪,尽管它们的益处似乎与它们缓解抑郁的能力无关。当眼睑痉挛是一个问题时,可以使用肉毒杆菌毒素注射。物理和作业治疗是患者管理中最重要的方面。

关于 PSP 潜在疾病修饰疗法的多项研究尚未成功。PSP 是一个不可逆的进展性病程,患者从出现症状到死亡的平均生存期为 5~6 年,出现头部受伤和跌倒造成的骨折很常见。而且由于吞咽困难,PSP 患者容易出现其他严重并发症,如窒息和肺炎,这是最常见的死亡原因。

皮质基底节变性

临床案例　两年前,一位 68 岁的退休整形外科医生开始出现右手精细运动协调困难,他的手感到僵硬和不协调,偶尔情况用这只手能做事。而他的家人描述说,"他的右手举起,毫无目的地四处摇晃。"当一个物体放在他的右手中时,他很难将其释放。后来,他的右手不由自主地合拢,出现肿胀。最终,他无法用这只手完成任何精细的运动任务。服用大剂量卡比多巴/左旋多巴(Sinemet)25/100,每天共 15 片,没有效果。1 年后,他发现身体无法平衡,开始摔倒。他的步态缓慢而拖拉,右臂以弯曲的姿势紧贴身体。右手出现抽筋样姿势性震颤;当他试图伸手拿东西时,这一点尤其明显。随之而来的是,他的家人开始观察到他找词困难、记忆下降、说话含糊和吞咽困难。

　　神经系统检查显示,患者有构音障碍的延髓性言语,找词困难,对不常用的物体有命名困难以及失用症,不能正确地使用身体的一个部位,如图示或演示如何执行某些常见的功能,如梳头。在脑神经检查中,他有轻微的眼球垂直而不是水平运动困难,眨眼频率降低了。右臂悬吊,右臂肌张力障碍伴不规则的痉挛震颤,右侧明显的僵硬和运动迟缓,右侧腱反射活跃,右侧巴宾斯基征阳性。噘嘴反射和抓握反应阳性。步态非常僵硬,如果没有两个人的帮助,患者无法行走。

　　CBD 是一种罕见的散发性神经退行性病变。主要发病在 60 岁以后,没有人群聚集,其发病率、流行率和病因尚不清楚。典型的表现是不对称的进行性运动不能僵直综合征、肌张力障碍和异己手现象,以及大脑皮质功能障碍的迹象。所有这些不同的 CBD 表现对左旋多巴治疗的反应都很差。

病理生理学

　　与 PSP 不同,CBD 主要影响大脑皮质。患者的临床表现与后来发现的患肢对侧非对称性皮质萎缩有很好的相关性(图 29.4)。受累最重的是额顶皮质,最显著的皮质萎缩改变表现在初级运动皮质周围区。脑干和胼胝体中脑白质的数量也明显减少。此外,SN 和 LC 内也存在神经元丢失。

　　典型的显微镜特征包括神经元丢失(皮质,皮质下区域,SN)、星形细胞胶质增生、气球状(无色)神经元、NFT 和 tau 蛋白阳性的胶质包涵体。CBD 的显微镜下特征是缺乏尼氏物质的气球状、肿胀或无色神经元。

临床表现

　　不对称的强直少动性帕金森病,主要影响手臂和手,通常是主要特征。患者表现为肢体笨拙、单臂自主运动的笨拙缓慢、肌张力障碍的姿势和震颤。皮质症状包括失用、皮质感觉障碍和手指肌阵挛。异己肢现象,即在没有视觉提示的情况下无法识别肢体的所有权,也是一种常见的临床可观察到的症状(见图 29.4)。逐渐发展为步态障碍,以肢体僵硬和位置感受

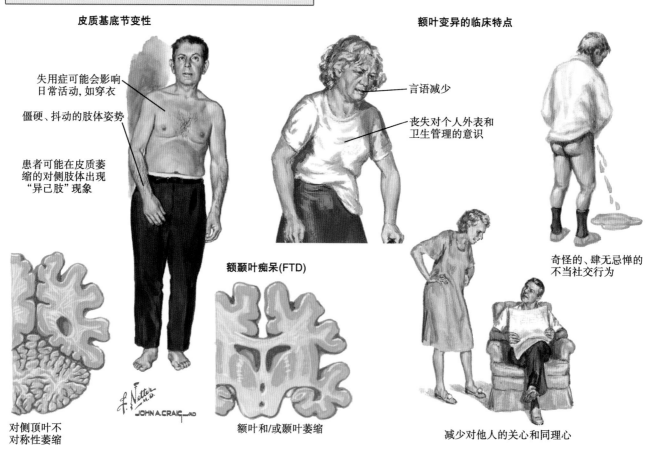

皮质基底节变性

失用症可能会影响日常活动,如穿衣

僵硬、抖动的肢体姿势

患者可能在皮质萎缩的对侧肢体出现"异己肢"现象

对侧顶叶不对称性萎缩

额叶变异的临床特点

言语减少

丧失对个人外表和卫生管理的意识

额颞叶痴呆(FTD)

额叶和/或颞叶萎缩

减少对他人的关心和同理心

奇怪的、肆无忌惮的不当社交行为

图 29.4　其他 tau 蛋白病、皮质基底节变性和额颞叶痴呆症

损为特征。痴呆通常发生在 CBD 病程的晚期；然而，相对较早的时候，认知功能下降有时也是一个主要特征。不太常见的是，它与一些类似的非典型帕金森综合征有重叠。尤其与典型的 PSP 相关的垂直眼球运动异常有关。言语减慢、构音障碍、吞咽困难和认知功能障碍在这种疾病中出现较晚。CBD 表现为痴呆和行为改变并不多见。

诊断

CBD 因其典型的临床表现，尤其是异己肢现象，相对容易诊断。一些疾病在临床上类似于 CBD，包括 PSP、Pick 病、阿尔茨海默病、一些血管病变，以及罕见的成人起病的脑白质营养不良，有必要进行神经病理学检查以确认诊断。

影像学检查不是诊断性的。MRI 和 CT 可显示额顶区非对称性皮质萎缩，以患肢对侧最明显。额顶叶皮质代谢（CBF）的不对称性降低，或两者兼而有之，加上 PET 扫描上双侧尾状核和壳核的氟多巴摄取减少，为 CBD 提供了强有力的证据。

治疗

目前还没有明确的治疗方法；多巴胺能药物的疗效有限，氯硝西泮可用于手指肌阵挛，肉毒杆菌毒素可改善肌张力障碍。职业、物理和语言治疗也可能有所帮助。而从出现症状到死亡，平均存活时间通常为 5~6 年。

额颞叶痴呆帕金森综合征-17 号染色体型痴呆

额颞叶痴呆帕金森综合征-17 号染色体型痴呆（FTDP-17）是一种常染色体显性遗传的 tau 蛋白病，是由位于染色体 17q21 的 tau 基因突变所致。许多位于 tau 基因微管相关区域的突变被确认。FTDP-17 有非常重要的临床表型及神经病理的变异。行为异常和帕金森病是最常见的临床表现。

病理生理学和临床表现

病理上新皮质变性，额叶和颞叶明显萎缩，皮质下基底节和脑干核团也会受到影响。

FTDP-17 是一种高度可变的神经退行性疾病。最初的症状通常出现在 50 多岁，在从 30 多岁到 60 多岁之间范围。临床起病是隐匿性的，通常在多个家庭成员中都有类似问题。行为障碍通常是最初和典型的特征，包括去抑制、不恰当的行为和不良的冲动控制（见图 29.4），表现出淡漠、社交孤僻的行为，常常忽视个人卫生。在一些患者中可能是明显的，有明显的精神症状-类似伴有幻听、妄想和偏执的精神分裂症。

影响执行功能、判断、计划和推理的认知障碍可能是 FTDP-17 的最初症状。而令人惊讶的是，这种变异患者的记忆、定向和视觉空间功能相对保留。典型患者在 50 多岁出现不受约束的行为，没有记忆力或定向力的损害。然而，几年后病情逐渐恶化，并最终出现严重痴呆、运动迟缓、僵硬，额叶或颞叶萎缩或两者均有萎缩。

运动障碍通常不会在疾病的早期发生。后期患者出现帕金森病症状，包括运动迟缓、中轴部和肢体僵硬，以及姿势不稳，静止性震颤并不常见。

诊断与治疗

表现为帕金森病和痴呆症的其他疾病包括皮克病、CBD、PSP 和阿尔茨海默病。在这些疾病中，通常没有明显的家族史。仔细观察家族史和临床表现本身是诊断的关键。DNA 基因检测证实了 17 号染色体的基因突变，不常使用的 PET 扫描显示尾状核和壳核的氟多巴摄取减少。

FTDP-17 没有特效治疗。与其他 tau 蛋白病一样，对多巴胺能治疗的反应很差。病程平均 10~12 年。

多系统萎缩

临床案例　患者，男性，60 岁，在两年前作为一名画家的工作中第一次注意到平衡不良和右手笨拙。他的右手精细运动差，在爬梯子时还意外摔倒了几次。他的妻子注意到他的平衡能力很差，走路"像个醉酒的人"。他还描述了当他迅速站起来时的头晕感、尿急和性功能障碍，导致不得不辞去工作。然而低剂量左旋多巴的初始治疗没有任何效果。当左旋多巴的剂量增加到 Sinemet 25/100，每天 9 片时，注意到患者在精细运动控制方面有一些改善，但在几个月内出现了明显的口腔和下肢的异动症。尽管患者的右上肢对左旋多巴治疗有反应，但他的步态和平衡能力下降，身体左侧开始变慢。由于他的平衡状况恶化得相当快，导致多次摔倒，在接下来的一年里不得不坐轮椅，而在病程的后期，还发生几次晕厥。

查体显示声音低沉、喘鸣、眼动检查中出现的方波颤搐、口面部异动和颈部前倾等体征。非对称性肢体僵硬无力，右侧肢体明显，右侧腱反射更活跃，右侧巴宾斯基征阳性。双侧指鼻试验、跟膝胫试验显示共济失调，右侧比左侧更明显。患者无法独立行走，需要两个人支撑着，步基较宽，明显缓慢，双臂失去摆动，姿势稳定性差。MRI 显示外侧壳核和脑桥"+字"征，T2 高信号（图 29.5）。自主神经功能检查也不正常。

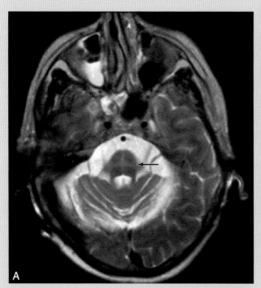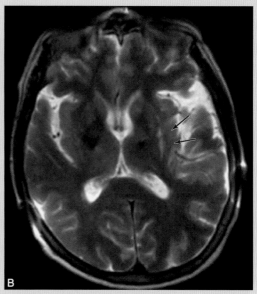

MSA患者典型的脑MRI表现为脑桥"+字"征(A中箭)和壳核高信号(B中箭)

图29.5　多系统萎缩的诊断。MRI,磁共振成像;MSA,多系统萎缩

　　MSA 是一种散发性的退行性中枢神经系统疾病,被归类为突触核蛋白病。临床表现为锥体外系、锥体系、小脑和自主神经症状和体征。随着疾病的发展,其临床表现可能会发生变化。

　　MSA 按照以前的分类,包括 3 种临床类型:①纹状体黑质变性(SND),以帕金森综合征为主,对左旋多巴反应差;②Shy-Drager 综合征(SDS),帕金森综合征或小脑综合征,或两者兼有,以自主神经功能障碍为主;③散发性橄榄桥小脑萎缩(OPCA),以小脑功能障碍为主。MSA 是一种具有特定病理的特殊疾病,与以前的 SND、SDS 或 OPCA 的分类无关,以 α-突触核蛋白染色的少突胶质细胞胞质包涵体(GCIS)为特征,但其病因尚不清楚。

病理生理学

　　从大体上看,神经元丢失和胶质增生主要见于许多皮质下区域,如 SN、LC、壳核、苍白球、下橄榄核、脑桥、小脑皮质、脑干自主神经核和脊髓中间外侧柱。GCI 是 MSA 的特征性但非特异性的主要显微镜下的表现。这些 GCI 代表了 α-突触核蛋白在先前正常的少突胶质细胞中的积累,而这些包涵体选择性地分布在基底节、运动皮质、网状结构、小脑中脚和小脑白质中。

临床表现

　　MSA 的发病年龄比 PD 略年轻,发病高峰在 60 岁,临床症状以帕金森病、小脑功能障碍和自主神经功能衰竭为特征。MSA 的运动表现可分为两个独立但重叠的临床亚型-MSA 伴帕金森综合征为主(MSA-P)和 MSA 伴小脑性共济失调为主(MSA-C),这些亚型中的任何一种可能在临床上占主导地位,但仍属于 MSA 的临床疾病谱。

　　MSA-P 的帕金森病倾向于更对称,静止性震颤较少见,姿势不稳定的发展早于经典 PD。然而,其早期可能与特发性帕金森病的表现相同,同样对左旋多巴的最初可能有反应以及症状波动和异动症也可能发生。临床"预警信号"应提醒临床医生可能的 MSA 的诊断,包括直立性低血压、尿潴留或大小便失禁、共济失调、意外跌倒、刺激敏感型肌阵挛、颈部前倾、说话含糊、喘鸣和皮质脊髓束征阳性。与 MSA-P 不同,MSA-C 的运动特征主要包括小脑功能障碍,表现为步态共济失调、肢体共济失调、共济失调性构音不清和小脑性眼球运动障碍。眼部异常可能包括凝视诱发的眼球震颤、眼球扫视平滑追踪受损和/或眼球辨距不良。

　　MSA 是一种慢性进行性疾病,症状以逐渐出现为特征。最初表现为锥体外系特征的患者通常进展为自主神经功能紊乱、小脑功能障碍或两者兼而有之。相反,以小脑功能障碍为首发症状的患者通常随后出现锥体外系或自主神经功能障碍,或两者兼而有之。

诊断

　　在疾病早期,区分 MSA 与特发性 PD 和 PSP 通常是具有挑战性的。某些特征--如自主神经功能障碍、早期临床波动对左旋多巴反应差或反应微弱、异动症--有助于区分 MSA 和早期 PD。自主神经功能衰竭在 MSA 中很常见,在早期 PD 中很少见,而痴呆和精神特征在 PD 中更常见。

　　神经影像学检查可以帮助排除其他疾病。MRI 异常包括壳核外侧边缘 T1 低信号或 T2 高信号,或壳核萎缩,小脑和脑桥萎缩,脑桥出现"+字"征(见图 29.5);然而,MRI 不具特异性,通常是正常的,尽管脑部 CT 扫描显示小脑萎缩,在 SPECT 或 PET 的功能成像上,纹状体的突触前多巴胺能去神经支配也是有帮助的。

　　其他用于诊断 MSA 的检查包括自主神经功能测试、肛门外括约肌或尿道括约肌肌电图(EMG)和多巴胺转运体扫描。

治疗

目前只是对症治疗,帕金森病可以用左旋多巴治疗,尽管其疗效参差不齐。直立性低血压可能会对保守治疗的措施有反应,比如抬高床头、穿弹力袜和增加盐分摄取,通常氟氢可的松或米多君和较新的屈昔多巴等药物有效。排尿功能障碍可以用抗痉挛药物治疗,如奥昔布宁,还可以自行清洁导尿。典型的病程为 3-10 年,吸气障碍和心肺骤停等呼吸问题是常见的死亡原因。

(刘娜 译)

推荐阅读

Boxer AL, Yu JT, Golbe LI, et al. Advances in progressive supranuclear palsy: new diagnostic criteria, biomarkers, and therapeutic approaches. Lancet Neurol 2017;16:552.

Buee L, Delacourte A. Comparative biochemistry of tau in progressive supranuclear palsy, corticobasal degeneration, FTDP-17 and Pick's disease. Brain Pathol 1999;9:681–93.

Dickson DW, Rademakers R, Hutton ML. Progressive supranuclear palsy: pathology and genetics. Brain Pathol 2007;17(1):74–82.

Frank S, Clavaquera F, Tolnay M. Tauopathy models and human neuropathology: similarities and differences. Acta Neuropathol 2008;115(1):39053.

Gibb RG, Luthert PJ, Marsden CD. Corticobasal degeneration. Brain 1989;112:1171–92.

Gilman S. Multiple system atrophy. In: Jankovic J, Tolosa E, editors. Parkinson's disease and movement disorders. Lippincott Williams & Wilkins; 1998. pp. 245–95.

Gilman S, et al. Second consensus statement on the diagnosis of multiple system atrophy. Neurology 2008;71(9):670–6.

Houghton DJ, Litvan I. Unraveling progressive supranuclear palsy: from the bedside back to the bench. Parkinsonism Relat Disord 2007; 13(Suppl. 3):S34106.

Lamb R, Rohrer JD, Lees AJ, et al. Progressive supranuclear palsy and corticobasal degeneration: pathophysiology and treatment options. Curr Treat Options Neurol 2016;18:42.

Litvan I, Cummings JL, Mega M. Neuropsychiatric features of corticobasal degeneration. J Neurol Neurosurg Psychiatry 1998;65:717–21.

McFarland NR. Diagnostic approach to atypical parkinsonian syndromes. Continuum (Minneap Minn) 2016;22:1117.

Melquist S, Craig DW, Huentelman MJ, et al. Identification of a novel risk locus for progressive supranuclear palsy by a pooled genome wide scan of 500,288 single-nucleotide polymorphisms. Am J Hum Genet 2007;80(4):769–78.

Rebeiz JJ, Edwin MD, Kolodny H, et al. Corticodentatonigral degeneration with neuronal achromasia. Arch Neurol 1986;18:20–34.

Respondek G, Stamelou M, Kurz C, et al. The phenotypic spectrum of progressive supranuclear palsy: a retrospective multicenter study of 100 definite cases. Mov Disord 2014;29:1758.

Sailer A, Scholz SW, Nalls MA, et al. A genome-wide association study in multiple system atrophy. Neurology 2016;87:1591.

Savoiardo M, Grisoli M, Girotti F. Magnetic resonance imaging in CBD, related atypical parkinsonian disorders, and dementias. In: Litvan I, Goetz CH, Lang A, editors. Advances in neurology, 82. Corticobasal degeneration and related disorders. Lippincott Williams & Wilkins; 2000. pp. 197–208.

Seppi K, Schocke MF, Wenning GK, et al. How to diagnose MSA early: the role of magnetic resonance imaging. J Neural Transm 2005;112(12):1625–34.

Stefanova N, Bücke P, Duerr S, et al. Multiple system atrophy: an update. Lancet Neurol 2009;8:1172.

Wadia PM, Lang AE. The many faces of corticobasal degeneration. Parkinsonism Relat Disord 2007;13(Suppl. 3):S336–40. Review.

Wenning GK, Stefanova N, Jellinger KA, et al. Multiple system atrophy: a primary oligodendrogliopathy. Ann Neurol 2008;64(3):239–43. Review.

30

震颤

Julie Leegwater-Kim

临床案例 一名31岁的女性自发性地出现相对轻微的水平头部震颤，没有神经系统疾病的家族史。这种震颤最初轻微，但其严重程度逐渐增加，头向右转似乎会增加震颤，而头向左转则会减轻震颤。轻轻地用手指按压她的左下颌，可以减轻她的颤抖和头部不自主的运动。β受体阻滞剂、扑米酮和酒精几乎对震颤没有效果。18个月后，由于她的头倾向于不自觉地转向左边，驾驶变得困难起来。试图将头部保持在中立位置以及施加压力会使颤抖明显增加，导致颈部不适。随着时间的推移，不自主运动不断出现。神经系统检查显示右侧胸锁乳突肌肥大。尝试使用抗胆碱能药物加剧了震颤，并引发了精神症状反应。最终，患者接受了右侧胸锁乳突肌和左侧颈旁肌肉的肉毒杆菌毒素治疗。这种治疗控制了不自主运动，并抑制了不自主的震颤。

震颤被定义为身体某个部位有节奏的振荡运动，它是由支配肌和拮抗肌交替收缩而产生的。震颤是神经科临床上最常见的不自主运动，由于其节律性，通常可与其他运动障碍相区别。

震颤的病理生理学尚未完全了解，但被认为是中枢神经系统振荡器和外周机械反射机制之间复杂相互作用的结果。中枢振荡器是一组神经元，它们可以有节奏地放电，存在于丘脑、基底节和下橄榄体中，不同的震颤类型有不同的病理生理机制。帕金森病（PD）的震颤可能起源于基底节区，而原发性震颤（ET）可能与小脑丘脑皮质网络功能障碍有关，也可能与下橄榄-小脑网络功能障碍有关。

震颤可以用多种标准进行分类：现象学、频率、解剖分布和病因。根据震颤发生的背景，震颤在现象学上可分为两大类：静止性震颤和动作性震颤（表30.1）。当受累的身体部位处于静止状态并受到重力的支持时，就会出现静止性震颤（即手臂放在膝盖上时会出现手臂震颤）。动作性震颤发生在肌肉随意收缩的过程中，包括4个亚类别：姿势、运动性、特定任务和等长收缩性。体位性震颤是在保持反重力姿势时产生的（即，当手臂支撑在伸展位置时）。运动性震颤是由受影响的身体部位的随意运动引发的，它可以在运动过程中和接近目标时观察到（在这种情况下，被称为意向性震颤）。特定任务性的震颤，顾名思义，是在执行特定动作（如写字）时发生的，而不是与其他动作一起发生。肌肉随意收缩时会出现等长性震颤，但不伴有受累身体部位位置的改变，例如，长时间握拳或站立（直立性震颤）。

表30.1 震颤的分类

震颤分类	临床特征	潜在疾病的例子
静止性	身体部位处于静止状态，受重力支持时发生	帕金森病 Holmes 震颤
动作性	伴随着肌肉的随意收缩而发生	
1. 体位性	由保持反重力姿势产生	增强生理性震颤 特发性震颤
2. 运动性 a. 意向性	由运动触发 随着目标的接近而增加	特发性震颤 小脑震颤 Holmes 震颤
3. 任务特异性	在执行特定操作时发生	原发性书写震颤 口型震颤/肌张力障碍
4. 等张性	在肌肉随意收缩时出现，没有伴随身体部位位置的改变	直立性震颤

根据病因不同，震颤频率可能有很大差异（表30.2）。临床上遇到的大多数震颤都在 4~12Hz 范围内。1~3Hz 的缓慢震颤通常见于小脑或脑干疾病（即 Holmes 震颤），有时也被称为肌律。帕金森病的震颤通常为 4~6Hz，ET 的震颤范围很广，为 4~12Hz，但通常比帕金森病的震颤要快。快速震颤（11~20Hz）有增强型生理性震颤（EPT）和直立性震颤。震颤可以根据解剖分布（如头部、舌头、肢体、声音）进行分类。早期帕金森病的震颤通常是单侧手臂震颤。ET 患者可累及手臂、头部或声音。腭部震颤，顾名思义，涉及软腭，但也可能累及其他颅肌。

表30.2 不同震颤类型的近似频率

震颤类型	频率范围/Hz
腭肌震颤	1.5~3
小脑震颤	<4
Holmes 震颤	<4.5
迟发性震颤	2.5~6
帕金森病	4~6
特发性震颤	4~12
增强生理性震颤	8~12
直立性震颤	13~18

震颤有多种原因,包括代谢、神经退行性、遗传性和医源性疾病。以下是对更常见的震颤综合征的回顾(表 30.3)。

表 30.3 震颤的治疗	
震颤类型	治疗
帕金森病	• 多巴胺能药物:左旋多巴、多巴胺激动剂、MAO-B 抑制剂、金刚烷胺 • 抗胆碱药物 • 脑深部电刺激术
特发性震颤	• 普萘洛尔、扑米酮 • 托吡酯、苯二氮䓬类、加巴喷丁 • 肉毒毒素 • 深部脑刺激手术 • 聚焦超声丘脑切开术
肌张力障碍	• 肉毒毒素 • 抗胆碱药物 • 氯硝西泮 • 脑深部刺激术
直立性震颤	• 氯硝西泮 • 加巴喷丁,扑米酮,左旋多巴,普拉克索
小脑震颤	• 氯硝西泮 • 脑深部刺激术
Holmes 震颤	• 左旋多巴 • 脑深部刺激术 • 立体定向丘脑切开术
腭肌震颤	• 氯硝西泮,丙戊酸 • 肉毒毒素
迟发性震颤	• 四苯嗪
神经病理性震颤	• 普萘洛尔、扑米酮、普瑞巴林 • 脑深部刺激术
心因性震颤	• 心理治疗 • 理疗 • 抗抑郁药、抗焦虑药

增强的生理性震颤

认识到并不是所有的震颤都是病理性的,这一点很重要。生理性震颤是所有受试者都会发生的正常现象,这是一种快速(8~12Hz)、低幅度、姿势和运动性的震颤,肉眼通常无法察觉。当手臂保持支撑状态,并将一张纸放在手臂上时,可以检测到生理性震颤,而当生理性震颤加剧到容易看到的程度时,称为 EPT。应激、疲劳、咖啡因等兴奋剂、接触某些药物(如锂、丙戊酸)、代谢紊乱(甲状腺功能亢进症)和戒酒都会加剧生理性震颤。但只要发现并纠正原因,EPT 通常是可逆的。在 EPT 功能受损或社交尴尬的情况下,可根据需要使用小剂量普萘洛尔。

帕金森病震颤

帕金森病的震颤是典型的 4~6Hz 静止性震颤,通常出现在单侧肢体,最常见的是手臂,但随着时间的推移,可能会扩散到对侧肢体。虽然静止性震颤被认为是帕金森病的主要症状,但多达 30% 的 PD 患者没有静息性震颤。手臂震颤的特征通常是肘关节屈曲-伸展,前臂旋前-旋后,拇指在手指间的运动产生"搓丸"现象(图 30.1)。随着动作的进行,震颤会消失,但当手臂保持支撑状态时,震颤可能会重新出现("再次出现的姿势性震颤")。抗胆碱能药物和多巴胺能药物是治疗帕金森病震颤的首选药物,尽管它们在治疗震颤方面往往不如帕金森病的其他表现,如运动迟缓和强直。对于严重的、耐药的帕金森病震颤,可以考虑脑深部刺激(DBS)。静止性震颤也可发生在非典型帕金森综合征(如进行性核上性麻痹、多系统萎缩)和继发性帕金森综合征(如血管性帕金森病、药物性帕金森病)中。非典型帕金森病震颤的治疗与帕金森病相似。在药物诱导的帕金森综合征中,建议停用致病药物和/或加用抗胆碱能药物。

静止性震颤

通常被称为帕金森震颤,发生在非自主运动的肢体上。它受到随意运动的抑制。可能看起来像是"搓丸样"

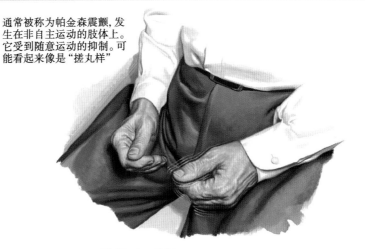

图 30.1 震颤

动作性震颤(示例：特发性震颤)

典型的双侧运动障碍是最常见的。肢体运动接近目标时会加重。特发性震颤通常影响手、头和声音。虽然被认为是良性的，但它可能会使人丧失行为能力

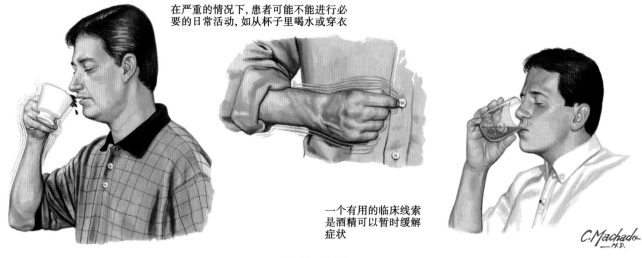

在严重的情况下，患者可能不能进行必要的日常活动，如从杯子里喝水或穿衣

一个有用的临床线索是酒精可以暂时缓解症状

C.Machado M.D.

图30.1(续)

特发性震颤（ET）

ET 是最常见的病理性震颤类型，震颤频率通常是 4～12Hz，发生在上肢、动作（姿势和/或运动性）震颤，但也可累及头部、声音，少数情况下还可累及面部、下颌和腿部（见图30.1）。震颤在很大程度上是对称性的，尽管在一项研究中，487 例 ET 患者中有 50% 患者症状不对称，其中优势侧的震颤更为突出。发病年龄呈双峰分布，有青春期和成年后期（50～70岁）。大约 50% 的 ET 病例是家族性的，常染色体显性遗传，到 65 岁时几乎完全外显。在 50%～70% 的 ET 患者中，摄入酒精改善症状。但震颤的严重程度随着时间的推移逐渐发展，尽管发病年龄与严重程度或残疾之间没有相关性。虽然震颤通常是 ET 唯一的神经系统体征，但一部分 ET 患者可能表现出串联步态受损或姿势不稳。最近的数据表明，认知障碍等非运动症状可能与 ET 有关，尽管这一点仍然存在争议。

ET 有多种治疗方法，是否开始治疗取决于患者对功能损害和震颤严重程度的主观评估。轻度病例可以尝试非药物治疗，如手腕配重或使用重力器皿。如果震颤导致严重残疾或社交尴尬，可以用药物治疗。一线药物包括普萘洛尔和扑米酮。普萘洛尔每次 10mg，每天 1～2 次，滴定至有效。治疗剂量从 40mg/d 到 320mg/d 不等。扑米酮一般从 25mg/d 开始，缓慢滴定，以避免镇静和头晕等副作用。有效剂量从 50mg/d 到 750mg/d 不等。如果普萘洛尔或扑米酮疗效不佳，可以尝试联合治疗。如果扑米酮或普萘洛尔无效或有禁忌证，托吡酯通常被推荐为下一个治疗选择。典型的起始剂量是 25mg/d，然后向上滴定才能产生效果。托吡酯对有肾结石病史的患者是禁忌的。其他可能被证明对 ET 有效的药物包括阿普唑仑、加巴喷丁和索他洛尔。对于 ET 患者，特别是那些口服治疗无效的头部震颤患者，可以考虑注射肉毒杆菌毒素。

对于严重的药物难治性 ET，采用丘脑腹侧中间核（VIM）DBS 手术治疗是非常有效的。最近，聚焦超声丘脑切开术被批准作为治疗 ET 的一种方法。

临床案例 一名 13 岁的男孩因长期手部震颤来就诊，该震颤因压力和体力活动而加重，尤其是具有基本特征。他的祖母有头部颤抖，祖父患有帕金森病。神经系统检查显示，他的双手间歇性双侧动作性震颤，最明显的是在指鼻测试中。腱反射不活跃，可见双侧高足弓。患者拒绝接受肌电图检查。考虑进行普萘洛尔药物试验。2 年后，他在职业高中学习焊接时回来。他的震颤加重了，现在累及了下肢和头部。他现在有轻微的肢体远端无力和感觉丧失。

Charcot-Marie-Tooth（CMT）多发性神经病的 DNA 检测为阴性。神经传导检查显示多灶性脱髓鞘性运动和感觉传导减慢，是获得性慢性炎症性脱髓鞘多神经病（CIDP）的典型表现。脑脊液蛋白 107mg/dl，静脉注射免疫球蛋白治疗使临床症状得到改善。令人难以置信的是，他的母亲做了一次肌电图检查，结果和他的相似。进一步的 DNA 检测显示 X 连锁 CMT 多发性神经病与连接蛋白-32 编码区的 13 位碱基缺失相关。

点评：虽然这是一种罕见的临床病例，但这位患者的临床表现强调了在评估 ET 患者时需要有一个宽广的视角，因为获得性或遗传性脱髓鞘多神经病都可以出现类似 ET。

神经病理性震颤

震颤可能是周围神经病变的一种表现，其最常与急性和慢性脱髓鞘神经病、副蛋白血症神经病（即 IgM 神经病）以及遗传性感觉和运动神经病有关。神经病理性震颤通常是一种类似于 ET 震颤的动作性震颤。除了震颤，检查时还会出现周围神经病变的表现，普萘洛尔、扑米酮和普瑞巴林可能对其有帮助。据报道，一些患者在接受神经病变（静脉注射免疫球蛋白，利妥昔单抗）治疗后震颤有所改善，丘脑 VIM 的 DBS 已被证明对遗传性神经病是有益的。

肌张力障碍性震颤

肌张力障碍性震颤是一种发生在受肌张力障碍影响的身体部位的姿势/运动性震颤,往往比 ET 更不规则和多变。有时震颤可能是肌张力障碍的主要表现,随后出现肌张力障碍体征。在以震颤为主的肌张力障碍病例中,可能很难将其与 ET 区分开来(即伴有明显震颤的轻度肌张力障碍与 ET 中的头部震颤)。与其他类型的震颤不同,肌张力障碍性震颤可以通过使用感觉诡计(手势拮抗)来抑制。当受影响的身体部位放置在与张力障碍拉力方向相反的位置(即,左斜颈患者将头转向右)时,往往会发生肌张力障碍震颤。某些任务特异性震颤(即原发性书写震颤和音乐家震颤)可能是肌张力障碍的表现形式,肉毒杆菌毒素注射是治疗肌张力障碍和肌张力障碍震颤的首选方法,而抗胆碱药物和氯硝西泮可能也是有效的。

小脑震颤

小脑震颤最常见的形式是意向性震颤,其特征是在视觉引导下向目标运动时震颤幅度增加,会出现姿势性震颤,但不会出现静止性震颤,震颤频率往往很慢,小于 4Hz。震颤是由齿状核及其通过小脑上脚的传出通路的损伤引起的。常见原因包括多发性硬化症和脊髓小脑性共济失调。另一种小脑震颤综合征是蹒跚——由中轴肌张力低下引起的头部和/或躯干的慢频节律性振荡。众所周知,小脑震颤很难治疗,但对小剂量苯二氮䓬类药物,特别是氯硝西泮可能有反应,针对丘脑部分区域的 DBS 手术已经显示出一些治疗前景。

Holmes 震颤(中脑或红核震颤)

Holmes 震颤是一种独特的震颤,由红核附近的中枢神经系统病变引起的静止性和意向性震颤组成,影响小脑、丘脑和黑质纹状体通路,姿势性震颤也可能出现。震颤的频率很慢,小于 4.5Hz,通常是不规则的,并有抽动的表现,受累肢体也可表现为辨距不良和轮替运动障碍。卒中、创伤和脱髓鞘损伤是这种震颤类型最常见的原因。从最初外伤的发生到震颤的发展通常有一段潜伏期(2 周～2 年)。由于多巴胺能通路的参与,左旋多巴可能会有一些疗效。DBS 手术或立体定向丘脑切开术已被证明是有效的治疗方法。

腭肌震颤(腭部肌阵挛)

腭肌震颤,也称为腭肌阵挛,以软腭有节奏的 1.5～3Hz 运动为特征。腭部震颤可能与面部、舌头和喉部的同步运动有关,而运动通常是双侧的和对称的。腭部震颤/肌阵挛主要有两种亚型:原发性和症状性。在症状性腭部震颤/肌阵挛中,可能会有局灶性脑干病变,中断了格林-莫莱特(Guillain-Mollaret)三角,下橄榄体肥大在脑部 MRI 上可见,它是由腭帆提肌收缩引起的,通常在睡眠中也持续存在。相比之下,原发性腭部震颤/肌阵挛的原因并不明显,收缩是由腭帆张肌受累引起的。因为这块肌肉打开咽鼓管,所以腭部的运动与耳朵的滴答声有

关。原发性腭部震颤/肌阵挛在睡眠中消失。氯硝西泮、丙戊酸和肉毒杆菌毒素注射可能会有益处。

迟发性震颤

迟发性震颤是药物诱发震颤的一种罕见亚型,与长期使用多巴胺受体阻滞剂,如抗精神病药物和甲氧氯普胺有关。这是一种 2.5～6Hz 的主要是动作性震颤,可在药物暴露后 2～20 年内出现,通常在撤药期间出现。而与药物引起的帕金森病的震颤不同,迟发性震颤在移除相关药物后仍会持续。迟发性震颤可与其他迟发性运动障碍并存,包括肌张力障碍、舞蹈症和静坐不能,使用多巴胺耗竭药物,如丁苯那嗪,可以改善震颤。

临床案例 在过去的 6 个月里,一名 72 岁的男子在打高尔夫球时遇到了困难。当他走到发球台准备击球时,他的腿变得越来越颤抖。虽然他可以毫不费力地走完 18 洞,但当他试图站着击球时,最终无法保持平衡。为了弥补这一点,他采取了步基更宽的姿态,但这一点逐渐变得不那么有用了。同时,他小便时开始要坐下来。神经系统检查显示,他是一名机智、愉快的男子,面部表情正常。他毫不费力地从椅子上站起来,以正常的步态行走,包括挥动手臂。然而,当他停下来并试图站立不动时,站着的步基宽,很快就会出现 18～20Hz 的双腿震颤,对他来说,需要抓住某个人以防止摔倒。坐着时,没有静止性震颤,既没有齿轮样也没有强直样肌张力改变,除此之外,其他神经系统检查也是正常的。

尝试了多种药物,包括扑米酮,但没有有效的治疗方法。

直立性震颤

直立性震颤(OT)是一种罕见的疾病,其特征是站立时有明显的不稳定性,可以通过坐着或走路来缓解。OT 是一种高频震颤,约 13～18Hz,不总是可见,但可触摸到腿部肌肉(股四头肌)的振动,或通过在腓肠肌或股四头肌放置听诊器进行听诊,这种声音被描述为直升机的声音。患者站立时腿部肌肉的肌电图记录可以证实 OT 的诊断,可以看到 13～18Hz 的高频节律性放电。现已有多种药物疗法用于治疗 OT。氯硝西泮已被证明对三分之一的患者有效,从每天 0.5mg 开始,可滴定到 2mg,每日 3 次。一些药物在 OT 中表现出不同的疗效,包括加巴喷丁、扑米酮、丙戊酸、左旋多巴和普拉克索。

心因性震颤

震颤和其他运动障碍一样,可能是由心理因素引起的。区分心理性震颤和神经源性震颤可能很难,但一些"警示性"症状和体征可以帮助识别心理原因。在病史上可能出现突然发作的震颤、自发缓解、选择性残疾和心理治疗缓解。检查时,转移注意力震颤可以减轻,震颤幅度、频率和方向的变异性大,对安慰剂治疗有效。被动屈曲或伸展时拮抗肌能共同起作用,以及联带(震颤频率与对侧肢体重复运动频率的适应)可提示心因性震颤。精神性合并症常见于这种震颤类型,但需要强调的

是,精神障碍的存在并不能证明震颤是由心理原因引起的,应做适当的检查以排除震颤的器质性原因。归根结底,心因性震颤的准确诊断是基于排除神经源性疾病和存在的阳性临床体征。治疗包括心理治疗、物理治疗和药物治疗(抗抑郁药、抗焦虑药)在内的多学科治疗方法可能是有益的。

（刘娜　译）

推荐阅读

Fahn SA, Jankovic J, Hallett M. Principles and practice of movement disorders. 2nd ed. 2011.

Puschmann A, Wazolek ZK. Diagnosis and treatment of common forms of tremors. Semin Neurol 2011;31:65–77.

Schneider SA, Deuschl G. The treatment of tremor. Neurotherapeutics 2014;11:128–38.

肌张力障碍

Julie Leegwater-Kim

临床案例 22 岁,女性,既往体健。在严重的心理创伤后 1 个月内出现说话含糊、行走困难和手部震颤。她有轻微的颈部疼痛,服用环苯扎林无效。否认有任何发热、头部创伤或接触多巴胺受体阻滞剂的病史,并且没有神经系统疾病的家族史。检查发现下面部肌张力障碍,包括痉挛和舌肌张力障碍、构音障碍、运动迟缓、肌张力呈轻度齿轮样僵硬、轻度静止性和运动性震颤、肌张力障碍步态和姿势反射丧失。几周后,她的症状趋于平稳,但卡比多巴/左旋多巴治疗无效,大剂量苯海索有轻微的疗效。

检查项目包括血糖、肌酐、电解质、全血计数、肝功能、促甲状腺激素、血沉、抗核抗体、维生素 B_{12}、铜蓝蛋白、24 小时尿铜等均在正常范围,裂隙灯检查未见 Kayser-Fleischer 环,脊髓小脑性共济失调的基因检测为阴性。脑磁共振成像无明显异常,脑电图和肌电图也正常。*ATP1A3* 基因测序发现一个突变,证实了快速起病肌张力障碍-帕金森综合征(FIPD)的诊断。

肌张力障碍是一种多动性疾病,其特征是不自主的持续性肌肉收缩,经常导致扭曲和重复的动作或异常姿势。肌张力障碍运动是有模式的,这意味着它们反复涉及同一组肌肉,主动肌和拮抗肌同时收缩。一般说来,强直性肌肉收缩的持续时间比其他多动症(即舞蹈症)要长,尽管有时动作可能足够快,类似于重复的肌阵挛抽搐。肌张力障碍的特征之一是经常被感觉诡计(手势对抗)暂时缓解。例如,颈部肌张力障碍的患者可以通过将手放在他或她的下巴或脸部一侧来减轻肌张力障碍的运动。口咽部语言障碍的患者经常通过触摸嘴唇或将牙签等物体放入嘴里而得到改善。在一些患者中,仅仅是想着执行这些感觉刺激就能减轻肌张力障碍。感觉诡计的功效可以在治疗方法的发展中加以利用。例如,一些下面部肌张力障碍患者可能通过戴上护口器来缓解。

肌张力障碍的最初表现通常是局灶性的(影响身体的一个部位)和特定的任务性的-肌张力障碍发生在特定的动作中。例如,足部肌张力障碍患者最初可能会在向前行走时出现肌张力障碍,但向后行走或跑步时没有。在大多数患者中,肌张力障碍仍然是局灶性的,不会扩散到身体的其他部位。如果肌张力障碍扩散,往往会累及连续的身体部位,成为节段性肌张力障碍。在更严重的情况下,肌张力障碍可能会变成全身性的,一般来说,发病年龄越小,肌张力障碍扩散的可能性就越大。

最近的数据还表明,在原发性肌张力障碍中,随着年龄的增长,发病部位存在从尾侧到嘴侧的解剖梯度。

随着肌张力障碍的进展,它会随着受影响身体部位的其他动作而出现,因此变得不那么特定于任务。例如,足部肌张力障碍患者在前后行走、跑步或轻拍脚时可能都会有异常,进一步发展可能导致"溢流性肌张力障碍",即身体远处部分的运动也引起肌张力障碍。随着肌张力障碍的恶化,导致这种情况可以在休息时发生,而在最严重的肌张力障碍病例中,可能会发生挛缩。

肌张力障碍通常会因疲劳和紧张压力而加重,随着放松和睡眠而减轻。疼痛在肌张力障碍中通常不常见,但颈部肌张力障碍除外,约 75% 的患者报告有疼痛。

肌张力障碍的分类

肌张力障碍有几种公认的分类方法:①发病年龄;②解剖学分布;③病因学。

发病年龄

早发性肌张力障碍定义为 26 岁或 26 岁之前发生的肌张力障碍;迟发性肌张力障碍定义为 26 岁以后发生的肌张力障碍。起病年龄是决定肌张力障碍患者预后的重要因素,起病年龄越早,肌张力障碍扩散到身体其他部位的可能性越大。一般来说,年轻发病的肌张力障碍倾向于从四肢开始并变成全身性,而成人发病的肌张力障碍倾向于头颈部,并保持局灶性或节段性。

解剖分布

肌张力障碍的分布特征有助于确定其严重程度并指导治疗。局灶性肌张力障碍影响一个身体部位。几乎身体的任何部位都可能发生肌张力障碍,许多类型的局灶性肌张力障碍都有特定的名称:眼睑痉挛(肌张力障碍性闭眼)、痉挛性斜颈(旋转性颈部肌张力障碍)和书写痉挛(局灶性手部肌张力障碍)。当肌张力障碍涉及两个或两个以上相邻的身体部位/区域时,称为节段性肌张力障碍。多灶性肌张力障碍是指两个或两个以上身体不连续部位的受累。全身性肌张力障碍是指小腿肌张力障碍(一条腿或双腿加躯干)和身体任何其他部位的组合。顾名思义,偏身肌张力障碍影响身体的一半。偏身肌张力障碍提示有症状(继发性)而非原发性肌张力障碍。

病因

我们对肌张力障碍遗传学的理解的增多，对这种疾病的病因分类做出了重大贡献。肌张力障碍基本上有两大类：原发性和继发性。

原发性肌张力障碍

原发性肌张力障碍的特点是孤立性肌张力障碍（除了可能存在震颤），可能是散发性或家族性的。大多数原发性肌张力障碍是散发性的，在成年期发病，表现为局灶性或节段性。运动障碍诊所最常见的局灶性肌张力障碍是颈部肌张力障碍（图31.1）。颈部肌张力障碍后，最常见的局灶性肌张力障碍是眼睑痉挛、痉挛性发音困难、口下颌肌张力障碍和手部肌张力障碍。

少数原发性肌张力障碍有明确的遗传病因（框31.1）。也许对原发性肌张力障碍最好的研究是DYT1肌张力障碍，或称奥本海姆肌张力障碍，这是一种全身性扭动性肌张力障碍，通常始于童年，首先影响四肢。DYT1肌张力障碍是由编码Torsin A蛋白的*DYT1*基因缺失引起的，该疾病以常染色体显性方式遗传，有30%至40%的外显率。在一个受影响的家庭中，表型可以有很大的不同。据估计，在德系犹太人中，*DYT1*突变占肢体肌张力障碍病例的90%，而在非犹太人中，*DYT1*突变占50%~70%。其他一些原发性肌张力障碍患者已经有他们的遗传位点图（表31.1）。

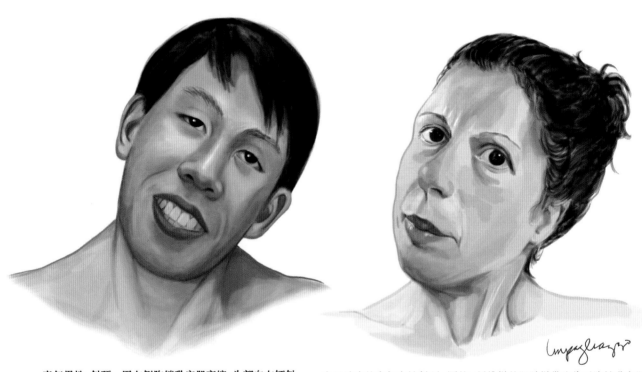

青年男性，斜颈。因左侧胸锁乳突肌挛缩，头部向左倾斜，下巴略向右转

未经治疗的中年女性斜颈。厚的、纤维样的肌腱样带取代了胸锁乳突肌，使头部看起来被拴在锁骨上。左侧胸锁乳突肌的两个头部突出

图31.1　颈部肌张力障碍

框31.1　肌张力障碍的分类方案

发病年龄
- 年轻发病：26岁及以下
- 晚发病：大于26岁

解剖分布
- 局灶性——单一身体部位
- 节段性——两个或多个连续的身体部位
- 多灶性——两个或多个不连续的身体部位
- 广泛性——节段性腿部肌张力障碍加上身体的另一个部位
- 偏侧肌张力障碍——影响半侧身体的肌张力障碍

病因学
- 原发性（特发性）

- 家族性
- 散发性
- 继发性
- 遗传性变性
- 退行性散发性
- 肌张力障碍叠加综合征（遗传性非退行性）
- 药物诱发
- 受伤/创伤
- 结构性病变
- 心理原因

表 31.1 已确定遗传原因的肌张力障碍

肌张力障碍名称	病因类型	遗传	临床特征	基因	蛋白质
DYT1	原发性	常染色体显性	早发(年龄<40 岁) 全身性肌张力障碍 四肢最先受影响	TOR1A	TorsinA:ATP 酶
DYT3	继发性	X 连锁隐性遗传	肌张力障碍/帕金森病(Lubag)	TAF1	转录起始因子 TFIID 亚基 1
DYT5	继发性(肌张力障碍叠加)	常染色体显性	多巴反应性肌张力障碍(DRD)	GCH1	GTP 环水解酶
DYT6	原发性	常染色体显性	青春期起病的混合型肌张力障碍	THAP1	转录因子
DYT11	继发性(肌张力障碍叠加)	常染色体显性	肌阵挛-肌张力障碍(MD)	SGCE	ε-肌聚糖蛋白
DYT12	继发性(肌张力障碍叠加)	常染色体显性	速发性肌张力障碍-帕金森综合征(RPD)	ATP1A3	ATP 酶亚基
DYT24	原发性	常染色体显性	迟发性颅颈肌张力障碍	ANO3	钙激活氯离子通道
DYT25	原发性	常染色体显性	成人型节段性肌张力障碍	GNAL	鸟嘌呤核苷酸结合蛋白

继发性肌张力障碍

继发性肌张力障碍临床范畴广泛,包括遗传性退行性疾病、病因不明的退行性疾病、获得性肌张力障碍(即药物引起的、结构性损伤、创伤)和心因性肌张力障碍。继发性肌张力障碍的患者经常表现出相关的临床异常,包括震颤(即帕金森病)以外的其他运动障碍,以及痴呆、痉挛、共济失调、力弱、反射改变、眼球运动异常或癫痫。提示继发性肌张力障碍的其他病史和临床特征包括外伤史、围产期缺氧、中毒或药物暴露、静止时出现肌张力障碍发作和偏身肌张力障碍。

许多遗传性退行性疾病可能会出现肌张力障碍。常染色体显性遗传病(亨廷顿病、脊髓小脑性共济失调 3 型、神经铁蛋白病)、常染色体隐性遗传病(Wilson 病、泛酸激酶相关神经变性)、X 连锁隐性遗传病(DYT3 或 LuBag)和线粒体疾病(Leigh 病)已被描述并列在框 31.2 中。

肌张力障碍也可见于各种神经退行性帕金森综合征,包括

帕金森病(PD),以及进行性核上性麻痹和皮质基底节变性(CBD)等非典型帕金森综合征。成人起病的局灶性足部或腿部肌张力障碍可能是帕金森病的最初表现。帕金森病患者也可能在关期出现肌张力障碍,或者是左旋多巴诱发的异动症的一部分。肌张力障碍的失用肢体是 CBD 的特征。

肌张力障碍叠加综合征是一种罕见的遗传性非退行性疾病,包括多巴反应性肌张力障碍(DRD)、肌阵挛性肌张力障碍(MD)和 RDP。这些疾病被认为是神经化学疾病,因为它们是由与神经元丢失无关的生化缺陷引起的。肌张力障碍在 DRD 和 RDP 中与帕金森病有关,在 MD 中与肌阵挛有关。

1. DRD 也被称为 Segawa 病或 DYT5,其特征是在童年中期开始出现进行性肌张力障碍和帕金森病。患者表现出症状的日间变化,主要累及脚部和腿部。该病为常染色体显性遗传,由 GTP-环水解酶 I(GCHI)基因突变引起。GCHI 是四氢生物蝶呤合成的限速酶,四氢生物蝶呤是酪氨酸羟化酶的重要辅因子。患者对小剂量的左旋多巴反应很好。

框 31.2 导致肌张力障碍的遗传性退行性疾病

常染色体显性
- 亨廷顿病
- 脊髓小脑性共济失调(SCA3)
- 齿状核红核苍白球路易体萎缩(DRPLA)

常染色体隐性遗传
- 威尔逊病
- 神经棘红细胞增多症
- 尼曼匹克 C 型
- 戊二酸尿症
- GM1 神经节苷脂沉积症
- GM2 神经节苷脂沉积症
- 异染性脑白质营养不良

- 同型半胱氨酸尿症
- 弗里德里希共济失调
- 泛酸激酶相关神经退行性变(PKAN)
- 神经元核内透明包涵体病(NIHID)

X 连锁显性
- 雷特综合征

X 连锁隐性
- DYT3(LuBag)
- 耳聋-肌张力障碍综合征

线粒体
- Leigh 病
- Leber 病

2. RDP　是一种常染色体显性遗传性疾病,以年轻发病的肌张力障碍和帕金森病为特征,这些症状会在几天到几周内戏剧性地出现,通常会在压力源的环境下出现,其中眼球症状非常常见,但几周后症状趋于平缓。患者对左旋多巴的反应甚微(如果有的话)。RDP 基因被鉴定为 ATPIA3,编码 NA$^+$/K$^+$ATP 酶。肌阵挛-肌张力障碍(MD)是一种常染色体显性遗传性疾病,以酒精反应性肌阵挛和肌张力障碍为特征。症状可能出现在儿童时期或成年时期,其中强迫症和酗酒等精神障碍是常见的,而这种疾病与 epsilon sarcoglycan 基因的突变有关。

3. 医源性肌张力障碍　暴露于多巴胺受体阻滞剂、左旋多巴和选择性 5-羟色胺再摄取抑制剂可发生医源性肌张力障碍。迟发性肌张力障碍可以是局灶性、节段性或全身性的,通常表现为颈后倾和反张姿势。急性肌张力障碍反应也可能与暴露于多巴胺受体阻滞剂有关。

导致基底节损伤的各种病变与肌张力障碍有关。这些疾病包括围产期缺氧、卒中、头部创伤、脑肿瘤、感染和自身免疫性疾病。

心因性肌张力障碍可能是诊断上最具挑战性的继发性肌张力障碍类型,正如记录所表明的那样,许多现在被认为患有器质性肌张力障碍的患者最初被认为患有原发性精神障碍。同样重要的是要认识到,少数器质性运动障碍患者可能会叠加有心因性运动障碍,包括肌张力障碍。病史和查体可以提示心因性肌张力障碍,包括突然发作、自发缓解、可分心的或联带的运动、运动的可变性和不一致性(即无模式的肌张力障碍运动)、假性力弱或感觉主诉、多种躯体化表现、继发获益的表现,以及伴随的精神疾病。

病理生理学

虽然一些原发性肌张力障碍的遗传学已被阐明,但肌张力障碍的病理生理学仍不清楚。基底节的损伤,特别是丘脑和壳核,表明这些结构在肌张力障碍的发展中起着关键作用。基底神经节回路的模型表明,直接和间接通路之间存在不平衡,导致丘脑苍白球抑制减少,随后运动前区皮质过度活跃。然而,这一假设与苍白球切开术和内侧苍白球深部脑刺激(DBS)可以改善肌张力障碍的发现不一致。一种更复杂的肌张力障碍病理生理学模型正在出现,它不仅包括速率,还包括神经元活动的模式、同步性和躯体感觉反应。

治疗

肌张力障碍的治疗取决于病因和所涉及的一个或多个解剖区域。所有出现肌张力障碍的儿童和年轻人都应该试用左旋多巴,以排除 DRD。

对局灶性肌张力障碍,如颈部肌张力障碍、眼睑痉挛、肢体肌张力障碍和痉挛性发音障碍,最有效的治疗方法是肉毒杆菌毒素,而 A 型和 B 型两种血清型在美国都有售。肉毒杆菌毒素和巴氯芬对治疗口下颌肌张力障碍是有效的。同时除了药物治疗外,物理治疗也是治疗肌张力障碍的重要辅助手段。

对于全身性肌张力障碍患者,高剂量(约 90mg/d)的三己基苯可提供一些益处。巴氯芬也可用于全身性肌张力障碍,可大剂量口服或鞘内注射。苯二氮䓬类药物可能具有辅助作用。苯海拉明、卡马西平、多巴胺激动剂和多巴胺拮抗剂的结果各不相同。丁苯那嗪可能有帮助,尤其是对迟发性肌张力障碍。

对于药物难治性肌张力障碍,可以考虑手术治疗。内侧苍白球 DBS 治疗可以显著改善原发性全身性肌张力障碍,平均改善 50%。DBS 似乎也能有效降低颈部肌张力障碍的严重程度,但 DBS 在治疗继发性肌张力障碍方面益处不大,但迟发性肌张力障碍除外,其改善程度与原发性肌张力障碍相似。

(刘娜　译)

推荐阅读

Crowell JL, Shah BB. Surgery for dystonia and tremor. Curr Neurol Neurosci Rep 2016;16:22.

Fahn S, Bressman SB, Marsden CD. Classification of dystonia. Adv Neurol 1998;78:1–10.

Fahn S, Jankovic J, Hallett M. Principles and practice of movement disorders. 2nd ed. Saunders; 2011.

Lohmann K, Klein C. Update on the genetics of dystonia. Curr Neurol Neurosci Rep 2017;17:26.

Tarsy D, Simon DK. Dystonia. N Engl J Med 2006;355:818–29.

舞蹈症

Diana Apetauerova

临床案例 一名 59 岁的右利手教师,在过去的 3~4 年里,她的身体出现了不自主的运动,现在一直"坐立不安"。她的家人观察到了她智力的变化,因为她看起来孤僻健忘,偶尔行为不当。由于她无法"集中注意力"而不得不提前退休,一直表现得"紧张"。既往没有其他病史。她的母亲在 55 岁时去世,据说患有"精神崩溃",健忘,总是焦躁不安。而她的父亲因心脏病发作去世,享年 70 岁。她的祖母患有"精神障碍"。西尔维娅没有兄弟姐妹,是一位单身母亲,有一个 27 岁的儿子。当在运动障碍诊所看到她时,无法安静地坐着。她总是扮鬼脸,舌头运动保持困难,双手弹奏着钢琴般的动作;她的躯干和四肢出现了短暂的、突发的舞蹈动作;走动时,她看起来非常没有条理,摇摇晃晃的;在检查手的时候,发现有轻微的运动迟缓;她的举止看起来很愉快,而且没有抑郁的迹象;这些动作不在自主控制之下,她也没有冲动去做。由于认知功能减退加上全身舞蹈样动作,所以怀疑是亨廷顿舞蹈症(HD)。基因检测显示 HD 基因有 45 个 CAG 重复。给予小剂量的丁苯那嗪治疗,她的舞蹈症有了很大的改善;然而,她的智力和行为能力继续下降。她的儿子是单身,对接受 HD 检测不感兴趣。

舞蹈症(chorea)是一种异常的不自主运动,通常处于身体远端位置,短暂、无节奏、突发性并且不规则的运动,似乎从身体的一个部位流到另一个部位。这些运动是随机的,在时间、方向和分布上都是不可预测的。舞蹈症可以被部分抑制,有些患者可以将这些结合到半有目的的运动中,称为运动节律。运动不持续,即无法维持持续收缩,是舞蹈症的典型特征。

手足徐动症和投掷运动有时会与舞蹈症混淆。手足徐动症是一组缓慢的、扭曲的、连续的不自主运动,通常累及四肢远端,但也可累及轴向肌肉组织(颈部、面部和舌头)。如果手足徐动症变得更快,有时会与舞蹈症混合在一起(即,舞蹈手足徐动症)。投掷运动是一种幅度很大的不自主运动,影响到近端的肢体,导致肢体的抖动和扑打运动。

舞蹈症患者最初通常没有意识到这些不自主的动作。舞蹈症通常首先被观察者当成坐立不安。患者通常会因为自己的不协调或笨拙而感到沮丧。

病因学

舞蹈症是由于基底神经节对丘脑皮质运动通路的调节中断所致。可能涉及多种病理生理机制。这些包括选择性区域的神经元变性,神经递质受体阻断,基底神经节内的其他代谢因素,以及极少数的结构性损伤。舞蹈症分为遗传性[主要是

亨廷顿病(HD)]、免疫性(Sydenham 舞蹈症)、药物相关性、结构性及各种不同的病因(表 32.1)。

表 32.1 舞蹈症的病因

舞蹈症的病因分类	
遗传性	亨廷顿病 神经棘红细胞增多症 威尔逊病 良性遗传性舞蹈症 橄榄体脑桥小脑萎缩 共济失调毛细血管扩张症 特发性扭转性肌张力障碍 抽动障碍肌阵挛癫痫 齿状回苍白球变性 Gerstmann-Straussler-Scheinker 综合征
代谢性	氨基酸紊乱(戊二酸血症) Leigh 病 Lesch-Nyhan 病 脂质紊乱(神经节苷脂沉积症) 线粒体肌病 非酮症性高血糖 钙、镁或葡萄糖紊乱
免疫性	Sydenham 舞蹈 系统性红斑狼疮 抗磷脂抗体综合征 妊娠性舞蹈症 免疫反应
药物相关性	迟发性运动障碍(抗精神病药、5-羟色胺再摄取抑制剂等) 紧急撤药综合征 拟交感神经药 可卡因 抗惊厥药 避孕药 锂 三环类抗抑郁药 左旋多巴、金刚烷胺 多巴胺激动剂 茶碱和 β-肾上腺素能药 乙醇 一氧化碳 汽油吸入

表32.1 舞蹈症的病因（续）	
舞蹈症的病因分类	
结构性	脑血管病
	多发性硬化
	创伤性脑损伤
	缺氧性脑病
	假性手足徐动症（脊髓损伤、周围神经损伤）
	围产期损伤后迟发性损伤
其他	脑炎（单纯疱疹、艾滋病、莱姆病）
	内分泌功能障碍（如甲状腺功能亢进症）
	代谢紊乱（如低血钙、高血糖、低血糖）
	核黄疸
	营养性（如维生素 B_{12} 缺乏症）
	体外循环后舞蹈症（心脏搭桥术）
	正常发育

病理生理学

壳核、苍白球和丘脑底核是与舞蹈症发生发展相关的关键病理部位。正常的运动模式取决于直接运动通路和间接运动通路之间是否存在关键的生理平衡，其中直接运动通路促进运动，间接运动通路抑制运动。直接通路包括从纹状体到苍白球和黑质网状部内侧（GPI/SNR）和从 GPI/SNR 到丘脑的抑制性投射（γ-氨基丁酸介导）和从丘脑到皮层的兴奋性投射（谷氨酸介导）。在间接通路中，存在从纹状体到苍白球外侧（GPE）和从 GPE 到丘脑底核（STN）的抑制性 GABA 通路。这种双重抑制导致刺激 STN，进而通过其兴奋性谷氨酸能投射刺激 GPI/SNR。这两种结构一旦受到刺激，就会对丘脑产生抑制（GABA 介导），从而抑制兴奋性丘脑皮质通路。

在 HD 中，主要的神经退行性病变发生在尾状核和壳核（纹状体）。这些变化主要影响分泌抑制性神经递质 GABA 的中型"多棘"神经元。有人认为 HD 早期主要影响间接通路，使纹状体至苍白球外侧部的抑制丧失，STN 抑制增强，GPI/SNR 兴奋降低，对丘脑的抑制总体减弱。丘脑的这种去抑制使兴奋性外流增强到皮层，导致舞蹈症的无序、过度（多动）运动模式。随着 HD 进展到后期，直接通路也会受到影响，导致运动功能减退或无运动能力阶段。

同时，HD 患者也有明显的颞叶和额叶大脑皮质神经元变性。

对于 Sydenham 舞蹈症，各种链球菌蛋白质或抗原（链球菌 M 蛋白质）可诱导机体产生抗神经免疫球蛋白 G（IgG）抗体。这些抗体与人体自身的细胞发生交叉反应，这些细胞在基底神经节内提供神经元抗原，如尾状核和 STN。

临床表现

舞蹈症的临床表现各不相同，表现为孤立的不自主运动或伴有其他不自主运动。在最简单的层面上，舞蹈症看起来是类似坐立不安的伴有目的的动作。例如手指、手腕、脚趾和脚踝的摆动动作就是 HD 的特征。这些动作可以是局灶性的，如迟发性运动障碍（TD），它们更具重复性和刻板性。它们可能表现为嘴唇嘬起或紧闭、脸颊鼓起、下颌侧移或向前移动，或舌头旋转或伸出。

不对称的舞蹈症，如半侧舞蹈症，主要影响身体一侧的肢体。有时，舞蹈症只影响特定的功能肌肉群，如呼吸性舞蹈症。当基底节功能障碍更加弥漫时，舞蹈症通常伴有帕金森病、抽搐和肌张力障碍。后期，舞蹈症会干扰日常生活活动；例如，肢体舞蹈症会导致跌倒、干扰穿衣和进食，面部、下颌、喉部和呼吸肌的舞蹈可能最终会限制言语交流。

在神经系统检查中，指鼻试验有所改变，快速轮替动作断断续续。当有明显舞蹈症的患者握住检查人员的手指时，有时会注意到一种称为挤奶女工的抓握的挤压动作，这是运动不持久的表现。与其他不自主运动一样，可见各种运动障碍，舞蹈症常常在行走时加重。还可观察到各种眼球运动的异常，这些症状包括缓慢、短距离扫视、扫视追随、会聚麻痹和凝视不持久。帕金森病的特征，特别是运动迟缓和肌张力障碍，有时会伴有更严重的疾病。

亨廷顿病（HD）

这种遗传性的进行性神经退行性疾病是舞蹈症最常见的原因。HD 的典型症状包括舞蹈症、神经行为改变和渐进性痴呆（图 32.1）。症状通常在生命的第四或第五个十年期间变得明显，尽管发病时间从儿童早期到成年后期各不相同。HD 症状在范围和严重程度、发病年龄和临床进展速度等方面有所不同。早期发病与病情加重和进展更快有关，例如，成人 HD 通常持续大约 15~20 年，而青少年 HD 的病程往往持续大约 8~10 年。

最初的临床表现可能是神经系统的或是精神病性的。早期的特征性表现包括逐渐出现细微的人格变化、健忘、笨拙以及手指或脚趾出现舞蹈样、坐立不安的运动。神经行为变化包括情绪和行为障碍。患者表现为易怒、多疑、冲动、缺乏自制力和快感缺乏，有时焦虑、抑郁、躁狂、强迫行为和烦躁会在疾病的早期出现。后来，可能会出现严重的思维扭曲和偶尔的幻觉，比如在没有外界刺激的情况下感知到声音、景物或其他感觉。幼年型 HD 更多表现为肌张力障碍、僵硬或小脑性共济失调，而不是舞蹈症本身。

认知能力下降的特征是进行性痴呆或与理解、推理、判断和记忆相关的心理过程逐渐受损。典型的早期症状包括健忘、粗心、注意力难以集中以及各种形式的去抑制，表现为情绪失控、经济上不负责任或性乱交。沟通方面也会出现困难，包括表达思想的语言、启动会话或理解他人、话语和适当的回应问题。

运动障碍的特征是逐渐出现笨拙、平衡困难和坐立不安的动作。早期的舞蹈症可能仅限于手指和脚趾，后来延伸到手臂、腿、脸和躯干。最终，舞蹈症往往会变得普遍或广泛。帕金森病和肌张力障碍有时会在疾病后期出现，许多 HD 患

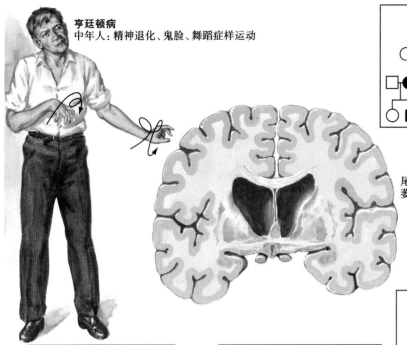

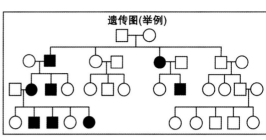

亨廷顿病
中年人:精神退化、鬼脸、舞蹈症样运动

遗传图(举例)

尾状核和大脑皮质的变性和萎缩,导致脑室增大

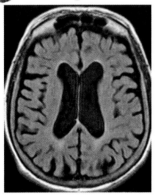

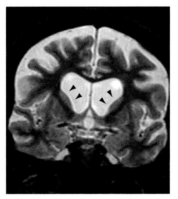

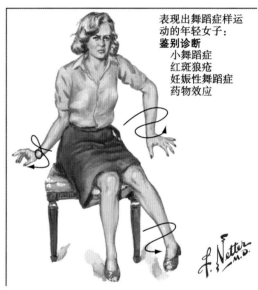

表现出舞蹈症样运动的年轻女子:
鉴别诊断
小舞蹈症
红斑狼疮
妊娠性舞蹈症
药物效应

A. 轴位FLAIR表现为轻度弥漫性脑室增大和脑室旁白质一定程度的T2信号增强

B. 冠状面T2快速自旋回波图像能更好地显示尾状核(箭头)的显著萎缩

图 32.1　舞蹈症

者会发展出一种独特的行走方式,可以是不稳定的、杂乱的、蹒跚的和舞蹈般的;最后,出现姿势不稳、吞咽困难和构音障碍。

疾病后期的特点是严重痴呆症和进行性运动功能障碍。患者通常无法行走,饮食摄入不足,无法照顾自己,最终停止说话,导致持续的植物人状态。严重跌倒可能导致危及生命的并发症,有时甚至导致硬膜下血肿、营养不良、感染、窒息、吸入性肺炎或心力衰竭。

Sydenham 舞蹈症

这是另一种公认的舞蹈症形式。它与导致急性风湿热(ARF)的 A 组 β 溶血性链球菌感染的自身免疫反应有关。这在经济发达国家目前非常罕见,因为 A 型链球菌感染的抗生素广泛存在。最初的疾病通常以咽炎为特征,然后在大约 1~5 周内突然发作 ARF。舞蹈症主要发生在 5~15 岁的患者中,它通常直到最初喉咙痛后 1~6 个月才出现。Sydenham 舞蹈症可能是一种孤立的疾病,也可能是 ARF 的其他特征之后发生的疾病。最初,这些儿童通常被描述为异常躁动、好斗或"过度情绪化"。舞蹈症的分布通常是全身的,这些动作包括相对快速或迅速的、不规则的、无法控制的、忽动忽停的动作,这些运动随着睡眠而消失,并可能随着紧张、疲劳和兴奋而增加(图32.2)。有时,舞蹈样运动非常严重,以至于具有弹道样的特征,一些儿童还表现出情绪和行为障碍。

通常在绝大多数儿童中,Sydenham 舞蹈症是一种自限性的疾病,平均在 9 个月至 2 年内自发消失。但是,有时舞蹈症和行为异常的残留症状会在一年或更长时间内波动。在大约20%的患者中,Sydenham 舞蹈症可能会复发,通常在最初发生后约 2 年内复发。在怀孕期间以及在儿童时期患有 ARF 的女性中与某些药物相关的复发也有报道。

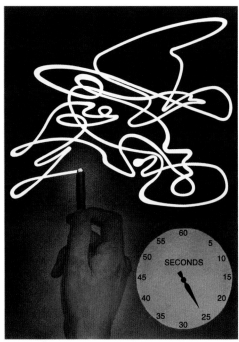

Sydenham舞蹈症：患者手持电动手电筒显示的自发不协调动作

图32.2　舞蹈症样运动

鉴别诊断

舞蹈症患者的诊断考虑范围很广（见表32.1）。HD是舞蹈症的最常见的原因，通常在成年人患有典型的舞蹈症、痴呆症和家族史时很容易诊断。几种神经退行性疾病，一些也具有扩展的三核苷酸重复，是HD的表型。这些疾病包括脊髓小脑萎缩（SCA2，SCA3）和齿状红核苍白球路易体萎缩（DRPLA）。此外，还有一些其他HD样疾病（HDL1，HDL2，HDL3）可能表现为HD样表型。Sydenham舞蹈症发病较早，缺乏特征性的精神障碍，通常是自限性的。伴有精神功能障碍的舞蹈症也可能是系统性红斑狼疮（SLE）的一种表现。这些患者通常具有更急性的发病、更多的局部舞蹈症以及特征性的SLE临床和血清学异常。既往有反复血管内血栓形成或自然流产的病史，并在泼尼松治疗后消失。

在接受精神安定药物长期治疗的精神病患者中出现的不自主运动偶尔会在TD出现时造成诊断问题。通常是重复的，这些TD运动与舞蹈症的非重复性和流畅性形成对比。TD患者通常以口-舌-颊运动障碍为主。与HD患者不同，这些患者的步态通常是正常的。类似的精神功能障碍发生在一些痴呆症，特别是阿尔茨海默病或皮克病，其中语言涉及更多。肌阵挛比患有痴呆症的舞蹈症更为典型，尤其是海绵状脑病（如克-雅病）。极少数情况下，基底神经节的结构性病变，特别是梗死或出血或相关的红细胞增多症，会导致急性局灶性舞蹈症或偏身投掷症。

如果舞蹈症的发作发生在儿童时期，则需要鉴别其他遗传性疾病，包括脑白质营养不良和神经节苷脂病。神经棘红细胞增多症是另一种遗传性运动障碍，也表现为轻度舞蹈症、抽动

症、帕金森病和肌张力障碍。实验室检查结果包括血清肌酸磷酸激酶和棘红细胞数增多。在所有年龄组中，必须始终调查对药物或毒素的可能反应。

诊断评估

亨廷顿舞蹈症（HD）

舞蹈症患者的评估包括详细的家族史和排除其他可能的病理生理学因素（框32.1）。基因检测是HD最准确的检测方法。导致该疾病的突变由CAG重复序列的不稳定扩增组成。该基因位于4p16.3，并编码称为亨廷顿蛋白的蛋白质。

框32.1　舞蹈症的初步实验室和影像学检查
甲状腺激素测定
电解质
全血细胞计数（寻找棘细胞）
抗核抗体试验（SLE）
抗链球菌溶血素-O抗体试验
尿的毒物筛查
脑MRI/PET

MRI，磁共振成像；PET，正电子发射断层扫描；SLE，系统性红斑狼疮。

基因检测可用于有HD风险的症状前个体；它需要仔细的测试前和测试后咨询，以防止要求检查并发现他们患有疾病的个人的自杀风险。其他检查不太重要，但通常进行磁共振成像（MRI）或计算机断层扫描（CT）。头部MRI优于CT，以便更好地显示受影响的皮质下组织，可以看到尾状核萎缩。正电子发射断层扫描（PET）通常显示纹状体内的葡萄糖代谢减低。

Sydenham 舞蹈症

诊断主要依赖于最近患有链球菌性咽炎的儿童或青少年对急性舞蹈症的认识，该组合符合ARF诊断的标准。ARF的其他表现不是诊断所必需的。由于早期感染和运动障碍发作之间的潜伏期，急性期反应的检查不太有用。这些包括红细胞沉降率、C反应蛋白和白细胞增多。先前链球菌感染的支持证据包括A组链球菌的咽喉部培养阳性、抗链球菌溶血素-O滴度增加或其他抗链球菌抗体。脑CT通常无法显示异常。头部MRI通常是正常的，但偶尔在基底神经节显示可逆的高信号。PET和单光发射计算机断层扫描（SPECT）显示可逆的纹状体高代谢。

妊娠性舞蹈症

妊娠期间开始的任何病因的舞蹈症称为妊娠性舞蹈症（CG）。这在年轻女性中最常见，平均年龄为22岁。CG经常与子痫有关，至少35%的CG患者有ARF伴Sydenham舞蹈症的既往病史。CG现在罕见，可能是由于更广泛使用抗生素导致RF的发病率下降。据推测，雌激素和孕激素可能使多巴胺能受体敏感，从而在具有先前存在的基底神经节病理的个体中诱发舞蹈症。

治疗

在考虑药物干预之前,需要排除容易逆转的舞蹈症原因。治疗取决于症状的严重程度;轻度舞蹈症通常不需要任何治疗。舞蹈症可通过多巴胺阻滞剂或多巴胺耗竭药的药物治疗。苯二氮䓬类药物和金刚烷胺是另一种可能的治疗方式,提供抑制舞蹈症的非特异性手段。

HD 患者的整体治疗需要综合的多学科方法,包括对症和支持性医疗管理、心理社会支持、物理、职业或言语治疗和遗传咨询。通常,更具体的额外支持服务对个别患者及其家人有帮助。没有特定的治疗方法可以减缓、改变或逆转 HD 的进展。丁苯那嗪是一种多巴胺能耗竭药物,可有效减轻舞蹈症。较新的氘代丁苯那嗪是氘代形式的丁苯那嗪。与丁苯那嗪相比,氘代丁苯那嗪的潜在优势包括代谢减弱和血浆半衰期延长,允许更少的给药频率和更低的剂量以及更有利的风险-效益比。在对丁苯那嗪或氘代丁苯那嗪无反应的患者中,精神安定药的选择主要是经验性的并且基于临床经验。在严重舞蹈症的情况下,使用更有效的典型精神安定药如氟哌啶醇或氯丙嗪治疗可能会有所帮助。在中度舞蹈症的患者中,使用典型的精神安定药已在很大程度上被使用较新的非典型精神安定药所取代,如利培酮和奥氮平,其副作用可能较少。

Sydenham 舞蹈症通常不是致残性的疾病;然而,受影响更严重的舞蹈症的患者,需要短时间治疗,可能对多巴胺拮抗剂或丙戊酸有反应。严重的患者可使用免疫抑制剂、血浆置换或静脉注射免疫球蛋白来改善病情。药物治疗应在短时间后停药,因为病情缓解总是会发生的,青霉素预防 ARF 是可取的。

预后取决于舞蹈症的原因。药物性舞蹈症通常是短暂性的。有风湿性舞蹈症史的患者在妊娠期间更容易发生舞蹈症或药物性舞蹈症(例如苯妥英钠或口服避孕药)。

未来发展方向

目前的研究旨在更好地定义 HD 的遗传学、病理生理学、症状和进展。神经保护是对神经元结构、功能和活性的保护,因此神经保护疗法针对 HD 的潜在病理学,而不是其特定的症状。因此,最终可以延迟甚至阻止 HD 临床表现的疾病修饰性的神经保护疗法的开发对于那些具有遗传风险的个体是理想的。HD 的临床前发现研究正在确定许多不同的靶标,以及调节它们的选项。其中一些正在进行早期症状性 HD 受试者的大规模疗效研究。细胞模型还提供了一种非常重要的手段来研究突变亨廷顿蛋白 mRNA 变化的早期直接影响,以鉴定可能在 HD 早期病理中起作用的基因组。与此同时,对于那些已经临床上受到 HD 影响的人来说,可以减缓进展的替代治疗药物将是非常受欢迎的。

(刘娜 译)

推荐阅读

Cardoso F, Seppi K, Mair KJ, et al. Seminar on choreas. Lancet Neurol 2006;5:589.
Gövert F, Schneider SA. Huntington's disease and Huntington's disease-like syndromes: an overview. Curr Opin Neurol 2013;26:420.
Harper PS. The epidemiology of Huntington's disease. Hum Genet 1992;89:365.
O'Toole O, Lennon VA, Ahlskog JE, et al. Autoimmune chorea in adults. Neurology 2013;80:1133.
Schneider SA, Walker RH, Bhatia KP. The Huntington's disease-like syndromes: what to consider in patients with a negative Huntington's disease gene test. Nat Clin Pract Neurol 2007;3:517.
Shannon KM. Treatment of chorea. Continuum (N Y) 2007;13:72.

33

肌阵挛

Diana Apetauerova

临床案例 73 岁，男性，右利手，既往有冠心病、心肌梗死、外周血管疾病和高血压病史，出现心脏停搏后进行复苏，随后发展为缺氧性脑损伤。心脏停搏 1 周后，他在重症监护病房(ICU)由一名神经科医生会诊。他的家人非常担心患者的身体持续的"抖动"。当人们触摸患者时，这些"抖动"的动作似乎会恶化，影响到患者的四肢和躯干。因为这些抽动，患者显得很不舒服。神经系统检查显示为一名老年男子在没有任何镇静剂的情况下插管。他焦躁不安，总是无法对口头命令睁大眼睛，并遵循非常简单的"是"和"否"问题。检查显示以躯干、手臂和腿部的多次、不规则、大幅度、短暂的震动样抽搐为著。这些运动是随机发生的，其中许多是对刺激敏感的。头磁共振图像(MRI)检查无明显异常，脑电图(EEG)显示多灶性棘波放电。诊断为缺氧后全身性肌阵挛(Lance-Adams 综合征)，患者开始服用丙戊酸钠后这些发作显著减少了。

肌阵挛的特征是单个肌肉或肌肉群突然、快速、短暂、不自主、猝然一动样的收缩。它们与不自主的肌肉收缩(阳性肌阵挛)或随意肌肉收缩的突然抑制有关，并伴有持续姿势的丧失(阴性肌阵挛或扑翼样震颤)。肌阵挛可能影响任何身体部位、多个身体部位或全身，干扰正常的运动和姿势。

肌阵挛有多种分类；这些包括：①病因学(表 33.1)；②受影响的身体部位(局灶性、节段性、多灶性或全身性的形式)；③是否存在特定的激发因素；④异常神经元放电的神经系统起源的特定部位(表 33.2)。自发性肌阵挛没有临床可识别的机制。反射性肌阵挛是对特定外部感觉刺激的反应。随意运动或尝试进行特定运动会诱发动作或意向性肌阵挛。

神经生理学分类将肌阵挛与中枢神经系统(CNS)内异常神经元放电的解剖起源联系起来。皮质肌阵挛起源于大脑皮质，被认为是癫痫，通常与其他癫痫发作类型有关。皮质下肌阵挛通常来自脑干。脊髓肌阵挛起源于脊髓内。临床上鉴别通常是不可能的，但肌电图可能有帮助。

根据病因学的另一种分类将肌阵挛分为生理性或病理性的形式。"正常"、非病理性、生理性肌阵挛的常见例子包括呃逆或随着人们进入睡眠而发生的"睡眠开始"。在病理性肌阵挛中，短暂的肌肉抽搐可能很少或反复发生。例子包括原发性肌阵挛、肌阵挛性癫痫和继发性肌阵挛。缺氧性脑病和海绵状脑病(即克-雅病)是病理性肌阵挛的最著名的例子。其他罕见形式包括：①腭肌阵挛；②周期性的肢体睡眠运动；③心因性肌阵挛。尽管病理性肌阵挛始终是中枢神经系统功能障碍的征兆，但其病理生理机制通常仍然是个谜。肌阵挛可能是确定正确诊断的重要临床指标。它有时也是更广泛的神经系统异常中的非特异性特征。

表 33.1 病理性肌阵挛的病因学

肌阵挛分型	病因
原发性肌阵挛	外显率低且表现可变的常染色体显性遗传
肌阵挛癫痫	幼年肌阵挛癫痫，婴儿期良性肌阵挛
继发性肌阵挛	脑外伤、感染、炎症、肿瘤(恶性肿瘤)或因暂时缺氧而导致的脑缺氧(例如，缺氧后肌阵挛或兰斯-亚当斯综合征)
脊髓肌阵挛	脊髓损伤、感染、炎症或损伤可能导致节段性肌阵挛
先天性肌阵挛	先天代谢性疾病(溶酶体储积疾病：家族性黑矇性白痴、桑德霍夫病、唾液酸病)
感染性肌阵挛	克-雅病、亚急性硬化性全脑炎(SSPE)、Whipple 病(面肌阵挛-眼面部咀嚼肌节律性运动)
神经免疫性肌阵挛	僵人综合征变异型：强直性脑脊髓炎
神经退行性肌阵挛	帕金森病、亨廷顿病、阿尔茨海默病、拉福拉病、皮质基底变性、进行性核上性麻痹或橄榄脑桥小脑萎缩
代谢性肌阵挛	代谢性疾病，如肾、肝或呼吸衰竭、低血钾、高血糖等
线粒体肌阵挛	线粒体脑肌病，特别是肌阵挛癫痫伴破碎红纤维(MERFF)综合征(肌阵挛癫痫伴破碎红纤维)，或其他进行性肌阵挛脑病，包括以癫痫和痴呆为特征的疾病(如拉福拉病)或癫痫和共济失调症(如 Unverricht-Lundborg 病)
药物诱发性肌阵挛	5-羟色胺受体抑制剂：5-羟色胺综合征；抗惊厥药、左旋多巴和某些抗精神病药物(迟发性肌阵挛)的毒性水平
中毒性肌阵挛	接触有毒物质，如铋或其他金属

表 33.2　肌阵挛的分类	
分类依据	分类
受影响的身体部位	局灶性肌阵挛 节段性肌阵挛 多灶性肌阵挛 广泛性肌阵挛
刺激性症状	自发性肌阵挛 反射性肌阵挛 动作性肌阵挛
神经生理学	大脑皮质肌阵挛 皮质下肌阵挛 脊髓肌阵挛
病因学	生理性肌阵挛 原发性肌阵挛 肌阵挛癫痫 继发性肌阵挛
其他	腭肌阵挛 睡眠的周期性肢体运动 心理性肌阵挛

病理生理学

导致肌阵挛的病理生理机制还不是很清楚,因此使解剖关系复杂化。大脑皮质肌阵挛可能是一种皮质抑制降低的紊乱,尽管抑制降低的原因尚不清楚。它经常与癫痫发作障碍相关,提示肌阵挛和某些形式的癫痫有共同的病理生理机制。皮质下和脊髓肌阵挛的机制更不为人所知。

临床表现

生理性非病理性肌阵挛

睡眠期间或个人入睡时手臂或腿部的冲击般的收缩是生理性肌阵挛的常见形式,有时被描述为生理性睡眠肌阵挛。

病理性肌阵挛

区分各种形式的假定病理性肌阵挛至关重要(见表 33.1)。

原发性肌阵挛是一种独立的神经系统表现,与癫痫、痴呆症或共济失调无关。它是非进行性的,通常分布为多部位,通常由自主运动(动作性肌阵挛)引起,并且通常对酒精有反应(图 33.1)。

尽管通常是家族性的,但原发性肌阵挛可能是散发性的。家族性原发性肌阵挛是一种常染色体显性遗传,其外显率降低且表达能力可变。症状通常在 20 岁之前开始。原发性肌阵挛常与其他运动障碍有关,特别是震颤和肌张力障碍。

各种形式的癫痫可能伴有肌阵挛。例如,以各种特发性癫痫的形式,如青少年肌阵挛性癫痫和婴儿期的良性肌阵挛,肌阵挛可能是主要的表现。

中枢神经系统功能障碍的任何潜在疾病或原因都可能导致继发性肌阵挛(见图 33.1)。

其他形式的肌阵挛

腭肌阵挛具有软腭一侧或两侧肌肉的快速、有节奏的抽搐。尽管继续使用术语腭肌阵挛,但将其更适当地归类为震颤形式。

周期性睡眠肢体运动与生理性睡眠肌阵挛的不同之处在于,它们通常由大脚趾和足的重复性的、刻板的、向上伸展动作组成,随后可能出现髋、膝或踝关节的屈曲。这些症状通常累及双下肢,往往反复发作、持续数分钟至数小时,并在非 REM 睡眠期间出现。与不宁腿综合征的关联很常见。

原发性肌阵挛

通常为多灶性分布,家族性且是由随意运动诱发的,肢体单一的抽搐(动作性肌阵挛)。症状开始于20岁之前,常与震颤、肌张力障碍和其他运动障碍有关

通常,原发性肌阵挛对酒精摄入有反应

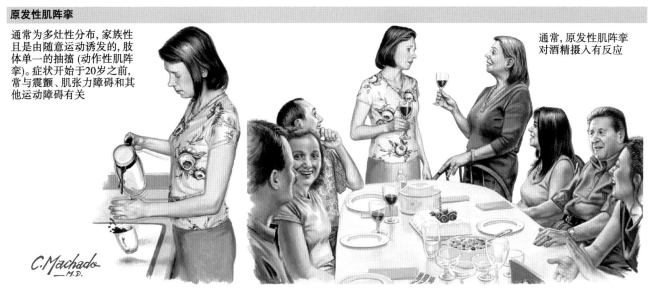

图 33.1　肌阵挛(原发性和缺氧后)

Lance-Adams综合征

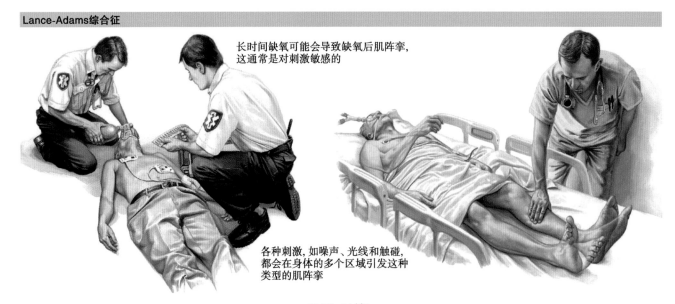

长时间缺氧可能会导致缺氧后肌阵挛，这通常是对刺激敏感的

各种刺激，如噪声、光线和触碰，都会在身体的多个区域引发这种类型的肌阵挛

图 33.1（续）

在心因性肌阵挛中，症状具有精神或情感基础，而不是器质性起源。在大多数患者中，病情会因压力或焦虑而恶化。肌阵挛可以是节段性的或全身性的。

鉴别诊断

肌阵挛必须与其他运动障碍相鉴别，包括抽搐、震颤、共济失调和舞蹈症。当抽搐是单发或重复但无节律时，诊断应考虑为抽动症。与抽动症相关的冲动史有助于诊断。相比之下，器质性肌阵挛通常比抽动更短暂、协调性或模式化程度更低。

节律性肌阵挛可能与震颤易混淆。与震颤的平滑正弦活动不同，肌阵挛的模式更具重复性、突然发作的方波运动。节律性肌阵挛通常在 1~4Hz 范围内，不同于较快的震颤频率。

肌阵挛，特别是动作（意向性）肌阵挛，经常与小脑性共济失调相混淆。肌阵挛性抽搐发生在自主运动过程中，尤其是当患者尝试执行精细运动任务（例如达到目标）时。

诊断评估

肌阵挛的诊断基于全面的临床评估，对肌阵挛性质（例如电生理特征）、身体分布、刺激因素和仔细的家族史的评估。肌阵挛患者的检查和观察是重要的诊断步骤。但是，肌阵挛患者可以具有完全正常的检查结果，尤其是生理性和原发性肌阵挛。当检查期间出现肌阵挛时，其节律、重复性、发作和频率的特征很重要。由于肌阵挛可能与其他运动障碍一起发生，因此寻找肌张力障碍、震颤、共济失调或痉挛的证据非常重要。

肌阵挛的临床分布也是有帮助的。局灶性肌阵挛更常与中枢神经系统损害相关；节段性受累可能提示脑干或脊髓损伤；多灶性或全身性肌阵挛提示更加弥漫性病变，如弥漫性缺氧后损害的表现。这尤其涉及到脑干的网状结构，对刺激敏感型肌阵挛诱发因素起重要作用。因此，需要进行躯体感觉输入检查。重要的是要确定肌阵挛是否是自发的，以及随自主活动时症状是改善还是恶化。

在测试负性肌阵挛（扑翼样震颤）的过程中，要求患者伸展双臂，手腕向后伸展，或者进行另一种需要保持肢体对抗重力的动作。通过这种方式，肌肉收缩的突然丧失会导致手或手臂掉下。

可以使用专门的测试来确定 CNS 内异常神经元放电的部位（如大脑皮质、脑干或脊髓）并确定根本原因。这些检查通常主要包括脑电图，较少见的是肌电图或体感诱发电位检查。诸如 MRI 或计算机断层扫描（CT）之类的神经影像学检查在极少数情况下可以显示结构性病变。其他专门的诊断测试可能有助于排除特定疾病，例如遗传、代谢、线粒体、感染、血管、肿瘤、毒性或神经退行性疾病。

治疗与预后

肌阵挛的治疗因类型而异。如果发现特定原因，肌阵挛通常可以通过有效治疗潜在疾病来解决。一个很好的例子是青少年肌阵挛性癫痫。这通常对丙戊酸有反应，可能需要终生治疗。非特异性对症治疗通常包括降低肌阵挛严重程度的药物，例如苯二氮䓬类药物。皮质肌阵挛可能对丙戊酸钠、吡拉西坦、左乙拉西坦或拉莫三嗪有反应。缺氧事件引起的肌阵挛可能对 5-羟-色氨酸有反应，这可能有助于其他原因的肌阵挛。卡马西平可能会加重肌阵挛，应避免使用。

预后取决于肌阵挛的形式。一般说来，虽然肌阵挛不会危及生命，但它可能继发于严重的致命性疾病，如克-雅病。缺氧后肌阵挛是另一种与心脏停搏后患者预后极差有关的疾病。

研究人员试图阐明肌阵挛的遗传和分子方面。较新的生理技术，例如脑磁图，正在用于研究皮质反射性肌阵挛中的皮质活动。

（刘娜 译）

推荐阅读

Carr J. Classifying myoclonus a riddle, wrapped in a mystery, inside an enigma. Parkinsonism Relat Disord 2012;18(Suppl. 1):S174–6.

Caviness JN. Myoclonus. Parkinsonism Relat D 2007;13(Suppl. 3):S375–84.

Caviness JN. Treatment of myoclonus. Neurother 2014;11(1):188–200.

Caviness JN, Truong DD. Myoclonus. Handb Clin Neurol 2011;100:399.

Freund B, Kaplan PW. Post-hypoxic myoclonus: differentiating benign and malignant etiologies and prognosis. Clin Neurophysiol Pract 2017;2:98–102.

Hallet M. Neurophysiology of brainstem myoclonus. Adv Neurol 2002;89:99–102.

Levy A, Chen R. Myoclonus: pathophysiology and treatment options. Curr Treat Options Neurol 2016;18(5):21.

Rubboli G, Tassinari CA. Negative myoclonus. An overview of its clinical features, pathophysiological mechanism, and management. Neurophysiol Clin 2006;36(5–6):337–43.

Shafiq M, Lang AE. Myoclonus in parkinsonian disorders. Adv Neurol 2002;89:77–83.

34

抽搐障碍

Julie Leegwater-Kim

临床案例 一名9岁男孩,因过度眨眼1年而到神经内科门诊就诊,他在父母的陪同下。既往病史并无特殊。他足月出生,并每个阶段的发育都正常。学业成绩中等;他经常丢失铅笔和衣物,很难完成作业。在过去的1年中,他的父母注意到他的眨眼次数明显增加,并提到他经常做鬼脸。患者意识到自己眨眼,同学们告诉他"眯眼"和"做鬼脸"动作,使他感到尴尬。神经系统检查主要表现为眨眼、鼻吸气、皱鼻子和颈阔肌收缩。他能够自主抑制这些动作。给予胍法辛治疗。8周后,他和父母一起回到诊室,报告说他的抽动减轻了。他的父母觉得他在学校表现更好。

现象学与分类

抽动症是突然的、相对快速的刻板动作(运动抽动)或声音(发声抽动),以不规则的间隔重复。抽动症之前通常出现在先兆冲动或内在感官刺激之后,可以用意识去抑制。因此,他们被称为半自主或非自主的运动。

抽动症分为简单型或复杂型(框34.1)。简单型的运动抽动只涉及一组肌肉,其特点是快速、急促的动作。通常发作突然且短暂(阵挛性抽动),但也可能较慢且持续(肌张力障碍性抽动)。简单型的运动抽动的例子包括眨眼、鼻子抽搐和耸肩,简单型的发声抽动包括抽鼻子、清喉和咕噜声。复杂型的运动抽动是按顺序的和协调的动作,可以类似于手势或正常行为的片段(例如,踢、跳),少数情况下有不适当的行为(如露出中指)。复杂型的发声抽动有一定的语义基础,包括单词、单词的一部分和淫秽词(秽语症)。

重要的是要将抽动症与其他多动性运动障碍区分开来。例如,简单的运动抽动可能类似于肌阵挛。然而,阵挛性抽动是刻板的,而不是随机的,是可抑制的,并且通常伴有先兆感觉。

最常见的抽动障碍是抽动秽语综合征(TS),其特征是运动和发声抽动。抽动秽语综合征分类研究小组已经制定了TS的诊断标准,其中包括同时存在运动性和发声性抽动,虽然不一定同时存在;抽动症至少存在1年;抽动类型、频率和严重程度有波动;以及在21岁之前发病。持续时间少于1年的抽动症被归类为短暂性抽动障碍。当确定是慢性抽动时,将使用术语慢性运动性抽动障碍或慢性发声性抽动障碍。

框34.1 抽动症类型的示例
简单型运动性抽动
眨眼
鼻子抽动
头部抽动
耸肩
腹肌紧张
简单型发声性抽动
吸鼻
咕哝着
清喉
尖叫
复杂型运动性抽动
触摸
抛掷
击打
跳跃
猥亵手势(秽亵行为)
复杂型发声性抽动
词语的重复
重复猥亵(秽亵言语)
部分单词的重复(重叠词)
重复别人的话(模仿语言)

抽动障碍的病因

抽动障碍可以是原发性的,也可以是继发性的(框34.2)。原发性抽动障碍在上一节已经讨论,包括短暂性抽动障碍、慢性运动性抽动障碍、慢性发声性抽动障碍和TS。较少见的是,抽动症可能是继发于其他原因,包括神经退行性疾病(即亨廷顿病、神经棘红细胞增多症)、感染(即病毒性脑炎)、全脑发育障碍(即静态脑病、自闭症谱系障碍)和药物(即安非他明、拉莫三嗪)。成人发作性抽动障碍应首先考虑继发原因所致。

抽动障碍的发病机制尚不清楚,但生物化学、神经成像学和遗传数据显示皮质-纹状体-丘脑皮质回路及其神经递质系统异常。一种假说认为,丘脑中的兴奋性神经元被解除抑制,导致皮层运动区过度兴奋。多巴胺神经传递功能障碍已被涉及,最近的证据表明,通过异常的突触前末端功能、多巴胺过度神经支配和/或多巴胺受体超敏反应,使多巴胺能活性过高。

框 34.2 抽动障碍的病因

原发性

短暂性抽动障碍

慢性运动或发声抽动障碍

抽动秽语综合征

继发性

感染性

- 脑炎

神经退行性变

- 泛酸激酶相关神经变性
- 亨廷顿病
- 威尔逊病
- 神经棘红细胞增多症

自身免疫

- Sydenham 舞蹈征
- 抗磷脂抗体综合征

药物诱导

- 副作用:拉莫三嗪、卡马西平、哌甲酯、可卡因
- 迟发性综合征:典型和非典型抗精神病药物

中毒

- 一氧化碳

发育性

- 精神发育迟滞
- 自闭症谱系障碍

抽动秽语综合征的临床病程和自然病史

在抽动秽语综合征患者中,典型的症状发生在儿童时期,通常 7 岁时开始。在病程的早期,抽动经常涉及面部、头部和颈部(图 34.1)。发声抽动往往开始较晚(8~15 岁)。抽动的频率和严重程度随着时间的推移而波动,严重程度高峰出现在大约 10 岁。抽动的解剖部位和复杂性也会随着时间的推移而变化。绝大多数抽动秽语综合征患者(85%)在青春期和青春期后抽动减少。紧张、疲劳、中枢神经系统(CNS)兴奋剂和咖啡因都会加剧抽动。集中精神和身体锻炼、放松以及接触尼古丁和大麻可以缓解抽动。

抽动障碍通常与广泛的神经精神障碍有关。大约 50% 的 TS 患者患有强迫症(OCD),而 50% 的患者表现出注意力缺陷/多动障碍(ADHD)。此外,TS 患者可见情感障碍、冲动控制障碍、焦虑和愤怒发作。

治疗

抽动症有非药物治疗和药物治疗两种。重要的是要认识到,仅仅出现抽动并不一定意味着需要开始药物治疗。人们首先需要确定抽动对上学、工作或家庭功能的干扰程度,以及与抽动相关的任何残疾。此外,还需要评估 ADHD、强迫症和情绪障碍等合并症。如果抽动是轻微的,可以进行教育和社会心理干预来治疗。习惯逆转训练是一种行为方法,已被证明可以降低抽动的严重程度。如果抽动较严重或致残,应考虑药物治疗(框 34.3)。

框 34.3 抽动的药物治疗

α-激动剂:可乐定、胍法辛

抗精神病药

- 非典型抗精神病药物:利培酮、奥氮平、阿立哌唑
- 典型的抗精神病药物:匹莫齐特、氟哌啶醇、氟奋乃静

多巴胺耗尽剂:四苯嗪

苯二氮䓬类药物:氯硝西泮

多巴胺激动剂:培高利特、罗匹尼罗

肉毒杆菌毒素注射

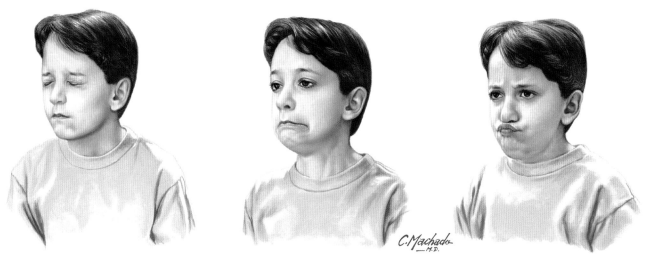

涉及眼睛的抽动,即眨眼,是儿童发作性抽动障碍中最常见的抽动,抽动障碍患者经常出现头部和颈部的其他运动抽动,包括做鬼脸和皱眉

图 34.1 常见的运动性抽动

α-激动剂可乐定和胍法辛在治疗抽动障碍方面有一定疗效,由于其副作用相对较低,通常被认为是一线治疗药物。此外,它们对合并 ADHD 的治疗也有帮助。

多巴胺受体阻滞剂是治疗抽动症的有效药物。这些药物包括典型的(氟哌啶醇、氟奋乃静、匹莫齐特)和非典型的(利培酮、奥氮平)抗精神病药物。虽然这些药物通常非常有效,但它们也会引起许多副作用,包括镇静、体重增加、代谢综合征和迟发性运动障碍。非典型的抗精神病药物,喹硫平和氯氮平,发生迟发性综合征的风险较低,但它们在治疗抽动症方面往往效果较差。

多巴胺耗竭剂四苯嗪在治疗抽动症方面也显示出疗效,而且由于迟发性运动障碍的风险很小,它通常比抗精神病药更受青睐。常见的剂量相关副作用包括抑郁、静坐不能、帕金森病和镇静。

其他有抑制抽动作用的药物包括氯硝西泮、多巴胺激动剂(小剂量罗匹尼罗和培高利特)和左乙拉西坦。

可以考虑将肉毒杆菌毒素注射到受影响的肌肉中,以治疗单纯的运动性抽搐,特别是肌张力障碍性抽动。据报道,肉毒杆菌毒素治疗可以减少先兆冲动和抽动频率。

对于对药物和行为疗法无效且难以治疗的严重抽动障碍患者,可使用深部脑刺激(DBS)手术治疗。虽然 DBS 在抽动障碍中最有效的解剖靶点尚未确定,但针对丘脑正中央-束旁复合体、内侧苍白球、伏隔核和内囊前肢的 DBS 治疗的病例中,有临床改善的报道。根据抽动秽语综合征的国际 DBS 数据库/注册表(框 34.4)的数据,提出了选择 DBS 的 TS 候选人的指南。在 TS 中需要进一步的 DBS 对照试验来确认 DBS 在 TS 中的功效和最佳手术目标。

框34.4　抽动秽语综合征(TS)DBS 指南

纳入标准
- 临床专家认为符合 DSM-5 的 TS 诊断标准
- 没有具体的年龄要求,但伦理委员会应参与 18 岁以下的 TS 病例讨论
- 严重抽动障碍伴功能障碍,耶鲁全球抽动严重程度量表(YGTSS)评分>35/50
- 抽动是致残的主要原因
- 共患神经精神疾病和内科疾病稳定治疗,共 6 个月
- 保守疗法难治的抽动:来自 3 个药物类别的药物治疗失败;已经提供认知行为干预疗法(CBIT)
- 优化 DBS 前 6 个月以上的合并症治疗
- 心理社会环境稳定
- 已证明有能力坚持推荐的治疗方法
- 神经心理特征表明,患者可以忍受手术、接受术后随访,并能接受可能出现的不良结果

排除标准
- 6 个月内有自杀或杀人念头
- 最近有药物滥用
- 脑部磁共振成像(MRI)上的结构性病变
- 增加手术失败风险或干扰术后管理的内科、神经科或精神科疾病
- 诈病、人为障碍或心理障碍

DBS,脑深部刺激;DSM-5,《精神疾病诊断和统计手册》(第 5 版)。

（刘娜　译）

推荐阅读

Gunduz A, Okun MS. A review and update on Tourette's syndrome: where is the field headed? Curr Neurol Neurosci Rep 2016;16:37.

Schrock LE, Mink JW, et al. Tourette syndrome deep brain stimulation: a review and updated recommendations. Mov Disord 2015;30:447–71.

Shprecher D, Kurlan R. The management of tics. Mov Disord 2009;24:15–24.

药物引起的运动障碍

Diana Apetauerova

临床案例 一名52岁的白人女性，主因首次出现躁狂发作向精神科医生就诊。患者一生从未接受过任何抗精神病药物治疗。在目前的发作期，给予阿立哌唑30mg/d的治疗。在3个月后的随访中，发现患者出现了不自主的口面部运动。她没有服用任何其他抗精神病药物或抗多巴胺类药物。患者的精神科医生立即停止使用阿立哌唑，但不幸的是，不自主运动持续存在。体格检查显示下颌不自主地咀嚼运动、口唇咂嘴、不常见地伸出舌头、舌头扭曲和左右移动。常规实验室检查（全血细胞计数、肝功能和尿液分析）、血清铜、铜蓝蛋白和促甲状腺激素水平均在正常范围内。头颅CT扫描（平扫）无任何急性病灶。她被诊断为迟发性运动障碍（TD），然后给予包括喹硫平、拉莫三嗪和丙戊酸钠在内的各种精神药物的治疗，以控制她的情绪症状。不幸的是，TD症状持续存在，促使患者开始服用丁苯那嗪，随后舌头和嘴唇的运动得到改善。

有大量药物可能引起运动障碍（表35.1）。这些药物主要干扰基底神经节内的多巴胺能传递[左旋多巴、多巴胺激动剂、多巴胺受体阻滞剂（DRB）]。这些运动障碍诱导剂的其他类别没有精确定义的生化机制。这些药物包括中枢神经系统（CNS）兴奋剂、抗惊厥药、三环类抗抑郁药和雌激素。从临床角度来看，最常导致医源性运动障碍的药物是阻断或刺激多巴胺受体的各种神经安定药和药物。

药物引起的运动障碍的临床时间特征可以是急性、亚急性或慢性起病。急性综合征包括肌张力障碍、舞蹈手足徐动症、静坐不能和抽动症。亚急性综合征包括药物引起的帕金森综合征和震颤。慢性综合征包括帕金森病中左旋多巴诱导的异动症和迟发性运动障碍（TD）。没有直接证据表明精确的中枢神经系统病理会导致药物引起的运动障碍的发生。由于尚无精确的病理解剖学相关性或模型，因此主要的生化机制可能是此处的病理生理机制。

表35.1 药物引起的运动障碍类型和相关药物

症状	相关的药物	症状	相关的药物
姿势性震颤	拟交感神经能药物 左旋多巴 安非他明 支气管扩张剂 三环类抗抑郁药 碳酸锂 咖啡因 甲状腺激素 丙戊酸钠 抗精神病药物 降血糖药 肾上腺皮质类固醇 酒精戒断 胺碘酮 环孢素A 其他	静坐不能	抗精神病药物 甲氧氯普胺 利血平 四苯嗪 左旋多巴和多巴胺激动剂 氟桂利嗪和桂利嗪 乙琥胺 二甲麦角新碱
		帕金森	抗精神病药物 甲氧氯普胺 利血平 四苯嗪 甲基多巴 氟桂利嗪和桂利嗪 锂 苯妥英 卡托普利 酒精戒断 MPTP（1-甲基-4-苯基-1，2，3，6-四氢吡啶） 其他毒素（锰、二硫化碳、氰化物） 阿糖胞苷
急性肌张力障碍	抗精神病药物 甲氧氯普胺 抗疟药 四苯嗪 苯海拉明 甲芬那酸 奥沙米特 氟桂利嗪和桂利嗪		

症状	相关的药物	症状	相关的药物
表 35.1　药物引起的运动障碍类型和相关药物 (续)			
舞蹈症,包括迟发性和口面部运动障碍	抗精神病药物 甲氧氯普胺 左旋多巴 直接多巴胺激动剂 间接多巴胺激动剂和其他儿茶酚胺能药物 抗胆碱类药物 抗组胺药 口服避孕药 苯妥英 卡马西平 乙琥胺 苯巴比妥 碳酸锂 美沙酮 苯二氮䓬类 单胺氧化酶抑制剂 三环类抗抑郁药 甲基多巴 地高辛 酒精戒断 甲苯吸入 氟桂利嗪和桂利嗪	肌张力障碍,包括迟发性肌张力障碍(不包括急性肌张力障碍)	抗精神病药物 甲氧氯普胺 左旋多巴 直接多巴胺激动剂 苯妥英 卡马西平 氟桂利嗪和桂利嗪
		抗精神病药物恶性综合征	抗精神病药 含 α-甲基对酪氨酸的四苯嗪 抗帕金森病药物停药
		抽动	左旋多巴 直接多巴胺激动剂 抗精神病药物 卡马西平
		肌阵挛	左旋多巴 抗惊厥药 三环类抗抑郁药 抗精神病药物
		扑翼样震颤	抗惊厥药 左旋多巴 肝毒性药物 呼吸抑制剂

临床综合征

抗精神病药物恶性综合征

　　抗精神病药物恶性综合征(NMS)是一种罕见的并发症,是抗精神病药物治疗最严重的反应之一。考虑到大量服用抗精神病药物的患者,其发病率相对较高(0.5% ~ 1%)。症状通常在实施抗精神病药物治疗后不久或在开始增加剂量时发生。年轻男性的风险高于一般人群。发病机制被认为涉及多巴胺受体阻断的中枢和外周作用。

　　通常,NMS 患者表现为以僵硬、震颤和肌张力障碍为特征的严重运动障碍的急性发作。通常表现出非常严重的自主神经紊乱,包括发热、出汗和心血管/肺功能障碍。通常患者昏迷,NMS 通常伴发非常严重的肌坏死;这导致血清肌酸激酶显著升高(通常>1 000IU/L),并具有其自身固有的严重肾脏损害风险。有相关的白细胞增多症。由于各种相关并发症,包括脱水、心律失常、肺栓塞和肾功能衰竭,NMS 的死亡率可高达20%。一旦认识到 NM 的这种临床状况,开始治疗非常重要。经常有用的药物包括左旋多巴、多巴胺激动剂和抗痉挛剂丹曲林。

急性肌张力障碍反应

　　这些非常剧烈的运动障碍综合征通常在开始服用各种抗精神病药物后 5 天内发生。该临床表现通常在开始服用相关的治疗剂后非常迅速地呈现。颅颈区域是最常受影响的部位,有时认为这些患者患有破伤风,因为面部痉挛可能类似经典的牙关紧闭伴破伤风痉笑(图 35.1)。

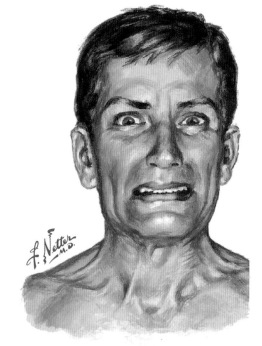

下颌、面部和颈部肌肉痉挛(牙关紧闭、痉笑)和吞咽困难通常是不同潜伏期后的早期症状

图 35.1　急性肌张力障碍反应

　　在病理生理学上,这些疾病与纹状体多巴胺和胆碱能系统之间的突然失衡有关。通常,这些疾病的诊断是通过其相对急性的缓解来进行判断的,要么是在停药后自发地缓解,要么是通过肠外注射抗组胺药(如苯海拉明)或有时是抗胆碱药来缓解。

药物性帕金森综合征

各种药物有可能干扰多巴胺的合成、储存和释放,以及各种多巴胺阻滞剂,并可能导致运动不能-强直综合征,与特发性帕金森病几乎无法区分(图 35.2)。苯甲酰胺替代剂,尤其是甲氧氯普胺,用于治疗胃肠道疾病,钙通道阻滞剂尤其有可能产生药物诱导的帕金森综合征。这里的基本病理生理机制与多巴胺和 5-羟色胺神经元的主要突触前效应有关。

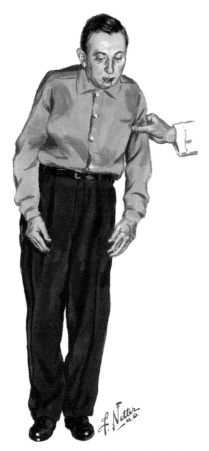

图 35.2　药物性帕金森综合征

与帕金森病不同的是,帕金森病的表现通常具有局灶性分布,而治疗性药物诱发的帕金森综合征通常以双侧对称的表现为特征。运动迟缓为主,而不是典型的僵硬和静止性震颤。当出现震颤时,通常是姿势性的而不是静止性的。虽然药物诱导的帕金森综合征在停药后可能会持续很长时间,但如果可以停止使用这些药物,大多数患者最终会在无需进一步治疗干预的情况下好转。

静坐不能

这种不同寻常的疾病的典型特征是无法保持静止;主观上,它经常伴随着躁动的感觉,主要是由于接受抗精神病药物治疗所致。静坐不能是被了解最少的急性药物诱导综合征;没有神经解剖学相关因素可以解释它。减少或停用相关药物是最有效的治疗方法。有时普萘洛尔和可乐定可能有效,其病理生理机制尚未明确。众所周知,这些抗精神病药对 β-肾上腺素受体没有或很少有直接作用。

迟发性运动障碍综合征(TD)

TD 的患病率在 0.5% 到 65% 之间,使其成为长期服用抗精神病药物最令人担忧的并发症。这些症状出现在开始使用药物的一段潜伏期之后。它们通常在患者开始服用相关药物后至少 3 个月,或者更常见的是 1~2 年后才会出现。这些症状出现时间不同,可以在治疗过程中、减量后或停药后出现。不幸的是,其中一些症状是不可逆转的。抗精神病药物是最常见的犯罪药物,尤其是因为多巴胺受体阻断。

TD 在临床上最常见的是影响口面部区域,尤其是各种咀嚼运动、舌头伸出、蠕动舌头、咂嘴唇、噘起双唇和噘嘴(图 35.3)。TD 患者也有多动症,包括舞蹈症(见图 35.3)、手足徐动症、肌张力障碍和影响肢体和躯干区域的抽动,或突发性快

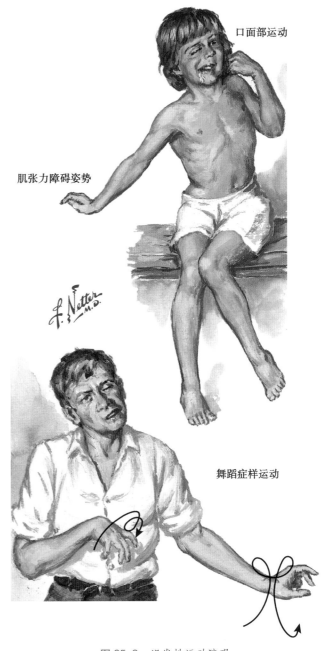

口面部运动

肌张力障碍姿势

舞蹈症样运动

图 35.3　迟发性运动障碍

速眨眼。各种风险因素被认为是可起作用的,包括女性性别、高龄、治疗的持续时间和剂量。如果出现 TD,可能需要几个月才能缓解,遗憾的是,这是不可预测的。

TD 的主要病理生理学仅部分得到了解。目前认为纹状体多巴胺受体被 DRB 长期阻断。随后,这些受体对少量多巴胺产生超敏性,而这些多巴胺的含量太少而不能在其他健康人群中诱导运动障碍。多巴胺假说的更新版本表明,基底神经节中 D1 和 D2 受体介导的作用之间的失衡也可能是 TD 的原因。根据这一理论,传统的抗精神病药物优先阻断 D2 受体,导致 D1 介导的纹状体输出过度活动,改变内侧苍白球的放电模式,最终演变成 TD 的临床特征。停药后 TD 的持续存在也表明 γ-氨基丁酸(GABA)介导的丘脑皮质通路抑制的活性不足和兴奋毒性 DRB 机制。

诊断

仔细的临床观察和回顾患者的用药史是诊断药物所致的运动障碍的主要关键。当没有明确的药理学易感性定义时,必须考虑其他病因学机制的可能性,以排除遗传性或系统性疾病。罕见的基底节结构性病变需要考虑,需要进行磁共振成像(MRI)检查。

TD 的鉴别诊断有时很困难,包括特发性运动障碍,例如具有刻板行为的精神病患者、抽动秽语综合征(Tourette 综合征)、简单型或复杂型的运动抽动症以及可能的牙齿问题。其他药物引起的运动障碍值得考虑,特别是对于止吐药如氯丙嗪继发的急性肌张力障碍反应。在这里,静脉注射二苯丙胺既可以治疗也可以诊断。遗传性疾病包括亨廷顿病、威尔逊病和泛酸激酶相关的神经变性与脑铁积聚 1 型疾病也需要在鉴别诊断中考虑。一些全身性疾病也与各种运动障碍有关:甲状腺功能亢进、甲状旁腺功能低下、高血糖、妊娠性舞蹈症和 Sydenham 舞蹈症。炎症或占位性脑病变很少会引起假性 TD。

治疗

TD 没有单一的治疗策略是显著有效的。因此,预防、及早发现和管理潜在的可逆原因是现代治疗的基石。尽可能减少或停用药物是可取的。治疗中最常用的药物包括:囊泡性单胺转运体 2(VMAT2)抑制剂,如丁苯那嗪、维贝那嗪和去甲四苯嗪;苯二氮䓬类药物、抗胆碱能药物(苯海索、苯托品)和肉毒杆菌毒素注射剂。目前尚不清楚第二代(非典型)抗精神病药物如氯氮平和喹硫平是否能改善 TD 的严重程度;它们可能具有抗精神病药的"节制"作用,其中在用较弱(第二代)而不是更有效(第一代)的多巴胺阻断剂治疗期间 TD 逐渐改善。

预后

药物引起的运动障碍主要在个别病例报道中的研究,缺乏可靠的流行病学数据。虽然 TD 曾经被认为是一种永久性疾病,但通常是可逆的,特别是在年轻人群中早期发现时。患者的相关缓解率为 50%~90%。TD 的缓解通常发生在抗精神病药物停药后的几个月内,但可能发生在 1~3 年。TD 对需要继续抗精神病药物治疗的患者的预后尚不清楚。

(刘娜 译)

推荐阅读

Esper CD, Factor SA. Failure of recognition of drug-induced parkinsonism in the elderly. Mov Disord 2008;23(3):401–4.

Fernandez HH, Friedman JH. Classification and treatment of tardive syndromes. Neurologist 2003;9:16.

Gershanik OS. Drug-induced dyskinesia. In: Anodic J, Tolosa E, editors. Parkinson's disease and movement disorders. Baltimore, Md: Williams & Wilkins; 1998. pp. 579–600.

Kiriakakis V, Bhatia K, Quinn NP, et al. The natural history of tardive dystonia: a long-term follow-up study of 107 cases. Brain 1998;121:2053–66.

Mena MA, de Yebenes JG. Drug-induced parkinsonism. Expert Opin Drug Saf 2006;5(6):759–71.

Pierre JM. Extrapyramidal symptoms with atypical antipsychotics; incidence, prevention and management. Drug Saf 2005;28(3):191–208.

Tarsy D, Indorf G. Tardive tremor due to metoclopramide. Mov Disord 2002;17:620.

心因性运动障碍

Diana Apetauerova

临床案例　一名25岁的游泳冠军突然出现步态障碍和震颤。她和她的男朋友还有母亲一起来诊所。在检查时，患者行走缓慢、谨慎地伸出双臂、反复摔倒在保护她的男友的手臂上，男友在她身后搀扶着她，担心她会摔倒并受伤。患者还表现出震颤，当手臂抬起并分散注意力时出现震颤。当她与教练谈到困难时，她的躯干出现了震颤，导致她坐在的椅子上吱吱作响。但是，她可以毫无困难地拨打智能手机号码。她的症状在18个月内持续恶化。18个月后，她被一名信仰治疗者治愈。然后，她正常行走了几年，直到生下第一个孩子。在情绪紧张和身体疲惫的时候，她的震颤和步态障碍又出现了。她住进康复医院进行康复，并迅速恢复了。

心因性疾病、心身疾病、歇斯底里或功能性运动障碍是与潜在的精神疾病相关的疾病，没有任何器质性病因的证据，所以人们必须非常谨慎。每当人们被诊断为心因性运动障碍时，都会遇到一个固有的困难，因为研究表明，这是一种非常常见且缺乏记录的诊断，因为高达30%的被诊断为心因性运动障碍的患者最终被发现患有器质性神经疾病。因为，除了少数例外，大多数运动障碍的诊断都没有专门的实验室或影像学检查，除了临床观察之外，当临床医生无法得出明确的器质性诊断时，外行往往会给患者贴上歇斯底里的标签。一个重要的诊断警告是，当患者最初并不符合特定的诊断标准时，评估医生不要仓促做出判断，例如像帕金森病典型的搓药丸样静止性震颤、齿轮样强直、面具脸和整体行走姿势。精明的临床医生经常使用"时间药物"，通过反复的临床评估、前瞻性地仔细跟踪患者。在这里，一个监测个体患者逐渐发展的公认的经典标志的演变和公认的神经过程。除非症状和后期临床演变的症状为更经典的器质性运动障碍，临床医生将逐渐从患者或家属那里获取信息，以更了解潜在的心理因素的重要性。

在心因性神经运动障碍患者中发现了多种潜在的精神病学诊断；这些包括各种躯体形式和人为障碍、装病、抑郁、焦虑和表演性的人格障碍。虽然不能总是针对这些各种异常且持续不一致的运动症状来确定具体的精神病学诊断，尽管临床医生高度怀疑精神源性的，但并未完全排除基于情绪的诊断。通常只有时间和谨慎的诊断方法才能让人们理清大多数这些具有挑战性的患者的具体诊断。在年轻女性中，必须特别小心，不要忽视性虐待，特别是乱伦。

心因性震颤、肌张力障碍、肌阵挛、舞蹈症和帕金森病是出现功能性运动障碍的典型手段，在女性中尤为常见（图36.1）。这些患者通常具有叠加在显著的精神病学背景上的多种症状和多变性。神经系统检查不适合经典的器质性运动障碍的典型诊断标准。这些人为的患者出现的运动始终不一致，并且在分散注意力时特别容易改变或减少。通常，心因性运动障碍患者表现出不经济的姿势，表明在检查过程中最夸张的努力也可能导致疲劳。当被要求执行某些任务（如快速交替运动）时，它们可能表现出明显的缓慢性。

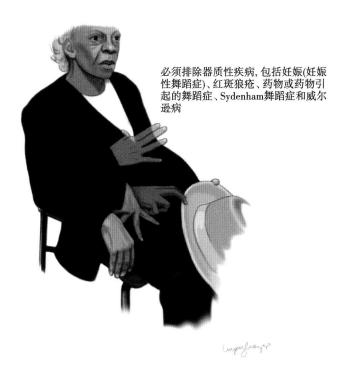

必须排除器质性疾病，包括妊娠（妊娠性舞蹈症）、红斑狼疮、药物或药物引起的舞蹈症、Sydenham舞蹈症和威尔逊病

图36.1　心因性运动障碍，假性手足徐动症

在治疗上，心因性运动障碍通常对安慰剂或建议有反应。

病因学

由于心因性运动障碍的病因尚不清楚，因此无法进行解剖学关联。关于假定的潜在精神疾病的影响与患者的临床表现之间是否存在或将在以后被识别，这是完全推测的。

临床表现

心因性肌张力障碍

肌张力障碍是一种不自主的、持续的肌肉收缩，引起反复的扭曲和异常姿势。大多数肌张力障碍患者没有确定的发病机制，尽管有些具有遗传基础。由于不存在针对器质性肌张力障碍的特异性检查，因此很难初步确定心因性肌张力障碍的诊断。器质性肌张力障碍有广泛的临床表现，神经科医生必须始终考虑到这一点，在进行做出心因学诊断之前要保持开放的心态。

患有心因性肌张力障碍的患者可能会出现脚或腿的受累，这种分布相对不太可能，但并不排除器质性的成人起病的特发性肌张力障碍。诊断精神源性肌张力障碍的重要线索是静息状态下出现的症状，这通常有助于将此类患者与具有特定动作的器质性肌张力障碍的患者区分开。

心因性震颤

震颤是由激动肌和拮抗肌的肌肉收缩引起的有节奏的双向振荡运动。震颤可以是静止性、姿势性或动作性的。

心因性震颤通常在频率和幅度上有变化，是复杂的，并且在静止时、在各种姿势期间以及在各种动作中发生。心因性震颤的幅度通常具有不同于甚至中脑震颤。它通常在分散注意力时会减轻。

心因性肌阵挛

肌阵挛的定义为由肌肉收缩或姿势疏忽时引起的短暂性的震动样运动。频率、幅度、身体分布、对称性和病程因各种病因而异。心因性肌阵挛在分心期间幅度减小，并且经常在静息状态时发生，而器质性肌阵挛在静息状态下减少。

心因性帕金森综合征

帕金森综合征是一种症状复合体，包括静止性震颤、强直、运动迟缓和姿势反射受损。心因性震颤的频率和节律性各不相同，分心时缓解。与精神问题相关的强直包括自主抵抗而没有任何齿轮样迹象。与其他心因性运动障碍一样，心因性帕金森综合征的症状随着注意力的分散而减轻。步态不典型，有极端或奇怪的姿势不稳定。

鉴别诊断

心因性运动障碍具有某些共同特征，例如急性发作、静态病程、自发缓解，其运动在幅度、频率和分布上始终不一致的特征以及选择性残疾。此外，这些受精神因素影响的患者对适当的药物无反应，有时可能对安慰剂有反应，他们的运动随着注意力的增加而增加，而这些相同的偶然运动随着分心而减少。一旦诊断出特定的精神疾病，心理治疗可能会缓解。临床医生应努力区分这些心因性临床表现和器质性运动障碍。这通常是一个诊断挑战，有时可能需要几年才能理清。

某些因素支持心因性运动障碍的可能性。当有多个定义不明确的躯体症状的患者病史时，这一点尤其重要。情绪基础的其他支持性证据包括神经系统检查的具体发现，这些包括不符合解剖学的感觉丧失，例如当将音叉放在前额上并且患者说当它向左倾斜时他或她感觉不到它，但是当向右倾斜时这样做，而检查者保持仪器的基础在每个测试的完全相同的解剖点。同样，精神源性运动障碍也典型地表现为持续不一致的无力和看似故意的运动缓慢。

询问个人或家庭以发现可能的继发获益也很重要，当一个人有未决定的诉讼或工人赔偿行动时，这一点尤其如此。在某些情况下，精神疾病患者利用患有器质性运动障碍的家庭成员或朋友作为他们异常运动或步态障碍的潜意识模型。因此，有时人们可能会通过会见和观察个人日常生活中重要的家庭成员来发现积极的家族史。这些会见可能为确定患者问题的真相提供一个很好的手段。当人们确定具体运动障碍的精确模型时，这样的会见可能是非常重要的。

诊断评估

精神源性运动障碍的诊断通常需要神经科医生和精神科医生以及与家庭成员的直接会面。最初的步骤是对当前和以前的药物进行详细的临床病史和检查回顾，然后排除真正的器质性运动障碍。诊断检查遵循临床评估，可能包括脑磁共振成像（MRI）、血清铜蓝蛋白和尿铜排泄、甲状腺功能以及其他基于临床怀疑的检查。诊断评估还可以包括通常用于各种器质性运动障碍并根据患者的临床情况量身定制的特定药物的适当试验。在采取这些步骤并定义了某些精神源性的临床建议之后，需要进行诊断性精神病学评估。但是，精神疾病的定义仍然不能绝对证明运动障碍具有心理基础，因为患有精神疾病的患者当然也会发展为器质性神经系统疾病。

因此，通常需要仔细的神经系统和精神状态随访。Wilson病是一个很好的例子，患者表现出看似奇怪的动作，并在早期导致了精神病的诊断。仔细观察患者的虹膜并进行铜筛查检查时，注意寻找 Kayser-Fleischer 环，可能偶尔会发现这种重要但罕见的运动障碍，没有更多地感激患者。

治疗和预后

这些患者提出的治疗挑战与导致正确诊断的诊断挑战相同。这些患者的治疗通常非常困难。没有具体的治疗方案，与同一位神经科医生一起进行定期神经系统随访，并结合心理治疗，通常有必要减轻对器质性疾病存在的残余担忧。这些随访还将为患者提供安慰，并随后导致偶然运动症状的减少或缓解。仔细的神经系统随访不仅可以使患者感到放心，而且通常对于医生而言，如果不提供仔细的随访就不进行心理诊断是不合适的。正在进行的心理治疗和物理治疗很重要，治疗潜在的精神病（抗抑郁药、抗焦虑药等）也很重要。最后，安慰剂的使用是值得商榷的，一些医生和患者将此解释为对抗性的，不幸的是，一些患者拒绝接受诊断和精神治疗。

预后取决于运动障碍背后的心理动力学特征。通常良好的预后体征包括急性发作、症状持续时间短、病前功能健康、缺乏共存的器质性和精神性疾病，以及存在可识别的应激源。

未来研究方向

当特定的实验室检查（可能是神经化学或自身免疫类型的检查）可用于诊断器质性运动障碍时，心因性运动障碍将更容易确认。在神经递质领域的更多检查、更具体的大脑检查（如功能性 MRI）和基因检测最终将有助于理解这一复杂而困难的治疗性问题。毫无疑问，最终会在其中一些人中发现一些新的先前被误解的器质性运动障碍。

（刘娜 译）

推荐阅读

Fahn S, Williams D. Psychogenic dystonia. Adv Neurol 1988;50: 431–55.

Hallett M, Fahn S, Jankovic J, et al. Psychogenic movement disorders. Neurology and neuropsychiatry. Baltimore, MD: Lippincott Williams & Wilkins; 2006.

Koller WC, Marjama J, Troster A. Psychogenic movement disorders. In: Jankovic J, Tolosa E, editors. Parkinson's disease and movement disorders. Baltimore, MD: Williams & Wilkins; 1998. pp. 859–68.

Ricciardi L, Edwards MJ. Treatment of functional (psychogenic) movement disorders. Neurotherapeutics 2014;11(1):201–7.

Thenganatt MA, Jankovic J. Psychogenic movement disorders. Neurol Clin 2015;33(1):205–24.

运动障碍的外科治疗

Peter K. Dempsey

运动障碍的药物治疗仍然有效,但有很大的局限性。几十年来,运动障碍的外科治疗集中在大脑内病变的产生。技术的发展使得以深部脑刺激(DBS)形式的神经调节成为许多患者更有吸引力的选择。DBS 的优点包括能够随时间调节刺激程度,允许由疾病进展引起的变化和可逆性,必要时可以移除装置。帕金森病(PD)、原发性震颤(ET)和肌张力障碍患者已经认识到 DBS 的益处,并且在 DBS 手术后的生活质量得到显著的改善。本章将重点介绍 DBS 手术,包括手术风险和预期结果。

Irving Cooper 博士于 1952 年因无意中结扎了脉络膜前动脉而改变了运动障碍的手术治疗方法。手术后,Cooper 博士注意到 PD 患者的震颤和僵硬得到明显改善,但没有明显的无力。这导致了作为治疗 PD 症状的方法的深部脑核团损毁术的发展。多年来,苍白球切开术和丘脑切开术是治疗 PD 震颤和其他症状的最有效手段。这些是侵入性的手术,依靠通用解剖图谱进行定位,其中大脑区域被加热并且热凝用于造成损害。为了确认正确的靶点,在患者参与的情况下进行了术中测试。可以通过改变热凝的时间来调节损害的大小。这项技术是永久性的,无法修改;然而,控制震颤的结果非常好,许多患者获得了长期的效果。

随着多巴胺替代药物(左旋多巴)的发展,损毁术不再受欢迎,因为风险大于益处。多巴胺激动剂药物的替代疗法成为治疗 PD 症状的主要手段,但很快就认识到了其局限性。患者在药物有效的"开"状态和症状又复现的"关"状态之间出现症状波动,药物通常会导致不良的副作用,例如异动症。诸如计算机断层扫描(CT)和磁共振成像(MRI)之类的横断面成像的出现,使大脑中的图像引导手术治疗重新抬头。在 20 世纪 80 年代中期,外科医生开始将电极植入苍白球内侧部(GPi)和丘脑底核(STN),结果显示帕金森病症状显著改善,而风险很小。如今,DBS 手术被认为是 PD 或 ET 患者治疗的一个很好的选择,在这些患者中,药物治疗已经变得无效或无法忍受。其他治疗方法,如苍白球切开术和丘脑切开术,虽然仍在一些中心进行,但在很大程度上已被放弃。原发性肌张力障碍患者也可以从 DBS 中受益。此外,药物引起的(迟发性)肌张力障碍和颈肌张力障碍(斜颈)似乎对 DBS 反应良好。

深部脑刺激术

正确选择 DBS 手术的患者是至关重要的第一步,它需要一个由运动障碍神经科医生、神经心理学家和精神科医生组成的团队。运动症状的严重波动和药物引起的异动症是 PD 患者 DBS 的主要适应证。难治性震颤是 DBS 治疗 ET 的主要指征。筛查涉及评估患者在服药和停药时症状的改善程度,还需要脑部 MRI 来评估 DBS 导联放置的任何解剖学障碍。进行神经心理学测试以评估患者的认知状态和理解手术的预期结果的能力。多学科方法对于选择合适的患者和选择合适的靶点至关重要。PD 患者通常将导联置于 STN 或少数在 GPi 中,而丘脑的腹侧中间(VIM)核通常是 ET 患者的靶标。没有明确的证据表明在 STN 植入电极治疗帕金森病优于在 GPI 植入电极,但是结果表明,在 DBS 手术后,在 STN 植入电极的患者通常能够减少用药,而在 GPI 植入电极的患者在控制异动症方面可能有更大的改善。通常进行双侧 DBS 导联放置,尽管在 65 岁以上的患者中,这些手术是作为分次手术完成的,因为这些患者在单次手术中双侧导联放置后似乎具有更多的术后副作用。

DBS 手术通常是分阶段进行的,在第一阶段放置颅内导联,稍后放置植入式脉冲发生器(IPG)或电池。手术的关键是将电极正确放置在适当的颅内位置。这需要使用引导装置进行精确的成像定位,以确保遵循正确的轨迹。在许多中心,生理性监测用于确保正确的导线放置。

导联放置程序从将引导装置或立体定向框架应用于患者头部开始(图 37.1A)。将 4 个销钉放置在颅骨的外表中,将框架牢固地固定在适当的位置。CT 显示称为基准标记的帧元素,然后通过软件融合到先前获取的 MRI,该过程为 CT 的空间精度提供 MRI 的解剖分辨率。使用这些融合数据,计算机创建大脑的三维重建图。基于公认的颅内结构(前连合和后连合),可以使用标准解剖图谱对 STN、GPi 和 VIM 的位置进行定位(见图 37.1B)。在 MRI 上选择 DBS 导线的目标位置,计算机计算 X、Y 和 Z 平面上的坐标。在 MRI 上显示导联放置的轨迹,清楚地描绘了要避免的解剖结构和血管。选择合适的轨迹不仅包括靶点,还包括靶核内导线的角度,允许导线与靶点的最大接触。

在手术室中,患者仰卧位,定位框架连接到手术台上。对患者进行轻度镇静以切开并创建头颅毛刺孔。在引导装置上设置计算机生成的靶点坐标和角度,并且在头皮上选择入口点。创建 1cm 的头颅毛刺孔后,然后将用于记录的微电极精确缓慢地输送到靶点(见图 37.1C)。记录神经元活动图,使用生理参数确认正确的目标。60% 的时间需要多次通过才能正确定位目标。然后通过电极进行宏观刺激,寻找不良反应,如感觉异常、运动束刺激、言语障碍和眼球运动。在这部分过程中,患者是清醒的,并与之合作,为任何主观症状提供实时反馈。

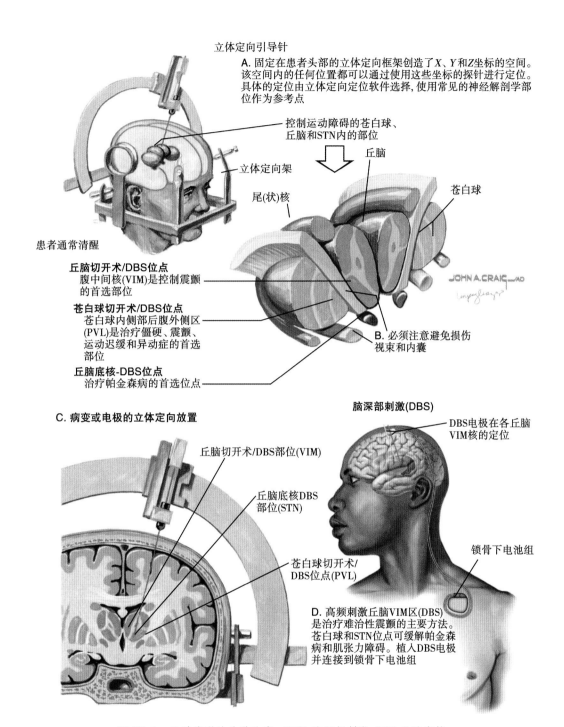

立体定向引导针

A. 固定在患者头部的立体定向框架创造了X、Y和Z坐标的空间。该空间内的任何位置都可以通过使用这些坐标的探针进行定位。具体的定位由立体定向定位软件选择,使用常见的神经解剖学部位作为参考点

控制运动障碍的苍白球、丘脑和STN内的部位

丘脑

苍白球

尾(状)核

立体定向架

患者通常清醒

丘脑切开术/DBS位点
腹中间核(VIM)是控制震颤的首选部位

苍白球切开术/DBS位点
苍白球内侧部后腹外侧区(PVL)是治疗僵硬、震颤、运动迟缓和异动症的首选部位

丘脑底核-DBS位点
治疗帕金森病的首选位点

B. 必须注意避免损伤视束和内囊

C. 病变或电极的立体定向放置

脑深部刺激(DBS)

丘脑切开术/DBS部位(VIM)

丘脑底核DBS部位(STN)

苍白球切开术/DBS位点(PVL)

DBS电极在各丘脑VIM核的定位

锁骨下电池组

D. 高频刺激丘脑VIM区(DBS)是治疗难治性震颤的主要方法。苍白球和STN位点可缓解帕金森病和肌张力障碍。植入DBS电极并连接到锁骨下电池组

图37.1 运动障碍的外科治疗。DBS,脑深部刺激;STN,丘脑底核

DBS电极的功效也可以在手术过程中进行评估,许多患者可以立即消除震颤和僵硬。确定最佳位置后,将永久导线放置在同一位置,并将导线的远端塞入耳后区域的头皮下(图37.2)。关闭切口,取下引导框架,患者收入院过夜。

7~10天后,患者返回放置一个延长引线,该引线将放置在头皮下的颅内电极连接到IPG,IPG放置在同侧前胸壁的口袋

中(见图37.1D)。这部分手术是在全身麻醉下进行的。患者在同一天出院回家,并在下周内返回进行参数编程。

DBS编程是一个迭代过程,通常在几次门诊就诊中完成。IPG能够在植入大脑的电极末端的触点之间产生电流。电流可以在脉冲宽度、频率和幅度上变化,程序员测试这些参数的多种组合,寻找最大的效果,同时尽量减少副作用。

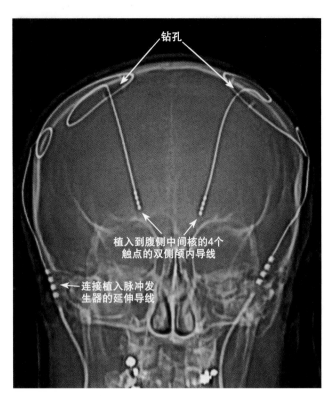

钻孔

植入到腹侧中间核的4个
触点的双侧颅内导线

连接植入脉冲发
生器的延伸导线

图37.2　前后位颅骨 X 线片显示植入腹侧中间核的颅内深部脑刺激电极

深部脑刺激的效果

许多研究表明 DBS 对运动障碍患者有益。阳性的结果主要见于运动功能和整体生活质量的改善，患者出现更多的"开时"时间和更少的症状波动和异动症。DBS 手术是安全有效的，但是也有风险。最有问题的风险是感染，发生在 5%～10% 的患者中。尽管围手术期抗生素的使用和细致的手术技术，但电极线、连接器和 IPG 的存在可能导致皮肤破裂，引起感染和可能的设备移除。DBS 的其他并发症包括出血或电极通过脑部引起的脑损伤（1%～2%），未达到 DBS 系统的期望益处，认知或精神问题以及硬件故障，包括 IPG 消耗。根据设置，典型的 IPG 将持续 3～5 年，然后需要更换。

技术的改进将改善 DBS 手术的效果。编程能力和导线制造方面的改进将增加有益效果并减少副作用。已经开发了具有 8 个或更多个定向编程的触点的引线。有了这些新的引线，电流可以远离注意到副作用的区域，从而允许在有益区域增加电流。闭环系统也在开发中，其中大脑的电活动被不断记录并用于调节 DBS 系统的输出。

总结

DBS 是一种安全有效的方法，可成功减轻 PD、ET 和肌张力障碍的许多症状，从而显著改善患者的生活质量。最近的研究表明，当药物首次开始失去作用时，早期使用 DBS 进行干预可能是运动障碍患者的最佳长期选择。

（刘娜　译）

推荐阅读

Das K, Benzil DL, Rovit RL, et al. Irving S. Cooper (1922-1985): a pioneer in functional neurosurgery. J Neurosurg 1998;89(5):865–73.

A paper about the surgeon and the surgical misadventure that led to the development of creating lesions in the deep nuclei for treating the symptoms of Parkinson'disease.

Benabid AL, Pollak P, Gervason C, et al. Long-term suppression of tremor by chronic stimulation of the ventral intermediate thalamic nucleus. Lancet 1991;337:403–6.

This paper by the first surgeon to employ DBS for tremor describes the results of DBS compared to thalamotomy.

Volkmann J. Deep brain stimulation for the treatment of Parkinson's disease. J Clin Neurophysiol 2004;21:6–17.

Comprehensive comparison among various DBS targets.

Schuepbach WMM, Rau J, Knudsen K, et al. Neurostimulation for Parkinson's disease with early motor complications. N Engl J Med 2013;368:610–22.

The benefits of early use of DBS in PD patients are described. DBS patients had improved quality of life and overall lower cost of care compared with medically treated patients.

Martinez-Ramirez D, Hu W, Bona AR, et al. Update on deep brain stimulation in Parkinson's disease. Transl Neurodegener 2015;4:12.

Well-referenced recent paper that describes the mechanism of action and outcomes of DBS.

步态障碍

Julie Leegwater-Kim

临床案例 一名70岁女性,患有2年步态缓慢和步态不稳的病史。她跌倒了几次,通常是向后摔倒。1年前开始使用拐杖,她注意到站起来或下车出来有困难。她丈夫形容她走路好像"她的脚粘在地板上"。除了步态困难外,她还出现了尿频,并发生了一次尿失禁,还变得更健忘。

神经系统检查结果显示步态缓慢、走路拖曳、步基宽、步幅小、转弯时要整个身体一起转动。手臂摆动完好无损。当迅速向后拉患者时,她表现出明显的姿势不稳和后倾。如果不使用手臂支撑自己,她将无法从椅子上站起来。认知测试主要表现为物体回忆减退和执行功能障碍。

患者接受了脑磁共振成像(MRI)检查,结果显示脑室系统扩大与脑萎缩的程度不成比例。进行了腰椎穿刺,放出大量脑脊液,术后步态和平衡均有明显改善。进行了脑室-腹腔分流术,随后患者的步态持续改善。她的排尿功能也有轻微改善,认知功能相对没有变化。

步态障碍是神经系统疾病的常见表现,其患病率随年龄增长而增加。在一项针对488名60~97岁社区居民的横断面研究中,32.2%的人有步态受损,24%的参与者表现出神经性步态障碍,17.4%的人出现非神经性步态障碍,9.2%的人两者兼而有之。那些患有神经系统步态障碍的人发生反复跌倒的可能性是其他人的3倍。神经系统步态障碍也与认知功能障碍、情绪低落和生活质量下降显著相关。

解剖学和病理生理学

正常步态需要中枢和外周神经系统以及肌肉骨骼系统的整合和协调。步态由两个关键组成部分组成:①运动,产生和维持有节奏的步态;②平衡,保持身体直立和保持平衡的能力。在四足动物中,运动主要依赖于产生有节奏的步进运动的脊柱模式发生器。相反,灵长类动物的运动可以通过电刺激脑干区域引起,包括后丘脑、尾侧脑桥的背侧和腹侧部分以及中脑被盖。后者包括脚桥核(PPN),一组胆碱能神经元,接收来自基底神经节和运动皮层的输入并投射到脊髓和网状核。尽管PPN的确切功能尚不清楚,但它位于调节基底神经节对运动和平衡的影响的独特位置。较高的皮质中心在维持步态和平衡方面也很重要。额叶皮层涉及自动和自主运动的控制、协调和计划。此外,后顶叶皮层参与身体位置和姿势的感知。

病因和分类

因为步态取决于神经系统不同方面的正常功能和整合,所以中枢和/或外周神经系统中的各种损伤可能产生行走困难。最近在一家神经科门诊就诊的120名一系列步态障碍患者中,排除了偏瘫、已知的帕金森病(PD)、精神安定药暴露和骨科畸形患者,其病因分布如下:脊髓病(17%)、感觉障碍(17%)、多发性脑梗死(15%)、帕金森综合征(12%)、脑积水(7%)、小脑功能障碍(7%)、心理原因(3%)和中毒性/代谢原因(3%)。

步态障碍可以通过多种方式进行分类:病因学(框38.1)、解剖学(框38.2)和临床(表38.1和图38.1)。也许理解步态障碍最有用的方法是临床解剖学。根据这种方法,步态障碍可分为大约3种解剖学类别:皮质、皮质下和外周。在每个解剖学类型下可以描述各种明确定义的临床步态综合征。

框38.1 步态障碍的病因分类

脊髓病
- 颈椎病
- 维生素 B_{12} 缺乏症
- 脱髓鞘疾病(例如多发性硬化症)
- 传染病(例如人类嗜T淋巴细胞病毒1型感染)

帕金森症
- 帕金森病
- 非典型帕金森病
- 进行性核上性麻痹
- 皮质基底节变性
- 路易体病痴呆
- 继发性帕金森综合征
- 抗精神病药物引起的帕金森综合征

多发性脑梗死/小血管疾病
- 卒中
- 血管炎
- 线粒体疾病

脑积水
- 交通性
  - 正常压力脑积水
- 非交通性

小脑疾病
- 中毒代谢
  - 酒精性小脑变性
  - 药物(如苯妥英)
  - 硫胺素缺乏症
- 遗传性退行性疾病
  - 脊髓小脑性共济失调
  - 脆性X-震颤-共济失调综合征
- 感染/感染后疾病
- 副肿瘤性疾病
- 乳糜泻

感觉障碍
- 周围神经病变(如糖尿病神经病变)
- 背根神经节病(如Sjögren综合征)
- 后索病变(如脊髓痨)
- 前庭疾病
- 视力障碍

框 38.2　步态障碍的解剖学分类
额叶/皮质
皮质下运动功能减退
皮质下运动功能亢进
锥体束性
小脑性
前庭性
神经源性
肌源性
骨科相关性

表 38.1　临床步态综合征:具体例子

步态类型	临床特征	相关发现
额叶步态	步基宽 步幅短 足跟着地减少 起步和转弯时犹豫不决 后退步态	额叶释放征 认知障碍 行为改变 排尿障碍
谨慎步态	适度的步基宽 步幅短 借助辅助装置可以改善	焦虑感 害怕跌倒 对空旷地方感到恐惧
心因性 步态	奇怪的、不一致的动作 蹒跚和屈膝,但罕见跌倒 运动的分散性/夹带性	突然发作/消退 阳性精神病学特征 继发性获益 短时间内有很大波动

A. 小脑步态障碍	B. 痉挛步态	C. 外周神经性步态

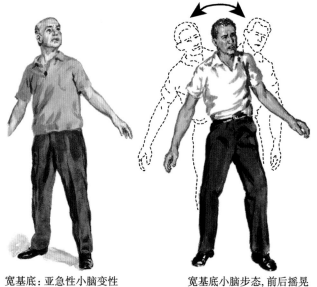

宽基底:亚急性小脑变性　　　宽基底小脑步态,前后摇晃

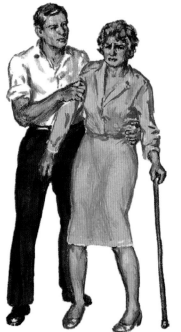

脑部、皮质下或脊髓病变。卒中、多发性硬化症或多部位肿瘤:额叶、内囊、脑桥或脑干及颈髓,尤指椎管狭窄

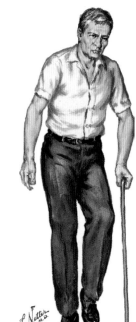

脚的灼烧痛,麻木刺痛脚部下垂

图 38.1　步态障碍的临床分类

皮质步态障碍

额叶步态

双侧额叶功能障碍和/或皮质和皮质下运动区域(即基底神经节、脑干、小脑)之间的连接断开导致独特的步态,被称为磁性步态、"小幅步态"、下半身帕金森病和额叶步态失用症。其特征在于步态启动失败、步行受损和不平衡的组合。患者表现出比正常步态更宽的步基、步幅缩短和脚跟着地以及拖曳步态(图38.2)。步态开始往往有明显的犹豫。这类患者经常表现出后倾,这往往导致向后摔倒。矛盾的是,通常保留其他类型的腿部运动,即在卧位踩踏或骑自行车正常(因此称为步态失用)。

在最初的临床评估中,额叶步态可以类似于帕金森病步态,尽管通常仅涉及下半身(因此称为下半身帕金森病)。可以帮助区分额叶步态和典型帕金森病步态的特征是更直立的姿势、宽宽的步基、没有震颤和手臂摆动正常。患者有时也会出现步态冻结(FOG;见运动减少僵硬步态)。额叶步态障碍的相关体征包括额叶释放体征、行为改变和执行功能障碍。

额叶步态的最常见原因是脑血管疾病(小血管缺血性改变或梗死),影响基底神经节和/或脑室周围白质。正常压力性脑积水(NPH)是另一个非常重要的病因,特别是因为它有潜在的治疗方法。NPH的特征为额叶步态障碍、尿失禁和痴呆的临床三联征。大脑影像学显示脑积水(见图38.2)。诊断检查包括腰椎穿刺大量脑脊液,显示脑脊液(CSF)释放后数小时至数天的步态改善。治疗包括放置脑室腹腔分流术。

谨慎的步态

这是一种非常常见的疾病,特别是在开始表现出老年迹象的老年人中。在经历了意外或看似无故的跌倒之后,个人也比平时更加谨慎。这些患者采取模仿在冰上行走的姿势和步态模式。步基变宽、步速缓慢、步幅缩短,转弯是整个身体的、手臂像被绑架。这种相对常见的步态在最小的扶持下(即伴侣、拐杖或助行器的帮助)显著改善。通常伴有焦虑和对跌倒的恐惧。通过物理疗法和辅助装置可以改善谨慎的步态。但是,有时步态谨慎的患者可能会提供可能很快出现的更具体、更严重的步态障碍的前兆。

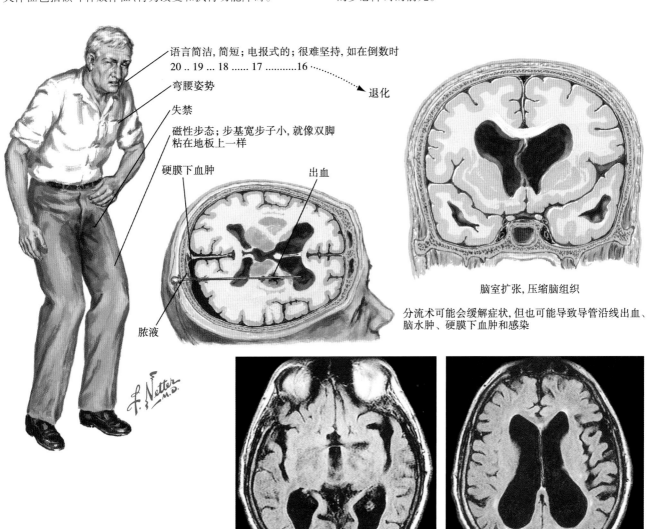

语言简洁,简短;电报式的;很难坚持,如在倒数时
20 .. 19 ... 18 ...... 17 ....16 ·········· → 退化

弯腰姿势

失禁

磁性步态;步基宽步子小,就像双脚粘在地板上一样

硬膜下血肿

出血

脓液

脑室扩张,压缩脑组织

分流术可能会缓解症状,但也可能导致导管沿线出血、脑水肿、硬膜下血肿和感染

A和B,轴向液体衰减反转恢复MRI图像显示第三脑室和侧脑室中度增大,脑沟形态更正常,脑室周围斑片状T2改变

图38.2   正常颅压性脑积水:步态和其他临床特征

心因性步态

　　这也被称为歇斯底里步态障碍或站立行走不能。这是一种最不寻常的步态见证,因为它不符合任何已知的器质性步态障碍的特征。步态以奇怪、持续不一致和分散注意力的动作为特征。有些动作可能是戏剧性的和蹒跚的,但受试者很少跌倒。随着时间的推移,临床波动往往很大。心因性步态障碍的诊断依赖于器质性病因的排除,但也依赖于阳性体征的存在,例如突然发作或症状/体征的消退、假性或露馅的力弱、分散注意力的运动、躯体化症状、情感冷漠和精神病史和症状。治疗具有挑战性,但联合强化物理治疗和各种精神治疗(包括认知疗法)可能是有益的。

　　如以下病史所证明的,在做出这样的诊断时需要格外谨慎。

　　临床案例　一名患有抑郁症的 28 岁女性最近接受了精神科医生的评估,开始使用阿米替林治疗。几周之内,她在其他人面前显得有些行走不稳定,他们指出患者偶尔会撞到家具。她的内科医生停止了抗抑郁药物并安排了神经科会诊。她向神经科医生述说,自停药以来,她感觉明显好转。她的步态仍然略有异常,这促使神经科医生进行脑部成像检查,但未能按约去做。神经科医生不知道,她反而回到看她的精神科医生那就诊,她的抑郁症恶化了,并注意到她先前对阿米替林的敏感性,精神科医生选择让她住院接受电休克治疗(ECT)。

　　经过几次 ECT 治疗后,她开始主诉左臂和左腿的协调性问题。她的精神科医生没有请神经科医生会诊,而是推测她的新困难是心理原因所致。继续每日 ECT 治疗,解释说她神经状态恶化是 ECT 治疗后的效应。患者家属要求到神经科重新检查。

　　不幸的是,神经科医生发现患者有垂直性眼球震颤、左手指鼻试验共济失调、痉挛性偏瘫步态、腱反射活跃、左侧 Babinski 征阳性。影像学检查显示第四脑室肿瘤。经手术证实为恶性室管膜瘤,并伴有严重脑干压迫。

　　点评:在评估任何神经系统问题时,总是需要非常谨慎。步态障碍可能容易被误诊。现代影像学检查通常可以预防该患者经历的不幸结果。

皮质下步态障碍

痉挛步态

　　这代表了一种锥体束性的步态障碍,起源于运动皮层或皮质脊髓束。单侧疾病导致痉挛性偏瘫步态,其特征是受累侧的下肢僵直、伸展和行走画圈样(见图 38.1B)和同侧上肢的屈曲。在双侧受累的情况下,患者表现出双下肢内收和剪刀样步态。相关的体征包括下肢无力、腱反射亢进和伸肌足底反应。偏瘫步态的原因包括卒中、脱髓鞘病变、占位性病变或创伤。截瘫步态可由脑瘫、原发性侧索硬化症和脊髓病变引起。肉毒杆菌毒素和口服药物如巴氯芬和替扎尼定可能是有益的。

共济失调的步态

　　这种步态具有蹒跚或突然转向的性质,类似"醉酒的步态",其特征是步基变宽和步态不规则。这些患者还表现出躯干的不稳定性增加,双脚并排站立时或串联行走会加剧这种不稳定性。共济失调步态障碍提示小脑功能障碍(见图 38.1A)的表现。经检查,可以引出小脑疾病的其他体征:辨距不良、轮替运动障碍、眼球震颤、扫视过度和韵律性构音障碍。

　　病因有多种(见框 38.1):中毒性/代谢性紊乱(即急性或慢性酒精中毒)、神经退行性疾病如脊髓小脑性共济失调、副肿瘤性疾病和缺血性疾病(图 38.3)或影响小脑或其连接的脱髓鞘疾病。迄今为止,药物治疗尚未成功,物理治疗是可用的主要治疗方法。

急性步态共济失调,有时躯干共济失调,呕吐,头痛,构音障碍,偶尔还会呃逆和耳鸣

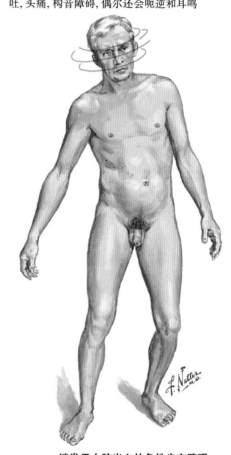

继发于小脑出血的急性步态障碍

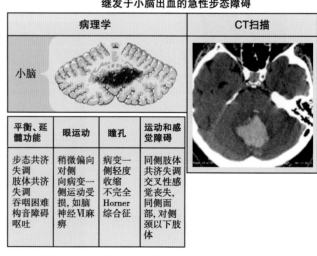

病理学			CT扫描
小脑			

平衡、延髓功能	眼运动	瞳孔	运动和感觉障碍
步态共济失调肢体共济失调吞咽困难构音障碍呕吐	稍微偏向对侧向病变受损侧运动不完全,如脑神经Ⅵ麻痹	病变一侧轻度收缩,不完全Horner综合征	同侧肢体共济失调交叉性感觉丧失,同侧面部,对侧颈以下肢体

图 38.3　椎基底动脉卒中:步态和其他临床表现

运动减少-僵硬的步态

这也被称为无动性-僵硬步态或帕金森病步态,并且在任何各种帕金森综合征中都可以看到。步态的特征是姿势弯曲、手臂摆动和步幅减小、拖曳步伐、整个身体转弯和姿势不稳。患者经常表现出慌张步态,是一种步态加速,当患者试图跟上他或她的移位重心时,步子变得越来越短和更快。相关的帕金森病特征可能包括运动迟缓、震颤、齿轮样肌强直和冻结步态。冻结步态是指患者不能启动和维持运动的运动障碍。

运动减少-僵硬步态的常见病因包括:神经退行性疾病,如特发性 PD;非典型帕金森综合征,如进行性核上性麻痹(PSP)和皮质基底节变性(图 38.4)。PD 和其他形式的帕金森病之间的一个不同特征是前者的特征是步基正常或缩短,而后者通常表现出宽基底的步态。此外,PD 倾向于单侧开始起病,而非典型帕金森综合征则表现为双侧起病,此外,震颤的存在通常是特发性 PD 的典型表现。

运动减少-僵硬步态的患者应接受卡比多巴/左旋多巴的试验。对这种药物的强烈反应支持特发性 PD 的诊断。非典型帕金森病患者也可能受益于卡比多巴/左旋多巴;但是,如果有效的话,效果往往是暂时性的。

运动过度的步态

运动过度是过度运动。由于许多运动过度代表异常运动,因此通常将其称为异动症。运动过度包括舞蹈症(从身体的一个部位流向身体另一个部位的随机、短暂的运动)、肌张力障碍(异常的持续不自主运动)和肌阵挛(快速、不自主、抽搐的运动)。运动过度患者通常表现出独特的步态模式。

舞蹈步态

舞蹈步态具有断断续续或舞蹈样的性质,反映出舞蹈动作和舞蹈手足徐动的叠加。步幅和节奏是不规则和随机的,步基是可变的。步伐通常偏离行进方向,使步态有些共济失调的性质。亨廷顿舞蹈症患者和 PD 患者出现药物性运动障碍时可见舞蹈步态。

肌张力障碍步态

这些患者表现为下肢和/或躯干肌张力障碍。当肌张力障碍累及足部时,步态通常以足内翻为特征。在肌张力障碍的早期阶段,步态模式是任务特定的。例如,足部肌张力障碍患者在向前行走时可能表现出肌张力障碍步态,但可能向后行走或跑步时正常。在我们的诊所里,我们评估了一名中年患者,他只能向前行走,类似越野滑雪运动,但向后行走却不受影响。此外,肌张力障碍可以通过感觉技巧(即把手放在口袋里,把手放在背部或臀部)暂时改善。孤立性足部/腿部肌张力障碍可由早期特发性帕金森病、皮质基底节变性或特发性扭转性肌张力障碍引起。影响躯干的肌张力障碍可导致颈后仰、颈前屈、

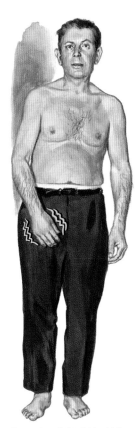
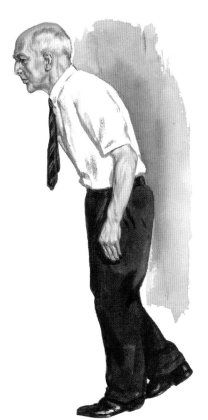
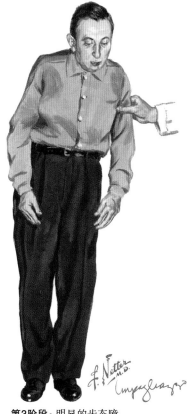

第1阶段:单侧受累;早期面具脸;受累手臂处于半屈位,伴有震颤

第2阶段:双侧受累,早期姿势改变;步态缓慢,拖曳步态,步幅减小

第3阶段:明显的步态障碍和中度的全身性残疾;姿势不稳,有跌倒的倾向

图 38.4　帕金森病:步态表现——疾病过程的演变

Pisa 综合征（躯干侧屈）、躯干前曲症和角弓反张。躯干肌张力障碍的原因包括神经退行性疾病，如 PSP（颈后仰）和多系统萎缩（Pisa 综合征，颈前屈）、迟发性综合征（角弓反张，颈后仰）以及遗传性疾病，如 DYT-1 肌张力障碍（全身性肌张力障碍）。由于肌张力障碍步态可能看起来不寻常，具有任务特异性，并通过感觉技巧暂时改善，因此有时会被误诊为是心因性步态。肌张力障碍的治疗包括巴氯芬、苯海索和肉毒杆菌毒素。在严重的病例中，深部脑刺激可能是有益的。

肌阵挛步态

这是以跳动的步态和姿态为特征的，这是由于正性肌阵挛（快速抽搐样运动）和负性肌阵挛（肌肉张力突然减弱）的影响。行走时出现负性肌阵挛可导致跌倒发作。肌阵挛步态的典型例子是缺氧后肌阵挛（Lance-Adams）。其他原因包括神经退行性疾病、肌阵挛性癫痫、肌阵挛性共济失调综合征和肌阵挛性肌张力障碍。多种药物可改善肌阵挛，包括氯硝西泮、吡拉西坦、左乙拉西坦和丙戊酸钠。缺氧后肌阵挛对酒精极为敏感。羟丁酸钠最近被研究用于治疗酒精反应性肌阵挛。

周围神经性步态障碍

感觉步态

这些患者失去了下肢的本体感觉输入，他们倾向于以较宽的步基行走，并且步幅缩短，手臂通常像被绑架。当视觉输入减少时，即在黑暗中或闭上眼睛行走时，步态不稳定性明显恶化。大纤维感觉传入神经的病变，包括周围神经病变、背根神经病变、感觉神经节病变和后索损伤，是典型的感觉性步态障碍的原因（见图 38.1C）。

跨阈步态

这种步态障碍是由小腿前外侧远端肌群无力引起的。足背屈无力会导致足部下垂，患者通过采用高台阶步态、臀部和膝盖过度弯曲来进行补偿。当脚接触地面时，脚趾或脚的前外侧部分首先触地。这些患者不能用脚跟行走，因为他们的脚和脚趾背屈无力。相关体征包括远端肌肉萎缩、踝反射减弱或消失，通常还有感觉丧失。跨阈步态最常见的原因是周围神经病变（见图 38.1C）。

臀中肌步态

顾名思义，其特点是臀部和躯干左右摆动。步基变宽，可出现腰椎过度前凸。这种步态是由影响腿部近端肌肉和骨盆带肌肉的无力引起的。患者在坐姿站立和爬楼梯时也有困难。臀中肌步态的病因包括肌病、肌营养不良、神经肌肉接头病变，尤其是 Lambert-Eaton 肌无力综合征，有时还包括近端周围神经疾病，如慢性炎症性脱髓鞘性多发性神经病。

镇痛步态

这种典型的步态与关节炎等骨科疾病有关。步态缓慢、跛行且疼痛（镇痛）。患者避免在受影响的腿部负重，并且腿部和臀部的运动范围受限。

（刘娜 译）

推荐阅读

Jankovic J. Gait disorders. Neurol Clin 2015;33:248–68.

Jankovic J, Nutt JG, Sudarsky L. Classification, diagnosis, and etiology of gait disorders. Adv Neurol 2001;87:119–33.

Mahlknecht P, Kiechl S, et al. Prevalence and burden of gait disorders in elderly men and women aged 60–97 years: a population-based study. PLoS ONE 2013;8:e69627.

Snijders AH, van de Waarenburg BP, Giladi N, et al. Neurological gait disorders in elderly people: clinical approach and classification. Lancet Neurol 2007;6:63–74.

第十篇

多发性硬化和其他脱髓鞘疾病

Claudia J. Chaves

多发性硬化

Claudia J. Chaves

发病率

多发性硬化(MS)是年轻人中最常见的中枢神经系统的慢性致残性免疫性疾病,通常在 30~50 岁发病,女性比男性更容易发病。据估计,全世界大约有 250 万人患有多发性硬化,其中超过 40 万人在美国。多发性硬化症在北纬地区更为普遍,这不仅归因于遗传因素,还归因于维生素 D 缺乏,在远离赤道的人群中更为常见。

病理生理学

虽然其病因尚不清楚,但据信 MS 是针对中枢神经系统的异常自身免疫反应的结果,可能是遗传易感患者暴露于某些环境因素的结果。一些环境因素被认为是潜在的罪魁祸首,例如对 EB 病毒感染的早期血清转化、吸烟、低维生素 D、西方饮食和肠道微生物群。

虽然 MS 不是一种遗传性疾病,但家族史阳性的个体发生 MS 的风险更高。例如,父母一方患有这种疾病,其子女患 MS 的风险约为 2%,而普通人群的风险为 0.1%。研究已经确定,MS 的主要易感性位点位于主要组织相容性复合体(MHC)内。主要风险等位基因是 HLA-DRB1 * 15,尽管该基因的其他等位基因和 MHC 内的其他基因也对 MS 易感性有作用。据估计,可能有多达 200 个基因参与了 MS 的遗传易感性,大多数已确定的基因具有已知的免疫功能。

MS 中异常的自身免疫反应主要涉及促炎性 T 淋巴细胞(Th1 和 Th17 细胞)和 B 淋巴细胞,随后白质中急性炎症斑块的发展大于灰质中的急性炎症斑块,随着时间的推移导致运动和认知功能障碍。除炎症外,在疾病过程中也存在神经变性,主要在其进展阶段。可能驱动神经变性的重要因素包括小胶质细胞的激活、氧化损伤、脑中铁沉积和轴突中的线粒体损伤。

分类

第一个 MS 分类可追溯到 1996 年,包括 4 种不同的亚型:复发缓解型、继发进展型、原发进展型和进展复发型。

2014 年,MS 临床试验国际咨询委员会对这一分类进行了修订,以更好地反映该疾病的临床方面,并将逐渐临床进展的活动性炎症(基于临床复发率和影像学表现)从渐进性临床进展中分开。新的分类包括复发缓解型、原发性进展型和继发性进展型 MS,并包含疾病活动和疾病进展的证据作为修饰因子。进展复发型的 MS 类别已被淘汰。

这个分类也提到了另外两个最新被描述的疾病过程:

1. 临床孤立综合征(CIS)——定义为涉及大脑、脊髓或视神经的首发炎症事件的患者,不符合 MS 的诊断标准,现在 CIS 被认为是 MS 疾病谱的一部分,因为研究表明伴有两个或两个以上典型的 MS 影像学病变的 CIS 患者,随着时间的推移有很高的风险达到 MS 的诊断标准(10 年为 88%)。

临床病案 一名 21 岁女性出现右眼疼痛,并伴有眼球运动障碍和视力模糊。患者咨询了眼科医生,被诊断为右眼视神经炎。建议患者行颅脑及眼眶 MRI 检查,显示右侧视神经强化,证实了视神经炎的临床印象,还显示了脑室周围及幕下白质有异常 T2 高信号,提示多发性硬化(图 39.1)。患者接受了 5 天的静脉注射(IV)糖皮质激素治疗,并转给神经科医

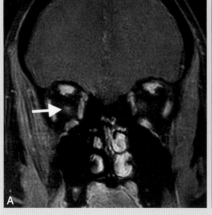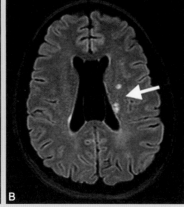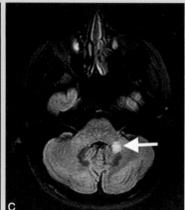

图 39.1 临床孤立综合征(CIS)病例

生。在神经科就诊时,患者视力有了很大改善,检查显示只有右侧视盘苍白、视觉传入通路受损和右眼眼底红色变淡。患者否认先前有任何神经系统症状。她被诊断为 CIS,并使用了疾病修饰药物(DMA)。

点评:这是一名年轻女性患有 CIS 的典型表现,脑部 MRI 显示存在典型的"静默性"中枢神经系统脱髓鞘斑块。由于她转换为 MS 的风险很高,因此她立即开始接受治疗。

2. 放射学孤立综合征(RIS)——定义为由临床无症状患者,经 MRI 检查偶然发现有与 MS 一致的病灶。由于这些患者没有脱髓鞘的临床证据,因此 RIS 不被视为 MS 的亚型。然而,应该意识到钆增强或脊髓病灶的存在增加了最终 MS 诊断的机会,因此,在这些患者中,有必要进行临床和影像学的监测。

临床案例 一名 44 岁的男性,既往没有明显的病史,因持续性头痛进行脑部 MRI 检查。他被告知 MRI 显示"大脑中有一些斑点",担心 MS 的可能性(图 39.2A)。他否认过去曾有过 MS 的症状,但表示他有一位患有这种疾病的表亲。神经系统检查正常。脊髓 MRI 显示一个小的非增强性颈髓病变,患者无症状。脑脊液检查未见寡克隆带。按类 MS 来检查为阴性。该患者被诊断为患有 RIS,建议每 6 个月进行一次临床随访,并每年进行一次影像学检查。一年后,患者的右腿出现单纯的麻木感,感觉平面水平为 T4。胸椎 MRI 显示 T4 出现新的增强病灶(图 39.2B),此时,他被置于 DMA 上。

点评:MRI 广泛用于检查其他神经系统疾病。比如这个患者。导致了偶然的典型 MS 病变的识别,并产生了一种新定义的综合征,称为 RIS。本例中脊髓受累增加了首次临床事件的风险,随着时间的推移,加强了对这些患者进行临床和影像学监测的重要性。

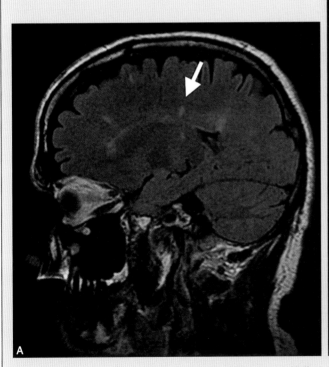

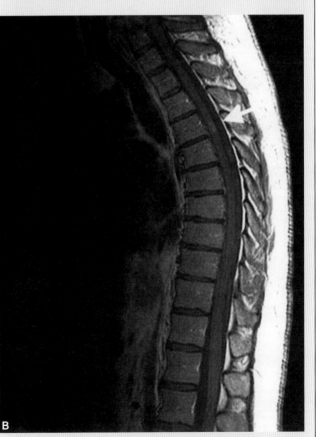

图 39.2 放射学孤立综合征(RIS)病例

临床表现

根据疾病的亚型不同,多发性硬化的临床表现也不同。

1. 复发缓解型 MS(RRMS)——这是最常见的疾病类型,发生在 85% 的多发性硬化症患者中,其特征是复发,也称为恶化或"发作"。在复发期间,患者出现新的或增加的神经系统症状,随后出现症状部分或完全改善的缓解期。

临床表现取决于活动性病变的部位,可能包括不同程度的感觉丧失(通常是早期主诉)、一个或多个肢体无力(单肢瘫痪、偏瘫或截瘫)、直肠和膀胱控制困难、步态失衡、视力模糊或复视、面部疼痛(三叉神经痛)和认知困难,尤其是注意力和专注力问题以及记忆和判断障碍。失语症和癫痫可以发生,但并不常见。该病的发病年龄通常在 20~40 岁,女性居多。

临床案例　一名40岁的妇女来到诊所就诊,在前6年,她被眼科医生诊断为左视神经炎,并对其进行了静脉注射糖皮质激素治疗。当时做的脑部MRI显示"非特异性白质异常"。治疗后视力有所改善,恢复正常,直到2年后,患者出现了复视和步态不稳,脑MRI显示脑桥有两处强化病变(图39.3A)。她被诊断患有RRMS,接受了为期5天的糖皮质激素治疗,并开始进行DMA治疗。在治疗期间,患者又出现了一次病情恶化,表现为下肢无力和尿急,此时进行的MRI检查显示颈髓出现了两个新的强化病变(图39.3B)。患者接受了静脉注射糖皮质激素治疗,并改用另一种DMA治疗。不幸的是,她的病情持续恶化,促使她转诊到MS诊所

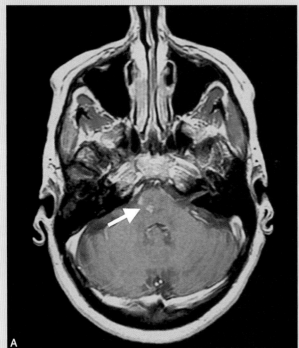

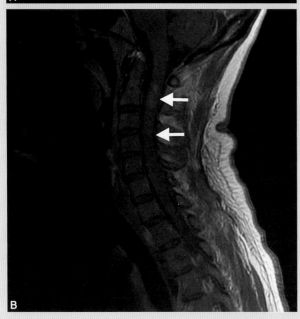

图39.3　复发缓解型多发性硬化(RRMS)病例

寻求第二种治疗意见。在评估期间,她检查了JCV抗体,结果为阴性。当时,她接受了静脉注射单克隆抗体治疗,自那以后病情一直保持稳定。

点评:该患者是一个典型的视神经炎病例,成功地接受静脉注射糖皮质激素治疗,最初的脑部MRI报告为"非特异性T2高信号"。当时不建议进行进一步的诊断检查或治疗,但是2年后,她出现了进一步的神经系统症状,脑干出现了新的病灶,从而符合RRMS的诊断。前两个DMA未能控制她的疾病进展,因此通过使用IV单克隆抗体并随后使病情稳定,促使其升级为更积极的治疗方法。

2. 进展型MS——顾名思义,这种类型的多发性硬化的特征是神经系统功能的逐渐恶化,随着时间的推移,残疾越来越明显,炎症的成分更少。进展型MS又分为原发进展型MS(PPMS)和继发进展型MS(SPMS)。

a. PPMS——在PPMS中,患者从发病开始经历一个渐进的病程,之前没有复发或缓解。脊髓比大脑受累更常见,并在疾病早期出现步态障碍。总体而言,PPMS与复发型MS相比,病变和炎症病变更少。此外,与其他MS亚型不同,男性和女性受到的影响相同。最初诊断PPMS的平均年龄是50~60岁。

临床案例　49岁男性,在过去4年里逐渐出现步态困难,最初考虑为"膝关节炎"。最近,他开始出现走路时被绊倒,并有尿急和尿频。他抱怨说下肢感觉"紧绷感",而且由于最近两次摔倒,他开始使用拐杖走路。神经系统检查显示双侧髂腰肌和左胫前肌无力,双侧巴宾斯基征阳性。他的脚趾和脚踝也失去了振动感。MRI示脑室周围及近皮层有约9个T2高信号,未见增强病灶。脊髓MRI显示两个无强化脊髓病灶,一个在C5,另一个在T8。做了大量的血液检查,包括维生素B_{12}、铜、莱姆病抗体、人类免疫缺陷病毒、HTLV-1、ESR、ANA和长链脂肪酸,所有这些检测结果都是正常或阴性的。脑脊液显示有3条寡克隆带,血清中没有寡克隆带。

点评:在大约15%的MS患者中,临床过程从一开始就是慢性进展的,没有RRMS患者中常见的"突然发作"。这些患者大多有明显的脊髓疾病的临床证据,残疾评分高,颅内很少发现病灶。这些患者往往最初被误诊为存在潜在的骨科问题。

b. SPMS——诊断SPMS需要最初的复发-缓解的过程,随后出现进行性神经系统功能障碍,至少持续6个月,且与复发无关。在使用免疫调节治疗前,RRMS患者在平均15~20年后更容易转化为SPMS。患者的典型表现为步态和认知能力的逐渐下降,并伴有肢体痉挛和膀胱功能控制的恶化。

临床案例　一名50岁的女性有30年的MS病史。她回忆25岁时曾出现左侧肢体麻木,但当时没有就诊,几周后症状自行好转。1年后,她出现了复视和步态困难,促使她第一次去看神经科医生。脑脊液检查显示存在寡克隆带,她被诊断为RRMS,并接受了静脉注射糖皮质激素,病情有所好转。她每隔几年就会有"突然发作",其中一些发作使用糖

皮质激素治疗。她觉得"控制得很好",而且担心药物有潜在的副作用,所以她从未使用免疫调节剂治疗。然而,在过去的 10 年里,她的步态出现了进行性加重,开始需要使用拐杖,最近则需要用助行器。她出现了尿急和尿频,而且更加健忘。这段时间的脑和脊髓 MRI 显示患者大脑存在广泛的 T2 高信号,存在"黑洞"和脑萎缩(图 39.4),并且脊髓广泛受累,但未发现新的 MS 病变。

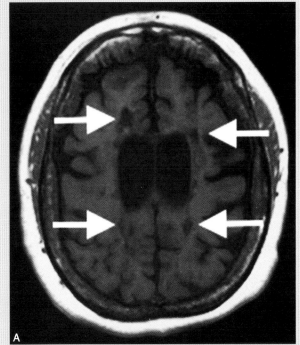

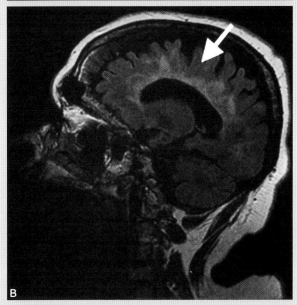

图 39.4　继发进展型多发性硬化(SPMS)病例

　　点评:这是典型的 SPMS 病例,患者有 MS 史,恶化多年,仅间断静脉注射糖皮质激素,随后出现步态、认知和膀胱功能障碍,缓慢进展,MRI 显示广泛的病灶负荷,反映了之前所有的病情恶化。但是没有新的病灶来解释症状的发展。这是因为疾病进展是由于神经退行性变,而不是由于新的炎症损害引起的。

疲劳、疼痛、抑郁和对热不耐受是所有类型 MS 患者的常见症状。

　　术语"良性"和"恶性/侵袭性"MS 应谨慎使用,因为它们不能描述一个 MS 的表型,而只是提供了疾病严重程度的指示。此外,MS 是一种不可预测的疾病,其疾病活动可以随着时间发生显著的变化。因此,"良性"一词只能在回顾时使用,只能理解为到目前为止是良性过程,但并不能保证在未来的岁月中继续如此。

　　由于 MS 是一种主要影响年轻女性的疾病,患者在疾病过程中需要怀孕的并不罕见。应该告知患者,MS 并不是怀孕的禁忌证,实际上在大多数情况下,患者在这段时间内表现得很稳定。然而,MS 患者产后复发次数增加,特别是怀孕前一年内疾病活跃的患者更易复发。因此,理想情况下,MS 患者应该在疾病不活跃的时期计划怀孕。此外,所有服用 DMA 的患者都需要在怀孕前停止 DMA 治疗,其中大多数 DMA 是 C 级妊娠药物,醋酸格拉默是 B 级妊娠药物,特立氟胺是 X 级妊娠药物。目前的证据表明,母乳喂养是安全的,可能对 MS 患者有益。一项荟萃分析研究显示,母乳喂养的妇女产后年复发率比没有母乳喂养的妇女降低了 47%。哺乳期患者在断奶前应停止 DMA 治疗,服用醋酸格拉默和干扰素的患者除外。在哺乳期使用这两种 DMA 可能是安全的,因为它们的分子量大,不太可能大量进入到母乳中。对于决定不母乳喂养的患者,应在分娩后尽快开始 DMA 治疗。

诊断

　　如上所述,MS 的诊断是基于临床表现,并结合辅助检查,如神经影像学、脑脊液分析和诱发电位。

磁共振成像(MRI)

　　近年来,大脑和脊髓磁共振成像(MRI)已经成为支持 MS 诊断和纵向监测治疗结果的最重要工具。

　　典型的 MS 脑部病灶为卵圆形高信号,累及脑室周围和近皮层区域,在 FLAIR 像上表现最佳(图 39.1 和图 39.2)。在组织病理学和最新超高场强的 MRI 中可以看到,病灶分布于脑室周围是继发于小静脉周围的炎症过程的结果。胼胝体及幕下病灶,如脑干、小脑脚(见图 39.1)、小脑也常累及,矢状位 FLAIR 像和 T2 加权像均能较好显示病灶。T1 加权增强(钆)可以显示由于炎症引起的血脑通透性增加而导致的急性脱髓鞘病变的增强病灶(图 39.2 和图 39.3)。增强可以是点状的、结节状或环形的,往往持续 4~6 周,复发缓解型 MS 比进展期 MS 更常见。在 MS 患者中可见到显著的 T1 低信号,称为"黑洞",与组织病理学上轴索损害相关。此外,灰质和白质均可见萎缩,主要发生在本病的进展期(图 39.4)。

　　超过 80% 的 MS 患者可见以颈髓为主的脊髓异常(见图 39.3)。病变通常是在脊髓的背侧或侧面,往往涉及不到一半的轴向线,并跨越一个椎体或更少的椎体。脊髓 MRI 检查通常包括矢状 T1 加权和质子密度相、STIR 或相位敏感反转恢复、通过可疑病变的轴向 T2 加权或 T2* 加权图像,以及钆增强 T1 加权成像。

脑脊液

对于有典型病史和检查结果以及支持性影像学检查的患者,脑脊液分析已变得多余。但是,如果 MRI 不典型,则应考虑腰椎穿刺(图 39.5)。在大多数情况下,脑脊液中白细胞计数正常;然而,偶尔会看到 MS 患者每立方毫米多达 50 个淋巴细胞。脑脊液葡萄糖水平通常正常,蛋白质可以正常或略有升高。分别在大约 70% 和 90% 的 MS 患者中可见高 IgG 指数和 CSF 特异性寡克隆条带的存在,反映了鞘内免疫球蛋白产生异常。然而,两者都不是 MS 特异性的,并且可能存在于影响 CNS 的其他病症中,如结节病、SLE、Sjögren 病和抗磷脂抗体综合征。髓鞘磷脂碱性蛋白的增加在该人群中非常普遍,这是髓鞘磷脂分解的结果,但不是特异性的。

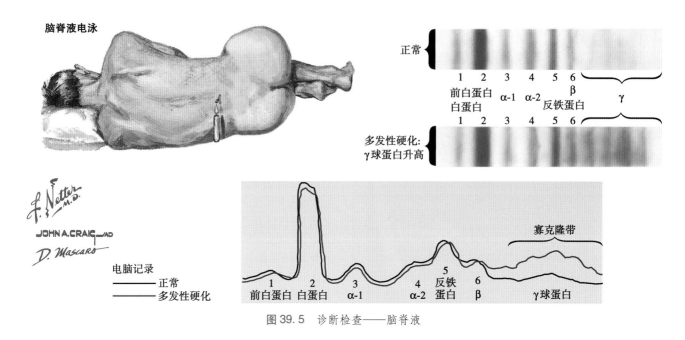

图 39.5　诊断检查——脑脊液

诱发电位

在过去的几十年里,影像学技术的进步已经减少了在临床实践中使用诱发电位的检查。然而,在一些 MRI 不确定的情况下,仍使用视觉诱发电位检测亚临床的视神经炎,从而有助于满足空间多发的诊断标准(图 39.6)。

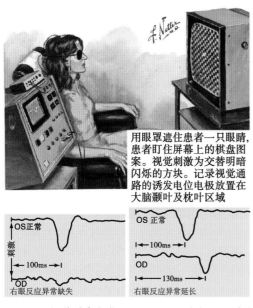

用眼罩遮住患者一只眼睛,患者盯住屏幕上的棋盘图案。视觉刺激为交替明暗闪烁的方块。记录视觉通路的诱发电位电极放置在大脑颞叶及枕叶区域

图 39.6　视觉诱发电位(VER)。OD,右侧;OS,左侧

多发性硬化诊断标准

自从 Charcot 首次提出诊断标准以来,提出了许多版本的 MS 诊断标准,最近一个诊断标准是 2010 年的 McDonald 标准,我们将在这里讨论。

RRMS

目前的诊断标准需要在空间和时间上的多发性。如果有证据表明病变涉及两个不同的中枢神经系统部位,则临床满足空间多发。在临床证据显示只有一个病变的病例中,可以通过 MRI 显示以下两个部位至少出现一个 T2 病变来确认其空间多发:脑室周围、近皮层、幕下或脊髓病灶。如果患者有至少两次病情加重的病史时,则临床依据满足时间多发的要求。对于只有一次临床发作的患者,通过 MRI 随访显示之后出现新的 T2 和/或钆增强病灶,也可以确定时间多发。值得注意的是,首次临床发作后,MRI 上同时出现无症状的强化病灶和非强化病灶,满足时间多发。在这种情况下,不需要二次临床发作或随后的 MRI 上出现新的病变来确认诊断。

PPMS

PPMS 的诊断标准包括:

- 疾病进展 1 年
- 以下两点:

- 存在大脑空间多发的证据,一个典型的 MS 部位至少有一个病灶:脑室周围、近皮层或幕下。
- 脊髓空间多发的证据,有两个或更多典型的 MS 病灶。
- 脑脊液中存在寡克隆带或 IgG 指数增高。

SPMS

诊断继发进展型 MS 通常是患者出现疾病进展至少 6 个月,独立于临床复发或影像学有新的炎症活动。

鉴别诊断

根据临床表现,MS 的鉴别诊断应考虑某些病因。

视神经炎

典型的视神经炎(ON)表现为亚急性、疼痛、单侧视力丧失,其程度从轻微到严重不等,随着时间的推移趋于改善(图39.7)。如急性或慢性/进行性表现,双侧受累,严重视力丧失且恢复不佳,应立即考虑其他病因,包括血管性(前部缺血性视神经炎,巨细胞动脉炎)、压迫性(原发性和转移性肿瘤)、感染性(莱姆病,梅毒)、炎症(结节病、SLE、白塞综合征、视神经脊髓炎)、遗传性(Leber 病)、中毒性(甲醇中毒、乙胺丁醇中毒)和营养性(B_{12} 缺乏)的病因。

脑干和小脑综合征

核间眼肌麻痹通常表现为双侧、脑神经Ⅵ麻痹、共济失调、眼球震颤、面部感觉症状和亚急性发作的头晕,至少部分恢复,是 MS 常见的临床表现,反映了小脑幕下受累(图 39.8)。症状的急性发作应引起对血管原因的怀疑,而更为进展的过程,特别是如果与 MRI 的病灶持续增强相关,应促使进一步检查以排除炎症性(结节病、Behçet 综合征)和感染性(Whipple 病、结核病)病因以及恶性肿瘤。糖皮质激素反应性慢性淋巴细胞性炎症伴脑桥血管周围强化症(CLIPPERS)也应包括在脑干症状患者的鉴别中,这是一种罕见的疾病,患者出现复视、面部感觉异常,偶尔出现脊髓病,具有典型的 MRI 表现和对大剂糖皮质激素的良好反应。此外,对于进行性小脑症状的临床表现的患者,应排除副肿瘤性和遗传性脊髓小脑共济失调。

脊髓受累

典型的患者表现为不完全性横贯性脊髓炎,以感觉症状为主,常伴有膀胱功能障碍和 Lhermitte 征(图 39.9)。症状通常在最初几天进展,并持续两周,然后部分恢复。急性起病应立即考虑血管病因素,而更快速进展的病程应排除其他病因,如HTLV-1、颈椎病、B_{12} 和铜缺乏性疾病。当脊髓有广泛受累(3个或 3 个以上的椎节)时,鉴别诊断必须考虑视神经脊髓炎。

视神经炎

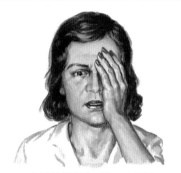

突发单眼视力下降,自限性(一般持续2~3周)。患者捂住一只眼睛,突然意识到另一只眼睛部分或完全视力下降

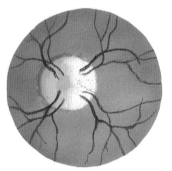

视盘颞侧苍白,由视神经颞侧延迟恢复引起

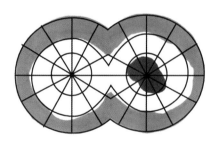

视野检查显示中心暗点,由球后视神经炎引起

核间性眼肌麻痹

(OD=右侧, OS=左侧)

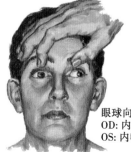

眼球向左转,
OD: 内收麻痹;
OS: 内收出现眼球震颤

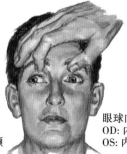

眼球向右转,
OD: 内收出现眼球震颤;
OS: 内收轻微麻痹

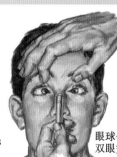

眼球会聚,眼球完全内收;双眼完全向内侧运动

图 39.7 多发性硬化:视觉表现

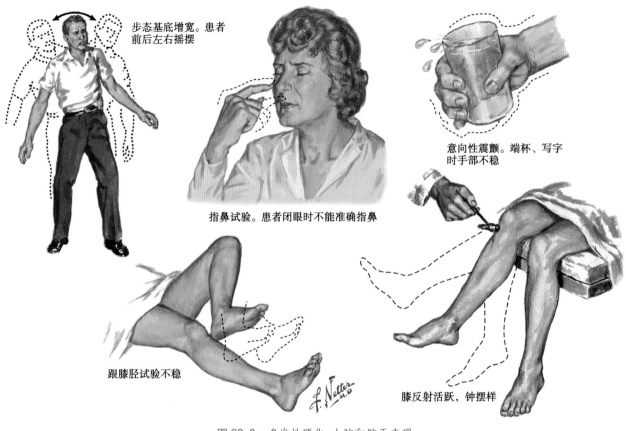

步态基底增宽。患者
前后左右摇摆

意向性震颤。端杯、写字
时手部不稳

指鼻试验。患者闭眼时不能准确指鼻

跟膝胫试验不稳

膝反射活跃，钟摆样

图 39.8　多发性硬化：小脑和脑干表现

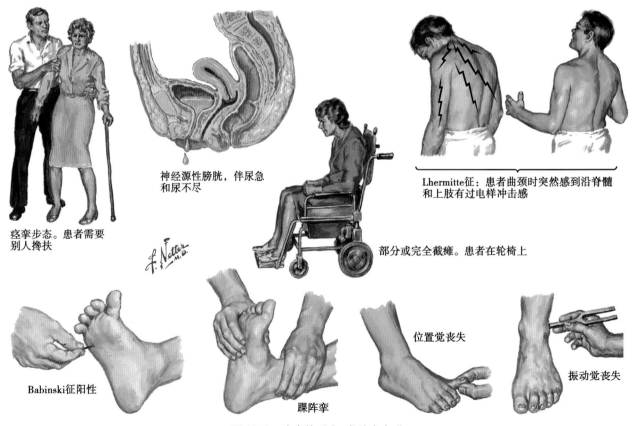

痉挛步态。患者需要
别人搀扶

神经源性膀胱，伴尿急
和尿不尽

部分或完全截瘫。患者在轮椅上

Lhermitte征：患者曲颈时突然感到沿脊髓
和上肢有过电样冲击感

Babinski征阳性

踝阵挛

位置觉丧失

振动觉丧失

图 39.9　多发性硬化：脊髓病表现

治疗

在过去的 20 年里，MS 的治疗发生了显著的变化。不仅药物种类大大增加，有十几种治疗选择，而且治疗目标强调"无疾病活动证据"（NEDA）概念。

最初的 NEDA 定义为没有复发和残疾恶化，以及 MRI 扫描上没有新的或活跃的病变（NEDA-3），并且更倾向于没有活动性炎症。最近，这一概念被扩展到包括无脑萎缩，一种神经退化的标记物，作为其第四个参数（NEDA-4）。对于绝大多数复发的 MS 患者，进阶治疗模式是合适的，首先在疾病的早期阶段采用更安全的治疗［干扰素 β、醋酸格拉默（GA）、口服免疫调节剂］，如果对次选药物有反应，然后逐步升级到疗效更高但副作用更大的药物，如单克隆抗体。然而，对于那些一开始就表现出非常活跃的疾病的患者，应该考虑更积极的早期治疗方法。

复发缓解型多发性硬化（RRMS）

RRMS 的治疗可分为急性期治疗和预防性治疗。

急性期治疗

在 MS 的急性加重期，静脉注射糖皮质激素（如甲泼尼龙）可减少中枢神经系统炎症，因此经常使用。尽管治疗的剂量和持续时间在不同的中心有所不同，但通常的剂量是 1g 甲泼尼龙静脉注射 3~5 天，然后或不进行糖皮质激素减量。促肾上腺皮质激素（ACTH）于 1978 年被美国食品药品管理局（FDA）批准用于治疗 MS 急性发作，通常推荐用于不能耐受或过去对糖皮质激素反应不佳或静脉注射途径较差的患者。剂量从每天 80 单位到 120 单位不等，肌肉内或皮下注射 2~3 周。

对于那些对糖皮质激素无反应的严重发作的患者，可以使用血浆置换。这种治疗通常每隔一天进行一次血浆置换，总共进行五次治疗。症状的严重程度必须注意与血浆置换相关的潜在副作用。

预防性治疗

目前 FDA 批准了 14 种 RRMS 预防性治疗药物，属于 6 种不同的类别，如下所示。它们都可以减少复发和 MRI 上新病灶的数量，其中一些药物还有延缓残疾进展的作用。不幸的是，没有一种已批准的疗法被证明可以修复 MS 斑块或改善先前存在的症状或体征。

β 干扰素

倍泰龙是一种 β-1b 干扰素（每隔一天 250μg 皮下注射），是 1993 年 FDA 批准用于治疗 MS 的第一个免疫调节剂。自那以后，多个 β 干扰素，1a 和 1b，被批准用于治疗 RRMS，包括低剂量干扰素 1a（Avonex 每周 30μg 肌内注射），高剂量干扰素 1a（Rebif 44μg 皮下注射，每周 3 次），最近又批准了聚乙二醇干扰素 β-1a（Plegridy 125μg 皮下注射，每月两次）。此外，一种名为 Extavia 的倍泰龙也被批准用于治疗 MS。与安慰剂相比，干扰素 β 大约降低了三分之一的年复发率（ARR），其中大多数干扰素也被批准用于高风险 CIS 患者的治疗，来预防其转化为临床确诊的 MS。干扰素的作用机制仍不清楚，但认为它们除了稳定血脑屏障外，还促进了炎症（Th1）向抗炎（Th2）的转化。干扰素最常见的副作用是流感样症状，在治疗的前 3 个月内更明显，其他副作用包括局部注射反应、白细胞减少、肝功能异常、抑郁症状加重和甲状腺异常。

醋酸格拉替雷

1996 年，GA 首次被批准用于治疗 RRMS，后来又被批准用于 CIS。初始制剂（Copaxone）每日给予 20mg GA。2013 年，另一种含有 40mg GA 的制剂获得批准，每周给药 3 次，希望提高对较低剂量的依从性，随后在 2015 年批准了通用型 GA（Glatopa）。与干扰素一样，GA 的作用机制尚不清楚，但可能也涉及抗炎细胞从 Th1 转化到 Th2，以及 T 调节细胞的上调。与安慰剂相比，每年的复发率降低了 29%。GA 常被认为是副作用较少的免疫调节剂，已知的副作用为引起注射部位反应和注射后全身反应。这些症状至少有以下两种症状：胸痛、心悸、呼吸短促和潮红。症状是短暂的，通常持续 15 分钟，没有已知的长期副作用。

芬戈莫德

芬戈莫德（每日 0.5mg 口服）是首个治疗 RRMS 的口服免疫调节剂，于 2010 年获 FDA 批准，与安慰剂相比，其 2 年的 ARR 下降约为 50%。它是一种鞘氨醇-1-磷酸拮抗剂，防止 B 淋巴细胞和 T 淋巴细胞从淋巴结排出，包括自身反应性淋巴细胞。潜在副作用包括慢性心律失常和房室传导阻滞、动脉性高血压、黄斑水肿、肝功能检测异常、呼吸困难和增加疱疹病毒感染风险。此外，也有 PML 病例的报道，其中一些是用那他珠单抗治疗后发生的。由于存在心律失常和传导阻滞的风险，所有开始服用芬戈莫德的患者应在初始剂量至少 6 小时内每小时监测脉搏和血压，并在观察期前和观察期结束时进行心电图检查。这也包括中断超过 14 天后重新开始治疗的患者。

特立氟胺

特立氟胺是 FDA 于 2012 年批准用于治疗 RRMS 的第二种口服免疫调节剂（每日 14mg 口服），随后用于 CIS。特立氟胺是一种二氢乳清酸脱氢酶抑制剂，防止快速分裂细胞中嘧啶合成。在安慰剂对照试验中，它被证明在 1 年内降低 ARR 31%~36%。潜在的副作用包括转氨酶升高、头发变薄、腹泻、动脉性高血压和感染。对准备怀孕的女性和男性患者属于 X 类药物，因此，对育龄患者应采取有效的避孕措施。

富马酸二甲酯

2013 年，富马酸二甲酯（240mg 口服，每日 2 次）成为 FDA 批准的第三种用于治疗 RRMS 的口服免疫调节剂。与安慰剂相比，两年内 ARR 降低了 44%~53%。它的作用机制尚不清楚，但它被认为具有神经保护和抗炎的特性。常见的副作用是脸红、胃肠不适、白细胞减少和淋巴细胞减少。该药物自获批以来，已报道了几例出现进行性多灶性白质脑病患者，伴有严重和长期的淋巴细胞减少，导致 2016 年标签发生变化。建议频繁进行监测全血细胞差异计数（每 6 个月），如果淋巴细胞计数低于 0.5×10/L 持续超过 6 个月,则考虑停用富马酸二甲酯治疗。

单克隆抗体

在 MS 中,单克隆抗体通过阻断细胞黏附或耗尽特异性免疫细胞来选择性干扰免疫反应。有 4 种批准的单克隆抗体用于 MS 的治疗;然而,其中一种药物达利珠单抗由于出现严重副作用(稍后讨论),已于 2018 年永久退出市场。

那他珠单抗

那他珠单抗是一种人源化的单克隆抗体,可抑制 α-4 整合素,从而减少 VLA-4 阳性淋巴细胞向中枢神经系统迁移。与安慰剂和干扰素(Avonex)相比,该疗法每个月静脉注射 300mg,ARR 分别降低 68% 和 55%。其主要令人担忧的副作用是进行性多灶性白质脑病的潜在风险,这种疾病可导致严重残疾和死亡,约每 1 000 名患者中有 4 人发生这种疾病。这种风险可以进一步分层,取决于 JC 病毒抗体阳性、既往接触免疫抑制药物和治疗时间。

阿仑单抗

与干扰素-1a 相比,阿仑单抗是针对 B 淋巴细胞和 T 淋巴细胞表面抗原 CD52 的人源单克隆抗体,可导致这些免疫细胞持续减少达 1 年之久,2 年的 ARR 降低 49%~55%。尽管这种药物被批准治疗 RRMS 患者,但它有诱发其他自身免疫性疾病的风险,如甲状腺疾病、特发性血小板减少性紫癜、Goodpasture 综合征,因此阿仑单抗有限地用于更侵袭性 MS 的治疗,往往一个或多个其他治疗无效之后才使用。

达利珠单抗

达利珠单抗是一种人源化的单抗,可与 CD25 结合,CD25 是 T 细胞 IL-2 受体的 α 亚基,从而减少 T 细胞反应。此外,达利珠单抗促进自然杀伤细胞的扩增,杀死激活的自体 T 细胞,从而帮助调节免疫系统。该药物(每月 150mg SC)于 2016 年 5 月被批准用于 RRMS 治疗,与干扰素 β-1a(Avonex)相比,近 3 年后的 ARR 降低了 45%。主要副作用包括感染、皮疹和肝脏并发症的风险增加。由于其安全性,该药物通常被推荐给那些使用两个或两个以上的其他 DMA 治疗失败的患者。2018 年 3 月,达利珠单抗因新的安全性担忧而自动退出市场,安全性问题主要涉及炎症性脑炎和脑膜脑炎相关的报告。

奥瑞珠单抗

是最新批准的人源化单抗(2017 年 3 月),奥瑞珠单抗靶向作用于 B 淋巴细胞上 CD20,与干扰素 β-1a(Rebif)相比,在 2 年的时间里,其 ARR 降低高达 47%。该药物经静脉注射,每 6 个月 600mg。第一剂分为两剂,每次 300mg,间隔 2 周。最常见的副作用是输液相关反应和感染,如呼吸道和疱疹病毒相关感染。此外,可能增加恶性肿瘤的风险,特别是乳腺癌。

在一些选择的具有非常加重形式的 RRMS 的患者中,对上述任何治疗选择都没有反应,可以考虑使用化学治疗剂。在这些情况下使用的最常见的化疗药物如下。

环磷酰胺

环磷酰胺是一种烷化剂,对 T 和 B 淋巴细胞都有细胞毒性作用。多年来它对侵袭型 MS 的益处已在小型研究中得到证实。它的毒性限制了它的使用,包括可能发生出血性膀胱炎、膀胱癌和潜在的不孕症。已报道该药物的诱导方案、脉冲方案和高剂量方案,其终生最大剂量为 80~100g。

米托蒽醌

米托蒽醌(12mg/m² 静脉注射 24 个月,每 3 个月一次,最大剂量的 140mg/m²)是一种蒽环霉素,还能抑制 T 细胞和 B 细胞,类似于环磷酰胺,由于其潜在的副作用限制了它的广泛使用,副作用包括心脏毒性、白血病风险、肝毒性和不孕症。然而,如果其他治疗方法失败,它仍然是一个潜在的选择。

克拉屈滨

静脉注射克拉屈滨[0.875mg/(kg·d),静脉注射 4 天,每 6 个月一次,连续 2 年],这是一种选择性减少淋巴细胞,特别是 CD4 和 CD8 的抗代谢物,当其他治疗失败或不可用时,可考虑在选定的病例中使用。然而,与上面列出的任何其他化疗药物一样,在决策过程中应该仔细考虑可能的严重副作用,如感染和长期恶性肿瘤的风险。

干细胞移植

希望通过消除致病性免疫细胞并将其替换为正常功能的免疫细胞来潜在地重新启动免疫系统,这促使用自体造血干细胞移植治疗具有侵袭性 MS 形式的患者。已经使用了各种预处理方案强度,并且如所预期的,较少的消融治疗与较低的毒性相关但也具有较低的功效。据报道,早期研究中死亡率高达 5%,但最近死亡率降至不到 1%。造血干细胞移植目前尚未获得 FDA 批准用于治疗 MS,并且与化疗药物一样,仅应在选定的复发性 MS 患者中考虑,这些患者对标准治疗无反应,并且在具有骨髓经验的中心进行移植。

进展型多发性硬化

与目前针对复发型多发性硬化患者的各种治疗方法相反,针对进展型多发性硬化患者的不同 DMA 试验令人相当失望。

对于 SPMS 患者,FDA 唯一批准的治疗方法是米托蒽醌,但由于其副作用,很少在临床实践中使用。

对于 PPMS 患者,奥瑞珠单抗与安慰剂相比,临床残疾进展风险降低 24%,最近 FDA 批准用于治疗 PPMS 患者。其他益处包括减少脑部病灶体积和降低脑萎缩率。

对症治疗

除了 DMA 的使用外,对于所有的 MS 患者,具有复发或进展形式的疾病,都应该考虑对症治疗。治疗不仅应包括药物治疗,还应包括行为和生活方式的改变以及康复策略。MS 患者最常见的症状是疲劳、感觉异常/疼痛、认知障碍、情绪障碍、痉挛和膀胱控制障碍。表 39.1 列出了治疗这些症状的一些选择。

表 39.1　多发性硬化(MS)常见症状治疗

常见症状	药物治疗	生活方式改变/康复
疲劳	金刚烷胺,莫达非尼或阿莫达尼 兴奋剂(安非他明、哌甲酯)	治疗相关的抑郁和睡眠问题,如果存在 规律练习 认知行为疗法,比如正念疗法
感觉异常/疼痛	TN:卡马西平、奥卡西平、加巴喷丁 CNP:三环抗抑郁药、SNRIs、抗惊厥	冥想,正念,生物反馈技术
认知功能损害	胆碱酯酶抑制剂(多奈哌齐、利斯的明、加兰他敏) NMDA 受体拮抗剂(美金刚)	认知康复
精神障碍	SSRIs SNRIs	心理治疗
痉挛	GABA-A 受体激动剂(苯二氮䓬类) GABA-B 受体激动剂(巴氯芬口服,巴氯芬泵入) 中枢肾上腺素能激动剂(替扎尼定)	物理治疗 肉毒杆菌素治疗
神经源性膀胱	膀胱亢进:抗胆碱能药,B_3 肾上腺素能受体激动剂(米拉贝隆) 膀胱功能失调:α_1 肾上腺素能受体拮抗剂	膀胱功能失调-注射肉毒杆菌 低张力膀胱-间歇或留置膀胱导尿

CNP,慢性神经性疼痛;SNRIs,5-羟色胺-去甲肾上腺素再摄取抑制剂;SSRIs,选择性5-羟色胺再摄取抑制剂;TN,三叉神经痛。

此外,应鼓励所有患者戒烟、健康饮食、良好的睡眠质量、定期运动和补充维生素 D(当缺乏维生素 D 时)。使用医用大麻治疗痉挛、中枢性疼痛和膀胱过度活动症仍然存在争议,尽管有证据表明一些益处,主要是由于缺乏有关潜在风险的数据,特别是认知方面的数据。

未来发展方向

目前,我们有多种药物可以影响 MS 患者发生的炎症变化,从而减少复发次数、MRI 上的新病灶数量,并延缓疾病进展。然而,目前缺乏改善患者已有的残疾和症状进展的治疗方案,最明显的是进展型 MS。正在进行的和即将进行的旨在促进髓鞘再生和轴索修复的试验有望在不久的将来成功解决这些挑战。

（孙庆利　译）

推荐阅读

Confavreux C, Hutchinson M, Hours MM, et al. Rate of pregnancy-related relapse in multiple sclerosis. Pregnancy in multiple sclerosis group. N Engl J Med 1998;339(5):285–91.
Multicenter study involving 254 women who were followed during their pregnancy up to 1 year after delivery to determine the relapse rate of MS per trimester as well as the effects of epidural analgesia and breast feeding on the frequency of relapse during the first 3 months postpartum.

Kappos L, De Stefano N, Freedman MS, et al. Inclusion of brain volume loss in a revised measure of "no evidence of disease activity" (NEDA-4) in relapsing-remitting multiple sclerosis. Mult Scler 2016;22(10):1297–305.
Revision of the concept of "no evidence of disease activity" (NEDA) with the inclusion of a fourth component, brain volume loss, to the other three measures: absence of MRI activity, absence of relapses, and disability progression.

Lublin FD, Reingold SC, Cohen JA, et al. Defining the clinical course of multiple sclerosis. The 2013 revisions. Neurology 2014;83:278–86.
New revised MS classification including disease activity based on clinical relapse rate and imaging findings as well as disease progression.

Okuda DT, Mowry EM, Beheshtian A, et al. Incidental MRI anomalies suggestive of multiple sclerosis: the radiologically isolated syndrome. Neurology 2009;72:800–5.
Initial study describing the characteristics of a new entity: the radiologically isolated syndrome.

Pakpoor J, Disanto G, Lacey MV, et al. Breastfeeding and multiple sclerosis relapses: a meta-analysis. J Neurol 2012;259(10):2246–8.
Meta-analysis of 12 studies assessing the annualized relapse rate of MS patients who breastfed versus those who did not.

Polman CH, Reingold SC, Banwell B, et al. Diagnostic criteria for multiple sclerosis: 2010 revisions to the McDonald criteria. Ann Neurol 2011;69(2):292–302.
Most recent revision of the McDonald criteria for the diagnosis of MS.

Yadav SK, Mindur JE, Ito K, et al. Advances in the immunopathogenesis of multiple sclerosis. Curr Opin Neurol 2015;28(3):206–19.
Review of the immunopathophysiology of multiple sclerosis.

其他中枢神经系统脱髓鞘疾病

Claudia J. Chaves

视神经脊髓炎（DEVIC 病）和视神经脊髓炎谱系疾病

临床案例 一名 58 岁的女性，主因双下肢麻木和无力、胸部有带状感伴有步态困难和尿急 5 天入院。患者在 1 年前有类似症状，但不太严重，几周内就缓解了。她当时没有就医。此外，她说在 3 年前发生过左眼视神经炎发作，此后该眼的视力极差。

神经系统检查示在左侧视觉传入神经缺损、左侧视盘苍白、左眼视力为 20/200、下肢无力以及 T4 水平感觉方面均表现明显。该患者的大脑和脊髓磁共振图像（MRI）T2 加权像显示从 C7 到 T5-T6 髓内的中央有明显异常高信号，从 T2 到 T4 的病灶周围有增强（图 40.1）。脑脊液检查显示有 8 个白细胞，90% 为淋巴细胞，蛋白水平为 55 和葡萄糖为 71，IgG 指数正常，无寡克隆带。她的血液和脑脊液中的水

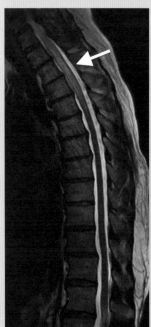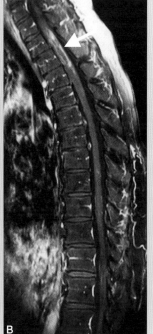

图 40.1 （A）胸椎 MRI 矢状位 T2 相显示下颈髓及上胸髓广泛的异常高信号，超过 3 个椎体受累，为 NMO 特征性表现。（B）矢状位 T1 增强相显示 T2 至 T4 髓内周围强化

通道蛋白 4 为阳性。莱姆病、血管紧张素转换酶（ACE）、抗核抗体（ANA）和 HIV 检查均为阴性。该患者被诊断为患有水通道蛋白 4 抗体阳性的视神经脊髓炎频谱疾病。她接受了为期 5 天的 1 000mg 静脉注射甲泼尼龙治疗，症状有所改善，随后每 6 个月静脉注射利妥昔单抗，未出现任何神经系统症状复发。

点评：这个 58 岁女性的典型临床表现和影像学检查，患有胸髓横贯性脊髓炎、广泛的脊髓病变延伸超过 3 个椎体长度。值得注意的是，该患者先前曾发生严重的视神经炎，使其左眼失明，并且在一年前曾发生过涉及其脊髓的脱髓鞘事件。血清水通道蛋白-4 阳性证实了诊断。

视神经脊髓炎（NMO）是一种中枢神经系统髓鞘和轴索严重受损的炎症性疾病，主要累及视神经和脊髓。由 E. Devic 于 1894 年首次描述的 NMO，最初被认为是 MS 的一种亚型。然而，近年来的研究表明，NMO 具有独特的临床和免疫学特征。十多年前，在 NMO 患者中发现了专门针对水通道蛋白-4（AQPR-4）的病原性 IgG 抗体，这是一种分布于星形胶质细胞足突的水通道蛋白，使得这两种临床疾病之间更容易区分，支持体液免疫而不是细胞免疫介导的机制。此外，由于检测方法的改进，AQPR-4 抗体的特异性增加，扩大了 NMO 的临床和影像学的疾病谱，促使 2007 年引入视神经脊髓炎谱系疾病（NMOSD）这一术语，将有限的或非典型 AQPR-4 抗体阳性 NMO 的患者包括在内。

在病理学上，该综合征的特征在于星形细胞受损、脱髓鞘、神经元丢失，并且经常存在严重的坏死。

2015 年的修订标准简化了这些疾病的术语，目前推荐统一术语 NMOSD，按 AQPR-4 抗体的存在、不存在或未知状态进行分层，并将在本章中使用。正如所料，与阳性患者相比，AQPR-4 抗体缺失或未知患者的标准更为严格（框 40.1）。

临床相

由于 NMOSD IgG 抗体的主要靶标 AQPR-4 高度集中在视神经、脊髓灰质、导水管周围和脑室周围区域，因此患者可出现以下临床表现：视神经炎、急性脊髓炎、急性脑干和间脑综合征和症状性大脑综合征。一般来说，NMOSD 有一个复发的病程，超过一半的患者在初次发作的第一年内复发，头 3 年内复发率为 90%。与多发性硬化症相比，继发进展阶段在该疾病中很少见。

框 40.1 成人视神经脊髓炎谱系疾病诊断标准

NMOSD 患者已知 AQP4 抗体诊断标准
1. 至少 1 个核心临床症状
2. 可靠方法检测 AQP4 抗体阳性(推荐细胞水平检测)
3. 排除其他诊断
AQP4 抗体阴性或未检测 AQP4 抗体的诊断标准
1. 至少 2 个核心症状,且符合以下至少 1 项条件
　　a. 至少 1 个包括视神经炎、急性长节段横贯性脊髓炎或
　　　 极后区综合征的核心症状
　　b. 空间多发(2 个或以上的核心症状)
　　c. 满足附加的 MRI 诊断的必要条件
2. 应用最佳方法检测 AQP4 抗体阴性或 AQP4 抗体未检测
3. 排除其他诊断
临床核心症状
1. 视神经炎
2. 急性脊髓炎
3. 极后区综合征:其他原因不能解释的顽固性呃逆、恶心、
　 呕吐
4. 急性脑干综合征
5. 有症状的发作性睡病或急性间脑临床综合征,MRI 有典
　 型的 NMOSD 间脑病灶
6. 有症状的大脑综合征,MRI 有典型的 NMOSD 大脑病灶
AQP4 抗体阴性或未检测 AQP4 抗体的 MRI 改变
1. 急性视神经炎:脑 MRI 要求:
　　a. 脑正常或非特异性白质病变,或
　　b. 视神经 T2 高信号病灶或 T1 增强病灶,长度大于视神
　　　 经 1/2 或包括视交叉
2. 急性脊髓炎
　　a. 髓内病灶连续 3 个节段以上(LETM),或
　　b. 有急性脊髓炎病史的患者 3 个相邻节段中有局部脊髓
　　　 萎缩
3. 极后区综合征:延髓背部或后部损伤
4. 急性脑干综合征:脑室管膜周的脑干损害

AQP4,水通道蛋白 4;LETM,长节段横贯性脊髓炎;MRI,磁共振成像;NMOSD,视神经脊髓炎谱系疾病。

视神经炎

NMOSD 患者的视神经炎发作的特征是视力丧失,通常伴有眼痛,类似于继发于多发性硬化症的发作;然而,NMOSD 的特征是双侧视神经同时或先后受累,伴有严重的视力丧失。高度缺损以及视交叉受累也非常提示 NMOSD。

急性脊髓炎

与多发性硬化症(MS)不同,NMOSD 患者通常表现为完全横贯性脊髓炎,其特征在于病变水平以下运动和感觉丧失,伴有直肠和膀胱功能障碍,以及躯干或四肢的严重疼痛和阵发性强直性痉挛。另外,与 MS 相反,NMOSD 中的病变通常是广泛的,在 MRI 上涉及 3 个以上的椎体节段。

脑干综合征

最常见的脑干综合征是由于延髓后极区域受累,其特征是恶心、呕吐和顽固性打嗝。据报道有动眼神经受累,其他脑神经受累较少。

急性间脑综合征

下丘脑受累可能导致嗜睡或症状性发作性睡病以及体温和食欲失调。

症状性大脑综合征

在 NMOSD 中已经报道过引起脑病和/或神经缺陷的大的肿瘤样或纺锤状病变。

诊断

临床疑似 NMOSD 患者的检查包括检测 AQPR-4 抗体、脑和脊髓 MRI 检查、偶尔还有脑脊液分析。

血清 AQPR-4 抗体

由于 AQPR-4 抗体有较高的敏感性(76%)和特异性(99%),在评估疑似 NMOSD 患者时推荐使用基于细胞的转染试验,理想情况下应在病情加重期间和开始免疫抑制治疗前进行检测。在一些水通道蛋白-4 阴性的患者中,已经检测到针对髓鞘少突胶质细胞糖蛋白(MOG)的抗体。这些患者通常为男性,视神经炎多于脊髓炎,预后好于 AQPR-4 抗体阳性的患者。此外,与抗 AQP4 抗体不同,抗 NMO 的致病性仍在研究中。

眼眶、大脑和脊髓的 MRI

NMOSD 患者常见涉及脊髓(3 个或更多椎体节段)和视神经的广泛病变(图 40.11 和图 40.2)。脊髓受累倾向于包括脊髓的整个横截面部分,并且特征性地包括脊髓中央灰质,经常出现脊髓增强和水肿,偶尔会出现脊髓增粗,这可能会类似脊髓肿瘤。大脑的 MRI 可以是正常的,特别是出现临床症状时,然而,随着时间的推移,可以看到与脑室相邻的室管膜周围区域的病变,包括脑干背侧和间脑。在这些患者中也可以检测到非特异性皮质下白质 T2 高信号,通常无症状。

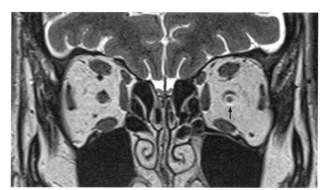

冠状位T2相示左侧视神经由于之前的视神经炎明显萎缩(箭)

图 40.2　视神经萎缩

脑脊液

在诊断不清楚的情况下脑脊液检查会有帮助,脑脊液中的蛋白和白细胞数量增加,可达几百个/mm³,有时以中性粒细胞为主,在病情加重期间很常见,但在病情缓解期间可正常。与

视神经炎患者相比,横贯性脊髓炎患者的异常更为突出。与 MS 患者相比,寡克隆带通常阴性(多达四分之三的患者)。脑脊液中抗水通道蛋白-4 抗体可能呈阳性。

满足 NMOSD 诊断的标准因水通道蛋白状态而异,列于框 40.1。

鉴别诊断

NMOSD 患者鉴别诊断中最常见的疾病是多发性硬化,主要差异列于表 40.1。急性播散性脑脊髓炎(ADEM)和其他自身免疫性疾病,如系统性红斑狼疮、Sjögren 病、白塞病和结节病,有时可有类似的临床表现,应考虑鉴别诊断。其他可能类似 NMOSD 的疾病包括淋巴瘤、CRMP-5 相关的视神经病变、脊髓病和慢性感染,如 HIV 和梅毒。

治疗

NMOSD 的治疗包括急性期和预防性治疗。在病情加重期间,通常使用静脉注射糖皮质激素,如甲泼尼龙 1 000mg/d,连续 5 天和/或血浆置换。静脉注射免疫球蛋白(0.4g/kg,连续 5 天)可用于对糖皮质激素反应不佳且有血浆置换禁忌的患者。

尽管缺乏 FDA 批准的治疗方法来预防 NMOSD 患者的进一步复发,但水通道蛋白阳性患者通常使用硫唑嘌呤、吗替麦考酚酯和利妥昔单抗等免疫抑制剂,并维持至少 5 年,以防止进一步发作。

值得注意的是,用于治疗多发性硬化症的常见疾病修饰药物,如 β-干扰素、芬戈利莫德和那他利珠单抗,对 NMOSD 患者没有任何益处,可能还有害,因此必须正确区分这两种疾病。

预后

与多发性硬化相比,NMOSD 的预后更差,主要是由于反复发作导致严重残疾的积累。死亡率很高,主要是因为呼吸衰竭与病变扩大或累及脑干。诊断和治疗的进展有望改善这些患者的发病率和死亡率。

未来发展方向

药物开发的进展,如抗 IL-6 治疗(tocilizumab)、补体抑制剂(eculizumab)和中性粒细胞弹性蛋白酶抑制剂(sivelestat),以及抗水通道蛋白-4 抗体的单克隆抗体(aquaporumab),有望扩大 NMOSD 的治疗手段。

表 40.1　视神经脊髓炎谱系疾病(NMOSD)和多发性硬化(MS)的鉴别诊断

	NMOSD	MS
年龄(平均)	40	30
女:男	9:1	2:1
人种	亚洲人和黑人常见	白种人更常见
临床特点		
1. 视神经炎	通常是双侧的,严重的,恢复不佳。视交叉和视束常累及。	常单侧受累,恢复良好
2. 急性脊髓炎	完全性脊髓综合征	部分脊髓综合征
3. 极后区和间脑受累	常见	罕见
水通道蛋白4 抗体	75% 患者阳性	无
影像	广泛视神经和脊髓(3 个或 3 个以上节段)受累。脊髓中央常受影响。脑部可出现病灶,但通常是非特异性 T2 高信号	垂直于脑室和近皮层的 T2 高信号常见。脊髓病变较小,易累及背外侧脊髓
脑脊液	细胞计数通常大于 50 个细胞/mm³,存在中性粒细胞和嗜酸性粒细胞,通常无寡克隆带	细胞数通常小于 50 个/mm³,有淋巴细胞,常有寡克隆带。

急性播散性脑脊髓炎(ADEM)

临床案例　一名 37 岁,女性,患有支原体肺炎 2 周后出现进行性语言障碍和右侧肢体无力入院。脑 MRI 显示左额叶和顶叶有广泛融合的 T2 高信号,并延伸至内囊、中脑和脑桥。T1 增强后图像显示出病灶外围细微的增强(图 40.3A~D)。脑脊液检查显示有 17 个白细胞,87% 为淋巴细胞,蛋白质为 52,葡萄糖和 IgG 指数正常,无寡克隆带。病毒血清学、莱姆病毒和血管紧张素转换酶(ACE)均为阴性,支原体 IgM 为阳性。

该患者被诊断为 ADEM,并用 1 000mg 甲泼尼龙治疗 5 天,然后进行静脉注射免疫球蛋白(IVIG)和口服糖皮质激素逐渐递减治疗。症状随着时间的推移而改善,1 年后,患者的神经系统检查仅遗留明显的右侧旋前肌无力,复查脑 MRI 显示 T2 异常高信号显著改善,左侧中央沟周围区域和白质下区域有一些残留异常物质,没有相关的占位效应、水肿或增强。没有看到新的 T2 高信号(图 40.3E 和 F)。

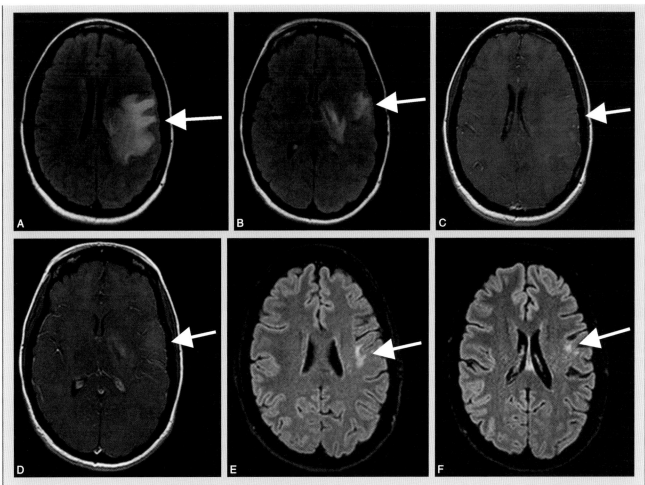

图 40.3 （A,B）脑 MRI 示左侧额叶和顶叶广泛 T2 高信号,并延伸至内囊、中脑和脑桥。（C,D）T1 增强图像显示病灶周边强化。（E,F）发病 1 年后 MRI 显示 T2 异常高信号显著改善,左侧中央区周围残留一些异常白质信号

点评:这是一个支原体肺炎后的严重的 ADEM 病例,成功使用糖皮质激素和 IVIG 治疗。患者继续接受临床监测,每年进行影像学检查,以排除多发性硬化首次发作的可能性,但到目前为止,没有发现符合多发性硬化的证据。

ADEM 是一种罕见的自身免疫性脱髓鞘疾病,病程通常为单相,涉及中枢神经系统,儿童比成人更常见。它可以发生在病毒和细菌感染后,以及疫苗接种后,有时没有任何明确的病因。

临床表现

ADEM 的典型表现包括急性发作,严重局灶性或多灶性脑病,伴有锥体束、小脑和脑干体征,发病时间为先前疾病或疫苗接种后几天至几个月。多达 25% 的患者出现癫痫发作。有时是双侧视神经炎,也可发生横贯性脊髓炎。

有报道称,急性出血性脑脊髓炎（AHEM）是一种具有更凶险病程的超急性变异型,其特征是脑白质出血性病变。

诊断方法

MRI 通常是诊断 ADEM 和 AHEM 的首选方法。在 ADEM 中,通常可见到遍及整个大脑和脊髓的不对称的大的多灶性钆增强病变（图 40.3 和图 40.4）,影响皮层下和脑室周围白质以及灰质,包括皮质、基底节和丘脑,脑干、小脑和脊髓也常累及。AHEM 在 MRI 上的病变通常更大,有出血成分,并且水肿比 ADEM 更明显。

这种疾病的脑脊液表现不一,50%~80% 的病例脑脊液有异常。典型的表现为淋巴细胞中度增多（<100 个/ml）、蛋白升高、葡萄糖正常,在 20%~65% 的患者中可见寡克隆带阳性。此外,出血变异型常常出现红细胞增多。

脑电图常显示弥漫性慢波,与脑病病程相一致,偶尔出现癫痫样异常。

在某些病例中,脑活检对于确认 ADEM 的诊断是必要的,并且通常显示与脱髓鞘相关的静脉周围单核细胞浸润。

鉴别诊断

这包括 MS 的首次发作、各种急性无菌性脑膜脑炎（单纯疱疹病毒、西尼罗河病毒、腮腺炎病毒和 EB 病毒）、神经结节病、血管炎以及极少见的代谢性白质脑病,如 Schilder 病或 Leigh 综合征。

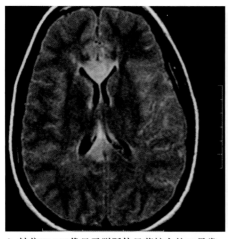
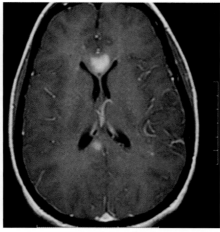
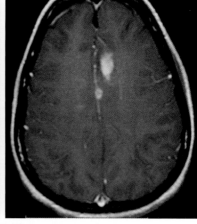

A. 轴位FLAIR像显示胼胝体显著扩大的T2异常信号　　　　B和C. 轴位T1增强扫描显示多个胼胝体及以外区域的强化病灶

图40.4　急性播散性脑脊髓炎

治疗

ADEM 及其变异型的治疗基于经验研究,因为尚未进行随机临床试验。最常见的治疗形式是高剂量的甲泼尼龙(每天1g,持续5天),然后在4~6周内口服糖皮质激素逐渐减量。静脉注射免疫球蛋白[0.4g/(kg·d),持续5天]或血浆置换通常用于对静脉注射糖皮质激素反应差的患者,并且在某些病例中用于静脉注射环磷酰胺。

预后

ADEM 通常预后良好,因为脱髓鞘和轴突损伤通常不如其他炎性疾病严重。大多数患者遗留轻度残障甚至完全康复。但是,在暴发性病例中,可能会发生死亡。

大约 1/3 的成人 ADEM 可以随着时间的推移发展为多发性硬化,对这些患者应该进行纵向临床监测。

(孙庆利　译)

推荐阅读

Neuromyelitis Optica (Devic Disease) and Neuromyelitis Optic Spectrum Disorder

Lennon VA, Wingerchuk DM, Kryzer TJ, et al. A serum autoantibody marker of neuromyelitis optica: distinction from multiple sclerosis. Lancet 2004;364:2106–12.
Original report defining the presence of this specific antibody.

Roemer SF, Parisi JE, Lennon VA, et al. Pattern-specific loss of aquaporin-4 immunoreactivity distinguishes neuromyelitis optica from multiple sclerosis. Brain 2007;130:1194–205.

Study comparing the patterns of aquaporin-4 in the CNS tissues of patients with NMO, MS, infarcts, and controls.

Sato DK, Callegaro D, Lana-Peixoto MA, et al. Distinction between MOG antibody-positive and AQP4 antibody-positive NMO spectrum disorders. Neurology 2014;82:474–81.
This study reports the distinct clinical features of NMOSD with positive MOG antibodies.

Wingerchuk DM, Banwell B, Bennett JL, et al. International consensus diagnostic criteria for neuromyelitis optica spectrum disorders. Neurology 2015;85:177–89.
This article presents the most recent revised diagnostic criteria for NMOSD with and without aquaporin-4 antibodies.

Wingerchuk DM, Weinshenker BG. Neuromyelitis optica (Devic's syndrome). Handb Clin Neurol 2014;122:581–99.
Detailed review of neuromyelitis optica.

Trebst C, Jarius S, Berthele A, et al. Update on the diagnosis and treatment of neuromyelitis optica: recommendations of the neuromyelitis optica study group (NEMOS). J Neurol 2014;261:1–16.
In this review, the NEMOS group reports recent updates in the diagnosis and treatment of neuromyelitis optica.

Acute Disseminated Encephalomyelitis

Koelman DL, Chahin S, Mar SS, et al. Acute disseminated encephalomyelitis in 228 patients: a retrospective, multicenter US study. Neurology 2016;86(22):2085–93.
Recent retrospective study that analyzes the clinical, laboratory, and imaging findings as well as long-term outcomes of 228 patients with ADEM.

Marin SE, Cllen DJ. The magnetic resonance imaging appearance of monophasic acute disseminated encephalomyelitis: an update post application of the 2007 consensus criteria. Neuroimaging Clin N Am 2013;23(2):245–66.
This article provides an updated overview of ADEM in children, with a main focus on its neuroimaging.

Tenenbaum SN. Acute disseminated encephalomyelitis. Handb Clin Neurol 2013;112:1253–62.
This article summarizes the available literature on ADEM in children, including its monophasic and relapsing forms.

精神障碍

Jayashri Srinivasan

心境及精神病性障碍

Patrick R. Aquino, Kenneth Lakritz

心境障碍和精神病性障碍是精神疾病的主要负担。这些疾病通常首先在初级保健部门或急诊进行评估。本章将集中讨论这些常见的疾病：重性抑郁障碍、持续性抑郁障碍、双相情感障碍和精神分裂症。

重性抑郁障碍

临床案例 一位 69 岁的男性主因"体重减轻、入睡困难、兴趣减低和哭泣"被家人带到急诊就诊。他描述自己为一个无用之人，多产的生活已经结束，他成了家庭的负担。此外，他还有严重的焦虑、部位不定的背痛、注意力难以集中和失眠。10 年前，他曾因抑郁发作且过量服药企图自杀而住院治疗。

重性抑郁障碍是一种非常严重且常见的精神疾病，通常于成年早期发病，各专业的医生都经常见到不同表现的患者。重性抑郁障碍占全世界成人总致残性疾病的 5%，相比之下，心血管疾病占 6.6%，癌症占 5.6%。女性患病率较高，在疾病的症状、病程或预后方面没有性别差异，男性患者长期自杀风险更高。该病有明显的家族聚集性，特别是发病年龄早和反复发作的情况，遗传率约为 40%。慢性疾病与重性抑郁障碍的风险增加有关，此外，重性抑郁障碍患者并发某些慢性疾病（如肥胖、糖尿病、心血管疾病）的风险增加，两者是相互作用的。

某些疾病可能诱发或模拟重性抑郁障碍，包括肾上腺功能不全、神经退行性疾病、甲状腺功能减退、维生素缺乏、卒中、多发性硬化、癌症、阻塞性睡眠呼吸暂停、系统性红斑狼疮、某些毒物或脑损伤。目前还没有可靠的实验室检查手段来诊断重性抑郁障碍。应根据病史和查体来选择实验室检查项目（例如，有局灶性神经功能缺损时行头部影像学检查）。

重性抑郁障碍临床表现为持续 2 周的抑郁情绪或快感缺乏（对既往感兴趣的事情失去乐趣），有 5 个或以上相关症状，包括精力下降、注意力集中困难、失眠、食欲缺乏、无用感或自罪、反复的死亡或自杀的观念。明显的日间情绪波动——早晨更重——是重性抑郁障碍有诊断意义的症状。睡眠结构紊乱伴快速眼动睡眠潜伏期缩短很常见。

自杀意念或自杀企图是重性抑郁障碍患者需重点关注的问题（图 41.1）。众所周知的是自杀企图很难预测，医生必须保持高度的警惕性来评估自杀风险。筛查工具和评估工具可

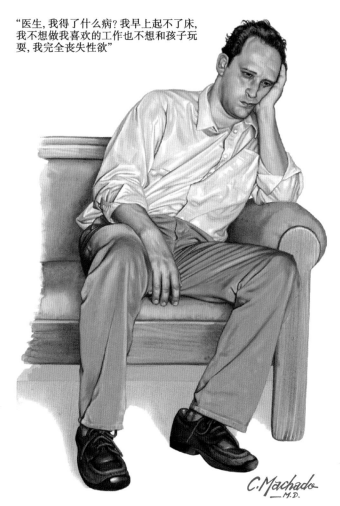

"医生，我得了什么病？我早上起不了床，我不想做我喜欢的工作也不想和孩子玩耍，我完全丧失性欲"

图 41.1 重性抑郁障碍

以用于临床检查（如哥伦比亚自杀严重程度分级量表）。必须有人能随时在必要时提供帮助和干预，特别是对自杀风险高的患者——有自杀企图、物质使用、男性、严重的焦虑或易激惹、社会孤立、高龄或精神病性症状。

重性抑郁障碍按严重程度分为轻度、中度和重度。重度患者表现为症状多或伴精神病性症状。精神病现象通常以"情感一致"的妄想为特征——例如，贫困、道德堕落、或危及生命的疾病的妄想。在抑郁症患者中识别精神病性思维具有非常明确的治疗意义，这类患者通常对标准的抗抑郁药物治疗无反应，而电休克疗法或抗抑郁药和抗精神病药的联合治疗更有效（图 41.2）。

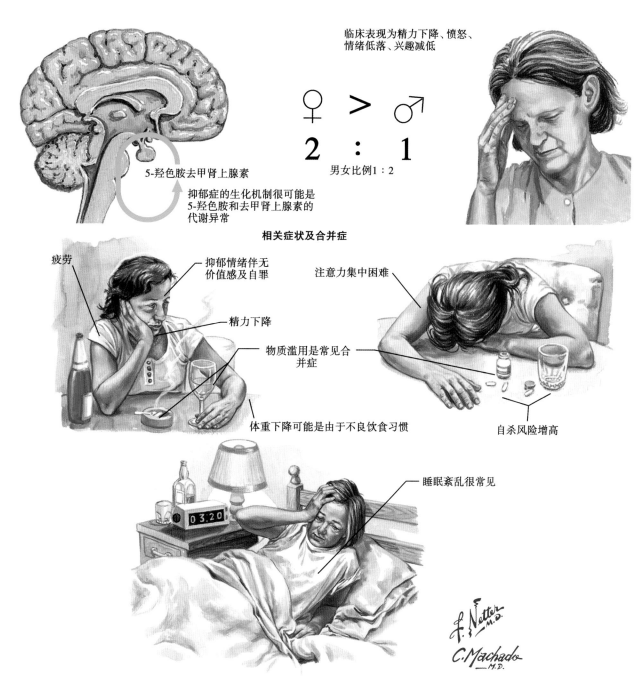

临床表现为精力下降、愤怒、情绪低落、兴趣减低

2 : 1

男女比例1：2

5-羟色胺去甲肾上腺素

抑郁症的生化机制很可能是5-羟色胺和去甲肾上腺素的代谢异常

相关症状及合并症

疲劳

抑郁情绪伴无价值感及自罪

注意力集中困难

精力下降

物质滥用是常见合并症

体重下降可能是由于不良饮食习惯

自杀风险增高

睡眠紊乱很常见

图41.2 重性抑郁障碍

重性抑郁障碍的治疗应结合药物治疗和心理治疗。多项研究表明,药物和心理治疗相结合比单一治疗更有优势。重性抑郁发作的治疗目标是缓解症状和改善功能。治疗疗效通常可以通过患者报告或越来越多的临床常用的问卷和量表来监测(如患者健康问卷-9、蒙哥马利-阿斯伯格抑郁量表和贝克抑郁量表)。

目前,有多种心理学框架来描述个体的抑郁症。Aaron Beck 介绍了抑郁症的认知三联症,它将个人对世界、对未来和对自己的消极看法联系起来。这些因素是认知行为疗法(cognitive-behavioral therapy,CBT)的基础,认知行为疗法是重性抑郁障碍有效的心理治疗方法。

5-羟色胺再摄取抑制剂(serotonin reuptake inhibitor,SRI)是首选的初始治疗药物。其他药物已经证明了与 SRI 同样的疗效,通过不同的作用机制来调节单胺的组合:5-羟色胺和去甲肾上腺素再摄取抑制剂(serotonin and norepinephrine reuptake inhibitor,SNRI)、去甲肾上腺素和多巴胺再摄取抑制剂(norepinephrine and dopamine reuptake inhibitors,NDI)、5-羟色胺能激动剂或 α_2-抑制剂。作用于更多特异性受体的新药仍在开发,大型的、多中心的药理学试验已经证明了这些药物在治疗重性抑郁障碍方面的相对疗效。

较老的药物,包括三环类抗抑郁药和单胺氧化酶抑制剂仍然有效,但这些药物的副作用逐渐显现,包括致命的药物中毒、心脏传导异常和治疗窗很窄。然而,这些药物可能对有并发症的重性抑郁障碍有用(如三环类药物用于合并偏头痛的患者或司来吉兰用于合并帕金森的患者)。

药物治疗疗效欠佳的患者可采用其他治疗方法。包括换用不同类别的抗抑郁药,加用另一种不同类别的抗抑郁药,或增加锂、三碘甲状腺原氨酸(T_3)或非典型抗精神病药。然而,症状缓解的可能性会随着后续治疗试验的失败降低。

双相情感障碍可能出现在至少 10% 的首发症状为单相重性抑郁障碍的患者中,这给诊断带来了挑战。有双相情感障碍家族史、儿童期发病的抑郁症或既往抗抑郁药治疗反应差的患者,需高度怀疑双相情感障碍的可能性。类似地,如果患者对抗抑郁药快速反应——即"转换"——而不是遵循通常的延迟治疗反应,也需要考虑双相情感障碍。确诊或可疑的双相情感障碍患者应尽量避免使用常规的抗抑郁药物。

其他用于重性抑郁障碍的物理治疗包括电抽搐疗法(ECT)、重复经颅磁刺激(rTMS)、光照疗法和迷走神经刺激(VNS)。ECT 适用于严重抑郁症患者或药物治疗无效的患者,其有效率超过 90%。对于伴精神病性症状的重度抑郁症、强烈自杀企图和合并其他疾病的患者,ECT 可作为一线治疗。单侧电刺激可减轻 ECT 后意识模糊。尽管经颅磁刺激可用于重性抑郁障碍,且可能比 ECT 副作用小,但由于疗效有限,尚未被作为一线治疗。在冬季抑郁(即有季节性特点的重度抑郁障碍)的患者可能对光照治疗有效,特别是每天 10 万勒克司(lux)持续 20~30 分钟的光照。迷走神经刺激术可用于难治性重性抑郁障碍,但对于其有效性仍存在争议。

重要的是要认识到抑郁症是一种有复发倾向的慢性疾病,因此,每个患者应考虑维持和预防治疗方案。首发患者治疗应该持续至少 6 个月,最好是 1 年。3 次以上发作需终生服用足量抗抑郁药进行预防。

持续性抑郁障碍(恶劣心境)

> **临床案例**　一位 47 岁的女性因慢性疲劳和弥漫性、非特异性疼痛被她的内科医生转诊到精神科。由于无法确定诊断,内科医生怀疑患者是否患有抑郁症。尽管患者对转诊感到不满,但还是勉强同意进行一次咨询。她表现为睡眠不足、睡眠质量差、注意力不集中、转移性胸痛和偏头痛。多年来,患者曾按慢性莱姆病、纤维肌痛、慢性疲劳综合征和其他综合征治疗,然而,她的症状依然有增无减。
>
> 尽管她有过两次明显的抑郁,一次是在 19 岁时她父亲去世,另一次是在 26 岁时她第一个孩子出生,但她否认目前的抑郁、自罪或无望感。她描述自己为工作压力大、孤独、来自不懂感激且无情的丈夫的压力。全面的检查提示她有缺铁性贫血和甲状腺功能减退,然而,这些治疗并没有缓解她的许多症状。由于这位女士通常都是久坐不动的,她的医生建议她做有氧运动,但她觉得太累了不想尝试。
>
> 她不情愿地承认她的悲观和情绪低落可能导致了她的问题。她同意进行一项认知行为治疗,她发现这很有帮助。

持续性抑郁障碍(恶劣心境)过去称为慢性重性抑郁障碍、心境恶劣障碍、轻度抑郁和亚抑郁综合征。《精神疾病诊断与统计手册(第 5 版)》(DSM-5)确诊标准要求至少 2 年的时间里,大部分时间都处于抑郁状态。慢性情绪低落可能是患者生活中的一种固定现象,以至于患者无法意识到。常出现以下症状中的 2 种,包括睡眠障碍、食欲下降、疲劳、无望、自卑和注意力不集中。恶劣心境患者的抑郁症状比重性抑郁障碍患者更少、更轻(图 41.3)。持续性抑郁障碍通常发病早、起病隐匿、慢性病程,情绪障碍家族史也很常见。

持续性抑郁患者有很高的精神疾病共病风险,尤其是焦虑和物质使用障碍。DSM-5 没有纳入抑郁性人格障碍,然而,性格上有抑郁倾向的患者可能有一个潜在的观念(误解),认为自己有缺陷或不足,并容易感到内疚和羞愧,它们在症状上与恶劣心境的患者部分重叠。

虽然恶劣心境的患者不符合重性抑郁障碍的诊断标准,但持续性抑郁不是一种良性疾病。作为一种慢性疾病,它造成巨大的痛苦和潜力的丧失。患者在学校、工作和人际关系中表现不佳。他们过度使用医疗资源和药物,包括合法的和非法的。他们进展为更严重的情感障碍的风险高,最常见的一种是双重抑郁,表现为反复出现的重度抑郁发作,并部分恢复到恶劣心境。

大部分医生遇到过一些有非特异性疼痛、性质不明但持续性躯体症状的患者。即使排除确切和具体的医学诊断,如疾病焦虑障碍(疑病症)、诈病和妄想症,某些病例仍无法进行疾病分类或得到特定诊断,这些最好被理解为持续性抑郁的表征。神经科医生、风湿科医生和胃肠科医生经常遇到这些恶劣心境的患者,患者和临床医生在诊断和治疗过程中都可能感到沮丧。

持续性抑郁患者需要仔细评估和强化治疗。他们通常对特定的心理干预反应良好,如 CBT 或人际关系治疗。通常心理治疗和抗抑郁药物联合疗效最好。

恶劣心境患者常见主诉包括：

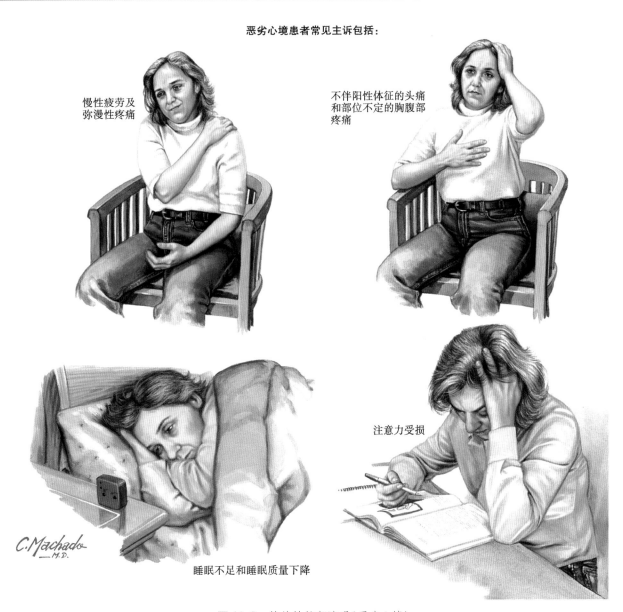

慢性疲劳及弥漫性疼痛

不伴阳性体征的头痛和部位不定的胸腹部疼痛

睡眠不足和睡眠质量下降

注意力受损

图 41.3 持续性抑郁障碍（恶劣心境）

双相情感障碍

临床案例 一名 20 岁的女性在过量服用对乙酰氨基酚后被送进精神科住院。她主诉抑郁和焦虑，"从我记事起"，但近 3 个月她遭受着无望、快感缺乏、疲劳和嗜睡。有阳性家族史，5 个一级亲属中有 3 个有抑郁症病史，她的外祖母有躁狂抑郁症。

患者诊断为重性抑郁障碍，予抗抑郁药物联合个人和团体心理治疗。1 周后，她诉自己精力恢复了，对睡眠的需求大幅下降。她告诉工作人员自己已经"痊愈"，并计划离开学校，创办自己的互联网企业。当被阻止离开时，她变得焦躁不安，并把椅子扔向护理人员，指责他们阴谋阻止她成功。不仅如此，她还答应一出院就给她认识的每个人买一辆新车。

双相情感障碍发病率较重性抑郁障碍低，通常有戏剧性

的临床表现。双相情感障碍通常在青春期或成年早期发病，初次发作躁狂、轻躁狂或重性抑郁的平均年龄为 18 岁。与其他情绪障碍一样，在晚年首次发病应考虑潜在的躯体疾病或物质中毒。大多数患者会反复躁狂发作，大约 60% 的躁狂发作发生在抑郁发作之前。双相情感障碍的家族史是确定的发病危险因素。精神分裂症和双相情感障碍似乎有共同的遗传易感性。双相障碍患者的一级亲属至少有 10% 的概率患病。当有家族史的患者出现抑郁时，应高度怀疑双相情感障碍。

双相情感障碍包括几个独立的分型，它们在症状严重程度和频率上各不相同：双相 I 型、双相 II 型和环性心境。双相 I 型的诊断标准是一生中出现过一次躁狂发作，躁狂发作的定义是异常高涨或易激惹的情绪，活动增多或精力旺盛，至少持续 1 周。在此期间，必须出现 3 种附加的相关症状，包括夸大、睡眠需求减少、语言增多、思维活跃、注意力转移、精神运动性焦虑或过度冒险（图 41.4）。双相 II 型的特征是既往轻躁狂发作和抑郁发作，但没有躁狂发作的证据。轻躁狂表现为与躁狂

"我上周买了11辆车,我准备把他们都卖掉大赚一笔,我要自己建一所医院并让我们都出名"

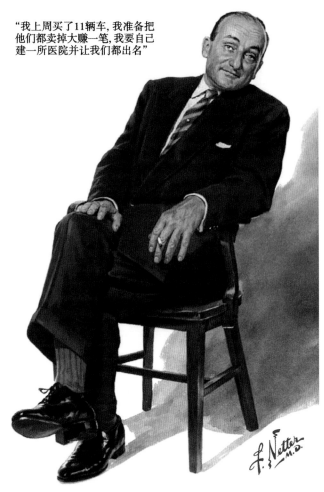

图41.4　双相障碍

相同的症状群,然而症状持续4天或更短,症状较轻不会引起明显的功能损害。环性心境的特点是反复发作2年以上的轻躁狂和抑郁症状,不符合轻躁狂或抑郁发作的标准。

虽然经典躁狂很难被忽视,但很少是首发症状,双相情感障碍早期经常被误诊。在大多数研究中,从出现症状到确诊的时间超过5年。误诊率高有几个原因:

1. 患者最常在抑郁时就诊,可能还没有经历过躁狂发作,或者,即使经历过,也可能没有意识到这是一个问题。

2. 既往的"高发作"可能是相对轻微的,或者不容易被认为是超出正常行为范围。

3. 患者经常同时表现为躁狂和抑郁(即混合特征),很容易混淆诊断。

心境稳定剂(如锂盐、抗癫痫药和抗精神病药)是主要的治疗选择。重度急性躁狂通常需要联合用药——锂盐或丙戊酸钠加抗精神病药物。由于其自然史,一旦确诊,双相情感障碍患者必须接受长期治疗。

锂盐对躁狂和抑郁相都是有效的,也可以用于长期预防。锂盐仍然是唯一明确证实可以降低双相情感障碍患者自杀率的药物。因为锂盐的治疗窗很窄,而且副作用多,所以需要经常监测血药浓度,还需要监测肾脏和甲状腺功能。

对于混合型或非典型病例,抗癫痫药比锂盐更有效,特别是对于"快速循环"(每年发作4次以上)的患者。丙戊酸、卡

马西平和拉莫三嗪都有效。非典型抗精神病药也有情绪稳定的特性。当这些常规药物无效时,氯氮平有时是有效的,因为它的副作用和需要血液监测,通常是最后尝试的药物。

双相抑郁的治疗尤其具有挑战性。大多数双相情感障碍患者抑郁相比躁狂相时间更长。不幸的是,抗抑郁药通常会导致情绪不稳定,长期使用抗抑郁药物可改善双相抑郁的预后的证据很少或没有。目前,鲁拉西酮、喹硫平和氟西汀与奥氮平的联合疗法已获得美国食品药品管理局(FDA)批准用于治疗双相抑郁症。然而,所有的情感稳定剂通常都用于这个阶段。拉莫三嗪可能比其他抗癫痫药对双相抑郁更有效。ECT对双相情感障碍的两个阶段都非常有效。

在饮食中增加鱼油中的ω-3脂肪酸可能对双相抑郁有轻到中等的改善。因为膳食补充剂几乎没有严重的副作用,而且已知对心血管健康有益,所以可以被广泛推荐。

维持治疗通常选择急性期有效的药物治疗方案。指南推荐锂盐、丙戊酸盐、喹硫平和拉莫三嗪作为维持预防用药。治疗依从性差几乎普遍发生,因为大多数成功治疗的双相情感障碍患者最终会失去高情绪状态。每个患者必须学会识别和报告复发的早期迹象,睡眠不足通常是复发的早期征象。

精神分裂症

> **临床案例**　一名22岁的男性因越发严重的异常行为被父母带到急诊室。几个月来,他的父母忍受了有关他与"另一个维度"持续联系的漫长故事。他描述了自己经常通过无线电广播、电视节目和公共汽车广告与其他人交流的细节,这是他自己特有的。他经常听到他们彼此交谈,评论他,评论他的环境,或者为他制定未来计划。他常常觉得身体不受自己控制,或者别人能读懂他的思想或听到他的想法。他经常向家人和朋友询问他听到的评论,当他们不理会他的担忧时,他变得越发沮丧。他变得越来越孤立,远离工作,不注意自己的卫生。
>
> 在此之前,他一直非常健康,没有任何思维障碍的表现,他从未接受过任何精神治疗。他在学校表现很好,并获得了稳定的工作。
>
> 精神检查显示他极度紧张和恐惧。体格检查、脑MRI和常规实验室检查,包括药物检测,均未见明显异常。
>
> 他被安排住院,一种非典型的抗精神病药物显著改善了他的焦虑和幻觉。尽管这种药物并没有显著影响妄想症状和频率,但妄想对他的困扰减轻了,有时他会说这些想法可能不是真的。

120多年前,Emil Kraepelin将精神分裂症描述为一种全面的精神功能障碍(早发性痴呆)。它与情感障碍(重性抑郁障碍和双相情感障碍)的区别在于其持续的病程。精神分裂症通常在青春期晚期或成年早期发病,这将它与痴呆症区分开来。患者通常首先表现为古怪或不爱交际,最终变得越来越孤立和怪异,通常无法照顾自己。首发于中年的精神分裂症是相当罕

见的,以女性患者为主,通常表现为突出的偏执症状。家族聚集性是明显的,但即使是同卵双胞胎也只有近50%的疾病一致性。其他产前、围产期和出生的季节性与精神分裂症的发病有关,尽管不是绝对的。

精神分裂症和其他精神障碍的特征都是妄想、幻觉、思维紊乱、严重紊乱或异常的行为,以及阴性症状。具体来说,精神分裂症的定义是两种或两种以上的症状,持续至少1个月的时间,并持续功能紊乱至少6个月。

在初步评估中,患者明显表现出精神分裂症的阳性症状——幻觉、思维紊乱或妄想(图41.5)。妄想和幻觉是阳性症状,通常比情感障碍的患者更奇怪和不合逻辑。许多专家认为某些"一级"症状——被动或被控制感、思维被夺、思维被广播——是精神分裂症的症状。另一些人则坚持认为,只有疾病的长期进程才能提示诊断。阴性症状虽然不明显,但在大多数精神分裂症出现。典型症状包括语言障碍(言语贫乏)、情感平淡或对活动缺乏兴趣(快感缺乏)、社交退缩(社交障碍)、缺乏主动性和自我照顾能力(回避)。未治疗的精神分裂症患者表现出认知功能下降,特别是在患病的头十年。缓解和长期改善

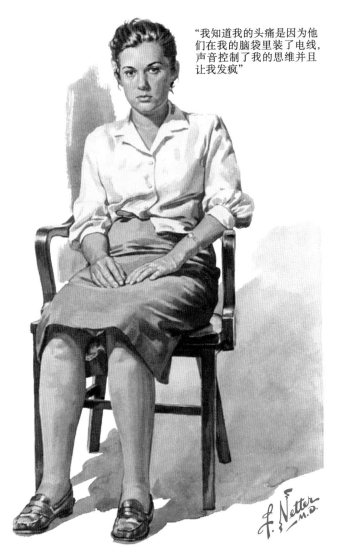

"我知道我的头痛是因为他们在我的脑袋里装了电线,声音控制了我的思维并且让我发疯"

图41.5　精神分裂症

是可能的,然而,只有少数精神分裂症患者实现了功能恢复,许多患者长期残疾。可悲的是,精神分裂症的一个主要后果是自杀率非常高,接近10%。

精神分裂症患者出现神经"软体征"的数量超出预期。具体的表现包括眼球平稳追踪异常、听觉诱发电位异常和嗅觉缺陷。至少50%的患者在磁共振成像(MRI)上可见明显的中枢神经系统病理改变,包括脑室增大和颞叶和额叶体积减小,小脑异常也很常见。脑室扩大似乎与阴性症状和治疗抵抗有关。精神分裂症患者脑容量改变的潜在机制尚不清楚。对首发精神分裂症患者的5年随访显示,精神症状持续时间越长,灰质体积减小及脑室体积增大越明显。这些发现有力地表明,精神分裂症患者的脑容量减少与精神症状有关。尽管存在这些关联,目前还没有具有诊断意义的放射学、实验室或心理测试指标。

精神分裂症的治疗很有挑战性。部分原因在于患者往往对自己的病情缺乏自知力,因此,患者经常停止用药或中断治疗。在1953年神经安定药物出现之前没有有效的生物疗法。典型的神经安定药(经典的抗精神病药物)通过阻断多巴胺D_2受体发挥作用,对阳性症状最有效,但对阴性症状无效反而会加剧。

最早的非典型抗精神病药物氯氮平在20世纪60年代就被研究,但由于其骨髓毒性——1%的患者出现了潜在致死性的粒细胞缺血症,在美国25年多的时间里没有被批准,只有在能通过定期的血细胞计数监测造血功能之后,才能开具氯氮平处方。氯氮平还能降低癫痫阈值,诱发代谢综合征,并导致体重增加。

尽管存在这些问题,氯氮平的疗效优于所有其他目前可用的抗精神病药物。随后开发了模拟氯氮平作用机制的非典型抗精神病药物——认为它依赖于弱的D_2拮抗及对5-羟色胺HT2受体的拮抗,而没有其固有的毒性。新的药物都在不同程度上降低了毒性,但疗效也减弱了。

我们目前的治疗主要是基于精神分裂症是因多巴胺过量的理论,这个理论有一些临床支持,前多巴胺能药物可导致或加重精神症状,而抗多巴胺能药物可治疗精神症状。然而,几乎没有直接证据支持这一理论,且不能完全解释精神分裂症。最近的研究揭示了更复杂的生物学机制,涉及其他代谢途径的失调,如谷氨酸能、阿片类、GABA能、5-羟色胺能、胆碱能和炎症系统。

(袁俊亮　译)

推荐阅读

American Psychiatric Association. Diagnostic and statistical manual of mental disorders: DSM-5. Washington, DC: American Psychiatric Association; 2013.

Authoritative volume that defines and classifies mental disorders in order to improve diagnoses, treatment, and research.

Beck AT, Rush AJ, Shaw BF, et al. Cognitive therapy of depression. New York, NY: Guilford Press; 1987.

Classic book offers a definitive presentation of the theory and practice of cognitive therapy for depression.

Bowden CL, Perlis RH, Thase ME, et al. Aims and results of the NIMH systematic treatment enhancement program for bipolar disorder

(STEP-BD). CNS Neurosci Ther 2012;18:243–9.

The Systematic Treatment Enhancement Program for Bipolar Disorder (STEP-BD) was funded as part of a National Institute of Mental Health initiative to develop effectiveness information about treatments, illness course, and assessment strategies for severe mental disorders.

Diane W, Rush AJ, Trivedi MH, et al. The STAR*D project results: a comprehensive review of findings. Curr Psychiatry Reports 2007;9(6):449–59.

*The Sequenced Treatment Alternatives to Relieve Depression (STAR*D) trial enrolled outpatients with nonpsychotic major depressive disorder treated prospectively in a series of randomized controlled trials. These results highlight the prevalence of treatment-resistant depression and suggest potential benefit for using more vigorous treatments in the earlier steps.*

Jamison KR. An unquiet mind: a memoir of moods and madness. New York, NY: Vintage; 1997.

Psychiatrist memoir and first-hand account as individual suffering from bipolar disorder.

Solomon A. The noonday demon: an atlas of depression. New York, NY: Scribner; 2015.

Book examines depression in personal, cultural, and scientific terms.

Stroup TS, Lieberman JA. Antipsychotic trials in schizophrenia: the CATIE study. New York: Cambridge University Press; 2010.

National Institute of Mental Health (NIMH) Clinical Antipsychotic Trials of Intervention Effectiveness (CATIE) study enrolled 1500 patients to compare effectiveness of various antipsychotics. This book archives the study's results and implications.

其他精神疾病

Patrick R. Aquino, Kenneth Lakritz

精神障碍的认识和治疗并不局限于精神病学的专业,神经精神症状可以模拟非精神障碍,使患者就诊于非精神科医生。本章回顾了一些在非精神病学环境中应该被识别的重要病症,因为它们很常见且严重,并且经常被忽视:躯体症状障碍、注意缺陷/多动障碍、惊恐障碍、创伤后应激障碍、强迫障碍、边缘型人格障碍和进食障碍。

躯体症状及相关障碍

> **临床案例** Barbara W. 是一位 35 岁女性,她已经有 15 年病史了。她因不明原因的疲劳、关节痛和肌肉压痛向一位风湿科医生咨询并进行了全面的检查,检查结果仅提示一位超重的、病态的、愤怒的女人要求减轻她的痛苦。她依赖口服阿片类和苯二氮䓬类药物,但她坚持认为这些药物既无效,又对她的正常功能至关重要。她还服用了大量非甾体抗炎药和非处方催眠药。
>
> 仔细回顾她的病史,在过去的 5 年里,她至少看过 15 位医生,曾在 4 家不同的机构住院,并经历了一次阑尾切除术,两次因不明原因的腹痛行剖腹探查,并多次于膝盖、肩膀和下背部注射类固醇激素。她热衷于查阅医学文献,并认为自己患有纤维肌痛、慢性疲劳综合征、多重化学敏感性、病态建筑综合征、慢性莱姆病和汞中毒。当医生谨慎地告知她缺乏阳性检查结果和她长期对医疗干预无反应时,她愤怒地指责风湿科医生给她贴上“精神患者”的标签并离开。

躯体症状障碍,以前称为躯体化障碍或 Briquet 综合征,是一种戏剧性的严重致残性疾病,患者通常就诊于内外科而非精神科。既往的诊断标准侧重于多个身体部位出现多种无法解释的症状的必要性。《精神疾病诊断与统计手册(第 5 版)》(DSM-5)最新的诊断标准关注的是一种或多种令人痛苦的躯体症状的存在,影响日常生活,存在症状相关的过度情绪或行为,对症状的高度焦虑,或在症状上花费过多的时间。躯体症状障碍与其他类似障碍相关,包括疾病焦虑障碍(过度专注和对疾病的担忧)和功能性神经症状障碍(转换障碍,一种或多种症状影响自主运动或感觉功能)。当各种无法解释的症状合并出现时,躯体症状障碍的可能性很大,一项研究发现,神经科就诊的患者中超过 30% 有这些症状。然而,将注意力从症状转移到由症状引起的思维、感觉和行为可作为解决痛苦的方法,而无需“解决”症状的病因。

躯体症状和相关障碍很难诊断。根据定义,它们是排除性疾病,在诊断之前必须进行全面的医疗检查,这些患者通常共患躯体疾病使诊断更加复杂。此外,躯体症状障碍必须与故意装病(诈病)和伪装躯体症状以获得患者身份(人为障碍)区分开来,这种鉴别是众所周知的棘手。

躯体症状和相关障碍虽然很少治愈,但往往可以得到适当的管理。这些人需要基层医生,并应定期就诊,如果患者只有在出现症状时就诊,其症状会更重。保障这些患者避免过度的内科和外科治疗。更重要的是,这些患者需要密切的医疗护理,因为随着时间的推移,可能出现的严重疾病很容易被忽视。尽管这些患者很关注疾病,但他们往往忽视了自身健康。

有躯体症状和相关疾病的患者可从精神病治疗中受益。他们的思维往往是固化的,并且缺乏表达情绪状态的叙情障碍,是心理治疗的合适目标。治疗的最大障碍(除了未能诊断出这种疾病之外)是找到一种方法告诉患者他或她患有精神疾病。一种方法是告诉患者,他或她患有病因不明的慢性疾病,其症状因压力而加重。

注意力缺陷/多动障碍

> **临床案例** 一名 26 岁的工程师被转介给精神科医生以帮助他能集中注意力。他在 3 个月前开始工作,但因为不注意细节而未通过试用期。这是他 3 年来的第三份工作。
>
> 患者承认工作落后了,当他发现自己的工作“无聊”时,他很难保持注意力集中。他有拖延的倾向,尽管有足够的资金,他还是拖欠了税款和抵押贷款。他的妻子报告说他偶尔酗酒和滥用可卡因。
>
> 他在 8 岁时被诊断为多动型注意力缺陷障碍,并用哌甲酯治疗有效。他保持了足够的学术进步,直到 18 岁时停用哌甲酯。

注意力缺陷/多动障碍(ADHD)是一种常见的、特征明确的、可治疗的神经精神障碍,儿童期起病,在患者的一生中表现为多种症状。大约 5% 的儿童和 2.5% 的成人患病。患病儿童学习困难、出现反社会人格障碍和药物滥用的风险增加。大部分患者多动症状随着年龄的增长而减轻,而注意力不集中、组织困难和冲动症状仍然存在。成人中注意力障碍可以表现为明显的懒惰、缺乏注意力和拖延(图 42.1)。

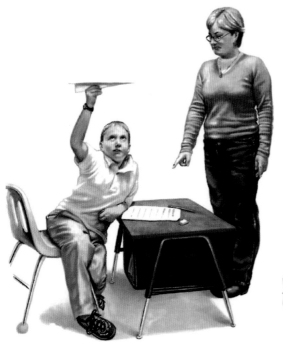

注意力缺陷是高度可治性的神经精神疾病,常见于学龄期儿童,特别是男孩,受累儿童学业不及格的风险很高

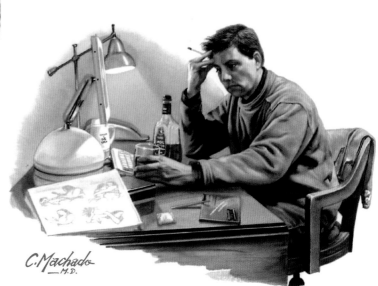

多动障碍在成年期会改善或自发缓解,但50%的患者会有持续的认知障碍。药物滥用常与ADHD相关

图 42.1　注意力缺陷/多动障碍

ADHD 诊断所必需的核心症状群是①注意力不集中和/或②多动和冲动。ADHD 的临床诊断每个领域至少有 5 种症状,并且需要持续超过 6 个月。根据定义,ADHD 要求在 12 岁之前出现症状。患有 ADHD 的成年人必须与患有无聊或注意力受损的新主诉的成年人区分开来,并且没有儿童 ADHD 的既往史。对于后一种新发认知障碍的患者,需要更广泛的鉴别诊断,包括神经退行性疾病、维生素缺乏症、情感障碍、内分泌失调或正常衰老。成人对儿童症状的回忆通常是不准确的,因此,临床诊断应包括神经心理学测试和记录回顾。有几种筛查工具可用于常规临床使用和监测。

ADHD 还必须鉴别躁狂或轻躁狂。两组患者都可能患有多动伴认知功能障碍,然而,躁狂或轻躁狂患者也会易怒、欣快和多话。这种区别可能是困难的,部分原因是这些障碍是共存的,情感障碍的治疗通常是优先考虑的。

影像学检查可能提示解剖结构异常,如前额叶皮质、纹状体或小脑萎缩或不对称。功能成像可能提示额叶和纹状体灌注减少,特别是在持续注意力测试期间。

兴奋性药物是主要的治疗方法,如果合理使用,疗效明确且副作用很少。虽然有理由担心这些药物可能会出现滥用,但临床研究表明,合理的治疗实际上会减少非法使用。对于滥用或不能耐受兴奋剂的患者,阿托莫西汀和其他去甲肾上腺素能抗抑郁药是合理的替代品。

目前对 ADHD 的诊断和治疗方法提出了明显的异议,主要是担心儿童被过度诊断及不当治疗。实际上,一些儿童没有得到恰当的治疗,但许多其他儿童没有正确诊断 ADHD。ADHD 的儿童不能及时诊断和治疗与误诊和过度治疗一样不可取。

惊恐障碍

临床案例　一名 33 岁的女性,主诉胸痛、呼吸困难和眩晕,连续 4 晚到医院急诊室(ED)就诊后被转诊到精神科诊所。每次仔细的心脏和肺部检查均无异常,患者被送回家,给予苯二氮䓬类药物治疗,急诊室医生肯定她没有生病。

患者诉童年时期有几次类似发作,她特别需要在发作时得到帮助,因此她很少独自离家。

她最近不敢开车和乘飞机旅行,她在家附近做一份简单的工作。缺乏实质性的社交生活给她带来了极大的困扰,尽管如此,她还是感到无助,无法进行更多的社交活动。咖啡因让她感到"兴奋",她向精神科医生出示了一长串她"过敏"的药物清单。她承认偶尔过量饮酒以减轻焦虑。

急诊科医生经常会接诊惊恐障碍的患者,患者表现为难以预测的、突发的强烈焦虑和可怕的躯体症状,导致他们担心自己是心脏病发作、卒中或其他急症。惊恐障碍患者关注症状的细节,往往会根据轻微的疼痛、心悸和气短做出灾难性的自我诊断(图 42.2)。患者反复因呼吸困难、胸痛、心动过速和头晕就诊于急诊。典型的情况是,即使检查结果为阴性,患者几天后会因同样的症状再次就诊。患者在发作间期可能完全正常,但更常见的情况是,他们会持续焦虑,对再次发作的迹象保持警惕。

许多惊恐障碍的患者会有广场恐惧症。广场恐惧症不仅仅是如词面意思——对开放空间的恐惧,还包括对不能及时获

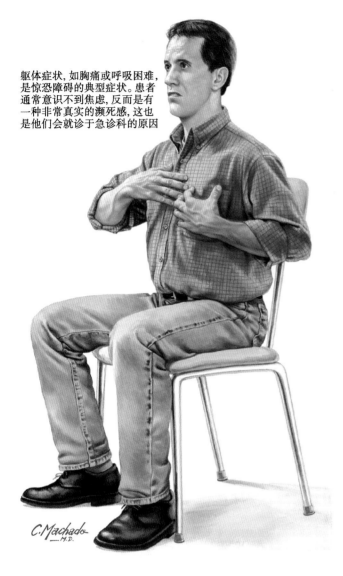

躯体症状,如胸痛或呼吸困难,是惊恐障碍的典型症状。患者通常意识不到焦虑,反而是有一种非常真实的濒死感,这也是他们会就诊于急诊科的原因

图 42.2　惊恐障碍

得帮助和支持的恐惧。广场恐惧症患者避免公共交通、开放空间、人群或独自在外。最终,患者可能会非常恐惧以至于不能独自离家。恐慌或强烈焦虑是公认的情绪障碍患者的自杀风险因素,但目前尚不清楚不伴重性抑郁障碍的惊恐障碍患者风险是否会增加。

静脉乳酸输注,通过模拟呼吸性酸中毒,能在许多患者中诱发惊恐发作,从而提出惊恐障碍"窒息警报"的理论假设——受影响的个体对血液 pH 和二氧化碳分压的微小变化过于敏感。因此,需除外哮喘、慢性阻塞性肺疾病急性加重和肺栓塞等呼吸系统疾病。其他必须排除的疾病包括心律失常、心肌梗死、服用拟交感神经药物(特别是可卡因)、过量咖啡因、酒精和镇静催眠药物戒断、低血糖、部分复杂性癫痫发作,以及罕见的嗜铬细胞瘤或类癌。

惊恐障碍的心理治疗方法包括向患者解释该综合征的良性自然病程,纠正患者的灾难性思维。对一些患者来说这就足够了,尽管大多数患者还需要一个循序渐进地暴露于恐惧环境的过程。

许多患者也需要药物治疗,苯二氮䓬类药物能迅速中止惊恐发作,如果发作不频繁,可在需要时使用。5-羟色胺类抗抑郁药物是长期治疗的首选。焦虑的患者对抗抑郁药的初始激活或焦虑效应很敏感,因此,治疗初始剂量应低于常规剂量。当其他抗抑郁药无效时,单胺氧化酶抑制剂可能有效,但需警惕其严重的副作用。

创伤后应激障碍

> **临床案例**　朋友们说 John W. 从伊拉克战争回来后就变了个人。他受了伤,但似乎恢复得很好,再次返回执行任务,最后光荣退伍。
>
> 他在回家后开始出现问题,无法返回到之前的工作岗位,但不乐意找一份新工作。他的家人发现他心不在焉、心事重重,而且神经过敏。他们开玩笑说,如果一辆汽车逆火,他会躲到厨房桌子底下。他们没有意识到,John 睡眠中会做生动的噩梦,梦中不断重演着他最糟糕的战争经历。
>
> 回家 1 年后,John 出现了慢性酒精依赖。最终,在他第二次因酒驾被捕后,被送进医院接受戒断治疗。虽然匿名戒酒协会帮助他戒酒,但治疗对他的焦虑和社交退缩无效,最终他依靠残疾抚恤金生活。

创伤后应激障碍(PTSD)是一种慢性适应不良综合征,常在特殊的压力或创伤后出现,历史上 PTSD 与战争有关。在早期版本的 DSM 中,PTSD 仅在遭受"常人不能忍受"的创伤的个体中被诊断(图 42.3)。然而,PTSD 可作为其他创伤或压力的后果,包括医疗事件(如心肌梗死、卒中、住重症监护病房)。在易感个体中,直接接触创伤、目睹创伤或了解创伤都可能导致 PTSD,故 PTSD 相对常见,在美国终生患病率为 8%。

伴有强烈疼痛的躯体损伤与 PTSD 发病相关。低基线皮质醇水平也可能是 PTSD 的风险因素。许多 PTSD 患者生活质量降低、健康状况恶化。

PTSD 患者通常表现为 4 种症状:①闪回,通常是令人恐惧、害怕的想法以夜惊或梦的形式出现;②回避,特别是回避任何使患者想起刺激性经历的场景;③过度警觉,其特征是睡眠障碍,经常烦躁或紧张,容易惊吓、生气或不恰当的冲动;④自闭,表现为情感麻木、罪恶感和快感缺乏,患者可能表现出抑郁。

尽管这些症状可以在任何一个经历了急性应激性创伤性生活事件的健康个体中出现,但在 PTSD 患者中这些症状慢性化,导致情感麻痹。有趣的是,患者在严重创伤之后的一段时间内表现正常,似能很好地应对之前的不安经历。经过几个月的潜伏期,PTSD 开始影响患者的日常生活。

大多数 PTSD 患者需要强化的、持续的、多模式的治疗。认知疗法、暴露或再现是有效的。

5-羟色胺再摄取抑制剂(SRI)是 PTSD 药物治疗的基石,但很少能完全缓解,常用的辅助治疗包括非典型抗精神病药物和情感稳定剂。抗肾上腺素能药物哌唑嗪(Prazosin)似乎对噩梦和睡眠结构紊乱特别有效。

一旦确诊,PTSD 比较顽固且难以治疗,因此有效的预防至

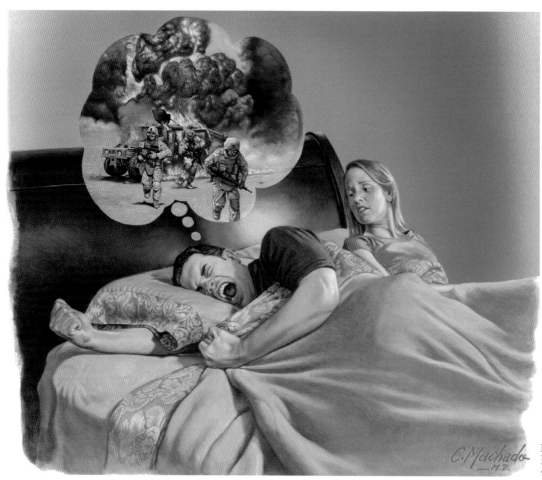

PTSD患者常在白天或噩梦中重现创伤性事件的体验

图 42.3　创伤后应激障碍(PTSD)

关重要。然而,在创伤暴露后,要求受害者通过"关键事件汇报"来"说出"他们的经历的直觉想法并没有被证明有用,甚至可能增加 PTSD 的风险。早期的证据表明,预防性使用 β-肾上腺素能受体阻滞剂避免 PTSD 的发生,然而后续的研究并没有得出一致结论,需要进一步的研究证据支持。苯二氮䓬类药物虽然常用于 PTSD,但还没有系统的研究。然而考虑到物质滥用的高共病率,建议谨慎使用苯二氮䓬类药物。患者病情稳定后需维持治疗 6~12 个月以防止复发。

强迫症

> **临床案例**　一名 36 岁的高中教师因很难开车上班向心理医生咨询。他一直担心汽车会失控并意外地碾过行人。最近,这种恐惧加剧了,以至于他每次撞上路面上的凸起物都不得不停下来检查汽车的保险杠有没有血迹。他每天早上要花两个多小时才能走完 20 分钟的路程。出门之前,他还得检查家里的电器和水龙头 4 次以确保都已关闭,每天早上他都要严格地进行 1 小时的洗脸和刮胡子仪式。
>
> 尽管他的习惯和仪式很浪费时间,该患者事业还是很成功的。他的朋友和家人都很喜欢他,他们都能容忍他的"怪癖"。他经过 5-羟色胺能抗抑郁药和暴露反应预防行为治疗,症状逐渐减轻。

强迫症(OCD)患者主诉不受欢迎的、侵扰性的、重复性的想法(强迫观念)和/或无意义或不适当的行为(强迫行为)。这些想法和冲动是"自我矛盾"的——患者明知是不合理的,但又不能控制自己,通常在饱受这种想法和行为折磨多年后就诊。OCD 与躯体变形障碍、囤积障碍、抠皮障碍、拔毛发障碍、其他焦虑障碍密切相关,尽管各种疾病的诊断特征、病程和治疗各不相同,这些疾病经常共病,应注意筛查。

强迫症患者通常分为以下几类,担心细菌或污染而强迫洗涤(图 42.4);追求对称,必须按照特定顺序摆放物品,反复检查。通常,强迫症患者会被暴力思想困扰,患者担心会伤人或自伤(比如,开车时撞到别人),反复检查以消除恐惧,获得自我安慰。经验不足的临床医生有时会犯错误,因过度夸大强迫观念的危险性而加剧了患者的恐惧。事实上,强迫症患者对这些想法感到恐惧,因而不会付诸行动。

大多数诊断分类包括强迫型人格障碍,表现为高度控制、形式化、情感疏离、吝啬、完美主义、拒绝改变、不能容忍模棱两可。尽管名字相似,但这和 OCD 并不相关。

强迫症患者通常没有脑结构异常,极少有额叶结构轻度异常的报道。相反,功能脑影像提示尾状核和额叶区域有过高的代谢活动。患者通常有轻度的执行功能障碍,短期记忆障碍的发生率较低。

强迫症患者对药物有一种独特的反应模式。5-羟色胺抗抑郁药能改善症状,通常需要的药物剂量更高,起效较慢,单纯

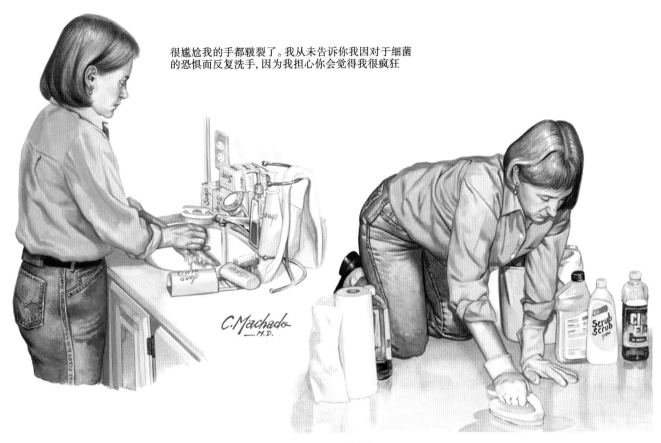

很尴尬我的手都皲裂了。我从未告诉你我因对于细菌的恐惧而反复洗手,因为我担心你会觉得我很疯狂

图 42.4　强迫症

药物治疗通常不能完全缓解。相反,去甲肾上腺素再摄取抑制剂对强迫症无效。对于部分缓解的患者,低剂量的神经安定药物可能有用。对药物难治性且重症的患者可选择深部脑刺激或其他神经外科干预。

通常需要某种行为治疗,其中最有效的是暴露和反应预防。如果患者强迫洗手的冲动,最快的治疗方法是把手弄脏且阻止患者洗掉。当然,患者需要支持和鼓励来尝试这种方法。当患者病情好转时,功能影像的异常也会改善。

儿童期发病的 OCD,特别是急性起病或与运动障碍相关的患者,可能是由链球菌感染引起的。联合抗生素治疗和血浆置换,以清除抗链球菌抗体可能有效。

边缘型人格障碍

临床案例　一名 23 岁的女性因过量服用对乙酰氨基酚被父母送到急诊室,由急诊入院治疗。由于她曾服用违禁药物,父母拒绝为她安排春假,她通过过量服用药物来"惩罚"父母。摄入的药量很少,患者开始很平静和友好,但当急诊医生表示不确定是否要让她回家时,患者暴跳如雷,指责工作人员与她的父母串通一气,并试图咬一名护士。

这是她 3 年来第五次住精神医院,四次都有自杀的动作或企图。她和父母住在一起,偶尔参加成人教育课程,有着模糊的电影导演的梦想。尽管她智商很高,但 3 次被大学退学,其中一次是因为贩卖毒品。尽管她看过四位很有名望的治疗师,她嘲笑他们"只是为了钱"。她的手臂上有多处烧伤痕迹,她承认自己用香烟烫伤自己以"缓解紧张情绪"。

入院后,她很快与一名男患者建立关系,并宣称出院后计划搬到他那里住。她对某些医务人员很愤怒和刻薄,但对其他人很友好,导致大家对她的治疗和处理产生分歧。

20 世纪早期的精神分析学家描述了一些表面上看起来健康的患者,但由于他们无法建立稳定的治疗关系而无法进行精神分析。这些患者往往有混乱的生活经历,社会和职业适应不良,间断表现出精神病性症状。他们曾被称为"流动型精神分裂症患者""伪神经症性精神分裂症患者"或"边缘型精神分裂症患者",边缘型人格障碍是目前公认的术语。

边缘型人格障碍患者常被描述为"稳定中的不稳定"。他们的情绪会快速且剧烈地波动,可以非常愤怒,对细微的忽视和失望做出灾难性的反应(图 42.5)。患者的人际关系紧张且剧烈变动、职业取向模糊、物质滥用、自伤、在压力下出现短暂的精神病性发作。在住院的边缘型患者中,童年期被忽视和性虐待的比率很高。

人格障碍发生在青春期和成年早期,边缘型人格障碍在成年早期最严重,随着年龄的增长而逐渐减轻。研究表明约 10 年后,多达一半的边缘型人格障碍患者仍有诊断标准中的全部症状。

这些患者依赖两种原始的心理防御机制:分裂和投射认同。"分裂"指的是倾向于认为自己和他人要么全好,要么全坏,经常在两者之间快速变动。在封闭的环境中,如学校和医院,分裂经常反应在工作人员和权威人士,一部分是理想化的,

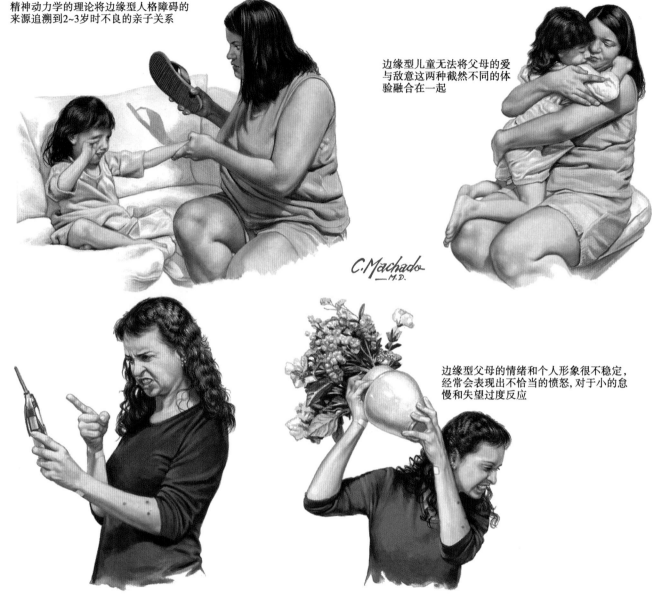

精神动力学的理论将边缘型人格障碍的来源追溯到2~3岁时不良的亲子关系

边缘型儿童无法将父母的爱与敌意这两种截然不同的体验融合在一起

边缘型父母的情绪和个人形象很不稳定,经常会表现出不恰当的愤怒,对于小的怠慢和失望过度反应

C. Machado —M.D.

图 42.5　边缘型人格障碍

而另一部分则是厌恶和恐惧的。这通常会导致两个治疗组之间的冲突,导致患者的服务者之间产生冲突性的看法。投射认同是一种无意识的过程,假设他人有不受欢迎的特质或态度,然后以唤起这些特质的方式行事。为边缘型患者提供服务的人可能会发现自己的行动受到对患者的愤怒或蔑视情绪的影响。

边缘型患者危机重重,同时有需求又有敌意,而且难以建立稳定的关系,故治疗很困难。辨证行为疗法疗效显著,作为一个综合的治疗体系为患者提供各种机构的支持,且治疗师持续强调减少不可接受的行为和自杀的想法。

考虑到该病存在生物异质性,当前没有明确的药物治疗指南,未来也很难制定。总的来说,第二代抗精神病药支持证据最多,低剂量的锂和其他情绪稳定剂可能有效。相反,苯二氮䓬类药物不仅可能无效,且容易被滥用。治疗首先要排除活性物质使用和双相情感障碍,这两种病可治但易被误诊为边缘型人格障碍。

进食障碍

临床案例　Ellen W 在大学一年级时体重增加了 6.8kg,她感觉自己失去了控制,开始严格节食,每天只摄入 1 000cal 食物,并开始每天跑步。到夏天结束时,已经恢复了她的基线体重,但决定继续她的饮食和锻炼计划。她经常感到饥饿,有时会暴饮暴食,但很快她就发现了如何诱导呕吐,并进入了暴饮暴食和催吐的常规模式。一年后她在跑步时晕倒,尽管她自己拒绝,仍被带到急诊室就医。

经检查,她有恶病质、低血压和心动过缓,牙齿腐烂、腮腺肿大。实验室检查提示小细胞性贫血、代谢性碱中毒和低钾血症。她被送进医院,并被强制喂食以纠正危及生命的营养不良。在住院期间,她坚称自己身体很好,只是有点超重,需要再减掉 4.5kg。5 年后,她参加了定期的个人和家庭心理治疗,已经停止了暴食,并与治疗师协商了一种稍微不那么严格的饮食,但仍然每天监控自己的热量摄入和体重。

DSM-5 描述了几种喂养和进食障碍,包括神经性厌食症、神经性贪食症和暴食症。进食障碍主要是年轻女性的疾病,尽管男性的认知正在增加。神经性厌食症是致死性最高的精神疾病之一,最近的一项数据估计神经性厌食症患者病死率为6%。

神经性厌食症

神经性厌食症的特征是对体像的扭曲认知,不愿维持最低

正常体重,以及严重紊乱的饮食习惯。其病因尚不清楚,但患者通常表现出重度焦虑和完美主义,双胞胎研究表明,患者并发重度抑郁和高遗传风险(图42.6)。然而,与其他精神疾病不同的是,神经性厌食症的患病率有很大的文化差异,与瘦的文化标准相一致的压力可能是引发这种疾病的重要因素。

神经性厌食症的生理后果即体重减轻和营养不良,因此,治疗的基础是营养补充和恢复健康体重。强化的个人或家庭心理治疗通常有效,药物的有效性尚未证实。

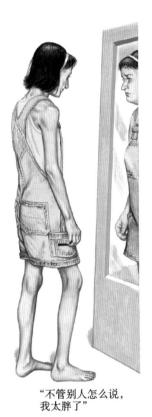

"不管别人怎么说,我太胖了"

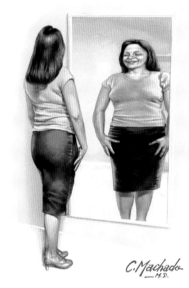

两种形式	限制性厌食症;神经性贪食症、暴食症
常见检查结果	体像扭曲;年龄14~18岁;女性多于男性;闭经至少3个月,通常更长;体重下降超过15%理想体重;第二性征保留
精神相关疾病	情感 焦虑 强迫 人格 物质滥用
鉴别诊断	肾上腺功能不全 炎症性肠病和其他胃肠道疾病 新发糖尿病 中枢神经系统颅后窝病变 原发性抑郁
内分泌检查结果	血清皮质激素及生长激素升高 血清黄体生成素和卵泡刺激素降低 胰岛素样生长因子(IGF)-1降低

图 42.6 进食障碍

神经性贪食症

贪食症的特征是反复的、失控的过量食物摄入(暴食),对体重和形象的关注,以及不恰当的控制体重的代偿行为,如禁食、过度运动、催吐和服用泻药和利尿剂。与神经性厌食症不同,贪食症患者通常肥胖或体重正常。

贪食症没有厌食症危及生命,但更常见。与其他精神障碍共病率高,共病抑郁症的比率也在增加。

与神经性厌食症一样,贪食症的治疗基础是营养康复和心理治疗。经典的心理治疗采用认知疗法,解决导致暴食的全或无的想法。

与神经性厌食症不同的是,大多数抗抑郁药物对暴食症部分有效(安非他酮会增加癫痫发作的风险,禁用于进食障碍的患者)。5-羟色胺能抗抑郁药被认为是一线治疗,抗癫痫药托吡酯在临床上有抗暴食疗效,并可导致体重减轻。

暴食症

暴食症(BED)的特征是失控的反复暴食。与贪食症不同,

BED患者不催吐,通常也不会通过控制饮食来降低体重。BED比贪食症或神经性厌食症更为普遍,此外,缓解率和治疗效果更好。

心理治疗通常比药物治疗更有效,尽管药物治疗也可能获益。5-羟色胺能抗抑郁药被认为是一线治疗,托吡酯或利地塞米胺可作为替代治疗。

(袁俊亮 译)

推荐阅读

American Psychiatric Association. Diagnostic and statistical manual of mental disorders: DSM-5. Washington, DC: American Psychiatric Association; 2013.
This authoritative volume defines and classifies mental disorders in order to improve diagnosis, treatment, and research.
Asmundson GJG, Taylor S. It's not all in your head: how worrying about your health could be making you sick—and what you can do about it. New York, NY: Guilford; 2005.
This work focuses on understanding health anxiety and the role of stress, with examples of how to change thought and behavior patterns that contribute to aches, pains, and anxiety.

Barkley RA. Attention-deficit hyperactivity disorder. 4th ed. A handbook for diagnosis and treatment. New York, NY: Guilford; 2014.

This is the standard clinical reference on ADHD, addressing assessment, diagnosis, and treatment.

Clark DA. Cognitive behavioral therapy for OCD. New York, NY: Guilford; 2004.

This volume reviews cognitive-behavioral models of obsessive compulsive disorder and delineates an approach to assessment and treatment.

Forbes D, Creamer M, Bisson JI, et al. A guide to guidelines for the treatment of PTSD and related conditions. J Traum Stress 2010;23:537–52.

An examination of the various guidelines, comparing and contrasting methodologies and offering recommendations to aid clinicians.

Gunderson JG, Links P. Handbook of good psychiatric management of borderline personality disorder. Washington, DC: American Psychiatric Publishing, Inc.; 2014.

A review of evidence-based treatment and good psychiatric management (GPM) utilizing practical cognitive, behavioral, and psychodynamic interventions for borderline personality disorder.

Linehan M. Cognitive-behavioral treatment of borderline personality disorder. New York, NY: Guilford; 1993.

A reference book describing dialectical behavior therapy, a comprehensive, integrated approach to treating individuals with borderline personality disorder.

Wonderlich SA, Gordon KH, Mitchell JE, et al. The validity and clinical utility of binge-eating disorder. Int J Eat Disord 2009;42:687–705.

A review of the validity and clinical utility of the Diagnostic and Statistical Manual's binge-eating disorder diagnosis across a wide range of validating strategies.

Yager J, Devlin MJ, Halmi KA, et al. Guideline watch. 3rd ed. Practice guideline for the treatment of patients with eating disorders. Washington, DC: American Psychiatric Association; 2012.

An update to prior treatment guidelines for the treatment of patients with eating disorders.

第十二篇

营养障碍及酒精和药物依赖

Brian J. Scott

43

酒精和药物滥用与依赖

Kenneth Lakritz, Yuval Zabar, Brian J. Scott

临床案例 一名73岁的女性在家中意外摔倒后到急诊室就诊,她的丈夫听到一声巨响,后来在卧室的地面上发现了她。她摔倒时,头部撞到卧室梳妆台的拐角处,她晕头转向,且发生头部裂伤而流血。

既往有焦虑、肥胖、胃食管反流和慢性腰痛病史。10年前,她做过腰椎间盘切除术,但症状改善甚微。她服用的药物包括西酞普兰、劳拉西泮、羟考酮和泮托拉唑。因为这些对她来说压力非常大,所以她很早就从办公室经理工作岗位退休了。她和她的丈夫、女儿和年幼的孙子生活在一起。她报告有"社交"饮酒,并否认吸烟或服用其他药物。

体格检查时,她表现困倦,但说话交流良好。不配合病史采集和体格检查,并告诉医疗保健人员,她"只是来缝合伤口"。她的丈夫为她缺乏合作表示道歉。她丈夫解释说,她不愿意做医疗处理,并且在家里经历了与女儿和孙子有关的很多精神压力。精神状态检查中,她错把医院的名字或日期说成年份和城市。她有中度注意力不集中,但语言完整,在5分钟可回忆起3/5的相应内容。还有其他重要的神经经系统体征:腱反射减退,远端对称的感觉异常和缓慢轻度的共济失调步态,走一字步不能。

尿液毒理学筛查:苯二氮䓬类药物和阿片类药物呈阳性,血液酒精浓度为0.05%。非对比性头颅CT:未显示脑出血或其他急性颅内损伤,但发现有全脑轻度萎缩。

诊室外,患者的丈夫对她使用止痛药物和焦虑药物表示担忧,并指出她白天经常睡觉。她的丈夫注意到患者已经和她通常的社交群体失去了联系,当她的丈夫问她如何减少酒精和止痛药物时,她对丈夫非常生气。在进一步的一对一的询问中,患者承认在过去的几周里喝得比平时更多,并使用了更高剂量的药物来治疗"无法忍受的疼痛和焦虑"。

大多数医生对酗酒和酒精依赖(图43.1)变化多端的临床表现及其特征性的症状(图43.2)非常熟悉。发病率因地域、社会和文化不同而差异很大。在北美和欧洲,终生酗酒率估计为5%~10%。因此,那些评估医生认为从不酗酒的人,很可能没有认识到这个诊断。在实际应用时,问非评判的、开放式的问题至关重要。"你喝了多少酒?"或者"你觉得有什么可以帮助缓解你的疼痛/焦虑?"这样的问题更有可能得到诚实的回答,而不是"你喝多过吗?"在舒适、轻松的环境下提问类似的问题,以及单独而不是在家人或朋友面前采访个人,都是获得更准确的酒精和服药史的有用方法。患者否认对确定的和治疗的药物过度使用造成了重大障碍。这种否认有好几个消息来源。患者承认有酒精或其他药物使用问题时,可能对患者是一种羞辱。此外,饮酒,即使在危险水平,也是在深入文化背景下被接受的,通常是愉快的社会生活的一部分。

药物和酒精滥用的规则包括几十种综合征,但可以提供一些有用的概括。大多数药物都有安全和不安全的方面。医生通常使用阿片类药物、镇静-催眠药、精神兴奋剂和分离性麻醉剂,所有这些都有滥用和成瘾的潜在风险。即使是非处方药,包括抗胆碱药、伪麻黄碱和右美沙芬,也可能被滥用。

可能可滥用的药物在几种前脑结构中直接或间接地引起多巴胺释放。除此之外,还可能使药物成为危险的因素包括剂量、给药途径和社会背景。高剂量的、快速输送药物到大脑的给药途径(鼻内、注射等)以及超出稳定的社会或宗教背景的摄入,都容易产生滥用和成瘾的潜在风险。例如,这些因素解释了为什么秘鲁人咀嚼古柯叶的做法很少导致成瘾或神经损伤,而吸食烟游离碱可卡因极具上瘾性和风险性,而不是可卡因本身的药理学所致。

诊断标准：1年内发生3次不同的事件，则表明酗酒

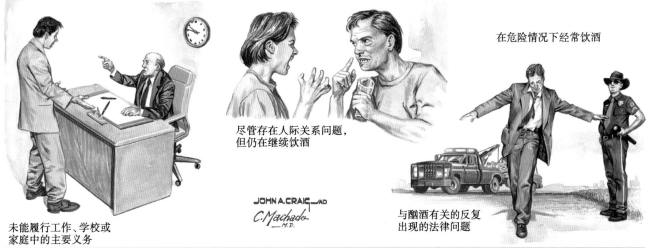

在危险情况下经常饮酒

尽管存在人际关系问题，但仍在继续饮酒

与酗酒有关的反复出现的法律问题

未能履行工作、学校或家庭中的主要义务

其他关于饮酒的问题

周一	周二	周三	周四	周五	周六	周日	周一	周二	周三	周四	周五	周六	周日

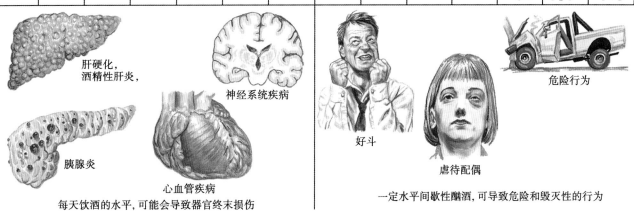

肝硬化，酒精性肝炎，

神经系统疾病

胰腺炎

心血管疾病

好斗

虐待配偶

危险行为

每天饮酒的水平，可能会导致器官终末损伤

一定水平间歇性酗酒，可导致危险和毁灭性的行为

图 43.1 酒精滥用

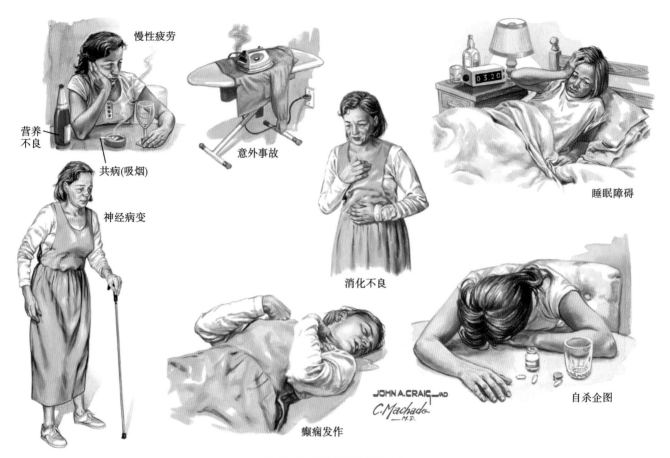

图 43.2　提示酒精滥用征象

病因

　　酗酒和依赖的责任,特别是早发性酗酒的责任在于家族性,但遗传机制尚不清楚。酒精中毒与特定多巴胺 DR-2 受体等位基因之间联系的结果仍存在争议。一些亚洲人相对受到酒精中毒的保护,因为他们拥有一种功能失调形式的乙醇脱氢酶,导致酒精代谢缓慢,少量饮酒会导致皮肤潮红和恶心。相反,酒精耐受性高的年轻人,通过不协调或主观评估,患酒精中毒的风险增加。

　　酒精是一种中枢神经系统(CNS)抑制剂,对苯二氮䓬类药物、巴比妥类药物和其他一些镇静剂具有交叉耐受性。它在这个群体中是有区别的,其特点是易于制造、法律地位、广泛的可用性、快速吸收和极低的治疗指数。致死剂量的酒精只是中毒剂量的几倍;一瓶威士忌对于不耐受酒精的人来说可能是致命的。在这种情况下发生组织损伤的剂量较低,并且落在通常摄入的剂量范围内。在成人中,24 小时内饮用 3 杯或更多酒精饮料后可检测到肝损伤的化学迹象。酒精是一种有效的胎儿致畸剂,没有阈值剂量,因此在妊娠期间是禁忌的。

临床表现

　　中等剂量的急性酒精中毒会导致脱抑制和不协调。即使在社会接受的剂量下,它也会影响驾驶能力,并与大约一半的高速公路事故和死亡有关。酒精还与类似比例的性侵犯

有关。

　　大多数主要精神疾病患者的酗酒率增加。酒精与精神疾病和治疗相互作用。许多患者使用酒精治疗情绪障碍、焦虑或失眠,但它对任何医学疾病都不是安全有效的治疗方法。酒精的毒性和短时间的作用使其作为抗焦虑剂无用,并且它破坏了睡眠结构并降低了睡眠效率。酗酒和抑郁症的结合尤其致命。酒精使用会加剧抑郁症的症状并干扰抗抑郁药的反应。与有抑郁症的非饮酒者相比,抑郁症的饮酒者的自杀率增加约 10 倍。

　　酒精对中枢神经系统、肝脏、胰腺和心脏等多个组织都有直接毒性作用。患者可能患有急性或慢性肝炎、肝硬化、食管静脉曲张、心肌病和痴呆。偶尔发生的急性戒断综合征可导致震颤性谵妄、Wernicke 脑病和 Korsakoff 精神病。

　　酗酒者尤其容易患 Wernicke 脑病,这是由急性硫胺素和其他 B 族维生素耗竭引起的急性神经系统急症。临床表现为步态共济失调,随后出现眼球活动异常和谵妄,在数天至数周内发展,并伴有复视和眼球震颤,出现意识模糊、共济失调和眼肌麻痹。谵妄的特点是迷失方向、注意力不集中、嗜睡、对周围环境漠不关心。对话减少且不切题。15% 的患者出现戒酒的迹象。当临床怀疑 Wernicke 脑病时,需要在不含葡萄糖的溶液中立即给予高剂量静脉注射硫胺素(维生素 B_1 100mg 或更多),这可以逆转症状,并可以防止不可逆转的脑损伤。对于大多数呈现急性意识混乱状态的患者,急诊科常规提供静脉注射硫胺素。如果病情未得到治疗,就会出现进行性的神志恍惚、昏迷和死亡。硫胺素和其他 B 族维生素应作为营养不良患者的肠

胃外给药补充,以补充身体储备。

Wernicke 脑病的脑尸检显示脑干背盖核团、小脑蚓部和乳头体对称坏死。这些结果类似于丙酮酸代谢紊乱所产生的病变。

在 Wernicke 脑病患者中,如果不立即补充硫胺素,可能会出现 Korsakoff 精神病。这种疾病主要限于酗酒者,唯一的例外是双侧海马损伤的患者,通常来自椎基底动脉梗死。这种情况是一种非进行性破坏性的不可恢复的记忆障碍,影响新信息的获取(顺行性遗忘症)和记忆(逆行性遗忘症)。由于编码不良,患者不能产生新的记忆,这类似于阿尔茨海默病的记忆障碍。逆行性遗忘症可能会延续多年,使患者"停留在过去"。回忆过去的事件通常是杂乱无章和不稳定的。其他认知障碍包括排序、计算和结构性能差。

肝性脑病(见第 26 章)分阶段发生。肝功能衰竭患者会感到精神混乱,与血氨积累相关的精神运动活动减少。偶尔会出现多动和焦虑不安。在此期间,患者在临床检查中经常出现扑翼样震颤,这不是肝性脑病特有的体征,因为它可能发生在许多其他代谢紊乱中,如尿毒症脑病。随后出现嗜睡、神志恍惚和昏迷的进行阶段,有时伴有癫痫发作或癫痫持续状态。出现明显的运动异常,包括僵硬、运动迟缓、腱反射活跃和伸肌足底反射。肝性脑病的严重程度往往与肝功能障碍程度和终末期肝病(MELD)模型较高的评分相关,并且是死亡率的独立预测因子。在某些病例中,会发生慢性的认知和行为障碍,锥体系和锥体外系功能障碍持续数月或数年。这种情况见于反复发作的肝性脑病患者。脑电图(EEG)显示背景节律普遍减慢,并伴有明显的三相波。治疗的目的是试图通过减少膳食蛋白质,用乳果糖酸化结肠内容物,偶尔用抗生素抑制产生脲酶的结肠细菌来降低血 NH_3 水平。

诊断

为了避免错过物质使用障碍的诊断,医生必须保持高度怀疑,以引发物质过度使用的典型既往迹象(见图 43.2)。同样,在任何患者的常规筛查过程中,询问一些提示早期依赖的特征也很重要(图 43.3)。询问酒精和药物使用的平均水平和模式应该是每次检查的一部分。还需要询问患者酗酒、戒断症状、短暂晕厥和过度耐受。4 个问题的 CAGE 问卷是筛查成人和老年青少年酒精过度使用的良好工具(框 43.1)。CAGE 问题的一个积极答案值得关注;对于过度饮酒或酗酒,两个积极的答案是高度敏感和中度特异。

任何在醉驾(DWI)定罪的人都可以安全地认为有酒精问题,偶尔出现醉酒状态的患者也是如此。在后一种情况下,医生必须立即采取任何必要的步骤来防止该患者离开医疗办公室。

当诊断不确定性持续存在时,采访家人或朋友通常会提供信息;通常他们可以更准确地提供患者的物质使用情况。实验室检查结果显示 γ-谷氨酰转肽酶(GGTP)或转氨酶水平升高,轻度大红细胞性贫血或两者均可增加确诊证据。

1年内发生的3次或3次以上的发病率, 表明身体依赖的模式

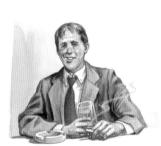

增加达到效果所需的酒精量(耐受性)

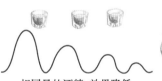

相同量的酒精, 效果降低

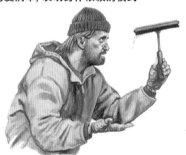

大量的时间和精力都花在了饮酒上

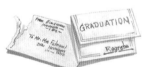

因为饮酒, 错过了重要的社会、职业或娱乐活动

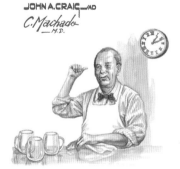

喝酒持续更多或更长的时间

典型的戒断症状

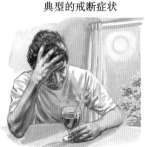

避免戒断症状的类似物质

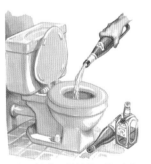

对遏制滥用持续的愿望或失败的努力

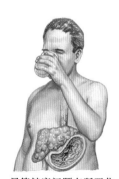

尽管健康问题有所恶化, 但仍在继续饮酒

图 43.3 酒精依赖性

框 43.1　CAGE 问卷

询问患者是否:

他们有的认为有必要减少(cut down)摄入量

其他人则因为批评他们的饮酒而恼怒(annoyed)

他们对喝酒感到内疚(guilty)

他们曾经需要醒酒(早晨喝酒)(eye-opener)来镇定他们的神经或治疗宿醉

治疗

酒精戒断和其他交叉耐受镇静催眠药(巴比妥酸盐、苯二氮䓬类药物、甲喹诺酮等)具有潜在危害(图 43.4~图 43.6)。急性戒断可引起焦虑不安的谵妄和癫痫发作,并伴有潜在的危险或危及生命的并发症,包括严重的行为障碍和癫痫持续状态。相比之下,大多数其他药物戒断综合征如兴奋剂或阿片类药物戒断的特征是烦躁不安,但不具有医学危险;然而,可能会有严重的继发性影响,如可卡因和安非他明的戒断导致严重的抑郁症。

上瘾的患者必须尽可能地使自己远离获得和使用药物的日常和环境。如果个人愿意参加和参与,急性护理或门诊戒毒计划可能是一个有用的辅助手段。匿名戒酒会、匿名戒毒会和其他自助团体等十二步组织在克服疾病否认和为患者提供清醒和社会支持文化方面非常有价值。在世界范围内,也有类似的支持小组资源(Alanon,Alateen,酗酒者的成年子女)可供受

酗酒或吸毒有害影响的家庭成员使用。治疗目标是当前和未来的完全节制。尽管已经反复提出了将受控物质使用恢复的疗法,但这些方法是不成功的。

成瘾的药物治疗是心理治疗和行为干预的辅助手段。长期用美沙酮或丁丙诺啡替代阿片类药物,对过量使用是有效的。临时使用贴片、黏胶或吸入的尼古丁,帮助吸烟者戒烟也是有效的。使用安非他酮适度地提高戒烟的成功率。瓦雷宁林是一种尼古丁受体部分激动剂,是另一种帮助戒烟的药物辅助剂。

戒酒硫(安塔布司)是防止饮酒的最古老的特效药物。也有有限的证据表明,戒酒硫可能对那些寻求消除可卡因使用的人是一种有效的治疗方法。通过阻断醛脱氢酶来抑制酒精的代谢降解,戒酒硫会在饮酒后 10~30 分钟内引起不悦和潜在风险反应。戒酒硫治疗必须在医疗监督下进行,在积极主动但间断地冲动暴饮者中效果最好。然而,这种治疗方法严重依赖于患者的动机,嗜酒者很容易简单地选择停止使用这种药物。

另外两种药物被批准用于治疗酒精中毒:纳曲酮是一种阿片类拮抗剂,也可以减少酒精的摄取,可能是通过减少酒精的奖赏效应发挥作用。阿坎酸被认为通过调节谷氨酸的活性巧妙地减少延长的戒断系统。到目前为止,还没有批准对可卡因和其他类型兴奋剂依赖的药物治疗。增加γ-氨基丁酸(GABA)活性的药物(托吡酯、维加巴丁等)最有前途。

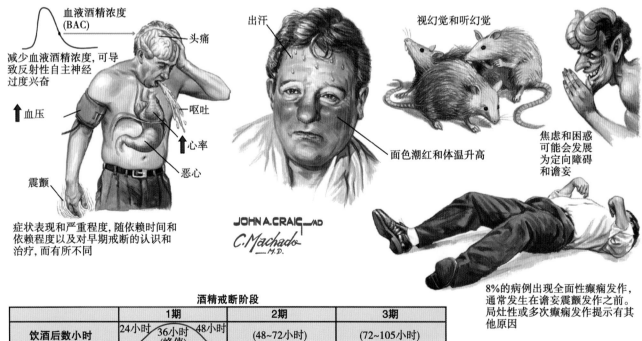

JOHN A. CRAIG_MD
C.Machado_M.D.

8%的病例出现全面性癫痫发作,通常发生在谵妄震颤发作之前。局灶性或多次癫痫发作提示有其他原因

酒精戒断阶段

	1期	2期	3期
饮酒后数小时	24小时　36小时(峰值)　48小时	(48~72小时)	(72~105小时)
症状	轻度至中度焦虑、震颤、恶心、呕吐、出汗、心率和血压升高、睡眠障碍、幻觉、错觉、癫痫发作	严重的1期症状,伴有严重的震颤、躁动和幻觉	急性器质性精神病(谵妄)、精神混乱和定向障碍并伴有严重的自主神经症状

1期退出后,通常是自限性的。只有一小部分病例进展到2期和3期。准确和充分的治疗,可阻止进展

图 43.4　酒精戒断

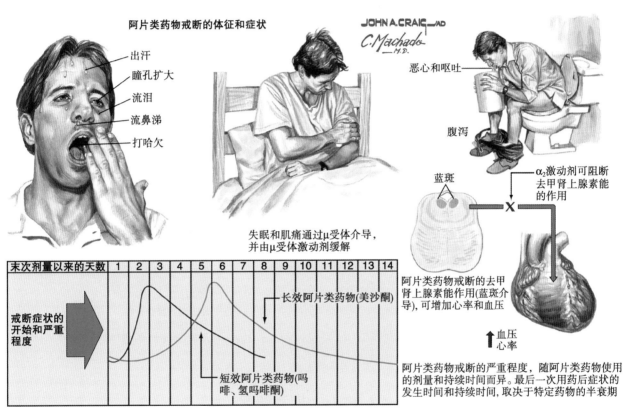

阿片类药物戒断的体征和症状

出汗
瞳孔扩大
流泪
流鼻涕
打哈欠

JOHN A.CRAIG—MD
C.Machado—M.D.

恶心和呕吐

腹泻

失眠和肌痛通过μ受体介导，并由μ受体激动剂缓解

蓝斑

α₂激动剂可阻断去甲肾上腺素能的作用

末次剂量以来的天数	1	2	3	4	5	6	7	8	9	10	11	12	13	14

戒断症状的开始和严重程度

长效阿片类药物(美沙酮)

短效阿片类药物(吗啡、氢吗啡酮)

阿片类药物戒断的去甲肾上腺素能作用(蓝斑介导)，可增加心率和血压

↑ 血压 心率

阿片类药物戒断的严重程度，随阿片类药物使用的剂量和持续时间而异。最后一次用药后症状的发生时间和持续时间，取决于特定药物的半衰期

图 43.5 阿片类药物戒断

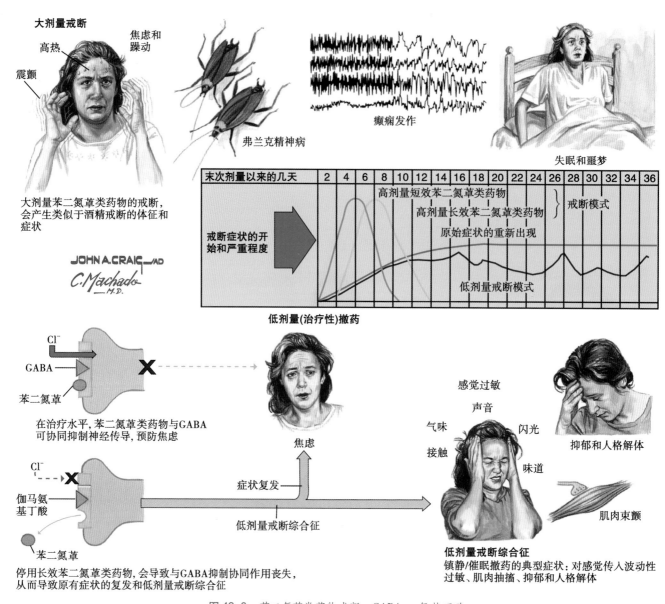

图 43.6　苯二氮䓬类药物戒断。GABA，γ-氨基丁酸

酗酒的责任，特别是早发性酗酒，部分是遗传性的，其他成瘾也可能如此。生理学和流行病学证据表明，青少年大脑特别容易成瘾，特别是尼古丁；18 岁以后开始吸烟的习惯很少。患有精神疾病，特别是双相情感障碍、注意力缺陷多动障碍（ADHD）和人格障碍的人滥用和依赖药物的风险增加。ADHD 可在 8 岁时诊断出来，并且从未在成年期开始。

一些精神科医生认为，许多成瘾者实际上是"自我治疗"的一种潜在的精神疾病——这个想法仍然存在争议。但是，"双重诊断"患者是规则而不是例外。这些人需要同时治疗成瘾和精神疾病。

（尹铁伦　译）

推荐阅读

Hays JT. Efficacy and safety of varenicline for smoking cessation. Am J Med 2008;121(4 Suppl. 1):S32–42.

Johnson BA, et al. Topiramate for treating alcohol dependence: a randomized controlled trial. JAMA 2007;298(14):1641–51.

Karila L, et al. New treatments for cocaine dependence: a focused review. Int J Neuropsychopharmacol 2008;11(3):425–38.

Khantzian EJ. The self-medication hypothesis of substance use disorders: a reconsideration and recent applications. Harv Rev Psychiatry 1997;4(5):231–44.

Krupitsky EM. Antiglutamatergic strategies for ethanol detoxification: comparison with placebo and diazepam. Alcohol 2007;31(4):604–11.

Spanagel R, Kiefer F. Drugs for relapse prevention of alcoholism: ten years of progress. Trends Pharmacol Sci 2008;29(3):109–15.

感染性疾病

Jayashri Srinivasan

细菌性疾病

Kenneth M. Wener, Winnie W. Ooi, Daniel P. McQuillen, Donald E. Craven, Robert A. Duncan, Robert Peck, Samuel E. Kalluvya, Johannes B. Kataraihya

常见症状

细菌性脑膜炎

临床案例 一名19岁女性,主因精神错乱、嗜睡和颈部僵硬而被送往急诊室,她的室友述说,患者在出现症状前有3~4天出现上呼吸道症状。既往没有明显的病史。体格检查发现,体温37℃,脉搏100次/min,呼吸20次/min,血压110/70mmHg。尽管她的颈部僵硬,但Kernig征和Brudzinski征均为阴性。咽部轻微充血,无渗出物。心肺检查结果正常,没有出现皮疹。神经系统检查显示,稍显反应迟钝、困倦,精神状态完好,脑神经检查正常,无运动或感觉障碍,反射正常。

患者的白细胞(WBC)计数为22 900个/mm³,出现明显核左移,其中杆状核细胞占34%,多形核白细胞占62%,血小板计数为120 000个/mm³,电解质检查提示轻度代谢性酸中毒。胸片及头CT均正常。

最初的脑脊液(CSF)检查正常。但是,她被收入院观察。此后不久,患者主诉头痛和颈部疼痛越来越严重。检查发现患者处于意识不清状态、发热,体温39.1℃。复查腰穿显示CSF浑浊状态,白细胞计数670/mm³(其中90%为多形核白细胞),葡萄糖水平1mg/dl,蛋白质水平220mg/dl。革兰氏染色显示少量的革兰氏阴性双球菌,CSF培养示脑膜炎奈瑟球菌,血培养也发现脑膜炎奈瑟菌。给予青霉素G 2 400万U/d静脉注射治疗,患者完全恢复。出院前给予利福平来消除鼻咽部的脑膜炎奈瑟球菌。

最严重的神经系统急症之一为细菌性脑膜炎患者的评估和护理。当这些患者突然出现严重的头痛、发热和颈部僵硬时,通常他们以前是健康的。尽管有超过50年的抗生素治疗经验,细菌性脑膜炎仍然是一种非常致命的疾病。及时的诊断对于防止这种结局是至关重要的。在前面的案例中,是一个典型的脑膜球菌性脑膜炎患者,尽管病史和检查提示脑膜感染,但最初的脑脊液检查是正常的。急诊医生明智地让患者住院观察。当患者病情突然恶化时,复查CSF检查得到诊断和适当的治疗。细菌性脑膜炎的诊断和治疗的任何延迟都是无法使患者恢复,因为除非立即开始适当的抗生素治疗,否则可能会发生死亡。

病理生理学

细菌性脑膜炎通常被定义为主要侵犯软脑膜的微生物感染(图44.1)。细菌通常随血液或经由邻近感染灶(如鼻窦炎、中耳炎、乳突炎等)播散至软脑膜。少数情况下,解剖学屏障结构缺损,如颅骨或脊柱穿孔性损伤或先天性硬脑膜缺陷,可以导致复发性细菌性脑膜炎。

儿童患者和成年患者的致病菌往往不同。成年脑膜炎患者的主要致病菌包括肺炎链球菌、脑膜炎奈瑟菌和单核细胞增多性李斯特菌。在发展中国家,流感嗜血杆菌引起的脑膜炎高达20%~50%;而在美国,随着b型流感嗜血杆菌疫苗的广泛应用,发病率下降了90%。新生儿脑膜炎患者的主要致病菌是大肠埃希菌和B族乙型溶血性链球菌。单核细胞增多性李斯特菌常引起免疫功能低下患者的脑膜炎,但很少引起新生儿脑膜炎。脑膜炎奈瑟菌感染常伴随原发性败血症、特征性瘀斑和/或发癜性皮疹或弥散性血管内凝血。此外,成年人中易患肺炎球菌脑膜炎的疾病包括镰状细胞病以及免疫缺陷的疾病(包括酗酒、肝硬化、脾切除、感染HIV/AIDS等)。颅底骨折也容易导致侵袭性肺炎球菌性脑膜炎。

革兰氏阴性杆菌(如大肠埃希菌、变形杆菌、假单胞菌、沙雷菌属、克雷伯菌、柠檬酸杆菌等)在社区获得性脑膜炎感染中较少见,更常见于头部或脊柱创伤或神经外科手术后。这些微生物在免疫受损患者中始终应受到重视。金黄色葡萄球菌引起的脑膜炎可以发生在穿透性损伤、神经外科术后或菌血症后。而凝固酶阴性葡萄球菌(表皮葡萄球菌)或金黄色葡萄球菌及其他致病菌,则与脑室分流术中的感染密切相关。

临床表现与诊断

急性细菌性脑膜炎发病急骤,常在感染后数小时到一天内出现症状。典型的临床症状包括急性大脑功能障碍的一系列症状,如嗜睡、癫痫发作及躁动;还可以出现脑膜受累的特征性症状和体征,如明显的颈强直,称为脑膜刺激征,而发热不一定立即出现。患者可很快出现精神错乱、困倦、反应迟钝等,甚至常常出现昏睡。

检查医师必须仔细寻找任何出现头痛或警觉性水平任何变化的发热患者的颈部僵硬迹象。两种临床操作对于确定涉及腰骶神经根的脑膜炎的存在非常重要:检查Kernig征和

最常见的病原体

在发展中国家，流感嗜血杆菌仍引起约 25%~50% 的脑膜炎(美国由于使用流感疫苗，减少90%）

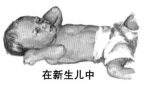

在新生儿中

革兰氏染色阴性杆菌

(大肠埃希菌、肺炎克雷伯菌等)

其他链球菌

(金黄色葡萄球菌、单核细胞增生李斯特菌、流感嗜血杆菌等)

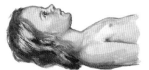

在儿童中

脑膜炎双球菌、肺炎球菌

流感嗜血杆菌、其他(李斯特菌等)

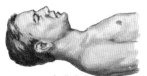

在成人中

肺炎链球菌、脑膜炎双球菌

其他革兰氏阴性杆菌(李斯特菌等)

感染源

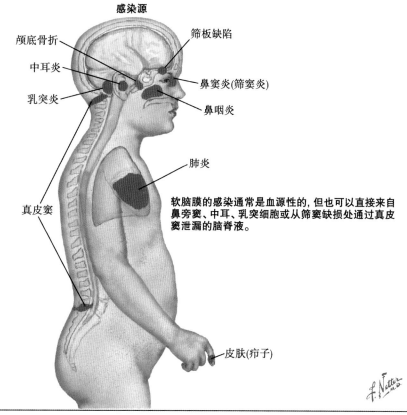

颅底骨折
中耳炎
乳突炎
真皮窦
筛板缺陷
鼻窦炎(筛窦炎)
鼻咽炎
肺炎
皮肤(疖子)

软脑膜的感染通常是血源性的, 但也可以直接来自鼻旁窦、中耳、乳突细胞或从筛窦缺损处通过真皮窦泄漏的脑脊液。

诊断

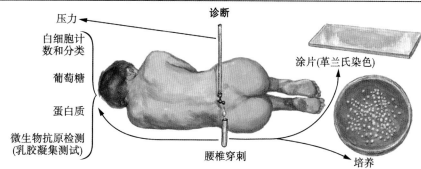

压力
白细胞计数和分类
葡萄糖
蛋白质
微生物抗原检测(乳胶凝集测试)
腰椎穿刺
涂片(革兰氏染色)
培养

图 44.1 细菌性脑膜炎(1)

Brudzinski 征(图 44.2)。Kernig 征是通过将患者的髋关节屈曲 90°,然后试图被动地伸直膝盖的腿来引起的,腘绳肌的疼痛和紧绷妨碍了这种操作的完成。该体征应双侧出现以支持脑膜炎的诊断。当患者仰卧时检查者弯曲患者的颈部时,如果患者的臀部和膝盖自动弯曲,则 Brudzinski 征为阳性。由于感染者对感染的反应各不相同,脑膜刺激的这些体征并不总是存在,特别是在衰弱和老年患者以及婴儿中。当临床表现为典型的脑膜炎时,排除伴随的局灶性脑膜旁的感染源如脑脓肿也是非常重要的。进一步的病史,仔细的神经系统检查和各种影像学检查至关重要(图 44.3 和图 44.4)。通常,可能会出现伴随皮肤病变的发现,有斑丘疹或瘀斑/发癜性皮疹通常表明脑膜炎奈瑟菌感染,尽管埃可病毒感染可能也有类似的改变。然而,在病毒性脑膜炎中,CSF 的结果明显不同,通常伴有淋巴细

胞增多、CSF 糖正常和阴性的革兰氏染色。脑膜炎奈瑟球菌的皮肤病学病变通常继发于潜在的血管炎、伴有凝血功能障碍或两者的组合。与埃可病毒性皮疹相反,脑膜炎球菌感染更常见于影响躯干和四肢的皮疹,埃可病毒性皮疹通常在感染早期涉及面部和颈部。在伴有脑膜炎的暴发性肺炎球菌菌血症以及葡萄球菌性心内膜炎中也很少发现紫癜性病变,后者主要涉及手指的指腹。

诊断方法

脑脊液检查对于诊断细菌和其他微生物形式的脑膜炎至关重要。当疑似脑膜炎患者出现局灶性神经系统体征或颅内压增高的迹象时,可能是腰椎穿刺(LP)的禁忌证。这些包括视乳头水肿、昏迷和局灶性神经系统体征,例如瞳孔扩大、偏瘫和失语症。伴随颅内压升高的迹象可能包括心动过缓、Cheyne-Stoke 呼吸,甚至喷射性呕吐。当患者免疫功能受损或意识水平改变、新发癫痫发作或局灶性神经功能缺损时,必须在腰椎穿刺之前获得计算机断层扫描(CT),以排除脑脓肿或具有显著占位效应的脑膜旁病灶。

一旦怀疑患者有脑膜炎可能性,建议在 CT 和腰椎穿刺之前就立即给予广谱抗生素经验性治疗,需覆盖革兰氏阳性和阴性菌的广谱抗生素。之后,根据脑脊液培养结果,再调整治疗方案。若头颅 CT 未发现可能引起脑疝的脑膜旁占位病灶,那么就可以放心地进行腰椎穿刺完善脑脊液检查。如果提示是脑膜旁占位性病变引发了脑膜炎,则应将占位的治疗放在首要位置。在手术减压的同时,就可以明确致病菌性质,因此不需要再进行腰椎穿刺检查。

CSF 检查提供了蛛网膜下腔细菌感染的唯一确凿证据。它必须包括革兰氏染色涂片以确定致病生物形态。在大约 80% 的患者中,革兰氏染色与更特异的细菌培养所定义的精确微生物病因相关。这是一种简单的技术,可以在确定的培养和敏感性数据可用之前更好地选择合适的抗生素治疗。然而,在立即开始适当的抗生素治疗之前,不需要等待革兰氏染色的结果。当 CSF 革兰氏染色和培养物不能诊断时,通过免疫色谱技术或乳胶凝集试验快速检测微生物抗原可以帮助诊断。较新的聚合酶链反应(PCR)技术对细菌性脑膜炎的诊断具有优异的敏感性和特异性。

最初的 CSF 检查需要包括测量 CSF 的开放压力、颜色(透明、浑浊或脓性)、WBC 计数和分类以及葡萄糖和蛋白质的含量。通常在细菌性脑膜炎中,CSF 开放压力增加(卧位压力>200mmH$_2$O,立位压力>35mmH$_2$O),CSF 通常是浑浊或纯化脓性的,并且主要为多形核白细胞(>80%)。CSF 葡萄糖含量非常低,通常低于同时测量的血清葡萄糖结果的 40%。在一些其他类型的微生物脑膜炎中也发现葡萄糖含量低(<40mg/100ml),包括单核细胞增生性的李斯特菌、结核分枝杆菌和新型隐球菌。在病毒性脑膜炎中,CSF 的血糖水平正常很常见。通常,CSF 蛋白含量升高,通常大于 100mg/dl(正常参考值,<45mg/dl)。在脑或硬膜外脓肿或多发性脓毒性栓子等脑膜旁病灶的患者中,CSF 葡萄糖可能不如典型的细菌性脑膜炎低,即使在这些情况下,CSF 蛋白水平显著增加。

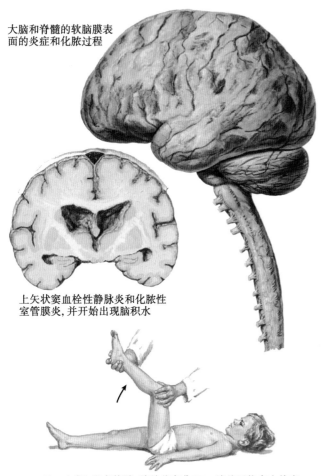

大脑和脊髓的软脑膜表面的炎症和化脓过程

上矢状窦血栓性静脉炎和化脓性室管膜炎,并开始出现脑积水

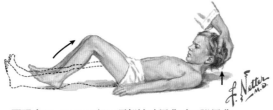

Kernig征: 患者仰卧,髋关节弯曲90°,膝盖不能完全伸直

颈强直(Brudzinski征): 颈部被动屈曲时双腿屈曲

图 44.2　细菌性脑膜炎(2)

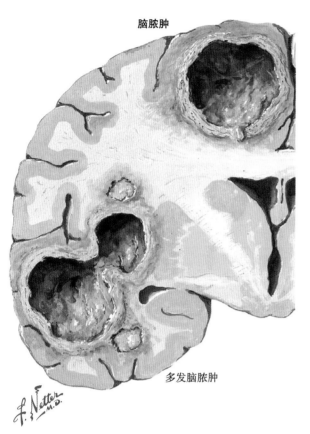

脑脓肿

多发脑脓肿

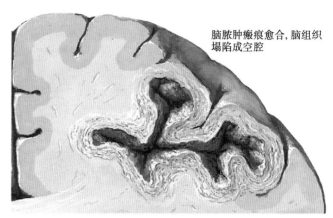

脑脓肿瘢痕愈合,脑组织塌陷成空腔

硬膜下脓肿

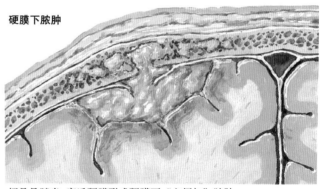

颅骨骨髓炎,穿透硬膜形成硬膜下"衣领扣"脓肿

图 44.3 脑膜外感染

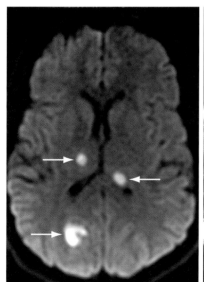

A. 轴位DWI相显示脓肿内脓液扩散受限(箭)

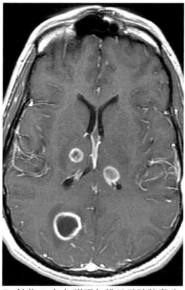

B. 轴位 T1加权增强扫描显示脓肿囊壁呈相对较薄的环形强化

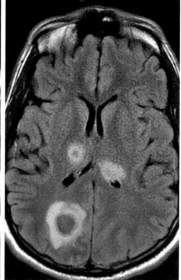

C. 轴向FLAIR相显示颅内多发性脓肿伴水肿

图 44.4 一名 32 岁败血症患者的多发性脑脓肿。FLAIR,液体衰减反转恢复

最佳治疗

细菌性脑膜炎是一种极其严重的危及生命的感染。在首次考虑这一关键诊断时，如果不首先评估患者或不开始治疗，任何延误诊断都会增加发病率和死亡率。必须尽快开始抗生素治疗，并在 CSF 检查结果的指导下进行。如果不能及时进行脑脊液检查，必须立即开始经验性治疗。患者必须接受高剂量的静脉注射抗生素，这些抗生素很容易穿过血脑屏障。开始等待细菌培养结果时必须使用第三代头孢菌素如头孢曲松或头孢噻肟加万古霉素的经验性静脉注射治疗。建议所有儿童在抗生素治疗前给予高剂量糖皮质激素，对于患有社区获得性脑膜炎的成人应慎用。

当细菌培养和药敏试验数据可用时，可以确定特定的抗微生物疗法。青霉素 G 被推荐用于脑膜炎球菌性脑膜炎的治疗。

肺炎链球菌引起的脑膜炎的抗菌治疗必须基于抗生素药物敏感性试验结果。如果菌株对青霉素敏感，建议使用青霉素或头孢曲松。当菌株对青霉素不敏感并且对头孢菌素敏感时，建议使用头孢曲松钠或头孢噻肟。如果菌株对头孢菌素和青霉素均不敏感，则必须在第三代头孢菌素（头孢曲松钠或头孢噻肟）基础上添加万古霉素进行治疗。对于 50 岁以上的患者、孕妇、免疫功能低下的感染者或酗酒者，必须在万古霉素和第三代头孢菌素中加入氨苄西林的经验性治疗，以涵盖单核细胞增生李斯特菌。

并发症

在细菌性脑膜炎患者中，大约 15% 的患者有过急性和慢性并发症，包括各种脑神经功能障碍，特别是那些影响眼外肌功能的脑神经Ⅲ、Ⅳ和Ⅵ及脑神经Ⅶ，有时还有脑神经Ⅷ的并发症，尽管这是目前不太常见，因为无特定的耳毒性或前庭毒性的抗生素的应用。但是，永久性感音神经性听力损失偶尔会发生，最常见的是小儿脑膜炎球菌感染。各种脑神经病变通常继发于渗出物，这是常见的细菌性和结核性脑膜炎的化脓性形成的渗出物。

偶尔会发生局灶性或全身性癫痫发作、各种局灶性脑病体征、昏迷和急性脑水肿。相对较少见的类似卒中如偏瘫、失语和偏盲的表现，这些表现的持续存在表明可能发生继发性脑动脉炎、脑静脉血栓形成或极少见的占位效应，特别是脑脓肿。即使是敏感的抗生素和早期诊断，脑膜炎球菌性脑膜炎的死亡率仍至少为 10%，肺炎球菌性脑膜炎的死亡率至少为 30%，尽管随着最近引入肺炎球菌性的免疫，后者的死亡率显著降低。每当任何诊断延迟发生导致得不到立即治疗，死亡率和发病率就会显著增高。

药物预防

特别推荐与脑膜炎球菌性脑膜炎患者密切接触的人进行药物预防，特别是在大学宿舍和军营等狭窄环境中。预防药物首选利福平，环丙沙星也有效。

未来发展方向：疫苗

目前常见的有 3 种微生物疫苗。其中 b 型流感嗜血杆菌蛋白多糖疫苗在预防新生儿及婴幼儿脑膜炎方面卓有成效。脑膜炎奈瑟菌 A、C、Y、W135 多糖疫苗推荐用于高危成人和接触脑膜炎球菌性脑膜炎患者的人群。另外，单价血清群 B 疫苗推荐用于补体缺乏症、功能性或获得性无脾症以及由于流行性脑脊髓膜炎暴发或在实验室环境中接触患者的人群。肺炎链球菌 13 价蛋白结合疫苗适用于所有儿童。此外，蛋白多糖疫苗适用于那些处于获得肺炎球菌感染高风险的儿童。目前，成人可以根据年龄和风险选择 23 价肺炎球菌多糖或 13 价蛋白结合疫苗。

脑膜外（周围）感染

> **临床案例** 一名 76 岁的男性，患有鼻窦头痛，并接受了额窦的手术引流。术后，他出现头痛、癫痫发作和轻度右侧无力，被诊断为轻度脑血管意外（CVA）。他出院回家，走路有些困难，讲话"不太正常"，症状逐渐恶化，手术后 6 周，右手无法握住任何东西，出现失语症。他主诉身上发冷但没有发热。经检查，患者神志清醒，但完全性失语，脑神经正常，双侧眼球同向凝视，右侧偏瘫。白细胞计数为 9 700/mm³，白细胞分类正常。脑 CT 显示左额叶低信号结构病变、中线移位。脑磁共振成像（MRI）显示多灶性病变、明显环状增强，周围水肿穿过额叶并向后朝向左顶叶延伸（见图 44.3）。中线偏移 1.5mm。使用立体定向技术抽吸病变，革兰氏染色显示许多多形核白细胞、许多革兰氏阳性球菌和少量的革兰氏阴性杆菌。培养物生长出奇异变形杆菌和芽孢杆菌。他接受了 4 个月的头孢曲松和甲硝唑治疗，完全恢复了语言能力，并在助行器的帮助下恢复了行走能力。
>
> **点评**：尽管脑膜旁感染是相对罕见的疾病，但在任何急性脑或脊髓病变的鉴别诊断中必须始终考虑这些病变（见图 44.3）。这些病变可能不会被怀疑，因此直到延迟到无法防止永久性神经功能缺损时才被发现。CT 和 MRI 检查是排除这种易感病变的有用工具。虽然这些脓肿很容易在明显感染的情况下考虑，但精确的微生物来源并不总是由临床表现的特征来定义。必须始终考虑任何急性脊髓或脑部病变是否可能具有感染基础。这在慢性疾病如糖尿病的情况下尤其重要，糖尿病常常使个体易患脊髓硬膜外脓肿。在这些疾病中需要最高的诊断和治疗优先级。确定后，这些疾病是最紧急的神经系统急症情况之一。这些需要立即诊断和治疗关注。即使出现适当的诊断和治疗重点，患者的结局仍可能得到好转，如前面的病例所示。

脑脓肿

> **临床案例** 一名 26 岁的女性，右手和右侧面部突然出现麻木感，几分钟内完全缓解，仅在接下来的 48 小时内再次出现

两次发作。然后她突然发生失语、右手和右面部麻木、无力。神经系统检查显示流利性的失语症，右侧中枢性面瘫和右手无力。右上肢腱反射活跃，右侧 Babinski 征阳性。患者的心尖部有Ⅲ/Ⅳ级收缩期杂音。脑部成像显示左顶颞叶占位性病变，提示有脑炎或脑脓肿的可能。开始经验性地使用抗生素。在 36 小时内，血培养显示革兰氏阳性双球菌，适当调整抗生素，在 48 小时内，她的病情稳定下来。1 周后复查脑成像检查显示病灶有改善。早期考虑手术减压，但是抗生素治疗就足够了。她的病情逐渐好转，几乎完全恢复。随后，当她的言语功能得到改善时，她回忆起在患病前几周进行了预约洗牙。以前她不知道自己有二尖瓣病变。她被告知将来在任何牙科或其他医学侵入性手术之前需要用抗生素治疗。

脑脓肿可能是隐匿性或暴发性的，是由于邻近病灶的直接延伸引起的，例如中耳或鼻窦感染，具有从右向左分流的先天性心脏病，或极少数具有相似分流机制的肺动静脉畸形。血源性扩散可能发生在头颈部、心脏（感染性心内膜炎）、肺或腹部的远处感染部位，或穿透性头部外伤后直接引入细菌。手术后可能发生脑脓肿，如本章开头的临床案例。脑脓肿的主要症状是持续强烈的和进行性的头痛，通常伴有局灶性神经系统症状表现。只有 2/3 的患者有发热。偶尔会出现视乳头水肿和其他颅内压增高的迹象；然而，脑影像学检查的可用性使得脑脓肿更有可能在获得足够大的占位以增加颅内压之前被识别。

大多数脑脓肿病例是多种微生物导致的。病原体通常包括需氧细菌，例如链球菌、肠杆菌科和葡萄球菌。血管链球菌组通常存在于口腔、阑尾和女性生殖道中，并且具有脓肿形成的倾向。高达 40% 的脑脓肿病例中存在厌氧微生物，如拟杆菌属和普氏菌属。真菌性脑脓肿并不常见，但在免疫抑制患者中越来越被认可。

MRI 对初步诊断最有帮助（见图 44.3）。特征性表现是在注射造影剂之后具有低密度中心和周边均匀环状增强的局灶性脑病灶。有时，脓肿周围伴有水肿。在这种情况下，应尽可能避免腰椎穿刺检查，以防止脑脓肿压力相对增高而引起脑疝，或脓肿破裂进入脑室系统。

治疗上，脓肿可以直接抽吸。根据具体情况，经验性药物治疗始于第三代或第四代头孢菌素或青霉素加甲硝唑。如果药物治疗后复查 CT 显示脓肿体积减小，手术可能没有必要。急性脑脓肿伴有脑水肿需要使用糖皮质激素和甘露醇，并使用抗惊厥药来预防癫痫发作。

硬膜下脓肿

硬脑膜下脓肿同样是一种致命性的神经系统感染，其典型特征是脓液聚集在硬脑膜和蛛网膜之间的潜在间隙中（图 44.3）。活动性鼻旁窦炎，特别是起源于额窦或乳突空气细胞，通常先于感染扩展到硬膜下间隙。偶可直接来源于手术或外伤性伤口。

约 50% 的病例是由链球菌引起的；金黄色葡萄球菌、革兰氏阴性菌和厌氧菌（如微需氧链球菌、类杆菌和产气荚膜梭菌）引起的硬膜下脓肿较少见。罕见多重细菌感染。

原发感染部位上可能出现局部肿胀、红斑、头痛或压痛。随着疾病的进展，头痛变得广泛和严重，伴有高热、呕吐和颈部僵硬。有时会发生癫痫发作、偏瘫、视野缺损和视乳头水肿。

CSF 中含有 10~1 000 个 WBC，蛋白质水平升高，葡萄糖水平通常正常，这与细菌性脑膜炎不同。如果以前没有获得影像学检查，这是一个特别重要的线索。CT 或 MRI 显示低吸收脑外占位病变，用增强造影剂可以看到薄而中等密度的边缘强化（见图 44.3）。

治疗包括及时手术引流和强化抗菌治疗相结合。最初的抗生素选择需要静脉注射第三代或第四代头孢菌素用于需氧细菌，甲硝唑用于厌氧细菌。也可能需要预防性使用抗惊厥药和糖皮质激素。

脊髓硬膜外脓肿

> **临床案例**　患者男性，52 岁，既往有糖尿病史，出现非特异性上呼吸道症状，考虑是流感。几天之内，他出现了越来越严重的胸椎中部疼痛。他很快就出现了寒战、发冷和呕吐。在随后的 12~24 小时内，他的症状迅速恶化。然后，他突然出现双腿麻木，向中背部蔓延，爬楼梯困难；躺下恢复力量后，即使在妻子的帮助下，他也无法起床。患者不能自主排尿。他的家人打电话给当地的紧急救护车，将患者送至医院住院。
>
> 神经系统检查显示患者出现了截瘫，感觉平面在 T4 水平，乳头线以下感觉明显缺失。患者需要导尿。脊髓 MRI 显示在 T4 和 T10 之间有硬膜外脓肿。尽管立即进行了神经外科减压术，但患者的神经功能缺损仅得到部分缓解。

硬膜外脊膜脓肿患者通常会出现发热和严重的背痛，有时伴有不同程度的腿部无力。临床分为 4 期：①局部椎体疼痛；②特定的受累神经根支配区域的根性疼痛；③脊髓压迫的早期症状，如感觉异常、无力或排尿困难；④病变平面以下瘫痪。

脊髓硬膜外间隙内的脓性或肉芽肿可覆盖或环绕脊髓、神经根和神经（图 44.5）。虽然感染通常局限于 3~4 个椎体节段，但很少延伸椎管长度。

硬脊膜外脓肿最常见的致病菌是金黄色葡萄球菌，偶可见需氧或厌氧链球菌和革兰氏阴性菌。有时可以出现厌氧和需氧菌同时感染。当没有分离到任何致病菌或是发现了肉芽肿，就需要考虑结核感染、Pott 病的可能性。皮肤感染，尤其是疖子，是血行扩散到硬膜外腔最常见的病灶。血源性椎体脊髓炎引发的脊髓硬膜外脓肿占 40%。牙齿和上呼吸道感染是其他常见的易感因素。

任何出现背痛、发热、局部压痛或脊髓压迫症状的患者，都需要立即进行全脊柱 MRI 检查。手术或 CT 引导下的针吸活检，可以辅助诊断，也可以局部减压。建议进行血培养。不建议腰椎穿刺检查。对于无并发症的病例，需肠外抗生素治疗 3~4 周；如果存在脊椎骨髓炎，则需要治疗 8 周或更长时间。

硬膜外脓肿

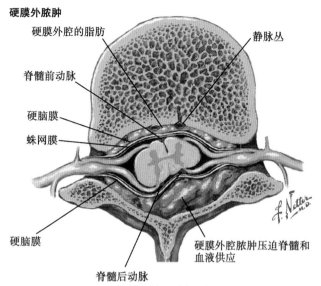

硬膜外腔的脂肪

脊髓前动脉

硬脑膜

蛛网膜

硬脑膜

静脉丛

脊髓后动脉

硬膜外腔脓肿压迫脊髓和血液供应

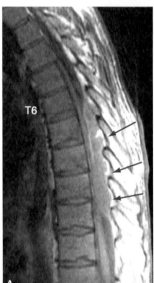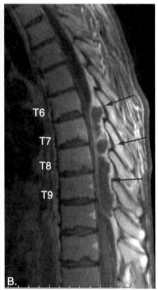

硬膜外脓肿。矢状位T1加权相没有(A)和(B)增强扫描显示T6-T11广泛的脊髓后侧硬膜外异常信号。肉芽组织可见增强信号,肉芽组织内局部包裹脓液,脓液未见增强信号

图 44.5　脊髓硬膜外脓肿

特定病原体

莱姆病(伯氏疏螺旋体)

> **临床案例**　患者女性,39 岁,持续乏力 1 个多月,伴右肩、后背部疼痛 2 周。在入院前 1 周,她出现了严重的头痛、畏光和恶心。问诊过程中,她回忆在出现乏力之前,曾被虫子咬过,然后长了 10cm 长的皮疹。随后,她出现上背部和颈部僵硬,为此她曾进行脊椎按摩治疗。体格检查发现患者无发热,没有颈强直和神经功能缺损。在她的左腋下发现一个 10cm 的椭圆形红斑。血白细胞和代谢检查正常。脑脊液检查显示白细胞 129 个/mm³(89% 淋巴细胞,3% 中性粒细胞)和红细胞 363 个/mm³,

> 葡萄糖含量 48mg/dl,蛋白质 54mg/dl。头颅 CT 未见异常。血清莱姆酶联免疫吸附试验(ELISA)和 Western 印迹试验均为阳性。患者脑脊液中莱姆病 IgM 阳性,莱姆病 PCR 阴性。给予头孢曲松治疗 1 个月,每天静脉注射 2 克,症状完全缓解。
>
> 点评:莱姆病是一种蜱传播的、由伯氏疏螺旋体引起的疾病。在美国部分地区流行,特别是从缅因州到马里兰州的大西洋东北部沿海地区,包括明尼苏达州和威斯康星州在内的中西部地区,以及加利福尼亚州和俄勒冈州在内的北太平洋地区。目前美国每年约有 3 亿病例发生。莱姆病在欧洲和亚洲的森林地区也很流行。

临床表现

在美国,80% 的患者表现为缓慢扩张的皮肤病变,称为红斑移行症,发生在蜱叮咬部位(图 44.6)。皮疹同时出现流感样症状,如全身乏力、疲劳、发热、头痛、关节痛、肌痛和局部淋巴结肿大。感染早期较局限,数天到数周内会播散到全身,神经系统、心脏或关节均有不同程度受累。若患者未经治疗,可导致晚期或持续性莱姆病感染。

在美国,15% 未经治疗的神经系统受累的患者出现了早期播散性感染的症状和体征。出现了多种神经系统表现,包括阵发性头痛和轻度颈部僵硬的淋巴细胞性脑膜炎,伴有记忆受损的轻微脑炎,以及脑神经病变(最常见的是单侧或双侧面瘫,有时是视神经病变)、小脑性共济失调、脊髓炎、运动或感觉神经根炎或多发性单神经炎。

一般来说,患者如果出现急性神经功能异常而未经治疗,也会在数周或数月内好转或恢复。但是,其中 5% 的未经治疗的患者可能会发展为具有细微认知改变的慢性神经递质沉着症,称为莱姆脑病。虽然这些患者的脑脊液没有炎症改变,但脑脊液中常可检测到伯氏疏螺旋体抗体阳性。部分患者可发展为慢性轴索性多神经根神经病,表现为脊神经根性疼痛或远端感觉异常。肌电图(EMG)显示近端和远端神经弥漫性受累。

诊断

在疾病早期,游走性红斑处进行组织活检,BSK 培养基培养出伯氏疏螺旋体,可以确诊该病。而到了感染后期,则通常取关节液采用 PCR 技术检测伯氏疏螺旋体。在美国,诊断根据疾病预防控制中心(CDC)的标准,通常根据特征性的临床表现、在流行地区的接触史,以及免疫印迹法(Western blotting)及酶联免疫吸附试验(ELISA)检测伯氏疏螺旋体抗体。血清学在感染的最初几周是不敏感的(只有 20%~30% 呈阳性,通常只有 IgM),但到了第 4 周,血清学阳性率 70%~80%(通常为 IgM 和 IgG),甚至在抗生素治疗后也是如此。如果患病 1 个月后 IgM 检测呈阳性,则很可能是假阳性。出现神经功能障碍的患者,尤其是脑膜炎患者,可在鞘内产生抗伯氏疏螺旋体的 IgM、IgG 或 IgA 抗体。

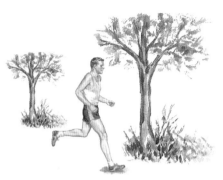
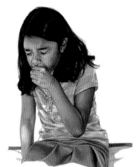

幼儿和孕妇的治疗药物与其他患者不同; 因此, 如果您可能妊娠, 请告诉您的医生

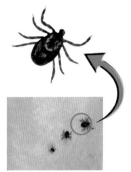

莱姆病由伯氏疏螺旋体引起。蜱虫叮咬会将细菌传染给人类。生活在树木繁茂地区的鹿经常携带这些微小的蜱虫

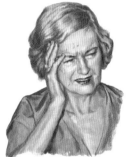
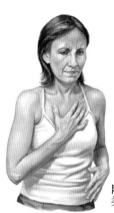
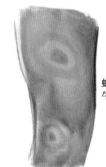
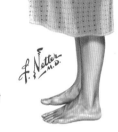

蜱虫叮咬通常会留下大的、牛眼型皮疹, 并持续数天

流感样症状通常是首发症状, 包括头痛、发热、疲劳、皮疹和关节痛

随着感染的进展, 可能出现胸痛、气短、头晕、关节的类似关节炎样的症状, 以及神经系统症状

图 44.6　莱姆病——临床表现

MRI 可能显示脑膜炎的改变(图 44.7A 和 B)以及脑神经受累。可以看到胼胝体和半卵圆中心等脑实质内白质变化以及类似多发性硬化。病灶有增强是活动期疾病的良好标志(见图 44.7C~F)。

治疗

美国传染病学会已经制定了针对莱姆病的循证建议。早期或局部播散性感染可以用 1~21 天的口服多西环素成功治疗。儿童和孕妇可以用阿莫西林治疗。多西环素的一个优点是其对无形体吞噬细胞的有效, 吞噬细胞是一种可能引起人粒细胞埃立克体病的共感染病原体。头孢呋辛酯是对第一种选择过敏的第三种选择。有客观神经系统异常的患者可以静脉注射头孢曲松 14~28 天(头孢噻肟和青霉素 G 是可能的替代药物)。急性神经疏螺旋体病的表现通常在数周内消退, 但慢性神经疏螺旋体病通常在数月内消退。治疗 4 周后复发的客观证据很少。

结核病:脑和脊髓(结核分枝杆菌)

> **临床案例**　一名 51 岁的越南妇女在访问美国时, 出现头痛, 呕吐和发作性左面部和手臂刺痛和麻木的病史 7 天。她述说有复视、跌倒 2 次、鼻骨骨折, 目睹了一些癫痫样症状。患者的体温轻度升高。在神经系统检查中, 她感到神志混乱、言语只是断断续续地流利。患者出现双侧脑神经 Ⅵ 麻痹和早期视乳头水肿, 颈项僵硬, 肺部无异常。

> 腰椎穿刺检查发现脑脊液压力 500mmH$_2$O, 蛋白质含量 218mg/dl, 葡萄糖含量 22mg/dl(血葡萄糖含量 137mg/dl), 红细胞计数为 190/mm^3, 白细胞计数为 1 390/mm^3(4% 多形核白细胞, 94% 淋巴细胞)。脑脊液抗酸杆菌涂片和 PCR 均为阴性, 头颅 CT 和 MRI 正常。给予患者异烟肼、利福平、乙胺丁醇、吡嗪酰胺和甲泼尼龙(Solu Medrol)治疗, 脑脊液培养最终发现结核分枝杆菌。

美国的中枢神经系统(CNS)结核病的发病率明显下降;它最常见于外国出生的成年人和感染艾滋病毒的人。在神经系统方面,它表现为脑膜炎、占位病变或椎体病变。由于结核病在东南亚仍然流行,因此在从该地区移民的患有脑膜炎病,特别是有脑神经病变的患者的鉴别诊断中必须考虑结核病;本章中的临床案例是非常典型的。在等待 CSF 培养结果的同时进行临床诊断和开始治疗非常重要。

结核性脑膜炎

结核性脑膜炎通常是由血源性脑膜播种或结核瘤或脑膜旁肉芽肿的连续扩散引起的,随后破裂进入蛛网膜下腔(图 44.8)。被认为存在于原发感染的血源性播种中的沿脑膜、脑或脊髓的局部感染灶也将结核分枝杆菌直接释放到蛛网膜下腔。然后感染沿着血管周围间隙扩散到大脑中。颅底强烈的炎症反应导致闭塞性动脉炎,伴有小血管血栓形成和脑梗死。直接压迫脑神经和第四脑室孔或基底池的脑脊液流动阻塞可

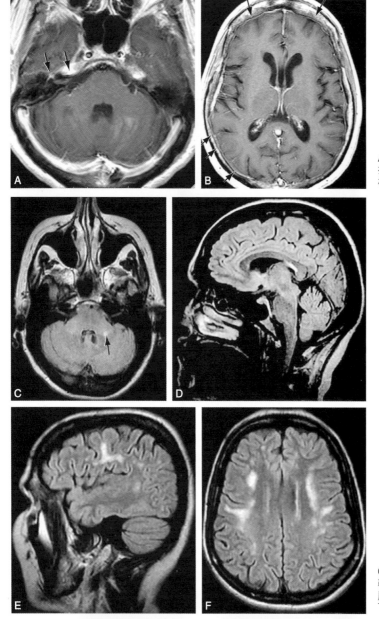

A和B. 莱姆脑膜炎伴面神经受累。**(A)** 轴向T1-加权相增强扫描显示右侧脑神经Ⅶ和Ⅷ复合体增强(箭)。**(B)** 轴向T1加权相增强扫描显示弥漫性脑膜增强(箭)

C~F. 莱姆病中枢神经系统受累。注意脑实质的原发性脱髓鞘改变。多个层面的FLAIR相显示多个部位受累, 包括左小脑脚(C)、胼胝体压部和后额下区(D), 以及中央白质和皮质下白质受累(E和F)

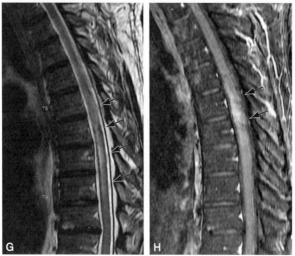

G和H. 莱姆病的脊髓炎。中枢神经系统莱姆病的多种表现。**(G)** 胸椎MRI的T2加权相显示轻度肿胀的脊髓内呈片状、长节段、界限不清的增强信号(箭)。**(H)** T1加权相增强扫描显示部分异常脊髓呈片状增强(箭)

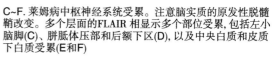

图44.7   莱姆病。FLAIR, 液体衰减反转恢复

TB 累及基底池伴血管炎和缺血

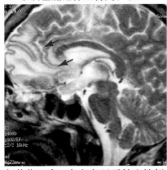

矢状位正中T2加权相显示缺血性额叶内的 T2高信号

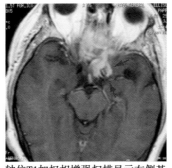

轴位T1加权相增强扫描显示左侧基底池和额下区占位增强信号

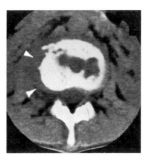

CT: 骨质破坏伴有棘旁脓肿

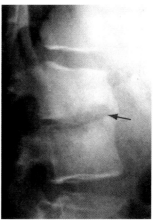

X线片: 椎间盘间隙(箭)和相邻椎体间的终板被破坏

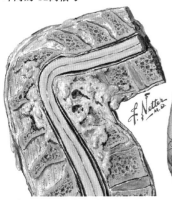

脊柱结核(波特病) 伴明显后凸

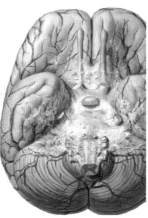

结核性颅底部脑膜炎

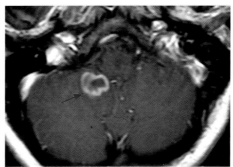

结核瘤。轴位T1加权相增强扫描显示右侧小脑的一个边缘环形增强的占位(箭)

图 44.8   结核病(TB)

能导致蛛网膜下腔阻滞和脑水肿。

结核性脑膜炎进展迅速,伴有头痛、发热、脑膜刺激征和脑神经受损,尤其是脑神经Ⅵ麻痹。局灶性脑或小脑功能障碍之后是感觉神经改变和昏迷。

脑脊液检查是确诊的关键。一般来说,结核性脑膜炎患者脑脊液葡萄糖水平低于血糖水平的 2/3、脑脊液蛋白含量大于50mg/dl、白细胞计数升高,以淋巴细胞为主。PCR 分析和培养是最敏感的诊断方法。PCR 能检测到 10 个以下的微生物,而涂片阳性则需要 10 000 个以上的微生物。目前已有 PCR 假阴性的报告(抗酸涂片阴性病例,PCR 的敏感性为 40% ~77%)。不幸的是,抗酸染色图片(Ziehl-Neelsen 抗酸染色法)的阳性率仅 25% ,浓缩脑脊液标本可以提高阳性率。

在最初一旦怀疑中枢神经系统结核病时必须开始治疗,因为如果不及时治疗,可能会在几周内死亡。在确定诊断和敏感性测试可用之前,首选异烟肼、利福平、乙胺丁醇和吡嗪酰胺的药物治疗。异烟肼和吡嗪酰胺的 CSF 浓度均达到与血液中相同,利福平可充分穿过血脑屏障。当脑水肿、蛛网膜下腔阻滞或两者都发生时,加入糖皮质激素治疗。在极端年龄段的死亡率最高(<5 岁时为 20% ,>50 岁时为 60%),或者病程已经存在超过 2 个月的死亡率为 80% 。

脑结核瘤

脑结核瘤不如结核性脑膜炎常见,这些病灶通常有钙化,通常位于颅后窝,特别是小脑。虽然最常见的是多发性病灶,但结核瘤可以是单一病灶的。对比增强 MRI 通常被认为是检测和评估中枢神经系统结核病的首选方式(见图 44.8)。PCR和 CSF 培养或活检病变材料的培养可以证实诊断。由于标准药物治疗通常是成功的,特别是如果未发现多药耐药性,则必须在考虑手术前尝试抗结核治疗。当然,如果有即将发生脑疝的迹象,则立即进行手术。

脊椎结核(Pott 病)

> **临床案例**   患者男性,30 岁,印度人,2 年前移民到美国,在一家软件公司工作,患者主诉背痛、发热和腿部麻木。体格检查未见异常。结核菌素皮肤试验出现直径 18mm 的硬结。胸部 X 片显示右上叶后尖段有浸润病灶。CT 检查显示 L5 水平有椎旁脓肿。痰液和脓肿抽吸物均培养出结核分枝杆菌。

最容易受到创伤的骨骼关节主要受到影响。大约 50% 的结核病病例累及脊柱,通常是椎间盘间隙和相邻的椎体、硬膜外腔或两者兼有病灶。背痛和发热通常伴随着无法识别的硬膜外感染或椎体节段骨折、塌陷或成角度的进行性脊髓压迫。

标准的脊柱 X 线片显示椎间盘间隙感染并扩散到邻近的椎骨(图 44.8)。MRI 和/或 CT 脊髓造影是首选的诊断方法。治疗前需要进行骨活检或椎间盘抽吸术,进行微生物的培养诊断。

9~12 个月的联合抗结核药物治疗方案是适当的,对于反应缓慢的部位的结核病灶,可以延长治疗时间。

汉森病(麻风分枝杆菌)

> **临床案例** 患者女性,56 岁,印度人,因为左脚绊倒 6 个月就诊。患者上个月开始出现右手抓东西有困难,并伴有肘部和前臂中部疼痛。
>
> 神经系统检查显示手指外展和内收无力,第 4 和第 5 指轻度成爪状以及内侧一个半指的感觉丧失,这与影响右手尺神经支配结构的右尺神经病变一致。左腿检查发现足背屈和外翻的局灶性无力,左小腿外侧和足背部感觉丧失,表明左腓总神经病变。尺神经和腓神经均变厚且可触及。在她的上臂和躯干上发现了两个细微的色素沉着的麻木黄斑。耳廓和鼻尖的感觉减退。
>
> 肌电图证实了中度严重的右尺神经和左腓神经轴突神经病变。皮肤活检显示非干酪性肉芽肿伴有淋巴细胞浸润和巨细胞;在改良的 Fite-Faraco 染色上可见罕见的抗酸杆菌。诊断为结核性(TT 型)麻风病,给予氨苯砜和利福平治疗。

汉森病(Hansen disease)是一种皮肤和周围神经的慢性感染性肉芽肿病。读者应该明白,尽管麻风病多年来一直是这种疾病的名称,但它的使用导致了不幸的歧视。因此,鉴于发现分枝杆菌的负责任的科学家格哈德·阿玛尔·汉森,汉森病现在是首选的命名法。但是,这些名称在某些圈子中仍然可以互换使用。

在世界范围内,汉森病是神经疾病最常见的传染病之一。来自该疾病流行地区的任何患者,如果患有多个单神经病,尤其是尺神经和腓神经,并且有皮肤病变,尤其是在环境温度较低的浅表感觉区域,则最有可能患有这种疾病。病原体是麻风分枝杆菌(*Mycobacterium leprae*),一种由汉森于 1873 年鉴定的抗酸芽孢杆菌。今天,这种疾病主要发生在亚洲、非洲和拉丁美洲。自世界卫生组织(WHO)将汉森病重新定义为仅涉及积极治疗的病例和消除活动的病例检测以来,自 2001 年以来,全球新病例登记例数稳步下降,2016 年全球登记的新病例为 216 108 例,这与 2015 年全球报告的 211 973 例新病例(每 10 万人 2.9 例新病例)略有增加。现在,活动的病例检测已降级为初级保健医生。然而,这些官僚伎俩造成了虚假的安全感。因此,我们认为汉森病患者的实际数量可能被低估了。

麻风杆菌以及可能的弥漫型麻风分枝杆菌存在人畜共患感染(见下文),似乎对世卫组织消除麻风病的范例构成了重大挑战,这完全是基于人类传播的中断,并没有解决任何人畜共患传播。

细菌学

麻风病芽孢杆菌的基因组表现出还原性进化,具有广泛的基因缺失和失活以及丰富的假基因,<50% 的基因组含有功能基因。这可以解释异常长的世代时间以及无法在人工培养基中培养麻风分枝杆菌。弥漫型麻风分枝杆菌是一种新发现的物种,在微生物学上相似,并导致临床上类似于麻风分枝杆菌引起的疾病。

汉森病可以通过呼吸飞沫传播,也可以经直接密切未经治疗的患者的皮肤传播。其他感染途径包括接触犰狳(得克萨斯州和路易斯安那州的一个水库中的动物)、受感染的土壤,少数患者通过文身直接植入皮肤。苏格兰的红松鼠也有弥漫型麻风分枝杆菌的报道,这表明除了已知的麻风杆菌人畜传播的宿主犰狳外,自然界中可能还有其他生物也能传播汉森病。潜伏期通常为 5~7 年。麻风杆菌/层粘连蛋白-α₂ 复合物与施旺细胞表达的 α/β-肌营养不良聚糖复合物结合,通过接触依赖机制诱导快速脱髓鞘。有髓施旺细胞能抵抗麻风杆菌的侵袭,但在细菌吸附后发生脱髓鞘;施旺细胞增殖并产生无髓鞘表型,而麻风杆菌在细胞内大量繁殖。麻风病的临床发展取决于宿主的免疫应答和遗传因素。该病的疾病谱变化很大,从有限的 TT 型(很少有杆菌可被证实)到广泛的瘤型(LL)麻风病(每高倍视野可在皮肤活检中看到超过 1 000 万个微生物)都有存在。

临床表现和诊断

汉森病 3 个基本的诊断标准:皮斑样感觉障碍、神经增粗和皮肤涂片发现抗酸杆菌(图 44.9)。世界卫生组织建议根据临床表型分类:如果皮损少于 5 处和/或 1 条神经受累,为少菌型;如果皮损多于 5 处或 2 条以上神经受累,则为多菌型。这个系统决定了在没有实验室帮助的情况下对患者进行评估,决定治疗类型和疗程。常用的分类方法是根据临床表现,分为 TT 型到界线类偏结核样(BT 型)、中间界线类(BB 型)、界线类偏瘤型(BL 型)和 LL 型。在感染早期,未定型的麻风病可以根据一个或多个感觉缺失的皮肤斑诊断。一种不太常见的麻风病,称为原发性神经炎性麻风病,最初表现为一个或多个神经干的病变,最初没有皮肤病变。这在印度患者中更为常见。如果不治疗,患者几年后就会出现皮损。

在结核样型(TT 和 BT)汉森病中,保留的细胞介导的免疫力防止了芽孢杆菌的显著传播,从而阻止了更严重的疾病。患者通常具有不对称分布的色素减退性皮肤麻木病变,伴有红斑边缘和相关的不对称多灶性神经病变(多发性单神经炎)。受累的神经随之增粗,尤其是尺神经、耳后神经、腓神经和胫后神经。皮肤或神经活检显示界限分明的非干酪性肉芽肿,伴有许多淋巴细胞和朗汉斯巨细胞。抗酸杆菌很少见,特别是在 TT 型麻风病中。很少需要神经活检来做出此诊断。

BB 型麻风病在严重程度和疾病表现方面介于 LL 型和 TT 型麻风病之间。如果治疗延迟,BB 型麻风病患者可能会进展为更多的 LL 型的疾病。

瘤型麻风汉森病(LL 型和 BL 型)是最严重的类型,具有不受限制的细菌繁殖和血源性传播。病原体倾向于在体温较低的身体区域繁殖,如浅表神经、鼻子、耳垂、皮肤、睾丸和眼睛中。神经受累是对称性的,比 TT 型麻风病更广泛,但更常见于浅表皮神经。与 TT 型麻风病相比,大神经受到的影响较小。皮肤病变是肤色的结节或丘疹,它们聚结形成广泛的对称性凸起斑块或更多的皮肤弥漫性浸润。从表面上看,它们会产生狮面相。皮肤活检显示真皮内有空泡泡沫细胞,其中含有大量麻风分枝杆菌微生物,几乎没有炎性细胞和罕见的肉芽肿。

尺神经是最常受累及的周围神经,当这种疾病与正中神经受累相关时,联合病变导致爪形手。下肢最常受累的神经是腓肠神经病。极端情况下,麻风性神经病患者会出现手指自动脱落,经常导致骨髓炎的复发性不愈合性溃疡和鼻梁塌陷。

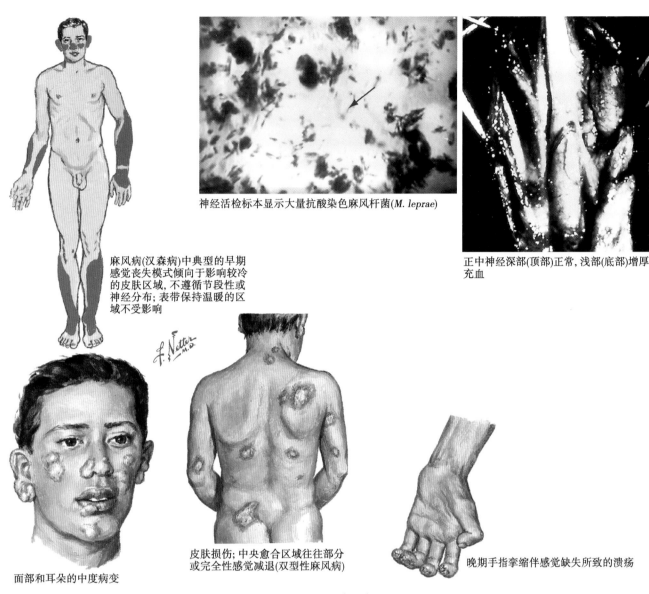

神经活检标本显示大量抗酸染色麻风杆菌(M. leprae)

麻风病(汉森病)中典型的早期感觉丧失模式倾向于影响较冷的皮肤区域,不遵循节段性或神经分布;表带保持温暖的区域不受影响

正中神经深部(顶部)正常,浅部(底部)增厚充血

面部和耳朵的中度病变

皮肤损伤;中央愈合区域往往部分或完全性感觉减退(双型性麻风病)

晚期手指挛缩伴感觉缺失所致的溃疡

图 44.9 麻风病

结节性麻风红斑和逆转反应

麻风病可能并发不同的反应状态,即结节性麻风红斑(ENL)和逆转反应。ENL 被认为是免疫复合物介导的病程,其特征在于出现新的小而柔软的皮下结节,伴有发热、关节痛或关节炎、腺病和神经炎。逆转反应表现为炎性硬结皮肤斑块伴有神经炎,并且代表患者对感染的免疫力中细胞介导的反应升级。ENL 和逆转反应均可在麻风病的抗分枝杆菌治疗完成之前、期间和之后发生。肿瘤坏死因子 α 和其他促炎和抗炎细胞因子被认为是这些反应状态中的关键介质。

与一些最初的报道相反,弥漫型麻风分枝杆菌似乎没有比其近亲的麻风分枝杆菌更具致病性。根据美国、加拿大和墨西哥少数感染患者的治疗和随访有限报道,似乎弥漫型麻风分枝杆菌感染在临床和组织学上表现为广泛的病变,如麻风病中描述的那些。同样,不同患者的细菌负荷范围从低到高。两种感染对相同的治疗都有反应并且具有相同的预后——也就是说,一些患者有反应而另一些患者没有。

诊断方法和治疗

其他可能出现类似皮肤病变的疾病包括结节病、利什曼病、寻常狼疮、梅毒、雅司病和环状肉芽肿病。然而,其他疾病均不会出现神经病变相关的色素脱失的麻木的皮肤病变。汉森病的诊断依据临床表现和皮肤活检,皮肤活检的创伤比神经活检小很多。在发达国家,很少进行皮肤涂片检查。而在麻风病流行地区以外,通常需要神经活检来辅助诊断。

利福平、氨苯砜和氯法齐明的抗生素组合的多药治疗(MDT)对多菌性疾病非常有效。氯法齐明因少菌性麻风病而被遗漏。随着细菌负荷的增加,复发的风险也增加,并且直到治疗完成后 5~10 年才能看到。严重的神经损伤是反应状态的主要并发症,并对口服泼尼松有反应。沙利度胺是严重 ENL 的首选药物,具有显著的致畸作用。另外,沙利度胺的使用可能合并剂量依赖性的感觉多发性神经病;电生理检查表明,监测腓肠神经感觉波幅可能有助于早期诊断新出现的感觉神经病。在其他疾病中尝试用于周围神经病的其他治疗方法主要由于药物成本而在麻风神经病中并未使用太多。管理还包括预防麻木皮区的伤害、卫生维护和鼻腔重建等整形手术。

未来发展方向

MDT 导致疾病流行率下降 95%。早期疾病检测、预防畸形和完成既定治疗方案的全球汉森病消除运动现在被将病例检测和治疗纳入流行国家不充分的初级保健框架所取代。

世界卫生组织对麻风病病例的定义仅包括任何正在进行 MDT 治疗的患者，因此不包括 1 型和 11 型的反应（有效 MDT 后可能发生长达 10 年）以及随之而来的变形神经病变的治疗。尽管没有特定的预防性疫苗，但卡介苗（BCG）的效果各不相同。麻风分枝杆菌细菌基因组的成功绘制和对疾病发病机制更好的了解，就能更有效地检测耐药菌株，并且保证更有效地鉴别由不易培养的微生物引起的疾病的复发和耐药性。

治疗这种显著可治愈的疾病的主要障碍是汉森病流行的国家资源有限。尽管 MDT 引起的患病率下降令人钦佩，但这也导致麻风病研究和治疗计划的资金减少。国际社会更多地提供资金和医疗专业知识将有助于克服这一问题。

破伤风（破伤风梭菌）

破伤风是由一种强效神经毒素（破伤风痉挛毒素）引起的，破伤风痉挛毒素由革兰氏阳性孢子形成专性厌氧菌［破伤风梭菌（*Clostridium tetani*）］释放的，破伤风梭菌通常在偶尔的伤口感染中发现。这种细菌感染可以在全身任何部位引入，受污染的伤口或残留的异物特别危险。尽管破伤风在发展中国家很

常见，但在北美罕见，而且大多在 60 岁以上的人群中。尽管进行了充分的免疫接种，但极少数患者仍感染破伤风。

破伤风是由破伤风梭菌感染部位释放的破伤风痉挛毒素进入到血液中引起的，随后，它与神经肌肉接头结合，然后附着于外周运动神经元的神经末梢。它以逆行方式（逆向）沿着神经轴索行进到前角细胞，在那里它进入相邻的脊髓抑制性中间神经元，通过阻止抑制性神经递质释放到前角细胞发挥其主要病理生理作用，由于相互抑制被阻断，主动剂和拮抗剂肌肉同时收缩，这导致了经典的肌张力增高和肌肉痉挛（图 44.10）。

临床表现

全身性破伤风的症状从轻度到重度不等，具体取决于潜伏期，通常为 2~14 天，受伤后偶尔会延迟数周至数月。当潜伏期少于 8 天且发病时间少于 48 小时时，会出现更严重的临床表现。

在部分或完全接种免疫的患者中，破伤风有时症状发生轻微，在未免疫接种的患者中症状通常更严重。最初，靠近感染部位的肌肉受到的影响更大。典型的牙关紧闭和痉笑（痉挛性强直性非自愿的微笑）是早期且持续的体征。

随后，所有肌肉的冲击样样疼痛性痉挛都是由最轻微的刺激引起的，包括视觉、声音或触摸，或者它们可能自发发生。在间歇性严重痉挛之间，持续的肌肉僵硬通常以牙关紧闭、痉笑、颈项背部强直、板状腹、四肢僵直为特征，有时伴有可能导致气道阻塞的喉部和呼吸肌痉挛。

破伤风患者意识完全清醒，因为这种毒素不会影响大脑皮

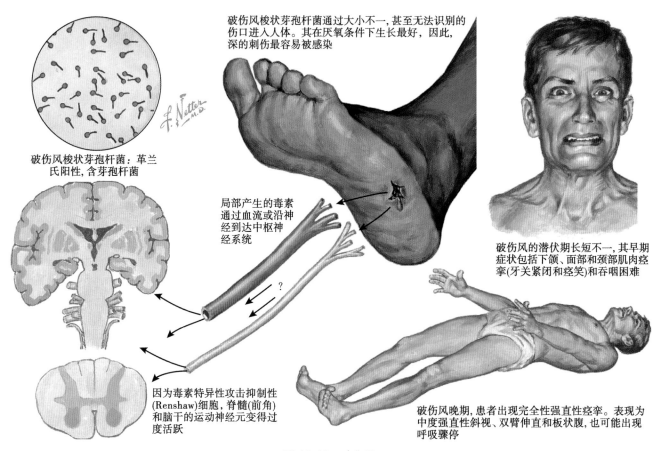

破伤风梭状芽孢杆菌：革兰氏阳性，含芽孢杆菌

破伤风梭状芽孢杆菌通过大小不一，甚至无法识别的伤口进入人体。其在厌氧条件下生长最好，因此，深的刺伤最容易被感染

局部产生的毒素通过血流或沿神经到达中枢神经系统

因为毒素特异性攻击抑制性(Renshaw)细胞，脊髓(前角)和脑干的运动神经元变得过度活跃

破伤风的潜伏期长短不一，其早期症状包括下颌、面部和颈部肌肉痉挛(牙关紧闭和痉笑)和吞咽困难

破伤风晚期，患者出现完全性强直性痉挛。表现为中度强直性斜视、双臂伸直和板状腹，也可能出现呼吸骤停

图 44.10 破伤风

质功能或感觉神经。患者每次肌肉收缩都会感到剧烈疼痛。痉挛在发病后第 1 周逐渐严重,在 1~4 周后逐渐改善。交感神经过度兴奋可能出现心动过速、不稳定型高血压和心律失常。

局灶性破伤风是一种不寻常的临床表现,仅限于伤口部位的肌肉。据认为,当循环中的抗毒素中和痉挛毒素时,会防止毒素进入全身循环。然而,这并不能阻止破伤风毒素在区域内的传播。伤口部位附近的疼痛性肌肉痉挛可能持续数周。有时,局灶性破伤风会发展为全身性破伤风。如果没有发生全身性,最终会有很好的恢复。

诊断

腹部僵硬、全身性痉挛、牙关紧闭和痉笑是破伤风的高度特征性的临床体征。该病可能被误诊为脑炎、脑脊髓炎、脑膜炎、颅内出血,甚至僵人综合征。脑脊液检查正常和无意识水平的改变使破伤风可以与原发性中枢神经系统感染鉴别。某些局部病变,包括牙齿和扁桃体周围脓肿,也可能类似破伤风的表现。低钙血症性手足抽搐通常以腕骨痉挛和 Chvostek 征阳性为特征。吩噻嗪中毒有时会导致肌张力障碍和角弓反张等类似破伤风的症状,静脉注射苯海拉明的迅速效果有助于区分这种药物诱导的部分类似破伤风。在鉴别诊断中也要与癫痫发作和药物戒断反应鉴别。

幸运的是,破伤风具有典型的临床表现,因为只有 1/3 的受累患者从伤口中分离出破伤风梭菌。没有针对破伤风的特定确认性血液检查或 CSF 分析。肌电图检查有时可支持诊断。

治疗与预后

破伤风完全可以通过免疫接种预防。破伤风的治疗方式包括适当的抗生素和破伤风免疫球蛋白、局部伤口护理、用肌肉松弛剂如苯二氮䓬类和硫酸镁控制痉挛、抗惊厥药、呼吸支持、精心护理以及维持足够的营养和水分。

潜伏期和发病时间是预后的重要预测指标。如果潜伏期少于 8 天,发病时间少于 48 小时,并且在 12~24 小时内出现反射性痉挛,则预后通常较差。通过多种治疗方法,未来几年全世界破伤风死亡率可能会大幅降低。

神经梅毒(梅毒螺旋体)

> **临床案例**　一名 27 岁男性,被他的朋友带到医院,他们述说患者在主诉头痛、恶心和呕吐之前一直"行为怪异"。患者没有发热,神经系统检查发现双侧瞳孔不等大,右脑神经Ⅶ和Ⅲ麻痹以及 Romberg 征阳性。CSF 检查显示 106 个 WBC(96% 为淋巴细胞)/mm³、蛋白质 87mg/dl、葡萄糖 49mg/dl。CSF 的 VDRL(性病研究实验室)呈阳性,血清快速血浆反应素(RPR)也呈阳性。HIV 检测结果为阴性。给予患者每 4 小时接受青霉素 G 400 万单位静脉注射治疗 14 天,症状完全缓解。

梅毒是一种罕见的疾病,主要发生在免疫功能低下的人群中,特别是艾滋病患者。梅毒螺旋体是一种难以在实验室培养的螺旋菌,是梅毒的致病菌。来自原发病灶的组织通过使用暗视野显微镜检查鉴定螺旋体或血清学方法进行鉴定来做出诊断。中枢神经系统梅毒在原发感染患者中的发生率低于 20%。在许多神经梅毒患者中,诊断通常是通过临床体征,特别是瞳孔对光和调节的不同反应,以及脊髓后柱和背根神经节受累的轻微表现。

如果感染未得到治疗,梅毒螺旋体会引起中枢神经系统细胞和间质组织的慢性炎症,最终导致肉芽肿性病变过程,从而产生动脉内膜炎和牙龈病变。在美国,梅毒主要发生在 20~39 岁的人群中。男性发病率是女性的 1.5 倍。

美国的原发性和继发性梅毒病例在 2000 年至 2001 年间增加了 2%,在 2001 年至 2002 年间增加了 12%。仅在男性中观察到增加,在男性同性接触者中发现了几次与艾滋病毒合并感染率高和性行为高有关的暴发。从 2005 年到 2014 年,报告的原发性和继发性梅毒病例总数进一步增加,从 8 724 例增加到 19 999 例。2015 年,共报告了 23 872 例原发性和继发性梅毒病例,全国发病率增加 19% 至 7.5 例/10 万,是 1994 年以来报告的最高发病率。贫困、获得医疗保健的机会不足以及缺乏教育与某些人群中梅毒发病率过高有关。

临床表现

有 5 种典型的神经系统表现:脑膜炎、脑膜血管梅毒、脊髓痨、麻痹性痴呆和梅毒瘤。

梅毒性脑膜炎在初次感染后早期发生,常伴有二期梅毒疹。常见症状为夜间头痛、萎靡不振、颈部僵硬、发热和脑神经麻痹。脑脊液检查发现淋巴细胞计数和总蛋白增加;血清 RPR 检测结果通常呈阳性。

脑膜血管梅毒是一种更为慢性的疾病。通常在初次感染后 20 年或更长时间才出现症状,在未经治疗的原发感染后最早 2 年内很少发生症状。慢性炎症引起脑或脊髓梗死,导致脑神经麻痹、脑血管意外、癫痫发作或截瘫。可见阿·罗瞳孔(Argyll Robertson pupil)瞳孔,其瞳孔小且不规则、调节反射存在,但对光或疼痛刺激无反应。

脊髓痨通常在原发感染后 10~20 年出现,常见于 25~45 岁的人群。苍白螺旋体的直接侵入和免疫反应都可能引起脊髓后神经根纤维、脊神经节细胞、脊髓后柱长纤维、视神经和动眼神经核发生退行性和硬化性改变。症状包括神经根短暂的闪电样剧烈疼痛、胃危象、痉挛步态、视力下降、泌尿和性功能障碍。还可以表现为视神经原发性进行性萎缩、阿盖尔·罗伯逊瞳孔(小而不规则)、振动觉减退、共济失调和 Romberg 征,膝腱反射和踝反射消失。在 54 例血清 VDRL 阳性的脊髓痨患者中,脑脊液 VDRL 和荧光螺旋体抗体(FTA)阳性率分别为 18% 和 73%。

麻痹性痴呆最常见于 40 岁以上的梅毒患者,这是由苍白螺旋体直接侵入神经组织,导致神经元变性、星形细胞增生和脑膜炎所致(图 44.11);而退行性和硬化性改变进一步导致硬脑膜增厚、慢性硬膜下血肿、皮质萎缩以及星形胶质细胞的增殖。额叶受到的损伤最明显。60% 的患者出现进行性痴呆,还可以出现头痛、失眠、人格改变、判断力受损、情绪反应紊乱、口齿不清和震颤。90% 以上的患者血液 RPR 和脑脊液 VDRL 阳性。

脑和脊髓的梅毒瘤很少见。症状与中枢神经系统病灶累及范围一致。

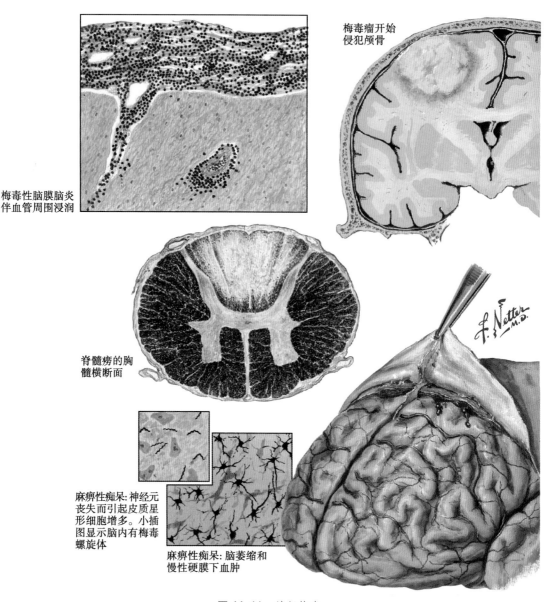

梅毒性脑膜脑炎
伴血管周围浸润

梅毒瘤开始
侵犯颅骨

脊髓痨的胸
髓横断面

麻痹性痴呆:神经元
丧失而引起皮质星
形细胞增多。小插
图显示脑内有梅毒
螺旋体

麻痹性痴呆:脑萎缩和
慢性硬膜下血肿

图 44.11   神经梅毒

诊断和治疗

诊断基于血液梅毒 IgG 的血清学检测和 CSF VDRL 检测用于筛查和 FTA 吸收试验或微量梅毒螺旋体血凝试验的结果做出确切诊断。CSF 检查通常主要显示淋巴细胞适度增高、蛋白质适度增加且葡萄糖水平正常。

青霉素是治疗各型梅毒的首选药物。重复的脑脊液检查是必要的,如果脑脊液结果正常,表明治疗很成功。

未来发展方向

虽然没有大规模的随机试验将阿奇霉素直接与苄星青霉素进行比较,但初步研究支持阿奇霉素(单次口服 1 或 2g)治疗早期梅毒的疗效。证据尚不支持其用于晚期或三期疾病。其他数据支持在早期疾病中使用头孢曲松。头孢曲松(2g 肌内注射,每日 1 次,持续 10 天)产生类似的 CSF 反应,用于治疗 HIV 感染者的神经梅毒。总的来说,这些数据并不能确定这些药物与标准青霉素方案的等效性或优越性,但当青霉素不是治疗选择时,确实支持它们作为替代品的使用。并发 HIV 感染可能会改变梅毒的自然病程,但对标准治疗的总体反应与 HIV 血清阴性患者的反应没有什么不同。

(赵海燕 译)

推荐阅读

Halperin JJ, Shapiro ED, Logigian E, et al. Practice parameter: treatment of nervous system Lyme disease (an evidence-based review). Neurology 2007;69:91–102.

Hildenbrand P, Craven DE, Jones R, et al. Lyme neuroborreliosis: manifestations of a rapidly emerging zoonosis. AJNR Am J Neuroradiol 2009.

Wormser GP, Dattwyler RJ, Shapiro ED, et al. The clinical assessment, treatment, and prevention of Lyme disease, human granulocytic anaplasmosis, and babesiosis: clinical practice guidelines by the Infectious Diseases Society of America. Clin Infect Dis 2006;43:1089–134.

Evidence-based guidelines for the treatment of nervous system Lyme disease developed by the American Academy of Neurology.

Ooi WW, Moschella SL. Update on leprosy in immigrants in the United States: status in the year 2000. Clin Infect Dis 2001;32(6):930–7.

Ooi WW, Srinivasan J. Leprosy and the peripheral nervous system: basic and clinical aspects. Muscle Nerve 2004;30(4):393–409.

Practice Guidelines of the Infectious Diseases Society of America. Available from: http://www.idsociety.org/Content.aspx?id=9088. [Accessed 28 April 2011].

Evidence-based statements developed to assist practitioners and patients in making decisions about appropriate health care for specific clinical circumstances. Guidelines for treatment of infections by organ system and organism may be found here.

Sabin TD, Swift TR, Jacobson RR. Leprosy. In: Dyck PJ, Thomas PK, editors. Peripheral neuropathy. Philadelphia: WB Saunders; 2005. pp. 1354–79.

Sotiriou MC, Stryjewska BM, Hill C. Case report: two cases of leprosy in siblings caused by mycobacterium lepromatosis and review of the literature. Am J Trop Med Hyg 2016;95(3):522–7.

Evidence

Case records of the Massachusetts General Hospital. Weekly clinicopathological exercises. Case 12-2001: a 16-year-old boy with an altered mental status and muscle rigidity. N Engl J Med 2001;344:1232–9.

A classic description of a case of tetanus.

Dariouche RO. Spinal epidural abscess. N Engl J Med 2006;355: 2012–20.

This review addresses the pathogenesis, clinical features, diagnosis, treatment, common diagnostic and therapeutic pitfalls, and outcome of bacterial spinal epidural abscess.

Garcia-Monco JC. Central nervous system tuberculosis. Neurol Clin 1999;17:737–59.

A comprehensive review of diagnosis and treatment of central nervous system tuberculosis.

Heilpern KL, Lorber B. Focal intracranial infections. Infect Dis Clin North Am 1996;10:879–98.

Review of the diagnosis and management of focal intracranial infections including the use of magnetic imaging and magnetic resonance angiography as well as early surgical intervention.

Steere AC. Lyme disease. N Engl J Med 2001;345:115–25.

A comprehensive review of many manifestations of Lyme disease.

Stoner BP. Current controversies in the management of adult syphilis. Clin Infect Dis 2007;44:S130–46.

A review summarizing recent research on syphilis treatment—its efficacy and outcomes.

Tunkel AR, Hartman BJ, Kaplan SL, et al. Practice guidelines for the management of bacterial meningitis. Clin Infect Dis 2004;39:1267–84.

Evidence-based guidelines for the diagnosis, management, and treatment of bacterial meningitis developed by the Infectious Diseases Society of America.

van de Beek D, de Gans J, Tunkel AR, et al. Community-acquired bacterial meningitis in adults. N Engl J Med 2006;354:44–53.

This review summarizes the current concepts of the initial approach to the treatment of adults with bacterial meningitis, highlighting adjunctive dexamethasone therapy and focusing on the management of neurologic complications.

病毒性疾病

Daniel P. McQuillen、Donald E. Craven、H. Royden Jones、Jr.

单纯疱疹性脑炎

> **临床案例** 患者 74 岁,独居,因为感觉不舒服而提前离开了家庭婚宴,感到轻微的恶心和全身不适。他的女儿次日打电话给他,发现无人接听,遂赶到患者家中,发现他在后院徘徊、精神错乱。她说服患者去急诊就诊,在急诊发现患者发热,体温为 38.5℃。患者很快就对语言刺激无反应、双眼向右凝视、颈强直、双手握紧,对伤害性刺激做出四肢撤回的反应,足跖反射正常。
>
> 头颅平扫 CT 未见异常,脑脊液(CSF)检查显示白细胞计数 45/mm³,淋巴细胞为主,蛋白质含量为 110mg/dl,血糖水平正常。给予静脉注射阿昔洛韦 10mg/kg,每 8 小时一次。头颅 MRI 显示左颞下叶岛叶区、海马旁回、海马和丘脑底核 T2 加权高信号和局部水肿,考虑为单纯疱疹病毒(HSV)脑炎。脑电图(EEG)显示周期性一侧癫痫样放电(PLED)。该诊断在症状出现后 4 天通过 HSV 的聚合酶链反应(PCR)检查得到证实。患者病情逐渐好转,阿昔洛韦共治疗 21 天。在康复中心短暂观察后,他出院回家了。
>
> **点评:**这是一例单纯疱疹病毒性脑炎(HSE)迅速进展的病例,在任何急性精神混乱的患者中迫切需要考虑这一诊断,仅根据临床判断就可开始治疗而无须等待明确的诊断证据。如果不进行这种类型的决策,则 HSE 将造成不可逆转的颞叶损害,特别是影响记忆和语言功能。

病因学

导致感染性脑炎的病毒种类繁多。诊断和管理取决于确定确切的病原体。只有少数病毒适合特定的抗病毒治疗。因此,预防策略尤为重要,特别是对于节肢动物传播的病毒,如西尼罗河病毒(WNV)和东部马脑炎(EEE)。

HSE 是美国最常见的急性脑炎,年发病率在 1/250 000 ~ 1/500 000。无年龄和性别差异,也没有明显的季节性差异。早期抗病毒治疗可显著降低死亡率,但发病率仍高得令人难以接受,多数 HSE 是由口唇疱疹病毒(HSV-1)引起的;然而,生殖器疱疹病毒(HSV-2)在新生儿中更为常见,可引起播散性疾病。HSE 属于复发性感染,偶可为原发性感染。动物实验表明病毒通过嗅神经或三叉神经逆行进入大脑。但是,人类感染该病的致病途径尚未完全阐明,HSE 一旦发病,就容易发生出血性坏死,炎症浸润及细胞内有核内包涵体。

临床表现

亚急性或急性局灶性脑炎患者的症状和体征通常是非特异性的,最常见的表现为发热、头痛和意识障碍。局灶性表现通常为癫痫发作,由于颞叶易感疱疹感染,通常表现为复杂部分性癫痫发作。患者还可以出现语言障碍、人格改变、偏瘫、共济失调、脑神经功能障碍和视乳头水肿(图 45.1)。鉴别诊断包括卒中、脑肿瘤、其他病毒性脑炎、细菌性脑脓肿、结核病、隐球菌感染和弓形虫病等。

诊断

诊断中的主要问题之一是临床医生应在患者疾病的起病时间上尽早将 HSE 纳入患者疾病的诊断谱中。如果不这样做,则失去成功治疗的主要治疗时机。一种不幸的临床情况是未能诊断出 HSE 患者,该患者出现 3~5 天的精神混乱,这被误诊为药物治疗或泌尿道或呼吸道的轻微感染。

对于疑似脑炎患者,初步诊断检查必须包括 CT(排除占位效应),然后立即进行脑脊液检查。早期 50% 的病例 CT 结果为异常,通常表现为局部水肿、低密度病变、占位效应、用对比剂有强化或出血。随后可以进行 MRI 和 EEG 检查来进一步确认。这些通常表现出颞叶损害(图 45.2);但是,上述检查结果正常并不能排除 HSE 诊断。如果确实发生了这种情况,通常在几天内复查是明智的,特别是如果患者继续存在意识混乱时。

脑脊液检查结果是非特异性的,通常显示淋巴细胞增多、蛋白质水平略有增加。在 96% 经活检证实的 HSE 病例中发现 CSF 异常。脑电图可能显示重复性的棘波或尖波放电,慢波通常以 PLED 的形式局限于受累区域。

HSV-DNA PCR 检测脑脊液中 HSV-1 和 HSV-2 的准确性优于以往的脑活检方法,具有良好的敏感性和特异性(90% ~ 98%)。HSV 的病毒序列可在急性发作后数月检测到,在疾病早期可能为阴性。PCR 不能用于监测疗效。脑活检以前是特异性的金标准,但随着 HSV-PCR 检测的广泛应用,脑活检很少使用。如果使用,则通过免疫荧光检测和适当的培养技术检查脑活检标本组织病理学变化和 HSV 抗原。

单纯疱疹病毒性脑炎的可能传播途径

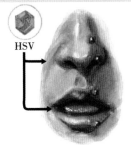

HSV

原发感染

病毒通过皮肤或黏膜表面进入,侵犯感觉神经或自主神经末梢,并转运到神经节内的细胞体

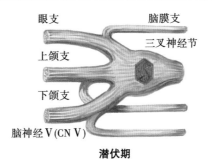

眼支
脑膜支
上颌支
三叉神经节
下颌支
脑神经 V (CN V)

潜伏期

病毒在潜伏期前在神经节内复制

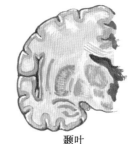

颞叶

再活化(裂解阶段)

单纯疱疹病毒在三叉神经节中再激活后,可能通过三叉神经脑膜支扩散到大脑(颞叶)

单纯疱疹病毒脑炎的临床特征

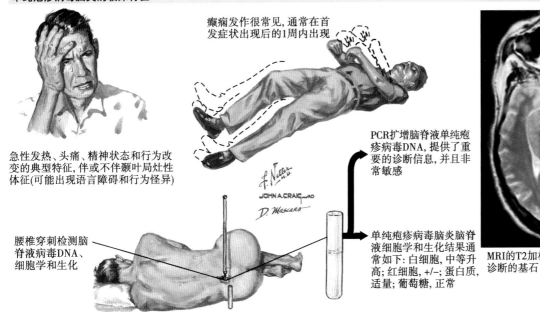

癫痫发作很常见,通常在首发症状出现后的1周内出现

PCR扩增脑脊液单纯疱疹病毒DNA,提供了重要的诊断信息,并且非常敏感

急性发热、头痛、精神状态和行为改变的典型特征,伴或不伴颞叶局灶性体征(可能出现语言障碍和行为怪异)

腰椎穿刺检测脑脊液病毒DNA、细胞学和生化

单纯疱疹病毒脑炎脑脊液细胞学和生化结果通常如下:白细胞,中等升高;红细胞,+/-;蛋白质,适量;葡萄糖,正常

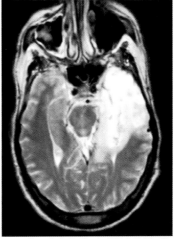

MRI的T2加权相常显示颞叶受累,是诊断的基石

图 45.1 单纯疱疹病毒性脑炎

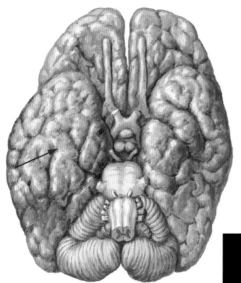

肿胀和斑片状出血,右颞叶尤为明显

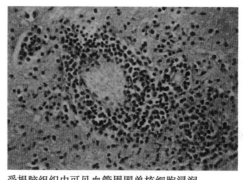

受损脑组织内可见血管周围单核细胞浸润

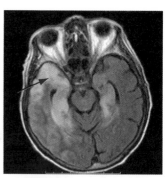

FLAIR相轴位片可见广泛右颞叶和
左颞叶内侧异常高信号

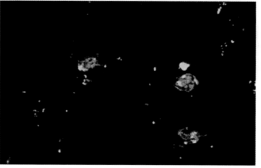

免疫荧光染色显示神经元中存在疱疹病毒抗原

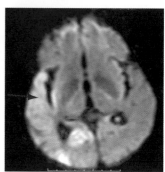

右侧颞叶和岛叶弥散异常

图45.2　单纯疱疹脑炎。FLAIR,液体衰减反转恢复

治疗

对疑似 HSE 患者,应立即采用阿昔洛韦治疗。如果这种相对安全的药物能够在患者的疾病早期就开始应用,就有可能获得最大的疗效。本章开头所述的病例,患者最终能够痊愈,与初级保健医师和急诊科医师对 HSE 的重视是密不可分的;对任何年龄存在精神障碍的患者都需要考虑 HSE 的可能,这是非常重要的。如果治疗不及时,预后通常很差,恢复到独立生活的可能性很小。

预后

在静脉注射阿昔洛韦这个药物出现之前,HSE 的死亡率约为 70%。如果一个患者能够在症状出现的 24 小时内开始接受抗病毒治疗,并且在 21 天内得到充分治疗,其预后就会好很多。这种方法大大降低了死亡率和并发症的发病率。总体来看,尽管并发症的发病率仍然很高,60%～70% 的患者有明显的神经功能缺损,但目前死亡率已降至 10%～20%。

极少数情况下,初步治疗效果良好的患者可能会复发,阿昔洛韦的早期剂量不足是其常见的原因。因此,起始治疗时必须足量,每日剂量为 30mg/kg,静脉注射,通常分为 3 次给药,每次 10mg/kg。

东部马脑炎

临床案例　患者男性,60 岁,新罕布什尔州人,8 月中旬出现头痛,持续 2 周不缓解,随后出现头晕、步态不稳、恶心和呕吐。他每天去森林里的池塘边遛狗散步,总会被蚊子叮咬好几次。患者有 2 型糖尿病,既往因肾癌做过肾切除术史。在临床表现中,患者发热、体温为 38.3℃,嗜睡但能唤醒,回答问题不一致,手有轻微的震颤,腱反射降低。

脑 MRI 显示左侧丘脑和基底神经节信号增强、轻度占位效应。脑脊液检查显示 WBC 为 1 860/mm³(81% 为多形核中性粒细胞,11% 为淋巴细胞,8% 为单核细胞),红细胞为 26/mm³,蛋白质含量为 106mg/dl,葡萄糖含量为 98mg/dl(血清葡萄糖为 209mg/dl)和革兰氏染色阴性。患者继续发热,伴有进展性的步态共济失调,上肢无力和记忆力减退。伯氏疏螺旋体、梅毒螺旋体、HSV 和 WNV 的细菌培养和检查均为阴性。CSF 的东部马脑炎(EEE)IgM 和噬斑测定为阳性。在接下来的几个月中,他在支持治疗下逐渐恢复了运动功能,1 年后,仅遗留轻微的认知功能障碍。

流行病学

EEE 病毒属于披膜病毒科,发现于美国东半部。EEE 是一种经蚊虫传播的病毒性疾病,可引起人类、马和某些鸟类患病。被携带病毒的蚊子叮咬后,一般 3～10 天才会出现 EEE 症状。平均每年新增 5 例人类感染病例(1964—2004 年,美国约有 220 例确诊病例,最常见的是佛罗里达、佐治亚、马萨诸塞和新泽西)。EEE 病毒传播最常见于大西洋和墨西哥湾沿岸国家以及大湖区的淡水硬木沼泽及其周围。EEE 病毒的主要传播是在鸟类和蚊子之间。

临床表现和治疗

大多数感染 EEE 病毒的人没有表现出明显可辨别的疾病。在那些确实患有临床疾病的患者中,症状范围从轻微的流感样疾病到暴发性脑炎,最终导致昏迷和死亡。EEE 的死亡率约为 33%,使其成为美国最致命的蚊媒疾病之一。

诊断

EEE 病毒感染的实验室诊断基于血清学检查,特别是血清和 CSF 的 IgM 检测,以及急性期和恢复期血清的中和抗体检测。MRI 是诊断 EEE 最敏感的成像方式(图 45.3)。中枢神经系统(CNS)最常受累的区域包括基底神经节(单侧或不对称,偶有内囊受累)和丘脑核。其他区域包括脑干(通常是中脑)、脑室周围白质和皮质(通常是暂时性的)。受累的区域在 T2 加权图像上显示为高的信号强度。

治疗/预后

EEE 没有特异的治疗方法;最佳医疗护理包括强化住院治疗和支持治疗。

EEE 幸存的患者中大约有一半会有轻度至重度的永久性神经损伤,通常伴有认知功能障碍。那些年龄大于 50 岁且年龄小于 15 岁的患者似乎患严重 EEE 的风险最大。

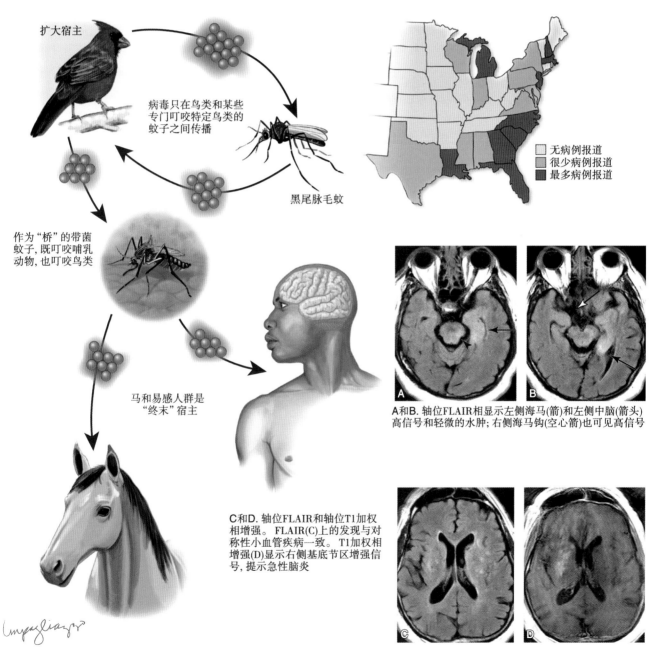

扩大宿主

病毒只在鸟类和某些专门叮咬特定鸟类的蚊子之间传播

黑尾脉毛蚊

作为"桥"的带菌蚊子,既叮咬哺乳动物,也叮咬鸟类

马和易感人群是"终末"宿主

无病例报道
很少病例报道
最多病例报道

A和B. 轴位FLAIR相显示左侧海马(箭)和左侧中脑(箭头)高信号和轻微的水肿;右侧海马钩(空心箭)也可见高信号

C和D. 轴位FLAIR和轴位T1加权相增强。FLAIR(C)上的发现与对称性小血管疾病一致。T1加权相增强(D)显示右侧基底节区增强信号,提示急性脑炎

图 45.3 东部马脑炎。FLAIR,液体衰减反转恢复

西尼罗河病毒

病因学/流行病学

西尼罗河病毒(WNV)是一种黄病毒,通常见于非洲、西亚和中东。中东菌株与美国发现的圣路易斯脑炎病毒在遗传上密切相关。WNV有许多潜在的动物,鸟类和昆虫水库,包括人类、马、其他哺乳动物、鸟类和蚊子。直到1999年,西半球才有WNV的记录。在世界温带地区,西尼罗河脑炎病例主要发生在夏末或初秋。在气候较温暖的南方,WNV可以全年传播。

临床表现

西尼罗河热的典型表示症状轻微,其特征是在被感染的蚊子叮咬后3~15天出现类似流感的症状。西尼罗河热通常只持续几天,一般不会对健康造成任何长期影响。最常见的症状是低热、头痛、身体疼痛、偶发皮疹和腺体肿胀。

但是,WNV也可以引起一个更严重的疾病谱,可以表现为脑炎、脑膜炎或脑膜脑炎。还描述了脊髓灰质炎样疾病,伴有急性近端和不对称的弛缓性麻痹,偶尔在美国暴发期间发生。神经生理学、放射学和病理学检查表明,WNV具有损伤脊髓内前角细胞的倾向。

诊断

主要通过血液的血清学和脑脊液检测进行诊断。

治疗

治疗完全是支持疗法;没有特定的药物治疗或疫苗可用。在罕见的脊髓灰质炎样疾病中,长期结果取决于前角细胞损伤的程度和分布。

波瓦桑病毒

> **临床案例** 来自马萨诸塞州的一名52岁男性,出现2天发热和肌痛。他住在波士顿郊外,但最近去了科德角、纽约、宾夕法尼亚和威斯康星州;症状发作时,他正在新罕布什尔州的一个湖边露营。尽管他最初的神经系统检查正常,但几天后出现了注意力不集中、嗜睡和左上肢辨距不良。脑MRI的T2/液体衰减反转恢复(FLAIR)加权相显示双侧基底神经节和丘脑高信号和中脑背侧弥散受限的证据。患者病情改善不完全,出院至急性康复医院。两年后,他仍有持续头痛、小脑构音障碍、运动功能延迟和共济失调。

流行病学

波瓦桑病毒(POWV)脑炎是一种由黄病毒引起的虫媒传染病;但与大多数虫媒病毒不同,它是由蜱而不是蚊子传播的。在北美很少有报道,自1958年以来,约有100个病例。在大湖区,传统的POWV是通过硬蜱传播的,硬蜱对其主要宿主土拨鼠和啮齿动物具有较高的特异性。最近,在东北部发现了病例,POWV谱系Ⅱ(也称为鹿蜱病毒,DTV)通过肩胛硬蜱传播,肩胛硬蜱也是传播莱姆病的病原体。与肩胛硬蜱传播的其他病原体不同,POWV可在附着于宿主后约15分钟内开始传播。

临床表现

POWV的潜伏期约为1~5周。像其他虫媒病毒一样,出现的症状可能包括高热和脑部受累的特征,包括精神错乱、意识水平低下、癫痫发作和局灶性神经功能缺损。皮疹和胃肠道症状也相当普遍。有些患者可能有轻度血小板减少症;除此以外,POWV脑炎通常与实验室异常无关。据报道,POWV脑炎的死亡率为10%至15%,即使在幸存者中,记忆丧失和局灶性无力也会持续存在。另一方面,可能发生无症状性感染,因为血清学调查发现抗体流行率为1%~4%。

CSF分析通常显示白细胞增多(高达200~700WBC/μl),其可以是淋巴细胞或多形核为主。大多数报道的病例脑脊液蛋白升高,葡萄糖含量正常;但是,脑脊液检查结果也可能接近正常。

诊断

POWV感染通过相容的临床综合征加上以下之一进行诊断:病毒分离,通过ELISA检测IgM抗体并进行确认性噬菌斑中和试验(在实验环境中测量患者血清降低病毒感染性的能力),检测CSF中的IgM,对脑炎的其他原因进行检查为阴性,或记录的抗体滴度增加4倍。最近的一份报告(Piantadosi等,2016)使用宏基因组测序在血清学诊断前4周检测CSF中的POWV,证明了该方法在严重CNS感染中及时检测病原体的效用。

影像学检查

最近在马萨诸塞州发生的8例病例中有4例MRI显示急性弥散受限。在一例完全康复的患者中,MRI上的弥散受限在整个皮质中都可以看到,并在随访后的成像中完全消失。值得注意的是,其他3例具有弥散受限的患者的预后较差,包括1例中脑梗死和另外2例小脑梗死。尽管MRI表现是非特异性的,但它们特征性地显示了脑干内广泛的T2/FLAIR高信号,延伸至深部灰质结构和皮质。这表明脑干和颅后窝的弥散受限可能会带来一些负面的预后意义。

治疗

与其他虫媒病毒脑炎一样,治疗POWV脑炎也是支持性的。据报道死亡率为10%~15%,50%的幸存者存在残余神经功能缺损。有趣的是,高剂量糖皮质激素和/或静脉注射免疫球蛋白(IVIG)已被使用,结局好坏参半。

寨卡病毒

寨卡病毒是由节肢动物传播的黄病毒,由伊蚊类蚊子(埃及伊蚊和白纹伊蚊)传播的,与其他黄病毒有关,包括登革热、黄热病和西尼罗河病毒。这些蚊子白天和晚上都叮咬。寨卡病毒感染的临床表现发生在约20%至25%的患者中。这些症状包括急性起病的低热、手足小关节处的斑丘疹样瘙痒性皮疹关节痛或非色素性结膜炎。其他常见的临床表现包括肌痛、头痛、感觉障碍、眼眶后疼痛和无力。寨卡病毒感染与神经系统并发症有关,包括妊娠期感染的妇女所生婴儿的先天性小头畸形和其他发育问题、吉兰-巴雷综合征(GBS)、脊髓炎和脑膜脑炎。目前美洲、加勒比和太平洋地区正在暴发寨卡病毒。在血液、尿液、精液、唾液、女性生殖道分泌物、脑脊液、羊水和母乳中检测到寨卡病毒 RNA。寨卡病毒 RNA 通常在大约 3 个月后从精液中清除,但在发病后 188 天内已在精液中检测到。据描述,寨卡病毒的性传播最晚发生在伴侣出现症状后 41 天。

寨卡病毒感染的诊断应怀疑具有典型临床表现和相关流行病学暴露的个人(居住在或前往已报告蚊媒传播寨卡病毒感染的地区,或与符合这些条件的人进行无保护的性接触标准)。诊断方法取决于临床表现的时间,用于检测寨卡病毒 RNA 的血清(或全血)和尿液的 RT-PCR 是暴露 14 天内最有用的试验。对于那些症状出现后 ≥4 天的患者,寨卡病毒感染的诊断试验应包括寨卡病毒血清学测试(寨卡病毒 IgM 和菌斑减少中和试验)。值得注意的是,以前有过黄病毒暴露的患者,可以通过交叉反应改变血清学的结果。寨卡病毒感染没有具体的治疗方法。管理包括休息和对症治疗。

巨细胞病毒

巨细胞病毒(CMV)是疱疹病毒家族的一个成员,在急性(或原发性)感染消退后建立的潜伏性感染。其次,症状性疾病可能会在以后的生活中出现,既可以是潜伏的 CMV 的重新激活,也可以是新型外源毒株的再感染。CMV 的再激活可以随时发生,尽管更常见的是存在全身性免疫抑制的患者,无论是医源性或继发于潜在的医学病症,例如获得性免疫缺陷综合征(AIDS)或全身性糖皮质激素给药。尽管如此,CMV 脑炎在人类免疫缺陷病毒(HIV)和艾滋病患者中相对罕见,临床神经系统疾病中的发生率低于 2%。急性发作和快速进展有助于区分 CMV 与 HIV 脑炎或进行性多灶性白质脑病(PML)。CMV 多发性神经根炎可表现为背痛、感觉异常、坐骨神经痛、括约肌功能障碍伴尿潴留、远端感觉丧失或上行性麻痹。

许多神经系统表现发生在免疫功能正常的患者中。脑炎是一种罕见、但潜在的严重并发症,在不明原因脑炎的鉴别诊断中应予以考虑 CMV 相关的可能性。据估计,每 1 000 例原发性 CMV 感染发生 GBS 约 0.6~2.2 例(相比之下,每 1 000 例空肠弯曲杆菌感染发生 GBS 约 0.25~0.65 例)。CMV 相关 GBS 患者的中位年龄为 32 岁,85% 的患者为女性。CMV 相关的 GBS 通常与神经节苷脂 GM2 抗体的产生有关,尽管这些抗体的确切作用仍不清楚。重要的是,抗 GM2 IgM 抗体通常不仅在伴有 GBS 的 CMV 患者中检测到,而且在没有 GBS 的 CMV 感染患者中也检测到。在 CMV 患者中已描述了多种局灶性神经功能缺损,包括臂丛神经病、弥漫性轴索性周围神经病、横贯性脊髓炎、霍纳综合征和脑神经麻痹。

在一项针对 506 例 GBS 患者 10 年以上的前瞻性研究中,12.4% 的患者有血浆中 IgM 和 IgG 亲合力以及 CMV-DNA PCR 阳性的 CMV 证据,感觉障碍(72% 的病例)和面神经麻痹(49%)是常见的,入院时血浆中 CMV DNA 阳性的检测结果(62% 的病例)往往与客观的感觉障碍相关($P=0.052$)。与长期神经系统后遗症相关的主要因素(21%)是年龄较大($P<$

0.001)和住院期间辅助通气($P=0.005$)。

CMV 感染后神经节苷脂 GM2 抗体通常与 GBS 相关,但其相关性尚不清楚。CMV 感染和抗神经节苷脂 GM2 抗体不可能是单独的原因,并且需要额外的因子来诱发 GBS。

人类免疫缺陷病毒

临床案例 女性,31 岁,有一个 13 个月大的孩子,主因头痛、眩晕、复视和步态不稳被送往急诊室就诊。发病前 8 天,患者因急性鼻窦炎接受了抗生素治疗。神经系统检查发现嗜睡、躁动不安、发热伴脑膜刺激征、畏光、水平眼震、右侧肢体轻微的共济失调。

脑 CT 显示双侧丘脑信号改变,内囊、中脑、脑桥和右后颞叶信号改变程度较小,有上颌窦和蝶窦炎的迹象。腰椎穿刺显示 CSF 的开放压力适度增加,为 275mmH₂O,白细胞计数为 485 个/mm³(84% 为中性粒细胞),蛋白质含量为 106mg/ml 和葡萄糖含量为 66mg/dl。开始使用静脉注射抗生素和阿昔洛韦。革兰氏染色和培养均为阴性。

在入院的第一天,她变得更加反应迟钝。住院第二天出现双侧屈肌姿势和间歇性左侧肢体伸肌姿势。每 6 小时给予地塞米松。脑电图显示双侧 3~5Hz 活动。复查影像学显示低密度病变扩展到基底神经节和额叶鳃盖,CSF 对 HSV 病毒的 PCR 呈阴性。入院后第三天,所有自发运动均停止,瞳孔扩大、固定和对光反应消失;她现在是无反射状态,对任何形式的感觉刺激都没有反应。在接下来的 24 小时内,脑电图两次未见脑电活动。住院后第五天去世了。

住院期间追问病史,患者有明显的性滥交史。尽管检测针对 HIV 的血清或 CSF 抗体为阴性,但 CSF 对 HIV 的培养最终呈阳性,所有其他各种微生物的培养都是阴性的。病理上发现脑白质、丘脑和脑干为脱髓鞘病变,并伴有急性神经元损伤,没有发现相关的血管炎。

点评:在 20 世纪 80 年代中期的 Lahey 诊所看到的这个案例进一步支持了 HIV 是一种原发性嗜神经病毒的观点。我们的经验强调了在任何急性脑炎的鉴别诊断中考虑 HIV 的重要性,即使患者的 HIV 抗体阴性。在这里,最初的抗体阴性支持了这一患者的脑炎代表其 HIV 的初始阶段的概念,今天当人们希望在 HIV 抗体阴性的情况下考虑急性 HIV 感染时,现在可以进行 HIV 病毒载量检查。如果患者有活跃的 HIV 感染,尽管 HIV 抗体检查阴性,这将是阳性的。因此,不需要像该患者那样依靠病毒培养物进行诊断。这个方法在我们评估这个患者时还不能用。

原发性神经系统 HIV 感染

原发性神经系统 HIV 感染(PNHI;图 45.4)患者最常见的神经系统疾病是急性无菌性脑膜炎。这些患者出现头痛、脑膜刺激征,有时出现肌痛和关节痛。根据上述案例,在极少数情况下,出现脑膜脑炎、脑病、急性播散性脑脊髓炎、脊髓病、脑膜神经根炎和周围神经病变,特别是 GBS,可被视为 HIV 感染的临床表现。急性 HIV 感染所见的其他全身症状和体征包括发

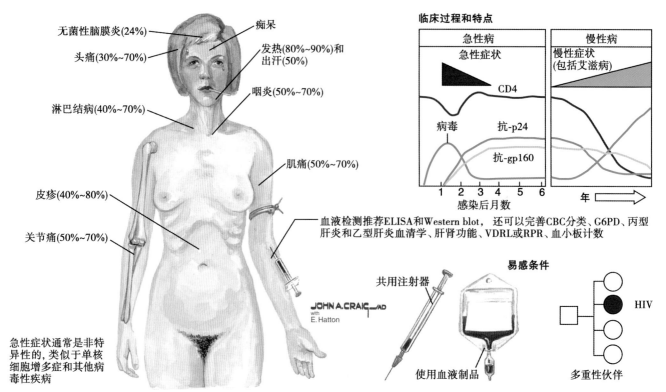

临床过程和特点

急性症状通常是非特异性的,类似于单核细胞增多症和其他病毒性疾病

血液检测推荐ELISA和Western blot, 还可以完善CBC分类、G6PD、丙型肝炎和乙型肝炎血清学、肝肾功能、VDRL或RPR、血小板计数

易感条件

共用注射器

使用血液制品

多重性伙伴

一名 39 岁男性患有 AIDS 脑病,表现为步态不稳和认知功能下降。2 年前颅脑MRI 正常

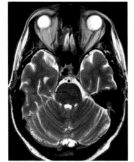

A. 轴位T2加权相显示左上脑桥边界不清的高信号(箭)

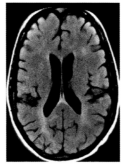

B. 轴位FLAIR相显示脑沟和脑室中度扩大,与39岁患者的弥漫性脑萎缩一致;此外,还可见脑室旁T2高信号,某些区域甚至延伸到皮质下白质和皮质(箭)

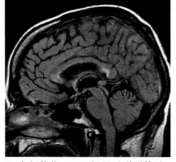

C. 中矢状位FLAIR相显示胼胝体膝部和胼胝压部高信号(箭)

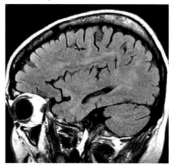

D. 矢状位FLAIR相侧面的图像再次显示脑室旁病灶延伸至皮层下白质(箭)

图 45.4 神经系统原发性 HIV 感染

热、盗汗、体重减轻、皮疹、疲劳、淋巴结肿大、口腔溃疡、鹅口疮、咽炎、胃肠道不适和生殖器溃疡。由于 PNHI 中 HIV 抗体检测可能为阴性,因此存在血清转化的实验室检查线索包括白细胞减少症、血小板减少症和转氨酶升高。在这种情况下,血清 HIV 病毒载量的测定可以产生阳性结果。如果患者在最初的神经系统病变中存活,复查 HIV 抗体通常是阳性的。原发性感染性脑炎形式具有显著的并发症发生率和死亡率,可能高达50%。在美国,艾滋病毒是 15~24 岁患者死亡的第七大原因。一旦发生血清转换,艾滋病患者就会面临许多神经系统并发症的风险。

HIV 痴呆

艾滋病痴呆综合征(ADC)是 HIV 感染最重要的"原发性"神经系统并发症。几乎所有艾滋病患者,在其诊断和治疗之前,HIV-1 的感染已经出现在脑脊液中。在艾滋病流行的早期,尚未获得特定的高活性抗逆转录病毒疗法(HAART)方案之前,这种情况很常见。这些患者表现出不同的痴呆症,特别是早期到中期成年人的精神功能变化的特点。这类患者通常有相对快速到亚急性的人格变化,表现为明显的冷漠、注意力不集中、无法形成新的记忆和语言功能障碍。ADC 生活不能自理。尽管如第 48 章所述,许多艾滋病患者出现各种机会性脑感染,但在尸检中,发现许多患者存在原发性亚急性脱髓鞘,伴有一些轻微的细胞反应,特别是泡沫巨噬细胞、小胶质细胞结节和多核巨细胞簇。

在 20 世纪 90 年代中期上市的 HAART 治疗组合,使得 ADC 的患病率急剧下降。由于大脑是病毒庇护所,因此进一步处理长期 HIV 影响的治疗工作非常重要。即使在长期存在的无病毒血症的 HIV 阳性患者中,HIV 相关神经认知障碍

（HAND）的患病率也很高。但是，从实际角度来看，HAND 通常不会有任何日常功能影响。然而，令人担忧的是，随着艾滋病毒感染者寿命延长，尽管成功实施延长生命的 HAART，艾滋病毒相关神经功能障碍的发生率可能再次上升。几乎没有证据表明 HAART 本身会导致原发性中枢神经系统毒性。HAART 在保存或增强神经认知功能方面的益处和风险在 HIV 感染的 CD4+细胞计数超过 $500/\mu l$ 的患者中是未知的。以白质（脱髓鞘）和灰质（萎缩）为代表的异常脑 MRI 可能在看似临床无症状的 HIV 感染者中得到证实。

HIV 原发性中枢神经系统血管炎

在 HIV 感染中可能出现中枢神经系统血管受累。这通常是相关机会性感染的结果，包括细菌、病毒（Epstein-Barr 病毒、CMV、乙型肝炎）、真菌或寄生虫。极少数情况下，肿瘤性疾病或有毒药物滥用可能在这种情况下提供 CNS 血管炎的机制。在一些研究的尸检中，可能有 1/4 的 HIV 感染患者患有脑梗死。

HIV 脊髓病

原发性空泡样脊髓病和炎性脊髓病有时是 AIDS 的表现特征。它对脊髓背外侧受损的易感性模拟了维生素 B_{12} 或铜缺乏综合征的受累分布，从而模拟了临床谱（第 44 章）。对于 HIV 相关性脊髓病没有有效的治疗方法。HAART 的引入对其自然病史几乎没有影响。脊髓病理显示空泡化和炎症。

HIV 前角细胞脊髓病

极少数情况下，人们可能会看到各种形式的运动神经元、前角细胞疾病伴艾滋病毒感染。这归因于神经毒性 HIV 病毒蛋白、细胞因子和趋化因子对运动神经元的直接 HIV 损伤。机会性病毒也可能在艾滋病临床环境中直接攻击运动神经元，出现类似进行性脊髓性肌萎缩症（第 66 章）。这可能导致上、下运动神经元功能障碍的无情地进行性疾病。一种最不寻常的表现是罕见的患者出现严重的双侧手臂和手无力，而与延髓和/或腿部无力或任何皮质脊髓束的表现无关。这被称为神经源性"桶状人"综合征或臂肌萎缩性双瘫。

HIV 周围神经病变

HIV 相关的综合征还包括各种多发性神经病，出现类运动神经元病的表现。包括慢性炎症性多发性神经根神经病、抗 GM1 抗体阳性的多灶性运动神经病或原发性轴索运动多发性神经根神经病。

最常见的 HIV 相关性多发性神经病是远端对称性原发性感觉多发性神经病（DSP）。这发生在超过 1/3 的感染患者中，但如果也考虑无症状患者，则发生率可能翻倍。DSP 患者逐渐出现双足进行性对称性麻木和烧灼感。HIV 相关 DSP 发展的病理生理机制尚不清楚。可能包括细胞因子/HIV 蛋白神经毒性或原发性线粒体损伤。此外，几种早期核苷逆转录酶抑制剂（NRTI）药物（扎西他滨、去羟肌苷和司坦夫定）已被证明可产生中毒性神经病变，类似于 HIV 周围神经病变的临床和电生理改变。据推测，这种神经病变是由于这些药物的线粒体毒性，可能是 HIV 神经病变的附加物，并且导致这些药物在现代

HAART 方案中被更新的 NRTI 取代。

HIV 肌病

一些艾滋病患者出现肢体近端无力，很少出现横纹肌溶解。临床上，这些患者有时似乎患有炎性肌病，其中一些患者可能偶尔会对糖皮质激素治疗产生反应。在其他时候，HIV 病毒主要被认为是这种肌病的原因。最初的疗法之一齐多夫定也被认为主要是由肌肉毒性的，尽管很难将其与原发性的病毒机制区分。

带状疱疹（带状疱疹病毒）

病因和流行病学

带状疱疹是最常见的神经系统疾病。在美国，估计有 15% 的人口在其一生中会出现带状疱疹。人口老龄化、无数原因的免疫抑制群体的发生率的增加以及儿童水痘疫苗接种的广泛使用导致这些比率上升。年龄增长是急性带状疱疹再激活和带状疱疹后神经痛（PHN）的慢性神经性疼痛发生的最重要危险因素。

水痘疫苗的使用越来越多，降低了儿童水痘的发病率。因此，经历病毒暴露的成年人较少。老年人水痘特异性免疫力下降导致带状疱疹发病率增加。允许水痘重新激活的免疫监视的确切破坏仍然未知。虽然大多数病例影响健康成人，但所有淋巴瘤患者中有 10% 会出现带状疱疹。除了治疗急性症状外，还需要考虑对潜在癌症或淋巴瘤进行进一步的诊断评估。其他高危带状疱疹患者包括器官移植受者和接受糖皮质激素治疗的患者。免疫功能低下的人可能会经历反复、多灶、长期的急性神经痛发作。

病理生理学

水痘带状疱疹病毒（VZV）潜伏在感觉神经节中，局灶性再激活导致一种独特的皮疹，称为带状疱疹。这发生在两个不连续的阶段。VZV 主要在儿童时期引起水痘。一旦这种疾病消失，这种病毒就会变得不活跃，并在周围神经系统感觉神经节内保持潜伏状态。在这里，它在宿主体内持续存在多年，有可能在以后的生活中重新激活。再激活与病毒特异性细胞介导的免疫应答下降有关。如果这种休眠病毒确实恢复了毒力，它通常表现为带状疱疹。在免疫活性宿主中，这通常是一个孤立的事件，尽管随着人口日益老龄化，一些人可能有不止一次发作。

背根神经节是感染的主要部位。病毒经轴突传播到皮肤。细胞水平检查显示出血性炎症从感觉神经节延伸到其分布的神经、皮肤和邻近软组织中。病毒粒子也集中扩散到脊髓中，在前角细胞中引起隐匿性局灶性脊髓炎。损伤也可能上升到中枢神经系统的脊髓背柱和脑干水平。

临床表现

在病变区域，几天相对严重的局部疼痛或非特异性不适常预示着临床发作。带状疱疹的急性疼痛的特征为烧灼样不适与剧烈撕裂感的并发相关。有时，这是如此不舒服，以至于

可能类似急性至亚急性腹腔内或胸腔内的疾病,如急性消化性溃疡甚至心肌梗死。来自软组织炎症和瘙痒的伤害性疼痛也可能相关。极少数 VZV 患者在没有皮疹的情况下产生疼痛(无带状疱疹的疱疹)。

出疹是单侧的,通常不会越穿中线。在 20% 的病例中,它与相邻的皮区有重叠。皮肤分布内的水疱性皮疹是背根神经节中 VZV 再激活的临床特征。尽管可能涉及任何脊柱节段或脑神经,但下胸段神经根和眼部的感觉神经节最常受到影响,因此在这些水平中经常发现带状皮疹。囊泡通常在 72～96 小时后出现(图 45.5)。病变具有红斑基部、具有致密、透明的气泡,在 5～10 天后变得不透明和结痂。

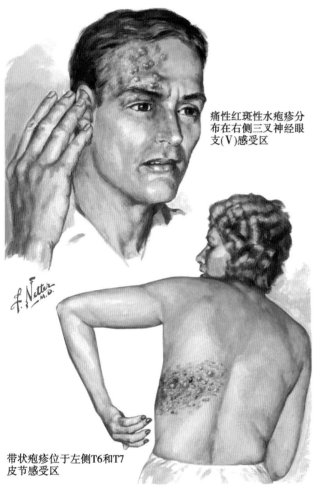

痛性红斑性水疱疹分布在右侧三叉神经眼支(V)感受区

带状疱疹位于左侧T6和T7皮节感受区

图 45.5 带状疱疹

持续 3 个月以上的神经病理性症状符合 PHN 的诊断标准。PHN 的这种慢性破坏性神经性疼痛,而不是伤害性疼痛,是带状疱疹最常见的重要后遗症。经历神经病理性疼痛的患者述说同一区域麻木和疼痛并存。受影响的区域通常还表现出运动和自主神经功能障碍。年龄、皮疹严重程度、急性疼痛强度和相关的神经系统异常都是 PHN 的危险因素。在大多数情况下,PHN 在最初的皮疹后 6 个月内消退。

眼部带状疱疹累及三叉神经第一分支是最常见的脑神经受累。如果皮疹累及鼻尖,则可能存在眼部带状疱疹(见图 45.1)。所有眼部带状疱疹患者都需要通过裂隙灯和荧光素检

查进行正式评估,以评估任何带状疱疹树突和随后的角膜瘢痕形成的风险。监测是必要的,因为虹膜炎和视网膜坏死可能延迟了发作。患有这种带状疱疹受累部位的患者特别容易发生从同侧大血管颈动脉血管炎到眼动脉支受累的卒中。

当带状疱疹影响膝状神经节并随后影响面神经时,会发生 Ramsay-Hunt 综合征。这种综合征通常与外耳囊泡有关,有时这些很容易被忽视。这种病变有时会导致耳鸣、眩晕和耳聋。

罕见的是,以手臂或腿部神经根受累为特征的带状疱疹患者可能会合并运动功能的丧失。极少数情况下,严重的脊髓受累可能会产生急性脑膜脑炎,类似有大量多形核白细胞的细菌感染,预后是多变的。明显的带状疱疹皮疹可能会延迟几天出现。

诊断

皮疹本身就足以作出诊断。皮疹的延迟出现导致早期诊断困难。有时,皮疹只出现一些小水泡,很容易被忽略,特别是体毛茂盛的男性患者,需要仔细查看才能发现皮疹。

治疗

急性患者的管理包括控制潜在的病毒感染、宿主的炎症反应和伴随的神经性疼痛的综合治疗。一旦确诊带状疱疹,早期采取适当的抗病毒治疗将对慢性疼痛症状的风险产生重要影响。疼痛性质和强度的正式评估对于镇痛决策至关重要,特别是对于倾向于最小化疼痛症状的老年患者。可以使用多个经验证的口头交流、数字评分和视觉量表来测量整个疾病过程中的疼痛强度。

抗病毒药物是治疗急性带状疱疹的基石,建议在皮疹出现后的 72 小时内早期使用。免疫功能正常的患者,首选阿昔洛韦口服治疗(800mg/次,每天 5 次,持续 1～1.5 周);治疗免疫功能低下的患者时,阿昔洛韦需要静脉注射,避免带状疱疹的播散。这种药物可以促进皮肤愈合,缩短病毒排出时间,并降低眼部并发症的风险。

阿昔洛韦等药物对慢性疼痛的影响尚不清楚。糖皮质激素的联合治疗的潜在益处在皮肤愈合和急性疼痛缓解方面存在争议。为了降低细菌二重感染的风险,皮肤病变需要保持清洁和干燥。口服阿片类药物是一线治疗药物,在急性和慢性阶段已明确证实有效降低神经病理性疼痛强度。阿片类药物与三环类药物或加巴喷丁类药物(如去甲替林或加巴喷丁)组合使用。在带状疱疹后的最初几个月内早期使用低剂量三环类抗抑郁药(阿米替林)90 天可降低发生 PHN 的可能性。最严重的病例需要静脉注射阿片类药物和局部麻醉方法,如放置硬膜外导管。

由于明确定义的临床病程和随后发生 PHN 的可能性,镇痛药的功效已被广泛研究。研究支持使用 4 种药物类别:三环类抗抑郁药、抗惊厥药、局部用药和阿片类药物。三环类抗抑郁药是最初证明在治疗 PHN 方面有效的药物,这些疗法仍然是一线药物。然而,抗胆碱能的副作用和耐受性导致这些药物的使用受到限制。

如果中度至重度疼痛持续存在,可能需要立即进行其他药物试验。抗惊厥药加巴喷丁和局部钠通道阻滞剂(利多卡因贴剂)是目前的用药标准。当加巴喷丁以低剂量开始时,不良反

应(最常见的是嗜睡和头晕)被最小化,并且患者对治疗的依从性得到改善。阿片类镇痛药羟考酮和吗啡可以非常显著地缓解神经病理性疼痛,并且通常没有与从小剂量逐渐增加的加巴喷丁治疗相关的宿醉反应。与三环类抗抑郁药相比,PHN 患者更喜欢吗啡控释剂,能更好地缓解疼痛和改善睡眠。

目前的带状疱疹减毒活疫苗可在 60 岁及以上的成年人中使用。最近,与目前的减毒活疫苗相比,在 38 000 名成人中的灭活重组带状疱疹疫苗的 Ⅲ 期临床试验显示临床疾病减少 98% 并且持续 4 年以上的疗效(减少 51%——50~59 岁的成年人减少 69.8%,≥51 岁的减少 37.6%)。两种疫苗的 PHN 降低率相似(67%)。这种新疫苗最近被 FDA 批准用于 50 岁以上的成年人,也可能适用于免疫功能低下的患者。

狂犬病

这是由弹状病毒家族的 RNA 病毒引起的急性病毒性 CNS 疾病。虽然通常通过狂犬病动物唾液污染的伤口传播给人类,但在蝙蝠感染的洞穴中发生了罕见的空气传播。角膜移植的传播也偶有报道。

病因和流行病学

主要感染和参与狂犬病传播的动物因地理区域而异。2007 年,美国疾病预防控制中心在动物身上发现了 7 258 例狂犬病病例,增幅为 4.6%。大约 93% 的病例在野生动物中,7% 在家畜中。主要动物组的相对贡献包括 2 659 只熊(36.6%)、1 973 只蝙蝠(27.2%)、1 478 只臭鼬(20.4%)、489 只狐狸(6.7%)、274 只猫(3.8%)、93 只狗(1.3%)和 57 头牛(0.8%)。这意味着与蝙蝠和狐狸有关的病例显著增加,浣熊来源的发生率有所减少,而臭鼬则保持着重要的稳态来源(见图 45.5)。在家畜来源中,猫比狗成为潜在人类来源的可能性高 3 倍。2007 年,狗、绵羊和山羊的狂犬病病例分别增加了 17.7% 和 18.2%,而牛、猫和马的病例分别减少了 30.5%、13.8% 和 20.8%。由于农场动物和宠物中普遍接种狂犬病疫苗,这些是美国动物狂犬病的不常见的来源。尽管如此,狗和猫咬伤仍然占全球绝大多数人类狂犬病病例。2007 年,美国仅报告了一例人类狂犬病病例。

狂犬病狗咬伤后,狂犬病病毒可能通过神经进入脊髓并进入大脑,在那里它广泛传播,沿着神经离心传播到视网膜、角膜、唾液腺、皮肤和其他器官。潜伏期为 15 天至 1 年以上。如果病毒涉及唾液腺,通常在 10~14 天内出现症状。如果感染,隔离的动物总是在 2 周内表现出疾病症状。

临床表现

主要有两种"表型":①脑炎(暴发型)狂犬病;②麻痹(静默型)狂犬病。咬伤部位经常有感觉异常。前驱症状通常有头痛、焦虑和发热。脑炎型占主导地位(占 80%)。这些患者通常表现为躁动、谵妄、癫痫发作、颈部僵硬、严重的咽部痉挛、喘鸣、自主神经功能不稳,有时还会出现恐水症或恐气症。这些症状发生在前驱期后约 2~10 天。麻痹型(占病例的 20%)表现为进行性麻痹直至死亡。临床过程更加缓慢,有时会保留清晰的感觉中枢,直到病程的后期。

诊断

通过血清或脑脊液中抗狂犬病毒糖蛋白抗体或免疫荧光染色检测颈部皮肤或脑组织活检的糖蛋白抗原来诊断。此外,可以用分子技术检测脑脊液、唾液或活检样本中的病毒核蛋白。临床表现与神经病理学结果形成鲜明对比。病理仅发现轻度充血和血管周围炎症。Negri 小体是狂犬病的特征性病理改变,是一种中心较暗的神经元胞质包涵体(图 45.6)。

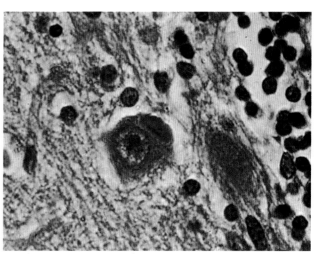

脑浦肯野细胞内的Negri包涵体

常见的动物传播者

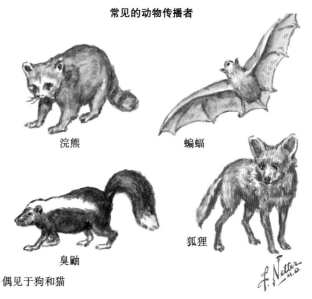

浣熊　　　　蝙蝠

臭鼬　　　　狐狸

偶见于狗和猫

图 45.6　狂犬病

治疗

在人类细胞和人类抗狂犬病球蛋白中产生的疫苗的改进使得早期暴露后预防安全有效。疾病控制和预防中心(CDC)建议狂犬病暴露后预防措施包括用肥皂和清水立即彻底清洁伤口,在伤口周围用人狂犬病免疫球蛋白,并在第 0、3、7、14 和 28 天肌内注射狂犬病疫苗。已经出现临床疾病症状后没有有效的治疗方法。

脊髓灰质炎（小儿麻痹症）

临床案例　一名 18 岁男性，由父母抚养，他们以信仰神灵而不是医生的方式寻求医疗护理，没有进行儿童免疫接种，他们在露营后 1 周出现头痛、发热、恶心和全身不适。2 天后，他感觉好多了，但 48 小时后，一般症状又复发了，头痛、全身肌肉酸痛和疼痛，还有些嗜睡。发病 1 周后出现肢体无力，他被送往急诊室。

患者体温为 39.5℃，脉搏为 100 次/min，血压为 130/70mmHg。颈部僵硬，全身肌肉压痛，不对称肢体无力（右臂和左腿比其他肢体明显），腱反射减退，足底屈肌反应存在，感觉正常和脑神经无异常。

患者咳嗽无力，肺活量仅为 1L。白细胞计数为 15 000/mm³（40% 为淋巴细胞）。腰椎穿刺显示脑脊液外观有点浑浊，压力增高（220mmH₂O），白细胞数为 170 个/mm³（60% 为多形核白细胞），蛋白质含量为 150mg/dl 和葡萄糖为 80mg/dl。脊髓 MRI 显示脊髓髓内有增强，尤其是右侧颈髓。

点评：这是脊髓灰质炎的一个典型病例，正如人们在广泛使用口服和胃肠外脊髓灰质炎疫苗之前所经历的那样。在这种情况下，患者由于接触最近用活疫苗免疫的婴儿或这里在更偏远的环境，其中这个年轻人无意中暴露于野生型脊髓灰质炎病毒，因此极有可能患上脊髓灰质炎。

流行病学及病因

脊髓灰质炎（poliomyelitis）一词是源自希腊语 polio（灰色）和 myelin（骨髓），表明脊髓的灰质发炎。脊髓灰质炎病毒的感染脊髓导致继发于前角细胞破坏的典型麻痹。1952 年美国脊髓灰质炎发病率达到顶峰，超过 21 000 例，但在 1954 年引入有效的灭活肠外 Salk 疫苗和几年后的萨宾活疫苗后病例数迅速下降。

在美国获得的最后一例野生病毒脊髓灰质炎病例是在 1979 年，全球根除脊髓灰质炎计划大大减少了在其他地方的传播。小儿麻痹症已从世界大部分地区根除，但在一些发展中国家仍然流行，特别是在尼日利亚、阿富汗和巴基斯坦。到天然脊髓灰质炎病毒流行地区的旅行者需要接种疫苗如下：在儿童时期完成适当初级系列的人应该一次性加强剂量的灭活脊髓灰质炎病毒疫苗（IPV）；那些没有接受初级系列的人应该接受整个系列，尽管即使在旅行前单剂量也是有益的。

人类是唯一已知的宿主。传播最常发生在不明显的感染。无症状携带者状态仅在免疫缺陷者中发生。人与人之间的传播主要通过粪口途径发生。在温带气候下，感染通常在夏季达到峰值，在热带地区没有季节性。脊髓灰质炎病毒具有高度传染性，可在粪便中存活长达 6 周；儿童易感家庭接触者的血清转化率接近 100%，成人血清转化率高于 90%。在症状出现之前和之后 7~10 天，人是最具传染性的。

IPV 是一种无活性的灭活疫苗，于 1955 年获得许可，直到 20 世纪 60 年代初使用，三价口服脊髓灰质炎病毒疫苗（OPV）

以 10∶1∶3 的比例含有所有 3 种脊髓灰质炎病毒血清型的减毒株，在很大程度上取代了 IPV。增强效力 IPV 于 1988 年推出。病毒在猴肾（Vero）细胞中生长并用甲醛灭活。在大约 3 个月大的婴儿首次接种疫苗后，婴儿中偶尔会出现与活疫苗相关的麻痹性脊髓灰质炎病例，直到 20 世纪 90 年代后期 CDC 男子认为初次接种疫苗必须使用 Salk IPV。从那时起，没有报道过此类事件。在 1975 年至 1992 年期间，美国报告了 189 例麻痹性脊髓灰质炎确诊病例。其中包括 10 例流行病例、152 例疫苗相关病例、14 例进口病例和 13 例不明原因病例。自 1980 年以来，在美国没有发现由野生型病毒引起的麻痹性脊髓灰质炎流行或本地获得的病例。疫苗相关的麻痹性脊髓灰质炎被认为是从疫苗病毒逆转或突变为更具神经性的形式发生的。出于这个原因，在 2000 年，建议仅在美国使用 IPV。

减毒活脊髓灰质炎病毒在肠黏膜和淋巴结的淋巴细胞中复制。疫苗病毒在粪便中排泄长达 6 周，在接种后的前 1~2 周内最大限度地去除。IPV 在产生免疫力（三剂后为 99%）和防止麻痹性脊髓灰质炎脊髓炎方面非常有效。IPV 似乎比 OPV 产生更少的局部肠免疫。因此，用 IPV 免疫的人仍然可能感染野生型脊髓灰质炎病毒，并返回美国，随后可能传播。虽然经济特权国家的大多数人都接受了免疫接种，但偶尔会看到本章病例中描述的情况。不对称的肢体无力，无感觉障碍和脑脊液检查结果有助于区分小儿麻痹症和 GBS。

发病机制

脊髓灰质炎病毒是微小核糖核酸病毒科，肠道病毒亚组的成员。肠道病毒是在胃肠道短暂存留、在酸性 pH 环境下保持稳定。微小核糖核酸病毒具有 RNA 基因组，3 种脊髓灰质炎病毒血清型（P1、P2 和 P3）具有最小的异型免疫性。病毒通过口腔进入并主要在咽部和胃肠道的植入部位繁殖，通常在临床发作前存在于咽喉和粪便中（图 45.7）。在临床发病后 1 周内，喉咙中几乎没有病毒存在，但它继续在粪便中排泄数周。病毒侵入局部淋巴组织，进入血流，然后可能感染 CNS 细胞。前角和脑干运动神经元细胞中的病毒复制导致细胞破坏和麻痹。

临床表现

脊髓灰质炎的潜伏期通常为 6~20 天，范围为 3~35 天。脊髓灰质炎病毒感染的临床表现各不相同。高达 95% 的脊髓灰质炎感染是无症状的，即使感染者在粪便中传播病毒并具有传染性。

顿挫型脊髓灰质炎发生在 4%~8% 的感染中。它会导致轻微疾病，没有中枢神经系统感染的证据。特征性地在 1 周内完全恢复。上呼吸道感染（喉咙痛和发热）、胃肠道功能紊乱（恶心、呕吐、腹痛、便秘或偶见腹泻）和流感样疾病都可能发生，与其他肠道病毒性疾病无法区分。

非麻痹性无菌性脑膜炎，通常发生在类似于轻微疾病的前驱症状后几天，发生在小部分感染中。颈部、背部、腿部或这些区域的组合出现僵硬可能会发生感觉增加或异常，通常持续 2~10 天，然后完全恢复。

在不到 11% 的脊髓灰质炎感染中发生弛缓性麻痹。麻痹症状通常在前驱症状后 1~10 天开始并进展 2~3 天。退热后

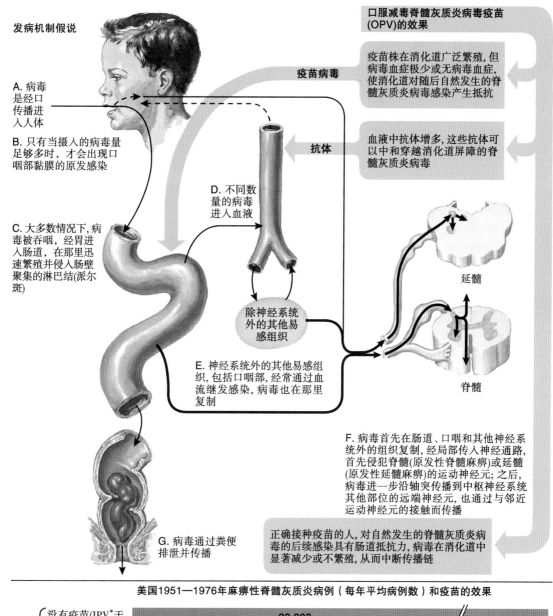

发病机制假说

口服减毒脊髓灰质炎病毒疫苗(OPV)的效果

A. 病毒是经口传播进入人体

B. 只有当摄入的病毒量足够多时，才会出现口咽部黏膜的原发感染

C. 大多数情况下，病毒被吞咽，经胃进入肠道，在那里迅速繁殖并侵入肠壁聚集的淋巴结(派尔斑)

D. 不同数量的病毒进入血液

除神经系统外的其他易感组织

E. 神经系统外的其他易感组织，包括口咽部，经常通过血流继发感染，病毒也在那里复制

F. 病毒首先在肠道、口咽和其他神经系统外的组织复制，经局部传入神经通路，首先侵犯脊髓(原发性脊髓麻痹)或延髓(原发性延髓麻痹)的运动神经元；之后，病毒进一步沿轴突传播到中枢神经系统其他部位的远端神经元，也通过与邻近运动神经元的接触而传播

G. 病毒通过粪便排泄并传播

疫苗病毒

疫苗株在消化道广泛繁殖，但病毒血症极少或无病毒血症，使消化道对随后自然发生的脊髓灰质炎病毒感染产生抵抗

抗体

血液中抗体增多，这些抗体可以中和穿越消化道屏障的脊髓灰质炎病毒

延髓

脊髓

正确接种疫苗的人，对自然发生的脊髓灰质炎病毒的后续感染具有肠道抵抗力，病毒在消化道中显著减少或不繁殖，从而中断传播链

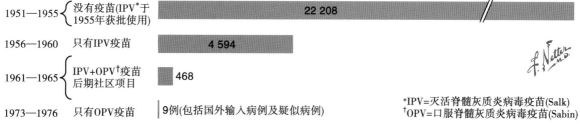

美国1951—1976年麻痹性脊髓灰质炎病例（每年平均病例数）和疫苗的效果

1951—1955	没有疫苗(IPV*于1955年获批使用)	22 208
1956—1960	只有IPV疫苗	4 594
1961—1965	IPV+OPV†疫苗后期社区项目	468
1973—1976	只有OPV疫苗	9例(包括国外输入病例及疑似病例)

*IPV=灭活脊髓灰质炎病毒疫苗(Salk)
†OPV=口服脊髓灰质炎病毒疫苗(Sabin)

图 45.7 脊髓灰质炎(1)

瘫痪通常不会进展。在儿童中，前驱症状可能是双相的，最初的轻微症状与主要症状相隔 1～7 天。最初，严重的肌肉疼痛和痉挛通常伴有明显的脑膜炎和 Kernig 征。这种疾病演变成不对称的弛缓性麻痹，腱反射减弱，通常在几天或几周内达到高峰。部分肌肉力量逐渐恢复。没有发生感觉丧失或认知功能障碍。大多数患者恢复了一些功能，许多患者完全恢复；然而，发病后 12 个月仍可残留的无力或瘫痪通常是永久性的。

描述了 3 种类型的麻痹性脊髓灰质炎。最常见的是脊髓型脊髓灰质炎（20 世纪 70 年代约占病例的 79%），其特征是通常累及下肢的不对称麻痹（图 45.8）。延髓型脊髓灰质炎（2%）导致脑神经支配的肌肉无力。延髓脊髓型脊髓灰质炎（19%）是两者的混合型。儿童麻痹性脊髓灰质炎病例死亡率（2%～5%）低于成人（15%～30%），伴有延髓受累死亡率最高（25%～75%）。

脊髓灰质炎后综合征

这种临床表现通常在生命早期出现麻痹型脊髓灰质炎的

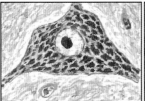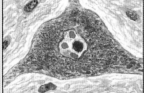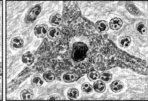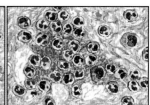

脊髓灰质炎病毒破坏运动神经元的过程

A. 正常运动神经元　　B. 弥漫性染色质溶解；核仁周围3个嗜酸核内含物　　C. 多形核细胞侵入坏死神经元　　D. 完全性神经细胞吞噬

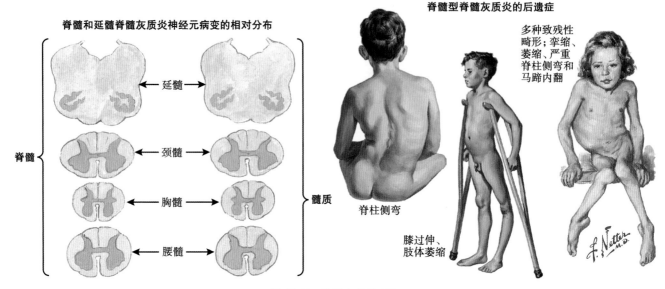

图45.8　脊髓灰质炎(2)

30~40年后出现,尤其是在儿童时期患脊髓灰质炎。在这些后来且通常更多年的生命中,以前的急性脊髓灰质炎患者中有25%~40%注意到肢体无力的程度似乎有所增加。这本身并不构成类似于带状疱疹的休眠感染过程的复发。相反,它被认为涉及在最初的麻痹综合征的恢复过程中发展的超大的先前重新神经支配的运动单元的失败。

诊断方法

脊髓灰质炎病毒可从咽部或粪便中分离出来,但这种病毒很少从脑脊液中分离出来。基因测序可以区分急性弛缓性麻痹中的野生型和疫苗型病毒。通常早期就可以出现高水平的中和抗体。CSF检查通常显示WBC计数增加(10~200个/mm³,主要是淋巴细胞)和轻度增加的蛋白质水平(通常40~50mg/dl)。

预后

在最严重的延髓脊髓型中,脊髓灰质炎通常是致命的。今天,随着重症监护支持的加强,如果脊髓灰质炎以50年前的典型发病率再次发生,死亡率也将大大降低。幸运的是,这种疾病现在罕见,很难开始预测今天的结果。当WNV大约10年前首次出现时,由于其对前角细胞的类似偏好,我们这些在儿童和青少年时期经历过脊髓灰质炎中的人停下来想知道,这种可怕的临床疾病是否可能再次出现在西半球以前所不知道的这种病毒的面具中。非常幸运的是,我们的担心是不正确的。

（赵海燕　译）

推荐阅读

Arboviral encephalitides. Available from: https://www.cdc.gov/ncezid/dvbd/index.html. Accessed 9 December 2017.

Comprehensive website maintained by the Centers for Disease Control and Prevention that includes basic fact sheets on the most common vector-borne diseases including arboviral encephalitides, along with information about transmission and life cycles, current global epidemiology, and information about clinical presentation.

CDC Shingles Vaccination. Available from: http://www.cdc.gov/vaccines/vpd-vac/shingles/default.htm. Accessed 9 December 2017.

Comprehensive resource on the herpes zoster vaccine, its use, and information about shingles.

Tunkel AR, Glaser CA, Bloch KC, et al. The management of encephalitis: clinical practice guidelines by the Infectious Diseases Society of America. Clin Infect Dis 2008;47:303–27. Available from: https://academic.oup.com/cid/article/47/3/303/313455. [Accessed 9 December 2017].

Guidelines for the diagnosis and treatment of patients with encephalitis prepared by an Expert Panel of the Infectious Diseases Society of America, intended for use by health care providers who care for patients with encephalitis. Includes data on the epidemiology; clinical features; diagnosis; and treatment of many viral, bacterial, fungal, protozoal, and helminthic etiologies of encephalitis, and provides information on when specific etiologic agents should be considered in individual patients with encephalitis.

CDC Powassan Virus web page: https://www.cdc.gov/powassan/index.html. Accessed 9 December 2017.

Comprehensive resource with up-to-date information on epidemiology, clinical findings, treatment, and prevention.

World Health Organization. Poliomyelitis. Available from: http://www.who.int/topics/poliomyelitis/en/. Accessed 9 December 2017.

Comprehensive resource with up-to-date information on global outbreaks, disease history and clinical findings, and current eradication efforts.

United States Centers for Disease Control and Prevention. Zika virus. Available from: https://www.cdc.gov/zika/.

Comprehensive information about symptoms of Zika virus infection, epidemiology of transmission, testing and treatment.

Pan American Health Organization/World Health Organization. Zika virus. Available from: https://www.paho.org/hq/index.php?option=com_content&view=article&id=11585&Itemid=41688&lang=en.

Comprehensive information with epidemiological alerts and general information about prevention strategies etc.

Centers for Disease Control. CMV infection. Available from: https://www.cdc.gov/cmv/.

Orlikowski D, Porcher R, Sivadon-Tardy V, et al. Guillain-Barré syndrome following primary cytomegalovirus infection: a prospective cohort study. Clin Infect Dis 2011;52(7):837.

Jacobs BC, Rothbarth PH, van der Meché FG, et al. The spectrum of antecedent infections in Guillain-Barré syndrome: a case-control study. Neurology 1998;51(4):1110.

Khalili-Shirazi A, Gregson N, Gray I, et al. Antiganglioside antibodies in Guillain-Barré syndrome after a recent cytomegalovirus infection. J Neurol Neurosurg Psychiatry 1999;66(3):376.

Evidence

Blanton JD, Palmer D, Christian KA, et al. Rabies surveillance in the United States during 2007. J Am Vet Med Assoc 2008;233(6):884–97.

An overview of the animal resources for the rabies virus in the United States.

Cikurel K, Schiff L, Simpson DM. Pilot study of intravenous immunoglobulin in HIV-associated myelopathy. AIDS Patient Care STDS 2009;23(2):75–8.

Dalakas MC, Sever JL, Madden DL, et al. Late postpoliomyelitis muscular atrophy: clinical, virologic, and immunologic studies. Rev Infect Dis 1984;6:S562–7.

Clinical description of 17 patients, ages 31 to 65 years (average, 45), with prior poliomyelitis, who after a number of years of stability had experienced new neuromuscular symptoms. Findings indicate that immunopathologic mechanisms may play a role in new motor-neuron disease that can occur in patients with prior poliomyelitis.

Gubler DJ. The continuing spread of West Nile virus in the western hemisphere. Clin Infect Dis 2007;45:1039–46.

Review article summarizing clinical and epidemiologic aspects of the West Nile virus in the Americas, with discussion and recommendations for vector control and potential vaccines.

Piantadosi A, Rubin DB, McQuillen DP, et al. Emerging cases of Powassan virus encephalitis in New England: clinical presentation, imaging, and review of the literature. Clin Infect Dis 2016;62(6):707–13.

Piantadosi A, Kanjilal S, Ganesh V, et al. Rapid detection of Powassan virus in a patient with encephalitis by metagenomic sequencing. Clin Infect Dis 2017.

Jones HR, Ho DD, Forgacs P, et al. Acute fulminating fatal leuko-encephalopathy as the only manifestation of HIV infection. Ann Neurol 1988;23:519–22.

Kaul M. HIV-1 associated dementia: update on pathological mechanisms and therapeutic approaches. Curr Opin Neurol 2009;22(3):315–20.

Noah DL, Drenzek CL, Smith JS, et al. Epidemiology of human rabies in the United States, 1980 to 1996. Ann Intern Med 1998;128:922–30.

Summary of epidemiologic, diagnostic, and clinical features of the 32 laboratory-confirmed cases of human rabies diagnosed in the United States from 1980 to 1996. Rabies should be included in the differential diagnosis of any case of acute, rapidly progressing encephalitis, even if the patient does not recall being bitten by an animal. Includes recommendations for postexposure prophylaxis.

Oxman MN, Levin MJ, Johnson GR, et al. A vaccine to prevent herpes zoster and postherpetic neuralgia in older adults. N Engl J Med 2005;352:2271–84.

Randomized, double-blind, placebo-controlled trial of live attenuated VZV vaccine in 38,546 adults ≥60 years of age. The vaccine markedly reduced morbidity from herpes zoster and postherpetic neuralgia in this population.

Lal H, Cunningham AL, Godeaux O, et al. Efficacy of an adjuvanted herpes zoster subunit vaccine in older adults. N Engl J Med 2015;372:2087–96.

Randomized, placebo-controlled, phase 3 study of 15,411 adults > 50 years old. During a mean follow-up of 3.2 years, herpes zoster was confirmed in 6 participants in the vaccine group and in 210 participants in the placebo group. Overall, vaccine efficacy against herpes zoster was 97.2% (95% confidence interval [CI], 93.7 to 99.0; P < 0.001). Vaccine efficacy was between 96.6% and 97.9% for all age groups.

Cunningham AL, Lal H, Kovac M, et al. Efficacy of the herpes zoster subunit vaccine in adults 70 years of age or older. N Engl J Med 2016;375:1019–32.

Randomized, placebo-controlled phase 3 study of 13,900 adults 70 years and older. During a mean follow-up period of 3.7 years, herpes zoster occurred in 23 vaccine recipients and in 223 placebo recipients. Vaccine efficacy against herpes zoster was 89.8% (95% confidence interval [CI], 84.2 to 93.7; P < 0.001).

In pooled analyses of data from participants 70 years of age or older in the previous study and the current study, vaccine efficacy against herpes zoster was 91.3% (95% CI, 86.8 to 94.5; P < 0.001), and vaccine efficacy against postherpetic neuralgia was 88.8% (95% CI, 68.7 to 97.1; P < 0.001).

Power C, Boissé L, Rourke S, et al. Neuro AIDS: an evolving epidemic. Can J Neurol Sci 2009;36(3):285-95. Prevention of herpes zoster. Available from: http://www.cdc.gov/mmwr/preview/mmwrhtml/rr5705a1.htm. Accessed 6 December 2017.

Morbidity and Mortality Weekly Report summary of the clinical trials supporting efficacy of herpes zoster vaccine and recommendations for its use in adults ≥60 years of age.

Whitley RJ, Gnann JW. Viral encephalitis: familiar infections and emerging pathogens. Lancet 2002;359:507–13.

Reviews current understanding of viral encephalitides with particular reference to emerging viral infections and the availability of existing treatment regimens, as well as vaccine prevention and vector control.

Wright EJ. Neurological disease: the effects of HIV and antiretroviral therapy and the implications for early antiretroviral therapy initiation. Curr Opin HIV AIDS 2009;4(5):447–52.

46

寄生虫和真菌疾病与神经弓形体病

Winnie W. Ooi, Daniel P. McQuillen, H. Royden Jones, Jr.

神经系统的寄生虫感染范围从急性综合征（如脑疟疾中的弥漫性脑炎）到更多慢性占位病变引起的癫痫（如神经囊虫病）。本章将重点介绍引起中枢神经系统（CNS）感染的最常见寄生虫。

脑型疟疾

临床案例　一名45岁以前健康的印度男性在美国担任工程师，在与父母一起待了6周后于8月份从印度返回。回美国1周后，因发热至38.9℃、头痛和腹泻4天而到急诊病房。他的脸色发红，有轻微的精神错乱、严重嗜睡、颈项中等僵硬和体温39.4℃。腰椎穿刺显示脑脊液（CSF）化验正常。外周血白细胞（WBC）为12 000/mm³，血红蛋白为10g/L，血小板计数为40 000/mm³。血糖水平为56mg/dl。外周血涂片显示红细胞内有多个与恶性疟原虫滋养体一致的环状小体，寄生虫计数为3%。

该患者接受了从疾病控制与预防中心（CDC）获得的静脉青蒿琥酯和多西环素的治疗。静脉治疗3天后，体温已经退热、神志清楚和定向力正常。多西环素治疗7天后，口服治疗方案完成。

点评：疟疾仍然是发展中国家发病率和死亡率的主要原因，也是返回西方国家的旅行者急性寄生虫感染最重要的可治疗原因。在美国，2006年报告了1 564例入境病例，39%归因于恶性疟原虫。最近与原籍国的亲友见面的移民往往不采取抗疟疾预防措施，患疟疾的风险较高。

疟疾继续在全球范围内存在，主要影响生活在南美洲、中美洲、非洲和亚洲的人群。每年有近5亿人受到影响，每年多达100万人死亡。以前在美国流行，因公共卫生的措施大大降低了这里的发病率。但是，这里每年至少报告1 000例，主要与恶性疟原虫有关，影响到流行地理区域的旅行者。

流行病学

疟疾是由4种常见的寄生虫引起的：恶性疟原虫、间日疟原虫、卵圆形疟原虫和三日疟原虫。每种疟原虫都是被感染的按蚊叮咬传播给人类的。感染恶性疟原虫成熟寄生虫的红细胞黏附于许多器官（包括脑）的微血管系统中的内皮细胞，并与宿主因子发生复杂的相互作用，导致脑疟疾的临床表现。

临床特征

脑型疟疾是最危及生命的一种类型，成人死亡率为20%～50%，儿童中更高。它是由恶性疟原虫引起的，罕见个别的由间日疟原虫引起。脑型疟疾的主要神经系统特征为从烦躁和精神错乱到癫痫发作和昏迷。早期通常有几天的发热和其他非特异性症状，与无并发症的疟疾无法区分。全身性癫痫发作后，患者可能逐渐发展为昏迷或突然持续恶化。大约一半的成年患者为癫痫大发作。低血糖和乳酸性酸中毒的代谢特征通常会加重癫痫发作，而这些特征通常伴随着严重的疟疾。低血糖是脑疟疾患者常见且重要的异常，临床上可能不会怀疑低血糖的存在，因为临床的症状（焦虑、烦躁和心动过速）归因于感染本身。

诊断

如果怀疑有疟疾，则需要由经验丰富的显微镜检查者每8～24小时检查一次外周血涂片。对于可能接触疟疾的发热和精神状态异常的患者，即使血涂片反复阴性，也必须立即开始抗疟化疗。脑脊液的显微镜检查和培养对于脑疟疾患者排除其他可治疗的中枢神经系统感染也是必不可少的。

治疗

脑疟疾的治疗包括静脉注射奎尼丁或青蒿琥酯并联合多西环素（图46.1）。静脉注射奎尼丁必须在重症监护病房（ICU）进行心电图监测，因为它可能导致严重的心律失常。如果脑疟疾严重或疟疾发生其他并发症，包括非容量超负荷的肺水肿或肾脏并发症，对于寄生虫密度超过5%～10%或即使伴有较低水平的寄生虫血症的患者，应强烈考虑血液透析治疗。

疟疾是一种由热带和亚热带地区的蚊子携带的寄生虫引起的感染。它对旅行者和幼儿是非常严重的,他们没有很好的防护措施

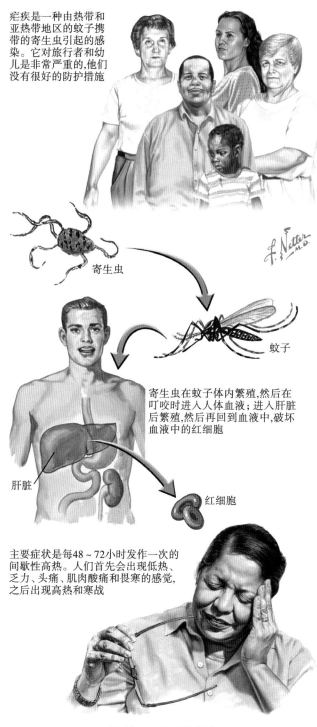

寄生虫

蚊子

寄生虫在蚊子体内繁殖,然后在叮咬时进入人体血液;进入肝脏后繁殖,然后再回到血液中,破坏血液中的红细胞

肝脏

红细胞

主要症状是每48～72小时发作一次的间歇性高热。人们首先会出现低热、乏力、头痛、肌肉酸痛和畏寒的感觉,之后出现高热和寒战

图 46.1 疟疾的治疗

非洲锥虫病（昏睡病）

临床案例 一名 38 岁西非女性,4 个月前从本国移民到美国,主因行为怪异几周在急诊室接受评估。在之前的几个月中,患者注意到体重适度减轻和逐渐的发育不良。她被转介到精神科住院,在那里患者变得更加昏昏欲睡。体格检查发现低热、怀疑肝大,但其他方面正常。

实验室检查显示白细胞计数为 6 400/mm³,血红蛋白为

10g/L,血小板正常。肝功能检查显示轻度转氨酶升高。仔细检查她的外周血涂片显示出一种锥虫。HIV 抗体阴性。患者的基本 CSF 参数正常,但是,CSF 中冈比亚锥虫的间接荧光抗体(IFA)和酶联免疫吸附测定(ELISA)均为阳性。开始给予美拉索洛尔治疗,但由于进行性脑病而停止治疗。患者家属在没有医疗建议的情况下将她签字离开医院,之后失访了。

点评:随着世界变得"越来越小",以前的"异国"传染病现在可以在任何地方看到,包括经济发达的国家。如本病例所示,文化问题也出现了,在第一次药物试验不成功的情况下,家属决定不允许尝试进行第二线治疗,例如静脉注射依氟鸟氨酸。

流行病学

自 20 世纪 70 年代以来,经过多年的控制,非洲锥虫病再次成为一种巨大的新流行病。这种疾病分为两种不同的形式,每种形式在进入更晚期时都以脑膜脑炎为特征。两者都是通过被感染的采采蝇的叮咬传播的。

临床特征

西非昏睡病占报告的昏睡病病例的 90% 以上,并导致主要发生在西非和中非的慢性感染。它是由布氏锥虫(*Trypanosoma bruceigambiense*)引起的。患者可以感染数月甚至数年而不会出现任何主要症状或体征。最初,全身性疾病表现为发热、疲劳、体重颈部淋巴结肿大和肝脾肿大。

一旦出现神经系统表现,患者通常已发展为中枢神经系统感染的晚期。人格改变很常见,患者经常被误认为患有精神疾病,如本病案。在中枢神经系统疾病的早期阶段,会破坏正常的昼夜节律性睡眠节律(图 46.2)。

与西非的慢性锥虫病相比,由布氏罗得西亚锥虫引起的东非锥虫病引起的感染发病更急性,感染仅仅几个月或几周后,神经系统症状迅速发展。

诊断

当可能没有任何脑脊液改变时,非洲昏睡病的诊断在疾病的早期阶段并不容易确定。根据 CSF 结果将患者分为早期或晚期疾病:晚期疾病患者的 CSF WBC 大于 5 个/mm³ 的患者,通常伴有轻度淋巴细胞增多(很少超过 400 个/ml)和蛋白质含量增加伴有高水平的 IgM 或在 CSF 中查到锥虫。脑电图(EEG)可以通过显示警觉的特征性损害来帮助诊断。

虽然外周涂片上查到锥虫是诊断的金标准,但 ELISA 和 IFA 等免疫学检测 CSF 中的抗体水平对于西非锥虫病的诊断相对敏感和特异。然而,目前还没有可靠的东非锥虫病血清学检测可用于实际诊断。

治疗

缺乏有效的无毒副作用的药物阻碍了非洲锥虫病的治疗。用于早期罗得西亚感染的药物,例如苏拉明,不能穿过血脑屏障。因此,尽管治疗了早期疾病,但仍存在疾病进展至神经系统阶段的风险。最广泛使用的药物是美拉肿醇,这药的毒性副

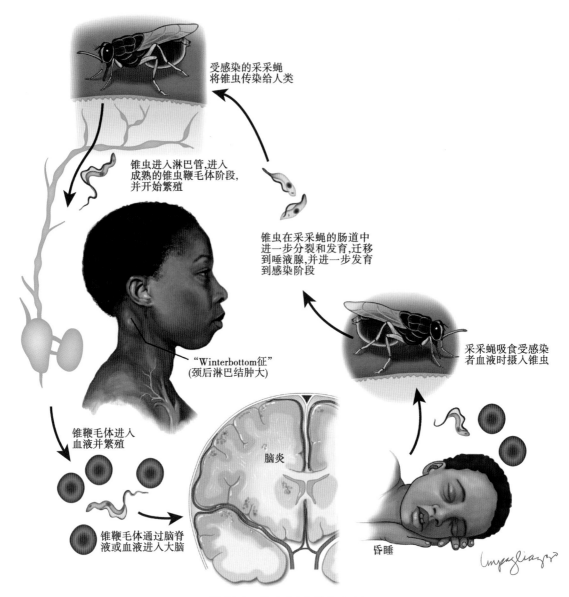

受感染的采采蝇
将锥虫传染给人类

锥虫进入淋巴管,进入
成熟的锥虫鞭毛体阶段,
并开始繁殖

锥虫在采采蝇的肠道中
进一步分裂和发育,迁移
到唾液腺,并进一步发育
到感染阶段

"Winterbottom征"
(颈后淋巴结肿大)

采采蝇吸食受感染
者血液时摄入锥虫

锥鞭毛体进入
血液并繁殖

脑炎

锥鞭毛体通过脑脊
液或血液进入大脑

昏睡

图 46.2　锥虫病(非洲昏睡病)

作用高,因为它自身易引起脑病。也有报道用美拉索洛尔标准治疗,但复发率高。

在对美拉索洛尔的耐药性大于 15% 的地区推荐静脉注射依氟鸟氨酸是一种替代性、毒性较低的药物。然而,与需要 5 次肌内注射的美拉索洛尔相比,它需要更长时间的静脉内注射而费用更昂贵且更难以施用。然而,对单一疗法耐药性发展的担忧促使使用依氟鸟氨酸和硝呋替莫联合进行临床试验。其他药物如苏拉明不能穿过血脑屏障,因此尽管治疗了早期疾病,但仍存在疾病进展至神经系统阶段的风险。

囊虫病

临床案例　一名 29 岁的亚洲男性,出生在中国,曾居住在印度北部,在 10 年前移民到美国。主因出现几次强直-阵挛性癫痫发作后被送往急诊室。他在前 1 周主诉间歇性轻度头痛,没有明显的既往病史。

从外表上看,他是乐观的。体温是 38.5℃,右瞳孔直径略大于左瞳孔,没有视乳头水肿。在随后的癫痫发作期间进行了气管插管以保护气道。

脑计算机断层扫描(CT)显示右侧脑室外侧有一个低密度区域。脑脊液分析显示结果正常,包括革兰氏阴性染色。四肢 X 线平片显示软组织中有多个小的钙化灶,血清囊虫病免疫印迹试验呈阳性。患者接受了阿苯达唑和地塞米松的治疗,癫痫发作得以缓解。

流行病学

囊虫病是癫痫发作的一个相对常见的原因,尤其是在中美洲和南美洲的人群中,包括移民到美国的人群。它可能发生在免疫功能低下和非免疫功能低下的患者中。它是由猪绦虫幼虫感染引起的。人类通过在未煮熟的猪肉下食用成年绦虫,并通过摄入绦虫卵感染幼虫阶段(囊尾蚴)。虫卵在小肠内孵化,钻入小静脉,并被运送到远处,包括中枢神经系统和肌肉。由于幼虫体积相对较大,它们可能寄生于蛛网膜下腔、脑室或脑组织中(图46.3)。

临床表现

当幼虫死亡并引起炎症反应时,症状可能不会发生,潜伏期达4~5年。大脑内的囊肿可能类似脑肿瘤,导致各种局灶性症状。脑室内囊肿可能导致脑脊液阻塞并伴有脑积水迹象。在其他情况下,蛛网膜下腔囊肿可能导致慢性脑膜炎和蛛网膜炎的症状。

猪绦虫卵(猪肉绦虫);与牛带绦虫亚洲亚种无法区分(牛肉绦虫)

猪绦虫的囊尾蚴(幼虫期);含有绦虫头节(头)的充满液体的囊(皮囊)

猪绦虫卵被猪摄入后孵化;胚胎迁移到猪组织并形成囊尾蚴;人类食用受感染的猪肉后,会产生肠道绦虫。但是,如果人类摄入的是虫卵而不是幼虫,或者虫卵通过肠道蠕虫的逆蠕动到达胃部,则可能会发生人囊虫病

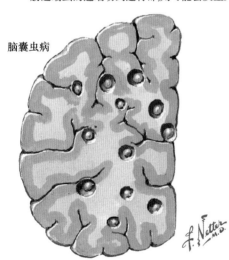

脑囊虫病

诊断

老化的无活力囊肿最终发生钙化,使检测简化了。磁共振成像(MRI)或CT增强可显示CNS感染的迹象。血清或脑脊液血清学检查和皮下囊肿或骨骼肌钙化活检可支持诊断。

治疗

阿苯达唑或吡喹酮是囊虫病的首选治疗药物,糖皮质激素用于减轻炎症反应,传统的抗惊厥药可控制癫痫发作。

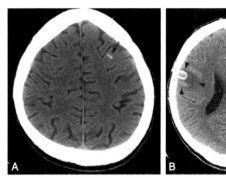

A. 左侧额叶凸面的局灶性钙化的皮质内占位(箭)
B. 头CT增强扫描轴位片显示右额叶凸面缘边强化病灶,伴水肿(箭头)

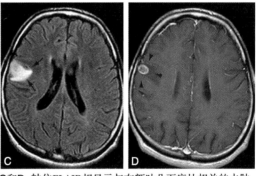

C和D. 轴位FLAIR相显示与右额叶凸面病灶相关的水肿明显(箭),并且在T1增强扫描显示病灶周围强化(箭头)

图46.3 囊虫病。FLAIR,液体衰减反转恢复

嗜酸细胞性脑膜炎

引起急性嗜酸细胞性脑膜脑炎的两种主要寄生虫是广州管圆线虫和棘口线虫。这两种病原体广泛存在于热带地区,特别是东南亚和中美洲地区,可经受污染的食物而感染人体。其他偶发脑膜脑炎的寄生虫有旋毛虫、犬弓形蛔虫和丝虫(包括罗阿丝虫和曼森线虫)。

旋毛虫病

旋毛虫病由一种肠道线虫旋毛虫(*Trichinella spiralis*)引起的。人类疾病通常发生在摄入受污染的肉类后,特别是自制的猪肉香肠或极少数食用熊肉。这些肉类含有T螺旋体幼虫的包囊,这些幼虫最初是通过胃酶的作用在胃内释放出来的。随

后,雌虫受精,然后钻入肠黏膜,最终在穿过淋巴系统后到达血液循环。这些幼虫倾向于仅在骨骼肌或心肌组织中存活,在那里它们形成包囊并最终发生钙化。在后者的感染组织被人类食用后,就完成了从动物传给人类。

摄入被感染的肉类后不久,可能会出现明显的上消化道不适,并伴有恶心和呕吐(图46.4)。可能发生眶周水肿,但可能持续时间相对短暂,几天后消失。如果摄入严重感染的猪肉,很快就会出现严重的全身性肌痛,有时甚至会出现严重的脑炎和发热,这与急性细菌性脑膜炎无异。心脏和膈肌也处于危险之中,当被旋毛虫严重感染时可能导致致命的后果。很少有脑部感染而导致癫痫发作。诊断的主要临床线索包括出现眶周水肿史、极度肌痛和血细胞计数显示明显的白细胞增多和非常明显的嗜酸性粒细胞增多(>700个细胞$/mm^3$)。

慢性旋毛虫病通常表现为轻度的肌痛,也可累及脑神经支

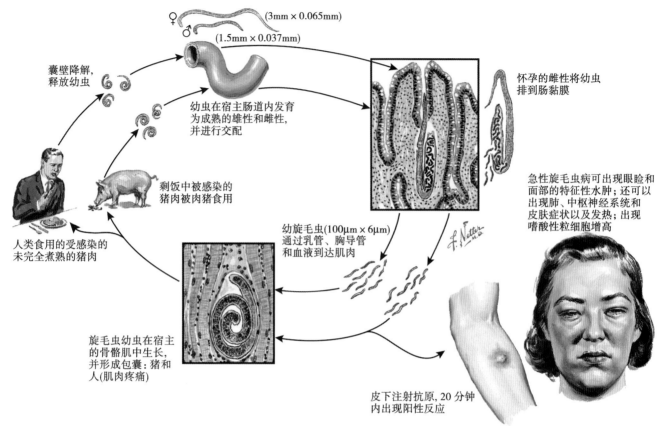

囊壁降解,释放幼虫

(3mm × 0.065mm)

(1.5mm × 0.037mm)

幼虫在宿主肠道内发育为成熟的雄性和雌性,并进行交配

剩饭中被感染的猪肉被肉猪食用

怀孕的雌性将幼虫排到肠黏膜

人类食用的受感染的未完全煮熟的猪肉

幼旋毛虫(100μm × 6μm)通过乳管、胸导管和血液到达肌肉

急性旋毛虫病可出现眼睑和面部的特征性水肿;还可以出现肺、中枢神经系统和皮肤症状以及发热;出现嗜酸性粒细胞增高

旋毛虫幼虫在宿主的骨骼肌中生长,并形成包囊:猪和人(肌肉疼痛)

皮下注射抗原,20 分钟内出现阳性反应

图 46.4　旋毛虫病

配的肌肉,可能导致复视、咀嚼和吞咽困难以及构音障碍。尽管四肢肌肉都可能受到累及,但通常近端肌肉受累最明显。最初的肌肉活检可能显示炎性肌病的改变。通常通过骨骼肌活检,有时需要半克组织来分离囊包。一旦确诊就开始治疗,给予糖皮质激素,每日 40~60mg 的泼尼松,联合噻苯达唑是首选治疗方法,大多数患者可以恢复。然而,对于病情较轻的患者,特别是那些仅有轻度肌痛的患者,本身并不需要特异性治疗。

血吸虫病

　　日本血吸虫和曼氏血吸虫是影响神经系统的最常见的吸虫。血吸虫病在尼罗河和亚马孙河流域等热带地区具有广泛分布。不注意的沐浴者,特别是来自欧洲或北美的沐浴者,在邀请当地河流和湖泊洗澡时会受到感染。

　　宿主蜗牛供应充足,寄生虫通过皮肤进入人体,导致"游泳者瘙痒"。几个月后,约 5% 的暴露人群可能会出现神经系统症状。通常,这会导致脊髓圆锥附近发生急性脊髓病。脑部感染可导致癫痫发作。

　　补体结合试验或肝/直肠黏膜活检是最佳的诊断方法。

　　吡喹酮治疗通常非常有效。但是,急性脊髓病患者必须尽快启动治疗,如果不是这样,可能会导致永久性截瘫。相反,脑血吸虫病患者可能无癫痫发作。

真菌感染概述

　　新型隐球菌和球孢子菌是导致 CNS 真菌病的最常见真菌。

这两种真菌与荚膜组织胞浆菌一起能够在健康个体和免疫功能低下的宿主中引起疾病。由于隐球菌病在第 50 章中讨论,本节主要讨论由荚膜组织胞浆菌和球孢子菌引起的中枢神经系统疾病。

荚膜组织胞浆菌病

临床案例　一名 30 岁的右利手的男性保险人,因右手间歇性抽搐 3 个月进行评估。患者目前身体健康,然而,3 年前,当他在俄亥俄州工作时,在室外诱捕啮齿动物时经历了一次播散性组织胞浆菌病的发作,给予伊曲康唑治疗 9 个月,病情明显好转。在最近的常规医学检查中,发现中性粒细胞轻度减少,白细胞计数为 2 800/mm³,血小板减少在临界值。骨髓活检显示罕见肉芽肿,但荚膜组织胞浆菌培养阴性。

神经系统检查显示右手轻微意向性震颤,书写困难,一般身体检查完全正常。脑 MRI 显示有两个脑脓肿:一个大的在小脑,引起轻度中线移位,另一个在右额叶大脑皮质。尿液荚膜组织胞浆抗原在 4.6 个 ELISA 单位,呈阳性。HIV 抗体阴性。

患者接受了小脑病变的活检和切除术,真菌涂片显示了许多酵母型的荚膜组织胞浆菌。患者用伏立康唑治疗了 12 个月。尿中的荚膜组织胞浆抗原迅速正常化,效果良好,但是,患者仍有持续性中性粒细胞减少症。

流行病学

在美国,荚膜组织胞浆菌病主要见于俄亥俄州和密西西比河谷的流行地区。荚膜组织胞浆菌孢子广泛存在于被鸡、椋鸟或蝙蝠粪便污染的土壤中,吸入这些被污染的土壤而发生疾病。前往其他也发现荚膜组织胞浆菌病的国家的旅行者,在暴露于受感染的蝙蝠居住的洞穴或从土壤中发现的孢子吸入后就会被感染。大多数感染是无症状的,但即使在正常宿主中也可能发生症状性疾病。播散性疾病倾向于发生在婴儿、老年人以及血液系统恶性肿瘤和 HIV 感染患者(CD4 细胞计数低于 200 个/mm^3 的患者通常诊断为播散性疾病)。

CNS 组织胞浆菌病是播散性疾病的一种表现,在北美并不常见。它类似结核病,脑实质受累为单个或多个局灶性肉芽肿(图 46.5)。肉芽肿性基底膜脑膜膜炎也可能发生。除免疫功能低下的宿主外,脓肿形成很少见。患者通常表现为亚急性脑膜炎的体征和症状,伴有发热、颈部僵硬和畏光。局灶性神经功能缺损在 CNS 组织胞浆菌病中比隐球菌病或球孢子菌病更常见。

诊断

从 CSF 中分离荚膜组织胞浆菌是困难的,骨髓、血液和尿液的培养更可能呈阳性。血液、尿液或脑脊液中组织胞浆菌抗原的更快速检测通常可以诊断为播散性组织胞浆菌病,并且可以通过抗真菌治疗转为阴性。血清组织胞浆菌抗原检测的假阳性可能存在于播散性球孢子菌病中。

治疗

没有明确定义的治疗方法对 CNS 组织胞浆菌病最有效。建议先用脂质体两性霉素,然后用伊曲康唑治疗至少 1 年。如果治疗疗程较短,复发率高达 40%。较新的唑类药物,如伏立康唑和泊沙康唑在体外试验也是有效的,并且可以避免伊曲康唑达到的不可靠的血液水平。HIV 阳性的组织胞浆菌病患者

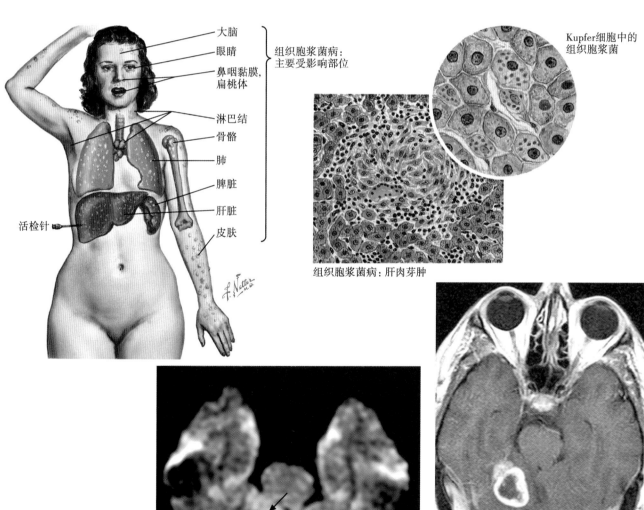

大脑
眼睛
组织胞浆菌病:
主要受影响部位
鼻咽黏膜,扁桃体
淋巴结
骨骼
肺
脾脏
肝脏
活检针
皮肤

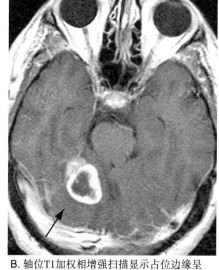

Kupfer细胞中的组织胞浆菌

组织胞浆菌病:肝肉芽肿

A. 弥散加权相显示与病理检查中发现的炎症和坏死组织一致的异常信号(箭)

B. 轴位T1加权相增强扫描显示占位边缘呈厚壁环状强化(箭)

图 46.5　组织胞浆菌病

需要继续抑制性的伊曲康唑治疗,除非 CD4 计数超过 150 个细胞/mm³。

粗球孢子菌病

> **临床案例** 一名 68 岁的加利福尼亚州的女性,在世界各地旅行(包括前往西非和巴西)几个月后出现间歇性发热、体重减轻和偶尔的精神混乱。随后出现头痛、颈部僵硬,看了当地的医生,发现体温为 37.7℃,轻度的精神错乱,但没有脑膜刺激征,即颈部僵硬,没有其他重要的阳性体征。
>
> 胸部 X 线片显示纵隔淋巴结肿大,右上叶有一些纤维化。结核菌素皮肤试验、纯化蛋白衍生物(PPD)为阴性。腰椎穿刺显示 CSF WBC 计数为 112 个/mm³,蛋白质为 80mg/dl,葡萄糖为 45mg/dl。脑 MRI 显示基底膜脑膜炎。在 CSF 中粗球孢子菌的补体结合滴度为 1:8,CSF 培养物未见任何真菌生长。
>
> 她开始用静脉注射氟康唑 800mg 和鞘内注射两性霉素。出现轻度右侧脑积水,但继续治疗后脑积水并没有进展。在接下来的几个月中,随着 MRI 的改善,患者的症状得以缓解。完成了鞘内注射两性霉素 6 个月的疗程,直到脑脊液参数恢复正常,补体结合滴度变为阴性。患者正在继续口服氟康唑 400mg,由于年龄大,预计患者将终身需要这种药物。

流行病学

粗球孢子菌只在西半球的土壤中存在,特别是在美国西南部、墨西哥北太平洋沿岸、危地马拉、洪都拉斯和委内瑞拉。在流行地区,人吸入雾化的节孢子后,多为无症状感染。约 0.5% 的患者会通过淋巴管或血管扩散到皮肤、骨、脑膜和泌尿生殖道,发展为播散性球孢子菌病。其中 33%~50% 累及中枢神经系统。该病有时只出现神经系统症状。危险因素包括老年、妊娠和免疫抑制(包括艾滋病毒感染)。

临床特征

当有中枢神经系统受累时,这种感染会导致亚急性到慢性脑膜炎,基底膜明显,这里会发生进行性纤维化肉芽肿反应,可能会导致脑积水,最终需要分流术治疗。局灶性占位性病变罕见。只有 50% 的已知的脑膜炎患者在脑脊液中的粗球孢子菌得到恢复。

诊断

在慢性脑膜炎患者中,如果在 CSF 中和任何滴度针对粗球孢子菌的补体结合抗体是阳性的或对粗球孢子菌的血清补体结合是阳性的,滴度在 1:16 的,则可以确认存在粗球孢子菌病。

治疗

许多医生首选在无并发症的病例中使用高剂量氟康唑(400~800mg/d)治疗。在 CSF 中具有高抗体滴度或免疫抑制的患者中,通常最好同时鞘内注射两性霉素。对口服氟康唑有效的患者可能会无限期地继续使用该方案。那些最初对唑类药物没有反应的患者应该开始鞘内注射两性霉素。CNS 血管炎是粗球孢子菌病脑膜炎的另一种并发症,可能对添加高剂量糖皮质激素有反应。

(赵海燕 译)

参考文献

Bos MM, Dvereem S, van Engelen BGM, et al. A case of neuromuscular mimicry. Neuromuscul Disord 2006;16:510–13.

Galgiani JN, Ampel NM, Blair JE, et al. Practice guidelines for the management of coccidioidomycosis. Clin Infect Dis 2005;41:1217–23.

Kaiboriboon K, Olsen TJ, Hayat GR. Cauda equina and conus medullaris syndrome in sarcoidosis. Neurologist 2005;11:179–83.

Kellinghaus C, Schilling M. Lüdemann P. Neurosarcoidosis: clinical experience and diagnostic pitfalls. Eur Neurol 2004;51:84–8.

Lejon V, Buscher P. Cerebrospinal fluid in human African trypanosomiasis: a key to diagnosis, therapeutic decision and post-treatment follow-up. Trop Med Int Health 2005;10(5):395–403.

Neurologic involvement in falciparum malaria. J Watch Neurol 2007;2007:3.

Stitch A, Abel PM, Krishna S. Clinical review of human African trypanosomiasis. Br Med J 2002;325:203–6.

Terushkin V, Stern BJ, Judson MA, et al. Neurosarcoidosis: presentations and management. Neurologist 2010;16(1):2–15. Review.

Wheat LJ, Musial CE, Jenny-Avital E. Diagnosis and management of central nervous system histoplasmosis. Clin Infect Dis 2005;40:844–53.

推荐阅读

Centers for Disease Control Division of Parasitic Disease—African trypanosomiasis. Available from: http://www.cdc.gov/ncidod/dpd/parasites/trypanosomiasis/default.htm. [Accessed 5 February 2009].

Coccidioidomycosis. Available from: http://www.idsociety.org/content.aspx?id=9200#cocc.

Evidence-based statements developed to assist practitioners and patients in making decisions about appropriate health care for specific clinical circumstances. Guidelines for treatment of infections by organ system and organism may be found here.

Fungal infections. Available from: http://www.idsociety.org/content.aspx?id=9200.

Histoplasmosis. Available from: http://www.idsociety.org/content.aspx?id=9200#hist.

Practice guidelines of the Infectious Diseases Society of America. Available from: http://www.idsociety.org/Content.aspx?id=9088. [Accessed 5 February 2009].

World Health Organization—African trypanosomiasis. Available from: http://www.who.int/topics/trypanosomiasis_african/en/. [Accessed 5 February 2009]. www.medicalecology.org/diseases/d_african_trypano.htm.

神经系统结节病

Pooja Raibagkar, Haatem M. Reda

结节病是一种多系统肉芽肿性自身炎症性疾病,通常影响肺、淋巴结和皮肤。5% ~ 20% 的结节病患者累及神经系统。神经系统结节病(NS)好发于脑膜(导致脑神经病和神经根病)、垂体、下丘脑和眶尖,但也可累及任何水平的神经轴,包括脑实质、小脑、脊髓、周围神经和肌肉。鉴于其千变万化的临床表现,高度临床怀疑 NS 结节病是必要的,以确定作为一种诊断可能性,尤其是因为如果不加以治疗,NS 结节病可能会导致长期残疾。

临床案例 一名 31 岁的男性,主诉从乳头到双脚逐渐出现刺痛和麻木感,并伴有下肢无力和尿潴留。患者在颈部屈曲时感到背部和下肢出现电击样的感觉异常(Lhermitte 征)。1 周后,他的脸颊和前颈部出现无痛的肿块,随后几周逐渐缩小。在此期间,患者出现了慢性干咳和呼吸急促,没有皮疹或视力障碍。体格检查发现有轻度不对称性的痉挛性轻瘫,足底伸肌反应阳性,痉挛步态,躯干感觉水平约为 T5 平面。

患者进行了颈椎和胸椎的磁共振成像(MRI)检查,显示髓内膨胀性的 T2 高信号病变,从 C4 椎体水平延伸到圆锥脊髓上方,T2 和 T8 水平之间沿着腹侧有结节增强的病变(图

47.1)。胸部、腹部和骨盆的计算机断层扫描(CT)显示广泛的纵隔和肺门淋巴结肿大以及多个小肺结节。进行支气管肺活检,显示肺实质中非干酪性肉芽肿性炎症。抗酸、过碘酸席夫(PAS)和 Gomori 六亚甲基四胺银染对抗酸杆菌和真菌微生物呈阴性。回顾病史,根据有短暂的脸颊肿胀史,他可能还患有腮腺炎。

开始给予口服泼尼松按 1mg/kg 剂量治疗 4 周,然后在 6 个月内逐渐减量。患者的症状在开始治疗后不久就停止了进展,在随后的几个月中,病情有适度的改善,但并未完全消除症状、体征或影像学异常。

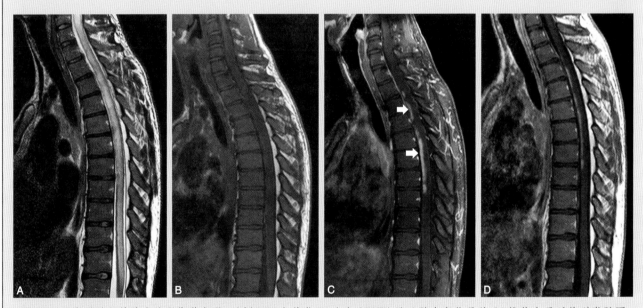

图 47.1 脊髓神经结节病的影像学表现。(A)MRI 矢状位 T2 加权(T2W)显示髓内高信号从 C4 椎体水平延伸到脊髓圆锥上方。MRI 矢状位 T1W 增强前(B)和增强后(C)显示 T2-T8 椎体水平沿腹侧脊髓的结节状强化(箭)。(D)治疗 6 个月后的 MRI 矢状位 T1W 增强扫描显示 T2-T8 椎体水平的结节增强病变较前有所好转

流行病学

结节病出现孤立的神经系统受累并不常见(在 5% ~ 17% 的患者中观察到 NS 受累)。全球结节病患病率为(1 ~ 40)/10万人,女性和非洲或斯堪的纳维亚血统的患病率相对较高。发

病年龄通常在 30 ~ 50 岁。

临床表现

最常见的表现特征是脑神经麻痹(报道为 55%)和头痛

（30%）。面神经和视神经优先受累,偶尔累及三叉神经和前庭耳蜗神经。约1/3的病例可见双侧面神经麻痹。脑神经受累可能与任何水平的脑神经核和/或脑神经受累或亚急性软脑膜炎有关,亚急性软脑膜炎是NS的特征性临床表现,最常引起头痛症状,伴有或不伴有局灶性神经功能缺损。

下丘脑和垂体受累可能是由于沿着来自基底脑膜的血管周围Virchow-Robin间隙的炎症延伸所致。室管膜和蛛网膜绒毛的炎症破坏脑脊液（CSF）流出并易于导致交通性脑积水。其他形式的大脑受累发生在幕上或幕下实质的肿块样病变,导致头痛、癫痫发作、局灶性神经功能缺损和认知功能障碍。罕见的脑部表现包括血管炎和缺血性卒中。

在15%至20%的NS结节病的病例中可见脊髓、周围神经和肌肉受累。尽管NS的脑神经麻痹可以是自限性的,但脊髓和脊神经根受累通常会导致终生残疾。在近50%的病例中发现小纤维周围神经病变的病理学证据,并且可以出现以非长度依赖性模式（即,在肢体、躯干和/或面部,通常不对称）的灼痛和感觉异常。自主神经功能障碍包括胃轻瘫、直立性低血压和多汗症,可能伴有皮肤小纤维周围神经病变。还报道了非长度依赖性脱髓鞘或轴突性多发性神经病和多发性神经根神经病。肌病通常是亚临床的,但可能表现为肌炎或慢性进行性结节性肌病,偶有可触及肌肉内结节。

由于神经系统和神经内分泌的表现是非特异性的,一般检查可能会提供其他线索,例如淋巴结肿大、腮腺炎、葡萄膜炎、结节性红斑和肝大。

诊断

对于孤立性的神经系统病变,NS结节病的诊断可能具有挑战性,因为确诊需要组织病理学证据。在这种情况下,组织标本在开始免疫调节治疗之前是必不可少的。当确定系统性结节病的诊断时,管理的重点就是排除其他病因,检查包括神经影像学、脑脊液分析和实验室检查。

NS的诊断标准简化地分为确诊、很可能的或可能的诊断。确诊NS的患者需要通过神经系统活检获得组织病理学证实。很可能的NS的患者在已知的全身性结节病的情况下具有神经系统炎症的相关证据。可能的NS的患者具有典型的临床和影像学表现,而没有病理证据。在临床实践中,确诊为全身性疾病的患者存在肉芽肿性炎症的典型证据[通过轧增强磁共振成像（MRI）或CSF分析]可能足以开始对假定的NS进行治疗。

对比增强MRI对NS的诊断敏感但不特异。在大脑中,应特别注意基底膜的异常,包括局灶性或广泛结节性软脑膜或硬脑膜增厚和增强以及垂体柄、下丘脑和脑神经的受累。虽然增强病变表明是活动性的病变,但相反,规则增强模式多种多样。非特异性成像特征包括脑积水和脑室周围白质异常。脊髓MRI的异常范围同样广泛,但通常包括跨越多个节段的浸润性髓内病变,伴有结节增强和脊膜受累。脊神经根增厚和增强,包括马尾也在NS范围内。肉瘤样结节具有代谢活性,并在正电子发射断层扫描（PET）上大量地摄取氟脱氧葡萄糖（FDG）。

在至少2/3的NS患者中,典型的CSF表现为蛋白升高、伴有或不伴有细胞数增多、寡克隆带免疫球蛋白G（IgG）指数升高和糖含量降低。CSF血管紧张素转换酶（ACE）水平诊断准确性差,与临床活性相关。同样没有用于诊断结节病的特异性血清标志物。不到一半的患者血清ACE、红细胞沉降率（ESR）和/或C反应蛋白（CRP）可能升高。当仅怀疑神经系统受累时,对神经外结节病的详细评估尤为重要。检查淋巴结肿大或全身计算机断层扫描（CT）可以确定活检的目标。结节病患者也可见转氨酶水平升高和高钙血症。

治疗

NS的主要治疗方法是抑制肉芽肿性炎症。高剂量糖皮质激素进行诱导治疗,然后通过维持糖皮质激素的免疫调节治疗预防复发。迄今为止,还没有随机对照试验比较糖皮质激素保留剂、治疗持续时间或通过辅助检查来监测疾病的活动。然而,肿瘤坏死因子-α（TNF-α）抑制剂被认为在维持缓解方面比吗替麦考酚酯、硫唑嘌呤或甲氨蝶呤更有效。

初始治疗通常使用糖皮质激素,通常口服泼尼松1mg/（kg·d）。一些中心对严重的脑或脊髓病变的患者倾向于静脉注射甲泼尼龙1000mg/d,持续3~5天,然后口服糖皮质激素。在确定炎症过程的消退和/或稳定性之后,可以考虑在3~6个月内逐渐减少糖皮质激素。通常需要二线糖皮质激素保留剂来减少糖皮质激素并防止糖皮质激素相关的副作用。在多学科环境中,应密切监测患者糖皮质激素减量期间的疾病复发情况。约1/3的患者可能无法完全缓解,死亡率约为5%。

未来发展方向

NS是一种特发性自身免疫性疾病,能够在神经系统的各个层面引起病变。它具有广泛的临床表现和缺乏明确的检测手段。然而,一旦通过组织病理学确诊或前面描述的辅助检查做出诊断,大约1/3的患者可以得到完全缓解。尽管有多种免疫调节剂可获得有希望的结果,主要来自TNF-α抑制剂,但仍需要更多关于治疗持续时间和疾病活动监测的循证指南。

（赵海燕 译）

推荐阅读

Fritz D, van de Beek D, Brouwer MC. Clinical features, treatment and outcome in neurosarcoidosis: systematic review and meta-analysis. BMC Neurol 2016;16(1):220.

Hebel R, Dubaniewicz-Wybieralska M, Dubaniewicz A. Overview of neurosarcoidosis: recent advances. J Neurol 2015;262(2):258–67.

Kellinghaus C, Schilling M, Lüdemann P. Neurosarcoidosis: clinical experience and diagnostic pitfalls. Eur Neurol 2004;51:84–8.

Tana C, Wegener S, Borys E, et al. Challenges in the diagnosis and treatment of neurosarcoidosis. Ann Med 2015;47(7):576–91.

Tavee JO, Stern BJ. Neurosarcoidosis. Continuum (Minneap Minn) 2014;20(3 Neurology of Systemic Disease):545–59.

免疫功能低下宿主的感染

Sujit Suchindran, *Daniel P. McQuillen*, *Donald E. Craven*

免疫功能低下的宿主易受广泛的神经系统感染,包括机会性感染和通常在正常宿主中发现的感染。特定感染的风险与许多因素有关,包括免疫抑制的类型、免疫抑制的持续时间以及地理或流行病学风险因素。例如,具有 CD4(分化簇 4)T 细胞计数小于 100 个细胞/μL 的人类免疫缺陷病毒和获得性免疫缺陷综合征(HIV/AIDS)患者的感染风险概况与服用低剂量糖皮质激素的慢性疾病患者的风险概况不同。基于免疫抑制程度,免疫功能低下的患者通常具有更迟钝的临床表现,但与非免疫功能低下的宿主相比,仍然存在更严重表现的风险。他们也更有可能患有多种感染,这可能使诊断变得困难。

李斯特菌病

微生物学和流行病学

单核细胞增生性李斯特菌是一种革兰氏阳性杆菌,广泛存在于环境中,但主要存在于土壤和腐烂的食物中。它通过口服传播,在免疫功能低下、孕妇、新生儿和老年人中具有病理学意义。

临床表现

有流行病学危险因素的患者必须始终怀疑这种病原体,例如长期使用糖皮质激素患者发生的急性脑膜脑炎。神经系统表现可能是多变的,中枢神经系统(CNS)感染的很大一部分不显示典型的脑膜刺激征。除头痛、发热和脑膜刺激征的症状外,李斯特菌病还可导致局灶性神经系统体征、共济失调、脑神经麻痹和癫痫发作。脑脓肿不太常见,但已被注意到。除中枢神经系统表现外,李斯特菌病还引起胃肠炎和病因不明的败血症综合征。

诊断方法

脑脊液发现革兰氏阳性杆菌,伴脑脊液多形核白细胞增多以及葡萄糖含量下降,是识别这种不常见的细菌性脑膜炎的基石(图 48.1)。通常,血培养也是阳性的。在适当的临床情况下,孤立性脑干脑炎的 MRI 表现提示李斯特菌病。

治疗

氨苄西林或青霉素联合庆大霉素是首选治疗方法。在青霉素过敏患者中,尽管优选选择青霉素脱敏疗法,但可用复方新诺明为另一种治疗的选择。

隐球菌病

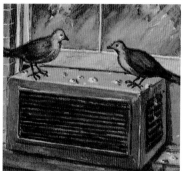
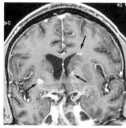

感染是通过呼吸道传播的,鸽粪和空调可能是传播的媒介

冠状位T1加权增强扫描图像显示双侧基底节区多个小的增强病灶(箭)

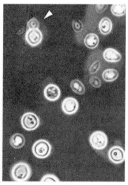
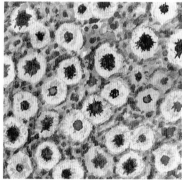

墨汁染色显示芽孢和囊

蛛网膜下腔内积聚的囊状隐球菌(PAS 或甲胺-银染)

李斯特菌病

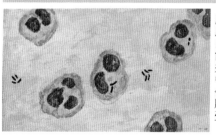

脑脊液涂片显示白细胞和李斯特菌,呈革兰氏染色阳性。它们可能很短,类似于球菌,并且它们通常存在于中国特色的木栅栏中,会引起严重的化脓性脑膜炎,尤其是免疫受损的患者或新生儿

图 48.1　隐球菌病和李斯特菌病。PAS,过碘酸雪夫染色

诺卡菌病

微生物学和流行病学

诺卡菌属是放线菌群中的丝状革兰氏阳性分枝杆菌。发现引起感染的最常见物种是星状诺卡菌群。它们通常存在于土壤和水环境中。与艾滋病毒/艾滋病相比,感染与长期使用糖皮质激素和器官移植相关。

临床表现

原发性诺卡菌病通常累及肺部,这是接种途径。由于对神经组织的特异性亲和力,感染可以扩散到 CNS,可以导致脑脓肿而没有任何特定部位的偏好。主要症状包括发热、头痛和癫痫发作,而不是脑膜刺激征。即使在没有神经系统症状的情况下,肺部疾病也应促使免疫功能低下患者进行 CNS 影像学检查。

诊断方法

如果不能通过评估肺部或皮肤病变进行诊断,则脑活检是最可靠的诊断技术(图 48.2)。诺卡菌抗酸较弱,可以用改良的 Ziehl-Neelsen 方法染色。它们可以在沙氏培养基或脑心浸液琼脂上分离,但生长可能在 2~4 周内还不可见。

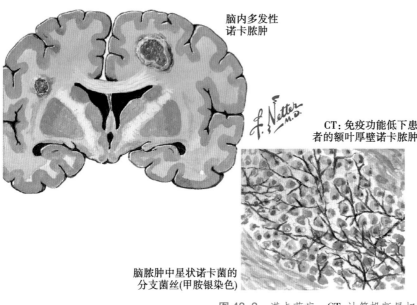

脑内多发性诺卡脓肿

CT: 免疫功能低下患者的额叶厚壁诺卡脓肿

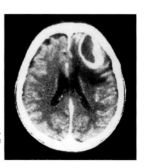

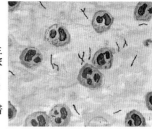

改良的耐酸微生物可能出现在脓液、痰液或组织中,被误认为是结核分枝杆菌,实则是破碎的诺卡菌菌丝

脑脓肿中星状诺卡菌的分支菌丝(甲胺银染色)

图 48.2   诺卡菌病。CT,计算机断层扫描

治疗

甲氧苄啶-磺胺甲噁唑(复方新诺明)是诺卡菌病的首选药物,尽管在药物敏感性数据出来之前可能需要凭经验进行联合治疗。初始药物方案还可以包括碳青霉烯或氨基糖苷类如阿米卡星。在病变临床消退后,治疗应持续至少 3 个月或数周,治疗的后半部分可以口服抗生素。

隐球菌病

临床案例   一名 34 岁的男性,最近在另外两家医院接受了同样的就诊评估,主诉长达 1 个月的持续日益剧烈的头痛病史。头痛伴有间歇性畏光、恶心和呕吐。2 周前,患者因可能的立克次体感染的脸颊溃疡性病变给予多西环素治疗未成功。体重减轻了约 9kg。以前,他曾帮助父亲饲养归巢鸽子。

患者昏昏欲睡,但能够回答简单的问题。体温为 39.4℃,存在轻度的颈部僵硬,没有局灶性神经系统体征。腰穿脑脊液颜色浑浊,开放压力升高,白细胞(WBC)数为 29 个/mm³(22% 为中性粒细胞,54% 为淋巴细胞和 20% 的单核细胞),蛋白质含量 50mg/dl,葡萄糖含量 9mg/dl(同时血清葡萄糖为 125mg/dl)。脑脊液的印度墨水染色显示出多种带有荚膜的酵母型样。隐球菌抗原在 1∶1 024 呈阳性。艾滋病毒检测呈阴性;但是,CD4 计数很低(100 个细胞/μl)。

尽管静脉注射了两性霉素 B 和氟胞嘧啶,以及每日腰椎穿刺,但由于颅内压升高的影响,患者出现了一些视力丧失。随后发现患有 B 细胞淋巴瘤。

微生物学和流行病学

这种慢性、亚急性和罕见的急性 CNS 感染是由新型隐球菌(一种酵母样真菌)引起的。这种微生物分布在世界各地的被鸽子排泄物污染的土壤、水果和物质中,可能通过肺部进入体内,然后传播到所有器官(见图 48.1)。轻度、自限性感染很常见。它被认为是 HIV 感染者中艾滋病定义的疾病,通常与 CD4 细胞计数低于 100 个细胞/μl 有关。

临床表现

隐球菌病可以在健康和免疫功能低下的患者中发生。慢性脑膜炎是最常见的表现。这些患者通常无发热,颈部僵硬程度很轻或者无。临床上,这种疾病通常在几个月内隐匿地出现轻度头痛、恶心、烦躁、嗜睡和笨拙的症状。脑神经受累发生在

20%的患者中,其特征是视力下降,有时伴有视乳头水肿、复视和面部麻木。痴呆可能发生在继发于脑部直接受累的某些部位。皮肤病变可以指示播散性感染。

诊断方法

CSF 检查显示开放压力升高,HIV/AIDS 患者的压力通常大于 200mmH$_2$O,白细胞计数为 40~400/mm^3,淋巴细胞增多为主,CSF 蛋白含量增加,葡萄糖水平降低。虽然印度油墨制剂染色可以发现病原体,但在培养中分离新型隐球菌是最好的诊断方法。用于检测隐球菌荚膜抗原(在血清和 CSF 中)的乳胶凝集试验也可用作快速检测,其经常取代印度墨水染色。

治疗

最好用至少 2 周的静脉注射两性霉素 B 或脂质体两性霉素 B,单独使用或联用氟胞嘧啶进行治疗。神经系统并发症包括眼部表现或称为隐球菌瘤的局灶性感染,应促使更长时间的诱导治疗。此后,口服氟康唑至少 6 周。建议对 HIV/AIDS 患者进行维持治疗,直至联合抗逆转录病毒疗法(ART)发生免疫重建,最终持续时间通常至少为 1 年。在诊断为隐球菌感染的 HIV/AIDS 患者中,由于免疫重建炎症综合征(IRIS)带来的风险,通常在抗真菌治疗开始后数周开始 ART。

弓形虫病

> **临床案例**　一名有生殖器疱疹病史的 49 岁男性,在机动车事故后出现神经功能缺损。入院前几周,患者感到额部严重的头痛伴右侧肢体无力。事故发生后的现场,目击者看到患者癫痫发作伴尿失禁,发作后被人送到医院。
>
> 　　脑 CT 显示左侧血管源性水肿伴中线移位,磁共振成像(MRI)显示 4 个不均匀的增强病灶,最大可达 2.0cm。HIV 检测呈阳性,CD4 计数为 66 个细胞/μl,HIV 病毒载量为 258 000 拷贝/ml。弓形虫免疫球蛋白 G(IgG)滴度为 232.0U/ml。推迟活检并用乙胺嘧啶、磺胺嘧啶和亚叶酸钙开始治疗,同时用抗癫痫药治疗。他开始在门诊使用多洛替格韦、替诺福韦和恩曲他滨。6 个月后复查头 MRI 显示增强病灶、周围水肿和相关占位效应显著改善,没有看到新的病变。

微生物学和流行病学

弓形虫是一种感染大多数哺乳动物物种的寄生虫(图 48.3)。人类可能通过摄入、胎盘传播、输血或器官移植感染弓形虫。口服途径感染是由于摄入未煮熟的食物(猪肉,羊肉)中的弓形虫卵囊或猫粪便中的弓形虫卵囊。人体肠道酶释放的

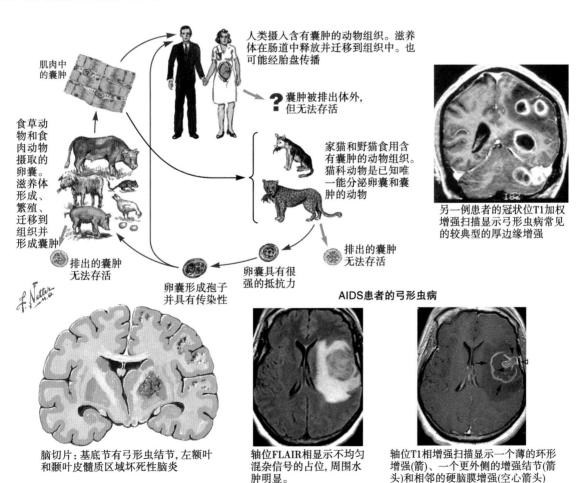

人类摄入含有囊肿的动物组织。滋养体在肠道中释放并迁移到组织中。也可能经胎盘传播

肌肉中的囊肿

囊肿被排出体外,但无法存活

食草动物和食肉动物摄取的卵囊。滋养体形成、繁殖、迁移到组织并形成囊肿

家猫和野猫食用含有囊肿的动物组织。猫科动物是已知唯一能分泌卵囊和囊肿的动物

排出的囊肿无法存活

排出的囊肿无法存活

卵囊具有很强的抵抗力

卵囊形成孢子并具有传染性

另一例患者的冠状位T1加权增强扫描显示弓形虫病常见的较典型的厚边缘增强

AIDS患者的弓形虫病

脑切片:基底节有弓形虫结节,左额叶和颞叶皮髓质区域坏死性脑炎

轴位FLAIR相显示不均匀混杂信号的占位,周围水肿明显。

轴位T1相增强扫描显示一个薄的环形增强(箭)、一个更外侧的增强结节(箭头)和相邻的硬脑膜增强(空心箭头)

图 48.3　弓形虫病

弓形虫滋养体导致临床弓形虫病。弓形虫感染的血清学证据存在于50%的美国人群中。在大多数情况下,弓形虫是一种亚临床感染,主要表现为颈部淋巴结肿大。

临床表现

在免疫功能正常的宿主中,弓形虫感染的主要表现是先天性感染、非特异性发热综合征、眼部感染或淋巴结病。有弓形虫病的晚期AIDS患者的主要神经系统异常是由于感染再激活引起的弥漫性脑炎、脑膜脑炎或脑占位病变。常见症状是发热、头痛、局灶性神经功能障碍或癫痫发作。局灶性占位病变通常是多发性的,根据临床受累部位可能导致多灶性症状。

诊断方法

弓形虫脑炎的诊断通常基于临床基础,而不是直接取样。AIDS患者的CD4计数总是低于100个细胞/μl。使用钆增强的脑MRI是最敏感的放射学诊断技术,并且通常显示多个环形增强病变。如果临床症状和影像学检查结果一致,那么弓形虫IgG的阳性血清学检测就足以做出诊断。还应考虑原发性中枢神经系统淋巴瘤的诊断,特别是在孤立性病变的情况下。

治疗

乙胺嘧啶和磺胺嘧啶是最有效的抗生素,它们与亚叶酸共同使用以防止与乙胺嘧啶相关的血液学抑制。由于乙胺嘧啶在美国的使用限制,单独使用甲氧苄啶-磺胺甲噁唑可以作为替代方案。治疗持续4~6周。在艾滋病患者中,通常需要维持治疗,直到联合ART出现免疫重建。

进行性多灶性白质脑病[John Cunningham（JC）病毒]

> **临床案例** 一名65岁男性患有滤泡性淋巴瘤病史,4年前开始接受常规化疗,由于骨髓克隆性改变持续存在,因此给予利妥昔单抗3个疗程进行维持治疗。第3个疗程结束后,他出现了精神错乱、构音障碍和失语症。头MRI显示后叶和额叶以及左半卵圆中心病变,无增强。外周血聚合酶链反应(PCR)对JC病毒呈阳性,但CSF呈阴性。
>
> 脑活检显示进行性多灶性白质脑病(PML)的特征性变化。他的外周血CD4计数为100个/mm³。西多福韦治疗无效,因为患者的临床状况恶化,伴有进行性失语和精神混乱、尿失禁和大便失禁、左上肢松弛性麻痹,伴有影像学病灶进展和占位效应。患者在发病后3个月去世。

微生物学和流行病学

JC病毒是一种人类多瘤病毒,一种具有环状双链DNA基因组的小型无包膜病毒。感染发生在儿童时期,并持续存在于肾脏或淋巴组织中。JC病毒是PML的原因,PML是免疫抑制患者的罕见脑髓鞘疾病。PML通常是艾滋病定义的疾病,但在引入有效的抗逆转录病毒治疗后,其在HIV感染患者中的发病率有所下降。它也发生在其他免疫功能低下的情况中,如血液系统恶性肿瘤、长期糖皮质激素或甲氨蝶呤(MTX)治疗和那他珠单抗治疗,后者是用于治疗多发性硬化症或炎性肠病的一种单克隆抗体。

临床表现

PML的临床表现多种多样,取决于大脑的最初被感染的部位。HIV患者的时间特征和临床症状与其他免疫缺陷患者无差异。常见的神经系统症状包括进行性偏瘫、视野缺损、失语和认知障碍。有时患者会出现单纯的小脑体部和/或四肢共济失调或脑神经功能缺损。在PML的晚期,受影响的患者会出现严重的神经功能缺损,包括皮质盲、四肢瘫痪、严重痴呆和昏迷。病变可能主要位于脑白质,有时位于小脑和脑干(图48.4)。脊髓受累很少见,但有报道。然而,一旦诊断出PML,存活率极低。

诊断方法

MRI显示脑白质的低密度、非增强性病变。临床表现的严重程度通常大于CT的累及程度,后者甚至可能是正常的。MRI通常有助于区分脑肿瘤,特别是淋巴瘤或免疫功能低下的脑脓肿。PCR已用于CSF标本中的JC病毒DNA扩增(敏感度为60%~100%)。CSF细胞计数和化学结果通常是正常的。脑电图(EEG)可能显示局灶性慢波或在PML早期可能是正常的。

PML的确诊需要脑组织活检的特征性病理变化证据:脑白质进化各阶段的多个不对称的脱髓鞘病灶,少突胶质细胞表现出特征性的细胞病变效应,包括细胞核增大、染色质结构异常以及核内深度嗜碱性均质染色物质的聚集。电子显微镜显示增大的少突胶质细胞核中有多瘤病毒颗粒(见图48.4)。

治疗

没有对PML有效的特异性抗病毒治疗。尽管最初的研究表明西多福韦、核苷类似物或阿糖胞苷可能具有治疗潜力,但进一步的研究尚未显示出临床益处。在用有效的ART方案治疗后,已经观察到HIV感染的PML患者的显著临床和影像学改善。在没有HIV感染的免疫抑制患者中,如果可行,建议停用或减少免疫抑制剂的剂量。那他珠单抗诱导的PML患者的治疗机会可能更好,因为血浆置换和糖皮质激素脉冲疗法显示出一些临床益处。在大多数患者中,除非伴随的潜在免疫缺陷可以逆转,否则PML通常会相当快地进展至死亡。

进行性多灶性白质脑病

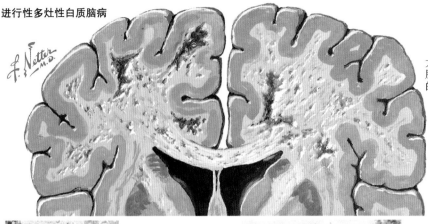

大脑冠状切片显示许多微小的白质脱髓鞘病变，在某些部位合并不规则的空洞

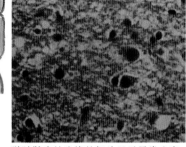

脱髓鞘病灶边缘的切片显示异常少突胶质细胞和大的深染的细胞核 (HE染色)

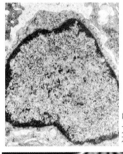

电子显微照片显示巨大的胶质细胞核内含有包涵体

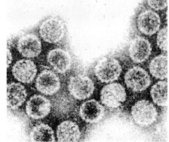

电子显微照片显示从脑中分离出的帕波病毒粒子

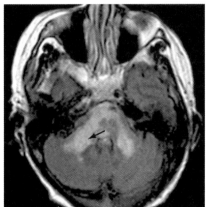

轴位FLAIR相显示脑桥和双侧桥小脑脚高信号

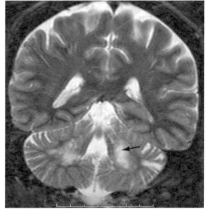

冠状位T2加权相显示小脑中央白质高信号

图48.4　进行性多灶性白质脑病

（赵海燕　译）

推荐阅读

Anagnostou T, Arvanitis M, Kourkoumpetis TK, et al. Nocardiosis of the central nervous system: experience from a general hospital and review of 84 cases from the literature. Medicine (Baltimore) 2014;93:19–32.

Review of cases of CNS nocardiosis showing chronic corticosteroid use as the most common predisposing factor, followed by organ transplantation.

Cohen BA. Neurologic manifestations of toxoplasmosis in AIDS. Semin Neurol 1999;19:201–11.

Examination of characteristic presentations of cerebral toxoplasmosis in AIDS along with therapeutic options.

Cunha BA. Central nervous system infections in the compromised host: a diagnostic approach. Infect Dis Clin North Am 2001;15:567–90.

Comprehensive guidelines for the diagnostic approach to the compromised host with CNS infection. Discussion focuses on an analysis of the patient's clinical manifestations of CNS disease, the acuteness or subacuteness of the clinical presentation, and an analysis of the type of immune defect compromising the patient's host defenses.

Engsig FN, Hansen AB, Omland LH, et al. Incidence, clinical presentation, and outcome of progressive multifocal leukoencephalopathy in HIV-infected patients during the highly active antiretroviral therapy era: a nationwide cohort study. J Infect Dis 2009;199(1):77–83.

Population-based series of HIV-infected patients analyzing incidence rates, survival times, and clinical features associated with PML diagnosis. Disease incidence decreased with the introduction of effective ART.

Mylonakis E, Hohmann EL, Calderwood SB. Central nervous system infection with Listeria monocytogenes: 33 years' experience at a general hospital and review of 776 episodes from the literature. Medicine (Baltimore) 1998;77:313–36.

Review of cases of CNS listeriosis outside of pregnancy and neonates. One-third of patients had focal neurologic findings, and approximately one-fourth developed seizures.

Panel on Opportunistic Infections in HIV-Infected Adults and Adolescents. Guidelines for the prevention and treatment of opportunistic infections in HIV-infected adults and adolescents: recommendations from the Centers for Disease Control and Prevention, the National Institutes of Health, and the HIV Medicine Association of the Infectious Diseases Society of America. Available from http://aidsinfo.nih.gov/contentfiles/lvguidelines/adult_oi.pdf. Accessed 1 August 2017.

Comprehensive guidelines on the treatment of opportunistic infections in HIV patients, with specific updates on toxoplasma encephalitis and PML diagnosis.

Perfect JR, Dismukes WE, Dromer F, et al. Clinical practice guidelines for the management of cryptococcal disease: 2010 update by the Infectious Diseases Society of America. Clin Infect Dis 2010;50(3):291–322.

Expert consensus guidelines on the treatment of central nervous system cryptococcal disease.

Sahraian MA, Radue EW, Eshaghi A, et al. Progressive multifocal leukoencephalopathy: a review of the neuroimaging features and differential diagnosis. Eur J Neurol 2012;19(8):1060–9.

A review of the clinical characteristics of PML with extensive discussion of imaging features using various modalities. Comparison is made to other conditions which may have similar radiologic features.

神经肿瘤学

Brian J. Scott

脑肿瘤

Lloyd M. Alderson, Peter K. Dempsey, G. Rees Cosgrove

临床案例 一位 47 岁的个体户父亲来急诊就诊,主因不能辨认口袋里的硬币。那天他在滑雪,回家路上很担心这些症状而就医。他的一般健康状况非常好。神经系统检查的唯一异常仅限于右手,表现为手指的两点辨别力丧失,无法识别右手掌上的数字,也无法识别常见物体,如保险箱销、回形针和这些手指上的各种硬币,而这些动作在他的左手上是正常的。

磁共振成像(MRI)显示左顶叶有一个 4cm×6cm 不均匀轧增强的富含血管性的肿瘤,肿瘤周围存在明显水肿。立体定向穿刺活检显示为胶质母细胞瘤(GBM)。患者接受了放疗和化疗,但他最终在就诊 15 个月后出现了对治疗没有反应的局部肿瘤复发,进而死亡。

脑肿瘤是一种相对常见的神经系统疾病,特别是当合并原发性中枢神经系统病变和转移到大脑及其软脑膜的病变时。综合起来,这些肿瘤是成人中最常见的脑部疾病之一,仅次于阿尔茨海默病、卒中以及多系统硬化。除了儿童中的白血病外,原发性脑肿瘤是神经胶质细胞来源最常见的恶性肿瘤。胶质母细胞瘤会出现在所有年龄组,但更常见于年龄 65 岁以后,更高的年龄是预后不良的最重要预测因素。胶质母细胞瘤是最具破坏性的中枢神经系统恶性肿瘤,很少有 2 年的幸存者,胶质细胞肿瘤占所有原发性脑肿瘤的 2/3 以上。

尽管人们可能认为患者的疾病时间特征有时可能提示肿瘤是良性或恶性的,但不能依赖于该病史来做出鉴别诊断。脑恶性肿瘤通常具有以下 4 种临床情况之一:①局灶性脑或脑神经缺陷在数周至数月内逐渐进展;②癫痫发作;③头痛和颅内压逐渐升高的迹象,主要表现为视乳头水肿和展神经麻痹;④类似卒中发作。人格改变、不断变化的语言功能障碍、感觉辨别的障碍或运动功能障碍,诸如手笨拙和共济失调步态是病变的局灶性体征。但也有一定的假象,这可能导致诊断的困惑。

当缓慢扩大、先前无症状的脑肿瘤失代偿时,某些错误的定位体征可能会导致诊断混乱。发生小脑幕的颞叶沟回疝时,肿瘤侵犯的半球通过小脑幕向内侧突出,压迫携带运动纤维的对侧皮质脊髓束。这些纤维起源于对侧运动皮层,控制与肿瘤部位同侧的身体运动。例如,一个非常大的右侧肿瘤影响携带右侧运动纤维的左侧皮质脊髓束,自相矛盾地导致肿瘤同侧的偏瘫。当一个巨大的突出性肿瘤压迫对侧的动眼神经时,会出现另一个错误的定位体征,从而导致病变对侧的瞳孔扩大。目前这些临床上混淆的体征不太可能出现,因为这些肿瘤在导致

相应的脑疝前,早期就完成了 MRI 检查。

成人发生新的癫痫发作必须始终考虑脑肿瘤的诊断。据估计,30% 的脑肿瘤患者以这种方式发病。肿瘤类型及其位置是显著影响癫痫发作特征的重要决定因素。具有癫痫高风险的脑肿瘤包括弥漫性神经胶质瘤、脑转移瘤和各种发育性肿瘤。

MRI 的使用使得对于那些偶发性、类似卒中的脑肿瘤的鉴别诊断变得相对简单。MRI 主要提供形态和功能的信息,包括肿瘤的部位、血管通透性、细胞密度和肿瘤灌注。正电子发射断层扫描(PET)的可评估分子病理改变,如葡萄糖的消耗、核苷的表达和氨基酸的转运以及 DNA 和蛋白质合成的改变。也许多模式诊断成像最终将使人们能够将"肿瘤性"脱髓鞘病变与更常见的神经胶质瘤区分开来。然而,目前有必要建立组织学诊断以确定适当的治疗计划。

尽管对恶性胶质瘤生物学和新神经肿瘤疗法的理解方面取得了巨大进步,但恶性脑胶质瘤的预后仍然很差。然而,抗血管生成因子、免疫疗法和节点抑制剂为恶性脑胶质瘤的治疗提供了一些可能性。

恶性脑肿瘤

在考虑新的脑肿瘤诊断时,重要的是要确定病变是否起源于大脑本身(原发性),或者是否已经从身体其他部位的癌症(转移性)扩散到大脑。原发性脑肿瘤通常为单发、常有不规则的边缘。它们可以从神经胶质、室管膜或淋巴样细胞产生。胶质瘤是神经胶质起源的最常见的肿瘤,星形胶质细胞和少突胶质细胞都可以形成肿瘤。相比之下,原发性神经元肿瘤罕见,尤其是在成人中。转移性肿瘤通常是多发的,MRI 上有增强,边界清晰。最常见的转移至脑的癌症是肺癌、乳腺癌、黑色素瘤和肾癌。

传统上,显微镜下观察的特征一直是神经胶质细胞肿瘤分类的主要手段。然而,对导致神经胶质瘤发生的分子事件的新认识不仅对这些肿瘤的诊断分类产生影响,而且对特定神经胶质瘤类型的治疗选择和预后产生影响。小分子抑制剂和单克隆抗体可选择性地阻断胶质瘤内新发现的异常生长信号通路,提供靶向治疗。

胶质瘤

流行病学

相对于发生在肺部、乳腺、结肠或前列腺癌的机会,在美国

发生原发性恶性脑肿瘤的机会很小。这些原发性恶性脑肿瘤大多数是神经胶质瘤。美国中央脑肿瘤登记处（CBTRUS）和监测的流行病学和最终结果联盟收集的数据显示，成人胶质瘤发病率为 5.1/（10 万人·年），其中几乎 50% 是胶质母细胞瘤。脑瘤的发病率随年龄增长而增加，在 65~70 岁时达到峰值。对于胶质母细胞瘤，发病率最高的年龄是 62 岁。男性患神经胶质瘤的可能性更大（男性：女性 = 1.8:1）。脑瘤的发病率也因地区而异，夏威夷的发病率约为新英格兰的一半，全球范围内以色列脑肿瘤的发病率约为日本的 8 倍。尽管一些研究表明高加索人比非洲或亚洲人群更容易患神经胶质瘤，但跨地区和文化的医疗保健和诊断成像的不同的随访可能是解释这种差异的主要机制，而不是遗传易感性差异。像大多数癌症一样，神经胶质瘤通常是随机事件，很少有家族性倾向。然而，患有神经胶质瘤的一级亲属会使患者的风险加倍。神经胶质瘤很少作为遗传性疾病的一部分发生，例如 1 型或 2 型神经纤维瘤病或结节性硬化症。除了先前使患者易患神经胶质瘤的脑部照射外，没有明确的环境危险因素。

病理学

神经胶质瘤通常表现出星形胶质细胞、少突胶质细胞或两者（混合神经胶质瘤）的特征（图 49.1）。在显微镜下，胶质瘤表现为 3 种类型的弥漫性浸润性癌症：星形胶质细胞、少突胶质细胞和少突星形胶质细胞（结合少突胶质细胞瘤和星形细胞瘤的形态学特征）。

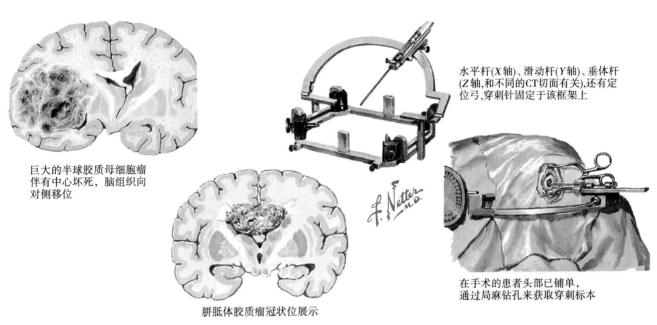

巨大的半球胶质母细胞瘤伴有中心坏死，脑组织向对侧移位

水平杆（**X** 轴）、滑动杆（**Y** 轴）、垂体杆（**Z** 轴，和不同的 CT 切面有关），还有定位弓，穿刺针固定于该框架上

在手术的患者头部已铺单，通过局麻钻孔来获取穿刺标本

胼胝体胶质瘤冠状位展示

图 49.1 胶质瘤

世界卫生组织（WHO）使用基于组织学标准的 3 层分类系统，将胶质瘤分为浸润性（WHO Ⅱ级）、间变性（WHO Ⅲ级）和胶质母细胞瘤（GBM）（WHO Ⅳ级）。WHO Ⅱ级肿瘤可能含有高比例的组织学正常的细胞。这里分裂的细胞百分比（通过 mib-1 或 KI-67 染色确定）通常为 2% 或更少。间变性胶质瘤表现出更多的非典型细胞，多形核的生长速率在 5%~10% 范围内，但没有坏死迹象。高生长率（>10% 有丝分裂数）和坏死是 GBM 的特征。毛细胞星形细胞瘤（WHO Ⅰ级）是一类单独的神经胶质瘤，其组织学特征为 Rosenthal 纤维；它们通常发生在儿童中，如果可以实现手术切除，通常预后良好。

神经胶质瘤不像其他癌症那样分期，因为它们很少转移到中枢神经系统之外。分析肿瘤样本的遗传异常有助于预测对治疗的反应，并可能导致神经胶质瘤的更好分类系统。这种分类对预后很有价值；弥漫性胶质瘤（WHO Ⅱ级）的中位生存期为 5~15 年，间变性胶质瘤 2~5 年，GBM 为 12~18 个月。

胶质母细胞瘤

这些恶性肿瘤经常出现癫痫发作、失语症或其他局灶性症状，指向病理起源的特定区域。极少数情况下，神经胶质瘤的症状可能在全脑范围内表现出来，如脑胶质瘤病，其中肿瘤细胞在全脑范围内通过半球甚至整个大脑广泛扩散。这些相对罕见的患者可能会出现认知或人格改变。在其他情况下，即使患者表现出相对急性的局灶性症状，尽管临床表现与急性局灶性脑病理学相匹配，临床医生仍惊讶地发现弥漫性侵袭性恶性肿瘤。这是胶质瘤对治疗反应的非常常见、最具攻击性和最不可能的。病史描述符多形性是指肿瘤的异质性大体病理表现，通常在同一肿瘤病灶内存在坏死、出血和富细胞区域。

两种类型的 GBM（WHO Ⅳ级星形细胞瘤）通过分子特征进行区分。原发性 GBM 不是从低级别肿瘤演变而来的，诊断时的中位年龄为 62 岁。原发性 GBM 特征性地具有表皮生长因子受体（EGFR）和配体（EGF）的扩增和过度表达。原发性 GBM 的特征是由于存在野生型异柠檬酸脱氢酶 1（*IDH-1*）基因，并与较短的总生存期（15 个月）相关。继发性 GBM 由年轻成人的低级别星形细胞瘤引起（诊断时的中位年龄为 40 岁）。它的特点是 *IDH-1* 突变的存在和 *p53* 基因突变。因为它经历了间变性转化，继发性 GBM 累积了其他遗传紊乱，最值得注意的是，*Rb* 基因的突变、肿瘤抑制基因 *p16* 基因缺失/周期蛋白激酶抑制剂 2A（*CDKN2A*）的缺失和细胞周期蛋白依赖性激酶 4

（*CDK4*）的扩增。

当回顾 GBM 肿瘤的临床行为和遗传异常时,就会出现形成的二分法。年轻的 GBM 患者有时有较长的症状史或低级别胶质瘤的病史,提示肿瘤是由较低级别的前体发展而来的,而年龄较大的 GBM 患者往往有相对突然的症状发作,提示恶性肿瘤确实如此,不是从侵袭性较低的肿瘤演变而来的。来自老年患者的 GBM 样品的遗传分析经常揭示 EGFR 的过度表达和 10q 的丧失。来自年轻患者的肿瘤样品更可能显示 *p53* 和 *RB* 基因突变、血小板衍生生长因子受体的过度表达以及低级别胶质瘤中常见的 19q 的缺失。

诊断、治疗及预后

MRI 是最特异的诊断方式(图 49.2)。在大多数情况下,可以看到局灶性异质性和边缘不规则的囊性肿块,伴有周围水肿,钆强化示边缘增强。相比之下,偶发的脑胶质瘤病的患者具有特征性的弥漫性异常 MRI 图像,其特征是多个细微的白质增强区域延伸到皮质,远远超出其临床表现通常所指示的范围

(图 49.3)。

即使早期诊断,胶质母细胞瘤患者的预后仍然严峻,大多数患者在诊断后 12 个月内治疗失败。第一个治疗步骤是进行功能上可耐受的广泛手术切除。总体检查正常的年轻患者全切除术的预后最好。术后放疗明显有益于许多患者,因为接受放疗的 GBM 患者的中位生存期是未接受放疗的患者的两倍。

放疗与辅助化疗相结合现在是 GBM 患者的标准治疗方法。放疗加替莫唑胺可使总体生存率略有提高(14.6 vs 12.1 个月)。然而,更重要的是,存活 2 年或更长时间的人比例显著增加(26.5% vs 10.4%)。贝伐单抗是血管内皮生长因子的拮抗剂,已被美国食品药品管理局批准用于复发性 GBM 患者。

由于标准治疗效果有限,因此必须通过转化科学和临床试验开发更好的治疗方法。分子研究正在定义许多潜在的胶质瘤细胞靶标。这些主要是参与增强细胞增殖或抑制程序性细胞死亡的途径的第二信使分子。目标是治疗肿瘤过度表达治疗药物特定靶点的选定患者组。

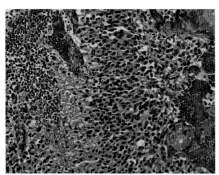
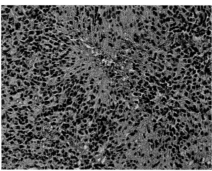
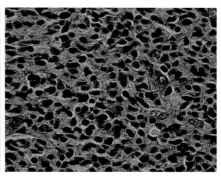

胶质母细胞瘤。高密度星形细胞,存在恶性细胞核特征,在坏死区域周围呈栅栏状排列

胶质母细胞瘤

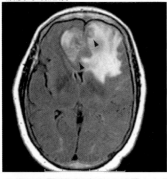

周围压水像展示了双侧额叶的水肿,左侧为主,肿瘤侵及胼胝体(箭头)

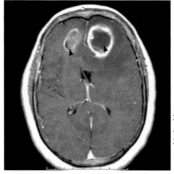

增强像展示了不规则的边缘和中心低信号区域。低信号区域代表坏死,增强区域代表高活跃肿瘤

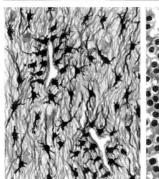

星形胶质细胞瘤

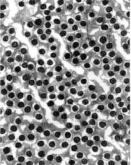

少突胶质细胞瘤

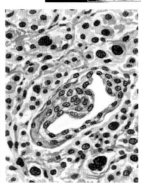

胶质母细胞瘤

图 49.2　胶质瘤:磁共振和病理

46岁脑胶质瘤病,头痛3天,左侧面部下垂

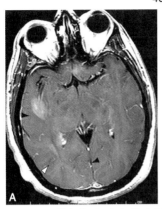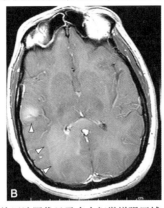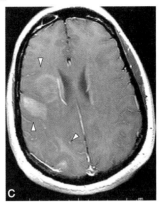

A~C. 多个轴向增强T1加权快速自旋回波图像显示多个细微增强区域,涉及白质延伸到皮层区域。这些相同的区域在FLAIR(箭头)上有T2高信号

图 49.3 脑胶质瘤病

弥漫性星形胶质细胞瘤和少突胶质细胞瘤

临床案例 一名 34 岁右利手女性,主因全身性癫痫发作就诊。几个月前,她注意到有一股不寻常的气味,但这并没有引起她的直接关注。脑部 MRI 显示右侧颞叶病变,在 T2 和液体衰减反转恢复(FLAIR)成像上呈高信号,但在 T1 上呈低信号,没有轧增强的证据(图 49.4)。患者接受奥卡西平治疗并收住院。进行了开放活检也无法确诊,但随后的颞叶切除术显示为少突胶质细胞瘤,Ki-67 指数为 3.8%。术后,患者每月接受替莫唑胺治疗 1 年,现在未接受任何治疗,临床和影像学稳定 2 年。

一名34岁女性的少突胶质细胞瘤,
近期颞叶癫痫发作

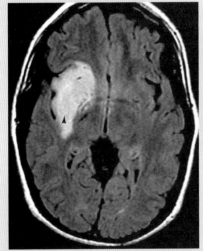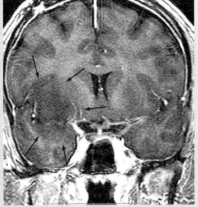

A. 轴向FLAIR磁共振图像显示T2高信号,涉及右侧基底神经节、岛叶和介入的岛叶下区域,与对侧相比有轻微的占位效应

B. 增强后冠状T1加权快速自旋回波MR图像显示岛叶、岛下区域和相邻基底神经节内不明确的T1低信号,钩状束延伸到上内侧前颞叶(箭)。注意没有增强

C. 少突胶质细胞瘤。均匀的圆形细胞群,许多具有清晰的细胞质——所谓的"煎蛋"外观

图 49.4 少突胶质细胞瘤

临床表现/病理学

弥漫性胶质瘤是生长缓慢的肿瘤,其症状史可从数月到数年不等。尽管 MRI 很容易发现(见图 49.4),但弥漫性胶质瘤通常不会有轧增强。它们的病程通常在几年内相对稳定,然后最终进展。在诊断时,弥漫性胶质瘤比胶质母细胞瘤具有更有利的总生存率。然而,最终一些弥漫性胶质瘤可能发展成为 GBM,其固有的预后不良。组织学上,弥漫性神经胶质瘤可以被描述为星形细胞瘤、少突神经胶质瘤或少突星形细胞瘤(混合神经胶质瘤)。低有丝分裂指数、患者年龄年轻和幕上非功能区占位(如不影响语言功能),上述特点适合于切除术,预测更长的无进展生存期。

治疗和预后

治疗方式的选择始终是一个问题。回顾性研究表明,可以安全切除的胶质瘤全切除可提供更长的无进展生存期。然而,外科医生在处理浸润性神经胶质瘤时永远无法切除所有的肿瘤组织。这些病变对外科医生的眼睛看起来是非常正常的脑组织存在固有的、波浪状的侵入。在切除时,这些特征阻止了对整个肿瘤块的完整微观范围的了解。因此,即使在最初看起来是大体的"完全切除"之后,胶质瘤最终也会表现出进展。在这种背景下,所谓的扩大切除,但会导致患者功能障碍,对星形细胞瘤或少突胶质细胞患者是既不明智、也无帮助的。这尤其适用于大脑皮质区域,包括语言、记忆和感觉运动功能,特别是优势半球内的运动结构,在那里保持功能活动性尤为重要。

次全切除术通过减压来补救大多数神经胶质瘤,不留显著残疾(如失语),尤其是当肿瘤的占位效应引起功能障碍时。毛细胞型星形细胞瘤患者,手术适应证略有不同,一个完整的切除可以提供更好的结果;因此,更积极的手术方法可能是合适的。

下一个治疗决定是是否推荐颅外照射放疗。尽管放疗不会延长总生存期,但治疗组的无进展生存期显著增加。当考虑放疗时,因为一些临床预测表明,患者将从放疗受益。如果以下5个问题中,2个以上的答案是肯定的,则患者有可能是受益于放疗:①患者年龄是否大于40岁?②肿瘤是否有症状(癫痫发作除外)?③肿瘤是否越过中线?④肿瘤是星形细胞瘤吗(相对于少突胶质细胞瘤)?⑤肿瘤是否大于5cm?

弥漫性胶质瘤的放疗剂量通常为54Gy,分30次给予。更高的剂量没有显示出明显的好处,不应使用。

直到最近,化学疗法还没有用于治疗弥漫性神经胶质瘤。然而,最近广泛使用的替莫唑胺,对GBM患者的口服烷化剂,提出了有弥散性神经胶质瘤患者中潜在地可以从该治疗中受益等问题。替莫唑胺在目前不符合放疗标准的患者中使用的,但其肿瘤具有大于3%的有丝分裂指数。虽然患者低级别肿瘤比那些未分化神经胶质瘤有更好的预后,弥漫性胶质瘤通常仍然是致命的。星形细胞瘤的中位生存期为5~7年,少突胶质细胞瘤的中位生存期为7~10年。

临床案例　一名49岁的右利手男性,主因左腿麻木和无力5周就诊。检查显示左足肌力下降和运动速度减慢、触觉消失和关节位置觉丧失。脑部MRI显示一个3cm×4cm的囊性肿块,位于右顶叶内侧,轧增强有不均匀的强化(图49.5)。

病变切除病理显示间变性星形细胞瘤(AA)(见图49.5)。术后,患者接受了放疗联合替莫唑胺治疗。确诊3年后,他的神经系统功能完好无损,放射影像学稳定。

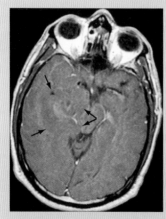

A. 轴向FLAIR图像显示轻微占位和增强的T2信号,涉及右侧颞叶内侧和岛叶,颞后扩张导致中脑轻微扭曲(箭)

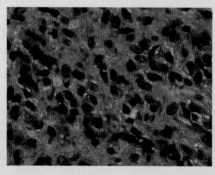

C.间变性星形细胞瘤的低倍图像显示具有高细胞密度结构的肿瘤。但不存在坏死或内皮增生区域。(HE染色,×100)

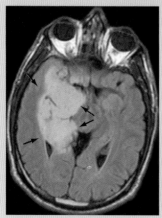

B. 增强后的T1加权快速自旋回波图像显示一些轻微的不均匀性,中间低信号可能代表具有模糊周围增强(箭)的小囊性或退行性区域。

D.高倍图像显示拥挤的非典型星形细胞,具有不规则的细胞核和频繁的有丝分裂图形。(HE染色,×400)

图49.5　胶质瘤,间变性星形细胞瘤

间变性胶质瘤

病理学

间变性胶质瘤是 WHO Ⅲ级肿瘤,其有丝分裂指数高于弥漫性胶质瘤,但缺乏胶质母细胞瘤的坏死和内皮细胞增殖。它们通常会影响 35~50 岁年龄段的患者,这些患者通常会出现可以追溯到几周或几个月的症状。如在弥漫性神经胶质瘤中那样,间变性神经胶质瘤可以由星形胶质细胞瘤(AA)、少突胶质细胞瘤[间变性少突胶质细胞瘤(AO)]或两者的混合物[间变性少突星形细胞瘤(AOA)]组成。少突胶质细胞成分的存在,尤其是染色体 1p 和 19q 的共缺失,可带来更好的预后。

治疗和预后

理论上,完整的手术切除是最好的初始干预,然而,正如有关弥漫性星形细胞和少突胶质细胞肿瘤的部分所述,没有推荐扩大但会导致神经功能丧失的手术。大多数间变性胶质瘤患者应接受放射治疗。目前尚不清楚在诊断后加入替莫唑胺等化疗药物是否有益。以前的研究表明,复发性 AA 患者对替莫唑胺的反应率很高。AA 的中位生存期约为 3 年。

间变性少突神经胶质瘤

这些是一个特殊的肿瘤亚群,其中最佳治疗方法仍然存在争议。他们经常(70%)对丙卡巴肼、洛莫司汀和长春新碱(PCV)化疗有效。遗传分析表明,绝大多数有效者具有特定的遗传特征(丢失 1p 和 19q)。该组的中位生存期为 10 年;相比之下,其他缺乏这种特征的 AO 患者的中位生存期更接近于 AA 患者的 3 年。在放疗中附加烷化化学疗法可改善共同缺失的间变性少突胶质细胞瘤的长期生存率。即使在 AO 患者中,积极的化疗(骨髓移植)也没有显著延长生存期。

原发性中枢神经系统淋巴瘤

以前是一种相对罕见的肿瘤,原发性中枢神经系统淋巴瘤(PCNSL)在过去的 30 年中发病率急剧上升。这种疾病有两种临床亚型。在免疫功能正常的患者中,PCNSL 发生在老年人群中。这类似于其他非-霍奇金淋巴瘤。病理检查通常显示单克隆 B 细胞。与非免疫抑制患者相比,患有人类免疫缺陷病毒、器官移植或其他内在或药物诱导的免疫抑制的患者更有可能发生 PCNSL。组织学上,这是一种多克隆 B 细胞肿瘤,与 Epstein-Barr 病毒的激活有关。

PCNSL 患者的 MRI 通常显示均匀增强的病变或通常与脑室相邻的病变(图 49.6)。在这些患者中有 25%~50% 可发现脑脊液(CSF)细胞学阳性。脑活检对于做出诊断至关重要。通常不建议进行大的手术切除,因为这些肿瘤中的大多数对化学疗法和/或放疗反应良好。在一些免疫功能正常的患者中,这些增强的脑部病灶可以自发地或用糖皮质激素治疗消失。因此,如果怀疑 PCNSL,应在糖皮质激素治疗前进行脑活检。

PCNSL 对免疫功能正常的患者的治疗非常敏感,中位生存期通常超过 3 年。有两种治疗方法,第一种涉及高剂量静脉输注甲氨蝶呤作为单一药物或与利妥昔单抗和替莫唑胺联合使用。第二种方法用较低剂量的静脉注射甲氨蝶呤与阿糖胞苷(ara-C)、鞘内注射甲氨蝶呤和全脑放疗相结合。这种方法在年轻患者中耐受性良好;然而,60 岁以上的患者会出现明显的

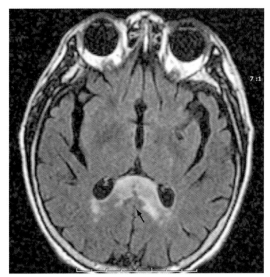

A. 轴向FLAIR图像显示胼胝体弥漫性扩张的压部内信号增强

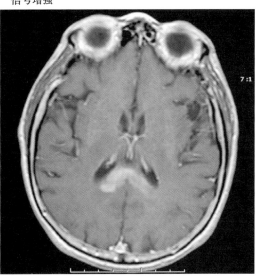

B. 轴向T1加权、增强图像显示同一区域内的增强

图 49.6　原发性中枢神经系统淋巴瘤。A 中箭指向胼胝体异常信号区域

认知功能障碍的毒性。免疫抑制的患者不太可能从化疗和单独放疗中获益。如果可能,应考虑逆转免疫抑制。

其他原发性脑肿瘤

室管膜瘤

这些是起源于神经胶质的少见肿瘤,可出现在神经轴内的任何地方。第四脑室底部是室管膜瘤最常见的颅内部位。组织学上,室管膜瘤通常的细胞外观具有以假玫瑰花结血管周围模式为特征。还有一个更恶性的类型,具有间变型外观;尽管与神经胶质瘤不同,间变可能不会导致预后不良。黏液乳头状室管膜瘤是发生在脊髓末端终丝的一种变异型。

MRI 是首选检查(图 49.7)。手术切除是主要的治疗方法;然而,肿瘤位置决定是否可以实现完全切除。肿瘤切除范围是最终临床病程的最重要的指标。黏液乳头状室管膜瘤的手术切除常常可以治愈。预后不良的指标包括不完全切除和

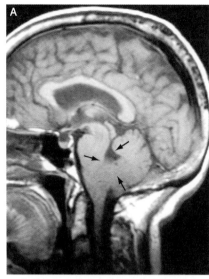

A. 矢状T1加权快速自旋回波显示第四脑室后部的肿块,并且有些不明确地延伸到脑池和邻近的脑干(箭)

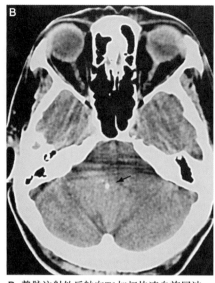

B. 静脉注射钆后轴向T1加权快速自旋回波显示中度的弥漫性增强。信号增强的区域与小的钙化(箭)相关

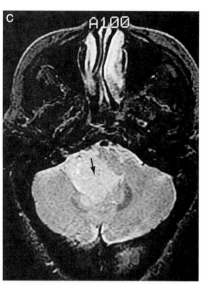

C. 轴向FLAIR序列显示这个中央偏右侧肿块,T2加权像中等亮度,延伸到右侧隐窝

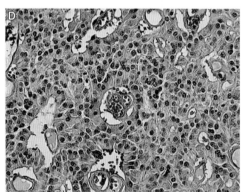

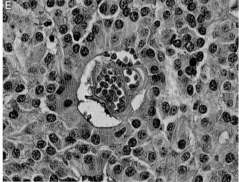

D~E. 均匀的上皮样细胞群,围在中央血管周围

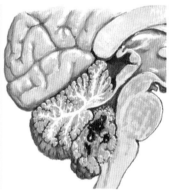

第四脑室室管膜瘤突入枕大池

图 49.7　室管膜瘤

脑脊液扩散。这类患者需要局部或脑脊髓放疗。诊断后很少使用化疗。

髓母细胞瘤

　　这些是一类少见的原始神经外胚层肿瘤,通常发生在颅后窝,常常在中线部位。这些患者通常临床表现为复视、共济失调、脑积水、恶心、呕吐(图 49.8)。这些肿瘤占所有原发性脑肿瘤的3%,在儿童中更为突出。脑部 MRI 通常显示位于第四脑室顶部的均匀增强的肿块,通常伴有一定程度的脑积水。髓母细胞瘤的病理特征在于细胞极为丰富、体积小、胞膜不清。瘤细胞圆形、椭圆形、长椭圆形和胡萝卜形,排列密集。细胞质极少,大多数细胞几乎看不到细胞质而显示裸核外形。

　　髓母细胞瘤需要手术和放疗。当患者能够手术切除超过90%的肿瘤肿块时,通常可以提高生存率。由于这种肿瘤倾向于沿着软脑膜和整个 CSE 扩散,因此患者必须对整个颅脊髓轴进行评估以确定疾病的程度。如果发生这种情况,通常需要额外的治疗。外部照射放疗指向所识别的区域,通常是整个大脑和脊髓。然后给予化疗。这种联合疗法与提高生存率有关。

小脑星形细胞瘤

　　大多数儿童期原发性脑肿瘤属于神经胶质瘤家族,其中许多发生在小脑内(图 49.9)。毛细胞星形细胞瘤是最常见的颅后窝变异型。这些往往发生在小脑半球内。小脑星形细胞瘤的第二种形式,即弥漫型或纤维型,通常出现在中线部位,并阻塞第四脑室和出现脑积水。小脑星形细胞瘤外观通常为囊性,伴有壁结节增强。

　　手术切除有时可以治愈,特别是对于毛细胞星形细胞瘤。不完全切除的肿瘤通常需要手术后放疗。小脑星形细胞瘤患者的生存率通常明显优于幕上神经胶质瘤患者。

脑桥胶质瘤

　　这些严重的肿瘤主要发生在儿童时期,而很少在成人中发现。它们倾向于更高级别的肿瘤,扩大到脑桥并浸润到周围组织(图 49.10)。出现的症状与其位置一致,即第四脑室梗阻引起的脑积水或皮质脊髓轴突通路受损引起的长束体征。孤立的脑神经病变,特别是脑神经Ⅵ和Ⅶ病变,也可能因脑干核的受压而发生。这些肿瘤的浸润性质通常排除了任何程度的显著手术切除的可能性。不幸的是,RT 通常无法实现长期地控制肿瘤增长。

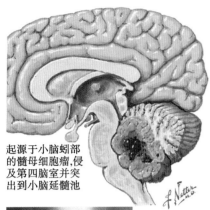

起源于小脑蚓部的髓母细胞瘤,侵及第四脑室并突出到小脑延髓池

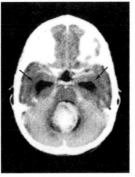

CT扫描显示第四脑室区域的髓母细胞瘤;扩张的颞角指示阻塞性脑积水(箭)

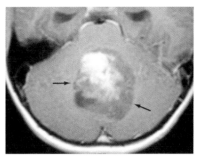

轴向增强T1加权脑 MR:大的、异质性增强的第四脑室内肿块(箭)

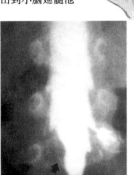

术后腰椎脊髓造影显示肿瘤在腰椎播散,右侧S1根未充盈(箭)

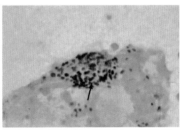

髓母细胞瘤患者脑脊液细胞学阳性结果;恶性肿瘤细胞结块上的微孔过滤器

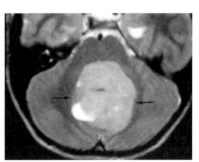

轴向T2脑MR:脑室内灰质等信号大肿块(箭)
诊断图像由波士顿儿童医院的 Tina Young Poussiant 医学博士提供

图 49.8　髓母细胞瘤

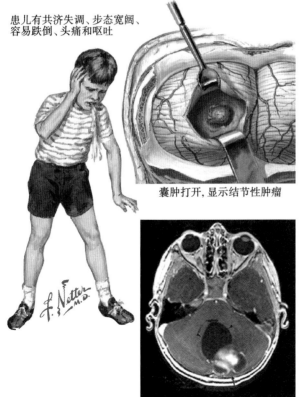

患儿有共济失调、步态宽阔、容易跌倒、头痛和呕吐

囊肿打开, 显示结节性肿瘤

轴向增强T1加权脑MR: 囊肿(箭头)和增强结节(箭)

图 49.9　小脑囊性星形细胞瘤

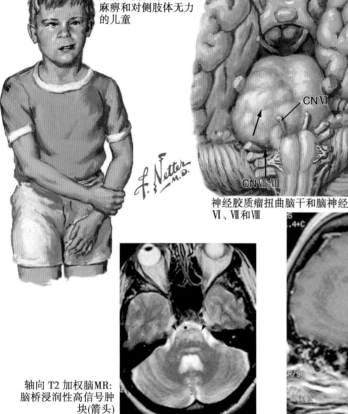

肿瘤一侧脑神经Ⅵ和Ⅶ麻痹和对侧肢体无力的儿童

CN Ⅵ

CN Ⅵ、Ⅶ

神经胶质瘤扭曲脑干和脑神经Ⅵ、Ⅶ和Ⅷ

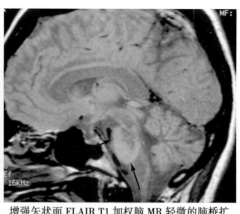

增强矢状面 FLAIR T1 加权脑 MR,轻微的脑桥扩张伴正常脑桥延髓交界处变平(箭)

轴向 T2 加权脑MR:脑桥浸润性高信号肿块(箭头)

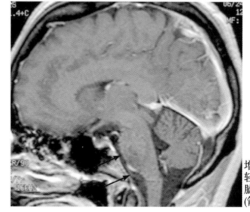

增强矢状 T1 加权脑 MR:轻微的脑桥扩张伴有正常脑桥延髓连接处的扁平化(箭)

图 49.10　脑干胶质瘤

脑转移瘤

临床案例　一位 52 岁的医生,右利手,有 2 周的右手笨拙病史,在操作肌电图检查时尤为明显。神经系统检查显示她的右手中度无力和笨拙,并提示有右侧中枢性面肌无力。她有 30 包/年的吸烟史,但 8 年前就已经戒掉了这种习惯。

钆增强的脑 MRI 显示多个圆形增强病灶,与转移病灶的改变一致。由于在此检查过程中未发现已知的原发灶,因此对靠近表面的病灶进行立体定向活检,病理结果显示为肺小细胞癌。用胸部 CT 检查假定的原发性肺部病变需要 4 个月的时间。她接受了全脑放疗,然后进行全身化疗。尽管她最初的症状有所改善,但她症状再次出现,并出现了局灶性运动性癫痫发作,随后出现了偏瘫。尽管 3 次尝试通过聚焦束放射外科手术达到缓解,她仍在 18 个月内死亡。

对于医学肿瘤学家和内科医生来说,转移性脑肿瘤是最常见的神经肿瘤学挑战。在所有癌症患者中,通常在诊断出原发瘤后有 25% 发生中枢神经系统转移,但偶尔作为本案例中提到的初始征兆。通常,中枢神经系统转移是压迫脑和脊髓的单个或多个实体瘤,或者在整个中枢神经系统和神经轴中与癌细胞的软脑膜浸润更弥漫地出现,特别是涉及脊髓和脑神经根。

肺癌是最常见的转移至中枢神经系统(50%)的原发肿瘤,其次是乳腺癌(33%)、结肠癌(9%)和黑色素瘤(7%)(图 49.11)。初次诊断和出现中枢神经系统转移之间的时间间隔取决于肿瘤的类型。对于肺癌,中位间隔时间为 4 个月、乳腺癌为 3 年。中枢神经系统转移是预后不良的一个指标,预示着大多数患者的生存期不到 6 个月。

临床表现和诊断

与原发性中枢神经系统恶性肿瘤一样,临床表现取决于肿瘤部位。随着局灶性神经功能缺损(运动、感觉、语言、视觉、步态或共济失调)的逐渐发展,发作可能是突发的,类似卒中发作,或者可能是隐性发病的。在其他情况下,患者可能有局灶性或全身性癫痫发作或出现非特异性症状,可能提示颅内压增高,如位置性头痛、脑神经病变,很少有恶心、呕吐,或两者兼而有之。

钆增强 MRI 通常显示存在局灶性转移灶。脑膜钆增强预示着存在癌性软脑膜浸润,除了低颅内压综合征之外(见下文)。恶性肿瘤增强通常具有非常不规则的特征,与非常良性的低颅内压综合征所见的非常平滑的增强相反(见图 49.23)。在大多数软脑膜癌的病例中,CSF 细胞学检查显示有恶性细胞的数量增加,从而证实了诊断。有时初始这种检查中的 CSF 为阴性。在这里,如果临床有高度的怀疑,必须反复进行腰椎穿刺。有一次,我们有一名患者在做出具体诊断之前需要进行

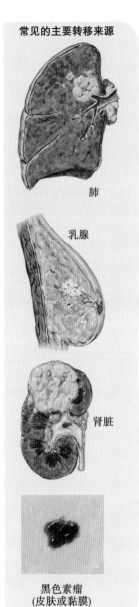

常见的主要转移来源

肺

乳腺

肾脏

黑色素瘤
(皮肤或黏膜)

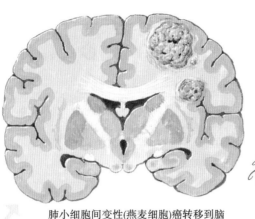

肺小细胞间变性(燕麦细胞)癌转移到脑

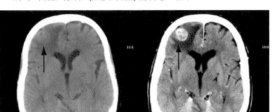

对比前(左)和后(右)轴位 CT显示右额极内水肿。外周可见边界不清的异质区域,在碘对比剂给药后增强。在左侧壳核(箭头)内可见偶然的小的腔隙性梗死

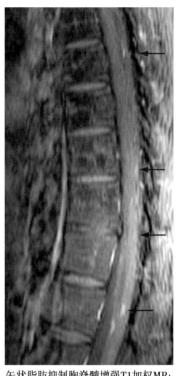

矢状脂肪抑制胸脊髓增强T1加权MR:食管腺癌在胸脊髓表面(箭)的多发增强转移结节

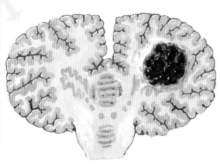

皮肤黑色素瘤的小脑转移

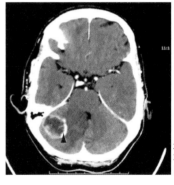

增强 CT 显示右侧小脑有类似的大块转移,第四脑室消失(箭头)

图 49.11 脑转移肿瘤

6 次不同的 CSF 细胞学检查。

治疗

虽然治疗显然是姑息性治疗,但大多数转移性脑癌患者在一定程度上受益于中枢神经系统导向治疗。大多数患者都需要全脑放疗。患有孤立的单一脑区病变且没有全身复发迹象的患者是手术切除的候选者。有时,病理结果是完全出乎意料的,因为最初被认为是转移的一些切除的孤立性病变被证明具有完全不同的病理,包括良性肿瘤,例如脑膜瘤。局灶性放射治疗有助于患有一至两个病灶、而其他方面稳定的患者。在偶尔接受手术或局灶性放疗的孤立性脑转移患者中,停止全脑放疗是合理的,直到有证据表明脑内肿瘤仍在进展。在最初切除孤立转移后的几年中,很少有无症状的间期。

癌性脑膜炎的治疗涉及通过腰椎穿刺或优选脑室储液器将化学治疗剂(甲氨蝶呤或阿糖胞苷)直接输注到 CSF 中。这充其量是一种姑息性治疗;一旦确认恶性软脑膜浸润,总体预后通常仅存活数月。

治疗和未来发展方向

恶性脑肿瘤的治疗仍然具有挑战性并且通常不成功。在成像领域正在取得治疗进展,其中 PET 和 MR 光谱用于区分治疗后复发性肿瘤和坏死性变化。手术室中的图像导航允许更小、更精确定位的切口并提供关于肿瘤切除范围的实时信息。

也许治疗神经胶质瘤的最大改进是新型化疗药,如替莫唑胺,它们在控制肿瘤生长方面显示出前景。基因治疗和其他靶向治疗、基于生物化学的治疗也显示出希望。

良性脑肿瘤

脑膜瘤

临床案例　一名 48 岁的健康女性,是一位有两个年幼孩子的母亲和受人尊敬的学校老师,有慢性间歇性轻度全脑头痛的病史,并有偏头痛家族史。最近她主诉头痛发生得更频繁。这些对她以前使用的温和的简单镇痛药开始没有效果,没有意识到任何诱因。她的家庭医生对她进行了检查,她还述说,最近她的婚姻破裂了,当时当地小社区普遍认为她的丈夫有多个外遇。她非常尴尬,变得社交退缩。她的医生要求进行神经科会诊。随后,这位神经科医生确定她的检查正常。诊断为紧张性应激性头痛。给予阿米替林药物预防。她被转介到婚姻顾问那里。

　　头痛变得越来越烦人,有时会让她从睡梦中惊醒;她有一段时间的无助和哭泣,被怀疑为抑郁症,改用选择性 5-羟色胺再摄取抑制剂,然而,她不相信诊断并寻求另一种神经学专家意见。病史没什么变化。神经系统检查中唯一可能的异常发现是左侧中枢性面肌无力的微小提示。当这引起她注意时,她被问到这个发现是新的还是仅仅是一个正常的不对称性,她和她的随行姐姐都没有注意到这一点,这表明这是一个重要的观察结果。对比增强的脑部 CT 显示在右额叶皮层有一个均匀增强的肿块。脑 MRI 证实了其表面位置,在紧邻肿瘤的区域内伴有硬脑膜增强。手术中发现是脑膜瘤,成功完成了完整的手术切除术,术后头痛消失了。

流行病学

　　脑膜瘤通常发生在中老年人,特别是女性,但可以发生在任何年龄。大约 15%～20% 的颅内肿瘤是脑膜瘤。这些肿瘤可能存在于神经轴的任何水平;它们主要位于颅内,通常位于分隔两个半球的矢状旁的大脑镰、覆盖半球的脑膜、沿蝶骨嵴内侧的颅底和沿前颅底的嗅沟。脑膜瘤通常是由蛛网膜脑膜细胞引起的良性病变。

　　典型的脑膜瘤是生长缓慢的,在出现症状之前就已经变大了;然而,偶尔它们似乎生长得更快,特别是在妊娠期间。额叶附近出现的脑膜瘤特别容易在临床上是无症状的,因为大脑这一部分的大小和功能不成比例,那里有更多的组织可以"无症状",这种缓慢扩大的病变可以逐渐压迫脑组织,而不会在大脑的"临床沉默"部分产生明确的症状。当脑膜瘤影响前额叶皮质时会发生一个典型的病例。微妙的人格变化是逐渐发展的,只有回想起来才会受到重视。但是,如果肿瘤与功能强大的脑组织(例如运动皮层)相邻,则症状可能会相对较早地出现(图 49.12)。

临床表现

　　脑膜瘤通常具有逐渐加重的病程,表现出各种症状,如长期头痛、人格改变,特别是当涉及前额叶皮质的去抑制、各种类型的局灶性癫痫发作、步态困难或各种脑神经麻痹时,如嗅沟病变引起的单侧嗅觉丧失。在极少数情况下,脑膜瘤可能会急剧发作,类似卒中甚至短暂性脑缺血发作。今天,在评估无关事件(如创伤后损伤)期间,许多相对较小且临床上无症状的脑膜瘤首先在 CT 和 MRI 上偶然被发现。位于颅底血管附近的

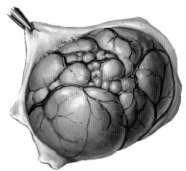

脑膜瘤与附着的硬脑膜从大脑中移除,留下受压凹陷的瘤床

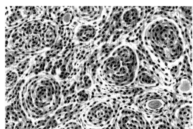

显示螺纹形成的组织切片

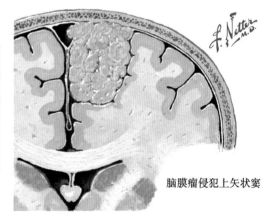

脑膜瘤侵犯上矢状窦

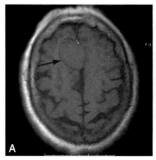
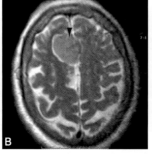
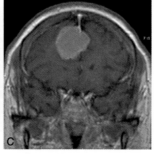
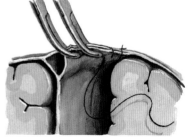

去除肿瘤后窦的修复

镰状脑膜瘤。轴位 T1 加权 FLAIR (A) 和饱和脂肪冠状位增强 T1 加权图像显示轴外、右侧基底附着于大脑镰的肿块(B),其通过大脑镰向左延伸(C)。病变在 T1 加权序列上与大脑等信号并均匀增强

图 49.12　脑膜瘤

假定脑膜瘤必须与脑动脉瘤进行鉴别。在考虑可能的神经外科手术之前,最好用磁共振血管成像(MRA)评估这些病变以区分它们。

治疗

治疗脑膜瘤的决定取决于几个因素。因为许多最初是无症状的,所以重要的是确定随后出现的神经系统症状是否是由病变本身引起的。鉴于这些良性肿瘤通常生长缓慢而患者仍无症状,建议进行每年一次至每两年一次的影像学随访。当随访 CT 和 MRI 显示肿瘤大小或形态没有变化时,对于那些无症状的患者不需要治疗。当患者出现进行性症状或后续影像学显示肿瘤增大时,可择期选择手术切除。

手术复杂性与肿瘤部位直接相关;那些在大脑凸面或沿着大脑镰生长的通常很容易切除。当脑膜瘤位于血管和脑神经附近的颅底肿瘤且与这些结构缠绕在一起时,常常对手术切除是个挑战。放疗、化疗或两者都做很少用于治疗典型的良性脑膜瘤。正在研究用于减缓脑膜瘤生长的抗孕酮药物。

垂体腺瘤

> **临床案例** 32 岁,女性,出现双侧溢乳。几个月前她的月经就停止了,她以为自己妊娠了,然而,妊娠试验是阴性的。其他方面健康状况很好。3 年前,她生了一个健康的孩子。神经系统检查是正常的。
>
> 内分泌学检查显示血清催乳素水平显著升高、促卵泡激素(FSH)和黄体生成素(LH)水平降低。蝶鞍的 MRI 发现有一个明显的肿块,符合垂体腺瘤。

人口统计学

垂体腺瘤是各种良性脑肿瘤中第二常见的。垂体内病变约占所有颅内肿瘤的 10%;这些根据它们是否具有内分泌活性来进行分类。大多数垂体腺瘤起源于垂体前部(腺垂体)。

临床表现

内分泌活性的肿瘤分泌激素,通常导致适合于特定活性细胞类型所针对的靶腺体的症状。垂体瘤的临床表现特征取决于其起源的原代细胞类型(图 49.13)。例如,在前面的案例中,异常溢乳与分泌催乳素的肿瘤细胞量增加直接相关。这些是最常见的内分泌活性的垂体瘤。主要分泌生长激素的垂体嗜酸腺瘤会导致肢端肥大症的临床综合征,并伴有巨人症和/或面部、颅骨和手的骨特征增大。当垂体腺瘤主要分泌促肾上腺皮质激素时,会发生库欣(Cushing)病,伴有躯干肥胖、水牛背、满月脸、近端肌肉无力、低钾血症和葡萄糖耐量异常,导致血清皮质醇升高(图 49.14)。

嫌色细胞腺瘤在内分泌方面不分泌激素;然而,当腺瘤最初在这里发展时,这些肿瘤可能在临床上是无症状的。尽管组织学上是良性的,但垂体腺瘤在早期仍未被诊断时可能会产生严重后果,因为它们靠近视神经、视神经束、海绵窦和颞叶尖,可能会导致严重的神经系统后果。在症状出现之前,非内分泌活性的肿瘤经常达到较大的肿块(图 49.15)。通常,它们的诊断取决于占位效应症状的表现。当垂体大腺瘤延伸到蝶鞍上方并压迫上面的视交叉时,会产生双颞侧视野缺失。

垂体卒中是垂体腺瘤相对罕见的临床表现。传统上,这是一种急性发作的严重头痛,伴有明显的视力障碍和精神状态下降。有时这可能很好地类似颅内动脉瘤破裂。原因通常是先前存在的垂体腺瘤出血(图 49.16)。

诊断方法

对怀疑垂体腺瘤的患者通过影像学和内分泌学检查相结合进行评估。脑 MRI 是鉴别垂体肿瘤的最佳影像学方法。蝶鞍的扩大、其内部的增强减弱以及垂体柄向一侧移位都是可能的垂体微腺瘤的线索。相反,大腺瘤(直径>25mm)延伸到蝶鞍上方或蝶鞍两侧的海绵窦中,很容易通过 MRI 识别(见图 49.16)。

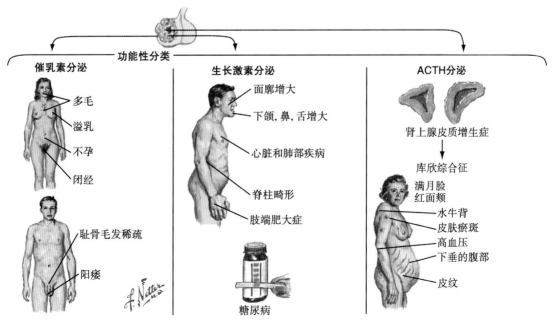

图 49.13 垂体腺瘤:临床表现

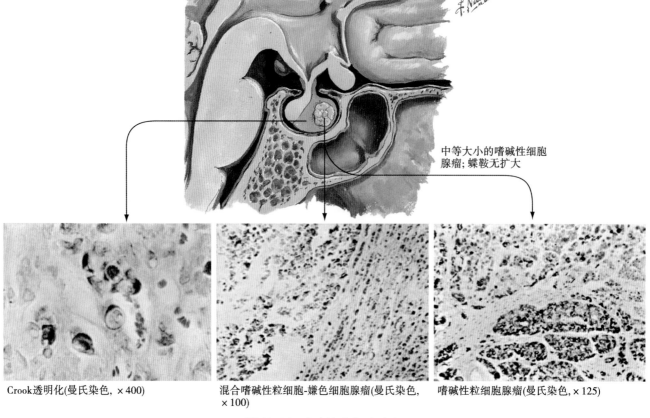

中等大小的嗜碱性细胞
腺瘤；蝶鞍无扩大

Crook透明化(曼氏染色, ×400)

混合嗜碱性粒细胞-嫌色细胞腺瘤(曼氏染色,
×100)

嗜碱性粒细胞腺瘤(曼氏染色, ×125)

图 49.14　嗜碱性腺瘤：库欣病

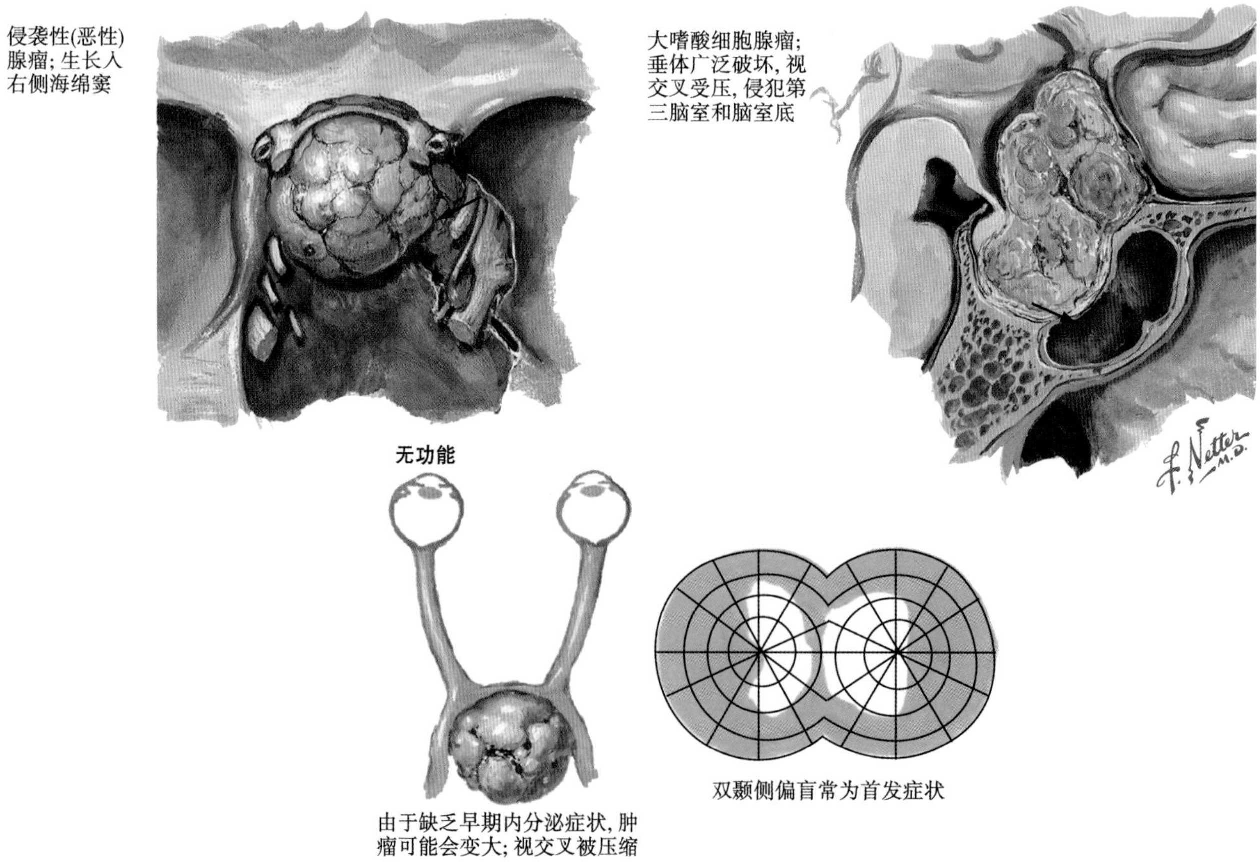

侵袭性(恶性)
腺瘤；生长入
右侧海绵窦

大嗜酸细胞腺瘤；
垂体广泛破坏, 视
交叉受压, 侵犯第
三脑室和脑室底

无功能

由于缺乏早期内分泌症状, 肿
瘤可能会变大；视交叉被压缩

双颞侧偏盲常为首发症状

图 49.15　垂体大腺瘤

A.蝶鞍扩大和/或侵蚀的等级

局限的腺瘤

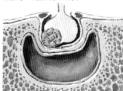

1. 蝶鞍正常,底部可能有凹痕

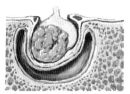

2. 蝶鞍扩大,但鞍底完好无损

浸润性腺瘤

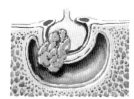

3.鞍底局部侵蚀

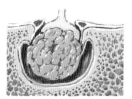

4. 整个鞍底广泛侵蚀

B.蝶鞍上延伸

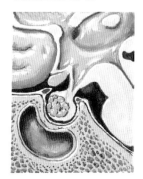

a.肿瘤无鞍上扩展

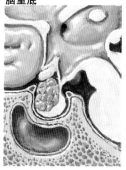

b.鞍上隆起未达第三脑室底

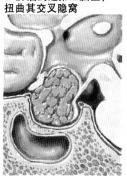

c. 肿瘤到达第三脑室,扭曲其交叉隐窝

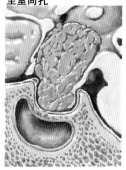

d.肿瘤几乎充满第三脑室至室间孔

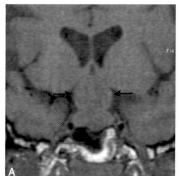

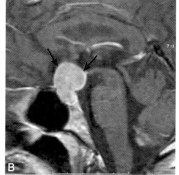

大垂体肿瘤。(A)冠状T1加权和(B)矢状T1加权后增强图像显示中度增大的蝶鞍内有一个哑铃形肿瘤,较大的成分突出于蝶鞍上方和后方,具有视交叉抬高和变形

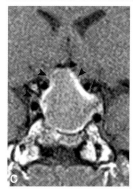

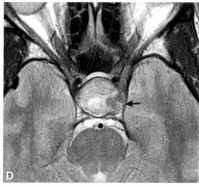

一名44岁男性的垂体卒中,表现为严重的头痛、复视、畏光、恶心和呕吐。(C)冠状增强快速自旋回波成像显示一个大的鞍内肿块,周围增强(箭头)和视交叉向上偏移。(D)中央非增强成分在轴向 T2 加权成像上显示非常不均匀的信号模式,左侧海绵窦受压更多(箭),代表出血性坏死垂体腺瘤

图 49.16 垂体腺瘤分级对比蝶鞍扩大

彻底的内分泌评估包括血清催乳素、FSH 和 LH、皮质醇和生长激素以及甲状腺功能参数指标。

治疗

最初,许多垂体腺瘤患者主要需要药物治疗。分泌催乳素的肿瘤通常用溴隐亭可成功控制,溴隐亭是一种抑制催乳素产生并伴随减少肿瘤体积的多巴胺受体激动剂。生长激素分泌性肿瘤通常用奥曲肽控制,奥曲肽是一种生长抑素类似物。小的非分泌性垂体肿瘤通常可以通过临床和 MRI 组合方式观察到内分泌功能障碍或生长迹象。

不能用药物控制的内分泌活性肿瘤是手术治疗的主要指征,患有产生占位效应的大腺瘤的患者也是如此。手术主要使用经蝶入路进行,通过鼻腔和蝶窦,其中蝶鞍的内容物可以被显现并且肿瘤可以被去除,通常保留垂体腺。

术后,这些患者需要随访垂体功能减退的迹象。这对于那些库欣病患者尤其重要。手术后,他们的促肾上腺皮质激素分泌减少。这些患者通常需要术后甚至终身类固醇替代治疗。垂体腺瘤手术伴随着钠平衡和液体摄入的问题,导致低钠血症伴多饮和多尿。这需要仔细的随访,有时需要用醋酸去氨加压素1-脱氨基-8-D-精氨酸加压素代替天然存在的抗利尿激素(ADH)。这是天然垂体激素8-精氨酸加压素(一种影响肾脏水分保存的ADH)的合成类似物。

颅咽管瘤

颅咽管瘤是一种罕见的肿瘤,被认为起源于大脑胚胎发育的残余物,即Rathke囊。这些组织学上良性的囊性病变通常发生在鞍区、下丘脑或第三脑室,占所有颅内肿瘤的2%~3%。儿童发病率较高。典型的症状包括视力损害、垂体功能障碍和脑积水。

颅咽管瘤的影像学特征将其与鞍上区的其他肿瘤区分开来(图49.17)。CT上可见囊性改变、不同程度的强化和钙化。

手术是有症状的颅咽管瘤的首选治疗方法。鞍上位置限制了进入肿瘤部位,使得不能完全切除肿瘤常见。由于周围大脑的神经胶质反应强烈,切除也很困难,导致对关键脑结构和附近血管的黏附。与垂体手术一样,颅咽管瘤切除术也可能有一个困难的术后程程,特别是内分泌功能障碍。虽然放疗和可能的放射外科手术可以降低复发率,但颅咽管瘤局部复发率很高。

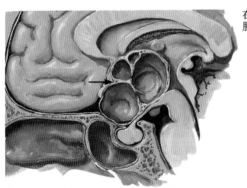

大型囊性鞍上颅咽管瘤压迫视交叉和下丘脑,填充第三脑室直至室间孔,从而导致视力障碍、尿崩症和脑积水

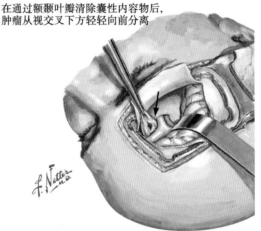

在通过额颞叶瓣清除囊性内容物后,肿瘤从视交叉下方轻轻向前分离

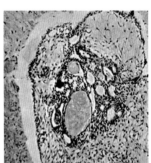

组织切片:颅咽管瘤
(HE染色,×125)

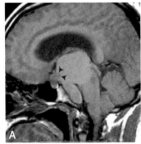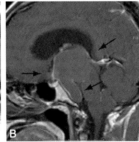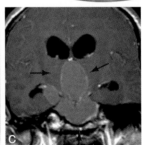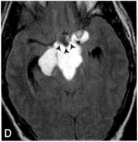

A~D. 矢状位 T1 加权无增强(A) 和 增强后(B)图像及冠状位T1加权钆增强图像(C)显示蝶鞍和正常垂体上方的多叶肿块,延伸到脚间池和桥前池。蝶鞍上方的后部是实性的(A 中的箭),而其余部分是囊性的,边缘有微弱的强化(由B 和 C 中的箭表示)。T2 加权轴向图像(D)显示较暗的实性成分(箭头)和 T2 明亮的囊性部分

图 49.17　颅咽管瘤

听神经瘤/前庭神经鞘瘤

临床案例　一位先前健康的 42 岁陆军牧师述说,当环境噪声很大时,尤其是与其他对话时,无法能用左耳听到电话或理解同事的话。回想起来,他的耳朵经历了轻微的进行性振铃耳鸣。最初,这是由于他被分配到炮兵队时长期暴露于噪声中。尽管几年来听力损失逐渐加重,但直到他的打电话困难导致他自我测试,发现他不再能欣赏手表滴答的声音。在其他方面他很好。神经系统检查中唯一的异常发现是左耳听力严重下降。

听力检查显示他的左耳高频听力明显下降,言语辨别力减弱。钆MRI增强显示在左小脑脑桥角内均匀增强 2cm×1.5cm 占位性病变。这源于他的内耳道,并伴有轻度的脑桥扭曲。

人口统计学

听神经瘤是第二常见的良性脑肿瘤,约占所有原发性颅内肿瘤的 6%~8%。在一般人群中有 2%的发病率。最常见的是,听神经瘤出现在 40~60 岁。除由基因决定的神经纤维瘤病Ⅱ型患者外,一个听神经瘤是很难在患者 20 岁以下出现临床症状的。非遗传决定的听神经瘤主要单侧发展。与此相反,那些偶尔的神经纤维瘤病Ⅱ型患者往往有双侧听神经瘤。这些良性肿瘤起源于第八脑神经复合体中前庭神经的雪旺氏细胞(图49.18)。

临床表现

经典的病史在前面所描述临床案例中提及。患者通常主

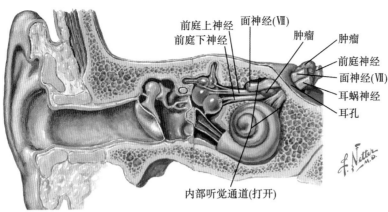

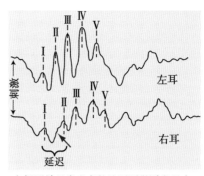

右侧听神经瘤患者的脑干听觉诱发反应 (BAER)。患侧耳蜗神经(Ⅰ波)和耳蜗核 (Ⅱ波)动作电位延迟

起源于内耳道前庭上神经并向颅后窝突出的小神经瘤

神经纤维瘤,Ⅱ型

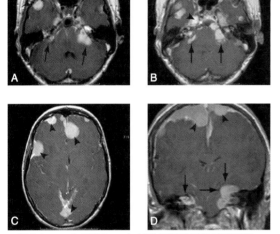

轴向(A～C)和冠状(D)T1加权钆后增强图像显示双侧前庭神经鞘瘤(箭)和多发脑膜瘤(箭头)。两种类型的肿瘤都明显增强

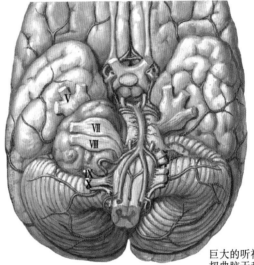

巨大的听神经瘤填充小脑脑桥角,扭曲脑干和脑神经Ⅴ、Ⅶ、Ⅵ、Ⅹ

图 49.18　听神经瘤

诉与耳鸣相关的缓慢进展的单侧听力损失。这与良性听神经瘤(也称为前庭神经鞘瘤)的先天性缓慢生长是一致的。

尽管听神经瘤起源于脑神经Ⅷ的前庭部分,但听力损失通常是最突出的症状。在解剖学上,脑神经Ⅶ(面神经)与脑神经Ⅷ密切相关;然而,急性面神经麻痹几乎闻所未闻是听神经瘤的最初症状。由于第八神经与小脑脑桥角内的前庭神经有关,与脑干和小脑相邻,非常大的听神经瘤患者也可能有步态不稳,有时伴有头痛;但是,这些人没有出现急性眩晕。后来,听神经瘤有时可能导致对三叉神经(脑神经Ⅴ)或其相邻脑干的受压,影响脑神经Ⅴ的功能,导致同侧面部感觉丧失和角膜反射减弱。有时非常大的肿瘤可能会损害第四脑室附近的脑脊液循环,导致脑积水。

在临床检查期间,脑神经的评估是该诊断的关键,并且至关重要。脑神经Ⅷ受累导致的听力损失是听神经瘤的标志性症状。当测试眼向外运动时,偶尔会注意到侧视凝视的眼球震颤。如前所述,较大的肿瘤可能导致脑神经Ⅶ和脑神经Ⅴ损伤。最不寻常的是有任何较低的脑神经受累或临床上足够明显的脑干受压导致偏瘫或偏身感觉丧失。

诊断检查

MRI 是主要的诊断手段,它的清晰度、分辨率和在多个平面上扫描的能力允许进行三维评估。由于病变的大小及其与邻近神经结构(如脑桥和各种脑神经)的关系常常决定治疗方法。MRI 也是一种治疗上非常关键的检查方式。通常,这些边界分明、均匀增强的肿瘤出现在小脑脑桥角内并延伸到内耳道(见图 49.18)。

治疗

手术是传统的和主要的治疗方法,偶尔使用立体定向放射外科手术。听神经瘤通常生长缓慢,如果临床上有保证,暂时观察一些肿瘤是合理的,特别是对于单侧听力丧失的老年患者,也有其他多种疾病的问题。这里更好的价值部分通常只是通过连续影像学检查随访患者。当 MRI 证据显示肿瘤明显生长或患者症状逐渐恶化时,尤其是除听力损失外,还需要进行手术干预。

听神经瘤的手术切除通常同时使用神经外科和耳鼻喉科专家进行。手术目标是尽可能切除肿瘤并保留脑神经Ⅶ和脑神经Ⅷ的功能。这种方法对于表现出脑干受压的大体积肿瘤尤其重要。对于这些大的听神经瘤患者,听力保存通常是不可能的,因为耳蜗神经与肿瘤无法区分。听力保存的成功率与肿瘤体积直接相关。当脑神经Ⅶ紧密地黏附在肿瘤囊上时,通常需要进行次全切除,因为面神经的保留比完全手术切除更重要。

立体定向放射外科手术涉及使用高剂量辐射到精确定位的三维空间的单一非手术治疗。这种方式可以控制大约80%~85%的听神经瘤。它涉及许多与常规手术相同的风险,但对于没有有用听力的小肿瘤(2~3cm)的患者来说是一个极好的选择。实现肿瘤生长的控制并避免手术风险。随着成像技术的改进,听神经瘤正在被早期发现,因此,在听神经瘤的自然病程史早期存在更大的完全治愈的潜力。

其他良性颅内肿瘤

脊索瘤

脊索瘤罕见,通常是良性的肿瘤,其胚胎元素与椎间盘的相似。典型的脊索瘤发生在颅底斜坡或骶骨上(图49.19)。颅内脊索瘤起源于颅骨内并引起局部破坏。同时,这些肿瘤进入硬膜内空间,有时会影响脑干和脑神经。

典型脊索瘤的组织学特征是大的、充满黏液的细胞,称为嗜酸细胞。罕见的是,一些脊索瘤表现出明显的恶性肿瘤特征。此外,它们对骨的局部浸润性破坏类似局部恶性肿瘤,导致显著的骨质破坏的肿瘤通常在局部高复发率,因此难以实现手术治愈。尽管如此,最初经常使用手术切除,但由于局部解剖的限制,通常不可能完全切除。尽管通常使用放疗,但这种方式在治疗残留肿瘤中的作用尚不清楚。已经提出放射外科手术和质子

束照射,但其益处也不确定。化疗在脊索瘤的治疗中没有价值。

松果体区肿瘤

发生在松果体区域的肿瘤并不常见,约占颅内肿瘤的1%。这些具有组织学混合良性的肿瘤包括生殖细胞肿瘤、神经胶质瘤和松果体实质瘤(图49.20)。生殖细胞起源的肿瘤是最常见的,通常发生在年轻患者中。胶质瘤可以来自松果体内本身或来自周围组织中的神经胶质细胞。在该区域,神经胶质瘤倾向于级别较低。由松果体实质引起的肿瘤约占松果体区域肿瘤的20%。

这些肿瘤进一步分为松果体母细胞瘤和松果体细胞瘤。松果体母细胞瘤是分化差的肿瘤,可以遍布整个CSF途径或直接进入相邻的脑实质。松果体细胞瘤通常是包裹良好的细胞肿瘤,不会侵入周围组织。松果体实质肿瘤的混合形式包含松果体细胞瘤和松果体母细胞瘤的特征。在松果体区域也发现畸胎瘤、胚胎癌、内胚层窦肿瘤和绒毛膜癌。

随着MRI使用的增加,无症状的松果体区域囊肿更常见。这些囊肿通常是偶然发现的,很少需要任何治疗。连续MRI扫描用于跟踪囊肿随时间的任何增长。

胶样囊肿

这是组织学上良性的第三脑室肿瘤,起源于胚胎发育的残余物。排列在囊肿壁上的细胞有纤毛。这种类型的第三脑室病变通常在成年期出现症状,但在儿童中也可以看到。姿势性突发性头痛伴脑积水的症状和体征是胶样囊肿最常见的临床表现。由于其固有的脑室内位置,这些囊肿导致室间孔(Monro孔)的脑脊液阻塞(图49.21)。

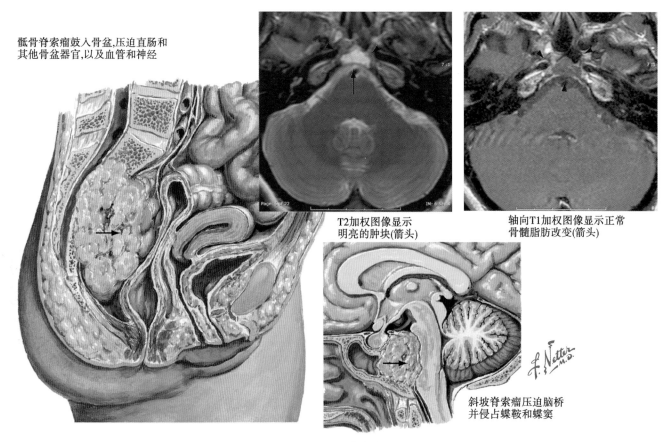

骶骨脊索瘤鼓入骨盆,压迫直肠和其他骨盆器官,以及血管和神经

T2加权图像显示明亮的肿块(箭头)

轴向T1加权图像显示正常骨髓脂肪改变(箭头)

斜坡脊索瘤压迫脑桥并侵占蝶鞍和蝶窦

图49.19 脊索瘤

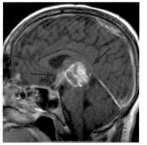

松果体母细胞瘤。轴位FLAIR和矢状T1增强图像显示松果体区有大肿块,FLAIR成像为高信号,增强不均匀,压迫中脑导水管,第三脑室和侧脑室扩大

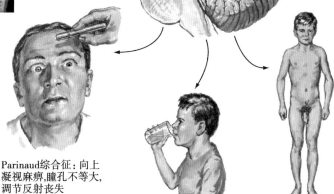

肿瘤压迫中脑顶盖和四叠体,阻塞导水管,侵犯第三脑室

Parinaud综合征:向上凝视麻痹,瞳孔不等大,调节反射丧失

部分患者出现尿崩症

男孩可能会出现性早熟

头骨
大脑内静脉
大脑大静脉
小脑幕和直窦被牵引器抬高
牵开器
基底静脉
入路
小脑
牵开器
脑干
第三脑室
肿瘤
脑导水管

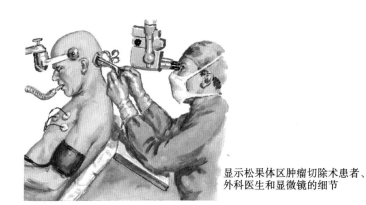

显示松果体区肿瘤切除术患者、外科医生和显微镜的细节

图 49.20 松果体区肿瘤

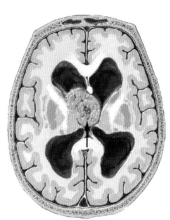

左侧脑室前角室管膜下瘤阻塞室间孔,从而产生明显的脑积水

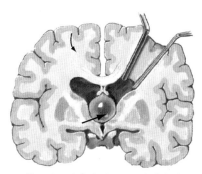

第三脑室胶体囊肿和通过右前额叶(无功能)大脑皮质的手术入路。也可以通过胼胝体(箭)进入。注意扩大的侧脑室(后视图)

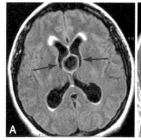

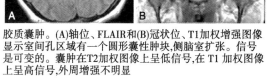

胶质囊肿。(A)轴位、FLAIR和(B)冠状位、T1加权增强图像显示室间孔区域有一个圆形囊性肿块,侧脑室扩张。信号是可变的。囊肿在T2加权图像上呈低信号,在T1加权图像上呈高信号,外周增强不明显

图 49.21 脑室内肿瘤

胶体囊肿偶尔与猝死有关,可能是急性脑积水所致;然而,大多数患者呈现出更加渐进的病程特征。虽然诊断通常是由反复发作的姿势性头痛引起的,但 MRI 或 CT 是确认存在囊性脑室内肿块的理想选择方法。

有症状的胶样囊肿的治疗通常是手术治疗,通常可以完全切除。在手术切除过程中必须非常小心,因为邻近肿瘤的穹窿可能会受到损害,导致严重的记忆障碍。如果不能手术切除,则通过脑脊液分流术通常可以缓解脑积水的症状。

随着 MRI 使用的增加,可发现第三脑室内更多的囊性肿瘤。对这些无症状的病变随后进行定期影像学复查,给囊肿增大的患者进行治疗。

鉴别诊断

假性脑瘤/特发性高颅内压综合征、低颅内压和其他脑损伤

临床案例　一名肥胖的 42 岁女性患有 2 个月的头痛和间歇性复视史。姿势变化加剧了她的头痛,特别是向前弯曲或在车里受振动时。神经系统检查中发现双眼内收受限,与第六脑神经麻痹和中度视乳头水肿相适应(图 49.22)。脑部成像显示她的侧脑室缩小。脑脊液压力为 350mmH₂O(正常<180mmH₂O);其余检查正常。

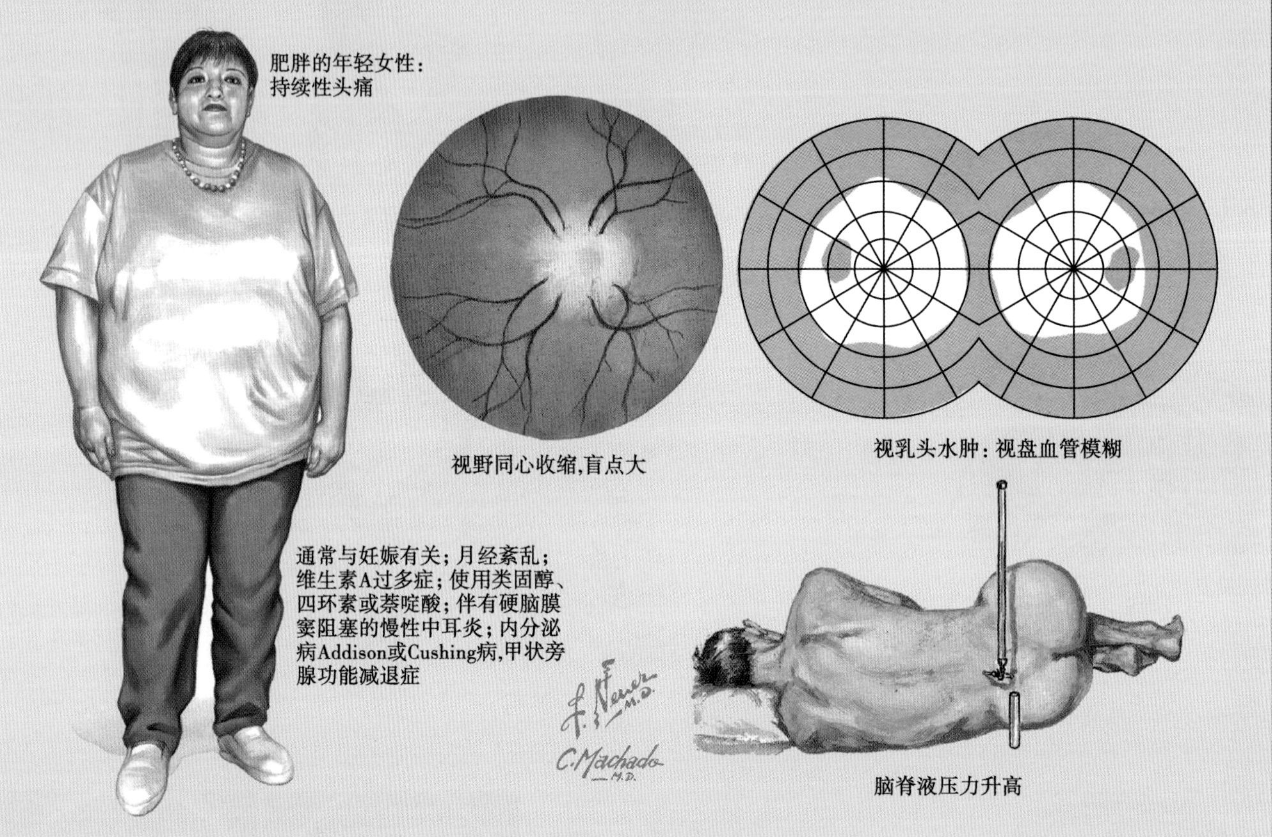

肥胖的年轻女性:持续性头痛

视野同心收缩,盲点大

通常与妊娠有关;月经紊乱;维生素A过多症;使用类固醇、四环素或萘啶酸;伴有硬脑膜窦阻塞的慢性中耳炎;内分泌病Addison或Cushing病,甲状旁腺功能减退症

视乳头水肿:视盘血管模糊

脑脊液压力升高

图 49.22　假性脑瘤

该病例代表了一种相当罕见的综合征,称为特发性颅内压增高[即假性脑瘤(PTC)]。这通常发生在肥胖的年轻女性身上。临床上 PTC 的主要特征是逐渐严重的头痛,定义不清,常伴有复视。也可能出现短暂的视觉障碍和搏动性耳鸣。在神经系统检查中,这些患者通常神志清醒、思维敏捷、视乳头水肿,有时有外直肌无力,但无局灶性神经功能缺损。根据定义,MRI 正常或显示侧脑室小,又根据定义,PTC 与 CSF 压力增加(250~500mmH₂O)相关。

尽管特发性 PTC 没有可识别的病因,但必须考虑某些诱发因素,包括口服避孕药、糖皮质激素、雌激素和孕激素疗法、非甾体抗炎药、维生素 A 过多症、各种抗生素(四环素、米诺环素、呋喃妥因、氨苄西林或萘啶酸)和麻醉剂(氯胺酮和一氧化二氮)、胺碘酮和哌可昔林。

其他神经系统疾病有时可能会出现 PTC 临床表现。这些疾病包括软脑膜疾病,例如慢性感染症或肉芽肿性疾病(即结核病)、转移性癌症或淋巴瘤扩散、脑静脉窦阻塞和各种内分泌疾病,如黏液性水肿、甲状旁腺功能减退症、艾迪生(Addison)病和库欣(Cushing)病。有罕见的 PTC 影像学报告被认为与 CSF 蛋白水平极度升高有关,特别是与吉兰-巴雷综合征或原发性脊髓恶性肿瘤有关。

治疗

停用有问题的药物将在极少数患者中可逆转 PTC 综合征。最重要的需要关注的是长期增加颅内压会导致视力下降的实

际情况,这是继发于视神经乳头肿胀,即视乳头水肿,通过反复和正式的视野测试来测量盲点的大小。这对于防止 PTC 导致的永久性视力丧失至关重要。潜在的治疗方法包括减肥、低盐饮食、利尿剂和头痛的对症处理。当 PTC 继续以渐进的视力损害发展时,需要更积极的治疗,包括视神经鞘开窗术或选择各种 CSF 分流手术。

低颅内压(低脑脊液压综合征)

> 临床案例 一位精力充沛、以前健康的 60 岁医生,最近出现严重的抑郁症,需要服用 5-羟色胺再摄取抑制剂和单侧电击休克疗法(EST)进行治疗,结果出现越来越严重的姿势性头痛。当他在一架小型飞机上降落在水面上弹跳时,这些症状明显加重,他去看了神经科医生。神经系统检查正常。轧增强 MRI 显示软脑膜强化但没有占位病变。CSF 压力太低而无法测量。未发现与 EST 的已知关系。然后他回忆起 3 周前,出乎意料的谷仓门低的框架撞击了前额,头部受到了相对严重的闭合性损伤。结果,医生经验性地在腰椎硬膜外处注射了 20ml 的硬膜外血贴。头痛在 2 周内逐渐完全消失。

典型的低脑脊液压力头痛很严重,会因姿势改变而加剧,它们经常类似在一些脑室内脑肿瘤中看到的球阀效应。最常见的是,这些发生在诊断性腰椎穿刺、脊髓麻醉或看似良性闭合性头部损伤之后。钆增强的 MRI 对诊断至关重要(图 49.23)。当没有脊柱穿刺或明显头部创伤的病史时,这种临床表现以及 MRI 在某种程度上模仿了各种软脑膜肿瘤或炎性病变。具有低颅内压头痛综合征的 MRI 是平滑的增强,与肿瘤浸润所见的锯齿状不规则增强形成对比。CSF 分析主要有助于鉴别这种差异。偶尔将放射性同位素引入 CSF 将确定可能需要手术修复的 CSF 泄漏源。在许多这些病例中,没有发现潜在的脊髓液泄漏部位。正如在早期的病例中,脊髓硬膜外血液注入可以提供症状缓解和诊断性的治疗;然而,这不是普遍成功的,并且在极少数情况下患者可能具有永久性的无行为能力(例如,不能抬起他或她的头,不能从事自己的职业,甚至不能维持许多日常生活活动)。

其他颅内病变

硬膜下血肿、疱疹性脑炎、脑脓肿和动静脉畸形都可能具有与脑肿瘤相似的临床表现。还有其他罕见的脱髓鞘性疾病,在脑肿瘤的鉴别诊断中需要考虑。偶尔患者的 MRI 表现为类似恶性胶质瘤,但立体定向活检显示原发性单灶性急性炎症性脱髓鞘(见第 39 章)。这些病变通常是自限性的,并且发生在没有先前的多发性硬化的临床或 MRI 证据的患者中。幸运的是,这些通常对糖皮质激素有反应。随后,新的病变可能出现在大脑皮质的不同部分。急性播散性脑脊髓炎(ADEM)和急性出血性白质脑病(AHL)是两种急性感染后脱髓鞘疾病;前者更可能对糖皮质激素产生反应,后者经常发生暴发性病程(见第 40 章)。

进行性多灶性白质脑病(PML)也可以在人免疫缺陷病毒(HIV)感染患者中表现为类似于脑肿瘤的方式(见第 48 章)。

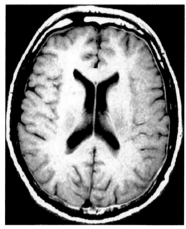

A. 硬脑膜增厚的轴向 FLAIR 图像

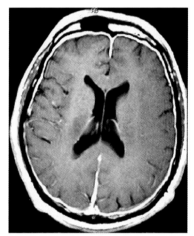

B. 轴向 T1 增强图像,增厚的硬脑膜明显增强

图 49.23 颅内低血压

未来发展方向

通过更好的 MR 成像和开发利用脑外操作的新手术技术,良性颅内肿瘤的治疗得到改善。这些颅底技术允许在颅骨内先前不可进入的位置暴露和切除肿瘤。脑神经功能的术中监测被更频繁地用于控制这些手术并发症的发病率。

立体定向放射外科手术的改进可继续控制肿瘤生长,同时引起较少的辐射副作用。进一步研究脑膜瘤中激素受体的关系有朝一日可能会提供一种控制这些肿瘤的医学手段。

(马长城 译)

推荐阅读

Ahsan H, Neugut AI, Bruce JN. Trends in incidence of primary malignant brain tumors in USA, 1981-1990. Int J Epidemiol 1995;24(6):1078–85.

Berger MS, Hadjipanayis CG. Surgery of intrinsic cerebral tumors. Neurosurgery 2007;61(Suppl. 1):279–304.

Binder DK, Horton JC, Lawton MT, et al. Idiopathic intracranial hypertension. Neurosurgery 2004;54:538–51.

Black PM. Meningiomas. Neurosurgery 1993;32:643–57.

Castrucci WA, Knisely JP. An update on the treatment of CNS metastases in small cell lung cancer. Cancer J 2008;14(3):138–46.

Ciric I. Long-term management and outcome for pituitary tumors.

Neurosurg Clin N Am 2003;14:167–71.

Daumas-Duport C, Scheithauer BW, O'Fallon J, et al. Grading of astrocytomas: a simple and reproducible method. Cancer 1988;62:2152–65.

Dietrich J, Norden AD, Wen PY. Emerging antiangiogenic treatments for gliomas—efficacy and safety issues. Curr Opin Neurol 2008;21(6):736–44.

Gutrecht JA, Berger JR, Jones HR, et al. Monofocal acute inflammatory demyelination (MAID): a unique disorder simulating brain neoplasm. South Med J 2002;95:1180–6.

Karim AB, Afra D, Cornu P, et al. Randomized trial on the efficacy of radiotherapy for cerebral low-grade glioma in the adult: European Organization for Research and Treatment of Cancer Study 22845 with the Medical Research Council study BRO4: an interim analysis. Int J Radiat Oncol Biol Phys 2002;52(2):316–24.

Kennedy PG. Viral encephalitis: causes, differential diagnosis, and management. J Neurol Neurosurg Psychiatry 2004;75(Suppl. 1):i10–15.

Koss SA, Ulmer JL, Hacein-Bey L. Angiographic features of spontaneous intracranial hypotension. AJNR Am J Neuroradiol 2003;24:704–6.

Larijani B, Bastanhagh MH, Pajouhi M, et al. Presentation and outcome of 93 cases of craniopharyngioma. Eur J Cancer Care (Engl) 2004;13:11–15.

Maarouf M, Kuchta J, Miletic H, et al. Acute demyelination: diagnostic difficulties and the need for brain biopsy. Acta Neurochir (Wien) 2003;145:961–9.

MacFarlane R, King TT. Acoustic neurinoma: vestibular schwannoma. In: Kaye AH, Larz ER Jr, editors. Brain tumors. Philadelphia, PA: Churchill Livingstone; 1995. p. 577–622.

Mason WP, Cairncross JG. Invited article: the expanding impact of molecular biology on the diagnosis and treatment of gliomas. Neurology 2008;71(5):365–73.

Mathiesen T, Grane P, Lindgren L, et al. Third ventricle colloid cysts: a consecutive 12-year series. J Neurosurg 1997;86:5–12.

Menezes AH, Gantz BJ, Traynelis VC, et al. Cranial base chordomas. Clin Neurosurg 1997;44:491–509.

Mokri B. Headaches caused by decreased intracranial pressure: diagnosis and management. Curr Opin Neurol 2003;16:319–26.

Ohgaki H. Epidemiology of brain tumors. Methods Mol Biol 2009;472:323–42.

Prados MD, Scott C, Curran WJ Jr, et al. Procarbazine, lomustine, and vincristine (PCV) chemotherapy for anaplastic astrocytoma: a retrospective review of radiation therapy oncology group protocols comparing survival with carmustine or PCV adjuvant chemotherapy. J Clin Oncol 1999;17(11):3389–95.

Rapport RL, Hillier D, Scearce T, et al. Spontaneous intracranial hypotension from intradural thoracic disc herniation: case report. J Neurosurg 2003;98(Suppl.):282–4.

Raschilas F, Wolff M, Delatour F, et al. Outcome of and prognostic factors for herpes simplex encephalitis in adult patients: results of a multicenter study. Clin Infect Dis 2002;35:254–60.

Tentori L, Graziani G. Recent approaches to improve the antitumor efficacy of temozolomide. Curr Med Chem 2009;16(2):245–57.

Ullrich RT, Kracht LW, Jacobs AH. Neuroimaging in patients with gliomas. Semin Neurol 2008;28(4):484–94.

脊髓肿瘤

Peter K. Dempsey, Lloyd M. Alderson

最常见的脊髓肿瘤是转移性硬膜外病变,最常见于已经确定的全身性癌症患者。他们的表现通常相对急性,常常伴有局灶性背部和/或神经根性疼痛。有时这些病变是迄今未曾怀疑的全身性恶性肿瘤的最初临床表现。相反,原发性硬膜内脊髓肿瘤很少发生;通常情况下,他们的临床表现是一个相对轻微的,随时间逐渐加重。脊髓和脊柱肿瘤最好分为两类:发生在硬脑膜外的硬膜外肿瘤和包含在硬脑膜内的硬膜内肿瘤(表50.1;图50.1)。

表50.1 磁共振成像异常分类[a]

硬膜外髓外	硬膜内髓外	硬膜内髓内	硬膜外髓外	硬膜内髓外	硬膜内髓内
椎间盘疾病	神经鞘瘤	脊髓空洞症	脓肿	淋巴瘤	脓肿
转移瘤	脑膜瘤	室管膜瘤	血管瘤	转移瘤	血肿
淋巴瘤	室管膜瘤	胶质瘤	出血	血管母细胞瘤	静脉曲张伴动静脉畸形
肉瘤	髓母细胞瘤	血管母细胞瘤	神经鞘瘤	脂肪瘤	淋巴瘤
浆细胞瘤	马尾神经病变	脊髓炎	脊索瘤	皮样囊肿	成神经细胞瘤
原发骨肿瘤	瘢痕	浮肿		表皮样囊肿	转移瘤
瘢痕	肥厚性神经病	脂肪瘤		出血	

[a] 皮样或表皮样、畸胎瘤、脂肪瘤和囊肿通常与脊柱发育不良有关。在这种情况下。许多肿瘤是硬膜内的,尽管它们可能涉及所有3个区域。

髓内肿瘤   **硬膜内髓外肿瘤**   **硬膜外肿瘤**

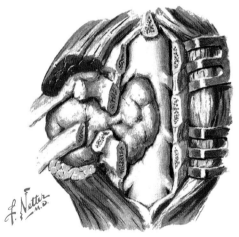
淋巴瘤经椎间孔侵入椎管,压迫硬脑膜和脊髓

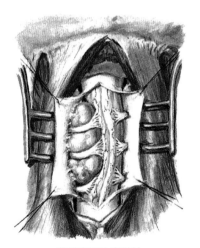
脑膜瘤压迫脊髓并扭曲神经根

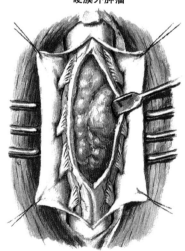
膨出脊髓纵向切口暴露的星形细胞瘤

图50.1 脊柱肿瘤的分类

硬膜内肿瘤进一步分为髓外或髓内,取决于它们与脊髓的关系。硬膜内髓外肿瘤通常是脊膜瘤或神经鞘瘤,出现在脊髓实质外。这些最初在临床上是无症状的;然而,随着时间的推移,这些肿瘤悄悄地扩大,一旦达到临界占位,就会发生脊髓压迫并出现症状。相反,硬膜内髓内肿瘤,如神经胶质瘤和室管膜瘤,起源于脊髓实质内。随着这些髓内恶性肿瘤的根本扩大,重要的神经通路和细胞群随后受到损害并最终被破坏。

硬膜外肿瘤通常来源于椎体转移性病变,并延伸到硬膜外腔,引起硬膜囊及其内容物受到外部压迫。原发性脊柱椎体肿瘤也会发生,包括恶性(即骨髓瘤)和良性(即血管瘤或骨样骨瘤)。

硬膜外脊柱肿瘤

临床案例　一名 62 岁的邮递员出现中胸部疼痛、双下肢快速进行性无力和麻木、排尿困难。在前 6 周内,他间断性从睡眠中醒来,伴胸椎中部疼痛越来越多地放射到上腹部。尤其在举手、弯腰或用力大便时加重。最初的胃肠道检查正常。入院前 24 小时,他开始出现站立、行走和排尿困难。在这次检查即将到来的时候,他无法独自起床,二便完全无法排空。在过去的 3 个月中,他注意到咳嗽越来越剧烈,他每年吸烟 60 包。

神经系统检查显示针刺和温度觉均在 T9"脊髓平面"。膝反射和踝反射消失,足跖刺激呈屈曲状。下胸椎触诊有轻度压痛,尿失禁,直肠括约肌张力降低。

脊柱 X 线片显示 T9 椎体破坏。磁共振成像(MRI)显示软组织肿块累及大部分 T9 椎体,延伸到椎弓根内,硬膜外肿瘤延伸进入椎管中,导致脊髓明显受压。立即给予地塞米松治疗和随后的放射治疗未能逆转他的临床病程。胸部 X 线片(图 50.2)显示左主干支气管肿瘤,经活检病理证实是原发性小细胞肺癌。

脊柱肿瘤主要继发于转移性癌症。这发生在多达三分之一的癌症患者中。肺癌、乳腺癌、前列腺癌和淋巴瘤是导致脊髓压迫的最常见的转移性病变。

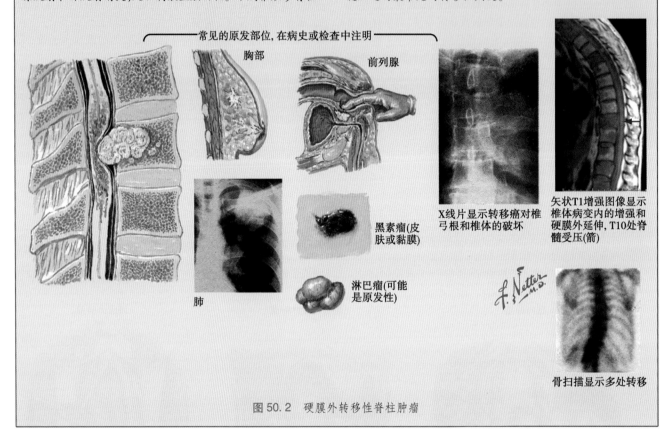

常见的原发部位,在病史或检查中注明

胸部　前列腺

肺

黑素瘤(皮肤或黏膜)

淋巴瘤(可能是原发性)

X 线片显示转移癌对椎弓根和椎体的破坏

矢状 T1 增强图像显示椎体病变内的增强和硬膜外延伸,T10 处脊髓受压(箭)

骨扫描显示多处转移

图 50.2　硬膜外转移性脊柱肿瘤

临床表现

严重的局灶性椎体疼痛通常是转移性脊柱肿瘤的临床表现症状(见图 50.2)。不幸的是,背痛是一种无处不在的主诉,即使没有近期创伤史,新发疼痛的严重性也常常不被重视。有时,很难将转移性脊柱肿瘤的疼痛与更常见的机械性、退行性或骨关节炎肌肉骨骼下背部和/或神经根疾病区分开来。然而,转移性脊柱肿瘤起源的疼痛通常是持续性的,常常与姿势无关,并且在夜间趋于增加。与更常见的机械性背痛相反,这种疼痛可能是最近发生的。

进行性神经系统症状通常会有所不同,并且与脊柱受累的确切水平有关;通常的发病时间相对较快。颈部和胸部脊柱水平的肿瘤在肿瘤平面下方水平呈现进行性肢体无力、麻木和括约肌功能障碍。括约肌功能障碍本身是非特异性症状,可能在任何脊柱水平的肿瘤都会出现。有时,膀胱和肠道功能障碍本身可能是与脊髓远端的圆锥肿瘤相关的最初的预先症状。重要的信息是,每当患有已知癌症的患者出现括约肌功能问题时,都需要警惕脊柱转移的可能性。检查通常在肿瘤受累以下的脊柱水平显示腱反射亢进、Babinski 征阳性和其他长束体征。

在评估近期出现的括约肌功能障碍和怀疑转移性病变的患者时,重要的是要认识到脊髓圆锥病变与马尾内的病变的区分可能是困难的。传统上,当临床发现相对对称性的双下肢受累时,圆锥脊髓病变更有可能是特定病变部位。相反,马尾神经损伤通常导致下肢的体征和症状的不对称性分布,因为并非马尾神经内的所有神经根都受到同样的损害。

通常,硬膜外转移性脊柱肿瘤的病程比硬膜内肿瘤更快。这些病变几乎急性发病并不罕见,通常在短短几个小时到一天左右就会产生快速发展的运动和感觉障碍(图 50.3)。事先诊断为癌症或淋巴瘤将提醒细心的临床医生注意脊柱病变的确

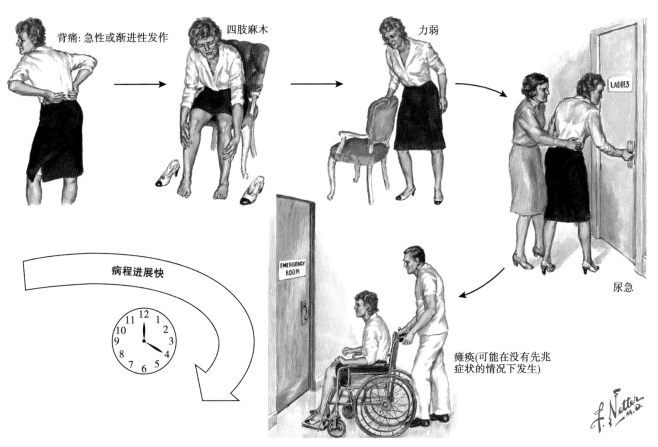

图 50.3　临床概况:硬膜外肿瘤导致的急性脊髓失代偿

切病理生理学性质。然而,偶尔脊柱转移可能是转移性恶性肿瘤的最初表现。

诊断方法

　　MRI 是评估潜在转移性脊柱病变的标准,特别是那些进展性脊髓压迫的病变。当 MRI 检查有禁忌时,例如有起搏器的患者,则可做脊髓计算机断层扫描(CT)来做出可能的诊断。这些患者开始最好避免做腰穿检查,因为它可以在局灶性脊髓病变存在阻塞时改变压力动态。如果进行腰穿检查,可能会导致患者神经功能缺损的快速加重。

　　如果先前未发现原发癌灶,则必须进行组织学诊断以确认病变的性质。在某些情况下,存在原发性骨恶性肿瘤,例如起源于椎骨的多发性骨髓瘤(图 50.4)。目前,如果没有立即出现的明显原发性病灶,例如本章病例中进行的常规胸部 X 线片,则经皮肤 CT 引导下穿刺活检通常是最有用的手术方法,最后进行了诊断性肺活检。当身体 CT 上没有发现原发病灶的证据时,通过介入放射学或开放式外科手术(如神经外科脊髓减压联合活检)进行图像引导活检是非常重要的。

治疗和预后

　　治疗脊柱转移性疾病有 3 个主要适应证:①防止脊髓进一步的破坏;②防止神经功能缺损的进展;③控制疼痛。通常,在硬膜外脊髓压迫明确时,给予大剂量糖皮质激素(即 10~20mg 地塞米松,随后每 4~6 小时 4~6mg),并在整个初始治疗阶段继续使用,起保护神经元的作用。

　　聚焦放射治疗和/或手术减压是硬膜外转移瘤的两种主要治疗方式。当患者的神经系统检查显示严重的神经系统损害时,放射治疗可能是首选的治疗方法,尤其是取决于确定的特定病理。局部、多次放射,精确地指向所涉及的椎骨。疼痛缓解通常在放射治疗后几天内相对迅速地出现。不幸的是,一些肿瘤如肾细胞癌是放射治疗抵抗性的肿瘤,尽管进行了放射治疗,但症状通常会逐渐发展。

　　有时,出现特定神经系统症状和体征的患者最好通过手术治疗,这提供了对神经的快速减压并保留了先前未受影响的神经功能。手术干预通常需要尽可能多地切除肿瘤。在许多情况下,当脊柱破坏导致显著的脊柱不稳定时,最初需要融合和/或移植手术,然后对该区域进行放射治疗以减缓局部肿瘤生长和症状复发。

　　脊柱转移性疾病患者的预后取决于其临床表现。表现出严重神经功能缺损(例如由于至少 24~36 小时存在截瘫而无法行走)的患者通常不会恢复明显的神经功能。然而,许多出现急性恶化但仍保留一些远端神经功能的患者,如果进行快速评估和治疗,可能会有所改善。

　　偶尔会发现几种类型的原发性良性骨性椎体肿瘤。尽管从组织学上讲这些不是恶性的(大多数硬膜外肿瘤也是如此),但这些病变可能达到临界占位,导致椎体塌陷和脊髓受压(图 50.5)。通常这些良性肿瘤的临床病程进展不快;然而,一旦它们达到临界占位,它们可能预示着对脊髓功能的严重威胁。在脊髓压迫或椎体不稳定的情况下,是手术减压的指征。

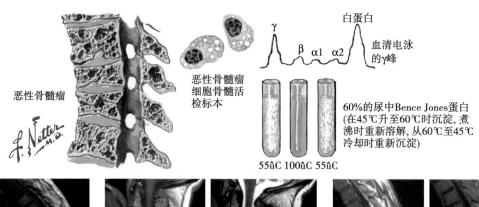

恶性骨髓瘤

恶性骨髓瘤细胞骨髓活检标本

白蛋白

血清电泳的γ峰

60%的尿中Bence Jones蛋白(在45℃升至60℃时沉淀,煮沸时重新溶解,从60℃至45℃冷却时重新沉淀)

55ûC   100ûC   55ûC

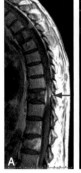
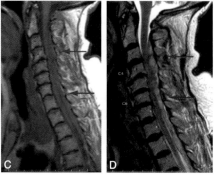
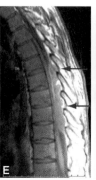
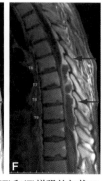

转移性肿瘤。(A)矢状T1加权图像显示多个水平的正常骨髓脂肪丢失。**(B)**矢状T1增强像显示椎体病变内的增强和硬膜外延伸,T10处脊髓受压(箭)

硬膜外血肿。(C)T1加权矢状位图像显示模糊的硬膜外肿块,D上增强显示更明显。**(D)**T2加权图像示从C2延伸到胸腔区域

硬膜外脓肿。没有(E)和(F)增强的矢状T1像显示了从T6到T11的广泛的硬膜外蔓延。肉芽组织的增强提示了非增强的局灶性脓液集合

图 50.4   硬膜外原发性恶性脊柱肿瘤

骨样骨瘤

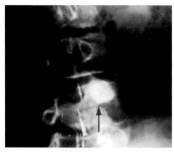

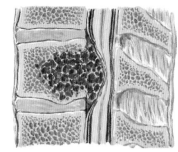

血管瘤

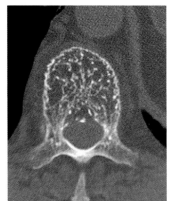
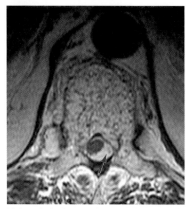
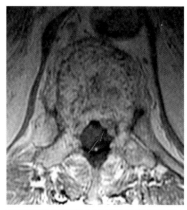

轴向CT显示粗大的小梁散布着脂肪透明层。骨内血管瘤累及整个椎体并伴有小的硬膜外延伸

轴向T2加权快速自旋回波图像显示椎体内混合强度模式,左侧硬膜外延伸(箭头)。具有小的硬膜外延伸的骨内血管瘤(箭)

轴向T1加权快速自旋回波钆增强图像显示椎体内的异质但明亮的信号,类似于非增强TI图像;然而,硬膜外部分有小的硬膜外延伸(箭)

图 50.5   硬膜外原发良性脊柱肿瘤

硬膜内髓外肿瘤

硬膜内髓外肿瘤起源于脊柱硬膜套管管内,但在脊髓外。这些病变主要发生在软脑膜或神经根内。

> **临床案例**　一名41岁的女性注意到右腿偶尔出现刺痛感,当打网球时尤为突出。她没有明显的背痛。最初的详细神经系统检查完全正常。腰骶部脊柱MRI正常。下次复诊预约时间为2个月。但是,在短短几周内,她注意到右腿持续麻木,尤其是剃光腿部毛时。在自我测试中,她开始认识到胫前分布中的触觉减弱。腰椎MRI正常。随后,患者行走开始受到限制,因为走了几个街区后左脚似手转弯了。
>
> 　　重复的神经系统检查显示轻微的痉挛性步态,左侧髂腰肌轻度无力,左侧腱反射更加活跃,左侧巴宾斯基征阳性,右侧T6脊髓水平有细微的针刺和温度觉平面。
>
> 　　MRI证实存在压迫脊髓的大型硬膜内髓外肿瘤。手术切除了一个有包膜的边界清楚的肿瘤,组织病理学显示脑膜瘤(WHO Ⅰ级)。她恢复得很好,没有临床后遗症。

这里似乎有一个悖论,即使患者出现临床症状,她的神经系统检查最初也是正常的。然后,随着她的症状变得更加具体并且在神经系统检查中出现细微的异常,她的MRI显示出非常明显的脊髓压迫和非常大的肿瘤。脊膜瘤的临床时间表现是肿块逐渐扩大、轻微地压迫脊髓。当病理过程是一个非常越来越严重的过程时,这种组织非常有弹性。在这里,最初

的症状是相对良性的,运动和身体发热时导致间歇性腿部麻木。面对正常的腰椎MRI,这种情况提示了早期多发性硬化的可能性。

因此,继续观察是重要的,指导患者呼叫任何新的症状,并在几个月内返回随访。在这种情况下,随后的神经系统检查显示轻微的感觉脊髓水平和对侧皮质脊髓功能障碍,出现典型的Brown-Séquard综合征,表明特定水平的脊髓功能障碍(见第55章)。较高水平的聚焦脊柱MRI确定这种可治疗病变的诊断。

硬膜内髓外肿瘤最常见的是脊膜瘤(图50.6A)或神经鞘瘤。后者分为两大类:施万细胞瘤(约65%)(见图50.6B)和神经纤维瘤。两者通常具有相似的大体外观并且需要显微镜检查进行区分。神经纤维瘤的细胞结构密度较小(Antoni B型),通常含有神经成分,通常是良性的,这些病变以单独出现或全身多个结节的形式出现。Ⅰ型神经纤维瘤病(von Recklinghausen病)是一种家族性常染色体显性遗传疾病,有两个或多个神经纤维瘤,相关的神经皮肤改变,例如咖啡色斑点和腋窝雀斑。神经鞘瘤如施万细胞瘤通常发生在中年女性中。这些病变是生长缓慢的肿瘤,逐渐导致明显的临床症状,特别是当这些病变起源于脊髓附近时。Ⅰ型神经纤维瘤病(von Recklinghausen病)是常染色体显性遗传疾病,通常与视神经胶质瘤和虹膜的Lisch结节以及某些骨骼异常有关。Ⅱ型神经纤维瘤病最常与由于脑神经Ⅷ的神经纤维瘤引起的双侧听力丧失有关,并且与脊髓压迫无关。神经鞘瘤在显微镜检查中具有密集的细胞,可以在神经根水平发现。

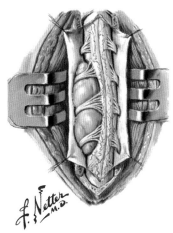

硬膜内髓外肿瘤(脊膜瘤)压迫脊髓,使神经根变形

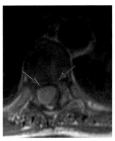

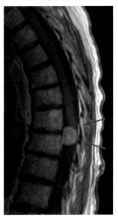

胸椎脊膜瘤:轴向和矢状T1加权,增强图像显示肿块占据椎管右前70%

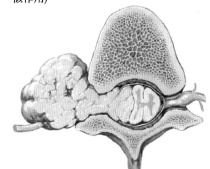

哑铃型肿瘤(神经鞘瘤)通过椎间孔沿脊神经生长(VHL病的神经纤维瘤可能起类似作用)

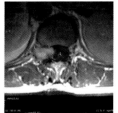

轴位T1加权钆增强图像上可见椎间孔神经鞘瘤(箭头)

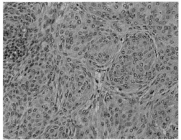

A.脊膜瘤。具有脊膜上皮模式的脊膜瘤显示分叶组中具有合胞特征的细胞(HE染色,×200)

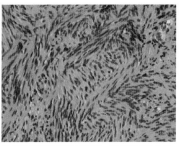

B.神经鞘瘤(神经鞘瘤)。神经鞘瘤中的安东尼B型显示梭形细胞呈束状排列(HE染色,×200)

图50.6　硬膜内髓外原发性脊柱肿瘤。

临床案例　一名36岁男性，主诉左脚外侧进行性麻木数月。没有相关的背部或腿部疼痛、下肢无力、对侧腿的症状或括约肌功能障碍。神经系统检查显示左侧S1皮节轻触觉和针刺觉丧失，双下肢肌力正常，左侧跟腱反射减弱。

　　MRI显示左侧S1水平硬膜内肿块，没有骨质破坏，但与对侧相比，神经根孔变宽。考虑到临床症状的逐渐发展，他接受了手术切除。组织学分析显示为施万细胞瘤（即神经鞘肿瘤）。

临床表现

　　如果单一神经根受累而未侵犯脊髓或马尾，则症状类似于神经根病，但通常没有典型的疼痛，如坐骨神经痛或带状疱疹。当这些髓外硬膜内肿瘤发生时，其初始症状并不总是与第一次临床评估时的显著神经症状相关。这种消失的症状可能会导致临床医生考虑多发性硬化症的可能性。最终，脊柱病变患者出现脊髓后柱、脊髓丘脑束和皮质脊髓束功能障碍的神经症状。

治疗

　　硬膜内、髓外神经鞘瘤的治疗取决于临床表现。出现神经功能缺损的患者最好通过手术切除进行治疗。通常，硬膜内髓外神经鞘瘤可以完全切除，而不会导致神经功能缺损。肿瘤发生的神经束通常可以与其他束分开，避免神经根损伤。虽然肿瘤切除时神经束被切除，但患者通常没有功能缺陷。这些良性肿瘤不需要放疗和化疗。如果意外发现硬膜内髓外肿瘤，没有

相关的症状或体征，通常观察是合适的，因为其中许多病变都有良性病程。

硬膜内髓内肿瘤

　　起源于脊髓实质内并在其内生长的肿瘤被指定为轴内病变（即"硬膜内、髓内"肿瘤）（图50.7）。这些约占儿童和成人原发性硬膜内肿瘤的15%。

临床病例　一位年轻女性，被称为狂热运动员，主诉右下肢活动笨拙数月；走路困难，常常感脚趾被抓住似的；失去平衡；并出现一些相关的麻木。她的症状逐渐加重。随后，她的左下肢出现了类似的症状，但程度较轻。没有其他相关症状，特别是没有背部或颈部疼痛。

　　神经系统检查显示右下肢轻度无力，腱反射亢进，右侧巴宾斯基征阳性，右下肢振动感和位置觉减退，左侧T7水平针有一针刺觉和温度觉减退的感觉平面。

　　胸椎MRI显示T6椎管内脊髓占位病变，脊髓内有广泛的T2信号变化，向病灶头端和尾端延伸。此外，大脑和远端脊髓的MRI成像是正常的，视觉诱发电位也正常。进行腰椎穿刺以进一步排除原发性中枢神经系统脱髓鞘疾病，例如多发性硬化，结果示CSF中蛋白质水平升高（96mg/dl），但是无寡克隆带，细胞计数正常。

　　进行手术探查，发现此病变是间变性髓内星形细胞瘤。由于这些肿瘤的浸润性质，未尝试完全切除。不幸的是，她的症状在术后继续发展，导致留下了截瘫和二便失禁的症状。这些肿瘤对其他治疗方式如放疗或化疗无效。

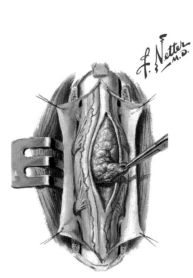

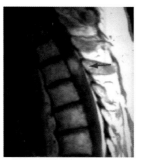

增强T1加权图像上的星形细胞瘤伴弥漫性脊髓扩大和局灶性增强(箭)

髓内肿瘤和脊髓造影显示脊髓增粗

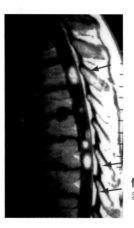

髓内转移：脊髓内的多个增强肿块(箭)

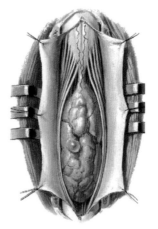

终丝肿瘤压迫马尾：扩大的血管滋养肿瘤

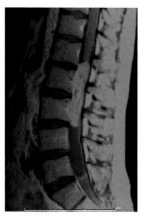

带有囊肿的终丝室管膜瘤：矢状T1增强图像，带有大的中度增强肿块(箭头)和其远端的囊肿(箭)

图50.7　硬膜内髓内原发性脊髓肿瘤

尽管原发性硬膜内髓内肿瘤相对罕见,但在任何可能患有原发性脊髓型多发性硬化症和进行性临床病程的患者的鉴别诊断中,总是需要考虑原发性硬膜内髓内肿瘤。大多数髓内脊髓恶性肿瘤具有原发性神经胶质细胞的来源:室管膜瘤或星形细胞瘤。脊髓星形细胞瘤更具浸润性和无包膜。血管母细胞瘤、脂肪瘤和皮样囊肿、表皮样囊肿和转移性肿瘤是其他极为罕见的髓内脊髓肿瘤。

临床表现

髓内肿瘤通常在数周内出现进行性无痛性神经功能下降。上述的病例展示了一种典型的 Brown-Séquard 综合征,其特征为单侧肢体运动无力、病变同侧的位置觉和振动觉减弱、对侧下肢痛觉和温度觉下降。这种典型的表现通常见于主要脊髓一侧的肿瘤占位性病变。"纯的"Brown-Séquard 综合征很少见,因为大多数硬膜内髓内病变患者的多种临床表现症状影响脊髓两侧(见图 50.7)。

治疗

室管膜瘤有时可能进行全切除术,因为外科医生可能发现肿瘤和正常脊髓之间存在组织平面,从而可以精确切除肿瘤。相比之下,星形细胞瘤的细胞倾向于更广泛地浸润其他先前正常的组织,使得完全不可能想到完整的手术切除。此外,脊髓的高度组织化的结构使得恶性组织的操作和切除极为困难,几乎是不可能的。因此,目前的建议是在处理假定的星形细胞瘤时进行初次活检,并可能进行有限的切除。手术室最近的技术发展,包括超声、术中 MRI 和超声吸引器,最终可能会改善手术效果。

虽然化疗和放疗都被提倡用于治疗脊髓星形细胞瘤,但结果并不只是模棱两可。相反,被认为已经完全切除的室管膜瘤不需要放疗和化疗。对于这样的患者来说,最好的病程通常是仔细观察一段时间,并进行临床和 MRI 随访。

未来发展方向

主要问题和挑战涉及寻找原发性神经胶质细胞脊髓肿瘤群的医学上成功的治疗方式,特别是星形细胞瘤。他们的治疗进展发生在几个领域,成像(例如 MRI)已在许多具有脊柱相关症状的患者中用作筛查工具,微创技术和仪器的进步正在改善手术治疗,术中监测程序为接受髓内和髓外肿瘤手术切除的患者提供了更好的结果。目前正在开发立体定向放射外科手术,通常局限于治疗颅内病变,以手术精确度对脊柱内的病变进行高剂量放射治疗。

(马长城 译)

推荐阅读

Albanese V, Platania N. Spinal intradural extramedullary tumors. Personal experience. J Neurosurg Sci 2002;46(1):18–24.

Avanzo M, Romanelli P. Spinal radiosurgery: technology and clinical outcomes. Neurosurg Rev 2009;32(1):1–13.

Bowers DC, Weprin BE. Intramedullary spinal cord tumors. Curr Treat Options Neurol 2003;5(3):207–12.

Cole JS, Patchell RA. Metastatic epidural spinal cord compression. Lancet Neurol 2008;7(5):459–66. Review.

Conti P, Pansini G, Mouchaty H, et al. Spinal neurinomas: retrospective analysis and long-term outcome of 179 consecutively operated cases and review of the literature. Surg Neurol 2004;61(1):34–44.

George R, Jeba J, Ramkumar G, et al. Interventions for the treatment of metastatic extradural spinal cord compression in adults. Cochrane Database Syst Rev 2008;(4):CD006716.

Gibson CJ, Parry NM, Jakowski RM, et al. Anaplastic astrocytoma in the spinal cord of an African pygmy hedgehog (Atelerix albiventris). Vet Pathol 2008;45(6):934–8.

Minehan KJ, Brown PD, Scheithauer BW, et al. Prognosis and treatment of spinal cord astrocytoma. Int J Radiat Oncol Biol Phys 2008.

This consecutive series of patients with spinal cord astrocytoma were treated at Mayo Clinic Rochester between 1962 and 2005. RESULTS: A total of 136 consecutive patients were identified. Of these 136 patients, 69 had pilocytic and 67 had infiltrative astrocytoma. The median follow-up for living patients was 8.2 years (range, 0.08–37.6), and the median survival for deceased patients was 1.15 years (range, 0.01–39.9). The extent of surgery included incisional biopsy only (59%), subtotal resection (25%), and gross total resection (16%). The results of our study have shown that histologic type is the most important prognostic variable affecting the outcome of spinal cord astrocytomas. Surgical resection was associated with shorter survival and thus remains an unproven treatment. Postoperative radiotherapy significantly improved survival for patients with infiltrative astrocytomas but not for those with pilocytic tumors.

White BD, Stirling AJ, Paterson E, et al. Diagnosis and management of patients at risk of or with metastatic spinal cord compression: summary of NICE guidance. Guideline development group. BMJ 2008;337:a2538.

51

副肿瘤性神经系统疾病

Pooja Raibagkar

当针对癌症中表达的抗原的抗肿瘤免疫应答(主要是抗体)攻击也表达这些抗原的神经细胞(神经元或神经胶质)时,可见副肿瘤性神经功能障碍。基于神经系统的临床表现和抗体谱,有许多明确定义的副肿瘤综合征,如伴有小细胞肺癌(SCLC)的边缘性脑炎和ANNA-1的血清阳性[抗神经元核抗体1型(Hu)];僵人综合征伴乳腺癌和两性蛋白(amphiphysin)-免疫球蛋白(IgG);Lambert-Eaton综合征伴SCLC和P/Q型电压门控钙通道(VGCC)抗体。早期识别这些疾病至关重要,因为在出现不可逆的神经损伤之前需要开始适当的治疗。

流行病学

总体而言,副肿瘤性神经系统疾病很少见,它们在0.01%的癌症患者中发生,例外情况也存在,例如在重症肌无力(MG)

患者中有30%~40%的患有胸腺瘤。与副肿瘤性神经系统疾病相关的最常见癌症包括小细胞肺癌、乳腺癌和卵巢腺癌以及胸腺瘤。

发病机制

副肿瘤自身免疫由在某些肿瘤细胞的质膜、细胞质、细胞核或核仁中表达的癌神经蛋白引发,神经细胞群是巧合的目标。根据抗原的位置、细胞表面与细胞内的关系,随之而来的神经损伤和对免疫疗法的反应可能不同。认为针对细胞内抗原的抗体可能不是神经损伤的原因,因为抗体不与细胞内抗原直接接触。这些具有细胞内抗原的疾病中的免疫应答涉及细胞毒性T细胞介导的细胞毒性。相反,针对细胞表面抗原的抗体可以进入细胞表面的表位,导致免疫介导的对神经元功能和结构的攻击,这些疾病通常更适合免疫治疗(表51.1)。

表51.1 针对细胞内蛋白质的神经抗体与针对细胞表面表位的抗体的特征比较		
	针对细胞内蛋白的抗体	针对细胞表面表位的抗体
抗体靶点示例	核或胞质内酶、转录因子、RNA结合蛋白	神经递质受体,离子通道,水通道,通道复合蛋白
致病性	不致病;作为生物标志物	致病效应物
受伤类型	神经肽特异性细胞毒性效应T细胞介导的损伤	抗体介导的损伤
对治疗的反应	对免疫疗法反应不佳	对免疫疗法反应灵敏
肿瘤相关性	高度预测癌症	不一定与肿瘤有关
例子	ANNA-1(Hu),ANNA-2(Ri),GAD65	NMDAR,AMPAR,肌肉AChR

AChR,乙酰胆碱受体;AMPAR,α-氨基-3-羟基-5-甲基-4-异噁唑-丙酸受体;ANNA,抗神经元核抗体;GAD65,谷氨酸脱羧酶的65kDa异构体;NMDAR,N-甲基-D-天冬氨酸受体。

诊断原则

- 副肿瘤性自身免疫相关神经系统疾病的早期包括急性至亚急性性病程,多灶性和广泛的神经系统体征和症状,以及阳性家族和/或自身免疫个人史。
- 鉴定靶向神经(神经元和神经胶质)细胞的血清和/或脑脊液(CSF)中的特异性抗体可以提供特定癌症类型的线索;然而,由于一种特异性抗体可能与不同的表型相关,并且不同的抗体可能导致相同的临床综合征,因此不能从这些数据中确切地推断出神经系统的表现。
- 在检测副肿瘤综合征时发现多于一种血清抗体并不罕见,因为癌细胞通常表达多种抗原并导致免疫应答的激活。这

些抗体簇允许预测相关的癌症。例如,胸腺瘤存在于85%年龄小于50岁的患者中,其具有毒蕈碱乙酰胆碱受体(AChR)抗体和纹状体抗体的组合。
- 如果需要,应在CSF和血清中进行抗体检测,因为这会提高诊断率。与血清相比,CSF在检测N-甲基-D-天冬氨酸受体(NMDAR)抗体方面具有更高的灵敏度;相反,血清对水通道蛋白-4(AQP4)IgG的检测更敏感。
- 在自身免疫性疾病患者中可以看到低滴度的副肿瘤抗体,并且这些可能不是致病性的。容易发生自身免疫的患者可能对电压门控钾通道(VGKC)复合物或神经节AChR表现出偶然的血清阳性,而没有相应的神经系统疾病的证据。因此,临床综合征必须与检测到的抗体的疾病特征相匹配;

如果没有,则应寻求患者症状的其他原因。

- 监测复发主要包括一系列临床评估。通常不监测抗体滴度。在有些情况下,抗体滴度的显著升高可能预示着潜在癌症的复发。
- 副肿瘤性神经系统疾病的 CSF 分析可能显示其他异常,如蛋白质升高、细胞数增多、寡克隆带阳性、IgG、IgG 指数和/或 κ 链升高。

副肿瘤疾病中肿瘤的鉴定

当考虑副肿瘤性神经系统疾病时,应立即进行癌症筛查。

引发癌症的危险因素,例如吸烟和癌症家族史,可以帮助缩小范围。副肿瘤神经系统表现和鉴定的抗体将有助于制定癌症筛查策略。增强的计算机断层扫描(CT)胸部、腹部和骨盆是首选的初始检查。通常,初始检查可能不会显示任何全身性恶性肿瘤,在这种情况下,如果对潜在癌症的临床高度怀疑,则可以进行正电子发射断层扫描(PET)-CT 扫描。PET-CT 扫描使癌症的诊断率提高了 39% ~ 56%。如果有指征,可以进行针对特定器官相关癌症的额外检查,例如用于睾丸超声、乳腺钼靶 X 线检查、盆腔超声或妇科癌症的磁共振成像(MRI)。尽管进行了广泛的筛查,但在初次检查时可能无法识别出癌症,可能需要几年内每 3~6 个月进行随访筛查。

临床案例 一位 61 岁女性,出现手脚感觉异常 3 个月,2 个月来,她走路和使用双手都有困难,此外,她注意到几周来感到过度疲劳、食欲不振和味觉变化。神经系统检查发现四肢远端轻度至中度对称性无力,手脚所有感觉消失,上肢腱反射为 1+,下肢腱反射消失,右侧有意向性震颤,左侧指鼻试验显示辨距不良。

实验室检查有明显的低钠血症。初始症状出现 1 个月后的电生理评估显示,中度慢性轴突、长度依赖性全身性对称性多发性神经病伴有双侧正中神经和尺神经的单神经病。

脑部 MRI 显示左小脑半球有 6mm 的病变,有增强(图 51.1)。颈和胸脊髓的 MRI 显示下颈段和上胸段区域弥漫性神经根增强(图 51.2)。PET-CT 显示多个纵隔淋巴结摄取增加(图 51.3)。其中一个淋巴结的活组织检查显示 SCLC。抗 Hu(1:61 440)和抗纹状体抗体(1:960)升高。

该患者被诊断患有与 SCLC 相关的副肿瘤性 ANNA-1(Hu)抗体介导的感觉运动性多发性神经病。开始给予化疗,

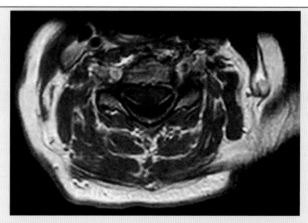

图 51.2 下颈椎的轴向、增强 T1 像显示增强的前后神经根

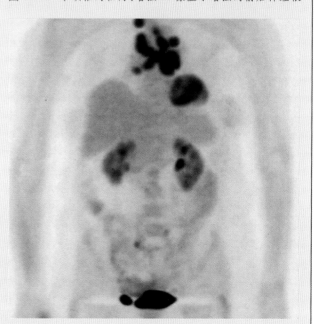

图 51.3 正电子发射断层扫描-计算机断层扫描显示双侧纵隔、肺门和隆突下淋巴结中的氟脱氧葡萄糖强烈摄取

然后放射治疗转移性肺癌,没有进一步的神经病变进展。

点评:副肿瘤性神经系统综合征是由亚急性起病的进行性神经系统综合征伴癌症全身表现所预示的。因为抗 Hu 抗体作为 T 细胞介导的神经损伤的生物标志物,所以治疗的目标是适当地管理原发性癌症并密切监测症状/体征的进展,在这种情况下可以考虑免疫疗法。

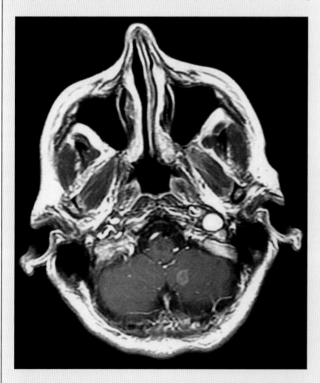

图 51.1 轴向增强 T1 加权磁共振图像显示左小脑半球 6mm 增强转移灶

抗细胞内抗原抗体的副肿瘤性疾病

这些疾病与针对细胞内抗原的抗体相关,其特征在于潜在癌症的高风险和对免疫疗法的反应性较低,导致严重残疾。该组最重要的治疗方法是通过针对相关神经系统综合征的综合免疫疗法治疗原发性癌症。神经系统综合征的免疫治疗包括糖皮质激素、利妥昔单抗和环磷酰胺。原型抗体之一是ANNA-1(Hu),它可以引起广泛的神经系统受累,包括感觉神经病、感觉运动神经病、胃动力障碍、边缘性脑炎、脑脊髓炎和亚急性小脑变性。涉及多个水平的神经轴并不罕见。即使没有明确定义的副肿瘤性神经系统疾病,抗Hu抗体偶然阳性的诊断也具有非常高(>85%)的潜在肺癌风险。同时,只有少数患者(0.1%)偶然出现抗Hu抗体和SCLC,最终患有明确的神经系统副肿瘤疾病。除了表51.2中描述的其他常见表现外,ANNA-2(Ri)抗体还可能引起视阵挛/肌阵挛、喉痉挛

和/或和/或牙关紧闭。抗Ma[副肿瘤Ma抗原家族样1(PN-MA-1)]和抗Ta[副肿瘤Ma抗原家族样2(PNMA-2)]抗体引起脑干神经功能障碍。具有抗Ta抗体的年轻男性应对生殖细胞肿瘤进行彻底评估。抗Yo[Purkinje细胞抗体1型(PCA-1)]抗体通常与严重的、不可逆的小脑变性相关,与乳腺、卵巢或生殖道的女性特异性肿瘤密切相关。Collapsin反应调节蛋白-5(CRMP-5)抗体通常在老年男性和女性中观察到,具有不同的临床表型,包括副肿瘤性脑神经病、舞蹈病、葡萄膜炎和视网膜炎。GAD65(谷氨酸脱羧酶的65kDa同种型)抗体具有广泛的临床表现,女性居多,包括僵硬人综合征、小脑变性、癫痫和边缘性脑炎,并且通常不与肿瘤相关。两性纤维蛋白参与突触小泡的再循环,其抗体通常与其他自身抗体共存。具有两性蛋白(amphiphysin)抗体的神经系统综合征变化很大,包括僵人综合征、脑炎、脑脊髓炎、肌阵挛、小脑综合征和神经病变。

表51.2　靶向细胞内抗原的神经抗体的特征

抗体	神经系统表现	患者人口统计	相关肿瘤
ANNA-1(Hu)	神经疾病(80%;感官,和自主),胃肠动力障碍(25%),边缘叶脑炎,小脑变性,脊髓病,神经根病	75%男性,中位数63岁	小细胞肺癌,罕见胸腺瘤
ANNA-2(Ri)	脑干综合征(眼阵挛/肌阵挛,脑神经,喉痉挛,牙关紧闭),小脑变性,脑脊髓炎。神经病,运动障碍,癫痫发作	66%女性,平均年龄65岁	肺和乳腺
ANNA-3	神经病,小脑性共济失调,脊髓病。脑干和边缘系统脑病	男性和女性,年龄8~83岁	小细胞肺癌
PNMA-1(Ma)	小脑/脑干综合征,边缘性脑炎,眼肌麻痹,锥体外系症状,脊髓病	女>男,中年	乳腺,肺,结肠,肾,非霍奇金淋巴瘤(NHL)
PNMA-2(Ma2或Ta)	脑干/小脑综合征,间脑(发作性睡病/猝倒)。多发性神经病,边缘性脑炎,脊髓病	男性(中位年龄34岁)>女性(中位年龄64岁)	睾丸或性腺外生殖细胞,乳腺,肺,NHL,卵巢
PCA-1(Yo)	小脑变性(90%)。多发性神经病(10%)	几乎均女性(年轻人到老年人)	乳腺,卵巢,或女性生殖道癌
PCA-2	小脑性共济失调,脑干/边缘脑炎,神经病	报告的病例有限	小细胞肺癌
PCR-Tr	小脑功能障碍	报告的病例有限	霍奇金淋巴瘤
CRMP-5-IgG	外周/自主神经/脑神经病、运动障碍、脊髓病、神经根病、神经肌肉接头障碍、视网膜病	男性和女性,老年人	肺癌,胸腺瘤
GAD65	僵人综合征,边缘性脑炎,小脑性共济失调,腭震颤,悲观或周期性交替眼球震颤,脊髓病.脑干障碍	33~80岁,82%女性	罕见,胸腺瘤,乳房
Amphiphysin	神经病,脑病,脊髓病,强直性脑脊髓炎,小脑综合征,肌阵挛,僵人综合征	男性>女性,平均年龄64岁	乳房,卵巢

ANNA,抗神经元核抗体;CRMP-5,反应介质蛋白-5;GAD65,谷氨酸脱羧酶的65kDa异构体;IgG,免疫球蛋白G;NHL,非霍奇金淋巴瘤;PCA,浦肯野细胞抗体;PNMA,副肿瘤性Ma抗原。

Modified from Pittock SJ,Palace J. Paraneoplastic and idiopathic autoimmune neurologic disorders:approach to diagnosis and treatment. Handb Clin Neurol. 2016;133:165-183;Lancaster E. Paraneoplastic disorders. *Continuum*(*Minneap Minn*). 2017;23(6,Neuro-oncology):1653-1679.

抗细胞表面抗原抗体的副肿瘤性疾病

这组免疫介导的脑部疾病包括年轻和老年人群中一些最常见的自身免疫性脑炎,抗 NMDAR 脑炎和富含抗亮氨酸的胶质瘤灭活 1(LGI 1)脑炎。在大多数这些疾病中,CSF 中的抗体检测比血清更敏感。它们通常是可治疗的,目的是去除循环中的致病性抗体和参与产生这些抗体的 B 细胞的失活。如果存在潜在癌症,则第一步对癌症进行治疗,然后是一线免疫疗法(糖皮质激素、静脉内注视免疫球蛋白和血浆置换)和/或二线免疫疗法(利妥昔单抗、环磷酰胺)。表 51.3 进一步描述了与 α-氨基-3-羟基-5-甲基-4-异噁唑-丙酸受体(AMPAR)、γ-氨基丁酸(GABA)受体和少数其他自身抗体相关的神经系统疾病。

表 51.3　靶向细胞表面蛋白质和离子通道的神经抗体的特征			
抗体	神经系统表现	患者人口统计	相关肿瘤
NMDA 受体	边缘性脑炎,自主神经不稳定,眼斜视痉挛-肌阵挛	80% 女性,主要是年轻人	卵巢畸胎瘤
VGKC 复合物(抗 LGl1、抗 CASPR2 抗体)	边缘性脑炎,额颞叶痴呆样表现,脑干脑炎,小脑共济失调,锥体外系疾病,周围/自主神经病变,神经性肌强直,慢性疼痛	男>女,中位年龄 60 岁	罕见胸腺瘤,小细胞肺癌,乳腺癌或前列腺癌
AMPA 受体	边缘脑炎,眼球震颤,癫痫发作	90% 女性成人到老年人	肺,乳房,胸腺瘤
GABA-B 受体	边缘脑炎,口舌运动障碍	男性>女性,平均年龄 62 岁,但在非副肿瘤病例中更年轻	小细胞肺癌
GABA-A 受体	难治性癫痫持续状态	男性>>女性,中位年龄 22 岁	霍奇金淋巴瘤
甘氨酸受体	僵人综合征,PERM	5~69 岁	霍奇金淋巴瘤
葡萄糖受体 1	小脑变性	19~69 岁	霍奇金淋巴瘤,前列腺癌
mGluR5	边缘脑炎(奥菲利亚综合征)	15~46 岁	霍奇金淋巴瘤
DPPX	与中枢神经系统过度兴奋(震颤脑炎,癫痫发作,肌阵挛,搅拌),PERM,自主神经功能异常(GI,膀胱,心脏传导系统,体温)	50% 男性,年龄 45~76 岁	血液系统恶性肿瘤(<20%)

AMPA,α-氨基-3-羟基-5-甲基-4-异噁唑-丙酸;CASPR,接触相关蛋白;GABA,γ-氨基丁酸;GI,胃肠道;mGluR,代谢型谷氨酸受体;NMDA,N-甲基-D-天冬氨酸;PERM,进行性脑脊髓炎伴强直和肌阵挛;VGKC,电压门控钾通道。

Modified from Pittock SJ, Palace J. Paraneoplastic and idiopathic autoimmune neurologic disorders:approach to diagnosis and treatment. Handb Clin Neurol. 2016;133:165-183;Lancaster E. Paraneoplastic disorders. *Continuum*(*Minneap Minn*). 2017;23(6,Neuro-oncology):1653-1679.

抗 NMDAR 脑炎被认为是继急性脱髓鞘性脑脊髓炎之后导致自身免疫性脑炎的第二大常见病因。在超过 50% 的患者中,临床综合征始于病毒样前驱症状。抗 NMDAR 脑炎可能始于行为改变、记忆困难以及其他精神病的临床表现,常常需要进行精神病学评估。但是,大约 85%~90% 的患者在 2~4 周内出现其他的神经系统功能障碍,包括意识混乱、定向障碍、运动障碍和癫痫发作。也存在自主神经不稳定,主要表现在心率、血压及核心体温的快速变化,意识水平出现波动,这可能需要神经重症监护。虽然多达 70% 的患者中脑部 MRI 最初可能是正常的,但最终会在 50% 以上的患者中显示出海马区 FLAIR/T2 信号增强的结果。脑脊液中抗 NMDAR 抗体的检测比血清更敏感。脑电图(EEG)可能在大约 30% 的患者中显示 δ 波的模式。早期免疫治疗与预后改善相关。前两年的复发率为 12%。这种疾病尤其以女性为主(80%),其中大约三分之一的患者小于 18 岁,与卵巢畸胎瘤密切相关。盆腔肿瘤最初可能未被发现,建议在初次诊断后 4 年内定期进行盆腔 MRI 或经阴道超声检查。

VGKC 抗体复合物靶向 LGI 1 和接触素相关蛋白 2(CASPR2)。抗 LGI 1 抗体主要影响老年男性。面部肌张力障碍性癫痫发作是一个特征;此外,还可以看到边缘性脑病的特征,例如精神障碍、健忘症和定向障碍。尽管仅使用抗癫痫药可能难以控制癫痫发作,但它们通常会对类固醇有快速反应。建议在数月内缓慢减量使用类固醇,以减少 35% 的复发率。钾通道抗体未发现与特异性肿瘤关联。针对 GABA 受体家族的抗体具有两种亚型——A 和 B,两者均伴有边缘性脑炎和癫痫发作。癫痫发作是大多数患者中最常见的初始表现;大约 10% 的患者有小脑性共济失调。GABA-B 受体脑炎与肺癌密切相关。脑部 MRI 可能显示皮质和皮质下区域有多灶性的 T2 信号异常增加。2/3 的患者对免疫治疗反应良好。AMPAR 脑炎与 50% 的患者的癌症有关,表现为老年患者的边缘性脑炎。代谢型谷氨酸受体 1(mGluR1)抗体通常在霍奇金淋巴瘤的情况下与副肿瘤性小脑变性相关。Ophelia 综合征以一名 15 岁女孩的名字命名,该女孩在新诊断的霍奇金淋巴瘤中表现出脑炎症状;该综合征与 mGluR5 抗体相关,并且在免疫疗法中具有良好的结果。甘氨酸受体(GlyR)抗体与具有僵硬和肌阵挛(PERM)综合征的进行性脑脊髓炎相关。多巴胺受体(D2)抗体与基底神经节脑炎有关。

副肿瘤性神经肌肉接头疾病

　　重症肌无力(MG)是一种突触后神经肌肉传递疾病,在多达 10%～15% 的患者中与胸腺瘤相关。它的特征是易疲劳的无力,影响延髓和近端肢体肌肉。几乎所有副肿瘤性 MG 患者都有 AChR 抗体,特别是纹状体抗体调节受体。肌肉特异性酪氨酸激酶(MuSK)抗体相关的肌无力通常与胸腺瘤无关。Lambert-Eaton 肌无力综合征(LEMS)是一种突触前神经肌肉传递

疾病,其特征在于存在 P/Q 型 VGCC。超过一半的 LEMS 患者患有 SCLC;很少有白血病和前列腺癌与这种综合征有关。患者通常表现为全身无力、易疲劳的、口干和构音障碍(图51.4)。自身免疫性神经肌强直症(Isaac 综合征)是运动神经末梢过度兴奋的疾病。常见的表现包括肌肉痉挛、抽搐、涟漪样改变、体重减轻、出汗和无力。它与胸腺瘤、SCLC、淋巴瘤和甲状腺癌有关。多达 50% 的患者可以发现 CASPR2 抗体。当出现其他症状(认知改变、谵妄、睡眠障碍和自主神经不稳定)以及周围神经过度兴奋和钾通道抗体时,应考虑 Morvan 综合征。

亚急性感觉神经病

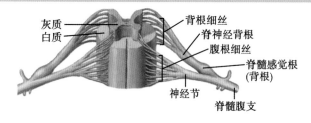

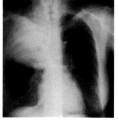

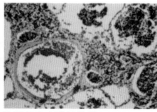

肿瘤的肺内淋巴扩散

Lambert-Eaton支气管小细胞癌

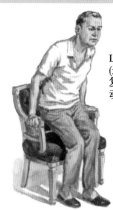

Lambert-Eaton综合征;近端肌肉群(通常表现为难以从椅子上站立);复合肌肉动作电位易化与高频运动神经刺激

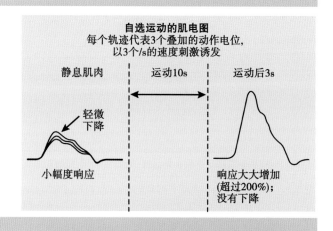

自选运动的肌电图
每个轨迹代表3个叠加的动作电位,以3个/s的速度刺激诱发

重症肌无力胸腺瘤

重症肌无力胸腺异常

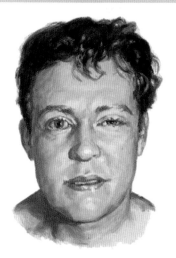

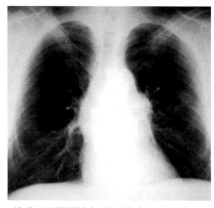

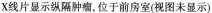

X线片显示纵隔肿瘤,位于前房室(视图未显示)

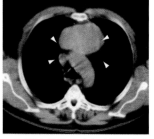

CT扫描清楚地显示主动脉弓前方相同的大肿瘤(箭头)

图 51.4　周围神经系统的副肿瘤性疾病

皮肌炎和典型皮疹

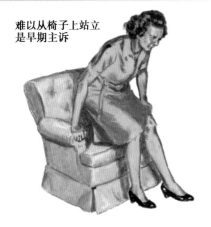

难以从椅子上站立
是早期主诉

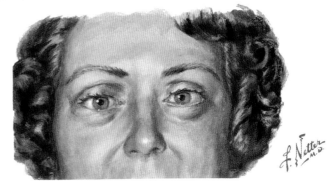

眼睛周围水肿和变红是一个典型的迹象。
也可能存在更广泛的红斑皮疹

图 51.4(续)

副肿瘤性神经病变

　　副肿瘤性周围多发性神经病可能占轴突性、长度依赖性感觉运动性多发性神经病的 5%，其中一个显著的特征包括快速进展的病程。许多癌症和抗体与副肿瘤感觉运动性多神经病有关。在电生理评估中具有脱髓鞘特征的一部分患者患有骨硬化性骨髓瘤，这是 POEMS 综合征的一部分：多发性神经病、器官肿大、内分泌改变、单克隆蛋白和皮肤变化。POEMS 综合征的神经病变通常对免疫疗法反应较差；治疗潜在的骨髓瘤导致神经病变的有一定改善。副肿瘤性感觉神经节病的特征是以不对称分布发展为快速进行性疼痛和麻木，优先影响上肢，导致感觉共济失调和步态不稳。癌症可能占 20% 的病例，最常见的相关癌症是 SCLC。发现许多抗体与感觉神经节病有关，最常见的是抗 Hu 和抗 CV-2/CRMP-5 抗体。自主神经纤维单独或与其他症状结合的主要参与可导致副肿瘤性泛自主神经失调症。可以看到单病灶(导致腹痛、腹胀、早饱、恶心、便秘的孤立性胃肠道自主神经功能障碍)或多病灶(口干、眼睛干涩、无汗、勃起功能障碍、瞳孔异常、直立性和固定的心率)。SCLC 背景下的抗 Hu 抗体和肺腺癌背景下的神经节(g)AChR 抗体(通常为高滴度)通常见于副肿瘤性泛自主神经失调症。高达 10% 的患者可能患有胸腺瘤，这些患者通常与 MG 有重叠的表现。

副肿瘤性肌病

　　副肿瘤性肌病包括炎性肌病，例如皮肌炎和多发性肌炎，其分别与高达 30% 和 15% 的癌症患者相关。皮肌炎通常与卵巢癌、肺癌、胰腺癌、胃癌和结肠直肠癌以及淋巴瘤有关。多发性肌炎最常与非霍奇金淋巴瘤、肺癌和膀胱癌相关。很少发现快速进展的近端肌无力伴肌酸激酶(CK)升高和骨骼肌活检坏死的特征，几乎没有炎症，这在 SCLC 和乳腺癌及前列腺癌的背景下被称为副肿瘤坏死性肌病。它通常对原发性肿瘤治疗后开始的类固醇治疗有反应。

(马长城　译)

推荐阅读

Dalmau J, Graus F. Antibody-mediated encephalitis. N Engl J Med 2018;378(9):840–51.

Höftberger R, Rosenfeld MR, Dalmau J. Update on neurological paraneoplastic syndromes. Curr Opin Oncol 2015;27(6):489–95.

Lancaster E. Paraneoplastic disorders. Continuum (Minneap Minn) 2017;23(6, Neuro–oncology):1653–79.

Pittock SJ, Palace J. Paraneoplastic and idiopathic autoimmune neurologic disorders: approach to diagnosis and treatment. Handb Clin Neurol 2016;133:165–83.

Rosenfeld MR, Dalmau J. Paraneoplastic neurologic syndromes. Neurol Clin 2018;36(3):675–85.

Sharp L, Vernino S. Paraneoplastic neuromuscular disorders. Muscle Nerve 2012;46(6):841–50.

第十五篇

自主神经系统疾病

Jayashri Srinivasan

自主神经疾病

Jayashri Srinivasan, Jose A. Gutrecht

临床案例 一名 65 岁男性，亚急性起病，表现为严重的、原因不明的直立性眩晕和头晕。在接下来的 2 个月里，患者出现口干、眼干、排尿迟钝、勃起功能障碍和严重便秘。既往史无特殊。仅服用阿司匹林。吸烟每天 1 包，少量饮酒。家族史无特殊。患者仰卧时的血压为 124/76mmHg，站立 2 分钟时的血压为 66/40mmHg，仰卧位和站立时的心率正常，分别为 72 次/min 和 76 次/min。瞳孔对光反射和调节反射受损以及黏膜干燥，感觉检查显示双侧手和脚的远端感觉和本体觉丧失，其余的全身检查正常。

倾斜试验显示直立性低血压。发汗试验显示严重的无汗症。副肿瘤自身抗体检查发现抗 HU（抗神经元）抗体阳性。胸部 CT 显示左肺门肿块。经支气管镜活检确诊为小细胞肺癌。在第三个疗程化疗后，患者的直立性不耐受症状得到改善，病情持续缓解。

点评：本例患者无中枢神经系统病变，临床表现副交感神经和交感神经功能障碍的症状及体征与自主神经病变相关。

自主神经系统的解剖学

自主神经系统的主要作用是维持体内平衡，这是由两个独立但互补的系统完成的：交感神经系统和副交感神经系统。自主神经系统的中枢调节由额叶、边缘系统和下丘脑中的神经元介导。

交感神经系统的节前神经元起源于胸段脊髓的中间外侧柱。这些轴突形成白色交通支，与椎旁链交感神经节的神经元形成突触；节后神经纤维形成灰色交通支，沿着脊神经到达血管和汗腺（图 52.1）。肾上腺髓质的交感神经支配是例外，因为它接收神经节前交感神经纤维；肾上腺髓质被认为相当于交感神经节，它直接向血流中分泌肾上腺素和去甲肾上腺素（见图 52.1）。

副交感神经系统由脑神经和骶神经输出组成；脑神经输出在脑干的脑神经Ⅲ、Ⅶ、Ⅸ和Ⅹ的内脏核中产生，并且轴突与相应的脑神经一起走行以支配靶器官。来自 Edinger-Westphal 核的节前纤维在动眼神经（Ⅲ）中走行并在睫状神经节中形成突触；神经节后纤维支配睫状肌和瞳孔肌（图 52.2）。来自上泌涎核的节前纤维与面神经（Ⅶ）一起走行，作为岩大神经和鼓索神经，在蝶腭神经节和下颌下神经节中形成突触，并支配泪腺、下颌下腺和舌下腺（图 52.3）。来自下泌涎核的节前纤维与舌咽神经（Ⅸ）一起在耳神经节中形成突触，并支配腮腺（图 52.4）。来自迷走神经背侧运动核的节前神经纤维与迷走神经（Ⅹ）一起在内脏壁的神经节中形成突触，并支配胃肠、心脏和肾脏系统的内脏器官（图 52.5）。副交感神经系统的骶神经部分起源于骶髓，与器官壁神经节中的突触连接，并支配结肠、膀胱和盆腔器官（图 52.6）。

自主神经功能是通过交感和副交感神经元释放的神经递质介导的。乙酰胆碱是最重要的神经递质。它由节前交感和副交感神经元以及所有节后副交感神经元和一些节后交感神经元（如汗腺）释放。去甲肾上腺素是另一种重要的自主神经递质，它由剩余的节后交感神经元分泌，直接作用于 α 和 β 肾上腺素能受体。

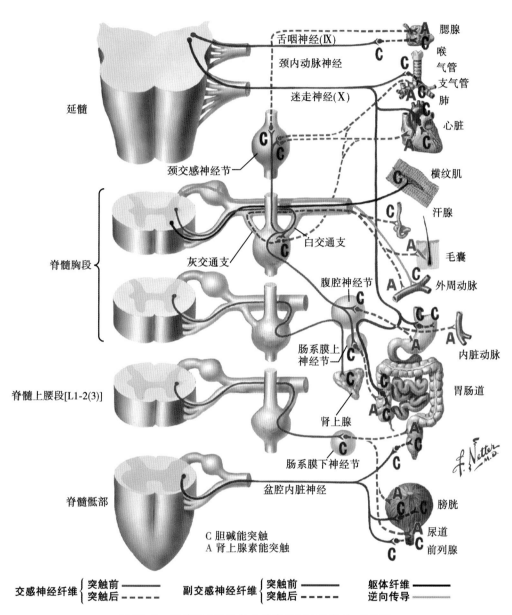

延髓

舌咽神经(IX)

颈内动脉神经

迷走神经(X)

颈交感神经节

脊髓胸段

白交通支

灰交通支

腹腔神经节

肠系膜上
神经节

脊髓上腰段[L1-2(3)]

肾上腺

肠系膜下神经节

盆腔内脏神经

脊髓骶部

腮腺

喉
气管
支气管
肺

心脏

横纹肌

汗腺

毛囊

外周动脉

内脏动脉

胃肠道

膀胱

尿道
前列腺

C 胆碱能突触
A 肾上腺素能突触

交感神经纤维	突触前 —— 突触后 ------	副交感神经纤维	突触前 —— 突触后 ------	躯体纤维 —— 逆向传导 ——

图 52.1 胆碱能(C)和肾上腺素能(A)的突触:示意图

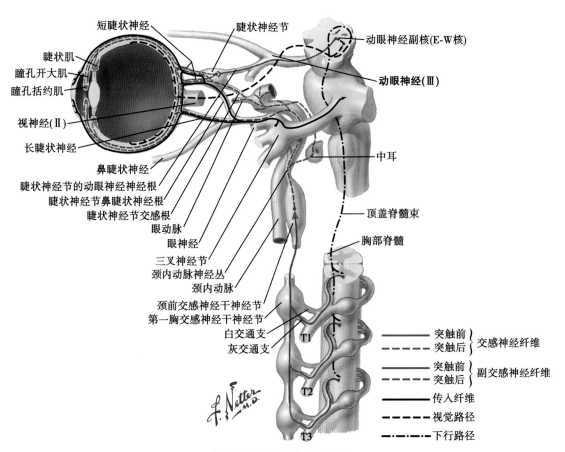

图 52.2　眼：自主神经分布

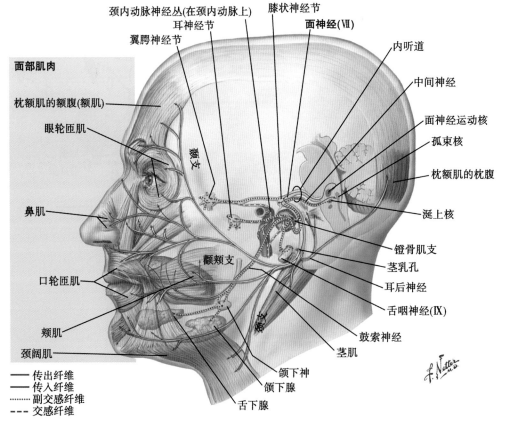

图 52.3　面神经：自主神经分布

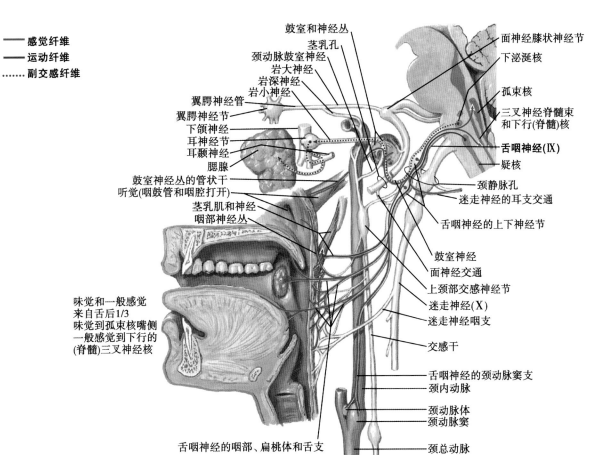

感觉纤维
运动纤维
副交感纤维

鼓室和神经丛
茎乳孔
颈动脉鼓室神经
岩大神经
岩深神经
岩小神经
翼腭神经管
翼腭神经节
下颌神经
耳神经节
耳颞神经
腮腺
鼓室神经丛的管状干
听觉(咽鼓管和咽腔打开)
茎乳肌和神经
咽部神经丛

面神经膝状神经节
下泌涎核
孤束核
三叉神经脊髓束和下行(脊髓)核
舌咽神经(IX)
疑核
颈静脉孔
迷走神经的耳支交通
舌咽神经的上下神经节
鼓室神经
面神经交通
上颈部交感神经节
迷走神经(X)
迷走神经咽支
交感干

味觉和一般感觉来自舌后1/3
味觉到孤束核嘴侧
一般感觉到下行的(脊髓)三叉神经核

舌咽神经的颈动脉窦支
颈内动脉
颈动脉体
颈动脉窦
颈总动脉

舌咽神经的咽部、扁桃体和舌支

图 52.4　舌咽神经:自主神经分布

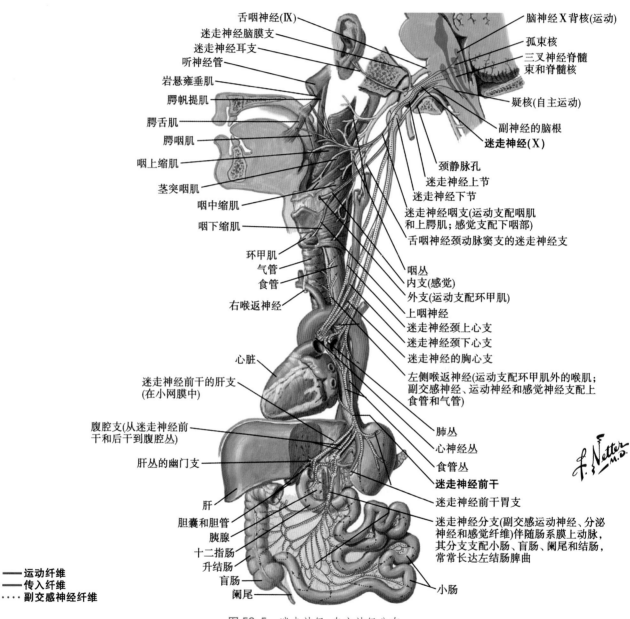

舌咽神经(IX)
迷走神经脑膜支
迷走神经耳支
听神经管
岩悬雍垂肌
腭帆提肌
腭舌肌
腭咽肌
咽上缩肌
茎突咽肌
咽中缩肌
咽下缩肌
环甲肌
气管
食管
右喉返神经
心脏
迷走神经前干的肝支
(在小网膜中)
腹腔支(从迷走神经前
干和后干到腹腔丛)
肝丛的幽门支
肝
胆囊和胆管
胰腺
十二指肠
升结肠
盲肠
阑尾

脑神经X背核(运动)
孤束核
三叉神经脊髓
束和脊髓核
疑核(自主运动)
副神经的脑根
迷走神经(X)
颈静脉孔
迷走神经上节
迷走神经下节
迷走神经咽支(运动支支配咽肌
和上腭肌;感觉支配下咽部)
舌咽神经颈动脉窦支的迷走神经支
咽丛
内支(感觉)
外支(运动支配环甲肌)
上咽神经
迷走神经颈上心支
迷走神经颈下心支
迷走神经的胸心支
左侧喉返神经(运动支配环甲肌外的喉肌;
副交感神经、运动神经和感觉神经支配上
食管和气管)
肺丛
心神经丛
食管丛
迷走神经前干
迷走神经前干胃支
迷走神经分支(副交感运动神经、分泌
神经和感觉纤维)伴随肠系膜上动脉,
其分支支配小肠、盲肠、阑尾和结肠,
常常长达左结肠脾曲
小肠

——运动纤维
——传入纤维
····副交感神经纤维

图52.5   迷走神经:自主神经分布

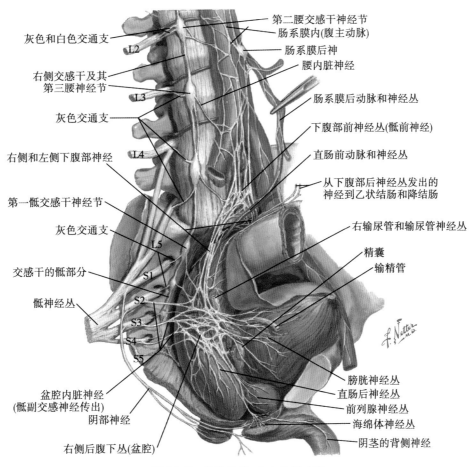

灰色和白色交通支
L2
右侧交感干及其
第三腰神经节
L3
灰色交通支
右侧和左侧下腹部神经
L4
第一骶交感干神经节
灰色交通支
L5
交感干的骶部分
S1
骶神经丛
S2
S3
S4
S5
盆腔内脏神经
(骶副交感神经传出)
阴部神经
右侧后腹下丛(盆腔)

第二腰交感干神经节
肠系膜内(腹主动脉)
肠系膜后神
腰内脏神经
肠系膜后动脉和神经丛
下腹部前神经丛(骶前神经)
直肠前动脉和神经丛
从下腹部后神经丛发出的
神经到乙状结肠和降结肠
右输尿管和输尿管神经丛
精囊
输精管
膀胱神经丛
直肠后神经丛
前列腺神经丛
海绵体神经丛
阴茎的背侧神经

图 52.6　盆腔器官:自主神经支配

诊断方法

有自主神经功能障碍症状的患者需要仔细的、完整的神经系统检查,以发现中枢和外周神经系统受累的伴随特征。肌电图对伴有感觉运动神经病变的患者通常很有价值。

还建议在专业实验室进行正式的自主神经测试,以确认自主神经功能障碍的诊断。评估交感能力的常用参数包括对站立和 Valsalva 动作的血压反应以及对胆碱能刺激的汗液产生的定量测量。后者通常在四个标准化位置完成以检测异常模式。对 Valsalva 动作和深呼吸的心率反应用于评估心脏迷走神经副交感神经功能。定量感觉测试,将振动阈值与冷热疼痛阈值进行比较,有助于检测小的有髓和无髓的躯体周围神经功能障碍。通过皮肤打孔活检和针对轴突的后续免疫染色对表皮内神经纤维密度进行定量,以评估小纤维丢失的严重程度。在可能发生副肿瘤性自主神经病变的急性至亚急性病例中,建议对所有公认的副肿瘤抗体进行全面筛查。

临床表现

患者通常同时存在副交感神经和交感神经功能障碍(图52.7)。前者以黏膜干燥为特征,尤其是在眼睛和口腔,伴不同程度的胃肠道受累,表现为早期饱腹感、恶心、呕吐、便秘、腹泻、膀胱运动障碍和勃起功能障碍。

直立姿势时异常出汗和突然出现严重的头晕或晕厥是交感神经功能受损的常见症状。副交感神经(勃起)和交感神经(射精)障碍的组合影响男性的性功能。自主神经功能障碍的体征包括心率不变、强直性瞳孔和直立性低血压,并且肌力和感觉检查正常(即,保留躯体神经)。自主神经紊乱可分为周围性或中枢性自主神经紊乱,并可急性或慢性起病。

急性周围性自主神经紊乱

急性或亚急性自主神经病变通常与中毒、代谢或自身免疫性疾病有关。在没有毒性或代谢影响的情况下,自身免疫和副肿瘤疾病应被视为主要机制。原发性自主神经多发性神经病是一种不常见的疾病亚型。然而,许多长度依赖性多发性神经病有不同程度的自主神经受累,偶尔也有重要意义。阳痿是患有糖尿病多发性神经病的年轻男性患者的一个主要例子。

半数以上的自身免疫性自主神经病变患者都曾发生过病毒感染,这表明它可能是吉兰-巴雷综合征的一种变异型。罕见的急性泛自主神经病变患者表现为快速起病的交感神经和副交感神经功能障碍。他们通常患有严重的全身性疾病,但也有局限性的轻度疾病。立位不耐受和胃肠运动障碍是常见的表现。自主神经测试几乎总是不正常的。神经活检显示有炎症浸润支持免疫介导的假说。病情恢复缓慢,而且往往不能完全恢复。据报道,这些患者中约有一半存在高滴度的神经节烟碱型乙酰胆碱受体抗体,支持了推测的自身免疫基础。

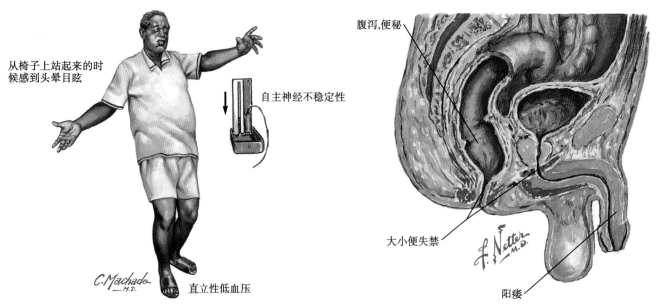

从椅子上站起来的时候感到头晕目眩

自主神经不稳定性

直立性低血压

腹泻,便秘

大小便失禁

阳痿

图 52.7　自主神经功能障碍的症状

吉兰-巴雷综合征优先累及躯体运动纤维,但也导致三分之二的病例有自主神经功能障碍,特别是影响心血管和胃肠系统。膀胱功能障碍不太常见。自主神经功能障碍并发症可能危及生命;必须在重症监护病房(ICU)对患者进行监测。

副肿瘤性自主神经病变通常与原发性自身免疫性自主神经病变难以区分。胃肠动力障碍是常见的临床表现形式。1 型抗神经元核抗体与小细胞肺癌有关。它是最常见的异常副肿瘤性神经系统抗体。较少见的抗胰蛋白酶反应介质蛋白-5(CRMP5)抗体的存在,也与小细胞肺癌有关。与副肿瘤自主神经功能障碍相关的其他恶性肿瘤包括胰腺癌、结肠癌和甲状腺癌。

遗传性卟啉症除了主要表现为多发性运动神经病变外,还表现为急性发作的自主神经功能异常症状(腹痛、呕吐、便秘、高血压和心动过速)。诊断需要证明存在胆色素原的尿排泄增加。

毒素:化学物质,包括各种药物,特别是顺铂和长春花生物碱,会引起具有自主神经功能障碍的周围神经病变。其他特定的神经毒素如有机磷酸盐、重金属(如铊和砷)、六碳化合物和丙烯酰胺可能产生急性周围性自主神经病。

慢性周围性自主神经病

糖尿病性自主神经病变是糖尿病周围神经病变的常见并发症,通常与糖尿病的持续时间和控制状况有关。早期的临床自主神经测试经常显示心脏迷走神经功能障碍的证据,表现为对 Valsalva 动作或深呼吸的心率反应受损。控制不好的糖尿病引起的自主神经功能障碍可导致较高的发病率。

体位性直立性心动过速综合征(POTS)主要见于年轻女性。其特征是立位症状与站立时心率显著升高相关,无立位性低血压或其他自主神经病变的临床或实验室证据,除肢体远端出汗丧失外。POTS 的病理生理学是异质的,它可能包括在有限的自主神经病变、血容量不足和功能失调中出现的临床表现,并且通常可能伴有焦虑或抑郁症。

淀粉样变性是一种多系统疾病,可能是散发性或家族性的。自主神经病变常表现为躯体神经的小纤维功能障碍、体位不耐受和便秘与腹泻交替出现的症状。

纯自主神经功能衰竭也称为特发性自主神经性低血压。这是一个隐匿起病的病程,具有自主神经功能紊乱的典型症状。帕金森病特征的缺乏有助于将这种疾病与多系统萎缩区分开。它是由节后交感神经变性引起的。

遗传性自主神经病是罕见的疾病。Ⅲ 型遗传性感觉神经和自主神经病,也称为 Riley-Day 综合征,是一种常染色体隐性遗传疾病,表现为在儿童中的血压、出汗、体温和流泪控制不良。在其他遗传性感觉和自主神经病中,自主神经功能异常的表现不太明显。

中枢性疾病

帕金森病与显著的自主神经功能障碍有关,尤其是在病程长的疾病中。黑质多巴胺能细胞和其他色素核(包括蓝斑和迷走神经背核)缺失,这可能部分解释了自主神经症状。周围性交感心脏失神经支配很常见,严重的病例会导致直立性低血压。

多系统萎缩是一种退行性疾病,以帕金森症为特征,累及自主神经、小脑和皮质脊髓束。当自主神经症状占主导地位时,这种疾病称为 Shy-Drager 综合征。脑干儿茶酚胺能神经元的耗竭是直立性低血压发生的原因。其他自主神经症状包括膀胱功能障碍、便秘、性功能障碍和喉喘鸣。

各种病因的脊髓疾病也可能具有自主神经症状。常见疾病包括创伤、脊髓空洞症和多发性硬化症。它们通常表现为心律不齐、血压不稳和膀胱无力。

治疗

主要治疗包括对潜在疾病的特定治疗,当这些疾病被确定时,以及在可能的情况下,对症治疗。直立性低血压的非药物治疗包括增加膳食盐和水的摄入量、少吃多餐、避免饮酒以及穿着弹力袜或腹部绑带。药物治疗包括交感神经药如米多君和保液保盐药如氟氢可的松。通常在 POTS 中看到的直立位症状可能对低剂量 β-受体阻滞剂或低剂量米多君有反应。可以使用的其他药物包括乙酰胆碱酯酶抑制剂溴吡斯的明,这可以改善神经节神经传递并增加神经节后交感神经元释放去甲肾上腺素;与直立性低血压中使用的其他药物不同,它不会引起仰卧位高血压。Droxidopa 是一种合成的去甲肾上腺素前体,被批准用于帕金森病、多系统萎缩和纯自主神经功能衰竭;它可能导致仰卧位高血压。

大多数自主神经功能紊乱的膀胱功能障碍的特征是不能排空。治疗包括定时排尿、间歇导尿以及极少留置导管。促进膀胱排空的药理学试剂如氯贝胆碱的功效有限。膀胱起搏器和肉毒杆菌毒素注射可能有益于部分选定的患者。

勃起功能障碍的治疗包括磷酸二酯酶-5 抑制剂,如西地那非及其类似物、育亨宾碱、局部硝酸甘油或前列腺素的米诺地尔注射或阴茎植入物。

胃肠功能障碍最好通过维持水化和营养的策略来帮助。胃轻瘫用促动力药物如甲氧氯普胺治疗;便秘的治疗方法是增加纤维摄入量和泻药。

血浆置换和静脉内免疫球蛋白用于治疗疑似免疫介导的自主神经病变,并取得了不同的成功。

预后

这取决于病因的严重程度和自主神经功能障碍的总体程度。自身免疫性自主神经病变通常具有有限的不令人满意的改善。吉兰-巴雷综合征患者通常在临床恢复肌力的同时经历自主神经功能障碍的完全恢复。慢性周围性和中枢性自主神经紊乱的预后较差。

（张燕 译）

推荐阅读

Benarroch EE, Smithson IL, Low PA, et al. Depletion of catecholaminergic neurons in the rostral ventrolateral medulla in multiple system atrophy with autonomic failure. Ann Neurol 1998;43:56–163.

Cohen J, Low P, Fealey R, et al. Somatic and autonomic function in progressive autonomic failure and multiple system atrophy. Ann Neurol 1987;22:692–9.

Lipp A, Sandroni P, Ahlskog JE, et al. Prospective differentiation of multiple system atrophy from parkinson disease, with and without autonomic failure. Arch Neurol 2009;66(6):742–50.

Low PA, Vernino S, Suarez G. Autonomic dysfunction in peripheral nerve disease. Muscle Nerve 2003;27:646–61.

Vernino S, Low PA, Fealey RD, et al. Autoantibodies to ganglionic acetylcholine receptors in autoimmune autonomic neuropathies. N Engl J Med 2000;343:847–55.

Winston N, Vernino S. Autoimmune autonomic ganglionopathy. Front Neurol Neurosci 2009;26:85–93.

晕厥

Jayashri Srinivasan, Jose A. Gutrecht

临床案例 24 岁,男性,在担任实验室技术助理的第一天上班,正在协助抽血医生进行艰难的抽血,这时他脸色苍白、出汗并摔倒在地。没有强直阵挛发作、咬舌或尿失禁。他苏醒过来,几秒钟后就恢复了警觉。当他苏醒过来时,唯一的症状是感到"尴尬"。一般体格检查包括血压、脉搏和神经系统检查都正常。

晕厥定义为脑灌注不足引起的短暂性意识丧失。头晕、视觉模糊、脸色苍白、出冷汗、恶心和温暖感是常见的先兆症状(图 53.1)。随后会出现意识丧失和姿势性肌张力丧失,如果患者站着,通常会摔倒。约 5% 的患者发生严重创伤和骨折。与因惊厥而失去意识的患者相比,晕厥患者在发作后通常不会感到意识模糊。通常,他们对先兆症状有很好的回忆。意识丧失仅持续几秒钟。有时发作结束时会出现阵挛性抽搐或短暂的全身性癫痫样活动。晕厥期间记录的脑电图(EEG)显示早期激活抑制、随后在 θ 和 δ 范围内出现的慢波活动,随后可能出现瞬态脑电图电压降低。老年患者可能会忘记这一事件。近 20% 的人一生中都有过一次晕厥发作。

晕厥可分为心源性或非心源性。心源性晕厥可由心脏病(心律失常或心脏瓣膜病)引起,也可由直立性低血压引起的心脏反射性晕厥。非心源性晕厥分为神经性晕厥、代谢性晕厥或特发性晕厥。

最常见的类型是心脏反射性晕厥,有 3 种亚型:血管迷走性(称为神经心源性或血管抑制剂)、情境性(如排尿、Valsalva动作、眼球压迫、静脉穿刺、恐惧、劳累)和颈动脉超敏反应性。

血管迷走性心脏反射性晕厥是神经科临床中最常见的晕厥,其病理生理学尚未解决。该反射是由强烈的交感神经激活

第一步:心电图

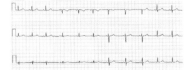

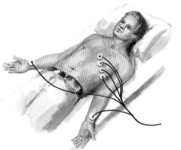

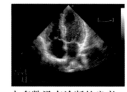

所有晕厥患者应进行心电图检查。如果心电图不正常,应开始进行证实的检测和适当的治疗

第二步:超声心动图

大多数没有诊断的患者,需要进行超声心动图检查,评估心脏的结构

第三步:头立位倾斜试验

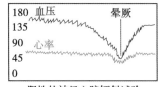

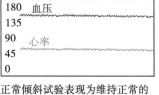

阳性的神经心脏倾斜试验表现为血压和心率下降

如果第一步和第二步的结果阴性,应考虑

正常倾斜试验表现为维持正常的血压和心率

第四步:监测症状性心律相关性

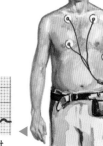

JOHN A. CRAIG—AD
with
D. Mascaro

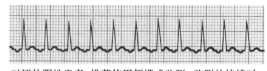

对评估阴性患者,推荐使用便携式监测;监测的持续时间取决于发作的频率;对每天有症状的患者,监测48小时就够了

动态心电图监测器

图 53.1 晕厥:四步处理方法

（如疼痛刺激或恐惧）引起的，伴随血压升高、心动过速、心脏充盈度降低（"空心"），强烈的心脏收缩刺激心脏机械感受器。随后，心脏抑制通路激活导致迷走神经活动的短期增加和交感神经活动停止，称为 Bezold-Jarisch 反射，继发于脑灌注不足的意识丧失主要是严重的心动过缓和动脉压下降的组合。血管迷走性晕厥常在直立姿势时发生，在这些情况下，来自下肢和内脏的血液回流减少以及随后在下肢的血液聚集导致心脏充盈减少和事件级联的开始。

直立性低血压是晕厥的另一常见原因。倾斜试验对于这些患者的评估和不明原因晕厥的检查至关重要。直立性低血压的原因各不相同，值得进一步评估。许多种类的药物是导致晕厥的低血压常见原因。脱水和低血容量是其他容易排除的常见病理生理机制。

过度换气伴低碳酸血症是晕厥的罕见原因。晕厥的代谢原因包括低血糖和缺氧。心因性晕厥有时难以记录。最好通过仔细的病史记录、目击事件或两者兼而有之来排除它。

晕厥的原发性神经原因不常见，通常有其他相关症状。周围神经病变是与直立性低血压相关的晕厥最常见的神经病学原因，尤其是继发于糖尿病的神经病变患者，极少继发于原发性淀粉样变性。中枢神经系统疾病，如多系统萎缩的帕金森病症型、小脑型或混合性特征型，以前称为 Shy-Drager 病，以及单纯的自主神经功能衰竭，尽管很少发生，但必须予以考虑。椎

基底动脉系统短暂性脑缺血发作或基底动脉偏头痛是很少发生晕厥发作的情况。没有证据表明单侧或双侧严重颈动脉狭窄可导致晕厥。癫痫发作的猝倒发作很少与晕厥相混淆，虽然这些患者姿势张力丧失和"猝倒"，但他们并没有失去意识。

对怀疑晕厥的患者的临床检查首先旨在排除严重疾病，包括结构性心脏病，如主动脉瓣狭窄、心律失常、如缓慢性心律失常、冠状动脉疾病和心输出量受损的心肌病。心脏病晕厥患者的死亡率高于其他晕厥患者。评估必须包括详细的病史和体格检查，尤其要注意心脏、心电图（ECG）、动态心电图监护仪、其他形式的心脏事件监测、超声心动图、压力测试以及偶尔的侵入性电生理测试。怀疑自主神经功能障碍的患者应进行自主神经测试，包括定量出汗测试、对深呼吸和 Valsalva 动作的心率反应以及倾斜台试验。

晕厥的处理侧重于潜在的疾病过程，通常需要专业医疗或外科治疗。必须解决心脏、神经系统和情境机制。反射性血管迷走性晕厥的治疗是有问题的。有时很难分析晕厥是否主要由心脏抑制或低血压引起，因为这两种情况经常同时发生。推荐的处理方式包括宣教、增加盐和液体摄入、β 受体阻滞剂、血容量扩张剂［如米诺皮质激素（氟屈可的松）］、α 肾上腺素能激动剂（如米多君）和 5-羟色胺再摄取抑制剂。有时也需要使用抗心律失常药物和心脏起搏器。

（张燕 译）

脊髓疾病

Claudia J. Chaves

脊髓疾病的解剖学方面

Ann Camac, H. Royden Jones, Jr., Jose A. Gutrecht

脊髓神经解剖学是理解、诊断和治疗脊髓疾病不可或缺的知识,脊髓综合征取决于脊髓损伤的部位、过程和范围。脊髓疾病是指任何损害脊髓功能的疾病。脊髓疾病将在下一章介绍。

脊髓解剖

外部结构

尽管脊髓仅占整个中枢神经系统体积的 2%,但它具有重要的功能。脊髓为圆柱形细长结构,背腹侧扁平,长度为 42~45cm(图 54.1)。其位于从寰椎延伸至第一和第二腰椎水平的椎管内,髓质通过枕骨大孔相连续。在这里,它逐渐进入脊髓圆锥并终止于马尾(见图 54.1)。椎管尺寸稍大,允许脊髓在颈部和背部屈曲/伸展时在椎管内自由移动,随着运动适度变化。当进行腰椎穿刺时,穿刺针可以从 L3 椎体下方安全地插入,L3 椎体远低于脊髓末端。

脊髓的颈膨大和腰膨大的神经根分别支配上肢和下肢。共有 31 对脊髓神经,每对神经都有背侧感觉神经根和腹侧运动神经根从脊髓发出(颈段 8 对,胸段 12 对,腰段 5 对,骶段 5 对,尾段 1 对)。尽管颈椎只有 7 节,却有 8 对颈神经根(图 54.2)。

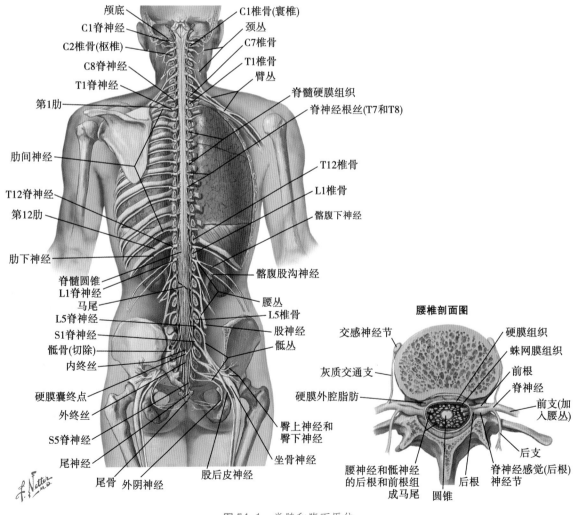

图 54.1 脊髓和腹面原位

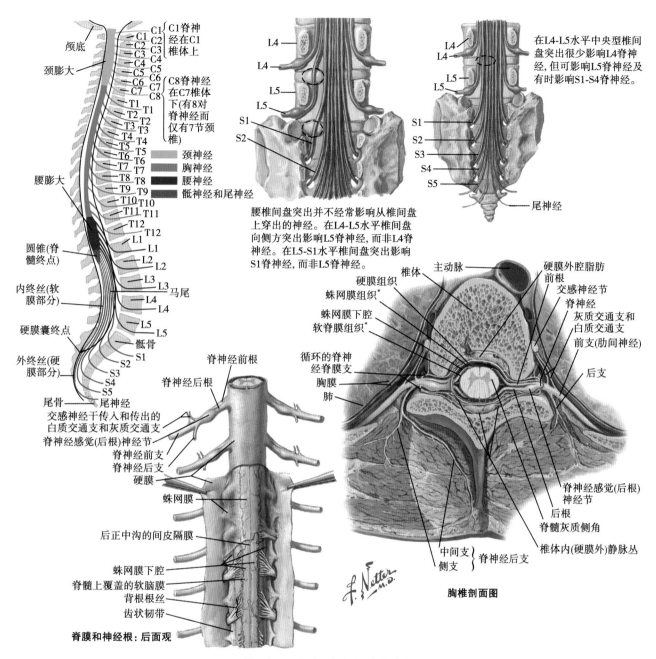

图54.2 脊神经根与椎骨的关系

C1-C7 根位于各自椎骨上方,而 C8 根位于第七颈椎下方,所有胸、腰、骶神经根均位于各自椎骨下方。

有 3 层保护膜环绕着脊髓,包括硬脑膜在内的脑膜为外层,然后是蛛网膜,最内层为软脑膜(见图 54.2)。脑脊液在蛛网膜和软脑膜之间流动。硬膜外脂肪存在于椎管和硬膜膜之间的硬膜外间隙。当临床上出现脊髓病时,这些疾病被分类为髓内病变,即脊髓固有的疾病,或髓外病变,继发于脊髓以外的疾病。髓外病变又分为髓外硬膜内病变或单纯髓外硬膜外病变。

内部结构

白质由有髓鞘的纤维组成,环绕着蝴蝶状或 H 形的灰质,灰质内有细胞体及其在脊髓中心的突起,包括初级上升感觉纤维和下降运动纤维。感觉通路是最浅的,运动纤维如皮质脊髓纤维的位置较感觉通路深,但仍位于脊髓的浅层,位于包含前角细胞的腹角之上,前角细胞是皮质脊髓束纤维的主要受体。脊髓表面的纵沟将白质分成柱状或索状,这些柱状或索状的神经纤维束具有不同的功能。前正中裂、后正中裂、后中间裂和前外侧沟将背柱或后柱、侧柱和前柱分开,后柱进一步分为两个束:内侧薄束(存在于所有脊柱水平)和外侧楔束(T6 及以上)。

特定脊髓束

脊髓内的上升和下降束在脊髓损伤部位中断(图 54.3 和图 54.5)。随之出现的临床后遗症则基于受损伤的特定传导束。

上行感觉传导束(见图 54.4)

- 背柱内触觉、压力、位置和运动的感觉来自背根纤维并向后方上升。它们的纤维直到延髓才交叉,然后行进到丘脑腹后外侧核。

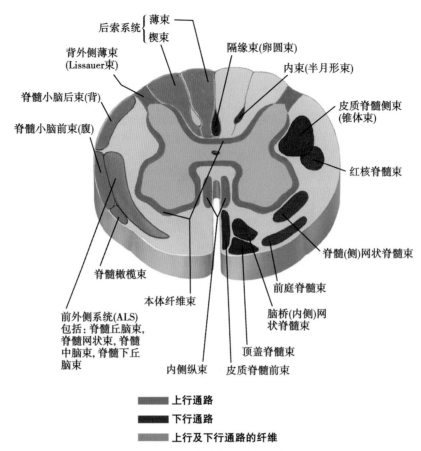

后索系统 { 薄束 / 楔束

背外侧薄束
(Lissauer束)

脊髓小脑后束(背)

脊髓小脑前束(腹)

隔缘束(卵圆束)

内束(半月形束)

皮质脊髓侧束
(锥体束)

红核脊髓束

脊髓(侧)网状脊髓束

前庭脊髓束

脑桥(内侧)网
状脊髓束

脊髓橄榄束

本体纤维束

前外侧系统(ALS)
包括:脊髓丘脑束,
脊髓网束,脊髓
中脑束,脊髓下丘
脑束

内侧纵束

皮质脊髓前束

顶盖脊髓束

■ 上行通路
■ 下行通路
■ 上行及下行通路的纤维

图 54.3　脊髓的主要纤维束

- 脊髓外侧束起源于脊髓内的次级疼痛和温度觉神经元,穿过进入前连合,并在外侧索中上升至网状结构和丘脑腹侧后外侧核。
- 脊髓丘脑前束起源于脊髓内的背角神经元,在前连合处交叉,向前外侧上升至丘脑后核和丘脑腹侧后外侧核。脊髓丘脑前束提供轻触感觉。
- 脊髓小脑背束不交叉,从外侧索上升至小脑蚓部。在潜意识水平上,它们提供了姿势和肢体肌肉运动的精细协调。
- 脊髓小脑前束(腹侧束)负责下肢的运动和姿势,最初穿过外侧索,然后上行至小脑。
- 楔小脑束有助于上肢的协调和运动,是不交叉的,可上升到小脑。

下行运动传导束

皮质脊髓束负责自主的、熟练的运动,起源于运动皮质(中央前区和运动前区 4 和 6 区)、中央后回和邻近的顶叶皮质(见图 54.5)。这些初级运动纤维通过放射冠、内囊后肢、脑桥下行,进入延髓,在最远端分成 3 个独立的运动束(见图 54.3)。其中高达 90% 的纤维作为皮质脊髓外侧束在外侧索中下行。大部分在延髓下段交叉,未交叉的外侧皮质脊髓束要小得多。皮质脊髓前束在前索内走行,在脊髓内交叉。

脊髓灰质

脊髓中央内的灰质从背侧到腹侧分别包括后角、中央连合和前角。各类感觉纤维终止于脊髓后角的不同层面。传导疼痛感受器冲动的无髓纤维为 Aδ 类纤维和 C 类纤维。它们阈值高,很细,几乎完全终止于脊髓胶状质(Ⅰ 和 Ⅱ 层)。相比之下,α、β 纤维传导低阈值机械性刺激,终止于脊髓后角较深层的 Rexed 第 Ⅲ ~ Ⅴ 层。最粗的 Aα 纤维传导关节位置觉,终止于后角的最深层 Ⅵ 层(图 54.4)。

运动神经元主要包含在脊髓前角内。这些躯体传出神经元的绝大部分主要位于颈膨大和腰膨大内(见图 54.5),在这里,它们为各自的肢体提供运动神经支配。相比之下,腹角区包含胸髓的一小部分,这里的灰质的侧角变得突出,它包含中间外侧核。节前交感神经元核周位于此,脑干内也有类似的神经元(图 54.6)。

血液供应

动脉

一条脊髓前动脉和两条脊髓后动脉沿脊髓全长走行,分别供应脊髓的前 2/3 和后 1/3(图 54.7)。脊髓前动脉的沟连合支或中央支供应脊髓中央,而冠状支或周缘支供应脊髓背侧和侧索(图 54.8)。

- 脊髓前动脉供应前角、脊髓丘脑束和皮质脊髓束。
- 脊髓后动脉供应后索、背侧灰质和侧索的背侧表面。
- 椎动脉延髓分支连接脊髓前、后动脉,为颈髓供血。
- 主动脉节段动脉通过分支进入供应硬脑膜和神经根鞘的硬脑膜动脉,为脊髓的其余部分提供供血。神经根分支供应前后神经根,延髓分支连接前后脊髓动脉供应脊髓。腰膨大处的 Adamkiewicz 动脉通常起源于 T6-L4 的左侧。它为下脊髓提供主要动脉供应。脊髓水平的 C1-T2 和 T9 在尾侧具有丰富的血管供应。相比之下,T3-T8 动脉血管系统的血管数量更为有限,因此,通常将该区域视为易发生缺血事件的分水岭区域。

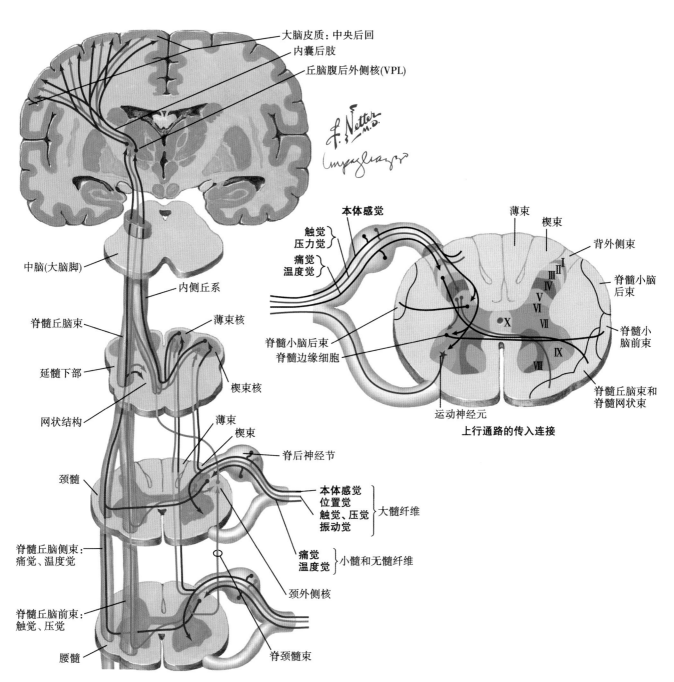

大脑皮质：中央后回
内囊后肢
丘脑腹后外侧核(VPL)

中脑(大脑脚)

内侧丘系

脊髓丘脑束

薄束核

延髓下部

楔束核

网状结构

颈髓

薄束
楔束

脊后神经节

本体感觉
位置觉
触觉、压觉大髓纤维
振动觉

痛觉小髓和无髓纤维
温度觉

颈外侧核

脊髓丘脑侧束：
痛觉、温度觉

脊髓丘脑前束：
触觉、压觉

腰髓

脊颈髓束

本体感觉

触觉
压力觉

痛觉
温度觉

脊髓小脑后束
脊髓边缘细胞

运动神经元

上行通路的传入连接

薄束 楔束

背外侧束

脊髓小脑后束

脊髓小脑前束

脊髓丘脑束和
脊髓网状束

I
III II
IV
V
VI X
VII
IX
VIII

图 54.4　脊髓大脑传入系统

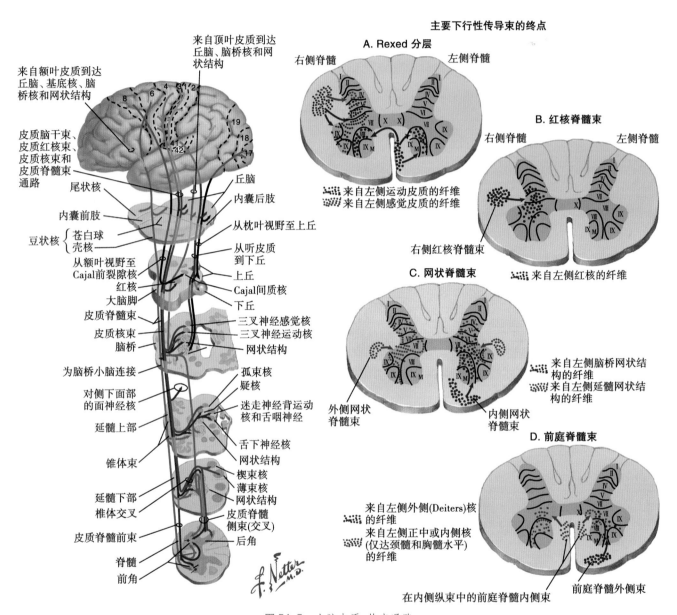

图 54.5   大脑皮质:传出通路

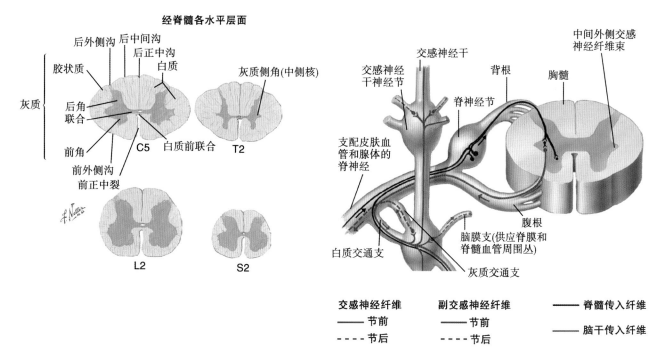

图 54.6 脊髓横截面:纤维束

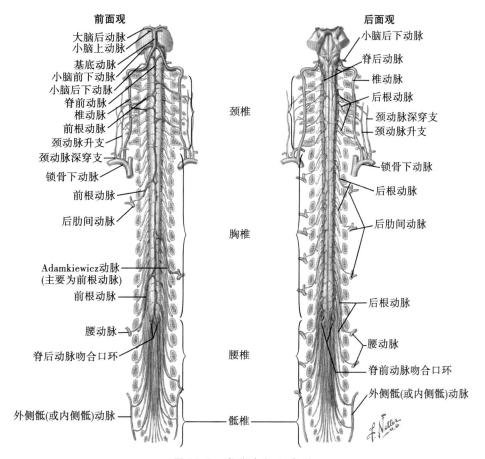

图 54.7 脊髓动脉:示意图

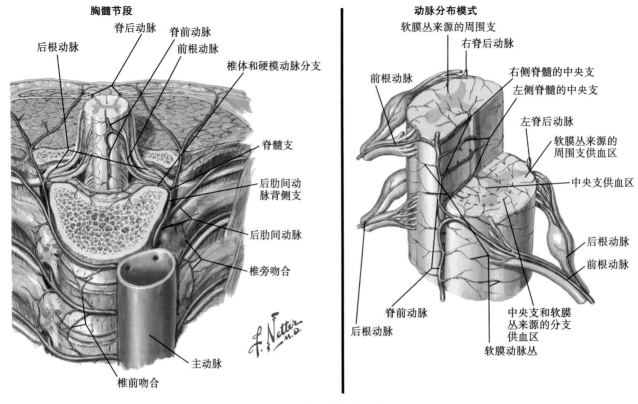

胸髓节段

后根动脉
脊后动脉
脊前动脉
前根动脉
椎体和硬模动脉分支
脊髓支
后肋间动脉背侧支
后肋间动脉
椎旁吻合
主动脉
椎前吻合

动脉分布模式

软膜丛来源的周围支
右脊后动脉
前根动脉
右侧脊髓的中央支
左侧脊髓的中央支
左脊后动脉
软膜丛来源的周围支供血区
中央支供血区
后根动脉
前根动脉
脊前动脉
后根动脉
中央支和软膜丛来源的分支供血区
软膜动脉丛

图 54.8 脊髓动脉内分布

静脉

脊髓的前正中部(前角和白质)由中央静脉或沟静脉回流至脊髓前正中静脉,脊髓前正中静脉纵贯脊髓全长。前外侧静脉、周缘静脉及脊髓背侧静脉丛回流至椎静脉。椎静脉继续回流至脊髓表面的冠状静脉丛(图 54.9)。这一静脉丛与脊髓表面的静脉(前正中、前外侧、后正中、后中间)回流入延髓静脉,延髓静脉与神经根共同进入椎间孔,并形成硬膜外静脉丛。随后静脉回流进入下腔静脉和奇静脉。

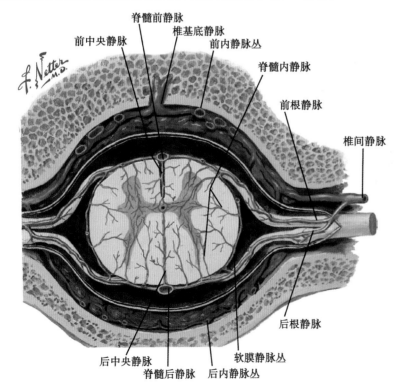

脊髓前静脉
前中央静脉
椎基底静脉
前内静脉丛
脊髓内静脉
前根静脉
椎间静脉
后根静脉
软膜静脉丛
后中央静脉
脊髓后静脉
后内静脉丛

图 54.9 脊髓和椎骨静脉

病理解剖学

虽然 MRI 往往能够迅速发现脊髓异常的部位和类型,但是精确理解脊髓疾病的病理解剖和临床概况对于治疗每一位脊髓病患者都是非常重要的。局灶性脊髓病变可以导致病变以上的上行传导束和病变以下的下行传导束变性。脊髓定位的关键在于精确确定出各种运动、反射以及感觉障碍的分布。这些发现是病理解剖的临床表现。通常运动功能障碍的发展要经历不同的阶段,但不总是这样。由相邻的皮质脊髓束和/或部分前角细胞支配的肌肉运动在相应的脊髓平面受到影响(图54.10)。此外,了解不同运动和感觉束的躯体组织有助于病变的定位;在皮质脊髓束和脊髓丘脑束中,骶部纤维更多地位于外侧,颈部纤维位于内侧,而背柱则相反。

当特定反射消失时,肌肉拉伸反射检查可以指出精确的部位;例如,指向 C7 病变的肱三头肌反射减弱或消失,或指向 L3/L4 病变的股四头肌发射丧失(膝跳反射)。急性脊髓损伤(脊髓休克)可能导致肌肉拉伸反射完全丧失,如创伤性横贯性损害。更传统的是,肌肉拉伸反射随着中枢神经系统损伤而增加,通常巴宾斯基征和阵挛也会被检查出来。

最后,非常精确的感觉评估对于任何潜在的脊髓病的正确检查是必不可少的(图54.11)。当病变影响到脊髓丘脑束时,疼痛和温度感觉的评估通常提供感觉丧失的脊髓水平明显的最佳证据。通常,"脊髓水平"是一个戏剧性的和独特的发现,可以通过使用不同的感觉方式来引发:冷刺激,如音叉的手柄;安全别针;或直接接触皮肤(图54.12)。这里,检查者拿起这些感觉工具中的一个,从近端或远端开始查,如果从颈部到臀部,是否有明显的感觉丧失,或者如果以相反的方式向近端移动,是否有明显的感觉增加。必须对患者的躯干进行前后检查,这对检查四肢的感觉也很重要。通过巧妙地上下移动大脚趾或手指,并要求患者报告其先前位置的运动方向,可以最好地评估本体位置觉等方式。

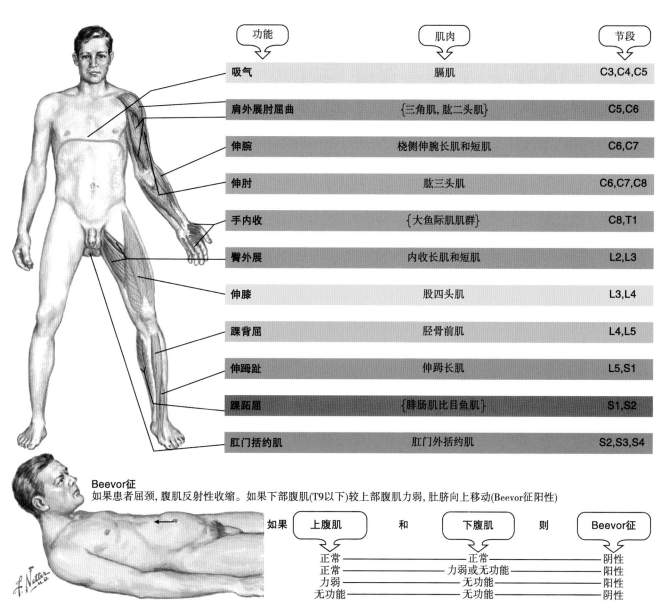

功能	肌肉	节段
吸气	膈肌	C3,C4,C5
肩外展肘屈曲	{三角肌, 肱二头肌}	C5,C6
伸腕	桡侧伸腕长肌和短肌	C6,C7
伸肘	肱三头肌	C6,C7,C8
手内收	{大鱼际肌肌群}	C8,T1
臀外展	内收长肌和短肌	L2,L3
伸膝	股四头肌	L3,L4
踝背屈	胫骨前肌	L4,L5
伸跗趾	伸跗长肌	L5,S1
踝跖屈	{腓肠肌比目鱼肌}	S1,S2
肛门括约肌	肛门外括约肌	S2,S3,S4

Beevor征
如果患者屈颈, 腹肌反射性收缩。如果下部腹肌(T9以下)较上部腹肌力弱, 肚脐向上移动(Beevor征阳性)

如果	上腹肌	和	下腹肌	则	Beevor征
	正常		正常		阴性
	正常		力弱或无功能		阳性
	力弱		无功能		阳性
	无功能		无功能		阴性

图 54.10 与脊髓损伤水平相关的运动损伤

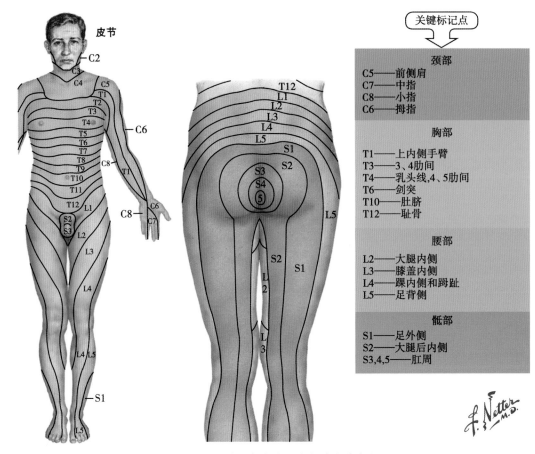

图 54.11 脊髓损伤水平的相关感觉障碍

关键标记点
颈部
C5——前侧肩
C7——中指
C8——小指
C6——拇指
胸部
T1——上内侧手臂
T3——3、4肋间
T4——乳头线,4、5肋间
T6——剑突
T10——肚脐
T12——耻骨
腰部
L2——大腿内侧
L3——膝盖内侧
L4——踝内侧和踇趾
L5——足背侧
骶部
S1——足外侧
S2——大腿后内侧
S3,4,5——肛周

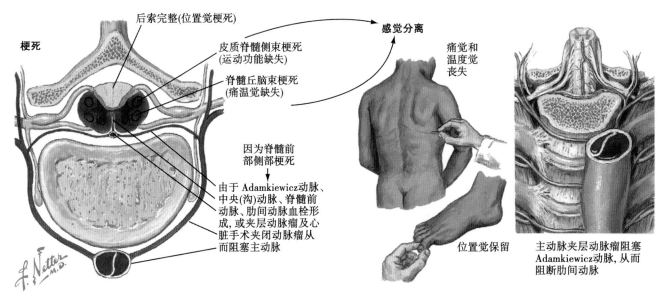

图 54.12 急性脊髓综合征病理学

临床解剖相关性

利用从患者病史中获得的数据以及仔细的运动、感觉和反射检查,可以对病变的位置做出临床预测,无论是髓内、髓外硬膜内和髓外硬膜外以及其潜在病因。

有一些非常经典的脊髓病模式(图 54.13),我们将在下面

总结:

1. **脊髓中央综合征** 顾名思义,该综合征是脊髓中央部分受损的结果,如脊髓空洞症患者,但也有髓内肿瘤或中央出血性脊髓坏死。这些患者表现为典型的分离性感觉综合征,其特征是疼痛觉和温度觉的"披肩缺失"。也就是说,患者可能注意到仅限于手、手臂和肩膀的温度和疼痛感的丧失,而躯干和

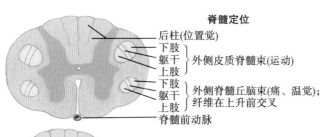

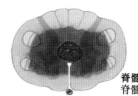

脊髓定位

后柱(位置觉)

下肢
躯干 } 外侧皮质脊髓束(运动)
上肢

下肢
躯干 } 外侧脊髓丘脑束(痛、温觉);
上肢 } 纤维在上升前交叉

脊髓前动脉

脊髓中央综合征
脊髓中央出血和水肿。两侧均
涉及3个主要区域的传导束。
上肢比下肢更受影响

脊髓前动脉综合征
动脉因骨或软骨骨刺受损(阴影区
受影响)。双侧运动功能丧失,损伤
节段以下疼痛感觉丧失;位置感得
以保留

Brown-Séquard综合征
脊髓的一侧受累。同侧运动
功能和位置感丧失,对侧痛
觉丧失

后柱综合征(不常见)
病变以下位置觉丧
失;运动功能和痛
觉得以保留

图54.13　不完全脊髓综合征

下肢的温度和疼痛觉保持不变。例如,在颈椎脊髓空洞症患者中,交叉的痛温觉纤维(如 C5-C8 纤维)在穿过脊髓扩张的中央管时会受损。正常情况下,这些纤维连接从腿和躯干向上的脊髓丘脑束,向上到达大脑(图 54.14)。这里的痛温觉在远离髓内病变的部位是完整的;因此,患者在近颈中部水平出现分离性感觉综合征,但在受影响区域下方正常。轻触和本体感觉通常被保留下来。病变延伸至前角细胞会导致节段性神经源性肌萎缩、轻瘫和反射消失。当皮质脊髓束受累时,空洞水平以下出现痉挛性轻瘫。

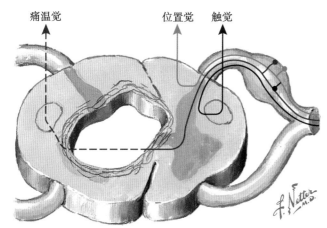

痛温觉　　　位置觉　触觉

图中显示交叉的疼温觉纤维被脊髓空洞中断;保留了未交叉的轻触觉和本体感觉纤维

图 54.14　脊髓空洞症

2. 脊髓前动脉综合征　在这种情况下,由于脊髓前动脉的血流中断,主要供应脊髓前三分之二,患者的皮质脊髓侧束、前束和脊髓丘脑侧束以及相关的前角细胞(见图 54.12)受到损伤。通常,这些患者会出现下肢轻瘫或截瘫,疼痛和温度觉完全丧失,低于病变水平。这些患者的特点是本体感觉保留,因为后索保持完整。在罕见的情况下,颈髓梗死会造成四肢无力;然而,颈髓水平丰富的侧支循环使得这种情况罕见。

3. Brown-Séquard 综合征　该综合征是由于局部创伤、肿瘤、感染或炎症导致的脊髓一半受累所致。其特征是皮质脊髓束和后索分别受累,病变同侧本体感觉减弱和丧失,对侧痛温觉丧失,因为构成受损脊髓丘脑束的纤维在脊髓内上升时已经交叉。因此,左侧半脊髓病变的患者表现为左侧无力、本体感觉受损,以及无法感知病变水平以下右侧身体的疼痛和温度觉。

4. 脊髓后索综合征　后三分之一脊髓病变可能导致感觉性共济失调,痛温觉和皮质脊髓束功能保持不变;然而,这种临床表现极为罕见。

5. 横断性脊髓病　当病变广泛损害整个脊髓横切面时,其临床表现的特征是所有感觉和运动功能在受损水平以下完全中断。急性损伤导致"脊髓休克"继发的弛缓性瘫痪和反射消失;随后,出现痉挛和反射亢进。渐进性脊髓损伤会出现缓慢加重的无力。如果前角细胞、腹侧神经根或两者同时受累,则在病变层面出现下运动神经元体征,包括束颤、肌肉萎缩、反射消失和无力。广泛的脊髓损伤是完全影响触觉的必要条件,因为后索和脊髓丘脑束都提供触觉。通过测试痛温觉(脊髓丘脑束)、节段性感觉异常或神经根性疼痛来评估感觉水平,通常有助于确定脊髓病变水平。

有关不同髓内和髓外病变(包括硬膜内和硬膜外)的详细信息,请参见第 55 章。

（郑梅　译）

推荐阅读

Brazis PW, Masdeu JC, Biller J. Localization in clinical neurology. 7th ed. Wolters Kluwer; 2017.

Brodal P. The central nervous system. 5th ed. Oxford, UK: Oxford University Press; 2016.

Kandel ER, Schwartz JH, Jessel TM, et al. Principles of neural science. 5th ed. New York: McGraw-Hill; 2013.

Louis ED, Mayer SA, Rowland LP. Merritt's neurology. 13th ed. Wolters Kluwer; 2016.

Ropper AH, Samuels MA, Klein JP. Adams and Victor's principles of neurology. 10th ed. New York: McGraw-Hill; 2014.

55

脊髓病

Claudia J. Chaves, *H. Royden Jones*, *Jr.*

脊髓可能受到多种疾病的影响，其中一些直接损伤脊髓（髓内病变），另一些由于涉及髓外区域的病理学改变而间接影响脊髓，包括硬膜内和硬膜外空间。其中一些疾病为急性起病，而另一些疾病则为更渐进的病程。仔细的病史和详细的神经系统检查对于帮助定位病变可能的位置以及确定其潜在病因非常重要。通常需要进行神经影像学检查，最常见的是脊柱磁共振成像（MRI），以确认诊断。有时还需要血液化验检查、脑脊液检查和脊髓血管造影来阐明病因。

髓内疾病

髓内疾病通常表现为广泛的下运动神经元体征，由于前角细胞的受累的结果，而上运动神经元体征往往在这些疾病的后期发生，保留骶髓感觉的分离性感觉丧失是常见的。如果存在疼痛，则表现为四肢不舒服的感觉，并且由于脊髓丘脑束受累（传导束性疼痛）而发生。髓内病变可根据呈现方式分为急性和慢性疾病（表 55.1）。

表 55.1	不同的临床表现方式的髓内病变	
	急性	慢性
血管性	脊髓前动脉梗死	海绵状血管畸形，动静脉畸形
炎症性	RRMS 复发缓解型多发性硬化 NMOSD 视神经脊髓炎谱系疾病 结节病 结缔组织病	PPMS 原发进展型多发性硬化
感染性	肠道病毒、黄热病病毒、疱疹病毒、人类免疫陷病毒（罕见） 梅毒、结核病、血吸虫病	人类免疫缺陷病毒，人类 T 淋巴细胞白血病病毒 I 型 梅毒、结核病
外伤性	椎管内出血	
遗传性		遗传性痉挛性截瘫 弗里德里希共济失调 肾上腺脊髓神经病
先天性/后天性		脊髓空洞症，脊髓积水
退化性		肌萎缩侧索硬化，原发性侧索硬化
中毒性		山黧豆中毒 Konzo 病 放射治疗，鞘内化疗
营养缺乏性		维生素 B_{12} 缺乏 铜缺乏 维生素 E 缺乏
肿瘤性		室管膜瘤 星形细胞瘤 血管母细胞瘤 转移瘤

NMOSD，视神经脊髓炎谱系障碍；PPMS，原发性进行性多发性硬化症；RRMS，复发缓解型多发性硬化症。

急性髓内脊髓病

血管性脊髓梗死

> **临床病例**　一位 70 岁男性，既往有糖尿病、高血压和高胆固醇血症病史，在行广泛胸腹动脉瘤修复手术后醒来不久，出现双下肢无力、腰部以下感觉减退。神经系统检查显示患者为截瘫、上半身肌力正常、T10 以下痛温觉消失、关节位置觉和振动觉正常。手术过程中未发现低血压。脊髓 MRI 显示从 T9 到 T12 的脊髓前部有轻微的 T2 高信号斑片状区域。给予患者诱导性增高血压和腰椎引流治疗，目标颅内压（ICP）为 8~12mmHg，在最初的 24 小时，患者的神经功能有所改善。
>
> 　　点评：这是一例典型的脊髓缺血性病例，在广泛的胸腹动脉瘤修复术后累及胸髓的脊髓前动脉区域。虽然使用诱导性系统性增高血压联合腰椎引流术不是标准治疗方案，但已证明这种疗法对某些患者有益，可以考虑使用。

脊髓梗死是罕见的，估计发病率为所有卒中病例的 1%~2%。通常发生于成年人，可由多种疾病引起，包括胸主动脉瘤或胸腹主动脉瘤手术后导致的医源性、胸主动脉或上腹主动脉夹层、主动脉及其分支的动脉粥样硬化以及系统性低血压。不常见的脊髓梗死的原因有栓塞（动脉粥样硬化、心源性栓塞、脓毒性或纤维软骨性）、高凝状态和血管炎。

脊髓梗死通常是由于脊髓前动脉供血不足引起的。该动脉供应脊髓的前三分之二，包括灰质前角、皮质脊髓束和脊髓丘脑束。下胸髓和腰髓是最常见的受累区域。相比之下，涉及脊髓后动脉区域的梗死罕见，因为脊髓后部有丰富的侧支循环供应。

根据动脉闭塞部位的不同，患者通常表现为急性起病的下肢和/或上肢无力，伴有直肠和膀胱功能障碍，以及病变水平以下痛温觉障碍、本体觉和振动觉相对保留（图 55.1），梗死水平可出现神经根性疼痛。

脊髓 MRI 是确认脊髓梗死诊断的首选检查，并排除其他可能的病因，如横贯性脊髓炎（TM）和继发于脓肿、硬膜外或硬膜下血肿的压迫性脊髓病，脊髓梗死在矢状位 T2 加权像上通常被视为"铅笔状"高信号。在轴位图像上，T2 高信号符合所涉及的动脉区域。如果在做影像检查前明确怀疑脊髓梗死，则脊髓的弥散加权成像（DWI）可以帮助确认存在受限扩散的诊断。虽然不常见，但在脊髓信号异常水平发现半脊髓梗死可能是脊髓梗死的有用确诊标志。

需要进行其他检查，例如超声心动图以排除心源性栓塞的来源、血管成像以排除主动脉夹层以及高凝和风湿病的筛查，以评估脊髓梗死的其他潜在病因。有时需要进行脑脊液分析，在鉴别诊断中确定是否有感染或炎性疾病。

脊髓梗死的治疗通常是支持性的。迄今为止，还没有经证实的逆转或减少脊髓缺血的治疗方法。溶栓治疗已在少数患者中成功应用，其中脊髓缺血的诊断是在症状出现后不久作出

的，但还需要进一步的临床试验研究。对于胸主动脉血管内修复术后脊髓缺血的患者，诱导性高血压和降低脊髓压力与腰椎引流联合治疗在某些情况下是有益的，可以在适当的患者中考虑。如果发现潜在原因，推荐进行病因治疗，通常目的是防止进一步的事件。

脊髓梗死的预后取决于脊髓缺血的程度和部位以及潜在的病因。一般来说，症状出现后 24 小时内无明显改善是恢复不良的预测因素。

炎性疾病

脊髓炎性疾病通常称为横贯性脊髓炎（TM）。它们可以是特发性或继发于多发性硬化症（MS）、视神经脊髓炎谱系疾病（NMOSD）、结节病和结缔组织病，例如系统性红斑狼疮和干燥综合征。许多特发性形式的患者有既往有感染史，可能是自身免疫性的。

与 MS 和 NMOSD 不同，结节病和胶原性疾病患者除了急性脊髓炎的表现外，通常还有全身受累的临床表现。

在 MS 和 NMOSD 中，脊髓受累可能是该疾病的首发表现。而在 MS 患者中，脊髓受累通常不完全，主要影响感觉纤维，涉及不到一个椎体节段（图 55.2），而在 NMOSD 中，脊髓炎更广泛，影响 3 个以上的椎体节段以及中央脊髓（图 55.3）。有关 MS 和 NMOSD 之间差异的更多详细信息，请参阅第 39 章和第 40 章。

感染性疾病

脊髓可能受到多种微生物的影响，包括病毒、细菌、真菌和寄生虫。

许多病毒可影响脊髓并引起急性脊髓炎，包括肠道病毒、黄热病病毒和疱疹病毒。少数在人类免疫缺陷病毒（HIV）感染患者血清转换期间发生急性横贯性脊髓病。

肠道病毒，如脊髓灰质炎病毒、柯萨奇病毒和肠道病毒 71，可感染脊髓并引起脊髓炎。脊髓灰质炎病毒选择性侵犯脊髓前角细胞，导致麻痹性脊髓灰质炎，其特征是不对称的软瘫、腱反射减低和肌束震颤，而感觉、肠道和膀胱功能保留。幸运的是，由于疫苗的广泛使用，这种疾病在西方世界变得罕见。黄热病病毒，如西尼罗河病毒，也与脊髓灰质炎样表现有关。这些病例的 MRI 可能显示累及前角的异常 T2 高信号，并且脑脊液（CSF）中通常可见中度增多的白细胞，治疗为对症治疗。

疱疹病毒，包括单纯疱疹病毒 2 型、水痘-带状疱疹病毒、Epstein-Barr 病毒和巨细胞病毒，可急性感染脊髓。单纯疱疹病毒 2 型通常在原发感染时发生可引起骶神经根炎或上升性脊髓炎，并可能复发。水痘-带状疱疹在极少数情况下可导致坏死性脊髓炎，通常发生在免疫缺陷患者身上。Epstein-Barr 病毒和巨细胞病毒在初次感染时也可能引起 TM，巨细胞病毒性脊髓炎更常见于免疫功能低下的患者。通常使用抗病毒治疗，然而，与其他疱疹病毒相比，巨细胞病毒性脊髓炎的治疗效果并不太好。

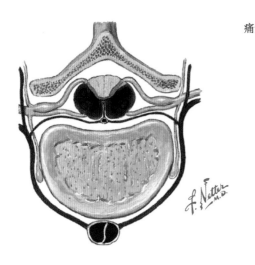

痛觉和温度觉丧失

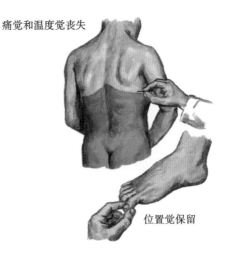

位置觉保留

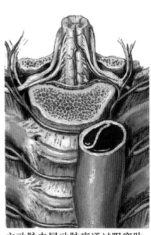

主动脉夹层动脉瘤通过阻塞肋
间动脉而阻断Adamkiewicz动脉

A. 矢状位的T2相显示脊髓轻度肿胀伴片状T2信号, 表示水肿
B. 矢状位的T1相显示脊髓轻度强化

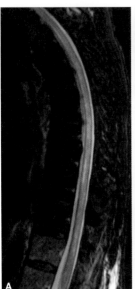

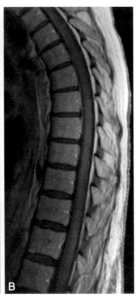

图 55.1　脊髓梗死

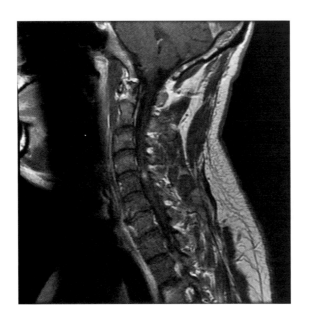

图 55.2　多发性硬化患者颈
髓髓内急性脱髓鞘斑

真菌性脊髓病并不常见,但可通过椎体病变的延伸或压迫发生。脑膜血管炎症和椎管内肉芽肿导致的脊髓梗死是这些患者脊髓受到影响的其他方式。

寄生虫也能感染脊髓,曼氏血吸虫和埃及血吸虫是最常见的致病者。这些寄生虫只在全球某些地区出现,如南美、非洲和远东地区。有到这些地区旅游和在潜在污染的河流和湖泊游泳或洗澡的病史可能可以提示诊断。患者通常表现为急性或亚急性低脊髓综合征并伴有马尾神经受累。脊髓 MRI 可显示脊髓圆锥扩大和马尾增厚,呈不均匀强化,而脑脊液检查常表现为蛋白升高和白细胞增多。血清和脑脊液中均可见嗜酸性粒细胞增多。治疗可用吡喹酮和糖皮质激素。

脊髓外伤

继发于直接创伤的脊髓血肿并不常见。脊柱遭受直接创伤后出现急性脊髓病的患者,其症状和体征因损伤部位而异。通常伴有颈部或背部疼痛,有时伴有神经根性疼痛。MRI 是诊断的首选成像方式,应包括 $T2^*$ 加权序列,如梯度回波或磁敏感性加权成像,因为它们对出血检测更敏感。目前还没有临床试验来指导脊髓血肿的治疗,一般保守治疗用于小的脊髓出血,而对于较大的扩张性脊髓血肿患者和伴有脊柱骨折的患者,常常需要手术治疗。糖皮质激素的使用是有争议的。

慢性髓内脊髓病

遗传性

遗传性痉挛性截瘫

> **临床病例** 一名 25 岁男性,每天坚持短距离慢跑,开始在人行道和不平坦的路面上绊倒。1 年来,慢跑变得越来越慢、越来越费力。最终,他完全停止了跑步。经检查,他的步态稍宽、肌肉痉挛、腱反射亢进,伴有明显的踝阵挛和双侧巴宾斯基征阳性。他是被领养的,不了解家族病史。颈椎和胸椎 MRI 报告有轻度弥漫性脊髓萎缩,无其他脊髓异常。进行了 DNA 检测,结果显示编码 spastin 的 *SPG4* 基因存在突变。

遗传性痉挛性截瘫(HSP)是一种遗传性疾病,具有明显的临床异质性,其特征是下肢进行性痉挛性无力,通常伴有脚趾轻微振动觉减弱,分别由皮质脊髓束和后索受累引起。有 70 多种不同的遗传类型,包括常染色体显性、常染色体隐性和 X-连锁形式。最常见的常染色体显性遗传是由于 spastin 基因突变(*SPG4* 基因),而最常见的儿童期常染色体显性遗传是由于 atlastin 基因突变(*SPG3A*)。在一个特定的家庭中,发病年龄和症状的严重程度可能差异很大。

HSP 的"简单"型的特征是痉挛性步态、腿部肌张力增加、腱反射亢进,伴有肌阵挛和 Babinski 征阳性,振动觉有时会轻度下降,偶尔患者会出现括约肌功能紊乱,表现为膀胱痉挛,并具有紧迫性和频繁出现。"复杂"型 HSP 除了上述体征外,还具有全身和/或其他神经系统表现,例如白内障、智力低下、共

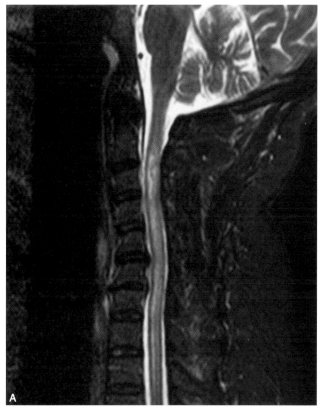
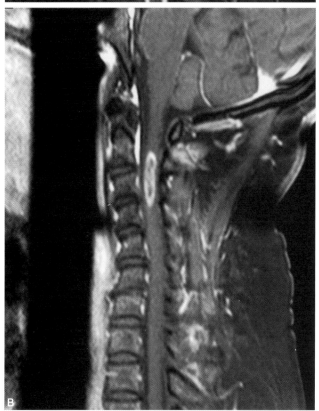

图 55.3 视神经脊髓炎谱系疾病患者的急性脊髓炎

许多细菌感染可与脊髓炎相关,通常通过相邻感染直接传播或血行播散;然而,硬膜外细菌感染远比直接累及脊髓更常见。梅毒和结核可分别通过动脉炎和髓内肉芽肿的形成对脊髓产生急性受累。

济失调、肌肉萎缩和周围神经病变。

有阳性家族史对 HSP 的诊断很重要,但有时缺乏家族史。目前,基因测试有助于确认许多患者的诊断。脊髓 MRI 通常显示严重的脊髓萎缩,这是一个非特异性的发现,但它有助于排除痉挛性截瘫的其他原因。

HSP 的鉴别诊断包括原发性进展型 MS、原发性侧索硬化、B₁₂ 缺乏、人类 T 淋巴细胞病毒(HTLV)-I 型脊髓白质变性病、内源性或外源性脊髓肿瘤、脊髓空洞症和硬脑膜动静脉畸形(AVM)。

治疗主要是对症治疗,包括膀胱功能的训练以及改善步态和痉挛的措施,包括强化物理治疗、抗痉挛药物、肉毒杆菌治疗和巴氯芬泵。甚至于,这些人中的大多数都需要移动辅助设备,包括手杖、步行器或轮椅。

Friedreich 共济失调

Friedreich 共济失调(FA)是一种以进行性共济失调为特征的常染色体隐性遗传的神经退行性疾病。该病累及脊髓后索、皮质脊髓侧索、背侧和腹侧脊髓小脑束、背根和神经节以及周围神经,导致感觉性和小脑性共济失调(图 55.4)。这种疾病是由 9 号染色体长臂上 frataxin 基因第一个内含子中的 GAA 三核苷酸重复序列过度扩增引起的,干扰基因转录,导致 frataxin(一种核编码线粒体蛋白)缺失。Frataxin 对铁稳态很重要,其缺乏导致线粒体铁积累增加、对氧化应激的敏感性以及自由基介导的细胞死亡,尤其是对神经元和心肌细胞。扩增重复序列的数量越大,特定表型的严重性就越大。重复片段越长,发病越早,病情越严重。

FA 通常出现在儿童中期和青春期。共济失调步态是最早的症状,并且往往会随着时间的推移而进展。振动觉和位置觉也在早期受累。手部笨拙和构音障碍可能会在数月或数年后发生。周围神经损伤导致反射消失;然而,由于伴随皮质脊髓束损伤,出现伸性跖反射,这一点最初似乎是一个悖论。也可能出现眼球震颤、震颤、手足徐动和舞蹈样运动以及视力和听力障碍。

高足弓和锤状趾可能在出生时或以后出现,或者对于未发展成熟疾病的个体可能是一个印版表现。脊柱侧弯通常会在以后发展(见图 55.4)。在大多数受影响的个体中,会出现非常严重的心肌病,并可能发展为各种严重的心律不齐。20% 和 10% 的 FA 患者可分别发生糖耐量异常和糖尿病。

诊断是基于临床表现进行的,可以通过基因检测来确认。鉴别诊断包括 MS、HSP、脊髓痨、共济失调毛细血管扩张、腓骨肌萎缩、橄榄桥脑小脑和脊髓小脑变性。治疗包括平衡训练和肌肉强化。如果支撑不足,可能需要进行脊柱侧弯的骨科手术。定期的骨科和心脏病学随访很重要。随着时间的推移,患者可能会依赖轮椅或卧床。死亡通常继发于心律失常、感染或限制性肺病。FA 的研究疗法集中于通过基因疗法增加 frataxin 的表达,并通过使用抗氧化剂[如艾地苯醌(一种自由基清除剂)、辅酶 Q10 或维生素 E]来改善线粒体功能;但是,迄今为止,仍然没有经过临床证实的具体治疗方法。

肾上腺脊髓神经病

肾上腺脊髓神经病(AMN)是一种 X-连锁隐性遗传病,其基因位于 X 染色体长臂(Xq28),导致极长链脂肪酸(VLCFA)过氧化物酶体氧化损伤,并在神经系统、肾上腺、血浆和睾丸中积累。它通常影响 20~40 岁的成年男性或女性携带者,表现为进行性痉挛性截瘫、感觉障碍和括约肌功能障碍。肾上腺和性腺功能障碍在 60% 以上的男性 AMN 患者中可见,而在女性 AMN 携带者中较少见,女性 AMN 患者的发病率较低。一些 AMN 患者的脑损伤包括出现认知和行为异常,以及视觉和听觉障碍,这些患者往往病情进展更快。

通过测量血清 VLCFA 进行诊断,包括十六烷酸(C26:0)的水平以及十六烷酸与十四烷酸(C26:0/C24:0)和二十二烷酸(C26:0/C22:0)的比率。这在几乎所有男性和约 85% 的女性携带者中都升高。诊断应通过分子遗传学检测来确认。男性患者的血浆 ACTH 升高,皮质醇对刺激试验的反应受损以及睾酮、黄体生成素和促卵泡激素降低。女性通常具有正常的肾上

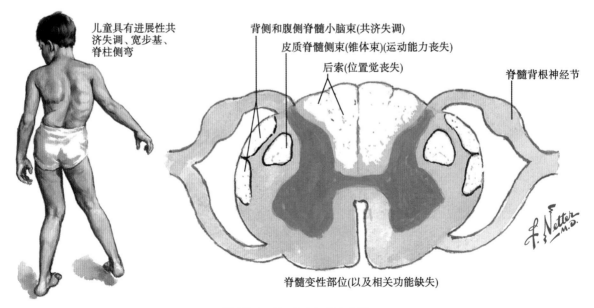

儿童具有进展性共济失调、宽步基、脊柱侧弯

背侧和腹侧脊髓小脑束(共济失调)

皮质脊髓侧束(锥体束)(运动能力丧失)

后索(位置觉丧失)

脊髓背根神经节

脊髓变性部位(以及相关功能缺失)

图 55.4　Friedreich 共济失调

腺功能。脊髓 MRI 通常显示脊髓髓内 T2 高信号，而大脑通常是正常的。唯一的例外是脑部受累的 AMN 患者，不幸的是，在大脑中也检测到 T2 高信号，目前尚无针对 AMN 的特异性药物治疗方法，目前的治疗主要是对症治疗。通常建议在这些患者中使用低脂饮食来减少外源性 VLCFA 或使用洛伦佐油（甘油三油酸酯和甘油三酸酯的混合物），从而减少内源性 VLCFA 的合成；然而，关于其对疾病进展的影响的信息很少。对于脑部受累的 AMN 患者，可以考虑进行造血干细胞移植，但尚未研究结果。

先天性/获得性

脊髓空洞症/脊髓积水

脊髓空洞症是脊髓内的一个流体腔室。它可以表现为中央管的局灶性扩张，在本例中称为脊髓积水，也可以单独发生在脊髓实质内，通常发生在 C2 和 T9 之间，但它可以上升并累及脑干（延髓空洞）或下降至下胸髓。

脊髓空洞症可以是先天性的，与 Chiari 畸形 1 型、Klippel-Feil 综合征和脊髓栓系有关，也可以是后天性的，继发于脊髓创伤、肿瘤、炎症或感染。脊髓空洞症患者可能无症状，或者由于交叉的脊髓丘脑束、下行的皮质脊髓束和前角细胞分别受累导致的上肢分离性感觉丧失、逐渐加剧的下肢痉挛以及肌肉萎缩和束颤。神经病理性疼痛也很常见。脊髓 MRI 是诊断脊髓空洞症最可靠的方法（图 55.5）。对进行性神经功能恶化或伴有相关结构异常的患者，如脊髓肿瘤的患者，通常进行空洞引流的手术治疗。

退行性

肌萎缩性侧索硬化症

肌萎缩侧索硬化症（ALS）是一种累及上下运动神经元的神经退行性疾病，可导致进行性肌无力，导致残疾并最终死亡。ALS 在七八十岁时更为常见，大多数通常为散发性。由于额叶运动神经元变性以及脊髓和脑干中的下运动神经元变性导致肌肉无力、痉挛和腱反射亢进以及肌肉萎缩和束颤。ALS 的诊断由临床病史和检查做出，并由肌电图结果支持。在 ALS 患者中通常进行神经系统的 MRI 检查，主要是为了排除其他疾病。目前可用于治疗 ALS 的药物只有两种疾病调节剂，即利鲁唑和依达拉奉，这两种药物对疾病进展都有适度的影响。对多种 ALS 相关问题的对症治疗，例如呼吸和言语困难、吞咽困难、功能下降和社会心理问题等，极为重要，并且在多学科 ALS 诊所中通常可以更好地解决。有关详细信息，请参阅第 62 章。

原发性侧索硬化症

原发性侧索硬化症（PLS）是一种罕见的仅累及上运动神经元的进行性脊髓疾病。患者表现为进行性肌肉痉挛，无任何相关的肌无力或萎缩。这种疾病的进展往往比肌萎缩侧索硬化慢。由于没有明确的阳性检测结果，诊断为排除性诊断。到目前为止还没有具体的治疗方法。

中毒性

Lathyrism 和 Konzo 病是由摄入具有潜在神经毒性的植物

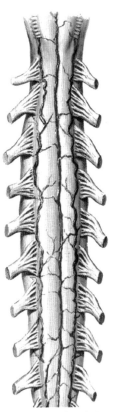

空洞造成的脊髓膨胀

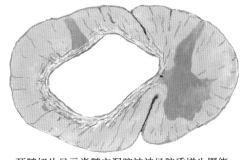

颈髓切片显示脊髓空洞腔被神经胶质增生围绕

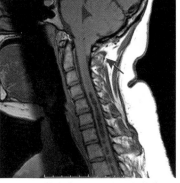

Chiari 1 型伴有脊髓空洞症。矢状位T1 相影像显示小脑扁桃体畸形，延伸入C1 后弓以下（细箭头），不规则的脊髓腔从 C3-C4扩大至胸髓区

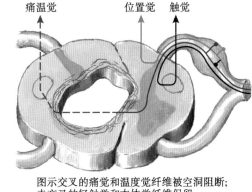

痛温觉　　位置觉　触觉

图示交叉的痛觉和温度觉纤维被空洞阻断；未交叉的轻触觉和本体觉纤维保留

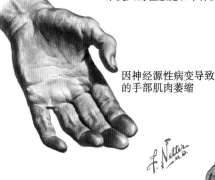

因神经源性病变导致的手部肌肉萎缩

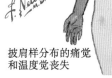

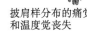

披肩样分布的痛觉和温度觉丧失

图 55.5　脊髓空洞症

引起的疾病；分别为过度食用山黧豆（Lathyrus sativus）和食用未经适当加工的木薯（Manihot esculenta）。山黧豆中的神经兴奋性氨基酸 β-N-草酰-l-α、β-二氨基丙酸（β-ODAP）和木薯中的产氰糖苷是导致 Lathyrism 和 Konzo 病的物质，参与消耗硫氨基酸（蛋氨酸和半胱氨酸），从而导致氧化应激。

这两种疾病影响到非洲和亚洲成千上万的人，特别是在干旱和饥荒期间，并且都表现为进行性痉挛性瘫痪。目前没有具体的治疗方法，但这两种疾病都可以通过均衡饮食预防。

其他中毒性病因包括放疗和鞘内化疗。在放射性脊髓病中，症状可能在暴露后不久发生，并且是由于脊髓水肿引起，通常用类固醇治疗。放疗几个月后可能出现早期延迟的脊髓病，经过几个月的暴露后可能出现迟发性脊髓病。早期迟发性脊髓病倾向于轻度且可逆，而后者则具有更为进展的病程。脊髓 MRI 通常显示受累脊髓的 T2 高信号。目前尚无有效的治疗方法，但经常使用类固醇。任何类型的鞘内化疗都可能引起急性短暂时性化学性脑膜炎；然而，阿糖胞苷脂质体与后来的神经毒性有关，最常见的是马尾综合征。

营养性

最常见的营养缺乏是由于 B_{12} 缺乏引起的脊髓亚急性联合变性（SCD）。低 B_{12} 可能是由于严格素食或营养不良患者的口服摄入量减少，或继发于恶性贫血和胃肠道疾病，以及长期使用 H_2 受体阻滞剂和质子泵抑制剂。其特征是进展缓慢的空泡性脊髓病，影响脊髓的外侧索和后索。其中许多患者还可能伴有周围神经病变、认知能力下降以及精神症状。此外，还可以看到巨幼细胞性贫血的血液学异常。通过 B_{12} 水平降低和/或甲基丙二酸和同型半胱氨酸水平升高进行诊断。脊髓 MRI 通常显示对称的双侧后索 T2 高信号，最常见于颈髓和上胸髓，常被描述为"倒 V 征"（图 55.6）。可能累及皮质脊髓侧束，有

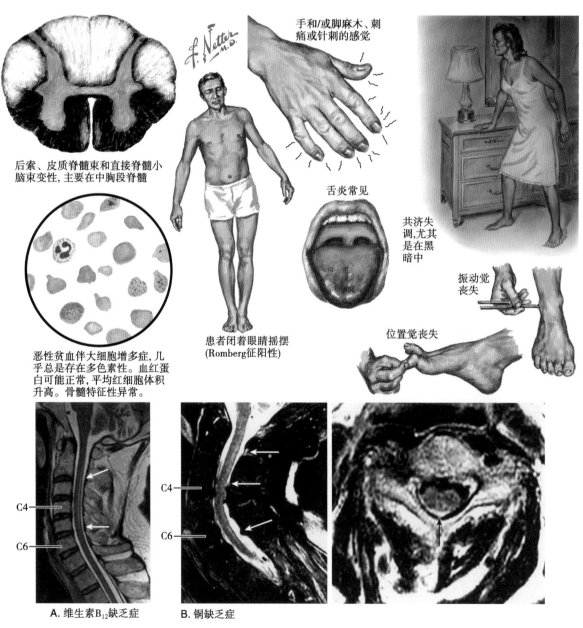

后索、皮质脊髓束和直接脊髓小脑束变性，主要在中胸段脊髓

恶性贫血伴大细胞增多症，几乎总是存在多色素性。血红蛋白可能正常，平均红细胞体积升高。骨髓特征性异常。

患者闭着眼睛摇摆（Romberg征阳性）

手和/或脚麻木、刺痛或针刺的感觉

舌炎常见

共济失调，尤其是在黑暗中

振动觉丧失

位置觉丧失

A. 维生素 B_{12} 缺乏症　　B. 铜缺乏症

图 55.6　亚急性联合变性

时也累及脊髓丘脑侧束。此外,脑白质 T2 改变常在头颅 MRI 上出现。治疗包括大剂量肌内注射氰钴胺。如果需要,叶酸补充应在开始 B_{12} 替代后至少推迟 2 周,因为叶酸补充可能导致神经系统综合征恶化。

其他营养性脊髓病与铜和维生素 E 缺乏有关。铜缺乏引起的临床和影像改变与维生素 B_{12} 缺乏造成的 SCD 相似,可见于营养不良、肾病综合征、锌摄入过多、青霉胺或碱剂治疗的患者。评估血清铜、铜蓝蛋白和尿铜排泄量是诊断的主要手段。锌水平可能正常或升高。治疗包括口服或肠外补充铜,以及对血清铜水平高的患者中断补锌。维生素 E 缺乏症最常见于吸收不良患者,临床上通常类似于脊髓小脑变性,需用高剂量维生素 E 治疗。

早期治疗对上述所有营养缺乏造成的神经功能障碍恢复效果最好,这强调了及时诊断这些疾病的重要性。

肿瘤

胶质瘤(星形细胞瘤和室管膜瘤)是最常见的髓内脊髓肿瘤,占髓内肿瘤的 80%~90%,其次是血管母细胞瘤(3%~8%)和髓内转移瘤(0.1%~2%)。

成人中最常见的髓内胶质瘤是室管膜瘤(60%~70%)和星形细胞瘤(30%~40%)。在儿科患者中,星形细胞瘤比室管膜瘤更常见。室管膜瘤和星形细胞瘤是髓内病变,可位于脊髓的任何部位。黏液乳头状室管膜瘤(室管膜瘤的一种变异体)几乎只发生在圆锥或终丝。脐带血管母细胞瘤通常为散发性肿瘤,但被认为是 von Hippel-Lindau 综合征的一个组成部分。髓内转移瘤相对少见,最常见于已广泛转移的患者。大约一半的病例继发于肺癌,其次是乳腺癌、肾细胞癌、淋巴瘤和黑色素瘤(图 55.7)。

髓内肿瘤患者通常表现为进行性脊髓病,常伴有中央脊髓特征(见第 54 章)。少见的情况下,脊髓血管母细胞瘤表现为急性病程,当伴有蛛网膜下腔出血或脊髓出血时,用钆强化的脊髓 MRI 是显示脊髓肿瘤的最佳成像技术,通常显示 T2 高信号、T1 低信号或等信号的脊髓增粗。增强的程度和模式可能因不同的肿瘤病变而异。此外,可能存在脊髓空洞症,尽管它在室管膜瘤中比星形细胞瘤更常见。尽管不总是存在,但不成

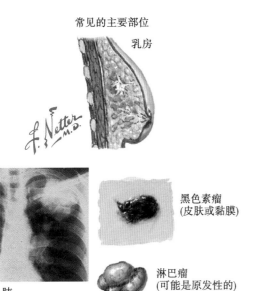

常见的主要部位

乳房

黑色素瘤
(皮肤或黏膜)

淋巴瘤
(可能是原发性的)

肺

图 55.7　转移性恶性肿瘤

比例的大空洞可能与小血管母细胞瘤有关。此外,在大血管母细胞瘤中可以看到 T2 加权像上的局灶性血管流空,作为诊断的线索。髓内肿瘤的最终诊断通常需要活检,因为它们的影像学特征经常重叠。最大限度切除肿瘤的手术是最常见的初始治疗步骤。在术前,血管母细胞瘤患者有时会使用血管内栓塞来减少手术过程中的出血量。对于切除不完全或无法切除的患者,或在初次切除后复发的患者,放射治疗可能是有用的。更多详情见第 50 章。

血管性

海绵状血管瘤或脊髓海绵状瘤是中枢神经系统(CNS)罕见的血管畸形,其特征是血管异常扩张,内衬极薄的内皮,很少或没有神经组织。发病没有性别偏好,症状通常出现在 40 岁左右,更常见于胸髓。患者通常表现为缓慢进展的脊髓病,然而,有时患者在出血量较大的病例中表现更为急骤发病。症状包括下肢无力和感觉异常,通常伴有急性背痛。脊髓 MRI 加对比剂和不加对比剂是诊断脊髓海绵状细胞瘤的最佳方法。由于通过海绵状畸形的血流量很小,常规血管造影可能会忽略这一点。在没有任何相关出血的病例中,症状差别极大,有时表现为轻微的脊髓扩张和轻度强化。但是,在有过出血史的患者中,T1 和 T2 上的分叶状异质信号强度可能显示典型的"爆米花"外观。特别是沿着病变边缘的 T2 低信号边缘可能是影像诊断的重要线索。有症状的患者通常考虑手术切除术。

脊髓内 AVM 通常出现在 30 岁左右,并且更常见于胸腰髓区域。其临床表现可能因慢性脊髓病而有所不同,其渐进性神经症状由占位效应或血管盗血或静脉淤血引起的缺血造成;或者在与脑实质内或蛛网膜下腔出血相关的病例中,患者的表现可能更为急性。脊髓 MRI 显示一组与病灶相关的丝状低强度信号,脊髓磁共振血管造影(MRA)可能有助于确定其血管供应。然而,通常需要对脊髓进行常规血管造影。治疗包括手术切除和/或血管内栓塞。

炎性

原发进展型的多发性硬化症(PPMS)以进展性脊髓病为特征,患者在疾病早期表现为逐渐增加的步态障碍。随着时间的推移,患者会出现痉挛性瘫痪或四肢瘫,并伴有括约肌功能紊乱和感觉异常。与复发缓解型多发性硬化症(RRMS)不同,PPMS 通常在 50~60 岁被诊断出来,男性和女性发生率相似,此外,没有先前复发的病史。诊断标准包括病程出现 1 年的疾病进展和以下两种情况:大脑空间播散的证据、脊髓空间播散的证据或脑脊液中存在寡克隆带/免疫球蛋白 G(IgG)指数增高。PPMS 治疗包括对痉挛、神经源性膀胱、疲劳和神经病理性疼痛的对症治疗,以及使用疾病修饰剂奥克列珠单抗(ocrelizumab),这是最近 FDA 批准的一种单克隆抗体,与安慰剂相比,已显示这些患者残疾进展的风险降低了 24%。有关更多详细信息,请参阅第 39 章。

感染性

HIV 引起的脊髓受累通常表现为影响胸髓侧柱和后柱的空泡性脊髓病。空泡性脊髓病在尸检时比临床上更常见,体内诊断的病例通常在晚期艾滋病患者中。患者常表现为腿部无

力和步态不稳,其次是大小便失禁。下肢感觉异常也很常见。检查通常显示与感觉受损相关的痉挛性下肢瘫痪,通常与温度觉和针刺觉相比,振动觉和位置觉受损更大。HIV 脊髓病的诊断是排除性诊断。在鉴别诊断中应考虑该人群中常见的机会性感染(疱疹、巨细胞病毒、梅毒、肺结核、弓形虫病)和肿瘤(CNS 淋巴瘤)以及 B₁₂ 缺乏症。因此,对这些患者的检查通常包括各种血清学、B_{12} 水平、脊髓 MRI 和脑脊液分析。脊髓的MRI 通常是正常的,脑脊液可能显示轻度的细胞增多和蛋白质升高。治疗主要是对症治疗,包括抗痉挛药物、神经源性膀胱管理和物理治疗(PT),抗逆转录病毒治疗方案也应该最大化。

　　HTLV-1 可引起慢性进行性脊髓病,也称为热带痉挛性截瘫(TSP)。据估计,感染 HTLV-1 的 250 人中有 1 人将发展为TSP。这种情况的特点是锥体束的慢性受累,主要发生在胸段,导致痉挛性截瘫和痉挛性膀胱。一些感觉障碍和小脑共济失调也可能发生。HTLV-1 是加勒比海、南美洲东部、赤道非洲和日本南部的地方病。可通过精液、血液或血液制品、母乳或共用针头传播。因此,最重要的是详细的病史,包括之前到流行地区的旅行。HTLV-1 通常在大多数患者的血清和脑脊液中均呈阳性,脑脊液中的白细胞也轻度增多、蛋白和 IgG 增加以及存在寡克隆带。MRI 有时可以显示脊髓萎缩(图 55.8),而在

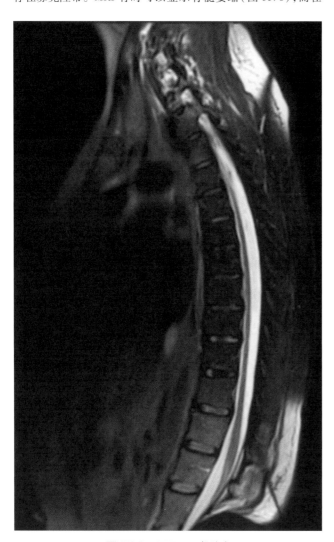

图 55.8　HTLV-1 脊髓病

大脑中可以检测到白质中的非特异性 T2 高信号。在鉴别诊断中应考虑原发性进行性 MS 和 B_{12} 缺乏。HTLV-1 脊髓病尚无有效的治疗方法;因此,大多数治疗是对症治疗。糖皮质激素可能对某些患者有帮助,通常在疾病早期使用。

　　脊髓梅毒是三级神经梅毒的一种形式,从原发感染到症状出现之间的潜伏期约为 20 年。其特征是进行性感觉共济失调和严重疼痛,分别由于脊髓后柱和背神经根受累。脊髓 MRI 可显示累及脊髓后柱的纵向 T2 高信号异常。脑脊液检查可能正常,或显示淋巴细胞增多、蛋白升高和/或性病反应性实验检查(VDRL)阳性。静脉注射青霉素进行的抗生素治疗是首选的治疗方法。

髓外疾病

　　在髓外疾病中,上运动神经元体征通常在疾病早期即出现,下运动神经元体征往往局限于一个或两个节段。分离性感觉丧失很少出现,尽管常见骶部感觉改变和神经根疼痛,但支配肠道和膀胱的自主神经功能障碍通常发生在疾病的晚期。

　　硬膜外髓外受累的发病模式更为对称,而硬膜内髓外病变起病往往是不对称的。椎体疼痛和/或畸形是硬膜外受累的典型表现。

髓外硬膜内疾病

急性

血管性

　　硬膜下脊髓血肿。 硬膜下脊髓血肿(SSH)是一种罕见的疾病,可发生在任何年龄,且以女性为主。它最常见于胸腰段区域,通常与脊柱创伤、脊髓裂孔、血管畸形和出血素质有关。患者通常表现为腰痛,继发于脊髓或马尾受压的感觉运动障碍。脊髓 MRI 是诊断 SSH 的首选影像学检查。治疗包括清除血栓以减轻局部压力和修复任何潜在的动静脉畸形。

慢性

肿瘤

　　髓外硬膜内脊髓肿瘤包括脑膜瘤、神经鞘瘤和神经纤维瘤(图 55.9)。

　　脊髓脑膜瘤约占所有原发性脊髓肿瘤的四分之一。它们最常见于胸髓(约 80% 的病例);然而,偶尔也可发生在枕大孔水平的高颈髓,很少发生在腰髓水平。几乎任何年龄组都可能出现脑膜瘤,40～70 岁的人最易受累,尤其是女性。患者通常表现为进行性无力、感觉丧失、膀胱和肠道功能障碍以及步态困难。神经根疼痛可能早于其他症状,因为神经根在早期受到影响。由于皮质脊髓束受累,早期出现明显的同侧肢体痉挛、腱反射亢进和巴宾斯基征阳性。随着肿瘤的扩大,由于累及后索而导致的同侧本体感觉丧失,以及累及脊髓丘脑束导致对侧痛温觉丧失变得明显(Brown-Séquard 综合征)。脊髓 MRI 是诊

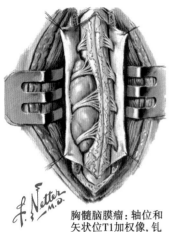

髓外硬膜内肿瘤(脑膜瘤)
压迫脊髓,使神经根变形

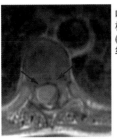

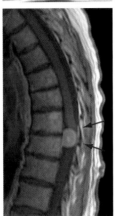

胸髓脑膜瘤:轴位和矢状位T1加权像,钆强化影像显示增强的肿物占据脊髓管腔右前侧70%的空间

哑铃型肿瘤(神经鞘瘤)穿过椎间孔伴脊神经一起生长(van Recklinghausen病神经纤维瘤有相似表现)

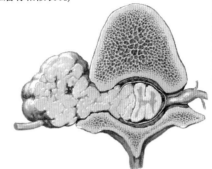

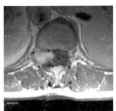

在钆强化轴位T1加权像上显示的椎间孔神经鞘瘤(箭头)

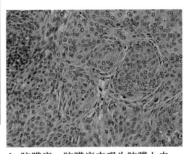

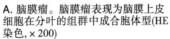

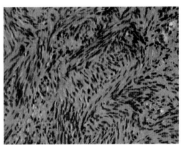

A. 脑膜瘤。脑膜瘤表现为脑膜上皮细胞在分叶的组群中成合胞体型(HE染色,×200)

B. 施万细胞瘤(神经鞘瘤)。神经鞘瘤的Antoni B型显示梭形细胞排列成束(HE染色,×200)

图 55.9　髓外硬膜内脊髓肿瘤

断非钙化性的脑膜瘤髓外硬膜内病变的最佳手段,通常表现为钆均匀性强化。CT脊髓造影也是一种有价值的诊断工具,它可以显示部分或完全梗阻,也可以评估肿瘤钙化,但主要用于不能进行MRI检查的患者。脊柱X线平片可显示脑膜瘤和椎管内钙化对椎弓根或关节突的侵蚀。大多数脑膜瘤是良性的,生长缓慢,边界清楚,大多数脑膜瘤可成功地进行切除。在早期复发或局限性手术切除的情况下,可进行放射治疗。预后通常良好,手术切除后运动、感觉和括约肌功能可以改善,尤其是在早期诊断的肿瘤患者中。术后死亡率低。肿瘤只在少数患者中复发。不良预后因素包括高龄、严重神经功能缺损、诊断前症状持续时间长、肿瘤次全切除和硬膜外扩散。

　　神经鞘瘤和神经纤维瘤是偶发性的或与1型或2型神经纤维瘤病相关的神经鞘瘤。它们通常生长缓慢,其表现取决于肿瘤的级别和脊髓受压的程度。它们最初可以表现为疼痛和神经根感觉症状,然后出现进行性脊髓病的迹象。脊髓增强MRI是鉴别这些肿瘤的最佳诊断方式,通常表现为髓外肿块增强。有时由于肿瘤内坏死、囊变或出血的存在,增强是不均匀的。在一些患者中,肿瘤可以具有硬膜内和硬膜外成分,具有"哑铃型"外观。这些肿瘤的选择治疗是手术。

硬脑膜动静脉瘘

　　临床病例　一名55岁男性,表现为腿部进行性无力1年,左侧重于右侧,伴有步态困难。还主诉双腿麻木,下胸部疼

痛。他回忆说,运动后症状往往加重,在过去的2个月里逐步恶化,因此进行神经系统评估。神经系统检查显示双下肢无力,左下肢无力略重于右下肢,双下肢有斑片状的针刺觉减退,脚趾和膝盖的音叉振动觉减弱,下肢的腱反射亢进,左侧巴宾斯基阳性。右侧脚趾音叉振动觉消失。宽基底步态和共济失调。胸椎MRI显示从T10到圆锥的脊髓水肿,提示硬膜内间隙血管增多。选择性肋间动脉血管造影显示左侧T10处有一个硬脑膜动静脉瘘及其供血血管巢。患者进行了成功的血管内治疗,症状明显改善。

　　硬脑膜动静脉瘘是最常见的脊髓血管畸形,占所有动静脉畸形的70%以上。在50岁以上的男性中更常见,且更常见于中下胸髓至上腰髓。动静脉瘘位于神经根的硬脑膜套内,直接连接血管神经根动脉和静脉,导致脊髓周围冠状丛动脉化,并随着静脉压升高而出现静脉充血。脊髓灌注减少,导致长期缺氧/缺血和进行性(通常是逐步的)脊髓病。最常见的初始表现是下肢出现无力和感觉减退,开始时不对称。症状往往随着运动而加重,休息后可缓解。可能出现腿部或背部疼痛,括约肌功能问题在疾病后期更为常见。脊髓MRI可能显示髓内T2高信号异常,以及脊髓背侧细微的丝状流空影,提示动脉化血流淹没的扩张静脉侧支。脊髓增强MRA也有助于识别异常的硬膜内血管。然而,脊髓血管造影仍然是诊断的金标准(图55.10)。治疗包括手术或血管内瘘管栓塞。

正常脊髓节段

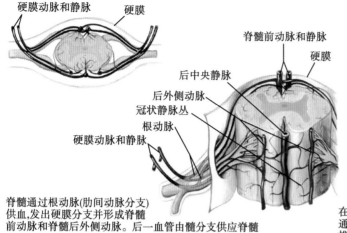

脊髓通过根动脉(肋间动脉分支)供血,发出硬膜分支并形成脊髓前动脉和脊髓后外侧动脉。后一血管由髓分支供应脊髓

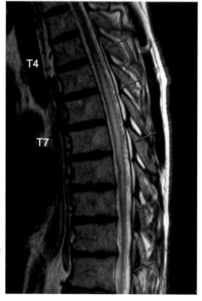

T2相矢状位显示脊髓中央T2高信号代表水肿和/或神经胶质增生。多个脊髓后方的流空信号是继发于畸形的扭曲血管

硬膜动静脉畸形

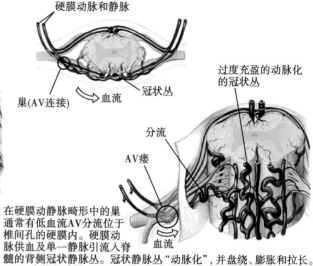

在硬膜动静脉畸形中的巢通常有低血流AV分流位于椎间孔的硬膜内。硬膜动脉供血及单一静脉引流入脊髓的背侧冠状静脉丛。冠状静脉丛"动脉化",并盘绕、膨胀和拉长。T3-L3多节段受累

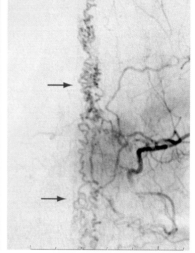

根动脉的脊髓造影,T6左侧,在硬膜水平有动静脉畸形的瘘管填充多个引流静脉。并加入形成复杂的髓静脉丛

图 55.10　硬脑膜动静脉(AV)瘘

髓外硬膜外疾病(表55.2)

急性

外伤性

中央型椎间盘突出

> **临床病例**　一位68岁的兼职音乐家站在一条结冰的山路上,当他伸手去拿晨报时,突然摔倒了。他颈部以下瘫痪,四肢麻木。他回忆起右臂有短暂的不自主冲击运动。当地医院诊断为脑干卒中,因为推测是卒中导致他摔倒的。脑部计算机断层扫描(CT)正常。几天之内,他恢复了一些右侧运动功能。
>
> 家属在 Lahey 诊所寻求进一步诊治。在这里检查显示,患者四肢轻瘫,左侧重于右侧,双侧腱反射活跃,左侧巴宾
>
> 斯基征阳性,右侧中段颈髓出现感觉平面,而位置觉保留。MRI 显示在C3-C4处有中央突出的髓核,在该水平有脊髓压迫、挫伤和严重的狭窄性脊椎病变。患者进行了急诊手术减压,他的功能逐渐恢复。在1年内,他可以独立完成大部分日常生活活动,尽管他的单簧管手指演奏技巧没有恢复到受伤前的水平。
>
> 回顾病史,他出现过心律失常继发的晕厥事件,摔倒导致脊柱损伤、中央型椎间盘突出和脊髓损伤。仔细的神经系统检查明确了病变部位,带来了诊断和治疗的成功。
>
> 点评:最初,该患者被认为患有基本上无法治愈的脑干卒中,即神经系统完全不同部位的病变。随后进行更仔细的临床检查,让患者侧卧并检查出特定的感觉平面,是诊断的关键,因为脑干卒中患者很少在脊髓水平出现完全丧失的感觉平面。

表 55.2 髓外硬膜外疾病		
	急性	慢性
血管性	中央型椎间盘突出	颈椎病
	硬膜外血肿	动静脉畸形
感染性	硬膜外脓肿	Pott 病(脊柱结核)
肿瘤性	转移瘤	转移瘤,淋巴瘤
	淋巴瘤	原发性骨肿瘤继发侵犯硬膜外腔隙

急性脊髓损伤,随后出现截瘫或四肢瘫痪,是严重身体伤害最可怕的后遗症之一。在充满活力和健康的年轻人中发生创伤性脊髓病具有悲剧倾向。汽车和摩托车事故以及运动损伤是最常见的病因。枪伤,无论是由战争、事故还是袭击造成的,都是创伤性脊髓损伤的另一个来源。

颈椎骨折脱位导致韧带撕裂,使骨碎片直接撕裂或横切脊髓,是急性脊髓损伤的共同点(图 55.11)。有时伴随着脊髓动脉的损害,导致相关的脊髓梗死、血脊髓出血或两者兼而有之。通常,在急性情况下,脊柱休克会导致完全性瘫痪、感觉丧失、创伤部位远端腱反射消失以及膀胱和肠道功能表失(图 55.12)。

偶尔这些创伤性脊髓病变适合立即手术矫正或外部牵引。预后始终是有保留的。一旦紧急处理完成,这些患者将在专门的脊柱康复中心接受治疗。自主神经和括约肌功能障碍的治疗极大地改善了许多患者的长期生存率。脊髓修复,神经功能的恢复,是 21 世纪神经科学家面临的最大挑战之一。

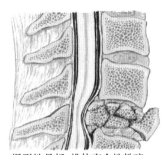

爆裂性骨折:椎体完全性粉碎,伴脊髓内骨折碎片

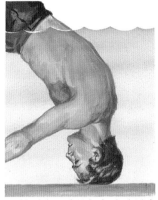

机制:头部垂直性打击,如在跳水或冲浪时发生意外,从车内摔出或踢球损伤

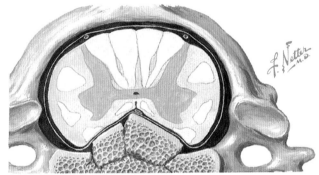

未固定的骨折碎片压迫脊髓或脊髓动脉,脊髓前2/3供血受损

图 55.11 外伤

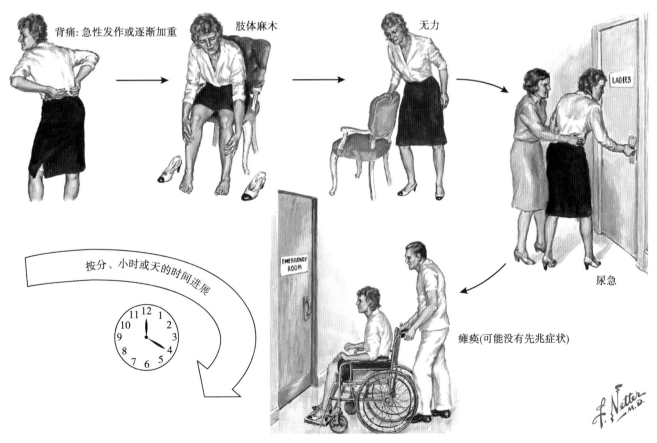

背痛:急性发作或逐渐加重

肢体麻木

无力

尿急

按分、小时或天的时间进展

瘫痪(可能没有先兆症状)

图 55.12 急性脊髓综合征:症状评估

在老年人中,如上述病例所示,在家中意外摔倒可能导致急性中央型椎间盘突出。他们固有的步态不稳定继发于慢性神经或骨科障碍,使他们容易在楼梯、地毯或门槛上绊倒。导致晕厥或癫痫发作并突然失去意识的缓慢心律失常也有类似的严重脊髓损伤风险。

由于这些病变可以通过神经外科手术治疗,因此考虑这些不太常见的病变对于突然不明原因跌倒导致立即瘫痪的患者至关重要。在解剖学上,突出的椎间盘压迫两个椎体之间的前部脊髓。偶尔这些病变呈亚急性或慢性发病,因为可能存在相关的骨病或压痛,所以这些病变通常类似转移性或原发性肿瘤。但是,如果患者没有恶性肿瘤病史,则必须寻求良性的发病机制,例如中央型椎间盘突出(图 55.13)。硬脑膜 AVM 或脊髓硬膜外血肿(SEH)很少类似这种临床表现。

手术是首选治疗方法。预后取决于手术前脊髓压迫的程度、事件的急性程度、患者的一般健康状况和椎间盘的位置。颈椎病变由神经外科医生进行治疗,但有时需要与整形外科医生联合治疗。当中央型椎间盘突出位于胸椎区域时,需要联合神经外科和胸外科的手术方法。

血管性

硬膜外血肿。SEH 很少自发发生。对于有出血素质、低血小板或抗凝治疗的患者,这可能会使涉及硬脑膜穿刺的手术复杂化。有时它可能在局部创伤后发生。患者通常出现背部或神经根疼痛,然后出现急性或持续数天的无力、麻木、肠道和膀胱功能障碍。硬膜外血肿通常继发于静脉而不是动脉出血。通过脊髓 MRI 检查来证实诊断,并有出血性硬膜外血肿(图 55.14)。对于有轻度神经功能缺损和明显的进行性神经功能缺损的患者,治疗方法从保守治疗到立即血肿清除手术干预。

感染性

硬膜外脓肿。硬膜外脓肿是一种罕见的临床疾病,每 10 万住院患者中有 2~20 例,更常见于中年男性。尽管硬膜外脓肿罕见,但可能导致永久性截瘫,使其成为最紧急的脊髓急症之一(见图 55.14)。后胸髓硬膜外腔是硬膜外脓肿发生的主

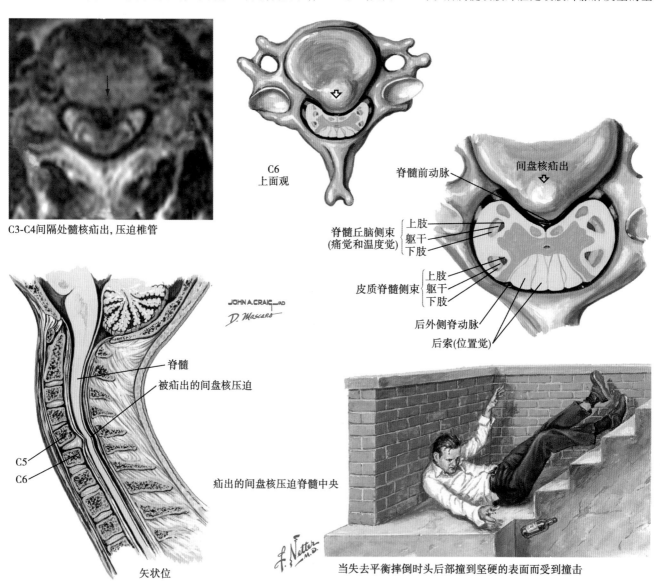

C3-C4间隔处髓核疝出,压迫椎管

C6
上面观

脊髓前动脉

间盘核疝出

脊髓丘脑侧束
(痛觉和温度觉)

{上肢 躯干 下肢}

皮质脊髓侧束

{上肢 躯干 下肢}

后外侧脊动脉

后索(位置觉)

JOHN A. CRAIG
D. Mascaro

脊髓
被疝出的间盘核压迫

C5
C6

疝出的间盘核压迫脊髓中央

矢状位

当失去平衡摔倒时头后部撞到坚硬的表面而受到撞击

图 55.13　颈椎间盘突出症

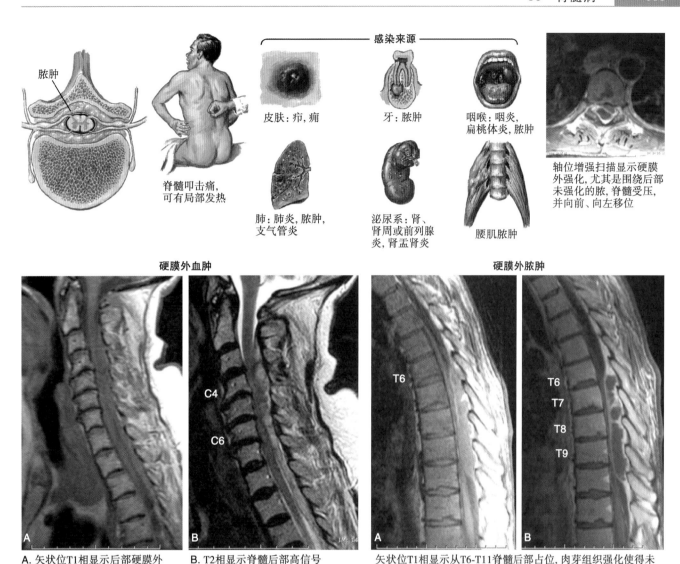

感染来源

脓肿

脊髓叩击痛，
可有局部发热

皮肤：疖，痈

牙：脓肿

咽喉：咽炎，
扁桃体炎，脓肿

肺：肺炎，脓肿，
支气管炎

泌尿系：肾、
肾周或前列腺
炎，肾盂肾炎

腰肌脓肿

轴位增强扫描显示硬膜
外强化，尤其是围绕后部
未强化的脓，脊髓受压，
并向前、向左移位

硬膜外血肿

A. 矢状位T1相显示后部硬膜外
占位，边界不清

B. T2相显示脊髓后部高信号

硬膜外脓肿

矢状位T1相显示从T6-T11脊髓后部占位，肉芽组织强化使得未
强化的脓更明显。A. 无增强；B. 增强扫描

图 55.14　硬膜外脓肿和硬膜外血肿

要部位，这些可能延伸到颈髓，但很少进入腰髓。导致硬膜外
脊柱脓肿的最常见微生物是金黄色葡萄球菌。通常，远处的败
血症感染灶通过血流使细菌播种，例如皮肤疖疮、牙脓肿、单纯
性咽炎或最近的创伤部位感染（见图 55.14）。通常伴有糖尿
病、酒精中毒、药物滥用或近期脊柱或脊柱外创伤的病史。较
少见的是，椎体骨髓炎、肺部或泌尿系感染、败血症或极少见的
细菌性心内膜炎后出现硬膜外脓肿。包括硬膜外麻醉、脊柱手
术、血管通路和椎旁注射在内的侵入性手术也为细菌播种提供
了潜在的机制。糖皮质激素治疗可能有助于免疫抑制和继发
医院感染的可能性。

　　脊柱后突的棘突叩击压痛和发热是与硬膜外脊柱脓肿相
关的重要诊断线索。其中一些人也会出现脑膜刺激征，例如
Kernig 征。然后发生运动、感觉和括约肌功能障碍的快速发
展。通常患者会出现截瘫并表现出脊髓感觉平面。

　　脊髓的对比增强 MRI 很容易识别硬膜外脓肿。同时，C 反
应蛋白和红细胞沉降率可能升高，WBC 计数适度升高。全身
抗生素和紧急手术减压是首选治疗方法。有时，当不存在明显
的神经系统损害时，抗生素是主要的治疗方法。但是，由于患

者的临床情况可能会随着运动和感觉丧失而迅速发展，因此需
要进行仔细的随访，从而需要复查 MRI 和手术干预。

　　预后完全取决于患者迅速向到医疗机构就诊和临床医生
的诊断水平，从而对硬膜外脊柱脓肿的相对早期诊断。如果直
到患者截瘫后才开始治疗，则预后极为不明确。

肿瘤

　　转移性恶性肿瘤。非创伤性硬膜外脊髓病的最常见病因
之一是各种形式的转移癌（乳腺癌、肺癌、前列腺癌）或淋巴瘤
（图 55.15）。这些可能有一个急性的发病表现，但也有一个更
长期的病程，表现为脊柱疼痛数周或数月。神经系统症状可以
从神经根病开始，随后是脊髓受损的症状和体征，通常伴有痉
挛性步态或膀胱。一旦出现这些症状，由于血管压迫和随之而
来的脊髓缺血，截瘫的进展可能非常迅速。有时，脊柱转移可
能是先前未诊断出的肺癌的表现。转移可以是成骨细胞的，如
前列腺癌，或溶骨性的，如来自肺癌。淋巴瘤和乳腺癌转移主
要是溶骨性的，但很少会变成成骨细胞性的，是急诊 MRI 检查
的指征。转移性硬膜外肿瘤的治疗应及时进行，包括大剂量糖

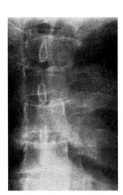

X线显示椎弓和椎体
被转移瘤破坏

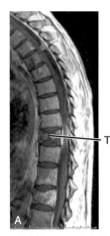

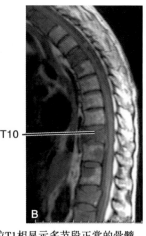

肿瘤转移。A. 矢状位T1相显示多节段正常的骨髓脂肪缺失；**B.** 矢状位增强扫描显示在T10水平病灶强化并向硬膜外扩展，脊髓受压

图 55.15　恶性肿瘤转移

皮质激素、放疗和/或手术减压。

慢性

颈椎病

临床病例　一位肥胖的七旬老人，先前被诊断出患有糖尿病性多发性神经病，表现为脚部灼热不适，主诉下肢麻木加重4~6个月病史。这些新症状与过去10年来长期存在的轻度刺痛和灼热感完全不同。走路时，他开始需要拐杖来保持平衡。尽管他最初可以忍受新的症状，但他开始担心如果不依靠助行器就无法安全行走，故他寻求进一步的医学意见。患者以前有心肌梗死史。神经系统检查显示行走宽基底、痉挛性步态，腱反射活跃和双侧 Babinski 征阳性。下肢呈手套袜套样针刺觉和温度觉减退，双侧脊髓 C7 有一个针刺的感觉平面，足趾位置觉消失，脚踝振动觉消失。MRI 显示 C5-C6 椎管狭窄和脊髓水肿。他患有严重的椎管狭窄、伴有多节段脊椎病、椎间盘突出和终板骨赘。经过 3 个月的观察，患者的步态困难加重了。进行了颈椎后路椎板切除术。术后经过一段时间的康复住院治疗后，他逐渐恢复了独立行走的能力。

点评：慢性原发感觉性多发性神经病患者出现不成比例的步态障碍加重时，需要始终仔细评估。颈椎管狭窄症是一种常见的慢性疾病。正如本例中所发生的那样，可以找到一个可治疗的疾病。

颈椎病是一种正常的衰老过程，是脊髓型颈椎病的最常见原因（图 55.16）。这是由于椎间盘退变，随后是反应性骨赘形成、纤维软骨棒、椎关节强硬的横突、关节面肥大和黄韧带增厚导致椎管狭窄。随后，可能会逐渐发生脊髓压迫。在最简单形式的先天性狭窄椎管的患者中尤其可能，先天性狭窄患者的慢性突出的中央髓核可产生颈椎病。尽管许多老年人都有颈椎病的影像学征象，但大多数是无症状的。有时脊髓型颈椎病和邻近神经根病都可能发生在同一颈椎病患者身上。

通常，C3 和 C7 之间的椎管直径为 17~18mm，并且颈髓的直径在 8.5~11.5mm 之间变化。较窄的颈椎管可能在 9~15mm 之间；然而，当椎管直径大于 13mm 时，很少发生压迫性脊髓病。通常，脊髓在颈部屈曲期间在椎管内向头部和后部移动，在颈部伸展期间向尾部和前部移动。如果骨赘、椎间盘和肥大的韧带与脊髓接触，脊髓会遭受额外的创伤，从而导致临床脊髓病的发展。根据临床发生频率，易受影响的椎间盘水平为 C5-C6、C6-C7 和 C3-C4。在这种情况下，脊髓可能在病理上变得非常扁平、扭曲或凹陷。在病变部位发生侧索的脱髓鞘，随后在病变下方发生侧索变性。伴随的后索变性发生在受损节段处和上方。灰质中的神经细胞也可能受损和丧失。有时还会导致缺血性改变、神经胶质增生、脱髓鞘甚至空洞坏死。

颈椎病患者可出现多种神经系统症状和体征，包括颈部疼痛伴上肢放射性疼痛、Lhermitte 征、步态困难、下肢上运动神经元无力、上肢下运动神经元无力，主要累及 C5-C7 肌节，上肢感觉改变和括约肌功能障碍。神经根综合征偶尔会伴有脊髓病体征。

最常见的是，患者表现出以下肢无力、僵硬和/或不稳定为特征的进行性步态障碍，其特征为隐匿性病程，随后上肢感觉改变和括约肌功能障碍。有时患者可能会在几个月内出现亚急性症状，直至出现相对严重的残疾。这些患者很少会因跌倒而继发急性脊髓压迫，因为受损的椎管直径使脊髓更容易因突然的过度伸展或屈曲而挫伤。这甚至可能类似卒中发作，如本章初始的病例中所述。极少数突然的颈部过度伸展导致暂时的"桶状人"综合征，这里有脊髓前部的急性压迫，暂时损害支配手臂肌肉组织的节段性前角细胞。孤立的手臂和手无力的临床表现与侧索的皮质脊髓束功能保留有关，因此下肢不受影响。

MRI 是评估颈椎病的首选诊断影像学检查，不仅可以显示脊柱异常，还可以显示任何相关的压迫性脊髓异常，包括脊髓变性、水肿和/或脊髓软化。由于心脏起搏器或严重的幽闭恐惧症，MRI 禁忌时 CT/脊髓造影是一种替代方案。CT 可以提供关于椎间孔、关节面和钩椎关节的骨结构的额外信息。当怀

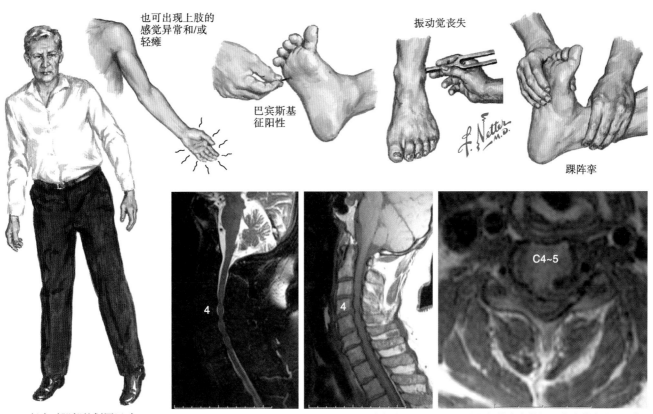

也可出现上肢的感觉异常和/或轻瘫

巴宾斯基征阳性

振动觉丧失

踝阵挛

行走时腿部的划圈运动显示下肢无力

矢状位T2相、T1相、轴位T1相显示退行性疾病伴脊髓压迫症。原发性椎管狭窄伴椎间盘向前突出及后侧黄韧带肥大,在C4-C5最狭窄

图 55.16 颈椎病

疑伴随神经根受压时,肌电图/神经传导检查可能有帮助。

缺乏有关颈椎病自然史的流行病学数据。对于颈椎病轻度功能缺陷的患者,手术减压是否优于保守治疗尚不清楚。有些患者在没有治疗的情况下保持稳定或改善。对于症状和功能缺陷不断发展的患者,手术减压是阻止脊髓病进展的首选治疗方法。如果功能缺陷已经严重,可能不会发生功能恢复,可能是由于脊髓动脉压迫引起的慢性缺血性脊髓损伤。

手术方法包括允许大量减压椎板切除术的后路手术和前路手术,前路手术能够在脊髓前方的纤维软骨棒和骨刺上进行手术,并在存在不稳定或半脱位时进行融合。椎间盘切除术、椎体切除术、椎板切除术和椎板成形术是其他手术选择。

术后临床改善程度存在显著差异。手术前脊髓病的持续时间和严重程度是临床结果的关键决定因素。脊髓萎缩、T2加权 MRI 上脊髓内不可逆的信号变化(神经胶质增生而不是脊髓水肿)、叠加的创伤和高龄是不利结局的预后因素。维持脊柱稳定性和治疗前部压迫可改善预后。

血管性

动静脉畸形:仅位于硬膜外间隙的 AVM 很少见,可表现为神经根病。在硬膜外间隙有一个病灶并且主要通过冠状静脉丛将静脉引流到硬膜内区域的 AVM 也可能发生,并伴有蛛网膜下腔或脊髓实质内出血、窃血现象或占位效应。诊断通常需要脊髓的 MRI 和 MRA 检查,然后进行常规血管造影。治疗包括手术切除和/或血管内闭塞。

感染性

Pott 病(脊柱结核)。结核可感染椎体,导致结核性脊柱炎,也称为 Pott 病,最常见于下胸椎和上腰椎区域,可能导致脊髓压迫。患者通常表现为低热和体重减轻,伴有局限性背痛和压迫性脊髓病症状。脊柱 MRI(有对比剂和无对比剂)是评估脊柱结核受累的首选方式。与细菌性椎间盘炎骨髓炎相比,结核倾向于在前纵韧带下方扩散,因此信号异常在椎间盘间隙和椎体前方最为明显。晚期脊柱结核性受累可能表现为显著的椎体破坏和 Gibb 畸形。确诊通常通过显微镜检查和感染组织培养来确定。治疗包括抗结核治疗和脊髓压迫或严重后凸患者的手术治疗。

肿瘤

原发性脊柱肿瘤很少见。浆细胞瘤/多发性骨髓瘤和淋巴组织增生性肿瘤是最常见的恶性肿瘤,而血管瘤是最常见的良性肿瘤。临床表现可以从无症状病变(例如血管瘤患者)到局部脊柱疼痛的进行性发展,随后是恶性肿瘤患者的脊髓压迫和相关的脊髓病。脊柱 CT 有助于评估肿瘤基质和骨质变化,而MRI 提供有关软组织扩展、骨髓浸润和脊柱内受压的有用信息。肿瘤通常具有特征性的成像特征。此外,年龄、性别、肿瘤位置和表现可以帮助进行鉴别诊断。术前活检仅适用于诊断可疑且未接受手术的病例。治疗通常是手术治疗,旨在消除局部疾病,同时保持脊柱的机械功能。根据组织学类型,还使用辅助放疗和化疗。

(郑梅 译)

推荐阅读

Robertson CE, Brown RD, Wijdicks EFM, et al. Recovery after spinal cord infarcts—long-term outcome in 115 patients. Neurology 2012;78:114–21.

Retrospective review of 115 patients with spinal cord infarcts with emphasis on outcome.

Augoustides JG, Stone ME, Drenger B. Novel approaches to spinal cord protection during thoracoabdominal interventions. Curr Opin Anaesthesiol 2014;27(1):98–105.

Review of therapeutic approaches for spinal cord protection during thoraco-abdominal aortic procedures.

Fink JK. Hereditary spastic paraplegia: clinical principles and genetic advances. Semin Neurol 2014;34(03):293–305.

Review highlighting the clinical and genetic features of HSP.

Delatycki MB, Corben LA. Clinical features of Friedreich ataxia. J Child Neurol 2012;27(9):1133–7.

Overview of the clinical features of Friedreich ataxia and differential diagnosis.

Hardiman O, Van der Berg LH. Edaravone: a new treatment for ALS on the horizon? Lancet Neurol 2017;16(7):490–1.

Editorial reviewing the benefits and limitations of Edaravone as a treatment for ALS.

Román GC. Tropical myelopathies. Handb Clin Neurol 2014;121:1521–48.

Review of the most common causes of myelopathy in the tropics, including etiologies that are specific to those regions, such as nutritional, toxic, bacterial, and parasitic.

Chamberlain MC. Neoplastic myelopathies. Continuum (N Y) 2015;21:132–45.

Review of the different myelopathies secondary to neoplasms.

Marcus J, Schwarz J, Singh IP, et al. Spinal dural arteriovenous fistulas: a review. Curr Atheroscler Rep 2013;15(7):335.

Review of clinical features, pathogenesis, imaging, and treatment of dural fistulas.

Tavee JO, Levin KH. Myelopathy due to degenerative and structural spine diseases. Continuum (N Y) 2015;21:52–66.

Review of the current evaluation and treatment of patients with myelopathy due to cervical spondylotic disease and other structural disorders of the spine.

神经根病和神经丛病

Jayashri Srinivasan

颈神经根病

Subu N. Magge，*Robert G. Whitmore*，*Stephen R. Freidberg*

> **临床病例** 42 岁女性，表现为逐渐加重的严重颈部疼痛 2 周，疼痛放射至右上肢后部。回顾病史，4 周前带着沉重的公文包去参加会议后出现急性右侧肩胛骨内侧疼痛，10 天内这种不适有所改善。接着，她出现颈部及右侧上肢不适感，并与第二指及第三指的麻木及刺痛有关。她是一个活跃的网球运动员，试图战胜不适但是仍不能充分伸展手臂。她的家庭医生开始按照"滑囊炎"进行治疗，并且因为她手部感觉异常考虑可能有急性腕管综合征。但是建议如果疼痛迅速恶化时可以咨询神经科医生。神经科医生引用了一个类似的病例：两年病史，轻度的间歇性疼痛及麻木。神经系统查体显示中度的右侧肱三头肌无力，右侧肱三头肌反射减弱。物理治疗的临床试验显示无效，在一个下午耙树叶后，她的症状明显恶化了。其他的神经系统检查显示严重的肱三头肌萎缩。颈椎磁共振（MRI）显示 C6-C7 椎间盘突出，一个神经外科医生开展了后路椎间孔切开术和微创椎间盘切除术。术后立即缓解了她的神经根痛，她的肱三头肌力量在术后 3 个月内逐渐恢复。

这个临床病例证实 C7 神经根刺激的经典病史。大于 80% 的神经根病可以通过保守治疗自发缓解。但是，偶尔患者经历逐渐加重的疼痛和进行性无力，未解决的疼痛和显著的无力是颈椎手术的两个主要指征。

颈神经根病是颈神经根受压导致的，是常见的临床问题。大多好发于成人，少见于青少年和儿童。症状可能相对轻微，急性或慢性起病，可以出现无力或感觉减退。尽管大多数颈神经根症状是自发起病，然而，偶尔会因为外伤等特异性猛烈撞击事件诱发。

临床表现

颈神经根病的临床表现依赖于受累神经根的情况。多组神经根同时压迫的情况并不常见。常见的症状是疼痛、无力、感觉障碍。颈部和/或肩胛内侧疼痛通常发生在颈部神经根受压，肩部或臂部疼痛常见。典型的临床表现包括上肢无力和感觉障碍并且与神经根分布相符（图 56.1）。颈部运动常加剧肩胛部疼痛并且导致电击样感觉（图 56.2）。脊髓受压与神经根受压一样可导致伴随的脊髓病。颈神经根病的临床检查有赖于仔细查体，评价有无脊髓病证据，确认神经系统检查未显示痉挛步态，无腱反射增强，无 Babinski 征和感觉平面。

由于颈椎椎体（C7 椎体）与颈神经根（C8 神经根）不一致，发出的神经根在它下面的椎体后编号。例如：C6 神经根在 C5 和 C6 椎体之间，C7 神经根在 C6 和 C7 椎体之间，C8 根位于 C7 和 T1 椎体之间，T1 根位于 T1 和 T2 椎体之间。在各种颈神经根病中，C7 神经根是最常见的受累部位。神经根自 C6-C7 椎管内发出。压迫导致经典的臂后部神经痛。与 C5-C6 病损不同的是，C7 病变功能受累与其他神经根的功能受累少有功能重叠。C7 支配肱三头肌，司肘外展（见图 56.2）。除非患者行肘外展动作如像木匠一样挥锤、打网球、划船，或执行俯卧撑，很多患者没有肱三头肌无力症状。为了更好地评估有无肱三头肌无力，检查者需要让患者弯曲肘部呈 90°，并使患者尽量抵

A. C2-T1感觉受损临床表现

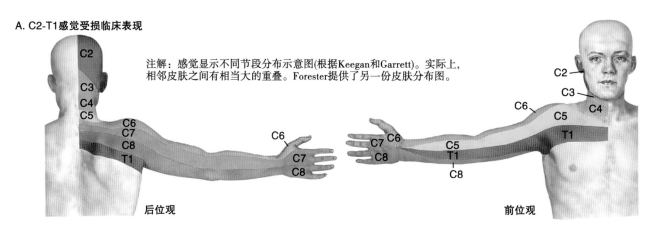

注解：感觉显示不同节段分布示意图(根据Keegan和Garrett)。实际上，相邻皮肤之间有相当大的重叠。Forester提供了另一份皮肤分布图。

后位观　　　　前位观

图 56.1　上肢皮节和肌节

B. 颈神经根病变水平相关的
运动受损

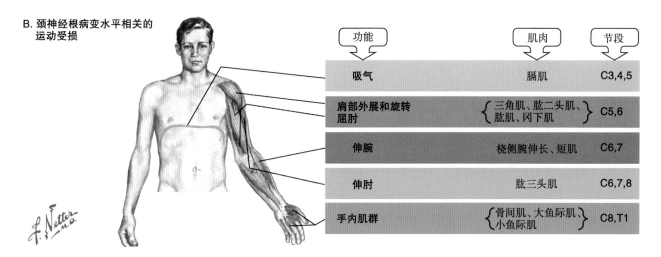

功能	肌肉	节段
吸气	膈肌	C3,4,5
肩部外展和旋转 屈肘	三角肌、肱二头肌、肱肌、冈下肌	C5,6
伸腕	桡侧腕伸长、短肌	C6,7
伸肘	肱三头肌	C6,7,8
手内肌群	骨间肌、大鱼际肌 小鱼际肌	C8,T1

图 56.1(续)

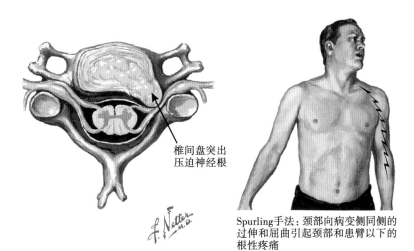

椎间盘突出
压迫神经根

Spurling手法:颈部向病变侧同侧的
过伸和屈曲引起颈部和患臂以下的
根性疼痛

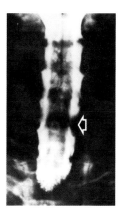

脊髓造影(正位片)显示
C6-C7硬膜外充盈缺损
(空心箭头)

水平	运动体征(无力)	反射体征	感觉缺失
C5	三角肌	0	
C6	肱二头肌	肱二头肌 减弱或反射消失	
C7	肱三头肌	肱三头肌 减弱或反射消失	
C8	手内侧肌	0	

图 56.2 颈椎间盘突出:临床表现

抗外展的阻力。相反则易忽视程度相对较轻的受累部位。静止时,手肘在大多数情况下因重力扩展。C7 神经根病的感觉丧失通常会延伸到示指和中指(表 56.1)。

根	运动 (无力)	感觉缺失	反射消失
C5	三角肌	肩周围	无
C6	肱二头肌	拇指和示指	肱二头肌反射、桡骨膜反射
C7	肱三头肌	示指和中指	肱三头肌反射
C8	手内肌	无名指和 小指	无

C6 神经根位于 C5 和 C6 脊柱椎骨之间。此处压迫会导致内侧肩胛疼痛和手臂前臂外侧、手和拇指经常疼痛。运动功能减退与 C5 神经根运动功能丧失有重叠,近端手臂肌肉无力,特别是肱二头肌无力,手臂难以弯曲,且上臂难以外展,拇指和示指感觉异常。

C8 是最低的颈神经根,从 C7 和 T1 脊柱椎体之间输出。当这条神经根受压时,疼痛由颈部放射到前臂内侧,延伸到手掌内侧。如果 C8 受累显著,患者出现手内在肌无力症状。他们还经常主诉手臂发麻,且手掌中间以及无名、小指感觉异常。

C5 神经根病发病最少见。C5 神经根输出的脊柱位于 C4 和 C5 椎体之间。C5 神经根处的压迫会导致内侧肩胛和上臂疼痛,并放射至手肘。可能会出现三角肌无力,导致手臂抬高执行任务困难(见图 56.2)。肩和上臂出现感觉丧失,通常程度最轻(见表 56.1)。

评估疑似神经根病患者时,确定时间剖面以及症状的进程非常重要。是进展缓慢或者是迅速恶化? 病程是处于平稳时期还是出现改善? 症状持续多久了? 疼痛的严重程度和性质及可以提供其他有用信息的诱因。特别是当患者移动颈部时,

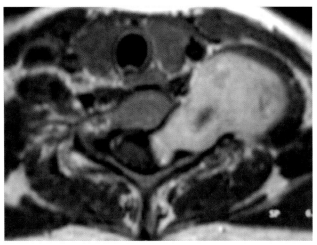

轴向T1加权钆增强后MR图像,显示哑铃形肿瘤,神经鞘瘤,通过左侧扩大的C6-C7椎间孔离开脊柱。锁骨上窝可触及该肿块

图 56.3 椎管外肿瘤。MR,磁共振

手臂的疼痛是否加重? 痛感是否如电击? 腋窝或锁骨上窝的触诊十分重要,因为大范围疼痛表明可能存在椎管神经外肿瘤(图 56.3)或臂丛神经肿瘤(图 56.4)。

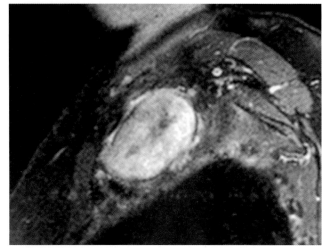

A. 臂丛T1加权像钆增强后MR显示有一个大的增强肿物

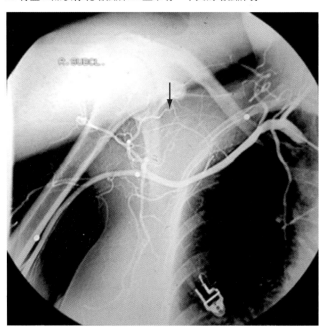

B. 血管造影显示锁骨下动脉向下移位

图 56.4 硬纤维瘤。MR,磁共振

鉴别诊断

在评估伴有肢体肌肉无力和感觉丧失的颈部疼痛患者时需要考虑少量病变状况对颈椎的影响。继发于颈椎间盘破裂的神经根病变是最常见病因(图 56.5)。神经根型颈椎病中椎间孔退行性病变是另一个常见病因。原发或继发颈椎肿瘤或椎体感染可能会出现椎间盘突出的类似症状。转移性硬膜外肿瘤是颈椎最常见的肿瘤,常见原发部位是乳腺、肺、前列腺和骨髓瘤。髓外硬膜内肿瘤,即神经鞘瘤和脊膜瘤,也是需要被考虑的。相比之下,髓内病变,包括肿瘤或瘘管,通常伴脊髓病症状。脊髓感染,特别是硬膜外脓肿,出现频率逐渐增

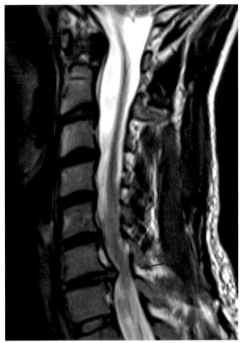

A. 最右侧T2加权像显示C6-C7有大的椎间盘突出(箭)

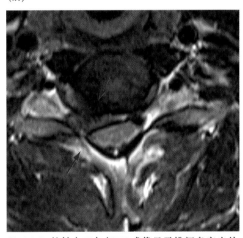

B. C6-C7的轴向T2加权MR成像显示椎间盘突出从左侧延伸至右侧隐窝,伴有颈髓前部的轻微变形(箭)

图 56.5　右侧大 C6-C7 椎间盘突出。MR,磁共振

高,与皮肤感染、伤口、尿路感染和牙科操作相关的脓毒症及药物滥用和免疫抑制患者发病率更高。脊髓感染的患者通常伴大范围脊柱和神经根痛,且可能有明显的脊髓病。在这种临床情况下,骨髓病变体征的出现需要紧急手术减压。此外,这些患者常出现显著的脊柱不稳定,这种情况必须考虑制订手术方案。

有时臂丛神经的损伤可能会与神经根性颈椎病混淆。侵犯内侧臂丛的肿瘤,无论是癌症还是淋巴瘤,都可能类似于 C8 神经根病。隐匿性上肺尖沟肺肿瘤(Pancoast 综合征)也会出现这种情况。神经鞘瘤是臂丛最常见的原发性神经肿瘤。神经鞘瘤是最常见的起源于臂丛神经的原发性神经肿瘤。臂丛神经损伤(Parsonage-Turner 综合征)可能类似于 C5 神经根病。其他诊断考虑包括尺神经病变和罕见的神经源性胸廓出口综合征。

诊断方法

大约 80% 的神经根型颈椎病患者会自然好转,因此,影像学检查通常是不必要的。脊柱的磁共振成像检查对于有不寻常表现或没有改善的患者很重要。为了确保症状和影像学结果之间没有不匹配,应该仔细评估这些检查。对于无症状的患者来说,在影像学上有明显的异常并不少见,但这并不重要。如果考虑手术治疗,临床症状必须与影像学异常相关。

通常的做法是省略标准的颈椎 X 线片,但这些 X 线片可能有一些临床价值。这种图像提供了颈椎病和椎间盘退变程度的极好的可视化,并且对于检测驼背的存在是非常重要的。每当怀疑椎骨间有异常运动时,脊柱的屈曲和伸展侧位视图是很重要的。

MRI 是评估脊柱和脊髓的首选成像方式。针对幽闭恐惧症患者,可用开放 MRI 或计算机断层扫描(CT)脊髓造影检查是好的选择。影像学检查将显示椎间盘突出或颈椎病引起的神经根压迫。T2 加权图像上脊髓中的亮信号提示脊髓损伤(图 56.6)。此外,还可以观察椎骨或硬膜外腔内的肿瘤。硬膜内肿瘤与神经根和脊髓的关系明确,MRI 清楚地显示了这些病变。髓外肿瘤通常很容易通过钆增强显示。相反,髓内肿瘤通常很难与多发性硬化等髓内脊髓脱髓鞘病变区分开。

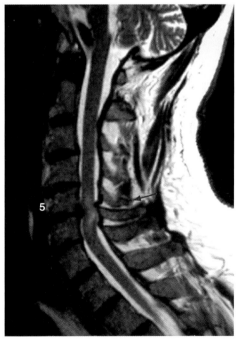

矢状位T2加权磁共振图像显示C5-C6明显狭窄。在脊髓内的该水平存在改变的明亮信号(箭)

图 56.6　颈椎管狭窄。MR,磁共振

脊柱 CT 作为一种独立的诊断方法,其价值有限。然而,CT 与脊髓造影结合使用,对于无法进行 MRI 的患者(例如,因为有心脏起搏器)尤其有用。标准脊髓造影后行脊髓造影 CT 将显示神经根套管未填充或神经根直接受压(见图 56.2)。它还可显示脊髓受压(髓外病变)以及脊髓内病变(髓内病变)。

CT 对显示后纵韧带骨化特别有效（OPLL）。此外，当试图了解复杂的脊柱畸形时，重建脊柱 CT 是一项出色的检查。如果临床表现与影像学检查结果之间存在冲突，或者怀疑诊断为神经根病以外的疾病（例如，臂丛神经病变），则建议进行电生理诊断检查。

治疗和预后

神经根型颈椎病的治疗选择取决于患者的临床表现。由于大多数患者可自行改善，因此很少需要早期影像学检查和积极治疗，除非存在明显的无力或伴发脊髓病的体征。约 80% 继发于椎间盘突出或椎间孔狭窄的神经根型颈椎病患者会在 3 个月内自行改善。重度活动受限出现急性神经根压迫的患者。这尤其适用于对颈神经根施加张力导致保护性肌肉痉挛，从而导致疼痛加重的活动。例子包括携带一个沉重的公文包、重物或铺床等。这些患者将在几周内接受复查。偶尔，肌肉松弛药、简单镇痛药或抗炎剂将是有用的辅助药物。麻醉剂用于治疗剧烈疼痛，通常只使用一段有限的时间。通常，这些模式是成功的。这些保守治疗以及牵引、针灸、整脊手法和按摩等类似治疗的良好结果可能归功于疾病的自然史，从而获得了治疗成功。

对于那些持续剧烈疼痛、有明显神经功能缺损或有脊髓病迹象的患者，MRI 是强制性的检查。如果有颈椎间盘突出的证据，并且该结果与临床检查符合，则手术是一种选择。

对于破裂的外侧颈椎间盘，前路或后路手术都是可行的。一种方法包括前路颈廓清除术、椎间盘完全切除、脊柱融合或人工椎间盘植入重建。关节成形术可以防止在融合相邻节段发生的应力相关退行性变的晚期发展。或者，对于外侧椎间盘突出症，后内侧小关节切除术伴神经根抬高和取出破裂的椎间盘碎片是一个好的选择。与前路手术相比，后路手术对患者来说更不舒服，但是患者没有与融合相关的潜在的长期问题，包括活动性降低和融合终末变性。前路手术也是治疗引起脊髓和/或神经根症状的中线椎间盘突出的最佳方法。如果影像学证实了肿瘤或感染等诊断，则必须进行适当的治疗。

（张远锦 译）

推荐阅读

Albert TJ, Murrell SE. Surgical management of cervical radiculopathy. J Am Acad Orthop Surg 1999;7(6):368–76.

Freidberg SR, Pfeifer BA, Dempsey PK, et al. Intraoperative computerized tomography scanning to assess the adequacy of decompression in anterior cervical spine surgery. J Neurosurg (Spine 1) 2001;94:8–11.

Guzman J, Haldeman S, Carroll LJ, et al. Clinical practice implications of the bone and joint decade 2000-2010. Task force on neck pain and its associated disorders: from concepts and findings to recommendations. Spine 2008;33(Suppl. 4):S199–213. Review.

Levine MJ, Albert TJ, Smith MD. Cervical radiculopathy: diagnosis and nonoperative management. J Am Acad Orthop Surg 1996;4(6):305–16.

Wirth FP, Dowd GC, Sanders HF, et al. Cervical discectomy. A prospective analysis of three operative techniques. Surg Neurol 2000;53(4):340–6.

腰神经根病

Subu N. Magge, Robert G. Whitmore, Stephen R. Freidberg

临床病例 男,53岁,自17岁运动损伤后出现偶发严重腰痛,放射至臀部和股部左后侧,通常情况下,他每隔几年就会经历一次病情恶化,持续几天。诱发因素包括久坐、活动(如慢跑或打曲棍球)。通常他早上迫使自己不顾伤痛下床,继续日常活动,同时小心不突然弯腰。如果症状持续存在,他使用简单的止痛剂,有时应用低剂量的肌肉松弛剂放松。滑雪后的一个周末,他出现严重的左侧坐骨神经痛,难以忍受的疼痛逐步恶化,持续了3天,夜不能寐,一般药物治疗无效。由于剧烈疼痛,他不得不强迫自己起床以缓解"瘫痪"疼痛。他注意到左踇趾异常麻木感和垂足,紧张或咳嗽会进一步加剧不适。当他开车去看神经外科医生的途中,颠簸显著加剧疼痛。神经系统检查显示左脚垂足,明显的腰骶椎旁肌痉挛,脊柱前凸,以及不能耐受左侧直腿抬高。磁共振成像(MRI)显示出在L4-L5椎间隙椎间盘突出压迫L5神经根。进行了微型半侧椎间盘碎片切除,神经根减压,第二天坐骨神经痛缓解。

点评:这个患者的病程是典型的间歇性、复发性、亚急性腰骶神经根病,他的间歇性症状经保守治疗总是得到缓解,突然发生急性严重神经根病是继发于椎间盘脱出的极度疼痛和迅速进展、持续数天的足下垂,可以成功地被外科手术干预。

腰骶神经根病,通常被称为"坐骨神经痛",是最常见的神经疾病之一,通常影响1%人口/年,大多数有不同程度的慢性腰痛,这些症状是造成残疾的主要原因,也是美国工人失能赔偿的首要原因。

临床表现

坐骨神经痛可急性起病,也可以逐步发展,突然发作时

可能是自发的,也可能是某个特殊事件诱发,有时是看似微不足道的事,如弯腰铺床。症状或许轻微、或许明显到需要紧急评估和治疗(图57.1)。由于累及特殊的神经根,疼痛可能是经典的坐骨神经痛,自腿后侧放射至足部,主要见于L5或S1神经根压迫(图57.2和图57.3),最高水平可以至L3-L4神经根压迫,疼痛可能放射至大腿前侧,腰神经根病根据累及节段的不同有相应的临床特点(表57.1),最普通的神经根刺激症状见于L5-S1神经根,其次是L4和L3神经根,少数为更高节段的神经根受累如L1和L2。

表57.1 腰神经根病的神经根症状

根	运动无力	感觉缺失	腱反射
L3	髂腰肌/股四头肌	大腿前侧	膝腱反射减弱但仍存在
L4	股四头肌	大腿前侧至膝下	膝腱反射消失
L5	胫前肌	脚背及脚面中间	内腘绳肌腱反射
S1	腓肠肌	脚后侧、脚底及脚踝	跟腱反射消失

在成人中,脊髓终止于L1和L2之间,因此,椎间盘突出压迫神经根取决于病变是在椎管内侧还是在神经孔外侧。离开的神经根绕过椎弓根头部到达椎间盘间隙。因此,在脊椎管内的椎间盘间隙处发生的损伤压迫经过的根部,即具有下一个较低数字的根部。例如,L4-L5椎管内侧的椎间盘破裂会压迫L5根,而神经孔内侧的椎间盘破裂则较少压迫L4根。

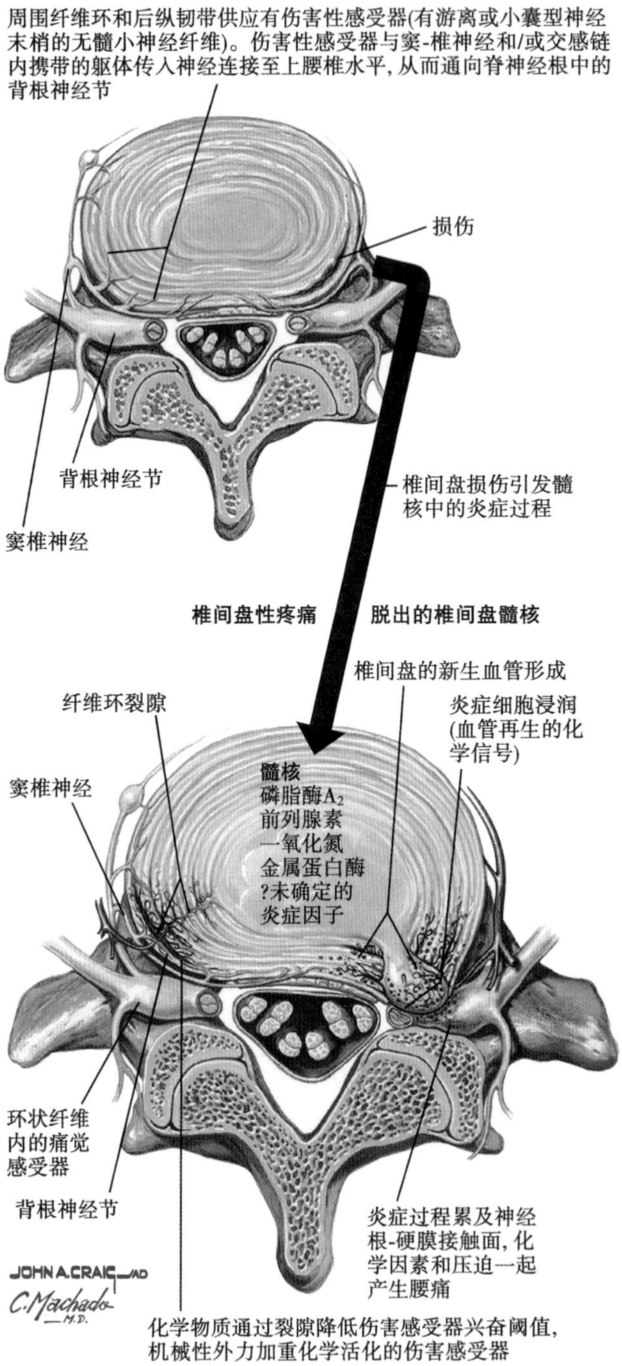

周围纤维环和后纵韧带供应有伤害性感受器(有游离或小囊型神经末梢的无髓小神经纤维)。伤害性感受器与窦-椎神经和/或交感链内携带的躯体传入神经连接至上腰椎水平,从而通向脊神经根中的背根神经节

损伤

背根神经节

窦椎神经

椎间盘损伤引发髓核中的炎症过程

椎间盘性疼痛　**脱出的椎间盘髓核**

纤维环裂隙

窦椎神经

椎间盘的新生血管形成

炎症细胞浸润(血管再生的化学信号)

髓核
磷脂酶A₂
前列腺素
一氧化氮
金属蛋白酶
?未确定的炎症因子

环状纤维内的痛觉感受器

背根神经节

炎症过程累及神经根-硬膜接触面,化学因素和压迫一起产生腰痛

JOHN A.CRAIG—MD
C.Machado—M.D.

化学物质通过裂隙降低伤害感受器兴奋阈值,机械性外力加重化学活化的伤害感受器

图 57.1　L4-L5 炎症在腰背痛中的作用

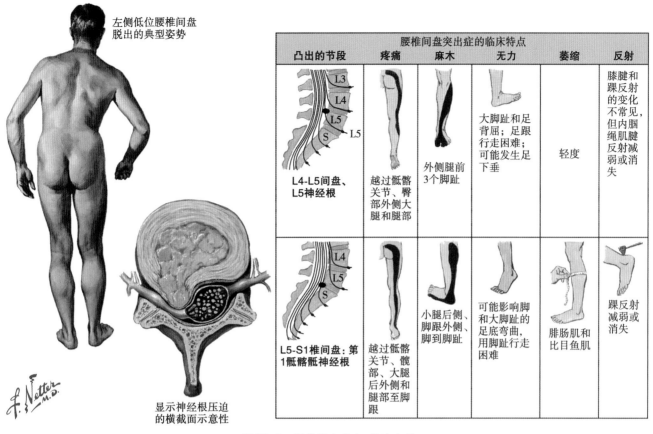

左侧低位腰椎间盘脱出的典型姿势

显示神经根压迫的横截面示意性

腰椎间盘突出症的临床特点					
凸出的节段	疼痛	麻木	无力	萎缩	反射
L4-L5间盘、L5神经根	越过骶髂关节、臀部外侧大腿和腿部	外侧腿前3个脚趾	大脚趾和足背屈；足跟行走困难；可能发生足下垂	轻度	膝腱和踝反射的变化不常见，但内腘绳肌腱反射减弱或消失
L5-S1椎间盘：第1骶骶骶神经根	越过骶髂关节、髋部、大腿后外侧和腿部至脚跟	小腿后侧、脚跟外侧、脚到脚趾	可能影响脚和大脚趾的足底弯曲，用脚趾行走困难	腓肠肌和比目鱼肌	踝反射减弱或消失

图 57.2　腰椎间盘突出：临床表现

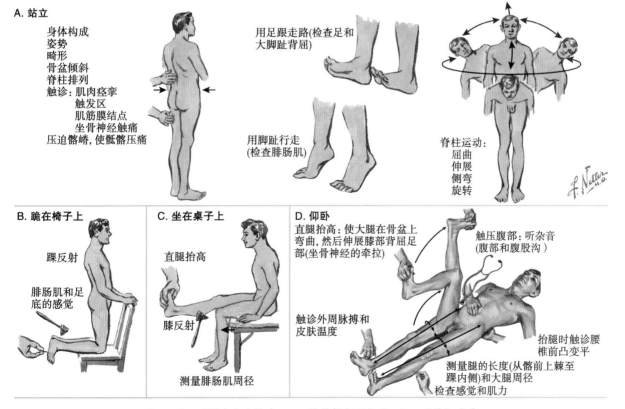

A. 站立

身体构成
姿势
畸形
骨盆倾斜
脊柱排列
触诊：肌肉痉挛
　　　触发区
　　　肌筋膜结点
　　　坐骨神经触痛
压迫髂嵴，使骶髂压痛

用足跟走路(检查足和大脚趾背屈)

用脚趾行走(检查腓肠肌)

脊柱运动：
屈曲
伸展
侧弯
旋转

B. 跪在椅子上

踝反射

腓肠肌和足底的感觉

C. 坐在桌子上

直腿抬高

膝反射

测量腓肠肌周径

D. 仰卧

直腿抬高：使大腿在骨盆上弯曲，然后伸展膝部背屈足部(坐骨神经的牵拉)

触压腹部：听杂音(腹部和腹股沟)

触诊外周脉搏和皮肤温度

抬腿时触诊腰椎前凸变平

测量腿的长度(从髂前上棘至踝内侧)和大腿周径
检查感觉和肌力

图 57.3　下腰痛患者检查。CT,计算机断层扫描；MRI,磁共振成像

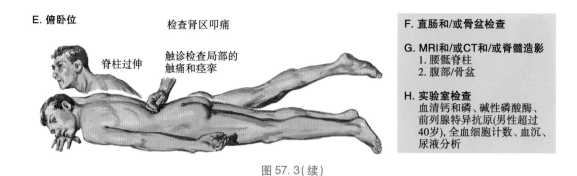

E. 俯卧位　　　　　　检查肾区叩痛

脊柱过伸

触诊检查局部的触痛和痉挛

F. 直肠和/或骨盆检查

G. MRI和/或CT和/或脊髓造影
1. 腰骶脊柱
2. 腹部/骨盆

H. 实验室检查
血清钙和磷、碱性磷酸酶、前列腺特异抗原(男性超过40岁)、全血细胞计数、血沉、尿液分析

图 57.3（续）

病因学

腰神经根病最常见的原因是髓核突出导致的腰椎间盘突出，通常在最低的两个水平 L4-L5 和 L5-S1 以相等的频率发生（图 57.4 和图 57.5；见图 57.1）。只有大约 5% 的腰椎间盘突出发生在较高的水平。突出是椎间盘退变的最后表现，椎间盘退变是所有人类的持续过程。因此，椎间盘突出在年轻人中并不常见，尽管偶尔青少年和很少学步的儿童有症状性突出。椎间盘突出偶尔与椎管狭窄一起发生，可能是患有轻度慢性背痛的老年人病情迅速恶化的原因。大多数腰神经根病是单侧的，双侧坐骨神经痛有不祥的意义，提示马尾受压，这些患者有括约肌功能丧失的风险，男性有性功能丧失的风险。早期识别是至关重要的，因为即使在迅速减压后，括约肌控制和力量也不一定会恢复。椎间盘退变导致椎间孔侵犯的椎管狭窄很少会引起神经根病。

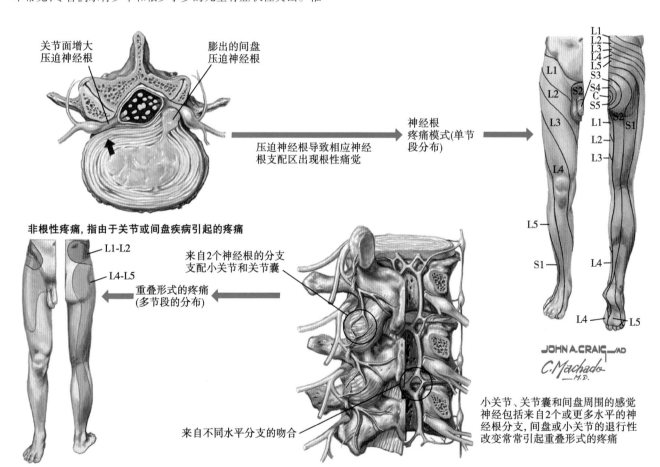

关节面增大压迫神经根

膨出的间盘压迫神经根

压迫神经根导致相应神经根支配区出现根性痛觉

神经根疼痛模式(单节段分布)

非根性疼痛, 指由于关节或间盘疾病引起的疼痛

L1-L2

L4-L5

重叠形式的疼痛(多节段的分布)

来自2个神经根的分支支配小关节和关节囊

来自不同水平分支的吻合

小关节、关节囊和间盘周围的感觉神经包括来自2个或更多水平的神经根分支，间盘或小关节的退行性改变常常引起重叠形式的疼痛

图 57.4　腰椎疾病的疼痛模式

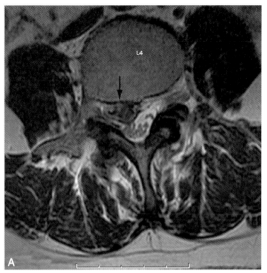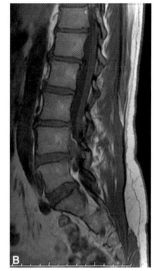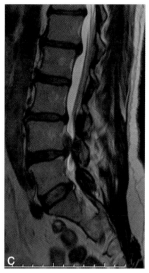

(A)L4轴位T2加权像显示右侧隐窝和椎间孔内有大的低信号肿块。T1加权像(B)和T2加权像(C)矢状位MR图像显示肿块从L4-L5椎间盘向头部延伸(箭头)

图57.5　椎间盘脱出

鉴别诊断

随着人口老龄化程度的提高,椎管狭窄越来越普遍。它很少发生在60岁之前,尽管患有软骨发育不全或其他先天性疾病以及因椎弓根缩短导致椎管狭窄的个体,易发生过早椎管狭窄。脊柱病变是原发性病理过程,表现为韧带和关节面肥大(图57.6)。患者可能出现腰骶神经根单节段或多节段椎管受压,L3-L4和L4-L5间隙最常受累,L5-S1间隙是罕见的,除非有椎体半脱位。患者的特征为神经源性跛行疼痛模式,类似于腿部动脉硬化闭塞症(ASO)。大多数患者出现站立或行走中出现症状(见图57.6)。他们能够走一段设定的距离,然后感到需要坐下休息,休息后通常会迅速缓解。患者腰部弯曲更舒适是其特点,因此,上坡行走可能比下坡行走更容易,因为与下坡行走相关联的脊柱过伸可能诱发症状。患者向前靠在助行器或购物车上可能也更舒服。患者进行的神经系统检查通常正常,偶尔,对于长期症状性椎管狭窄的患者,可能存在神经功能缺损。

首要问题通常是椎管狭窄与血管性跛行的鉴别。这两种情况下的人口统计学数据是相似的。与ASO患者典型的挤压性不适相比,患有椎管狭窄的个体往往具有更感觉迟钝的烧灼样痛。病史的另一个有用的区分点是,椎管狭窄的患者可以长距离骑自行车,而动脉硬化的患者像走路一样受限。与椎间盘突出症患者不同,椎管狭窄患者通常在休息时感觉舒适,没有显示出椎旁痉挛、直腿抬高试验困难或向前弯曲问题的迹象。X平片提供了一个廉价的方法来识别严重的脊椎变化。磁共振成像是诊断模式的选择。如果患者不能耐受MRI检查,计算机断层(CT)脊髓造影是有帮助的。对于症状相对较轻的患者来说,不必急于进行手术。然而,一旦患者行走受限或即使坐着也不舒服,在适当的脊柱水平进行广泛的椎板减压和椎间孔切开术对很大比例的患者带来显著的缓解。对于狭窄可能伴有脊椎滑脱的患者,需要进行脊柱融合术。

脊椎前移,即上椎体相对于下椎体的前滑,是腰椎根部受压的另一个常见原因,会导致下腰痛(见图57.6A和B)、神经根病症状,有时还会出现马尾综合征。脊椎前移的两个常见原因涉及脊椎退行性改变和关节间椎体部分的先天性缺陷。退行性腰椎滑脱患者往往年龄较大,而峡部缺损患者通常在第三或第四个10年出现明显的腰椎和神经根疼痛,通常与体位改变有关。

尽管滑膜囊肿相对不常见,但可能产生与椎间盘突出症相同的症状。囊肿由小关节滑膜组织肥大形成。神经外科医生可能会遇到为暴露脊柱将这些囊肿推入椎旁肌。在该部位,它们表明存在退行性关节疾病,但它们本身并无症状。当囊肿进入椎管内时,可压迫神经根。滑膜囊肿产生周围的炎性反应,因此必须从神经根的硬脑膜鞘仔细解剖。切除腰椎硬膜外滑膜囊肿通常能减轻患者的疼痛。

硬膜外感染可继发于椎间盘手术、硬膜外注射或通过血行扩散发生。与主要累及椎体的转移性肿瘤不同,脓肿累及椎间盘间隙,继发扩散至邻近椎体。椎间盘间隙和椎体受累引起的背痛以及继发性神经根疼痛通常非常严重。美国常见的致病微生物是手术或血源性传播的凝固酶阳性和凝固酶阴性的葡萄球菌。来自泌尿脓毒症的革兰氏阴性菌也可能是病原体。静脉注射毒品者和免疫功能低下患者硬膜外脓肿的发生率较高。在全球范围内,脊柱感染的最常见原因是结核病(TB)。随着易感人群中人类免疫缺陷病毒(HIV)阳性率的增加,脊柱TB的发病率似乎也在增加。

肿瘤可能是腰骶椎疼痛的原因之一。脊柱转移性硬膜外癌是最常见的肿瘤。原发性骨肿瘤和硬膜内原发性和转移性肿瘤也可能类似于椎间盘源性疾病。转移的常见癌症包括前列腺癌、乳腺癌、肺癌、黑色素瘤和骨髓瘤。通常症状以脊柱疼痛开始,并逐渐加重。一旦神经因素被涉及,根痛开始并且可能迅速恶化。这种情况下的评估和治疗很紧迫,因为治疗后的恢复可能不完全。神经鞘瘤、脑膜瘤、黏液乳头状室管膜瘤、脂肪瘤是常见的腰椎硬膜内肿瘤(图57.7)。神经鞘瘤、脑膜瘤和室管膜瘤的症状逐渐进展。脂肪瘤(一种先天性肿瘤)患者可能有基线神经功能缺损史,后期进展缓慢。

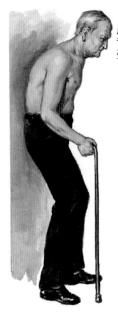

患者呈典型的弯腰姿势, 颈部、脊柱、臀部和膝盖弯曲; 背部平坦或凸起, 没有正常的脊柱前凸弯曲。马尾神经受压, 由此产生的疼痛因此减轻

上椎体的下关节突扩大导致中央椎管狭窄。侧隐窝因下椎体上关节突半脱位和骨赘增大而变窄

上椎体的下关节突

下椎体的上关节突

侧隐窝

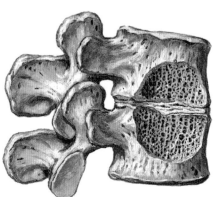

由于椎间盘高度损失, 椎骨接近。下椎体上关节突半脱位侵犯了椎间孔。切除部分所示的椎间盘内部破裂

脊椎半脱位

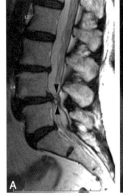

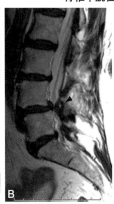

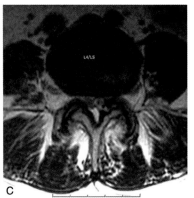

软骨发育不全

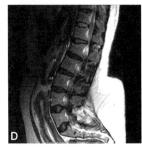

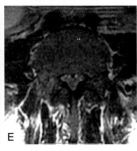

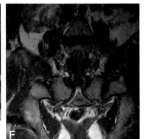

(A和B) 中间和左侧矢状位T2加权像显示L4对L5有1级向前半脱位, 显示高度狭窄伴黄韧带增厚和囊性改变(箭头)

(C) 轴位T2-加权像显示严重的小关节病伴来自左侧小关节的囊性改变

(D) 矢状位T2加权成像显示多个节段椎管狭窄。椎管前后径狭窄和腰椎凹陷突出是软骨发育不全的典型表现

(E) 轴向T1加权图像显示小腰椎管, 呈三叶形

(F) 冠状位T1加权图像显示椎管冠状面变窄, 向下增大, 典型的盆腔呈香槟玻璃状结构

图 57.6 腰椎管狭窄症

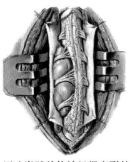

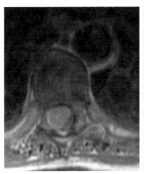

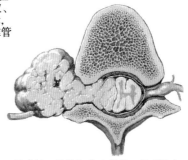

胸椎脑膜瘤:轴位和矢状位T1加权、钆造影图像显示,增强肿块占据椎管右前部70%

压迫脊髓并使神经根变形的硬膜内髓外肿瘤(脑膜瘤)

沿脊神经的椎间孔生长的哑铃形肿瘤(神经鞘瘤)(von Recklinghausen病的神经纤维瘤可能表现相似)

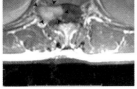

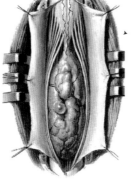

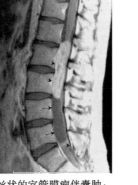

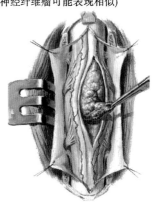

轴位T1加权钆增强图像上可见有椎间孔神经鞘瘤(箭头)

终丝肿瘤压迫马尾:扩大的肿瘤滋养血管

丝状的室管膜瘤伴囊肿:矢状位T1加权钆增强图像显示大的中度增强肿块(箭头)及其远端囊肿(箭)

髓内肿瘤和脊髓造影显示脊髓变宽

图 57.7 硬膜内脊髓肿瘤

诊断方法

对初次出现急性坐骨神经痛或下腰痛的患者的评估不需要常规的任何诊断检测。大多数个体可自行恢复。然而,对于那些不符合神经根压迫或急性下背部劳损的经典模式的患者以及没有改善的患者,神经诊断检测是必要的腰椎平片(包括侧向屈曲和伸展视图)有两个用途:显示脊柱解剖结构及其退行性改变,以及半脱位和不稳定,可见椎体和椎间盘间隙破坏性病变。MRI是主要的脊柱成像方式(见图 57.5 和图 57.6)。高质量 MRI 可显示椎间盘突出或椎管狭窄,并可鉴别罕见肿瘤或感染。但是,有时由于技术原因,MRI 检查可能不成功,例如,患者在成像期间可能已经移动,患者有起搏器或其他金属可能无法做 MRI,并且肥胖或幽闭恐惧症可能是做 MRI 检查的其他障碍。CT 脊髓造影仍然是一种有价值的辅助诊断手段,尤其是当 MRI 为禁用或不耐受时。水溶性造影剂脊髓造影后行轴向 CT 扫描,可比 MRI 更清晰地显示神经根充盈或缺失。CT 数据的矢状面和冠状面重建提供了极好的附加信息。在影像学数据难以解释或多发性神经病等其他叠加疾病共存的情况下,电生理诊断检查具有宝贵的价值。

治疗

如果病史、体格检查和影像学检查结合起来,腰神经根病

的治疗通常是成功的。大多数没有明显神经功能缺损的背痛或神经根痛急性发作仅需要明智的休息和简单的镇痛药。没有必要进行严格的卧床休息,因为这可能会导致病情迅速恶化,它也可能倾向于更严重的并发症,如深静脉血栓形成、肺栓塞,很少有致命的反常大脑栓子。必须鼓励患者尽可能多地起床,但要避免加剧其症状的活动。当患者从急性症状中康复后,他们可以开始明智的锻炼计划,最终进入全面的健身计划。镇痛药和抗炎药(包括偶尔使用类固醇)可能对患者有所帮助。通过这种方法,80%的患者在 3 个月内得到改善。这是椎间盘源性神经根压迫的自然史,在评估其他治疗方式(如脊柱按摩手法或针灸)的治疗主张时建议小心。对于慢性非持续性疼痛较重的患者,通过减肥和加入健康俱乐部来改变生活方式是最好的方法,尽管不幸的是,很少有患者成功改变了他们的行为模式。

当急性症状没有改善或慢性退变椎间盘相关疼痛持续存在时,可选择手术治疗(图 57.8)。手术的一个重要指征是存在显著的持续性神经功能缺损,如足下垂。然而,严重或慢性的持续性神经根疼痛会扰乱患者的生活,是进行神经根减压术的常见原因。当建议患者决定手术时,医生应明确表示,推迟手术不会使他们处于神经系统危险中,尽管不适可能会持续存在。退行性疾病或椎间盘破裂患者的手术目标与疼痛的起源有关。如果患者出现根性疼痛,且影像学检查显示相应的根受压,则应对一个或多个根进行减压,并移除突出的椎间盘或滑膜囊肿。对挤压椎间盘的手术需要移除挤压碎片并释

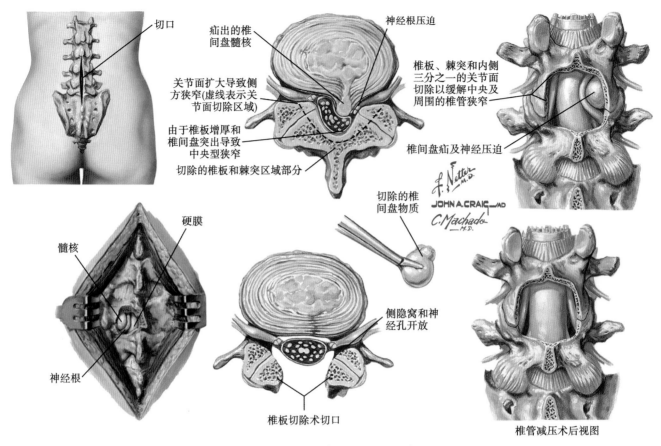

图 57.8　椎板切除术和椎间盘切除术

放受压迫的神经根。通过这种技术,超过 90% 的患者症状得到缓解。

如果体位相关的腰部疼痛是主要症状,单独进行根管减压术无法解决症状。脊柱节段性不稳定伴脊柱运动异常,也可引起继发于神经根间歇性压迫的显著疼痛。它还会增加小平面关节和椎间盘环周围的退变,引起原发性背痛。在这些不常见的情况下,脊柱融合术是一个合理的考虑。

肿瘤患者的治疗取决于肿瘤的组织学和神经受累程度。如果转移性肿瘤的初始表现为脊柱,则脊柱肿瘤的针吸活检或肺、乳腺、前列腺或皮肤中明显肿瘤的活检可提供诊断。当肿瘤具有放射敏感性、脊柱稳定且神经受压相对较小时,宜进行放射治疗。但是,如果不符合这些考虑,则需要进行手术。累及大部分椎体和两个椎弓根的主要破坏性病变通常需要 360 度减压和融合。神经系统恶化可能很快,一旦发生瘫痪,患者可能无法恢复,即使在紧急手术后也是如此。

硬膜外感染的适当治疗存在争议。一些报道显示抗生素治疗效果良好。这种方法最适用于未明显脓毒症且对神经结构无显著占位影响的患者。然而,由于神经功能可能快速丧失,建议对大量化脓性积液进行手术引流,以减轻疼痛并预防截瘫。使用抗生素进行非手术治疗的患者会出现快速恶化,应密切观察此类患者。

（张远锦 译）

推荐阅读

Berven S, Tay BB, Colman W, et al. The lumbar zygapophyseal (facet) joints: a role in the pathogenesis of spinal pain syndromes and degenerative spondylolisthesis. Semin Neurol 2002;22(2):187–96.

Binder DK, Schmidt MH, Weinstein PR. Lumbar spinal stenosis. Semin Neurol 2002;22(2):157–66.

Katz JN, Dalgas M, Stucki G, et al. Degenerative lumbar spinal stenosis. Diagnostic value of the history and physical examination. Arthritis Rheum 1995;38(9):1236–41.

Minamide A, Yoshida M, et al. Minimally invasive spinal decompression for degenerative lumbar spondylolisthesis and stenosis maintains stability and may avoid the need for fusion. Bone Joint J 2018;100-B(4):499–506.

Schultz IZ, Crook JM, Berkowitz J, et al. Biopsychosocial multivariate predictive model of occupational low back disability. Spine 2002;27(23):2720–5.

Shah AA, Paulino Pereira NR, et al. Modified en bloc spondylectomy for tumors of the thoracic and lumbar spine: surgical technique and outcomes. J Bone Joint Surg Am 2017;99(17):1476–84.

Stochkendahl MJ, Kjaer P, et al. National clinical guidelines for non-surgical treatment of patients with recent onset low back pain or lumbar radiculopathy. Eur Spine J 2018;27(1):60–75.

Storm PB, Chou D, Tamargo RJ. Lumbar spinal stenosis, cauda equina syndrome, and multiple lumbosacral radiculopathies. Phys Med Rehabil Clin N Am 2002;13(3):713–33, ix.

Tang HJ, Lin HJ, et al. Spinal epidural abscess—experience with 46 patients and evaluation of prognostic factors. J Infect 2002;45(2):76–81.

Williams MG, Wafai AM, Podmore MD. Functional outcomes of laminectomy and laminotomy for the surgical management lumbar spine stenosis. J Spine Surg 2017;3(4):580–6.

Winstein JN, Lurie JD, Tosteson TD, et al. Surgical vs nonoperative treatment for lumbar disk herniation: the spine patient outcomes research trial (SPORT) a randomized trial. JAMA 2006;296(20):2441–50.

腰痛

Daniel Vardeh

流行病学

腰痛是一种极其常见的疾病。根据世界卫生组织的全球疾病负担研究,在 291 种研究疾病中,它是导致全球残疾的最大因素。作为导致活动受限和工作残疾的主要原因,下腰痛造成了巨大的医疗费用、伤残保险和生产力损失。慢性腰痛的定义通常为持续 3 个月以上,对男性和女性的影响相同,其发病通常在 30~50 岁,并且下背痛的发生率随着年龄稳定地增加。

病理生理学

尽管慢性下腰痛的患病率很高,但其潜在病因往往仍不确定。作为第一步,区分明确的潜在疾病过程与非特异性良性疾病非常重要。具体疾病包括:风湿性疾病,如腰椎小关节类风湿性关节炎或强直性脊柱炎;骨病,如弥漫性特发性骨骼骨质增生(DISH);脊椎滑脱,外伤引起的椎体骨折或骨质疏松情况下的自发性骨折;肿瘤疾病(作为原发肿瘤或更常见的椎体转移);感染性疾病,如硬膜外脓肿或骨髓炎;椎间盘突出。重要的是要记住,内脏结构引起的疼痛可表现为背痛,如主动脉瘤、子宫肌瘤、腹膜后出血或肾结石的破裂或夹层。病史上的"危险信号"往往能为更严重的潜在疾病提供线索。对于脊柱骨折,具有最高预测价值的危险信号包括年龄较大、类固醇使用

时间较长、严重创伤和挫伤。

在大多数情况下,无法发现特定的潜在疾病,且潜在疼痛机制仍不确定。从概念上讲,这些疾病可按解剖或病理病因分类。在解剖学上,下背部包含大量潜在的疼痛发生器,包括椎间盘、多对小平面关节、椎骨终板、神经根、韧带和脊肌(图58.1)。这些结构中的任何一个或全部都可能参与下腰痛的产生,并且它们之间经常存在相互作用。例如,在健康的脊柱中,在给定的脊柱水平下,两个小平面关节承载大约 30% 的总载荷。在椎间盘突出和椎间盘高度降低的情况下,该负荷可增加至 70%,引起椎间盘破裂本身引起的椎间盘源性疼痛以及压力负荷增加引起的关节面源性疼痛。挤压的椎间盘物质可引起神经根压迫和炎症以及局部炎性反应,导致局灶性肌肉痉挛(图 58.2)。病理生理学上,与任何其他慢性疼痛状态一致,疼痛产生可分为伤害性、炎性和神经性疾病。疼痛是由 C 和 A-δ 纤维的直接激活引起的,例如椎间盘破裂、压力增加或小关节破坏或肌肉痉挛。炎性疼痛是感染性(如细菌性脓肿)或非感染性疾病(如类风湿性关节炎中自身免疫介导的滑膜炎)的结果。在这两种情况下,多种炎性介质激活并敏化外周伤害感受器。神经性疼痛是外周神经损伤(如椎间盘突出的神经根受压)或中枢神经系统损伤(如脊髓压迫症)的直接结果。通常,多种病理状态并存,如本例所示(见图 58.2)。此外,持续的外周伤害性输入常导致中枢神经系统的结构和功能变化,称为中

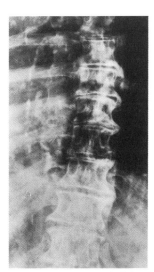

胸椎X线片显示椎间隙狭窄和骨刺形成

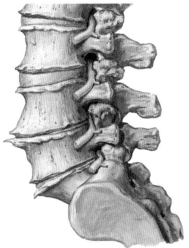

腰椎间盘退变和椎体边缘肥大性改变伴骨刺形成。椎间孔骨质增生压迫脊神经

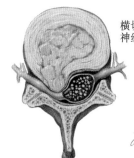

腰椎间盘突出

横切面示意图显示神经根受压

图 58.1 腰痛的结构性原因

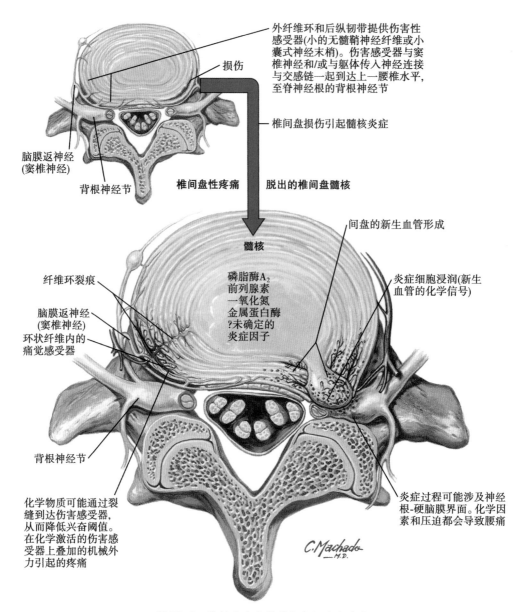

外纤维环和后纵韧带提供伤害性感受器(小的无髓鞘神经纤维或小囊式神经末梢)。伤害感受器与窦椎神经和/或与躯体传入神经连接与交感链一起到达上一腰椎水平,至脊神经根的背根神经节

损伤

椎间盘损伤引起髓核炎症

脑膜返神经(窦椎神经)

背根神经节

椎间盘性疼痛

脱出的椎间盘髓核

间盘的新生血管形成

髓核

磷脂酶A₂
前列腺素
一氧化氮
金属蛋白酶
?未确定的
炎症因子

炎症细胞浸润(新生血管的化学信号)

纤维环裂痕

脑膜返神经(窦椎神经)

环状纤维内的痛觉感受器

背根神经节

化学物质可能通过裂缝到达伤害感受器,从而降低兴奋阈值。在化学激活的伤害感受器上叠加的机械外力引起的疼痛

炎症过程可能涉及神经根-硬脑膜界面。化学因素和压迫都会导致腰痛

C.Machado
—M.D.

图 58.2 椎间盘突出伴神经根压迫和炎症

枢敏化,导致损伤初始部位以外更广泛的疼痛(继发性痛觉过敏),这使得精确诊断或靶向治疗更具挑战性。

除了伤害性感觉的神经生物学过程之外,心理和社会方面(生物-心理-社会模型)的相互作用最终导致一种复杂的"疼痛"表型,即不愉快的感觉和情绪体验以及残疾。虽然伤害性成分通常无法治愈,但可以通过心理干预来调节情感反应和后续行为,这通常会有意义地减少残疾。可解释的患者信念和情绪(疼痛灾变)的示例包括:活动诱发的疼痛会导致更多伤害(导致避免任何活动),疼痛会控制人的生活(无助感),或者尽管检查结果为阴性,但重大疾病仍是疼痛的原因。此外,次要利益——例如,以工伤经济补偿、残疾状况证明或诉讼和解的形式——通常会阻止患者状况的任何改善,直到案件得到解决并实现利益。

诊断

病史和全面的体格检查对于排除患者腰痛的特定潜在疾病很重要。下腰痛的肌肉骨骼临床检查(图 58.3)定位价值

差,个体间可靠性差。然而,直腿抬高试验显示出高敏感性,交叉直腿抬高试验显示出对腰神经根病或坐骨神经病的高特异性。皮肤分布麻木通常是神经根病的早期体征,肌节分布无力伴反射丧失通常表明神经根受压更严重。为了检测潜在可逆性脊髓疾病,重要的是要注意神经轴体征和症状;体征包括感觉躯干水平、下肢肌张力增加/痉挛、巴宾斯基征(通常发生在亚急性和慢性病症中)或张力降低和反射丧失(超急性病症)、肛门反射丧失、Beevor 征(腹部肌肉下半部无力)和二便失禁。会阴区的鞍状感觉减退可提示马尾综合征,早期肠和膀胱功能障碍可提示脊髓圆锥综合征。行走后短暂性踝关节反射丧失和腿部无力提示神经性跛行,通常由腰椎管狭窄症引起。

在临床实践中,影像学在确定慢性疼痛患者的解剖病理学方面发挥着重要作用,通常被视为确定诊断的最客观方法。然而,尽管成像技术取得了巨大进步,但症状与客观放射学检查结果(如磁共振成像[MRI])之间的相关性仍然很差,这强调了神经系统功能变化对解剖结构改变的重要性。此外,有证据表明无症状患者可出现脊柱影像学异常;例如,在 98 名无疼痛的

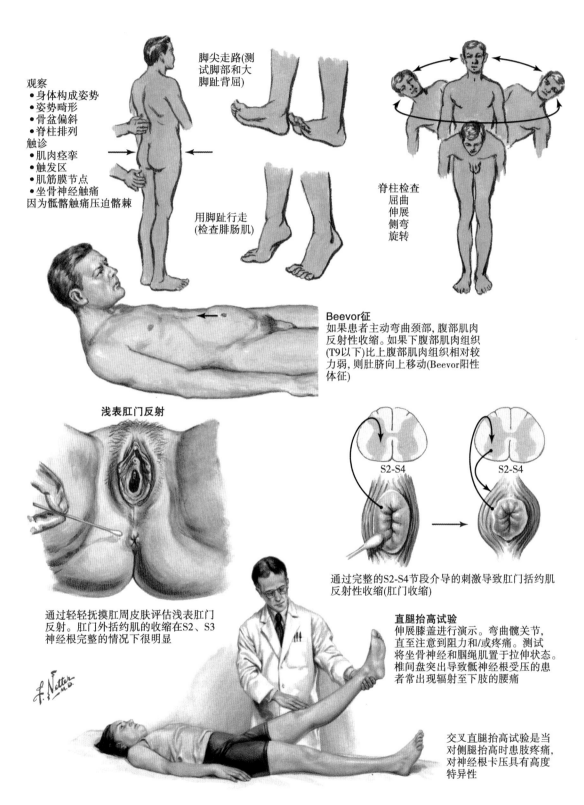

观察
- 身体构成姿势
- 姿势畸形
- 骨盆偏斜
- 脊柱排列

触诊
- 肌肉痉挛
- 触发区
- 肌筋膜节点
- 坐骨神经触痛
因为骶髂触痛压迫髂棘

脚尖走路(测试脚部和大脚趾背屈)

用脚趾行走(检查腓肠肌)

脊柱检查
屈曲
伸展
侧弯
旋转

Beevor征
如果患者主动弯曲颈部，腹部肌肉反射性收缩。如果下腹部肌肉组织(T9以下)比上腹部肌肉组织相对较力弱，则肚脐向上移动(Beevor阳性体征)

浅表肛门反射

通过轻轻抚摸肛门周皮肤评估浅表肛门反射。肛门外括约肌的收缩在S2、S3神经根完整的情况下很明显

S2-S4

通过完整的S2-S4节段介导的刺激导致肛门括约肌反射性收缩(肛门收缩)

直腿抬高试验
伸展膝盖进行演示。弯曲髋关节，直至注意到阻力和/或疼痛。测试将坐骨神经和腘绳肌置于拉伸状态。椎间盘突出导致骶神经根受压的患者常出现辐射至下肢的腰痛

交叉直腿抬高试验是当对侧腿抬高时患肢疼痛，对神经根卡压具有高度特异性

图58.3 腰痛体格检查

健康志愿者中,约一半有椎间盘膨出的迹象,38% 有超过一个水平的病理改变,8% 有小关节病,仅约 1/3 有完全正常的 MRI。相反的情况在临床实践中也很常见,即慢性背痛患者接受了过度治疗,或根据不明显的放射影像学异常(如椎间盘膨出)接受了手术。然而,1994 年至 2005 年间,腰椎影像学检查增加了 300% 以上,但结果无任何改善迹象。但是,对于任何有全身性疾病、有"危险信号"病史或与检查发现有关的患者,都应进行成像,从腰椎 X 线开始。

透视引导下注射局部麻醉剂常被用于阐明潜在的解剖学疼痛驱动因素。例如,骶髂关节(SI)或腰椎小关节周围注射后不久疼痛消退,分别表示 SI 关节和关节面源性疼痛。同样,神经外科医生经常使用选择性神经根阻滞来确定有症状的神经根。这是否会改善结果仍不确定。

治疗和预后

对于急性背痛,总体预后良好,无论采用何种治疗,大多数患者均有所改善。因此一线治疗由简单安全的措施组成,包括浅表热敷、推拿按摩脊柱手法或针灸。建议进行轻度身体活动,卧床休息往往适得其反。如果需要药物治疗,短期服用非甾体抗炎药(NSAIDs)和有时短期服用肌肉松弛剂是一线治疗。然而,镇静经常发生与许多肌肉松弛剂。大多数急性下腰痛在几周内消退,然而,症状在 1 年内复发是常见的,通常强度较低。约 20% 至 50% 的患者在第 1 年出现慢性下腰痛,识别这些患者以进行早期干预仍是一个未解决的主要挑战。遗传因素、职业环境、心理社会因素、已有慢性疼痛症状和已有精神疾病(如抑郁症)都是慢性化的风险因素。

慢性下腰痛的治疗仍然极具挑战性,这表现在该疾病及其相关残疾的高患病率上。对于经验证的治疗方法,临床效果通常较小,且仅在短期内有效。因此,建议开展生物心理社会康复计划(包括医疗、生理、心理、教育和工作相关组成部分),以解决生物心理社会疼痛模型的多个方面。不幸的是,有限的可用性和高成本仍然是实施这些治疗的主要障碍,大多数患者仅获得这一更广泛方法的一小部分。

根据美国医师学会 2017 年实践指南,应首先考虑非药物治疗,包括锻炼、多学科康复、针灸、基于正念的减压(中等质量证据)、太极、瑜伽、运动控制锻炼、渐进式放松、肌电生物反馈、低水平激光治疗、操作性治疗、认知行为治疗或脊柱操作(所有证据均为低质量证据)。如果这些措施不成功,一线药物治疗包括 NSAIDs,二线治疗包括曲马多和度洛西汀。研究显示,使用强效阿片类药物只有很小的短期益处,必须仔细权衡其副作用以及依赖性和误用风险。加巴喷丁和阿米替林对慢性腰痛无疗效。

透视引导下的介入治疗有时用于治疗难治性下腰痛患者。手术包括硬膜外类固醇注射、腰椎关节突阻滞、骶髂关节注射以及射频消融支配腰椎关节突和骶髂关节的感觉神经纤维。虽然这些手术的短期改善是常见的,但长期获益的证据是矛盾的。良性下腰痛的神经外科手术——包括椎间盘置换、减压手术和腰椎融合——的结果与强化康复治疗相似;此外,他们还面临着产生慢性"背部衰竭综合征"的风险。然而,对于脊髓病、马尾综合征、神经根病伴显著神经功能缺损或脊柱不稳定等显著压迫性病理,及时行神经外科干预可治愈。脊髓刺激疗法最近已成为一种有希望的(尽管是侵入性的)治疗选择,用于难治性下腰痛患者的长期改善;然而,需要长期研究以确保这是一种有效且耐受性良好的选择。

(张远锦 译)

推荐阅读

Koes BW, van Tulder MW, Thomas S. Diagnosis and treatment of low back pain. BMJ 2006;332(7555):1430–4.
Question-and-answer format for the diagnosis, treatment, and prognosis of low back pain.

Vardeh D, Mannion RJ, Woolf CJ. Toward a mechanism-based approach to pain diagnosis. J Pain 2016;17.
Overview of mechanisms contributing to low back pain.

Froud R, Patterson S, Eldridge S, et al. A systematic review and meta-synthesis of the impact of low back pain on people's lives. BMC Musculoskelet Disord 2014;15:50.
Impact of low back pain on social function.

Kamper SJ, Apeldoorn AT, Chiarotto A, et al. Multidisciplinary biopsychosocial rehabilitation for chronic low back pain: Cochrane systematic review and meta-analysis. BMJ 2015;350:h444.
Evaluation of biopsychosocial rehabilitation for chronic low back pain.

Jensen MC, Brant-Zawadzki MN, Obuchowski N, et al. Magnetic resonance imaging of the lumbar spine in people without back pain. N Engl J Med 1994;331(2):69–73.
Description of lumbar MRI findings in asymptomatic patients.

Qaseem A, Wilt TJ, McLean RM, et al. Clinical Guidelines Committee of the American College of Physicians. Noninvasive treatments for acute, subacute, and chronic low back pain: a clinical practice guideline from the American College of Physicians. Ann Intern Med 2017;166(7):514–30.
Treatment guidelines by the American College of Physicians for noninvasive treatments for low back pain.

Chou R, Deyo R, Friedly J, et al. Nonpharmacologic therapies for low back pain: a systematic review for an American College of Physicians clinical practice guideline. Ann Intern Med 2017;166(7):493–505.
Treatment guidelines by the American College of Physicians for nonpharmacologic treatments for low back pain.

臂丛神经病与腰骶丛神经病

Sui Li, Ted M. Burns, Monique M. Ryan, H. Royden Jones, Jr.

临床病例 一名54岁男性,出现急性右大腿、臀部和半侧会阴部疼痛。他诉说,当走下路缘时,右膝盖"弯曲",导致摔倒,他还注意到右足下垂,在右大腿、胫前部和足部有感觉异常,需要口服麻醉剂来止痛。

既往有2型糖尿病史,用口服降糖治疗,他的血糖得到了合理的控制。系统回顾显示患者过去3个月体重减轻了13.6kg,将其归因于重新努力节食。无大量吸烟或饮酒。患者是个律师。没有家族遗传史。

他的全身检查没有什么异常,神经系统检查值得注意的是右髋关节屈曲、髋关节伸展、膝关节伸展和踝关节背屈有中度无力。患者右膝腱反射和踝反射消失,但左下肢和上肢腱反射正常。感觉检查显示,右大脚趾和踝关节的振动感觉减弱。他的步态为跨阈步态,显示右足下垂。

肌电图(EMG)显示右侧腓骨肌和胫前肌复合运动电位、腓神经和胫神经神经传导速度和远端潜伏期临界正常。右侧腓肠和腓浅神经的感觉神经动作电位缺失,左侧正常。右侧股神经和坐骨神经支配的肌肉中存在活跃的失神经表现,腰骶脊旁肌和臀肌中存在程度较轻的活跃的失神经表现。

除失神经肌肉的信号改变外,腰骶椎和骨盆的磁共振成像(MRI)结果无明显异常。腰椎穿刺显示脑脊液(CSF)蛋白升高、细胞计数正常。糖化血红蛋白略有升高,其他实验室检查结果正常。

患者被诊断为糖尿病性腰骶神经根丛神经病(也称为糖尿病性肌萎缩)。在讨论了利弊后,他接受了静脉注射甲泼尼龙的经验性治疗。

评估可能的神经丛病变最重要的诊断手段是全面而准确的病史。病史采集必须辅之以对臂丛或腰骶丛病变危险因素的深入了解。神经丛病最常见的病因是创伤、手术(例如,与手臂或腿部姿势、区域麻醉阻滞损伤有关)、出生时损伤、遗传性基因突变(例如,遗传性神经痛性肌萎缩)、原发性自身免疫性疾病(如Parsonage-Turner病,也称为神经痛性肌萎缩)、既往放疗和肿瘤侵袭(图59.1,表59.1)。系统性血管炎和周围神经结节病是其他不常见的病因。糖尿病是免疫介导的腰骶丛病变(而臂丛病变较少见)(称为糖尿病腰骶神经根丛神经病(DLRPN))的风险因素。因此,如果存在任何这些风险因素的既往或伴随病史(例如,既往手术、创伤、糖尿病或神经丛病变的家族史),临床医生必须考虑到这一点。近期感染、疫苗接种和分娩是免疫介导的神经丛性疾病,尤其是臂丛神经疾病的促发因素,记住这一点也很有帮助。在症状表现中,通常还会发

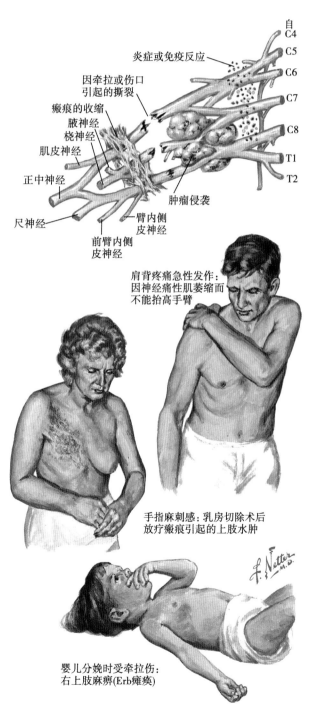

图59.1 臂丛神经病的原因

现其他病因线索,例如,肩部和上肢症状的突然自发发作倾向于免疫介导的机制,如遗传性神经痛性肌萎缩、神经痛性肌萎缩和糖尿病性颈神经根丛神经病(糖尿病性 CRPN 病)中所见。更为逐渐或隐匿起病的症状发作将指向肿瘤侵袭或放射治疗后的神经丛病变。免疫介导的神经丛病(如 DLRPN、CRPN 病或神经痛性肌萎缩症)通常以剧烈疼痛开始,持续数天至数周,随后在数天至数周后发展为无力。放疗相关的神经丛病变通常表现为疼痛较轻且发病较缓慢,通常在放疗后数月至数十年内发作。复发性疼痛性臂丛神经病变是遗传性神经痛性肌萎缩最典型的表现。识别伴随症状也很重要,例如,体重减轻是 DLRPN 或 CRPN 病的常见伴随症状,也是继发于肿瘤或系统性血管炎的神经丛病的常见伴随症状。

上述介绍的病例中,时间演变为一个下肢突发性神经病理性过程,疼痛如此严重,患者需要麻醉药控制。患者没有经历过既往创伤、手术或放疗。无神经丛病家族史。这些因素表明可能存在免疫介导的神经丛病。此外,糖尿病和体重减轻的临床背景明显。糖尿病被认为是免疫介导性神经丛病的重要危险因素。这些患者中有许多患者同时出现体重减轻。包括神经系统检查、电生理诊断检查和影像学检查在内的其他评估进一步支持了 DLRPN 的诊断(图 59.2)。

表 59.1　臂丛神经病因

机制	举例	评论
创伤牵引	摩托车损伤,心胸外科手术	通常程度严重、预后不良
针刺	足球等	预后良好
围产期	综合机制	预后总体良好
特发性	自身免疫	自限
遗传	基因决定	复发的,良性的
恶性肿瘤	肿瘤细胞浸润	预后不良
辐射	放疗导致的缺血	预后谨慎但不提示肿瘤复发
背包、帆布背包等	压迫	通常自愈
胸出口综合征	截留	鲜少,与 CTS 混淆
海洛因引起的	不确定	

CTS,腕管综合征。

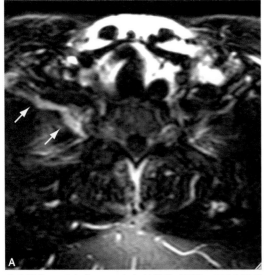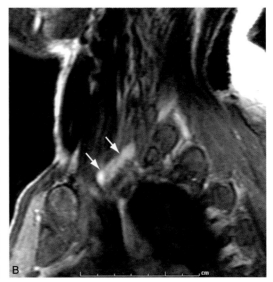

臂丛轴向(A)和矢状(B)T1加权钆增强后图像,显示右臂丛神经周围增强(箭)

图 59.2　Parsonage-Turner 臂丛神经炎

临床表现

神经丛病变通常导致单侧或不对称的肢体肌无力和感觉障碍,与单一神经根或周围神经的分布不一致。如果累及上臂丛神经病变会导致肩带无力,如果主要累及下臂丛或内侧臂丛,则会导致手部肌无力。感觉丧失通常是可变的,但遵循类似的模式,例如,内侧神经丛病变引起第四和第五手指的麻木。可能存在由穿过下干至臂丛上颈神经节的交感神经纤维断裂引起的自主神经紊乱,包括营养皮肤变化、水肿、反射性交感神经营养不良(复杂的局部疼痛综合征)和 Horner 综合征(同侧瞳孔缩小、上睑下垂、面部无

汗)。

腰丛神经的上丛神经病变导致大腿屈曲、内收和膝关节伸展无力。下骶丛病变导致大腿伸展、膝关节屈曲、足背屈曲和足底跖屈无力,两处病变均可见感觉改变。完全性腰骶丛病变导致整个下肢无力和肌肉萎缩,伴完全性反射消失和无感觉。同时出现自主神经功能丧失会导致皮肤发热、干燥和外周水肿。

除了鉴别神经丛病的病因外,临床医生还需要考虑类神经丛病。神经病理性疼痛的存在可合理排除纯运动性疾病,如运动神经元病(如肌萎缩性脊髓侧索硬化)、神经肌肉接头传递障碍(如重症肌无力)和肌病。骨科损伤有时可能类似于神经丛

病,电生理诊断检查可以排除潜在的神经损伤。神经丛病变最重要的鉴别是多发性神经根病。神经根病变也表现为无力和疼痛。神经根病变的机制可能是结构性的(如神经孔的狭窄或椎间盘突出)、感染性的(如莱姆病)或肿瘤性的(如癌性脑膜炎病)。

解剖学

臂丛神经

臂丛神经由颈5~8根和胸1根的腹侧支组成(图59.3)。

胚胎肢体组织与臂丛神经示意图的比较

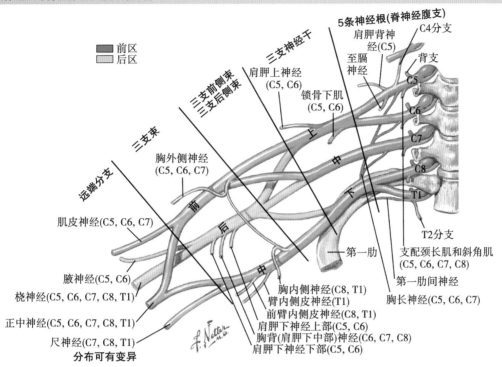

腋部断面:前面观

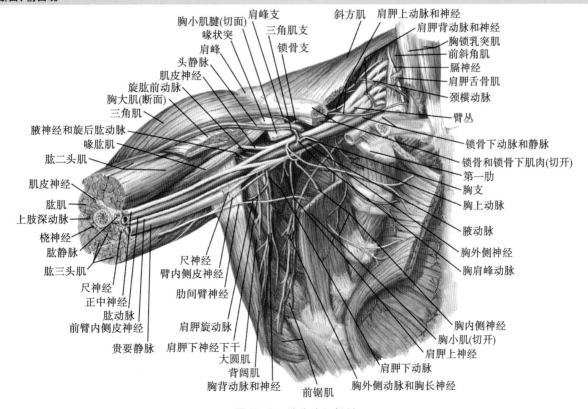

图59.3 臂丛神经解剖

第五、第六颈神经根的腹侧支共同构成上干,第七颈神经根的腹侧支成为中干,第八颈神经根的腹侧支与第一胸神经根汇合构成下干。臂丛神经干位于锁骨上方的前斜角肌和中斜角肌之间,在颈后三角区、胸锁乳突肌的后方和外侧。肩胛背神经、胸长神经和肩胛上神经起源于锁骨上方的臂丛神经。在锁骨后面和第一根肋骨前面,每个干神经分为前部和后部。上干和中干的前部结合成外侧束,而下干的前部形成内侧束。所有3个干的后分支联合成为后束。这3条束以其相对于腋动脉的位置命名。在锁骨下方,上肢神经源自神经束。肌皮神经、正中神经的外侧头和前廓外侧神经起源于外侧束。尺神经、正中神经内侧头、胸廓内侧神经、臂内侧神经和臂前内侧神经均来自内侧束。桡神经、腋神经、肩胛下神经和胸背神经起源于后束。

腰骶丛

支配髂腰肌和股四头肌的股神经是腰骶神经丛腰段的主要派生神经(图 59.4)。其感觉供应包括大腿前侧和外侧。股神经止于隐神经,隐神经为内侧前腿的单纯感觉神经。支配大收肌的闭孔神经也起源于腰丛。腰骶丛的骶部支配下肢其余肌肉,包括大腿后部和臀部肌肉以及膝盖以下的所有腿部肌肉组织。臀上神经和臀下神经是起源于腰骶丛骶骨衍生物的最近端神经,支配臀肌(臀中肌、臀小肌和臀大肌)。坐骨神经支配腘绳肌群,分叉为腓神经和胫神经,提供膝以下的所有运动神经支配。坐骨神经为大腿后部和膝盖以下的整条腿提供感觉神经支配,但前腿内侧除外,该部分仅由隐神经提供。腓神经来源于大腿内侧坐骨神经的外侧部分,它只供应膝盖以上的

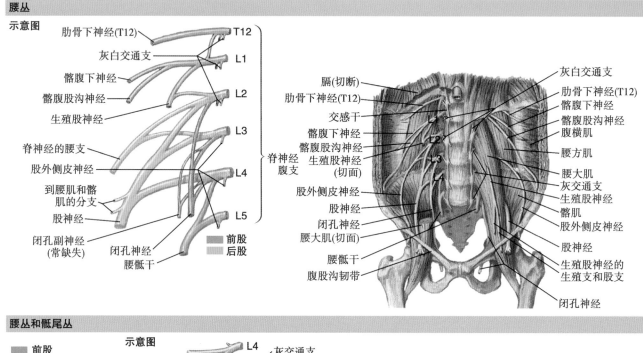

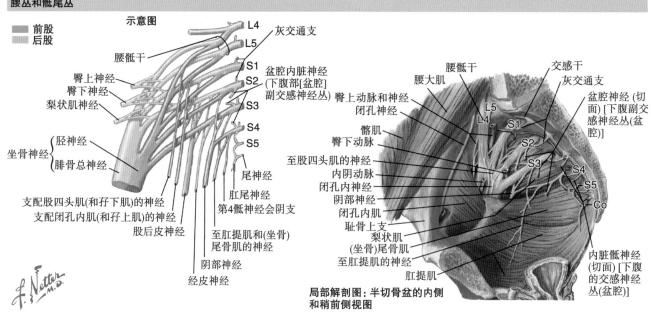

图 59.4　腰丛、骶丛和尾丛的解剖

一块肌肉,即股二头肌的短头。该部位提供了一种手段,以区分腓骨头近端腓神经或坐骨神经病变与腓总神经压迫或卡压综合征。腓神经分为腓浅神经和腓深神经,腓深神经支配所有前室肌肉。腓浅运动神经供应侧室。胫神经是坐骨神经的另一个主要分支,供应小腿。除隐神经外,腓浅感觉神经、腓肠神经及足底内侧、外侧神经是膝以下主要的浅感觉神经。

诊断方法

神经系统检查应重点识别与神经丛不同组成部分相关的任何运动、感觉和反射障碍。例如,累及上干的臂丛神经病变可预期肱二头肌反射减弱或消失,累及手和腕部的无力将指向下干/内侧束臂丛神经受累。除了将病变定位于特定的干和束外,检查有时还有助于确定病变是节前病变(如神经根撕脱)还是节后病变(如神经丛的上干病变)。菱形肌(来自 C4 和 C5根)和前锯肌(来自 C5、C6 和 C7 根)的无力提示受累部位与颈神经根一样近端。对这些肌肉和颈椎旁肌进行针极肌电图检查也有助于确定病变沿神经长度的位置,讨论如下。

电生理诊断(EDX)检查有助于确认疑似神经丛病变的诊断和定位。非神经病变疾病(如,袖肌肌腱炎、髋部骨折)很少会类似于神经丛病变,在这种情况下,EDX 检查是正常的。更常见的是,EDX 检查在神经丛中的定位诊断中用于确认神经病理性病变。病变也可能位于背根神经节近端(DRG)。这些病变被分类为节前病变,而 DRG 远端的病变被标记为节后病变。感觉神经动作电位(SNAP)评估对这种定位非常有帮助,因为保留 SNAP 有利于节前病变(如神经根病),而 SNAP 的减少或丢失有利于节后病变(如神经丛病)。对于单侧神经丛病变,SNAP 异常应位于病变侧,对于双侧不对称神经丛病变,理论上SNAP 异常应位于病变更严重侧。超过 50% 的 SNAP 幅度左右差异通常被视为明显病变。当试图评估结构性(如椎管狭窄)、感染性(如莱姆病)或肿瘤病因时,区分节前神经根病和节后神经丛病很重要。确定创伤性神经丛损伤是节前还是节后损伤对于手术治疗也很重要。例如,神经节前病变(例如,神经根撕脱)通常不适于用神经移植进行直接的神经丛修复,因此更可能用神经转移(例如,将脊副神经转移到肩胛上神经以允许肩部外展,将尺侧腕屈肌神经支配到肌皮神经以允许肘部屈曲)进行手术治疗。另一方面,神经节后病变可在神经丛处通过神经移植或内部神经松解术直接修复。在之前介绍的病例中,腓肠感觉神经和腓浅感觉神经反应缺失与神经节后丛病变一致。还应进行运动神经传导检查,特别是在受累神经支配的肌肉上寻找低复合运动动作电位振幅。理想情况下,应在发病后至少2 至 3 周进行针极肌电图检查,以使阳性率最大化,但尽早进行检查仍有帮助,因为减少无力肌肉的运动单位电位募集有助于定位。椎旁肌存在纤维性颤动电位,表明神经根受累,然而,椎旁肌中纤维性颤动电位的缺乏并不能排除神经根病,因为在大约一半的神经根病患者中,椎旁肌的针极肌电图检查是正常的。此外,值得注意的是,神经根丛神经病患者会表现出节前和节后损害的迹象。有时,针极肌电图检查也有助于确定病因。例如,放疗继发的神经丛病变有时与针极肌电图检查时的肌纤颤电位有关。

通常需要腰骶椎和骨盆的常规 X 线片、计算机断层扫描(CT)和 MRI 检查,以排除脊柱或骨盆内的炎性或占位病变。脑脊液检查可以提示排除感染。约 50% 的特发性腰骶丛病变患者的 CSF 蛋白升高。在血管炎性腰骶丛病变中,神经活检可发现血管炎引起的缺血性神经损伤。在 DLRPN 患者的活检中经常可以看到血管炎的组织病理学证据。

鉴别诊断

创伤是臂丛神经病中最常见的病理生理机制。臂丛神经的浅表解剖位置靠近肩颈部的骨和血管结构,使其易患此病。臂丛神经病的创伤机制包括压迫、牵引、缺血或撕裂。机动车事故、高速自行车事故、枪伤或刀伤以及跌倒都可能是引发事故的原因。某些事件可能是医源性的,例如,在最大限度地外展手臂的心胸外科手术期间的姿势可引起外侧臂丛的拉伸,导致"烧灼感"或"刺痛感"的体育活动是臂丛神经病的常见机制,尽管它们的相对发生率、病理生理学尚不清楚。这些损伤可能由压迫、牵引或两者兼而有之引起,通常发生于 C5-C6 颈神经根和臂丛神经的上干。另一方面,腰骶丛损伤并不常见,因为神经相对固定,受到椎骨、腰肌和骨盆的保护。大多数创伤性损伤与骨盆或髋臼骨折以及其他骨盆器官的软组织损伤有关。

神经痛性肌萎缩(也称为特发性臂丛神经病或 Parsonage-Turner 综合征)和 DLRPN(也称为糖尿病性肌萎缩)被认为是自身免疫性疾病。这两种情况都可能是由微脉管炎引起的,在这种情况下,自身免疫攻击是针对神经根和丛的神经内和附近的小血管。臂丛神经神经痛性肌萎缩有时发生于病毒性疾病、疫苗接种、轻度创伤后或产后即刻出现。通常,这些患者表现为相对急性的肩部疼痛和臂丛神经功能部分丧失。神经痛性肌萎缩主要累及肩胛带肌的神经,但偶尔累及神经丛的其他部分及其终末分支,尤其是正中神经的前骨间段。大约三分之一的神经痛性肌萎缩患者有双侧不对称受累。

DLRPN 是腰骶部神经丛病变最常见的病因(图 59.5)。DLRPN 通常出现在 2 型糖尿病老年患者中,伴有突然或亚急性发作的髋部和大腿剧烈疼痛(参见之前的病例介绍)。肌无力和肌肉萎缩发生在一两周内,通常在疼痛开始改善时发生。肌肉伸展反射可能会丧失,尤其是在膝腱反射。DLRPN 常始于单侧,但常进展为双侧受累。这种单相疾病通常会导致残疾,通常与无法解释的体重减轻有关。与神经痛性肌萎缩一样,DLRPN 被认为起源于周围神经微血管炎。特发性 LRPN 是一种罕见的原发性多发性神经病,发生于非糖尿病患者。它还表现为疼痛快速发作、腿部无力和萎缩。患者通常在症状出现前 1~2 周内有过病毒性疾病。腰丛受累常累及最近端肌肉组织,导致髂腰肌、股四头肌和内收肌无力。通常在 3 个月内出现显著恢复。

遗传性神经痛性肌萎缩[也称为遗传性臂丛神经病变(HBPN)]是一种常染色体显性遗传疾病,其特征为周期性、常反复发作的单侧或不对称疼痛、肌无力、肌萎缩以及肩胛带和上肢的感觉改变。遗传方面,许多 HBPN 病例是由 SEPT9 基因突变引起的。遗传性神经痛性肌萎缩也被认为是一种免疫介导的疾病,可能是由遗传性 SEPT9 突变引起的具有强烈遗传倾向的微血管炎。

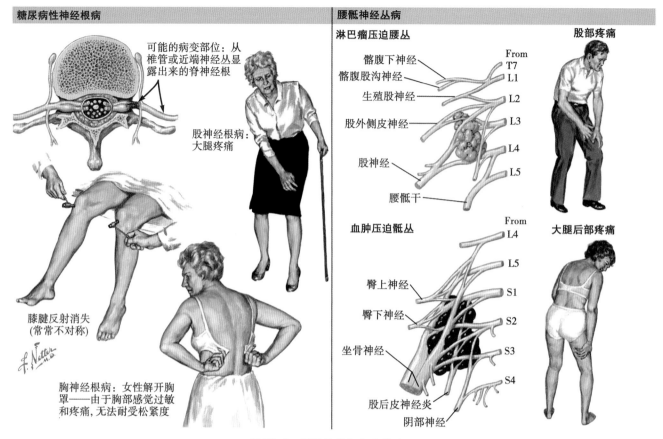

图 59.5　腰骶丛神经根病的病因

　　恶性肿瘤,特别是肺尖癌或乳腺癌放疗后是臂丛神经损伤的常见原因(图 59.6)。对于肺尖部肿瘤(Pancoast 肿瘤),病变可隐匿性地压迫神经,导致第四和第五手指麻木、尺侧和正中手固有肌无力以及 Horner 综合征(Pancoast 肿瘤)。疼痛通常较剧烈,继发于臂丛神经的肿瘤浸润。这种临床相有时先于肺部肿瘤的识别。每一个吸烟并以这种方式就诊的患者都需要进行胸部 CT 或 MRI 检查。肿瘤偶尔从盆腔、腹腔或腹膜后的恶性肿瘤经原发性扩散侵犯腰骶丛(见图 59.5)。受累神经分布的疼痛是主要症状。晚期症状和体征可能包括麻木和感觉异常、无力和步态异常以及下肢水肿。腹膜后血肿可压迫腰丛或骶丛或两者兼有。出现单侧骨盆或腹股沟疼痛的患者,患者倾向于弯曲髋关节,以最小化对神经丛的压力(图 59.7)。这

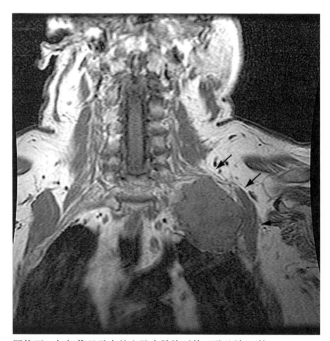

冠状面T1加权像显示大的左肺尖肿块延伸至臂丛神经(箭)

图 59.6　侵犯左臂丛的肺尖部肿瘤

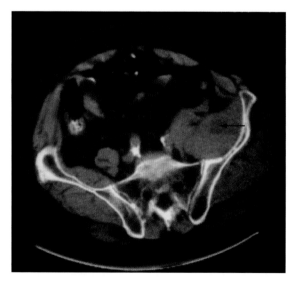

图 59.7　大血肿累及左髂肌和腰肌(箭所示)及邻近区域,可能累及腰丛和股神经

种情况通常是抗凝治疗的并发症——或不太常见的出血性疾病——立即手术减压可能是有益的。

压迫性腰骶丛病变也可能由其他机制引起，包括妊娠晚期或分娩和腹主动脉瘤。腹膜后感染，如腰肌脓肿，很少影响腰骶丛。放射性引起的腰骶椎丛病变在骨盆肿瘤放疗后数月至数年发生。放射性病变中腰丛病变更常见，而肿瘤性病变中骶丛病变更常见。无痛性无力的发生率不定，最终导致双下肢不对称但明显的无力。感觉异常和疼痛很常见，但通常较轻，括约肌受累较为罕见。

治疗和预后

神经丛病的治疗涉及原发疾病的处理。仔细的血糖控制可加速 DLRPN 的恢复并改善预后。类固醇或静脉注射免疫球蛋白在 DLRPN 急性期或亚急性期的疗效尚未得到证实，尽管有个案报道表明具有临床益处。一些证据表明，疼痛和其他神经性症状可能对这些治疗方案有反应。大多数创伤性病变都采用保守治疗，但有些可能需要手术治疗。对于辐射诱发的臂丛或腰骶丛病变，尚无有效的治疗方法。对于肿瘤性臂或腰骶丛病变，肿瘤干预是必要的。在 DLRPN、LRPN、神经痛性肌萎缩症、遗传性神经痛性肌萎缩症、创伤性神经丛病和肿瘤性神经丛病的急性期，通常需要使用麻醉剂进行疼痛控制。

（张远锦 译）

推荐阅读

Dyck PJ, Norell JE, Dyck PJ. Microvasculitis and ischemia in diabetic lumbosacral radiculoplexus neuropathy. Neurology 1999;53:2113–21.

Dyck PJ, Norell JE, Dyck PJ. Non-diabetic lumbosacral radiculoplexus neuropathy: natural history, outcome and comparison with the diabetic variety. Brain 2001;124:1197–207.

Ferrante MA. Brachial plexopathies: classification, causes, and consequences. Muscle Nerve 2004;30:547–68.

Lederman RJ, Wilbourn AJ. Postpartum neuralgic amyotrophy. Neurology 1996;47:1213–19.

Moghekar AR, Moghekar AB, Karli N, et al. Brachial plexopathies. Etiology, frequency and electrodiagnostic localization. J Clin Neuromuscul Dis 2007;9:243–7.

Parsonage MJ, Turner JWA. Neuralgic amyotrophy. The shoulder-girdle syndrome. Lancet 1948;973–8.

Rubin DI. Diseases of the plexus. Continuum (N Y) 2008;14:156–81.

Suarez GA, Giannini C, Bosch EP, et al. Immune brachial plexus neuropathy: suggestive evidence for an inflammatory immune pathogenesis. Neurology 1996;46:559–61.

Triggs W, Young MS, Eskin T, et al. Treatment of idiopathic lumbosacral plexopathy with intravenous immunoglobulin. Muscle Nerve 1997;20:244–6.

Tsairis P, Dyck PJ, Mulder DW. Natural history of brachial plexus neuropathy Report on 99 patients. Arch Neurol 1972;27:109–17.

Van Alfen N. The neuralgic amyotrophy consultation. J Neurol 2007;254:695–704.

Van Alfen N, van Engelen BGM. The clinical spectrum of neuralgic amyotrophy in 246 cases. Brain 2006;129:438–50.

Verma A, Bradley WB. High dose intravenous immunoglobulin therapy in chronic progressive lumbosacral plexopathy. Neurology 1994;44:248–50.

单神经病

Jayashri Srinivasan

60

上肢单神经病

Gisela Held

肩带单神经病

肩带单神经病变相对少见,且诊断具有挑战性。与其他单神经病变不同,疼痛往往是其主要症状。但肩部疼痛和无力不仅源自单神经病变,也可由颈椎间盘疾病、肌肉骨骼系统疾病或血管因素引起。真正的无力很难与疼痛导致的查体欠合作区分开来。在没有神经损伤的情况下,肩袖或其他肌腱撕裂可能会导致肩部肌肉无力。

肩带单神经病变由以下机制引起:牵拉、离断损伤、不全性臂丛神经炎导致单神经受累、直接压迫或嵌压。病史应该有助于确定疼痛的确切位置、诱发疼痛的位置和动作、一天中最严重的时间以及任何诱发损伤的因素。感觉异常或感觉丧失,特别当符合明确的单神经分布区时,通常提示周围神经病变。肌萎缩可能与轴突损伤或失用性有关,有时临床上难以区分。活动肩部可用来评估肩关节、肩锁关节和肩胛胸廓关节的异常。

胸长神经病变

> **临床案例**　女性,57 岁,左利手,因乳腺癌接受了左乳房切除术。手术后立即出现左侧后肩区疼痛。出院后,她的左手臂难以活动,尤其无法从橱柜中取盘子,没有感觉缺失。3 周后的电生理诊断检查显示左前锯肌出现急性失神经改变,符合胸长神经单神经病。

胸长神经在臂丛形成前直接来自 C5-C7 神经根,支配前锯肌,且无皮肤感觉分支(图 60.1)。前锯肌无力的表现不明显,因为前锯肌仅在上肢做推的动作和抬高超过 90°时用于稳定肩胛骨,这是形成翼状肩胛的最常见原因,这在患者做推墙动作时最容易发现,表现为肩胛骨的内下缘明显向后突起。该神经病变伴随肩部钝痛。当严重的急性疼痛伴翼状肩胛时,应考虑臂丛神经炎。

胸长神经损伤可由机械因素引起,包括反复或暴力作用于肩部或胸廓侧壁、外科手术包括第一肋切除术、乳房切除术或开胸手术。它是急性臂丛神经炎中最常受影响的神经,单独受累或作为损伤的一部分。

翼状肩胛也可与肩胛骨的骨折和撕脱相关。因其可通过外科手术纠正,所以与原发性胸长神经损伤进行鉴别十分重要。此外,翼状肩胛也可以由斜方肌无力(脊髓副神经损伤所致)或菱形肌无力(肩胛背神经损伤所致)引起。后肩部的检查可提供诊断线索,胸长神经损伤时肩胛骨会特征性地向内移位,而出现侧向移位提示斜方肌或菱形肌无力。面肩肱型肌营

养不良的突出特点是翼状肩胛,其双侧对称的表现及其他相关的临床特点区别于胸长神经麻痹。

肩胛背神经病变

> **临床案例**　一名 27 岁的职业举重运动员主诉训练困难。他很难从裤子的右后口袋里掏出钱包。检查发现右侧菱形肌无力,但无明显肌肉萎缩。肩胛向侧向移位时出现翼状肩胛,在手臂抬高时最为明显。电生理检查显示右侧菱形肌有自发性和慢性失神经-神经再支配的变化。其他手臂和肩部的肌肉检查是正常的。

肩胛背神经来自 C5 神经根,支配肩胛提肌和大、小菱形肌,辅助肩胛骨的稳定、肩胛向内下的旋转以及手臂的上抬(图60.2)。菱形肌无力可以出现翼状肩胛,当患者手臂举过头时最显著。此神经损伤的可能病因包括肩脱位、举重以及中斜角肌的卡压。

肩胛上神经病变

> **临床案例**　一名 25 岁右利手女性,因右肩钝性疼痛和无力来诊。症状在做举过头顶的动作时最明显。她没有感觉丧失,在症状出现之前也没有外伤。检查显示在肩胛冈关节盂切迹处触诊时有压痛。肩的位置正常,活动范围是正常的。运动功能检查发现肩关节外旋转明显无力和附着在肩胛骨上的冈下肌轻度萎缩。反射和感觉检查均正常。冈下肌萎缩、肩关节外旋无力和冈盂切迹的压痛点的发现均与局灶性肩胛上神经病变一致。肌电图(EMG)证实局限于冈下肌的急性失神经改变,与临床诊断相符。右肩部的磁共振成像(MRI)显示冈盂切迹处有囊性病变,经手术探查证实。

肩胛上神经由臂丛上干发出,来自 C5-C6 神经根。它没有任何的皮肤分支。肩胛上神经首先发出神经支配冈上肌,使肩外展,然后支配冈下肌,使肩部外旋(见图 60.1)。肩胛上神经在支配冈上肌之前可在肩胛切迹处损伤,而在远端的冈盂切迹处损伤则只影响冈下肌。最常见发生卡压的部位是肩胛切迹,位于肩胛横韧带下方。急性损伤常由肩部钝性外伤引起,伴或不伴肩胛骨折,或是由于肩胛骨被动向前旋转所致。肩胛上神经也可在臂丛神经炎时单独受累或与其他神经同时受累。隐袭起病的肩胛上神经病常常发生于继发骨折后的硬化形成,在

肩胛上神经

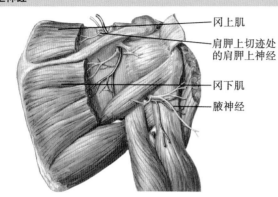

冈上肌
肩胛上切迹处的肩胛上神经
冈下肌
腋神经

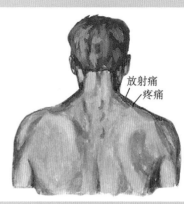

放射痛
疼痛

压迫肩胛上神经会出现肩部疼痛、冈上肌和冈下肌萎缩

肌皮神经

肌皮神经在喙肱肌内的受压导致前臂外侧感觉减退和屈肘无力

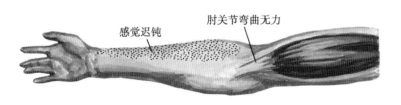

感觉迟钝
肘关节弯曲无力

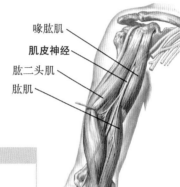

喙肱肌
肌皮神经
肱二头肌
肱肌

胸长神经

胸长神经受压导致前锯肌麻痹和翼状肩胛

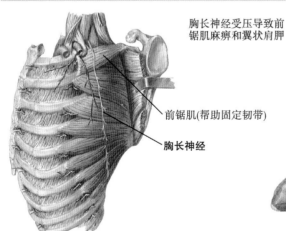

前锯肌(帮助固定韧带)
胸长神经

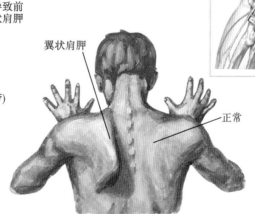

翼状肩胛
正常

图 60.1 肩部神经病变

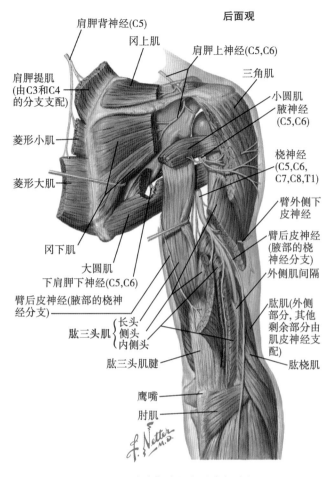

后面观

肩胛背神经(C5)
冈上肌
肩胛上神经(C5,C6)
三角肌
肩胛提肌(由C3和C4的分支支配)
菱形小肌
菱形大肌
小圆肌
腋神经(C5,C6)
桡神经(C5,C6,C7,C8,T1)
臂外侧下皮神经
臂后神经(臂部的桡神经分支)
外侧肌间隔
冈下肌
大圆肌
下肩胛下神经(C5,C6)
臂后皮神经(臂部的桡神经分支)
肱三头肌 { 长头 侧头 内侧头 }
肱三头肌腱
肱(外侧部分,其他剩余部分由肌皮神经支配)
肱桡肌
鹰嘴
肘肌

图60.2　手臂桡神经和后肩部神经

肩胛切迹或冈盂切迹处形成卡压,通过腱鞘囊肿或其他软组织包块挤压,或是在做反复抬举过头的动作时引起的牵拉,如排球或网球运动中。

腋神经病变

> **临床案例**　男性,72岁,摔倒后出现右臂疼痛和无力。急诊检查发现右肩关节前脱位,并将其复位。虽然经过治疗,但患者仍然难以将手臂抬举过头。几周后的电生理检查发现右三角肌和小圆肌的募集相运动单位动作电位减小,肌电图结果提示牵拉损伤为脱髓鞘性损伤,而没有轴索损害的证据。经过1个月后,患者症状自行缓解。

腋神经与桡神经同为臂丛后束的末端分支。腋神经支配三角肌和小圆肌,并发出上臂上外侧皮神经支配肩部的外上部分的感觉(图60.2,图60.3)。腋神经损伤时,肩关节外展力弱,伴肩外侧的皮肤感觉减退,与C5皮节支配区相重叠。由于小圆肌不是肩关节外旋的主要肌肉,故临床单独查体较困难。EMG对于发现该肌肉的神经源性损伤是必需的。大多数腋神经病变是外伤性的,与肩关节前脱位、肱骨骨折相关,或两者兼而有之。神经损伤的发现可能因外伤而延迟。急性腋神经损伤可以由钝挫伤引起,或是作为臂丛神经炎的表现之一或唯一的表现。

肌皮神经病

> **临床案例**　一位43岁的女性,在年度体检后到实验室做血液常规检查。在右侧肘窝静脉抽血时,她感到剧烈的疼痛,从肘部放射到手腕,持续数天。随后她开始出现右前臂外侧麻木,没有无力的症状。神经传导检查显示前臂外侧皮神经的感觉神经动作电位消失。针极肌电图检查正常。

肌皮神经直接起源于臂丛的外侧束。它支配喙肱肌、肱二头肌和肱肌,终止于其皮支,即前臂外侧皮神经。孤立的肌皮神经病变罕见,其病变可见于举重、肱二头肌肌腱撕裂、手术以及睡眠时长时间压迫后。肌皮神经损伤会出现前臂屈曲和旋后无力,以及掌侧前臂的感觉缺失(见图60.1),肱二头肌反射减弱,但肱桡肌反射(相同的肌节,不同的神经支配)保留。肌皮神经损伤更常作为更大范围外伤性损伤的一部分,通常累及肱骨近端。在急性臂丛神经炎时,肌皮神经常选择性受累。前臂外侧皮神经的远端损伤可由在肘窝的贵要静脉穿刺置管时引起。肱二头肌肌腱断裂是肌皮神经病变的一个重要的鉴别诊断。

肩部单神经病的鉴别诊断

肩痛最常见的病因是盂肱关节、肩峰下和肩锁区损伤。疼痛常常由局部按压或是特殊运动或位置而产生。肩袖撕裂可因肩部外展(冈上肌)和外旋(小圆肌和冈下肌)的明显无力而与神经损伤相鉴别。运动神经元病可能由肩部起病。在无力但不伴有疼痛或感觉症状体征时,必须要鉴别运动神经元病。在患者出现肩部疼痛,有时延伸到上臂的无力和麻木时,C5神经根型颈椎病也需要鉴别。这种疼痛可能源于肩胛区而非颈部。患者向患侧屈颈时会引发疼痛。C5神经根损伤的患者会出现肩关节外展(三角肌和冈上肌)、外旋(冈下肌),以及手臂屈曲(肱二头肌)无力,肱二头肌腱反射常常减弱,同时上肢近端外侧三角肌处皮肤出现片状的感觉异常或感觉缺失。

诊断方法

在鉴别肩部单神经病变时,EMG是主要的诊断工具。它对于确定肩胛带单神经病的病因有帮助。由于疼痛是主要的症状,所以神经性损害确信无疑。无力会被在未受影响的肌肉内的正常的肌力在做相似动作时所掩盖,例如,冈上肌无力会被正常的三角肌功能所掩盖。相反,由于肌腱断裂导致的明显无力也会被怀疑为神经损伤,只有EMG无失神经改变时才能明确。虽然理论上肌皮神经和腋神经均可以进行神经传导的检查,但是其意义受技术因素限制。这些神经通常只有一个刺激点,因而无法测定传导速度和准确识别传导阻滞。然而,当一块无力的肌肉出现正常的复合动作电位时,需考虑存在脱髓鞘性传导阻滞;通常情况下,这提示预后良好。但仍需要谨慎,因为如果是在损伤后的第一周内检查,即在沃勒变性发生之前的轴索损伤可能会引起同样的结果。

针极EMG可以通过检测纤颤电位来识别轻微的轴索损害。操作医师和肌电图技师应该常规对患者进行查体,以排除所有潜在的神经性肩痛的原因,否则很容易忽视一些少见神经病变。

前面观   后面观

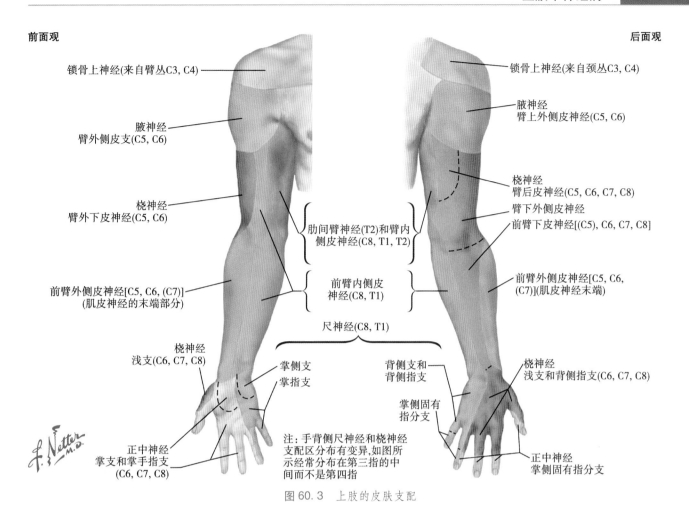

图 60.3 上肢的皮肤支配

非外伤性上肢带单神经病变的病因诊断是临床常见的难题。因为难以鉴别其为一个原发性神经病或是局限的臂丛神经炎，也难以确定是否为卡压或是需要相应手术探查。因而，一个全面的临床和电生理检查是必需的。通过仔细的临床或电生理检查证实存在不同神经支配肌肉的受累，通常提示需保守治疗，因为其不支持单一神经压迫。

常规影像学有助于发现外伤后的肩胛骨骨折，其偶尔会导致肩胛上神经损伤或肩胛骨处的前锯肌撕裂。MRI 有助于发现占位性病变增大导致的缓慢进展的神经病变，例如肩胛冈关节盂切迹处的腱鞘囊肿。

处理与预后

不幸的是，使用肩支持带对肩胛带肌无力的患者没有明显获益。加强其他肩胛带肌肉的锻炼可提供部分功能的代偿。如果存在急性穿通伤引起神经离断的可能，应考虑手术探查和一期吻合术，尽管可能预后不良。在急性非穿通伤时，如 3~6 个月后临床或电生理检查无神经再支配证据时可考虑手术探查，如果发现确实存在神经横断，神经移植术是一种选择。对于无明确病因的隐袭起病神经病，应考虑影像学检查以排除腱鞘囊肿或其他占位性病变。如果不存在占位且患者症状没有好转，可以考虑手术探查，特别是潜在的卡压部位，如肩胛上或冈盂切迹。

虽然臂丛神经炎存在明显的轴索损伤，但功能恢复良好，且通常需要 6 个月至 2 年的时间。而直接压迫损伤的恢复则难以预测，可能取决于神经再支配的距离、年龄以及并发症的情况。牵拉损伤和卡压常存在严重的脱髓鞘损伤，通常预后良好，尤其是在继发严重的轴索损伤前发现并解除压迫时。

正中神经病变

与近端神经损伤相比，正中神经的解剖结构对于了解腕部卡压病变的症状和体征更为重要。正中神经支配手外侧重要的运动和感觉功能（图 60.4）。它支配大部分的大鱼际部位的手内肌以及数个前臂肌肉。其感觉功能则支配拇指、示指、中指以及环指的桡侧半皮肤的感觉。

正中神经是由臂丛的外侧束和内侧束的纤维形成的。外侧束主要是来自 C6-C7 神经根的感觉纤维，感觉神经分布在拇指和前两个半手指。正中神经还含有 C6-C7 神经根的运动纤维，支配前臂肌肉。内侧束的运动纤维来自 C8-T1 神经根，支配大鱼际肌。正中神经的腕部以远是腕管综合征中临床受累的主要部位，而肘部近端的病变并不多见。

正中神经远端卡压

临床案例 一名 45 岁的工厂工人，出现为期 3 年的间歇性右手发麻。起初症状只发生在早上醒来时。最近几个月，他的症状在夜间发麻而唤醒，干扰了他的睡眠。他觉得所有的手指都受到了影响，感觉异常有时伴有手腕和前臂疼痛。甩手可减轻这种不适。手的力量没有下降。神经系统检查显示右拇指外展功能轻微无力,无大鱼际肌萎缩。反射和感觉检查结果正常,包括两点辨别觉和分级的单根细丝触觉。通过叩击腕部正中神经上处可诱发处症状(Tinel征)。

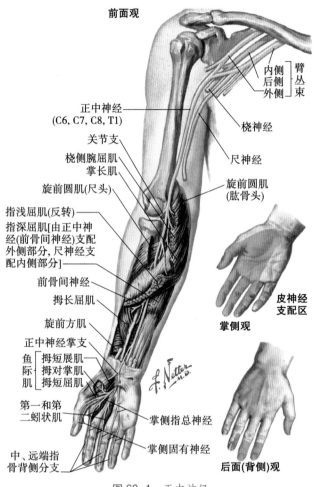

前面观

内侧
后侧 } 臂
外侧   丛束

正中神经
(C6,C7,C8,T1)

桡神经

关节支

尺神经

桡侧腕屈肌
掌长肌

旋前圆肌(尺头)

旋前圆肌
(肱骨头)

指浅屈肌(反转)
指深屈肌[由正中神经(前骨间神经)支配外侧部分,尺神经支配内侧部分]

前骨间神经

拇长屈肌

皮神经支配区

掌侧观

旋前方肌

正中神经掌支

鱼际肌 { 拇短展肌
拇对掌肌
拇短屈肌

第一和第二蚓状肌

掌侧指总神经

中、远端指骨背侧分支

掌侧固有神经

后面(背侧)观

图 60.4 正中神经

病因学和流行病学

腕管综合征(CTS)十分常见,可造成较高经济负担。一生中发生 CTS 的风险可能高达 10%,年发病率大约为 0.3%,60岁左右为发病高峰。CTS 在女性的发病率较男性高 3 倍,通常双手均受累。发病率在体力劳动者,特别是蓝领工人中较高。腕管综合征与许多其他因素有关,如妊娠、内分泌失调(甲状腺功能减退、肢端肥大症、糖尿病)、风湿性关节炎、结节病、血液透析和淀粉样变性。然而,大多数病例是特发性的,由正中神经于腕部反复受压,继发神经水肿、缺血和脱髓鞘改变引起。如果压迫严重或持续时间较长,也可继发轴索损害。

临床表现和检查

手腕处的正中神经卡压常常表现为发作性症状,包括手和前臂的疼痛和感觉异常。症状往往发生在睡醒时或夜间,常常由某些特定姿势或活动诱发,如阅读或开车时(图 60.5)。感觉异常可能会影响所有的手指(而不是仅仅由正中神经支配的

桡侧 3 个半手指),这可能与拇指和前两个手指的皮层代表区较大有关。随着 CTS 的进展,逐渐发展为持续的麻木,患者会感觉到较为精确的感觉异常符合掌侧的前 3 个半手指。神经系统检查,尤其在轻度的 CTS 病例中,较少发现异常。在严重的患者中大鱼际肌萎缩是常见的,伴正中神经的手部功能,即拇指外展和对指力弱。让患者的前臂旋后使手掌心向上,然后拇指垂直上抬抗阻力,可以检测拇短展肌肌力。屈肌韧带近端的由正中神经支配的前臂肌肉则在 CTS 中不受累。

诱发试验可以提示 CTS,但不能作为诊断依据(图 60.6)。Tinel 征阳性表现为叩击腕部时出现过电、射击样感觉(并非局部的不适感),并放射到相应手指。在做 Tinel 试验和弗伦试验(腕部用力屈曲时诱发感觉异常)时不应诱导性的提问以提高试验的可信度。弗伦试验应至少维持 1 分钟。压迫试验可能是 3 种手法中最可靠的;在腕管上方(手掌近端,而非腕部)压迫 20~30 秒,以诱发正中神经支配区的感觉异常。

鉴别诊断

CTS 的诊断通常很简单,但是其他情况也可表现为 CTS。诊断需要结合临床与电生理,因为有超过 10% 的健康人也可能出现 CTS 的神经传导异常。最常见的鉴别诊断是 C6-C7 神经根病,其麻木分布区与 CTS 相似。神经根病的患者通常会有颈痛或神经根痛。神经传导检查和针极 EMG 可以区分这些疾病。虽然大鱼际和小鱼际肌肉都是源于 C8 神经根,但它的感觉区局限在手和手臂的内侧。C8 神经根还通过尺神经支配第四、五指的指深屈肌、通过桡神经支配示指伸肌。而尺神经病变的感觉运动损伤特点完全不同。

实际上腕管综合征几乎不会有明显的运动症状。如果拇指外展力弱,需要寻找累及其他运动的证据以确定不同部位的损伤。局限于前臂内侧肌肉的无力和萎缩提示正中神经的近端损伤,特别是在肘部(旋前圆肌综合征)。如果无力范围更广泛,且不伴有感觉症状或体征,需考虑运动神经元病或多灶性运动神经病的诊断。

多发性神经病也应进行鉴别,尤其在糖尿病患者中,与手相比,他们可能忽略了足部的感觉缺失。通过临床检查和 EMG 通常可以鉴别。神经丛病变通常在一个肢体的多个神经分布区引起运动和感觉障碍伴肩部疼痛,很少与 CTS 相鉴别。虽然中枢神经系统病变引起单一外周神经分布区的感觉症状和体征是罕见的,但偶尔在颈髓病变(如颈椎管狭窄或髓内肿瘤)以及罕见的局灶额顶叶病变中,可能出现类似 CTS 的表现。在双手麻木的患者中也要注意鉴别维生素 B_{12} 缺乏和脊髓空洞症。

处理

目前缺乏 CTS 自然史的资料。20%~30% 的症状会在 1~2 年以后自发好转,但这可能部分源于生活方式的改变,并且没有长期随访。很少有随机对照试验来比较不同的治疗方式。临床症状与电生理参数用于判断预后的结果是不相符合的,这也使治疗方案更加复杂化。

应首先考虑保守治疗,因为腕管松解术有潜在的严重并发症的风险,如反射性交感神经营养不良(复杂性区域疼痛综合征)、正中神经掌侧皮支的损伤和增生性瘢痕。一般建议改变工作场所以符合人体工程学并避免做可引起损伤的动作或体

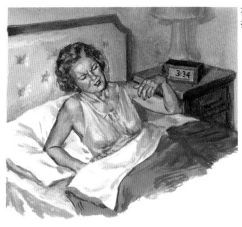

夜间患者由于拇指、示指和中指的针刺觉感觉和疼痛醒来

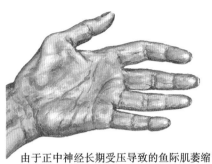

由于正中神经长期受压导致的鱼际肌萎缩

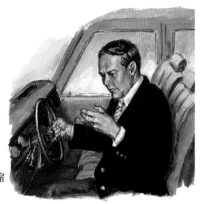

驾驶时逐渐进展的手指麻木

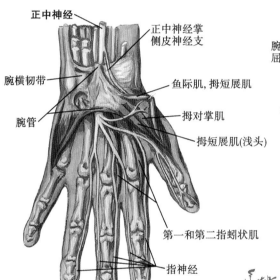

正中神经

正中神经掌侧皮神经支

腕横韧带

腕管

鱼际肌, 拇短展肌

拇对掌肌

拇短展肌(浅头)

第一和第二指蚓状肌

指神经

正中神经在手部的分支

Guyon管内的尺神经

腕管内的屈肌肌腱

腕横韧带(腕管顶部)

腕管内的正中神经

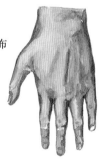

增加腕管内容物的压力的活动及医疗干预可使神经受压

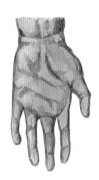

正中神经感觉分布

图60.5　腕管综合征(1)

诱发手法

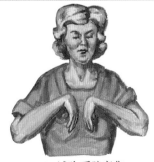

Phalen试验(手腕弯曲)

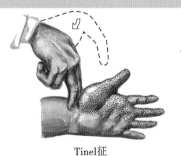

Tinel征

诱发实验以引出手部感觉异常

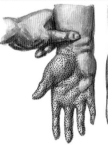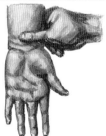

指压实验

图60.6　腕管综合征(2)

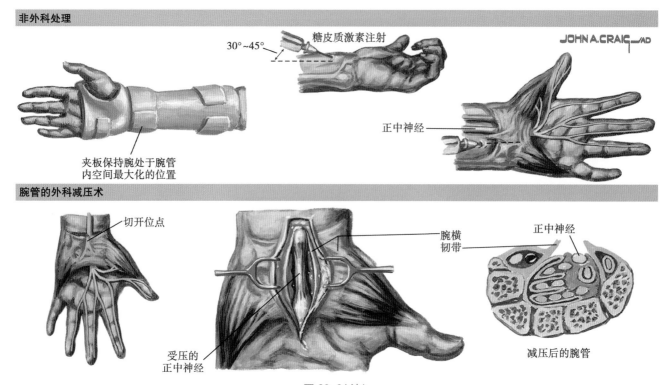

非外科处理

30°~45°　糖皮质激素注射

JOHN A.CRAIG—AD

夹板保持腕处于腕管
内空间最大化的位置

正中神经

腕管的外科减压术

切开位点

腕横
韧带

正中神经

受压的
正中神经

减压后的腕管

图 60.6(续)

位。在夜间佩戴中立位的手腕夹板,通过最大限度增大腕管的直径并减少神经受压,可使 50% 以上的患者症状缓解,优于自然缓解率。局部注射糖皮质激素可以暂时缓解疼痛,缓解率几乎与手术相同。然而,这不是一个永久性的解决方案,因为频繁复发需要反复注射,从而增加了屈肌腱断裂的风险。神经滑动练习可使部分患者缓解。

　　麻木症状加重以及神经系统检查和电生理检测进展性发展的患者可考虑手术减压(图 60.6)。尽管文献中手术成功率有差异较大,但平均手术成功率为 75%,8% 的患者术后可能会恶化。症状的持续时间长、高龄和存在赔偿要求与预后不良相关。有中度电生理异常的患者的手术治疗效果最好,在没有神经传导异常时的手术成功率只有 51%。对于终末期 CTS 以及神经传导未引出的患者进行手术治疗的唯一现实的目标是缓解疼痛有,大鱼际肌肌力在神经病变的终末期恢复的可能性较低。内镜技术很少用于腕管减压手术,但是该技术与传统减压手术相比存在较少的严重并发症。目前对于术后管理缺乏研究。

近端正中神经病变

> **临床案例**　一位 36 岁的秘书,主诉拿笔和手指弹音乐都有困难 6 个月。在无力发生之前有前臂掌侧疼痛,没有感觉缺失。患者在发病前 3 个月生下一对健康的双胞胎。神经系统检查显示拇长屈肌和正中神经支配的指深屈肌部分无力,表现为拇指、示指和中指远端指骨关节不能弯曲。
>
> 　　肌电图检查证实了拇长屈肌、第二和第三指深屈肌以及旋前方肌的急性和慢性失神经损害。前臂 MRI 显示骨间前神经支配的肌肉萎缩,但未发现其他异常。手术探查发现旋前圆肌的深头压迫骨间前神经。

　　发生于喙突到支配最近端的肌肉(旋前圆肌)段的正中神经损伤罕见,其发生率小于 CTS 的 1%。人群中有极少数存在一个起源于肱骨内侧轴处的骨刺,位于肱骨内上髁附近。两个结构的中有一条韧带称为斯特拉瑟斯(Struthers)韧带,可能是发生正中神经卡压的部位。在更远端的前肘窝处,正中神经可能会在肱二头肌肌腱膜下被卡压,其为肱二头肌肌腱和前臂近端屈肌间的纤维韧带。正中神经也会被更远端的旋前圆肌本身或指浅屈肌腱形成的浅腱弓卡压(旋前圆肌综合征)。

　　临床和电生理确认的正中神经支配的前臂肌分布区的无力是诊断的关键(图 60.7)。当正中神经在最近端损伤时,旋前圆肌受累并可能发生萎缩。临床症状还包括前臂掌侧的疼痛在活动时加剧。存在大鱼际肌无力以及拇指、示指、中指和无名指外侧的感觉缺失。

　　继发于肩关节脱位或穿通伤的腋窝内机械性损伤,也可能累及近端的正中神经,虽然往往合并其他神经损伤。正中神经稍远端的损伤病因包括肱骨骨折、肘关节脱位、止血带压迫或穿透性外伤的方式(如肘前静脉插管)。

　　EMG 是关键的初步检查,当 EMG 结果异常时,提示需要影像学检查尤其是肘部的 MRI 检查。局灶性病变,如 Struthers 韧带的骨起源点或继发于止血带压迫的静脉性梗死,均可通过神经影像得以确定。

　　保守治疗包括休息和抗炎药物。在症状严重和有轴索损害的电生理证据的患者中,可以考虑行前臂近端的正中神经手术探查。

骨间前神经病变

　　骨间前神经是正中神经最大的运动支。它不支配皮肤的感觉,但却支配前臂肌肉和骨间膜的感觉纤维。它从肘下 5~

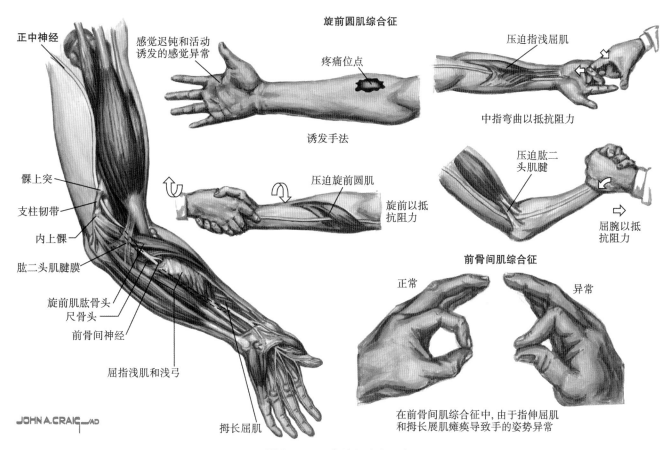

旋前圆肌综合征

正中神经

感觉迟钝和活动
诱发的感觉异常

疼痛位点

诱发手法

压迫指浅屈肌

中指弯曲以抵抗阻力

髁上突

支柱韧带

内上髁

肱二头肌腱膜

压迫旋前圆肌

旋前以抵
抗阻力

压迫肱二
头肌腱

屈腕以抵
抗阻力

旋前肌肱骨头

尺骨头

前骨间神经

前骨间肌综合征

正常

异常

屈指浅肌和浅弓

拇长屈肌

在前骨间肌综合征中,由于指伸屈肌
和拇长展肌瘫痪导致手的姿势异常

JOHN A. CRAIG—AD

图 60.7 正中神经近端压迫

6cm 处发出。由骨间前神经支配的肌肉有拇长屈肌、第二和第三指的指深屈肌和旋前方肌。骨间前神经病的可能病因有:异常的纤维带、骨折、旋前圆肌深头的压迫、妊娠、臂丛神经炎(可能表现为多灶性神经病)或特发性。

骨间前神经病变通常表现为前臂近端的非特异性疼痛。运动症状包括肘屈曲时的前臂旋前无力和拇指、示指和中指的末节指骨屈曲无力。患者不能将拇指和示指对成一个环形。这种表现与更近端的正中神经病相似,但不累及旋前圆肌。此外,没有感觉受累。根据病因,可用非手术或手术治疗。休息、消炎药和夹板均有帮助。神经探查可以作为手术治疗方式。

尺神经单神经病

尺神经主要支配手内肌,包括所有的小鱼际肌(图 60.8),由尺神经支配的大鱼际肌包括拇内收肌和部分拇短屈肌。前臂只有两块肌肉由尺神经支配:尺侧腕屈肌和指深屈肌的内侧部分。尺神经也支配尺侧的一个半手指(第四指内侧半和第五指)的感觉,有时为手背的尺侧的两个半手指(图 60.3 和图 60.8)。尺神经损伤的临床表现随病变的部位和严重程度不同而不同。进展性的运动障碍可出现典型的"爪形手",表现为第四和第五掌指关节过伸以及近端和远端的指间关节屈曲(图 60.9)。当患者张开手掌时症状最明显,因为此时桡神经所支配肌肉没有拮抗肌。与正中神经相似,尺神经通常也有两个易受累的解剖位点:肘和腕,但两者发病率与正中神经正相反,尺神经病变主要发生在肘部(图 60.10)。

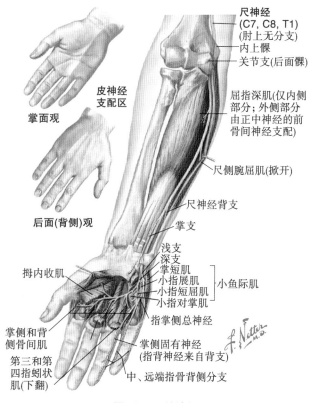

尺神经
(C7, C8, T1)
(肘上无分支)

内上髁

关节支(后面髁)

皮神经
支配区

掌面观

屈指深肌(仅内侧
部分;外侧部分
由正中神经的前
骨间神经支配)

尺侧腕屈肌(掀开)

尺神经背支

掌支

后面(背侧)观

浅支
深支

掌短肌

拇内收肌

小指展肌
小指短屈肌
小指对掌肌

小鱼际肌

指掌侧总神经

掌侧和背
侧骨间肌

第三和第
四指蚓状
肌(下翻)

掌侧固有神经
(指背神经来自背支)

中、远端指骨背侧分支

图 60.8 尺神经

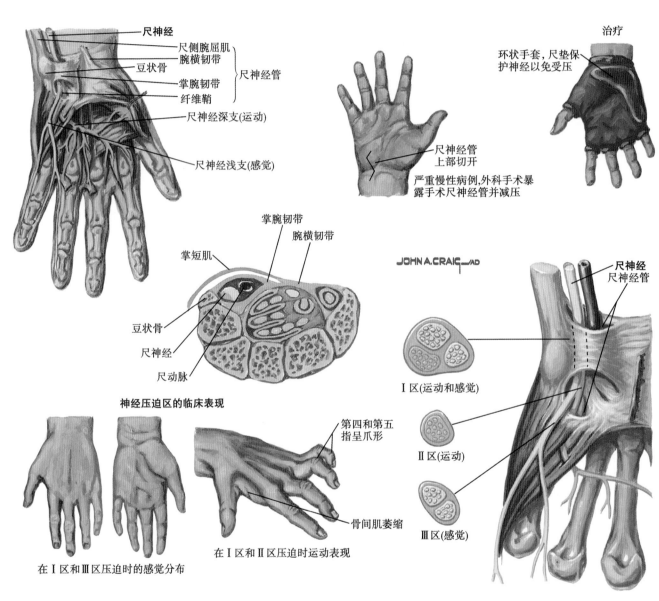

尺神经

尺侧腕屈肌
腕横韧带
豆状骨
掌腕韧带
纤维鞘

} 尺神经管

尺神经深支(运动)

尺神经浅支(感觉)

治疗

环状手套,尺垫保
护神经以免受压

尺神经管
上部切开

严重慢性病例,外科手术暴
露手术尺神经管并减压

掌腕韧带
腕横韧带

掌短肌

豆状骨

尺神经

尺动脉

JOHN A. CRAIG AD

尺神经
尺神经管

Ⅰ区(运动和感觉)

Ⅱ区(运动)

Ⅲ区(感觉)

神经压迫区的临床表现

第四和第五
指呈爪形

骨间肌萎缩

在Ⅰ区和Ⅲ区压迫时的感觉分布

在Ⅰ区和Ⅱ区压迫时运动表现

图 60.9　尺管综合征

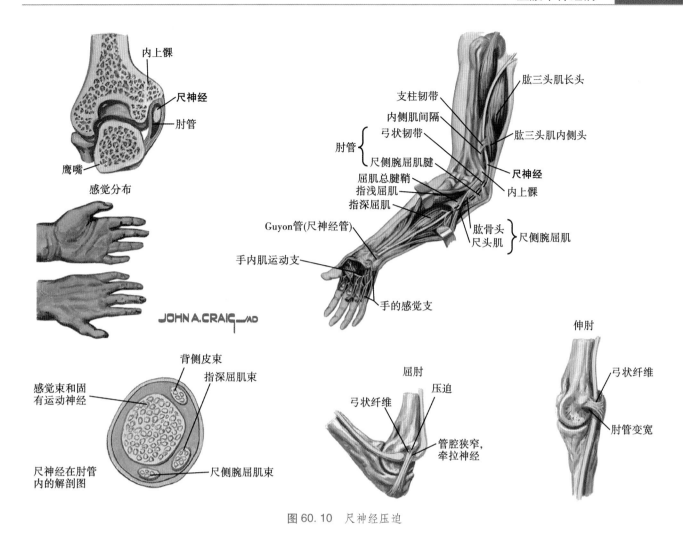

图 60.10 尺神经压迫

近端神经病变

临床案例 一名 55 岁男性,主因担心自己出现心脏病发作被送到急诊室。他突然感觉到从左侧肘部锐痛和刺痛,并向远端放射,伴手的刺痛。经过进一步询问,患者提到近几年来左手第 4 和第 5 指偶尔刺痛。他热爱读书,经常把胳膊肘搁在书桌上看书。

神经系统检查显示左手无名指和小指的轻触觉减退,导致无名指分开。手指外展轻度力弱,左肘部 Tinel 征阳性。电生理诊断检查显示左尺神经肘部有脱髓鞘的病变。

近端尺神经病变在发病率上仅次于 CTS。其病因包括肘部远端外力压迫或外伤后的肘部卡压(迟发性尺神经麻痹)和仅在肘关节远端的卡压(肘管综合征,图 60.11)。

典型的表现为第五指及有时第四指的一半的麻木和感觉异常,可通过让患者保持完全屈肘状态 30~60 秒而诱发。感觉症状和体征不会扩展至手腕近端,而这与 C8 神经根损伤不同,这是两者重要的鉴别点。手内肌的无力在尺神经病变中比 CTS 更常见。临床查体很少出现明显的前臂尺侧肌肉无力,有时会出现肘和前臂的疼痛。EMG 是确诊的依据,当 EMG 对病变的精确定位有困难时,高分辨率的超声检查有一定帮助,但不作为常规检查项目。

远端神经病变

临床案例 一名 40 岁的手提钻操作员注意到右手肌肉体积逐渐萎缩。他没有疼痛或感觉丧失。他在互联网上看到了自己的症状,开始担心自己可能患有 Lou Gehrig 病。

在神经系统检查中,患者难以在右手拇指和示指之间夹住一张纸。当他试图这么做时,他弯曲了拇指的远节指骨(Froment 征),第一背侧骨间肌有萎缩,并观察到肌束震颤。小指外展肌力正常,无感觉障碍。

电生理诊断检查符合仅累及左尺远端神经的深运动支的病变。患者更换了工作后恢复了一些肌力。

与近端相比,尺神经远端在腕部或手掌处的病变较少见,可在尺骨管或 Guyon 管处形成卡压。常见的原因有外伤、腱鞘囊肿、类风湿关节炎和腕骨骨折。根据损伤的部位不同,可能伴或不伴相关的感觉症状(图 60.9)。手背尺侧感觉缺失提示腕部以上近端的尺神经病变伴尺神经的背侧皮神经受累。

手掌 Guyon 管远端的尺神经病变表现为手外侧的尺侧肌肉无力,尤其是拇指内收。这是继发于拇内收肌无力的,拇内收肌是唯一没有主要神经支配的大鱼际肌。

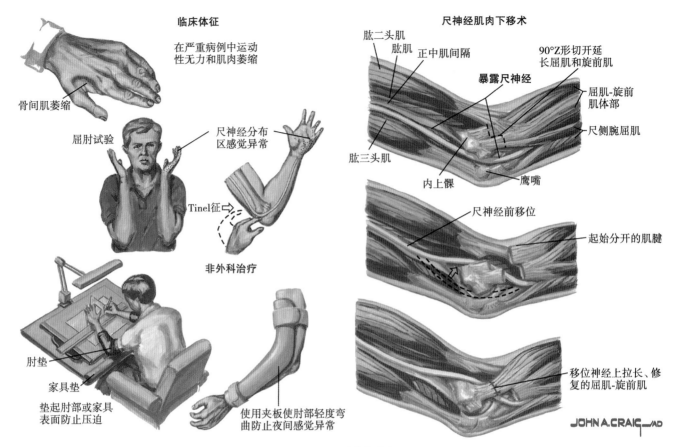

临床体征

在严重病例中运动性无力和肌肉萎缩

骨间肌萎缩

屈肘试验

尺神经分布区感觉异常

Tinel征

非外科治疗

肘垫

家具垫

垫起肘部或家具表面防止压迫

使用夹板使肘部轻度弯曲防止夜间感觉异常

尺神经肌肉下移术

肱二头肌
肱肌
正中肌间隔

暴露尺神经

90°Z形切开延长屈肌和旋前肌

屈肌-旋前肌体部

尺侧腕屈肌

肱三头肌

内上髁

鹰嘴

尺神经前移位

起始分开的肌腱

移位神经上拉长、修复的屈肌-旋前肌

JOHN A. CRAIG—MD

图 60.11　肘管综合征

腕部或手掌部尺神经病变较近端病变少见。神经可能会被夹在尺神经管或 Guyon 管的水平面上。常见的原因有创伤、神经节囊肿、类风湿性关节炎和手腕骨折。根据损伤的确切部位，可能存在也可能不存在相关的感觉症状（见图 60.9）。内侧手背侧感觉缺失表明尺神经近端病变累及尺神经的手背皮支。

在 Guyon 管以远的掌部尺神经病表现为局限于手外侧肌肉的无力，特别是拇指内收。这是由拇内收肌无力引起的，它是唯一的不是主要由正中神经支配的大鱼际肌。第一背侧骨间肌也可受累，而小指外展肌不受累。手内肌萎缩且无感觉异常有时会鉴别运动神经元病。手掌部位的尺神经损害通常是由于局部外伤和反复压迫所致，例如骑自行车或使用工具导致尺神经运动纤维上间断压迫的职业（如使用电钻、剥蛤和牡蛎壳、切比萨饼等）。肌电图是诊断的关键。当外力停止时，功能会有显著恢复。

鉴别诊断

对于表现为非对称性无痛性手内肌萎缩的患者，需要与运动神经元病鉴别。运动神经元病和尺神经损伤之间的一个关键鉴别点是运动神经元病经常累及正中神经支配的拇短展肌。

下臂丛神经损伤是在单肢的多发周围神经分布区的感觉和运动病变。既往认为胸廓出口综合征、远端 T1 神经根或臂丛下干近端病变，被认为是常见的原因。但目前公认，胸廓出口综合征是一种罕见的疾病，其表现更类似于尺神经病，而非 CTS。在 20 世纪 50—60 年代，在认识 CTS 的发病率之前，可能许多 CTS 病例被误诊为胸廓出口综合征。肌电图确定这些疾病的发生频率。

C8 神经根病比 C7 或 C6 神经根病少见，但易与尺神经病相混淆，因为两者的感觉分布区有重叠。是否出现前臂内侧的麻木和非尺神经支配的 C8 肌肉的无力（即大鱼际肌、拇长屈肌和固有示指伸肌）是主要的鉴别点。

处理

保守治疗可通过夹板避免完全屈肘产生的牵拉，以防止对神经的进一步直接压迫。50% 以上的轻度神经压迫的患者经保守治疗可痊愈，但缺乏长期预后数据。尺神经病变的外科治疗不如 CTS 那样明确。尚不清楚何种患者可能从手术中获益，关于术式也尚未达成共识。持续性疼痛、进展性运动障碍和经 3~6 个月的保守治疗未能改善症状，可考虑外科治疗。对于非外伤性肘管病变或肘关节手术相关尺神经损伤，尺神经前移位和仅解除神经压迫相比似乎并没有优势。

桡神经病变

临床案例　一名 82 岁男子因可能卒中而紧急会诊。他在上午的时候在椅子上醒来时发现右臂无力。前一天晚上，他有生以来第一次服用安眠药。

神经系统检查显示在半旋前位肘关节屈曲（肱桡肌）、腕关节伸展和手指伸展时无力。肱桡肌反射消失，而肱三头肌反射和肱三头肌肌力保持正常。在前臂和手背外侧的背侧有感觉缺失，感觉轻触觉和针刺觉消失。

在就诊当天进行的电生理诊断检查提示螺旋沟处存在急性右侧桡神经病变。4周后进行随访时,患者已完全康复。

桡神经是由臂丛3个干发出的纤维组成,即C5到T1神经根。它主要支配上臂、前臂和手指的所有伸肌以及上臂的一个屈肌即肱桡肌(图60.2)。它的感觉支分布于上臂背侧、手的背外侧以及前3个半手指(有时是两个半手指)的背侧皮肤(图60.12)。

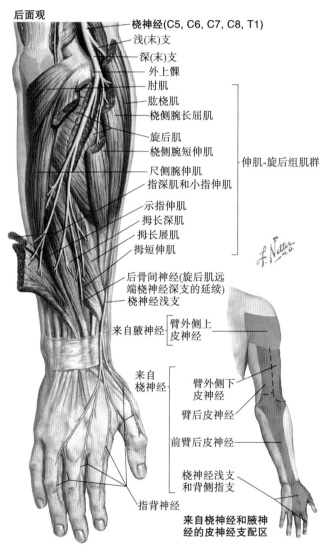

后面观

桡神经(C5, C6, C7, C8, T1)
浅(末)支
深(末)支
外上髁
肘肌
肱桡肌
桡侧腕长屈肌
旋后肌
桡侧腕短伸肌
尺侧腕伸肌
指深肌和小指伸肌 } 伸肌-旋后组肌群
示指伸肌
拇长深肌
拇长展肌
拇短伸肌

后骨间神经(旋后肌远端桡神经深支的延续)
桡神经浅支

来自腋神经 } 臂外侧上皮神经

来自桡神经 } 臂外侧下皮神经
臂后皮神经
前臂后皮神经
桡神经浅支和背侧指支
指背神经

来自桡神经和腋神经的皮神经支配区

图60.12　前臂桡神经

运动障碍为主的桡神经病

桡神经病最常发生于肱骨中段水平附近的螺旋沟(桡神经沟),继发于外部压迫(图60.13)。这可能在麻醉导致的意识障碍或是因为药物或酒精中毒时出现("周六晚麻痹")。病变主要表现为腕和手指下垂,不伴或很少伴疼痛。麻木症状和体征一般不明显。伸肘不受累,因为支配肱三头肌的分支起源于近端螺旋沟。肱桡肌反射通常减弱或消失,而肱三头肌和肱二头肌反射不受累。一个易混淆的查体特点是垂腕时可能发现明显的尺神经支配的手指外展无力。这些尺神经支配肌肉的收缩需要维持腕伸位。故检查手指外展肌力时,应把手和前臂平放在硬的平面上以解决这个问题,以防错误的定位。

骨间后神经类似于骨间前神经,因为它也是一个远端的、外周神经干的主要的运动分支。骨间后神经病通常出现在桡骨近端骨折时,有时会在损伤后迟发。骨间后神经也会被软组织占位损害。由骨间后神经支配的肌肉出现疼痛无力的综合征可发生在重复旋前旋后用力的患者中,这种动作有时导致Frohse弓(位于旋后肌近端)的纤维边缘间断压迫骨间后神经。卡压也可能继发于旋后肌的肥大或形态异常。桡侧腕伸肌长头和短头和肱桡肌是由桡神经分出骨间后神经前的分支支配,因此,远端桡神经损伤的主要表现为手指下垂,而非近端桡神经损伤的垂腕。然而,尺侧腕伸肌力弱导致伸腕时向桡侧偏斜。无感觉缺失症状,但可能出现肱骨外上髁附近及远端的疼痛,因为骨间后神经发出的感觉神经支配前臂的骨间膜和前臂关节。上臂部分桡神经分支损伤的表现与此相似。磁共振神经成像有助于定位。

感觉障碍为主的桡神经病

桡神经浅支是一根主要的远端感觉分支,可单独由腕部压迫导致损伤,例如手铐。这些损伤的感觉减退分布于手背外侧,较易识别,且不会出现无力症状。

处理

桡神经病通常是由于单相的外部压迫引起的,保守治疗的效果大多良好。

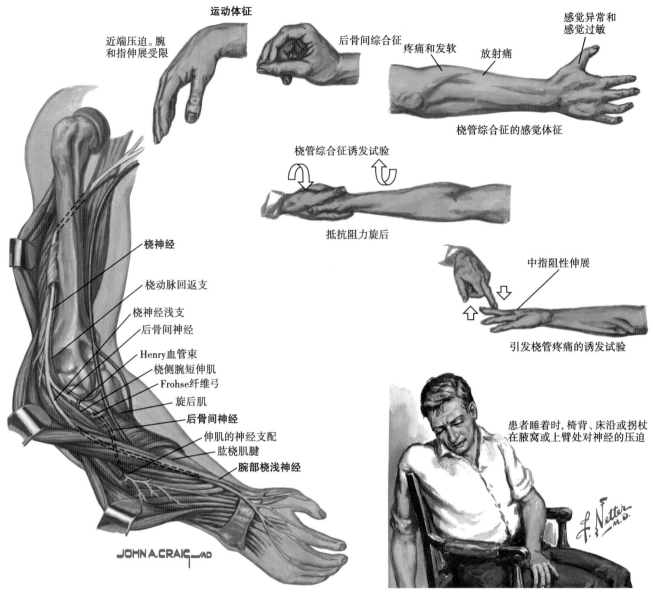

运动体征

近端压迫。腕和指伸展受限

后骨间综合征

疼痛和发软　放射痛　　感觉异常和感觉过敏

桡管综合征的感觉体征

桡管综合征诱发试验

抵抗阻力旋后

中指阻性伸展

引发桡管疼痛的诱发试验

桡神经
桡动脉回返支
桡神经浅支
后骨间神经
Henry血管束
桡侧腕短伸肌
Frohse纤维弓
旋后肌
后骨间神经
伸肌的神经支配
肱桡肌腱
腕部桡浅神经

患者睡着时，椅背、床沿或拐杖在腋窝或上臂处对神经的压迫

JOHN A. CRAIG—AD

图 60.13　桡神经压迫

前臂内侧和后侧皮神经单神经病

　　单独的前臂内侧皮神经损伤罕见(图 65.3)。前臂内侧掌面的感觉症状常见于更近端的臂丛下干或内侧束或 C8 神经根损伤。这些部位的神经损伤常合并其他临床表现，特别是手的无力。由前臂后支皮神经的单独受损导致的前臂后侧的感觉症状同样罕见。

单神经病的诊断方法

肌电图和神经传导检查

　　电生理检查中脱髓鞘病变有 3 种表现形式：局灶性减慢、离散减慢(也称为波形离散)和传导阻滞。局灶性减慢出现在一个局限的解剖区域内所有的神经以大致相同的程度受累时，这个区域内所有神经纤维上的冲动传导是均匀减慢的。当患者有离散减慢(即波形离散)的证据时，脱髓鞘通常是多灶性

的，在同一神经的不同纤维上脱髓鞘的严重程度是不同的。波形离散是获得性脱髓鞘性多神经病的电生理标志，如吉兰-巴雷综合征，在局灶性单神经病中通常看不到。原发性传导阻滞是受累神经纤维上一个或多个部位的脱髓鞘的过程，这些部位足以抑制冲动传导通过受累的节段，且传导阻滞会引起临床上的无力症状。由于不影响轴索的完整性，所以不会出现肌肉萎缩。由于无髓纤维也不受累，痛觉和温度觉相对不受累。传导阻滞常发生于肘部的尺神经病变、螺旋沟的桡神经病变和腓骨头的腓神经病变。

　　当运动轴索损伤时，从脊髓前角细胞发出的轴突变性。肌纤维无法由轴突获得营养，其导致的萎缩比废用性萎缩更显著。在针极肌电图检查时会出现纤颤电位和正锐波，是异常自发电活动的特征，同时运动单位的数目减少。同样，调节痛觉、温度觉和自主神经功能的无髓纤维的轴索的缺失也会引起与原发性髓鞘病变不同的临床表现。表现为痛觉和温度觉丧失、触觉过敏、出汗的改变以及有时继发于局部自主神经功能障碍

的血管舒缩改变。轴索损伤的临床表现可与以脱髓鞘成分相关的神经损伤的表现相重叠。

　　各种单神经病具有不同的病理生理学特征。如 CTS,最初

是以局灶减慢为特点(图 60.14),而其他疾病可能先出现脱髓鞘性的传导阻滞,例如肘部的尺神经病变,或外伤时的原发性轴索损害,或两者均有。

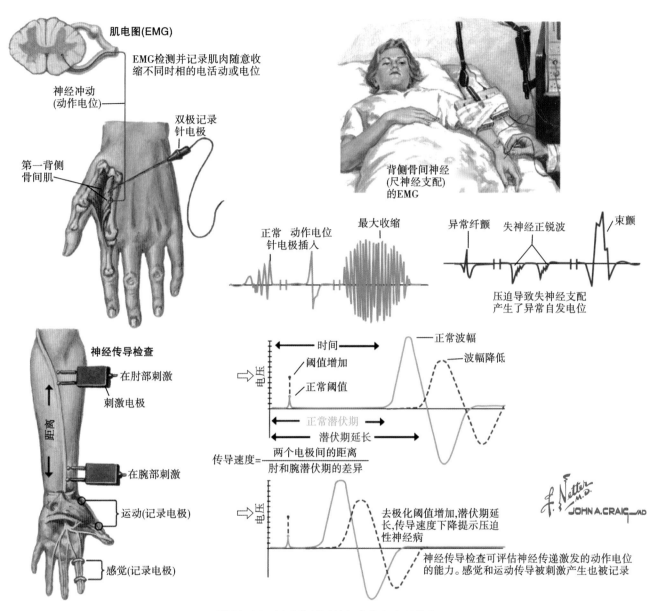

肌电图(EMG)

EMG检测并记录肌肉随意收缩不同时相的电活动或电位

神经冲动(动作电位)

双极记录针电极

第一背侧骨间肌

背侧骨间神经(尺神经支配)的EMG

正常　动作电位　针电极插入

最大收缩

异常纤颤　失神经正锐波　束颤

压迫导致失神经支配产生了异常自发电位

神经传导检查

在肘部刺激

刺激电极

距离

在腕部刺激

运动(记录电极)

感觉(记录电极)

时间　正常波幅

阈值增加

电压　正常阈值　波幅降低

正常潜伏期

潜伏期延长

$$传导速度 = \frac{两个电极间的距离}{肘和腕潜伏期的差异}$$

电压

去极化阈值增加,潜伏期延长,传导速度下降提示压迫性神经病

神经传导检查可评估神经传递激发的动作电位的能力。感觉和运动传导被刺激产生也被记录

图 60.14　压迫性周围神经病的电生理检查

　　肌电图和神经传导检查可帮助确定大多数单神经病的存在、部位、病理生理学特点和严重程度。然而电生理诊断具有明显的局限性。在理想情况下,检测神经损伤需要多点刺激,需要至少一个检测部位位于脱髓鞘病灶的近端,但由于神经近端的位置很深且与邻近其他神经纤维,在实际检测中存在技术上的困难,甚至难以完成。针极肌电图可以通过检测失神经支配肌肉的范围来推测单神经病的定位。然而,这种方法的局限性在于神经分支发出的部位对于损伤的确定帮助不大,例如,尺神经在上臂没有分支,在肘部附近分为两支,然后直到手部才再有分支。另一个局限性是神经纤维束的受累是选择性的,导致某些位置的神经损伤可能不会所有远端神经支配的肌肉都出现异常。因此而导致神经损伤定位的误判也是可以理解的。

解的。

　　肢体温度过低、对解剖变异认识不足或技术水平均可导致假阳性结果。需要强调的是,不要过度关注临界值数据,在理想情况下,两个异常参数的结果相互印证才可以诊断异常。假阴性结果也会发生。大约 10% 临床强烈提示 CTS 的患者会出现正常的电生理结果。

其他检查方法

　　虽然大多数单神经病存在明确的压迫、牵拉或卡压诱因,但有些可能是特发性的。额外的检查,尤其是 MRI 有助于罕见情况或非典型部位单神经病的诊断。

单神经病的预后

预后主要取决于神经损伤的病理生理机制是脱髓鞘或是轴索损伤或两者兼有。如果是轴索病变，神经恢复取决于受损轴索的数目、病因或缓解的持续时间、损伤的位置到其所支配肌肉或皮肤区域之间的距离、患者的年龄及合并症。脱髓鞘病变通常在局部压迫或嵌顿解除后自行恢复。

（刘向一　译）

推荐阅读

American Association of Neuromuscular and Electrodiagnostic Medicine. Available from: http://www.aanem.org. [Accessed 25 March 2018].

The information on this website includes a list of suggested reading for physicians as well as educational material for patients with various neuromuscular disorders.

Bland JDP. Do nerve conduction studies predict the outcome of carpal tunnel syndrome? Muscle Nerve 2001;24:935–40.

This study examines factors influencing the outcome of surgical carpal tunnel decompression.

Bland JDP. Treatment of carpal tunnel syndrome. Muscle Nerve 2007;36:167–71.

This review article summarizes different treatment modalities for carpal tunnel syndrome.

Caliandro P, La Torre G, Padua R, et al. Treatment for ulnar neuropathy at the elbow. Cochrane Database Syst Rev 2016;(11):CD006839.

This is an update of previously reported reviews summarizing the data of nine randomized controlled trials comparing treatment modalities for ulnar neuropathy at the elbow.

Dumitru D, Amato A, Zwarts M. Electrodiagnostic medicine. 2nd ed. Philadelphia, PA: Hanley & Belfus; 2001.

This textbook is an excellent reference for physicians interested in disorders of the peripheral nervous system and electrophysiological techniques.

Knutsen E, Calfee R. Uncommon upper extremity compression neuropathies. Hand Clin 2013;29:443–53.

The authors review the anatomy, presentation, and treatment of rarely encountered compression neuropathies of the upper extremity and offer their experience from the perspective of the orthopedic surgeon.

Marshall S, Tardif G, Ashworth N. Local corticosteroid injection for carpal tunnel syndrome. Cochrane Database Syst Rev 2007;(2):CD001554.

This article reviews data from 12 randomized or quasi-randomized studies regarding the effectiveness of local corticosteroid injection for carpal tunnel syndrome.

O'Connor D, Marshall S, Massy-Westropp N. Non-surgical treatment (other than steroid injection) for carpal tunnel syndrome. Cochrane Database Syst Rev 2003;(1):CD003219.

This review article evaluates the effectiveness of conservative treatment options (other than corticosteroid injection) for carpal tunnel syndrome based on data from 21 randomized or quasi-randomized studies.

Padua L, Padua R, Aprile I, et al. Multiperspective follow-up of untreated carpal tunnel syndrome. A multicenter study. Neurology 2001;56:1459–66.

The authors evaluate the natural history of untreated carpal tunnel syndrome over a 10- to 15-month follow-up period.

Scholten RJPM, Mink van der Molen A, Uitdehaag BMJ, et al. Surgical treatment options for carpal tunnel syndrome. Cochrane Database Syst Rev 2007;(4):CD003905.

The authors compare the outcome of various surgical techniques for carpal tunnel syndrome, including data from 33 randomized controlled trials.

Choi Soo-Jung, Ahn Jae Hong, Kang Chae Hoon, et al. Ultrasonography for nerve compression syndromes of the upper extremity. Ultrasonography 2015;34:275–91.

The authors describe the ultrasound findings in common compression neuropathies of the upper extremity and provide helpful illustrations and images.

Sunderland S. Nerves and nerve injuries. 2nd ed. Edinburgh, Scotland: Churchill Livingstone; 1978.

This outstanding textbook provides a detailed description of the anatomy and physiology of peripheral nerves and outlines the various mechanisms of nerve injury in great depth.

Verdugo RJ, Salinas RS, Castillo JL, et al. Surgical versus non-surgical treatment for carpal tunnel syndrome. Cochrane Database Syst Rev 2008;(4):CD001552.

This is an update of a prior review of randomized controlled trials evaluating surgical versus conservative management of carpal tunnel syndrome.

下肢单神经病

Gisela Held

坐骨神经病

临床案例 一名82岁年老体弱的妇女在家中跌倒,她的髋部骨折,需要手术修复治疗。术后给予抗凝治疗。2天后,她感到右臀部不适、右脚部无力,在24小时内进展至明显的臀部疼痛以及右膝以下所有肌肉的麻木和无力。计算机断层扫描(CT)显示有盆腔血肿。肌电图(EMG)检查证实右侧坐骨神经病变。

坐骨神经是人体最粗大的神经,主要由 L5、S1 和 S2 神经根组成,也含有 L4 和 S3 的纤维(图 61.1)。坐骨神经有两个主要分支:位于外侧较表浅的腓总神经和内侧的胫神经(见图 61.1),在大腿中远段分为两根独立的神经。坐骨神经及其分支支配腘绳肌(股二头肌、半膜肌、半腱肌)、远端的大收肌群、小腿前后肌群以及足内肌。坐骨神经也通过胫神经的感觉支(分布于腓肠肌、内外侧足底和足跟)和腓浅神经支配整个足部和小腿外侧和后部皮肤的感觉。

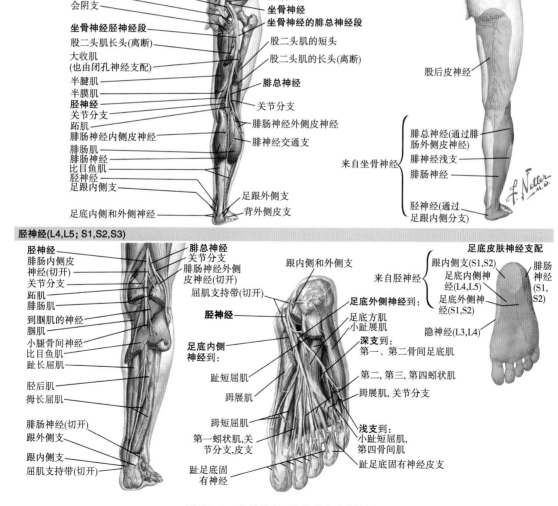

坐骨神经(L4,L5; S1,S2,S3)

- 股后皮神经
- 臀下皮神经
- 会阴支
- **坐骨神经胫神经段**
- 股二头肌长头(离断)
- 大收肌(也由闭孔神经支配)
- 半腱肌
- 半膜肌
- **胫神经**
- 关节分支
- 跖肌
- 腓肠神经内侧皮神经
- 腓肠肌
- 腓肠神经
- 比目鱼肌
- 胫神经
- 足跟内侧支
- 足底内侧和外侧神经

- 坐骨大孔
- **坐骨神经**
- **坐骨神经的腓总神经段**
- 股二头肌的短头
- 股二头肌的长头(离断)
- **腓总神经**
- 关节分支
- 腓肠神经外侧皮神经
- 腓神经交通支
- 足跟外侧支
- 背外侧皮支

皮神经支配

- 股后皮神经

来自坐骨神经:
- 腓总神经(通过腓肠外侧皮神经)
- 腓神经浅支
- 腓肠神经
- 胫神经(通过足跟内侧分支)

胫神经(L4,L5; S1,S2,S3)

- 胫神经
- 腓肠内侧皮神经(切开)
- 关节分支
- 跖肌
- 腓肠肌
- 到腘肌的神经
- 腘肌
- 小腿骨间神经
- 比目鱼肌
- 趾长屈肌
- 胫后肌
- 拇长屈肌
- 腓肠神经(切开)
- 跟外侧支
- 跟内侧支
- 屈肌支持带(切开)

- **腓总神经**
- 关节分支
- 腓肠神经外侧皮神经(切开)
- 屈肌支持带(切开)
- **胫神经**
- **足底内侧神经到:**
- 趾短屈肌
- 蹈展肌
- 蹈短屈肌
- 第一蚓状肌,关节分支,皮支
- 趾足底固有神经

- 跟内侧和外侧支
- **足底外侧神经到:**
- 足底方肌
- 小趾展肌
- **深支到:**
- 第一、第二骨间足底肌
- 第二,第三,第四蚓状肌
- 蹈展肌,关节分支
- **浅支到:**
- 小趾短屈肌
- 第四骨间肌
- 趾足底固有神经皮支

足底皮肤神经支配

来自胫神经:
- 跟内侧支(S1,S2)
- 足底内侧神经(L4,L5)
- 足底外侧神经(S1,S2)
- 隐神经(L3,L4)
- 腓肠神经(S1,S2)

图 61.1 坐骨神经、腓总神经和胫神经

病因学

坐骨神经病可能的病因包括髋关节成形术、骨盆或股骨骨折或髋关节后脱位，类似于股神经病，有时坐骨神经病也可因长时间截石位引起，推测可能是在某些解剖上易感个体中的神经牵拉而造成。坐骨神经病也偶尔可因外压导致，见于昏迷或药物过量等导致长时间制动的患者，也可由外伤性机制所致，包括错误地注射到臀部的下内象限部位。占位性病变包括神经鞘瘤和血肿、动脉瘤、子宫内膜异位症的外压已报道的其他机制。坐骨神经病也可发生于系统性血管炎的患者中。

临床表现

急性坐骨神经病典型表现为下肢远端无力、疼痛和感觉缺失。足部疼痛是常见的主诉。由于腓骨分支容易损害，无力常常表现为足下垂，需要与腓骨头处的腓总神经病相鉴别。更近端的肌肉无力（腘绳肌腱）以及足跖屈和内翻（腓肠肌，胫骨后肌）的无力有助于区别这两个病变。踝反射和内侧腘绳肌腱反射通常减弱或消失。常出现足底和足背侧以及小腿后外侧的感觉缺失和感觉迟钝。

鉴别诊断

在大多数坐骨神经病患者中，当出现明确的围绕腓神经支配区以外的区域表现时，主要考虑腰骶丛病变。大腿后部的感觉减退提示相应的股后皮神经病变，股后皮神经由坐骨大孔发出，邻近坐骨神经。此神经的会阴支损伤引起阴囊或大阴唇处的感觉缺失。在坐骨神经病中，髋关节的伸展不受影响。当临床或肌电图上有臀肌受累的证据时，骨盆内的原发病变应当考虑，诸如良性肿瘤，例如神经鞘瘤（施万细胞瘤）或恶性病变，尤其是淋巴瘤。

梨状肌综合征是一种知之甚少的疾病，表象上类似于胸廓出口综合征和跗管综合征（TTS）。梨状肌位于臀肌的深部，它起源于骶棘，贴附于股骨大转子。坐骨神经经过梨状肌的后部。据推测，该肌肉的急性或慢性损伤可能会刺激坐骨神经，引起大腿后部和臀部的疼痛。坐骨神经通过梨状肌的异常行程的患者特别易患这种疾病。没有发现坐骨神经病的客观临床或电生理证据的大多数患者中，要怀疑梨状肌综合征的可能。

腓神经病变

临床案例　一名44岁女性，表现为右足下垂和右脚背部麻木。7周前，当时她被路边绊倒摔倒了，她第一次注意到行走困难。去年她有意减掉了体重31.5kg。为了完成这一目标，她经常在地板上做蹲式练习。近期否认背部或臀部外伤史或下肢神经根性疼痛史。

检查时发现近端膝部外侧触诊有压痛，但没有游离性肿块。她在右脚脚趾伸展、足背伸和足外翻方面有力弱，足跖屈和足内翻、膝关节屈曲和髋关节外展保留正常。感觉检查的显著特点是右足背部和第一趾间的针刺和轻触觉减退。肌肉牵张反射正常。神经传导检查显示腓骨头处的腓肠运动神经存在运动传导阻滞；针极肌电图显示腓骨肌的募集电位减少，股二头肌的短头不受累，与脱髓鞘性腓浅神经病变相一致。在接下来的几周里，她的无力明显改善，3个月后她完全康复。

起源于L4、L5、S1和S2神经根的轴突（主要是L5神经根纤维）共同组成腓总神经。它是坐骨神经的两大分支之一，在大腿的中下段分出后成为一条独立的神经。它穿过腘窝后，发出腓肠外侧皮神经与腓肠内侧皮神经（胫神经的一个分支）合并组成腓肠神经。小腿外侧皮神经也在腘窝处发出分支，提供膝以下的小腿外侧的皮肤感觉。在经过腓骨头时，腓总神经是在非常表浅的位置，只有皮肤和皮下组织覆盖。然后穿过肌纤维，有时在腓骨长肌处（腓骨管）紧口，分成浅支和深支。

病因学

腓总神经病是最常见的下肢单神经病。腓总神经在腓骨头处最容易受外力压迫，那里的位置非常表浅（图61.2）。易感的因素包括近期体重大幅度下降、习惯性的腿交叉或长时间下蹲。外部装置如石膏、支架和过紧的绷带也可导致腓神经病变。其他的病因还有糖尿病、血管炎以及罕见的遗传性压迫易感性麻痹（HNPP）。膝盖下的急性前壁或外侧骨筋膜间室综合征也可导致急性腓总、腓深或腓浅神经病。隐袭起病和进展性病程的患者需要评估占位性病变，包括 Baker 囊肿或神经节、骨瘤或神经鞘瘤（施万细胞瘤）（图61.3）。腓总神经有时受到医源性损伤。在手术室和重症监护病房，膝关节的摆位和膝垫的使用来减少对腓神经的压迫对于预防急性压迫性神经病是很重要的。少见情况下，腓神经的撕裂伤发生在膝关节镜修补术或直接的穿透性损伤。

孤立的腓浅神经病并不常见，但可以由外侧筋膜室综合征、局部创伤或是罕见的孤立性神经鞘瘤引起。

临床表现

大多数腓神经病在腓骨头处累及腓总神经，导致足背屈和外翻力弱（图61.1）。行走时呈"跨阈步态"，伴代偿性屈髋和屈膝以使足抬离地面。因为患者控制动作的能力差，脚会撞到地板上有啪击声。由于腓深神经病变发生的几率较少，有胫骨前肌、大踇趾伸肌、趾长伸肌和趾短伸肌的无力。原发性腓浅神经病引起腓骨长肌和腓骨短肌的无力，它们主要负责足外翻。

腓深神经病中的感觉症状一般限于第一趾和第二趾间的脚掌间隙。腓浅神经病可导致足背和小腿外侧半远端的感觉减退。腓总神经的感觉症状出现在足背表面并向上扩展至小腿外侧半。

股二头肌短头的肌电图检查是鉴别近端坐骨神经腓肠分支神经病变的主要特征。临床上无法区分股二头肌的功能，因此肌电图检查对诊断是决定性的。

鉴别诊断

腓神经病的鉴别诊断包括前角细胞病变、L5 神经根病变、腰骶神经干或神经丛病变、坐骨神经病或是罕见的神经肌肉接头病变。坐骨神经病有时误诊为腓神经病。坐骨神经的腓肠支较胫神经支更表浅，因此坐骨神经近端的外部压迫性损伤累及腓总神经多于胫神经。大多数坐骨神经病也会影响到胫神经功能，表现为屈膝、足跖屈和足内翻无力。如果病变累及坐骨神经的胫神经支，踝反射特征性地减弱或消失，而在原发性腓神经病时通常不受影响。感觉缺失累及在上面提及的腓总

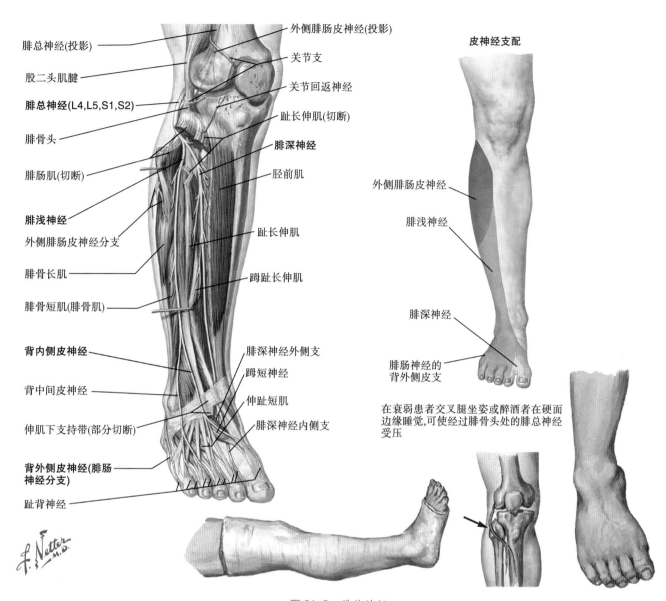

腓总神经(投影)

股二头肌腱

腓总神经(L4,L5,S1,S2)

腓骨头

腓肠肌(切断)

腓浅神经

外侧腓肠皮神经分支

腓骨长肌

腓骨短肌(腓骨肌)

背内侧皮神经

背中间皮神经

伸肌下支持带(部分切断)

背外侧皮神经(腓肠神经分支)

趾背神经

外侧腓肠皮神经(投影)

关节支

关节回返神经

趾长伸肌(切断)

腓深神经

胫前肌

趾长伸肌

踇趾长伸肌

腓深神经外侧支

踇短神经

伸趾短肌

腓深神经内侧支

皮神经支配

外侧腓肠皮神经

腓浅神经

腓深神经

腓肠神经的背外侧皮支

在衰弱患者交叉腿坐姿或醉酒者在硬面边缘睡觉,可使经过腓骨头处的腓总神经受压

图61.2　腓总神经

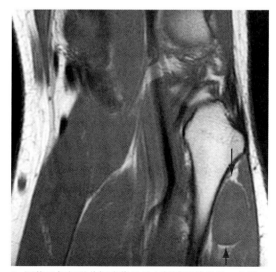

A. 冠状T1加权磁共振成像显示左侧腓肠神经的一个椭圆形肿块(箭)

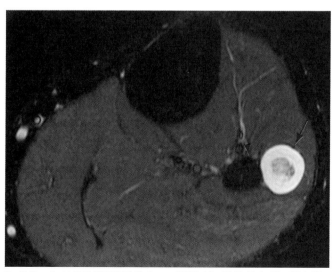

B. 轴位T1加权后钆增强脂肪饱和MRI增强证实, 腓骨(箭头)附近腓肠神经鞘瘤强化伴中央黏液样变性(箭)

图61.3　腓肠神经鞘瘤

神经支配区以及足底和足的外侧面。出现足下垂的患者需要考虑 L5 神经根病。

在神经根病变时常见背部疼痛,而在腓神经病时不常见。疼痛通常是根性的,在臀部、大腿和小腿处,有时会随体位的变化而加重。无力的分布是非常重要的;在腓神经支配区以外的肌肉受累,如由 L5 神经根支配的胫骨后肌和臀中肌的无力是诊断的关键点。单独的蹈趾伸展无力可见于轻度的 L5 神经根病,但在腓神经病中不常见。在中重度的 L5 神经根病,因为累及胫神经支配的胫骨后肌,会出现足内翻无力。

值得注意的是,因臀中肌受累的髋关节外展无力是罕见的,臀中肌是由臀上神经提供的 L5 的肌肉。L5 神经根病变的患者需要仔细评估,以确定除腓神经支配的肌肉无力外的那些功能障碍。L5 神经根病的感觉症状分布与腓总神经病明显地相重叠,虽然 L5 神经根的感觉缺失可能会延伸至腿外侧的更近端。腰骶神经丛病变很少会与腓神经病相鉴别,但是在有足下垂、下肢近端疼痛以及运动和感觉的症状超出了单一周围神经或根的分布的患者中,需要考虑鉴别诊断。

临床上和/或肌电图检查发现髋关节的外展和伸展受累,提示神经丛的病变。多发性神经病很容易与腓神经病相鉴别,临床检查和肌电图检查可发现双侧广泛的运动和感觉异常,而不是局限在一条特定的神经或神经根的分布区,肌腱反射减弱或消失。隐袭起病、无疼痛或感觉障碍的足下垂需要考虑运动神经元病的可能。运动神经元病或肌萎缩侧索硬化是一种缓慢进展性疾病,并可能有相关的上运动神经元损害的证据。重症肌无力(一种神经肌肉传递障碍性疾病)的患者不会出现单足的下垂。远端型肌病可出现足下垂,但通常是双侧性的,而且常常有其他部位的无力证据。单侧足下垂伴或不伴有感觉症状可出现在脊髓病变或旁中央小叶病变;这些疾病通常会有相关的反射亢进;磁共振成像(MRI)有助于诊断这些疾病。

胫神经病变

> **临床案例** 一名 39 岁的男性,因右腿剧烈疼痛和肿胀导致行走困难而被送往急诊室。神经系统检查发现右足跖屈、内翻和足趾屈曲无力,无足踝痉挛。右膝部的多普勒超声和 MRI 显示腘窝有一个破裂的 Baker 囊肿。手术切除滑膜囊肿后疼痛和足无力得以缓解。

胫神经纤维主要来自 L5、S1 和 S2 神经根以及部分来自 L4 和 S3。胫神经在大腿的中下段自坐骨神经分出(图 61.1)。腓肠内侧皮神经在腘窝处发出,在小腿远端加入腓肠外侧皮神经(腓总神经的一个分支)组成腓肠神经,不同程度地供应足外侧皮肤以及小腿后部皮肤的感觉。在支配腓肠肌和比目鱼肌后,胫神经向远端走行在胫骨后肌和腓肠肌之间,发出分支到胫后肌、屈趾长肌和拇长屈肌,之后在屈肌支持带下进入跗管。此时胫神经通常分为内侧跖神经、外侧跖神经和足跟内侧神经。虽然足跟内侧神经是内侧足跟的一个纯感觉支,但足底内侧和外侧神经是混合神经,支配足固有肌肉和足底皮肤。

近端神经病变

近端胫神经病可由 Baker 囊肿、神经节、肿瘤(图 61.4)或

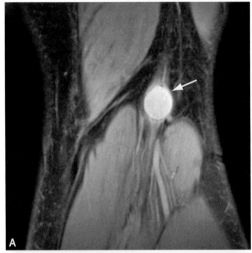
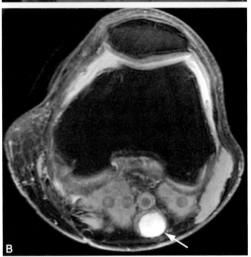

冠状位(A)和轴位(B)质子密度脂肪饱和 MRI 证实离散 T2 高信号肿瘤,使神经鞘增大(箭)

图 61.4   胫骨后神经纤维瘤

罕见的间接的严重踝扭伤引起,后者推测由牵拉伤引起。它们很少单独出现,其特征是足跖屈和内翻无力。虽然脚趾的屈曲、外展和内收会受影响,但是后者的功能很难从临床上评估。如果神经病变发生在近端到腓肠肌-比目鱼肌分支处,则踝反射消失。感觉缺失发生在足跟和足底表面。

跗管综合征

跗管综合征(TTS)是一种远端的胫神经病,主要表现为感觉症状。它被归类为一种卡压性神经病,在脚踝的后胫神经和其主要分支、内侧和外侧跖神经(图 61.3)。尽管有很好的描述,但有关它的发病率有争议,因为电生理的文献不多。还不清楚这是否反映了其罕见的发生或诊断程序的敏感性不够。骨折、足踝扭伤、因类风湿关节炎或其他原因引起的足畸形、静脉曲张、腱鞘炎和体液潴留都成为其可能的病因。患者通常表现为单足底或双足底的烧灼痛和麻木感。承重时可出现症状,经常在夜间症状加重。在完善的情况下,检查可以揭示内在足底肌肉萎缩。然而,这些肌肉的无力很难发现,因为腿部更近端的趾长屈肌会掩盖足内的趾短屈肌的无力。足趾外展无力

早期出现,但是难以评估,即使在正常人也很难评估。感觉缺失局限于足底;足外侧(腓肠神经分布区)、足背侧(腓神经支配区)和足背(隐神经)均不受累及。肌肉牵张反射不受影响。踝关节处的胫神经诱发的 Tinel 征支持诊断,虽然不能确诊。

如果 TTS 是由于神经卡压造成的,如同腕管综合征,则肌电图应该可以通过远端潜伏期的延长证实脱髓鞘改变。然而在怀疑 TTS 的患者中很少能见到胫神经的运动和由跖内侧和外侧神经组成的混合神经的远端潜伏期的延长。可发现跖神经的混合神经反应缺失,但是其定位价值却很有限,因为在一些似乎健康的老年人和那些有潜在的多发性周围神经病的个体中也可出现。支配足部肌肉的胫神经中的纤颤电位分析时也要谨慎。如果考虑有严重的踝部骨关节改变和外生骨疣时,对怀疑 TTS 的影像学检查包括覆盖跗管区域检查骨质异常的 X 射线和 CT。

TTS 初始治疗是非手术治疗,包括鞋袜的改造,特别是避免穿高跟鞋和不适合的鞋袜。抗炎药可能会有帮助的。如果怀疑屈肌腱鞘炎时,则用糖皮质激素注射、利多卡因增强治疗有助于缓解症状。注意避免用不太可能引起局部神经硬化的可能性的神经内注射。矫正治疗对足后外翻畸形可能有益。当 TTS 的非手术治疗措施失败时,须考虑进行手术干预。手术减压术不一定总是有效的。需要进行屈肌支持带和源自跖拇外展肌的纤维带的松解术。局部屈肌腱鞘炎可以进行放射状腱鞘切除术。扩大的和曲张的静脉应结扎并切除。在术后 2 周,用宽松的鞋子部分负重。

股神经病变

> **临床案例** 一名 63 岁的血友病男性,在一次机动车事故后 1 周出现右膝屈曲状。他还主诉右侧下肢隐隐作痛,并放射到大腿和膝盖。他无法将右腿抬离床面,无腰痛或括约肌功能障碍。神经系统检查显示右侧髂腰肌和股四头肌无力、右侧股四头肌伸展反射缺失、大腿前部和膝盖以下小腿内侧的触觉和针刺觉减退。骨盆 CT 显示骨盆右侧髂腰肌和腰大肌出血。手术发现一个巨大的血肿压迫着股神经,进行成功的清除血肿。术后患者逐渐好转,一周内功能显著恢复。

股神经来自腰丛,是由 L2-L4 神经根的后股形成的(图 61.5)。它在两个重要的臀部屈肌(髂腰肌和髂肌)间走行,并支配这两块肌肉。大约距离腹股沟韧带 4cm 处,股神经在髂腰肌槽内有紧筋膜覆盖。它在内侧腹股沟韧带下方出盆腔进入股三角,正好位于股动脉和静脉的外侧。在此处,股神经分成前支和后支。前支支配缝匠肌以及通过大腿的股内侧皮神经接受大腿前内侧皮肤的感觉。后支发出肌支支配耻骨肌和股四头肌以及隐神经(支配小腿内侧皮肤的皮支)。股神经可以在它走行的任何地方受压,但是特别容易受压的位置是在腰大肌肌腹、髂腰肌槽和腹股沟韧带。

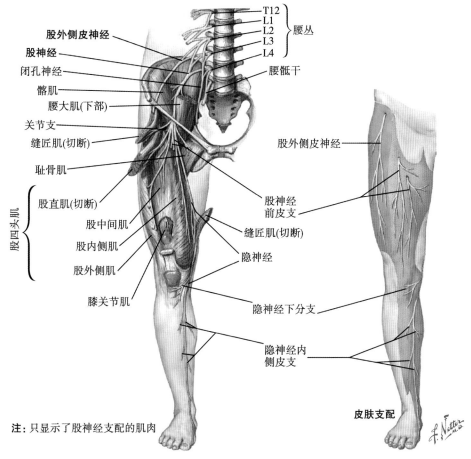

图 61.5 股神经和股外侧皮神经

病因学

　　股神经单神经病是不常见的。历史上认为糖尿病性股神经病较为常见,但实际上大多数是以股神经为主的糖尿病性神经根丛病变。它们可能代表一种自身免疫过程,并可能存在血管炎的成分。血管炎,如结节性多动脉炎,可表现为多发性单神经炎,股神经是受累神经之一,表现为急性病变。

　　股神经病偶尔会出现在长时间的截石位手术或分娩后,推测是由于腹股沟韧带下方的解剖易扭转的原因所致。髂腰肌血肿或脓肿、股动脉或股静脉穿刺错误、肾切除术或髋关节成形术后的医源性损伤是股神经病的其他公认的病因。良性和恶性的肿瘤很少引起股神经病(图 61.6)。膝关节镜检查、股动脉-腘动脉搭桥手术和冠状动脉旁路移植手术时会引起孤立性的隐神经损伤。

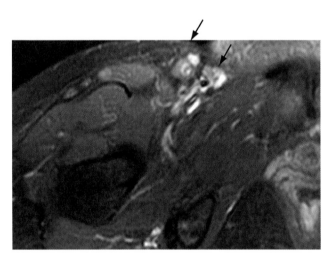

图 61.6　神经纤维瘤病中的股神经纤维瘤(箭)

临床表现

　　当影响到更近端的股神经时,髂腰肌的无力表现为髋关节屈曲受限。轻度髋关节屈曲无力也可因较远端的股神经受累而影响到股直肌的功能时出现,股直肌是股四头肌的唯一一个起自盆腔内的头,有助于髋关节屈曲。严重股四头肌无力的患者不能伸直腿或将膝挺直,严重时,常常会影响或妨碍行走。起初,轻度的股神经病表现为下楼梯困难,因为轻度股四头肌无力影响膝关节弯曲。由于缝匠肌无力使大腿外翻障碍。在股神经病时,髌骨肌肉牵张反射几乎总是减弱或消失。腹股沟和大腿的疼痛是常见的症状。当患者出现感觉症状时,这些感觉障碍通常累及大腿前内侧和小腿内侧。股四头肌无力和萎缩的纯运动症状可由损伤大腿隐神经的远端分支所致。

鉴别诊断

　　L3-L4 神经根病变是最常考虑的。不像 L5-S1 神经根病变,椎间盘髓核突出很少累及 L3 水平。主要影响腰神经的腰骶神经丛病变也可表现类似股神经病变。

股外侧皮神经病变

> **临床案例**　一名 38 岁女性,在妊娠 7 个月时出现左大腿疼痛和麻木。她描述了在站立或行走时出现从臀部到大腿外侧有一种灼热不适感。有相关的皮肤过敏,与厌恶的衣服或床单摩擦有关。她没有意识到任何其他的突发事件。检查显示左前外侧大腿远端有一个椭圆形的感觉丧失区域,没有肌萎缩、无力或反射丧失。在健康婴儿出生后的几个月内,症状逐渐改善。

　　股外侧皮神经(LFCN)由第二和第三腰神经根发出,走行于腹膜后。穿过腰肌后,神经到达髂肌(图 61.5)。内侧至髂前上棘,神经在腹股沟韧带的下方或穿过腹股沟韧带出盆腔,腹股沟韧带被认为是常见的卡压部位。随后,它提供大腿前外侧的感觉。

病因学

　　感觉异常痛是股外侧皮神经卡压性单神经病变的表现(图 61.7),它通常是单侧的。腹股沟的某些解剖变异可能导致损伤。像许多单神经病变一样,它在糖尿病患者中更为常见。感觉异常性肢痛通常发生在超重的人身上,尤其是在体重突然增加后,或是穿着紧身裤和衣服的人身上。它可能是医源性的,例如,继发于髂骨移植或腹股沟疝修补术。偶尔,钝性或穿透性创伤(如错位的注射)会导致大腿内的神经损伤,或者罕见于大腿内的软组织肉瘤。

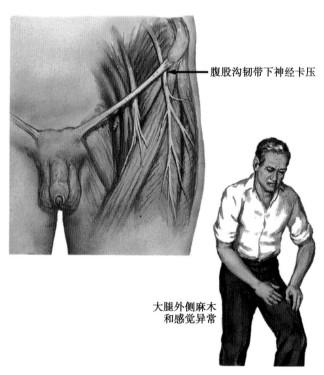

腹股沟韧带下神经卡压

大腿外侧麻木
和感觉异常

图 61.7　股外侧皮神经

临床表现

　　在站立或行走时症状常常加重,症状包括不舒服的阳性表现(烧灼感、感觉过敏)和阴性特征(麻木)。在体格检查时典型的感觉减退区域比在大多数解剖图的股外侧皮神经分布区要小,可能是由于有邻近神经的显著重叠。因为 LCFN 是一个纯感觉神经,与反射或运动异常无关,这有助于鉴别其他疾病引起的感觉异常性股痛。

鉴别诊断

尽管不常见,但任何病因的 L2 神经根病,如 L2 神经支配的髋屈肌和内收肌的无力和失神经支配,都是一个不同的考虑因素。感觉症状和体征延伸至大腿前部和内侧。腰椎管狭窄症也容易因长时间站立或行走而加重,尽管在这种特殊分布中不会引起麻木。

腰骶神经丛的疾病可能会出现类似疼痛,特别是在隐匿性发病的侵袭性或压迫性疾病的患者中,只出现疼痛和其他感觉症状而没有明显的运动症状。腹膜后肿瘤或血肿以及腹部手术可能会影响 LCFN。然而,它们不太可能引起孤立的痛觉。相反,相邻神经的同时受累通常会导致广泛的运动、反射和感觉丧失,这表明可能存在神经丛损伤,而不是单一的神经问题。

由于异常的类型和分布,孤立性股神经病变不常见,不太可能与股痛相混淆。感觉症状涉及大腿前部和内侧,并延伸至小腿内侧表面。股四头肌的无力和腱反射的消失是其他客观和显著的鉴别特征。

虽然 LFCN 可以在大腿远端到腹股沟韧带之间通过神经传导检测出来,但技术上的困难妨碍了轻度脱髓鞘损害的检测。神经传导反应不是在所有患者中都能检测到,特别是在那些对这个综合征最敏感的超重患者中记录有困难。当从无症状侧容易获得正常反应时和从有症状侧获得幅度降低或缺失的反应时,LFCN 的神经传导检测最有价值。在症状不典型的患者中,大腿 MRI 可提示排除如软组织肉瘤等的原发病变。对于不好解释的 LFCN 神经病的患者,则应考虑腹膜后和盆腔的 MRI 和 CT 的检查。空腹血糖检测在急性起病、痛性 LFCN 神经病而无其他的解释时是适当的。

处理

股痛的自然病程各不相同,但绝大多数患者在 2 年内无症状。其他患者有更长的和慢性的病程。保守治疗包括减少体重和避免穿过紧的衣服。阿米替林、卡马西平、加巴喷丁和文拉法辛之类的药物可以减轻疼痛的程度。在髂前上棘附近局部注射麻醉药和糖皮质激素可能具有诊断和治疗作用,有时还可能"治愈"。在特别难治的和要改变生活方式的病例中,可对推测的卡压部位进行手术探查。

闭孔神经病

> **临床案例**　一名 35 岁女性,出现右大腿内侧疼痛和行走困难。这是在她儿子出生后 6 个月前开始的,在 8 小时的分娩后,由于胎儿发育不良,她最终接受了紧急剖宫产手术。在神经系统检查中,她右大腿内收肌无力,大腿内侧有一片麻木和感觉障碍。

闭孔神经起源于 L2、L3 和 L4 神经根的前支(图 61.8)。

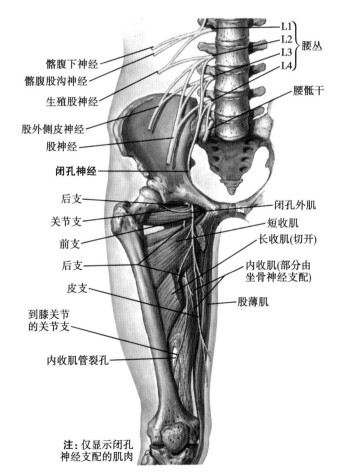
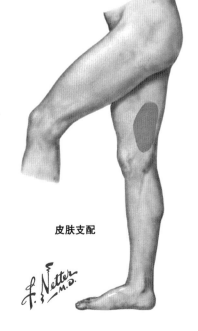

图 61.8　闭孔神经

闭孔神经在穿过盆腔后，由闭孔管穿出，分成前支和后支。前支支配内收长肌、内收短肌和股薄肌，而其末端分支接受大腿内侧远端的感觉。后支支配闭孔外肌、大收肌的浅支以及有时支配内收短肌。

病因学

闭孔神经病可能由盆腔肿瘤、难产或闭孔疝引起，也可能是髋关节成形术或盆腔手术的并发症。

临床表现

闭孔神经病变是罕见的局灶性神经病变，通常表现为髋关节不稳定。无力和失神经支配仅限于大的髋关节内收肌。偶尔在大腿内侧出现疼痛和感觉症状，而不伴有明显的无力。

髂腹下、髂腹股沟和生殖股神经病

这些单神经病在骨盆和腹股沟处出现感觉迟钝而不伴有明显的运动障碍时应考虑鉴别诊断。

髂腹下神经

髂腹下神经起自 T12-L1 神经根。如同髂腹股沟神经，它支配内部斜肌和腹横肌。然而，这些肌肉的无力很难通过体格检查发现。髂腹下神经分出外侧皮支和前皮支。因此，髂腹下神经病变会在这两个不同区域（髂峭的外侧面和耻骨上区）出现感觉症状。在下腹部手术的侧切口部位延伸到腹内斜肌时，前支最常受损，而侧支在盆腔大手术时最常受损。两者预后一般良好。

髂腹股沟神经

该神经来自 L1 神经根。髂腹股沟神经病变的特点是沿着腹股沟韧带的感觉缺失，在耻骨联合上缘和前阴囊或阴阜，伴或不伴有疼痛症状。髂腹股沟神经病变最常见的病因是下腹部手术、从髂骨中植骨取出术和分娩。少见的情况是该神经通过腹壁时出现神经卡压，引起腹股沟区疼痛，髋关节屈曲时疼痛缓解。

生殖股神经

生殖股神经是由 L1 和 L2 神经根纤维提供。它分为生殖支和股支。生殖股神经病变出现大阴唇或阴囊以及大腿前近端的疼痛、麻木和感觉异常，髂腹股沟神经的感觉区域的外侧。站立或髋关节伸展时症状加重。外科手术，如腹股沟疝修补术或阑尾切除术，是生殖股神经病变的常见原因。生殖股神经的运动支支配提睾肌。不幸的是，提睾反射不是一个可靠的诊断线索。

诊断

由于这三条神经支配的感觉分布区相互重叠，所以它们的单神经病是很难仅仅通过临床检查来区分。髂腹下、髂腹股沟

和生殖股神经无法进行神经传导技术的检测。因此，肌电图的价值是有限的，主要目的是用于排除性鉴别诊断，例如 L1 或 L2 神经根病变或近端腰神经丛病变。局部注射麻醉剂不但可以缓解症状，对诊断也有帮助。当出现没有明显原因的进行性髂腹下、髂腹股沟或生殖股神经病变时，腹膜后和盆腔的 MRI 和 CT 是检查的指征。

处理

大多数患者的术后神经病变会完全恢复；持续性的症状通常仅出现在那些神经切断未修复或损伤腰骶丛的患者中。药物如阿米替林、卡马西平、加巴喷丁和文拉法辛可以减轻所有单神经病的疼痛强度。

单神经病的诊断方法

电生理检查是评估可疑的单神经病的主要手段。肌电图检查有助于鉴别类似单神经病的其他病变，特别是各自的神经丛或神经根水平的病变。除了提供解剖定位外，肌电图还有助于评估预后。即使有肌电图异常，病因很少被发现。一个以脱髓鞘为主的病变的证据为定位诊断提供主要依据，但是通常不能用于坐骨神经病、股神经病和闭孔神经病，因为这些神经的传导检测是受到技术因素限制的。

有时存在进一步检查的指征，这依赖于对可疑病因的指标。X 线平片可以评估引起神经损伤的骨刺或外生骨疣、关节炎、先天性畸形、骨折或骨肿瘤的可能性。MRI 和偶尔的超声检查在评估软组织病变或有时卡压的定位和提供神经及其周围结构的空间影像上是有用的。然而，当肌电图提供了明确的定位，而没有临床证据或影像学的具体机制的检查时，手术探查是一种重要的诊断工具，有时也提供一种治疗的选择。急性轴索神经病变的特点是在 MRI 的 T2 加权上呈高信号。因此，在肌电图定位困难时，MRI 可明确神经损害的部位。此外，MRI 还可能确定创伤性神经病变伴神经轴突是否有再生的潜力，并且可避免不必要的手术探查。有时，红细胞沉降率增快提示潜在的血管炎的诊断线索。当表现为可疑的股神经病变时，空腹血糖水平有助于确定以前未确诊的糖尿病。CSF 检查很少用于区分炎性或癌性多神经根病和单神经病。

单神经病的处理和预后

当存在可确定的机制时，例如占位性病变导致的神经压迫，是外科手术的指征。如果神经病变是由于过多下蹲牵拉神经或习惯性交叉腿压迫所致，则主要的治疗方法是终止这些活动。如果石膏或支撑物压迫神经，如在腓骨小头处的腓神经，则必须进行调整以保护神经。急性骨筋膜隔室综合征引起的神经损伤是外科急症，需要行筋膜切开术。

足下垂可以通过踝足矫形器进行对症治疗，其主要目的是预防跌倒。患者也表示使用该设备后，他们的步行耐力有所提高。对于股四头肌明显无力的患者，应谨慎使用踝足矫形器，它可能会破坏患者"膝关节锁定"和负重的轻微代偿技术，从而增加跌倒的风险。

恢复取决于损伤的性质、部位、严重程度和持续时间以及患者的基本健康状况和年龄。原发性脱髓鞘病变预后比较乐观。继发于单相外部压迫或拉伸的脱髓鞘病变通常在数周至数月内恢复。然而，当存在明显轴突损伤的证据时，必须发生神经再支配，这一过程的进展速度为 1mm/d。因此，恢复需要更长的时间（数月至数年）。轴突丢失的程度以及从损伤部位到神经再支配的靶部位的距离也会影响最终结局。

未来发展方向

需要更敏感的神经生理学和神经成像技术来改善单神经病变及其病因的诊断，并指导对这些经常致残性疾病的治疗研究。尤其需要改善与单神经病变相关的神经病理性疼痛的管理，这是许多患者的长期问题。

严重创伤性神经损伤后的功能结果往往不令人满意。自体移植物用于桥接神经缺损，成功率各不相同。由合成或天然材料制成的神经导管被用作支架代替神经移植物，这些导管可以设计成输送神经生长因子。更详细地了解轴突再生的分子机制，包括施万细胞、生长因子和细胞外环境的作用，对于开发更好的治疗方案至关重要。微小 RNA 和巨噬细胞在神经功能恢复中的作用正在研究中。干细胞治疗，特别是使用能够分化成各种细胞类型的间充质干细胞，也可能在未来提供治疗选择。

（刘向一 译）

推荐阅读

American Association of Neuromuscular and Electrodiagnostic Medicine. Available from: http://www.aanem.org. Accessed March 25, 2018.
The information on this website includes a list of suggested reading for physicians as well as educational material for patients with various neuromuscular disorders.

Benezis I, Boutaud B, Leclerc J, Fabre T, Durandeau A. Lateral femoral cutaneous neuropathy and its surgical treatment: a report of 167 cases. Muscle Nerve 2007;36:659-63.
The authors retrospectively evaluate the clinical response to nerve release or transection in patients with meralgia paresthetica.

Dumitru D, Amato A, Zwarts M. Electrodiagnostic medicine. 2nd ed. Philadelphia, PA: Hanley & Belfus; 2002.
This textbook is an excellent reference for physicians interested in disorders of the peripheral nervous system and electrophysiological techniques.

Katirji B. Peroneal neuropathy. Neurol Clin 1999;17:567-91.
The author provides a good review of the clinical presentation and electrophysiology of peroneal nerve lesions.

Kuntzer T, van Melle G, Regli F. Clinical and prognostic features in unilateral femoral neuropathies. Muscle Nerve 1997;20:205-11.
This article studies the clinical and electrodiagnostic features influencing outcome in 32 patients with femoral neuropathy.

Sorenson EJ, Chen JJ, Daube JR. Obturator neuropathy: causes and outcome. Muscle Nerve 2002;25:605-7.
The authors retrospectively examine the causes and prognosis of obturator neuropathy in 22 patients.

Sunderland S. Nerves and nerve injuries. 2nd ed. Edinburgh, Scotland: Churchill Livingstone; 1978.
This outstanding textbook provides a detailed description of the anatomy and physiology of peripheral nerves and outlines the various mechanisms of nerve injury in great depth.

第十九篇

运动神经元病

Jayashri Srinivasan

肌萎缩侧索硬化

Doreen T. Ho, James A. Russell

临床案例 一位 54 岁男性,主诉无痛性左侧肢体无力 6 个月。患者在健身时发现用左上肢进行性抬举重物困难,左手切割食物和开罐子费力。诉说有双臂抽筋,左臂及其他部位偶有可见的肉跳。否认颈部疼痛、麻木或刺痛。检查显示认知功能正常,精神状态及脑神经正常,患者左臂无力伴有持续性肉跳。腱反射活跃,左侧霍夫曼征阳性。

1874 年,Jean-Martin Charcot 描述了一类疾病并将其命名为肌萎缩侧索硬化症(ALS)。在法国,它被称为夏科病,而英国称其为运动神经元病(MND)。在美国,ALS 是因为 Lou Gehrig 病而被广为了解。

Charcot 描述了一种疾病,其特征是前角细胞、皮质脊髓束、选择性的脑运动神经核和皮质运动神经元变性导致自主运动功能丧失(图 62.1 和图 62.2)。大多数病例是原因不明的散发性 ALS(sALS)。在大约 5% ~ 21% 的病例中,患者有明确的家族史,其特征是患有家族性 ALS(fALS),通常具有常染色体显性遗传方式。在个别情况下,尽管家族性病例的平均发病年龄可能比散发性病例年轻 10 岁,但 fALS 和 sALS 在表型上无法区分。

ALS 的发病率约为 1.8/10 万。男性受到的影响几乎是女性的两倍,尽管这一比例在绝经后更接近 1∶1。sALS 发病的中位年龄为 55 岁;但是,这种疾病可能会影响到青少年后期或 90 多岁的患者。平均预期寿命在 2 ~ 3 年;在不到 10% 的患者中,可以看到呼吸机独立生存期少于 1 年或大于 10 年。一半的患者在 3 年内死亡,只有四分之一的患者在 5 年内生存而不依赖有创机械通气。年轻男性和局限于上运动神经元(UMN)或下运动神经元(LMN)表现的患者往往病程较慢。延髓症状(言

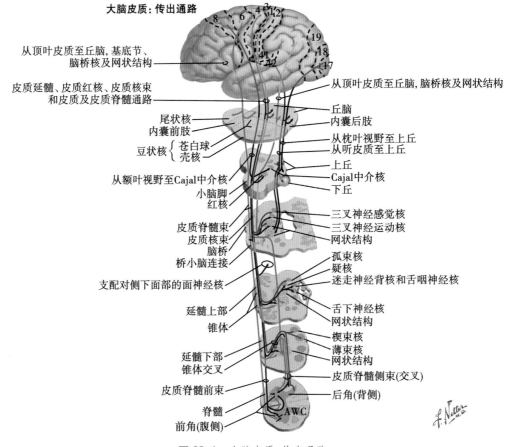

大脑皮质:传出通路

从顶叶皮质至丘脑,基底节、脑桥核及网状结构

皮质延髓、皮质红核、皮质核束和皮质及皮质脊髓通路

尾状核
内囊前肢
豆状核 { 苍白球 壳核
从额叶视野至 Cajal 中介核
小脑脚
红核
皮质脊髓束
皮质核束
脑桥
桥小脑连接
支配对侧下面部的面神经核
延髓上部
锥体
延髓下部
锥体交叉
皮质脊髓前束
脊髓
前角(腹侧)

从顶叶皮质至丘脑,脑桥核及网状结构
丘脑
内囊后肢
从枕叶视野至上丘
从听皮质至上丘
上丘
Cajal 中介核
下丘
三叉神经感觉核
三叉神经运动核
网状结构
孤束核
疑核
迷走神经背核和舌咽神经核
舌下神经核
网状结构
楔束核
薄束核
网状结构
皮质脊髓侧束(交叉)
后角(背侧)
AWC

图 62.1 大脑皮质:传出通路

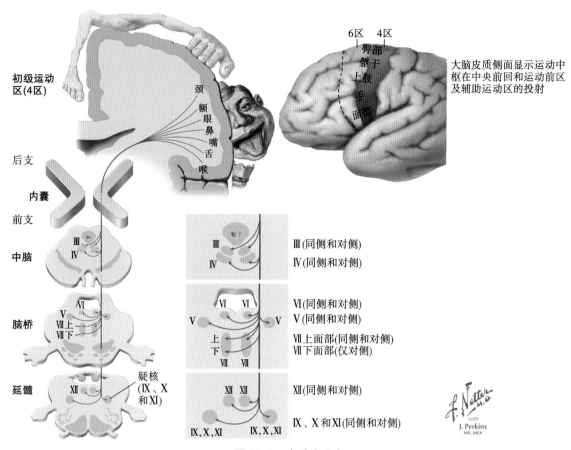

大脑皮质侧面显示运动中枢在中央前回和运动前区及辅助运动区的投射

初级运动区(4区)

颈
额
眼
鼻
嘴
舌
喉

后支

内囊

前支

中脑

III(同侧和对侧)
IV(同侧和对侧)

脑桥

VI(同侧和对侧)
V(同侧和对侧)
VII上面部(同侧和对侧)
VII下面部(仅对侧)

延髓

疑核(IX、X和XI)

XII(同侧和对侧)
IX、X和XI(同侧和对侧)

图 62.2 皮质脑干束

语障碍和吞咽)起病倾向于不成比例地影响老年妇女,并且似乎病程更快。

在美国,估计在任何给定时间有 25 000 名患者被诊断患有 ALS。ALS 的患病率似乎在增加,可能是因为人口老龄化。除了历史观察发现关岛和日本纪伊半岛居民的发病率增加之外,似乎没有任何特定的地理位置或种族群体发生 ALS 的风险显著较高。

临床表现

ALS 的临床表现特征是多种多样的,但特征性表现为无痛性肌无力,通常影响到肢体、延髓或轴向肌肉中局限性无力,然后在最初涉及的区域内和外部扩展。通常当患者的无力开始影响日常生活活动时,患者会寻求医疗护理(图 62.3)。最初 ALS 的误诊并不罕见,症状发作和诊断之间的时间通常为数月。不幸的是,将 ALS 误诊为潜在可治疗的神经、神经根或脊髓压迫综合征或骨科病症的趋势。相当大比例的 ALS 患者可能会接受不必要的手术治疗。应该强调的是,在没有疼痛和感觉症状的情况下进行性肌无力和萎缩很少见于可手术治疗的病症。

独特的运动受累和慢性病程有助于将 ALS 与其他神经系统疾病区分开来。为了进行明确的临床诊断,必须同时有 UMN 和 LMN 受累以及最初受累区域内外的进展。LMN 受累可通过临床、电生理诊断或病理(肌肉活检)等手段获得,尽管偶尔使用肌肉活检。UMN 的受累目前仅由临床标准来确定。

对于经验丰富的神经科医生来说,经典 ALS 的诊断通常是一个容易做出的诊断。局限于 LMN 或 UMN 成分的临床证据、疾病进展缓慢以及具有混杂神经系统症状(如单神经病、神经根病和多发性神经病的感觉丧失)引起的神经系统体征混淆的患者,诊断可能会延迟。

前角细胞丢失的标志是无痛性肌无力和萎缩、腱反射减弱或消失和肌束震颤。与其他区域的正常肌肉体积相比,局限性的肌萎缩是最容易区分。可能难以区分的肌萎缩是 LMN 病变与失用性肌萎缩,特别是在老年人中。腱反射减退也可能难以解释,因为它们可能代表一种正常变异。在 ALS 中,由于 LMN 功能障碍引起的肌肉无力以节段性(肌层性)分布发生,并以区域性方式扩散。例如,ALS 和手无力患者可能会影响 C8-T1 根神经支配的所有手部肌肉。神经分布中发生的无力应导致考虑其他疾病(如多灶性运动神经病)。

在多个肢体的许多肌肉中看到的肌束颤动是不祥的,强烈提示运动神经元疾病。很少或重复出现在一块肌肉的一个部位的肌束颤动更可能是良性起源的,特别是在没有肌无力或萎缩的情况下。没有肌束颤动并不能排除 ALS。由于突出的皮下组织,它们可能不容易看到。医生通常最初会认识到肌束颤动,尽管回顾过去的患者可能会记得他们出现了一段时间。肌肉痉挛是运动神经元疾病的常见表现,尽管不是特异性的。在手动肌肉测试过程中出现抽筋在 ALS 中很常见。

什么是皮质脊髓束或皮质脑干束病变的临床体征可能会更加模糊。痉挛是一个明确的 UMN 标志;明确的 Babinski 征

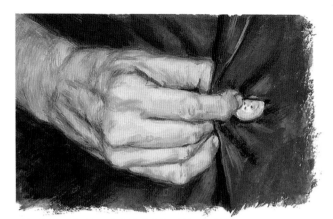

手部精细运动受损；突出的掌骨提示骨间肌萎缩

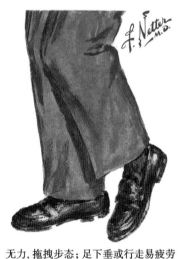

无力，拖拽步态；足下垂或行走易疲劳

图62.3　运动神经元病：早期表现

的震颤容易被误认为是舌肌纤颤。ALS可能会出现面部和下颌肌肉无力，但它们通常很轻微。ALS常见颈部伸肌和颈部屈肌无力，头部下垂可能是一个罕见的表现特征（图62.5）。颈部下垂通常与颈部后部不适相关，并且通常在颈部支撑时缓解。值得注意的是，ALS患者中不存在上睑下垂和眼肌麻痹以及与视觉、听觉、味觉、嗅觉和面部感觉有关的症状。

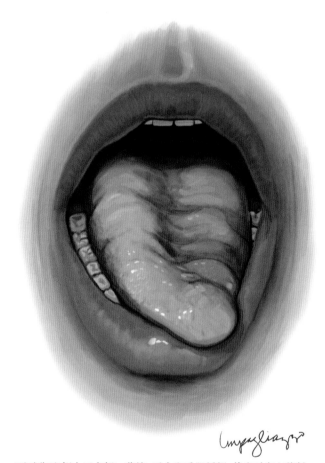

不对称(左侧大于右侧)；萎缩，无力和舌肌纤颤，伸出时向左偏斜

图62.4　ALS患者舌肌萎缩

是UMN受累的一个明确的依据。不幸的是，因LMN受累导致的趾伸肌无力可能使得Babinski征在许多ALS患者中无法引出。霍夫曼征代表了上肢的UMN受累，特别是当体征不对称出现时。腱反射亢进，特别是出现持续性阵挛时也表明UMN受累。相对UMN体征一词被用来描述在肌无力和萎缩的肢体存在腱反射的情况。反射扩散也提示UMN受累；在敲击肱桡肌肌腱（C6）时出现手指屈曲（C8），在敲击同侧大腿内收肌时引起对侧大腿内收肌的内收（交叉内收），是这种现象的两个典型的例子。UMN受累的运动障碍通常会导致动作缓慢和不协调。UMN无力发生在一个特定的模式：上肢肘、腕、手指伸肌比它们相对应的屈肌力弱，而与上肢相反，髋关节和膝关节屈曲肌、足背伸和外翻肌相对力弱。

　　延髓区域的上运动神经元体征和症状可能更难以描述特征。下颌反射或噘嘴反射的存在被认为是皮质脑干功能障碍的标志。咽反射增强也有类似的含义。中枢神经系统受累的ALS的一种常见表现是假性延髓性麻痹，也就是说，在没有情绪变化的情况下容易笑或哭（强哭强笑）。这种现象的病理基础尚未完全了解。

　　舌肌萎缩、纤颤和无力是ALS患者中脑神经的LMN受累最常出现和公认的临床表现。在观察舌肌纤颤时重要的是使舌头放在嘴内处于放松状态（图62.4）。伸舌时出现

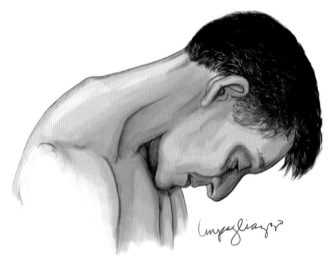

图62.5　ALS患者的头下垂

在 ALS 晚期通常出现通气功能障碍相关症状,也可在约 1% 的患者中首先出现。无法产生强烈的咳嗽、抽鼻子或打喷嚏是由于内部肋间肌或腹肌的 LMN 无力而不能产生足够的胸内压力。端坐呼吸提示由于颈段脊髓上段(C3-C5)的脊髓前角细胞病变引起的膈肌功能不全。腹部矛盾运动,即吸气时腹壁向外(而不是正常的向内)运动是一个有用的临床体征。睡眠障碍可能是夜间通气受损的常见表现,清晨头痛表明夜间二氧化碳潴留。

ALS 通常不会发生上睑下垂、眼外肌运动异常以及尿失禁和直肠失禁。患有 UMN 突出病变的 ALS 可能会主诉尿急。传统上,ALS 被认为是一种无痛的疾病。但是,由于活动能力受损,痉挛和抽筋引起的不适可能很明显。上肢不能活动通常导致肩部疼痛的粘连性关节炎。椎旁肌无力和缺乏脊柱支撑可能会导致背部或颈部疼痛。腿部无力引起的步态力学改变可能会给背部、臀部和膝盖带来过度的压力,可能加剧先前存在的退行性关节病。

自 19 世纪以来,ALS 患者的行为和认知异常得到了认可,但可能被构音障碍所掩盖或归咎于共存的抑郁症。这些认知和行为改变与额叶和颞叶的优先病理性受累有关[额颞叶变性(FTLD)导致额颞叶痴呆(FTD)]。与 ALS 相关的 FTD 可能先于、同时或晚于运动神经元病的体征和症状。它可能发生在 sALS 或 fALS 中,现在估计有 20% 的 ALS 患者将符合 FTD 的诊断标准。认知的改变在执行功能障碍和语言领域最为突出。组织障碍、计划障碍、精神僵化、非流利性进行性失语症(找词)和流利性语义性痴呆(单词含义)可能是主导的临床表现。言语流畅性测试提供了一种敏感的筛选方法。正常患者应该能够在 1 分钟内说出至少 11 个特定类别的单词(如水果)。行为障碍通常表现在社会和人际关系领域。患者失去了欣赏非语言线索的能力以及理解非语言线索的洞察力。患者也可能变得孤僻、脱抑制和抑郁。

ALS 和相关运动神经元疾病的分类仍然令人困惑。进行性延髓性麻痹是指最初仅影响延髓功能(通常是言语和吞咽)的运动神经元病。大约 1/4 的 ALS 患者(通常是老年妇女)以这种方式出现。当有明显的 LMN 表现(例如舌头萎缩和纤颤)时,更容易将 ALS 识别为进行性延髓性麻痹的原因。相反,当更难以检测到 UMN 表现占主导地位时,诊断可能变得困难。最终,绝大多数患者发生肢体受累和明确的 ALS。

在大约 2/3 的肢体起病的患者中,大约 1/3 的患者将主要具有 LMN 特征,可以称为 LMN 突出的 ALS。那些具有独特 LMN 体征的病例在历史上被称为进行性肌萎缩症(PMA)。大多数以下运动神经元为主的患者会发生 UMN 功能表现,毫无疑问他们患有 ALS。PMA 患者通常比 ALS 患者病情进展缓慢,并且可能永远不会出现 UMN 体征。其中一些患者,通常是男性,在进展到其他区域之前,会出现严重的无力,在数年内仅限于上肢或下肢。这些综合征分别被称为连枷肢体综合征或双臂肌萎缩性截瘫(BAD)和下肢肌萎缩性截瘫(LAD)。这些名称除了提醒临床医生存在这种非典型表现外,几乎没有实用价值。

表型谱的另一端是以 UMN 为主的疾病患者。5% 或更少的 MND 患者将以这种方式出现。体征和症状通常始于下肢,但可能始于手臂或延髓区域。仅表现为 UMN 病变的患者在历史上被称为原发性侧索硬化症(PLS)。PLS 通常比典型的 ALS 有更长的病程。大多数系列报道平均预期寿命为 7~14 岁。一部分 PLS 患者最终会发展出临床和电生理诊断证据的 LMN 病变,因此,在没有其他证据表明之前,将 PLS 视为 ALS 的亚型是合乎逻辑的。最终发展成为 ALS 的 PLS 患者通常在发病后 4 年内出现。

El Escorial 标准于 1990 年在西班牙 El Escorial 制定,1998 年在美国弗吉尼亚州 Airlie House 进行了修改,试图为 ALS 的研究诊断制定共识标准。根据这些标准,进行明确诊断需要在 4 个身体部位(球部、颈部、胸部和腰骶部)中的 3 个部位同时有 UMN 和 LMN 受累的临床表现。除了确诊的 ALS 外,还有很可能的、可能的和实验室支持可能的 ALS 几个分类。前两种分类仅基于临床标准,而后一种分类可考虑用去神经支配的电生理诊断证据作为 LMN 疾病临床证据的替代。在大多数情况下,有经验的神经科医生会在这些标准得到满足之前就会认识到 ALS 诊断的必然性。进一步减弱 El Escorial 标准的敏感性是认识到相当一部分 ALS 患者会在没有满足这些标准的情况下而屈服于他们的疾病。因此,El Escorial 标准在研究上的应用似乎比临床更有用。

2006 年,为了尽早诊断 ALS 患者以进行临床试验招募和潜在的治疗干预,在日本 Awaji 召开的第三次专家共识会议为诊断标准增加了两个要点。Awaji 标准提出,对于具有 ALS 临床特征的患者,具有慢性运动单位动作电位变化的肌肉中的束颤电位可以作为纤颤电位/正锐波的替代。在回顾性和前瞻性研究中评估 Awaji 标准的诊断效用,并建立以提供增加或可比较的敏感性。是否可以通过电生理诊断来区分良性和恶性束颤以及束颤是否代表 ALS 中持续去神经支配的替代标志仍然存在争议。

ALS 的诊断仍然是一项临床工作。在疑诊 ALS 的患者中要常规获得肌电图、神经传导速度检查和通气功能测量。进行这些检查分别为广泛的 LMN 和呼吸肌受累提供诊断支持。进行其他检查项目的主要目的是识别或排除鉴别诊断的考虑。基因检测可能为具有提示家族史的患者提供诊断证据的机会;fALS 患者中最常检测超氧化物歧化酶(SOD1)和 c9orf72 相关的最常见突变,但 ALS 中的基因测试组套是可用的(表 62.1)。当前有关 ALS 中基因检测的做法是可变的,可能受地理位置、提供者经验和财务考虑因素的影响。

表 62.1 目前 fALS 分型		
名称	基因型	临床表型
显性遗传		
ALS1	21q22.1 SOD1	成人起病,临床表型(见表 62.3)
ALS3	18q21	成人起病
ALS4	9q34 SETX/senataxin	青少年起病 缓慢进展,远端肌肉萎缩伴 UMN 体征
ALS6	16q12 FUS-TLS	成人起病

表 62.1　目前 fALS 分型（续）

名称	基因型	临床表型
ALS7	20p13	成人起病
ALS8	20q13.33 VAPB/囊泡相关膜蛋白	成人起病
ALS9	14q11.2 ANG/血管生成素	成年起病
ALS10	1p36.2 TDP-43/TAR DNA binding	ALS ± FTD PSP, PD,舞蹈病
ALS11	6q21 FIG4/多磷酸肌醇磷酸化酶	
ALS12	10p15-p14 OPTN/视神经素	
ALS13	12q24 ATXN2/ataxin 2	
未知	9q21-22 C9ORF72	ALS±FTD
未知	9p13.3 VCP/含缬草素的蛋白质	
未知	3p11.2 CHMP2B/染色质修饰蛋白 2B	
X 连锁遗传		
ALSS15	XP11.21 UBQLN2/ubiquilin 2	ALS±FTD
ALS2	2q33.1alsin	青少年起病—假性延髓性麻痹和 UMN
ALS5	15q15.1q21.1	青少年起病
ALS12	10p15-p14 OPTN	UMN 为主下肢

ALS,肌萎缩侧索硬化；fALS,家族性 ALS；FTD,额颞叶痴呆；PD,帕金森病；PSP,进行性核上行麻痹；UMN,上运动神经元。

病因学、遗传学和发病机制

ALS 的病因尚不清楚。与其他神经系统退行性疾病类似，ALS 可能是由遗传易感性和环境因素共同作用的结果。迄今为止，试图确定易感突变和潜在的毒性或感染因子尚未取得成功。sALS 中运动神经元死亡的机制有很多，包括谷氨酸继发的兴奋性毒性、自由基介导的氧化毒性、线粒体功能障碍、异常蛋白聚集、细胞骨架异常、还氧化酶异常激活、轴突运输障碍、炎性反应激活和细胞凋亡。然而，为什么运动神经元和皮质脊髓/脑干束会有选择的易受损害，以及为什么疾病以局灶形式开始和进展，仍然是未知的。

遗传易感性在 ALS 中的作用还没有很好地定义。在临床表型上，除了发病年龄较早外，sALS 和 fALS 难以区分，两者都有临床异质性。对 ALS 的遗传性比例估计是有差异的，从 5% 到 28% 不等。在 sALS 患者中发现的致病基因变异比例目前尚不清楚。某些基因变异可能会降低个体患 ALS 的风险。

fALS 约占 ALS 的 10% 并有不同的遗传模式，其中常染色体显性遗传是目前最常见的。fALS 的致病机制比 sALS 更有特征性，使得可进行临床治疗试验。1991 年，染色体 21q22.11 上编码的细胞质铜锌超氧化物歧化酶（*SOD1*）基因突变的发现，使我们对 ALS 的认识有了重大突破。SOD1 是一种自由基清除剂，对 *SOD1* 突变的识别引出了 SOD1-fALS 自由基介导毒性的假说。然而，*SOD1* 基因敲除小鼠在没有 SOD1 蛋白的情况下却不发展为运动神经元病。相比之下，杂合子小鼠出现症状并逐渐从瘫痪进展到死亡。由此认为 *SOD1* 突变可能通过改变 SOD1 蛋白的构象而造成神经元的损伤。

特别耐人寻味的是在认识了 SOD1-fALS 表型异质性之后（表 62.2）。在 *SOD1* 基因的 5 个外显子中约有 114 种病理性突变已被发现。每个突变可能会导致一个相应的表型。在北美洲发现的最常见突变是在密码子 4 由缬氨酸替换为丙氨酸的突变（A4V），该突变通常会产生下运动神经元突出的表型（LMN-D），且预期寿命约为 1 年。表 62.2 总结了不同 *SOD1* 突变所导致的表型异质性。*SOD1* 突变具有不完全外显的特点。据估计，携带突变的患者在 85 岁前有 80% 的可能发病。*SOD1* 突变占所有 fALS 患者的 20% ~ 25%。

表 62.2　SOD1-fALS 的不同表型

临床表型	*SOD1* 突变
下运动神经元为主	A4V,L84V,D101N
下运动神经元为主	D90A
缓慢进展（生存期 > 10 年）	G37R,G41D,G93C,L144S,L144F
快速进展（生存期 < 2 年）	A4T,N86S,L106V,V148G
晚发	G85R,H46R
早发	G37R,L38V
女性多见	G41D
球部起病	V148I
外显率低	D90A,I113T
后柱受累	E100G

fALS,家族性 ALS；SOD1,超氧化物歧化酶。

近期，c9orf72 的内含子六核苷酸重复突变被认为是导致北美地区 fALS 的最常见原因，分别占 fALS 和 sALS 的 24% 和 4%。c9orf72 基因中 GGGGCC 扩增的发现改变了我们对这种疾病的认识。提出的致病机制包括 c9orf72 蛋白功能的丧失以及通过重复 RNA 或重复相关非 ATG 翻译产生的双肽重复蛋白（DPRs）获得性毒性机制。类似 SOD1 模型，这种对疾病的认识也被转化为潜在的新疗法的开发。

已知的 fALS 基因型列于表 62.1。其中一些突变主要表现为 LMN 或 UMN,分别与脊髓性肌萎缩或遗传性痉挛性截瘫的表型类似。

可能导致额颞叶变性伴运动神经元病的突变可能发生在目前已确定的某些蛋白中[如 c9orf72,TAR DNA 结合蛋白 43(TDP-43),缬络胺酸蛋白(VCP),(FUS-TLS)及 ANG/血管生成素蛋白]。在散发性 FTD(sFTD)和家族性 FTD(fFTD)患者的皮层神经元中,非淀粉样蛋白、结构修饰的 TDP-43 被认为是泛素化包涵体的主要成分。C9orf72 比较常见,占 fFTD 的 12%,sFTD 的 3%。值得注意的是,SOD1 突变的 fALS 中没有发生 FTLD。

ALS 的病理特征是皮质-脊髓和皮质脑干通路中髓鞘丢失(见图 62.2),脊髓前角和许多脑神经运动核内运动神经元丢失。即使在 UMN 或 LMN 为主的患者中也可以看到累及两个系统的病理表现。FTD 患者优先出现脑叶萎缩和这些脑区神经元丢失(图 62.6)。由于前角细胞的丢失,腹侧根相比保留的背侧根出现萎缩(图 62.7)。前角细胞丢失几乎发生在脊髓的所有水平,选择性保留脑神经 Ⅲ、Ⅳ 和 Ⅵ 以及 S2-S4 前角的 Onuf 核,中间外侧细胞柱内也有细胞幸存。

大多数 sALS 患者在中枢神经系统中发现具有泛素化包涵体和布尼纳(Bunina)体,后者是运动神经元内致密的颗粒状胞质内包涵体,被认为对 ALS 具有特异性。另外,在患有 FTD 的 ALS 患者中,已经描述了额叶皮质的第一层和第二层的海绵状变化。

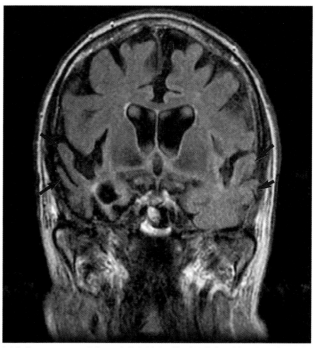

冠状位 FLAIR MR 成像显示脑室扩大,特别是右侧颞角。颞上沟和颞中沟(箭头)萎缩及额叶显著的萎缩。注意半球间裂明显地增宽(箭头)。(Courtesy of Richard Caselli, MD.)

图 62.6 额颞叶萎缩

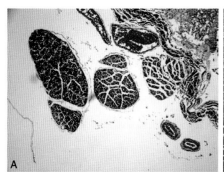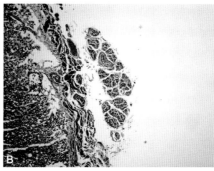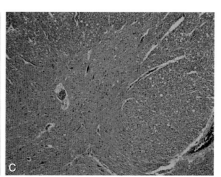

A 和 B. 肌萎缩侧索硬化症的背侧根(正常)(A)和腹侧根(由于下运动神经元丢失而萎缩)(B)。C. 腰髓腹侧灰质显示下运动神经元丢失。
(Amato AA, Russell JA. *Neuromuscular Disorders*, McGraw–Hill, New York, 2008, pp. 104–105.)

图 62.7 背侧根、腹侧根和腹角

鉴别诊断

ALS 的鉴别诊断主要包括前角细胞的其他病变、肌病、神经肌肉接头疾病、运动为主的多神经病变和脊髓病(表 62.3)。对球部起病和主要表现为 LMN 特征的患者首先需鉴别重症肌无力、炎症性肌病特别是包涵体肌炎、X 连锁的脊髓延髓肌萎缩症(肯尼迪病)、眼咽型肌营养不良、多发脑神经病或浸润性头颈部肿瘤。其中重症肌无力(MG)最值得关注。支持 MG 诊断的线索包括:舌肌无力但无萎缩或纤颤,无 UMN 体征,伴有上睑下垂或眼肌麻痹等。MuSK 阳性的重症肌无力患者可出现舌肌萎缩,导致进一步的诊断混淆。吞咽困难但没有构音障碍可能很少是炎症性肌病最初或最突出的症状。这些疾病的肢体无力、无束颤和 UMN 体征可与 ALS 鉴别。X 连锁脊髓延髓肌萎缩症或肯尼迪病可能有早期或明显的喉部、舌部或下颌肌无力,常伴有纤颤,因此很容易与球部起病

的 ALS 混淆。症状进展较慢、以肢体无力为主要表现并伴有男性乳房化和感觉异常可与 ALS 鉴别。眼咽型肌营养不良(OPMD)可与球部起病的 ALS 混淆,但 OPMD 的病程通常较长,可能有阳性家族史,查体可见突出的眼睑下垂及近端无力。多组脑神经病变[如癌症、结节病、面部起病的感觉运动神经病(POSMN)等]所导致的多发性脑神经病也多伴有感觉障碍。

垂头的鉴别诊断包括慢性炎症性脱髓鞘性神经病、放射损伤、MG 和各种各样的肌病。垂头综合征可能是由多系统萎缩和其他锥体外系疾病引起的类似的前颈下垂。由神经肌肉疾病导致成人呼吸衰竭的原因包括许多种神经性疾病。严重的低磷血症和低钾血症可能导致通气肌无力。此外,神经肌肉接头和某些肌病可能会发展为呼吸功能不全。酸性麦芽糖酶缺乏症会在病程早期影响通气功能。某些肌病和强直性肌营养不良可能会进展为呼吸衰竭。

表 62.3　ALS 的鉴别诊断

UMN 和 LMN 特征	UMN 为主,肢体起病	LMN 为主,肢体起病	球部起病
脊髓小脑变性	遗传性痉挛性截瘫	多灶性运动神经病	重症肌无力
氨基己糖苷酶缺乏症	脊髓压迫症	包涵体肌炎	Kennedy 病
遗传性痉挛性截瘫	HTLV-1 感染	平山病	包涵体肌炎
铜缺乏症	副肿瘤综合征	肯尼迪病	眼咽型营养不良
硬脊膜血管畸形		脊肌萎缩症	头颈部肿瘤
葡聚糖病		良性震颤	脑干病变
朊蛋白病		重症肌无力	慢性脑膜炎伴多组脑神经麻痹

HTLV-1,人类 T 细胞白血病病毒 1 型;LMN,下运动神经元;UMN,上运动神经元。

在大多数系列中,多灶性运动神经病(MMN)是最有可能与 ALS 的 LMN 表现相混淆的疾病。这个鉴别很重要,因为 MMN 代表一种潜在的可治疗疾病。MMN 的无力发生在单个神经分布区而不是 ALS 的肌层模式中,并且进展通常是逐步的,而不是典型的 ALS 隐袭病程。此外,与其最初的脱髓鞘病理生理学保持一致,MMN 通常在没有萎缩的部位出现无力。临床医生可能不得不依靠电生理诊断或血清学检测以及静脉注射免疫球蛋白的治疗试验来做出可靠的诊断。

另一种可能被误认为以 LMN 为主的 ALS 的疾病是散发性包涵体肌炎(sIBM)。sIBM 在老年男性中表现出不对称的无痛性无力,可能影响远端和近端肌肉。sIBM 的无力模式通常与腕部、手指屈肌和股四头肌以及面部、颈部屈肌和足背肌的优先和不对称无力有关。缓慢的进展和无力的特征模式有助于将 sIBM 与 ALS 区分开。

青少年脊髓性肌萎缩症(平山病)的节段形式无力的初期可能难以与 ALS 区分。平山病是一种缓慢进行性和自限性的 LMN 疾病,通常会影响年轻成年男性,最初表现为单侧累及 C7-T1 手和前臂肌肉。良性腓肠肌萎缩是运动神经元疾病的另一种局部形式,通常优先累及腓肠肌,与 ALS 的区别在于它表现出稳定的病程,并且在肌电图上主要表现为慢性损害的改变。

良性束颤倾向于在单个肌肉的单个区域中在几秒到几分钟的过程中出现重复性束颤,然后消失。腓肠肌和眼轮匝肌往往特别易受累。患者可能会因为他们描述的广泛和普遍的束颤而就医。体格检查发现肌力、肌容积或肌张力都没有病理改变,也没有反射异常。在这种情况下,特别是肌电图(EMG)检查正常,患者可以放心。

影响四肢的 UMN 表现的 ALS 的鉴别诊断更广泛。脊髓型颈椎病是主要的鉴别诊断的考虑因素,尤其是在上肢出现 LMN 体征且下肢出现 UMN 特征的患者中。感觉和膀胱症状以及影像学的存在应有助于将这种疾病与 ALS 鉴别。脊髓病的其他原因,包括缺血性(例如,脊髓的硬脑膜血管畸形)、感染性和炎性脊髓病也是考虑因素。

ALS 的鉴别诊断也包括许多罕见的遗传性和退行性疾病。其中,遗传性痉挛性截瘫可能是最令人困惑的,尤其是在没有家族史的患者中。进展缓慢、足弓高、足部大纤维感觉丧失以及上肢和延髓功能不受累是其显著的特征。某些具有己糖胺酶缺乏症的患者可能会发生类 ALS 综合征,通常在复合杂合突变的患者中。运动神经元综合征也可能伴有脊髓小脑萎缩,特别是 Ⅲ 型(Machado-Joseph 病),或偶尔伴有朊蛋白疾病,如 Creutzfeldt-Jakob 病和 Gerstmann-Straussler-Scheinker 病。葡聚糖病是一种罕见的遗传性糖原代谢病,除运动神经病变外,还可能产生认知和泌尿生殖系统问题。

最后,据报道某些毒性、代谢性、感染性、免疫介导和副肿瘤性疾病与 ALS 表现类似。铅毒性、甲状腺功能亢进和甲状旁腺功能亢进、艾滋病毒感染、莱姆病和淋巴瘤是其中最值得注意的。据报道,血清铜缺乏症是一种潜在的类 ALS,任何患有无法解释的感觉不适的 ALS 样综合征的患者都应予以考虑。

诊断方法

没有完美的程序来评估 ALS 嫌疑人。对于具有以典型的 LMN 和 UMN 功能模式和时间进程发展的患者,诊断是无可争议的。在怀疑 ALS 的大多数病例中,根据临床医生的怀疑指数进行检查(表 62.4)。在很大程度上,这些检查是为了排除 ALS 以外的考虑因素。

实际上,每位 ALS 患者都要接受肌电图和神经传导检查,统称为电生理诊断(EDX)。EDX 在 ALS 中的目标是确认在多个区域中由多个区段支配的多个肌肉中的急性去神经支配、慢性去神经支配和纤颤电位的模式。根据修改后的 El Escorial EDX 标准,对 ALS 的明确诊断需要以下四个身体区域中的至少 3 个区域存在急性去神经支配(纤颤电位和正尖波)的证据:球部、颈段、胸段和腰段。在四肢中,至少需要影响属于不同神经和神经根支配的两个不同的肌肉。累及单个脑神经支配的肌肉足以满足该区域的要求。胸椎旁肌特别有用,因为它们在其他神经源性疾病中很少有失神经表现。纤颤电位是支持性但不是强制性的电生理诊断功能。需要排除可能会模仿 ALS 的替代诊断的特征;例子包括肯尼迪综合征的异常感觉传导,重症肌无力患者的肌无力相一致的重复刺激的递减反应,提示多灶性运动神经病的传导阻滞或提示肌病的小运动单位电位,如 IBM。最后,EDX 可以提供对进展速度的了解,即没有慢性去神经支配和再神经支配的急性去神经支配、运动单位变异性以及预测快速进展过程的运动单位数量估计数的快速下降。

对于没有肢体受累的延髓症状表现的任何患者,应强烈考虑大脑的磁共振成像(MRI),以确定脑干实质、脑膜或脑神经疾病。主要累及 UMN 的肢体而无延髓体征的患者将进行颈椎

表 62.4 疑似 ALS 患者的检测考虑

所有患者	LMN 表现	UMN 表现	球部受累表现	部分患者
EMG/NCS	抗 GM1 抗体	头、颈髓、胸髓 MRI	头 MRI	HTLV-1
肺功能	乙酰胆碱受体结合抗体	CSF 检查	乙酰胆碱受体结合抗体	莱姆病血清学
	肌肉特异性激酶抗体	HSP 基因	肌肉特异性激酶抗体	HIV 病毒血清学
	腰骶段脊髓 MRI	血清铜	CSF 检查	氨基己糖苷酶水平
	血清 CK	血清 B$_{12}$	血清 CK	雄激素受体基因突变分析
		乳腺 X 线		肌肉活检
		Amphiphysin 抗体		神经活检
				C26-C22 长链脂肪酸比例
				存活运动神经元基因突变
				副肿瘤相关抗体
				血清铜、血浆铜蓝蛋白
				TSH,钙,PTH

CK,肌酸激酶;CSF,脑脊液;GM1,神经节甘酯;HIV,人类免疫缺陷病毒;HSP,遗传学痉挛性截瘫;HTLV-1,人类 T 细胞白血病病毒 1 型;LMN,下运动神经元;MRI,磁共振成像;NCS,神经传导检查;PTH,甲状旁腺素;TSH,促甲状腺激素。

和/或胸椎的影像学检查。在影响下肢的纯 LMN 综合征中显示了具有钆增强作用的腰骶部 MRI,以评估脊髓圆锥或马尾的病变。MRI、正电子发射断层扫描(PET)或单光子发射计算机断层扫描(SPECT)成像可能支持怀疑 FTLD 的患者的前脑优先萎缩或代谢减退的依据。

血清肌酸激酶水平升高并非肌病特有的。大约 2/3 的 ALS 患者会出现肌酸激酶升高,通常在 300~500U/L,但偶尔会高达 1 000U/L 或更高。在 30%~80% 的 MMN 患者中可见针对 GM1 神经节苷脂的抗体滴度升高。它们通常在没有脑神经或 UMN 受累的 LMN 综合征患者中出现。延髓症状表现的患者可进行重症肌无力的血清学检查。表 62.4 中列出的其他检查在适当的临床环境中更明智地使用。许多 ALS 患者询问有关莱姆病的可能性,并且经常进行莱姆病血清学检查来减轻这些担忧。除非临床情况表明感染的可能性增加,否则不会在疑似 ALS 中进行 HIV 检测。从历史上看,强调筛查重金属、甲状腺和甲状旁腺疾病以及隐匿性肿瘤,但目前认为其价值有限。任何有肌无力和不明原因的感觉症状的患者都可以考虑血清铜、铜蓝蛋白和锌水平的检查。

通常向怀疑 ALS 的患者提供商业化的 fALS 基因检测,这些患者中还有其他受影响的家庭成员。关于 sALS 中基因检测的做法和态度是不同的,并受患者和提供者因素以及成本考虑因素的影响。SOD1 和 C9ORF72 是最常测试的基因,ALS 中提供了基因测试包。可以为患有痴呆家族史的 ALS 患者提供 C9ORF72 测试。症状前家庭成员的基因检测存在争议,只有在详细的遗传咨询后才能进行。

除了排除可能的类 ALS 的 IBM 或其他肌病外,很少进行肌肉活检。肺功能检查用于监测疾病进展,在坐姿和仰卧位均获得用力肺活量和吸气压力测量值。用力肺活量低于预测估计值的 50% 提示 6 个月的预期寿命,吸气压力<60cmH$_2$O 或 PCO$_2$>40mmHg 是使用气道正压通气设备的指征。

管理和治疗

ALS 的管理包括针对疾病特异性的治疗、对症处理和支持性治疗,以及充分的教育和咨询。在表 62.5 中对这些问题进行总结,并在参考书目中列出的两篇评论中详细阐述。利鲁唑是迄今为止第一个获得美国食品药品管理局(FDA)批准且有效的药物制剂。不幸的是,它将预期寿命平均延长了 10%,而功能或幸福感没有明显改善。它的费用很高,只有在患者被告知其优点和缺点后才能开处方。2017 年,在日本进行的 3 期研究显示,ALS 功能评定量表(FRS)评分在 6 个月后的 ALS 亚组中依达拉奉优于安慰剂,静脉注射依达拉奉(一种自由基清除剂)也被 FDA 批准用于 ALS 年轻且轻度/早期疾病的患者。静脉注射依达拉奉用法是第一个月连续静脉输液 14 天,随后每个月用 10 天。应该让患者意识到费用以及治疗如何影响生活质量的现实考虑。

干细胞仍然是临床前和临床试验中一个感兴趣的领域,因为它们可以通过释放生长因子提供神经保护作用。已显示人脊髓衍生的神经干细胞(HSSC)移植可延迟 ALS 小鼠模型中的运动神经元变性。一项针对 15 名患者的小型开放标签试验表明,高剂量的 HSSC 椎管内移植可以相对安全地进行,尽管某些患者会出现手术副作用和免疫抑制。干细胞是否会为患有 ALS 的人提供治疗益处仍然是一个问题。

应鼓励患者参加临床试验。许多 ALS 患者使用替代健康措施。应告知患者任何具有足够生物活性以帮助的治疗也具有生物学上的伤害能力。患者要求被吹捧但未经证实有效的药物并不少见。如果要在临床试验中研究这些药物,临床医生应该不鼓励在试验之外使用它们,以免破坏试验的登记和/或完整性。

表 62.5　肌萎缩侧索硬化症的治疗考虑

问题	处方	问题	处方
ALS	利鲁唑 50mg bid	因垂足绊倒	足踝矫形器
ALS	静脉依达拉奉(60mg qd 14 天,序贯 14 天,休息 14 天)	股四头肌无力摔倒	手杖 拐杖 助行器 带有水银开关的膝-踝-足矫形器 手动或电动轮椅
ALS	临床试验		
流涎(稀薄液体过度分泌)	格隆溴铵 三环类抗抑郁药 肉毒杆菌毒素 阿托品 唾液腺照射 东莨菪碱 鼓索段手术	床上活动能力下降	医院病床,有侧栏杆或吊床
		浴室的安全性和功能性	淋浴 沐浴椅 传送台 马桶座延伸 淋浴和卫生间扶手
清除分泌物(黏稠分泌物)	家庭吸引 辅助排痰设备 祛痰药(如愈创甘油醚) β 受体阻滞剂 雾化吸入乙酰半胱氨酸和沙丁胺醇 气管切开术	家庭辅助措施	座椅 电梯 升降椅 Hoyer 电梯 电梯 坡道 传送带
假性延髓性麻痹	氢溴酸右美沙芬和硫酸奎尼丁 三环类抗抑郁药 选择性 5-羟色胺再摄取抑制剂 选择性 5-羟色胺和去甲肾上腺素再摄取抑制剂	提高 ADL	尼龙纽扣和鞋带 弹性鞋带 长柄夹具 泡沫项圈笔和用具
抑郁	三环类抗抑郁药 选择性 5-羟色胺再摄取抑制剂 选择性 5-羟色胺和去甲肾上腺素再摄取抑制剂 兴奋剂	吞咽困难,营养不良	颈部位置 改变食物的一致性 液体增稠剂 经皮胃造瘘术
喉痉挛	抗组胺药 H_2 受体阻滞剂 抑酸药 质子泵抑制剂 舌下滴入劳拉西泮	便秘	粗粮和纤维(苹果酱、李子、糠混合) 便软化剂/泻药 水化
垂头	颈托	尿频尿急	托特罗定
交流	辅助增强式交流设备(AAC) Pad 和笔或可擦板	抽筋	加巴喷丁 替扎尼定和巴氯芬 苯二氮䓬类 苯妥英钠 卡马西平 美西律 樱草油 啤酒酵母
低通气	正压通气(如 BiPAP) 负压通气(如胸甲) 气管切开,机械通气 硫酸吗啡 苯二氮䓬类	安全性	生命线 电话自动拨号器 家居安全评估

AAC,辅助增强式交流设备;ADL,日常生活能力量表评分;ALS,肌萎缩性脊髓侧索硬化;BiPAP,双水平气道正压通气;qd,每天 1 次。

ALS 患者及其家属管理的一个重要方面是提供可靠的教育。在发生通气危机或失去沟通能力之前,与患者讨论临终问题非常重要。ALS 管理的主要目标是缓解症状并保持独立和安全的功能。在疾病的后期阶段,主要目标转向维持舒适(见表62.5)。在我们的诊所,我们专注于与以下领域相关的症状:疼痛、睡眠、社会心理问题、言语和吞咽、通气、运动功能以及肠道和膀胱问题。疼痛在 ALS 中很常见。预防性运动范围应适用于固定的身体部位。可能需要包括阿片类药物在内的镇痛药。睡眠障碍在 ALS 患者中有许多潜在的原因,包括继发于不动或痉挛、抑郁、通气障碍和浴室要求的不适,其中每一个都可能需要单独识别和解决。

未来发展方向

当前的 ALS 研究集中于 ALS 中生物标志物的鉴定,这可能有助于改善运动神经元疾病的分类,更早、更准确地确定 ALS 患者,以及更好地了解疾病的生物学。此外,科学家目前正在尝试鉴定可能为疾病起源和机制提供额外线索的易感基因。尽管干细胞生物学提供了替代退化的运动神经元的希望,但最终确定 ALS 的根本原因并消除它们将为治愈这种破坏性疾病提供现实的手段。

(马妍 译)

推荐阅读

Amato AA, Russell JA. Neuromuscular disorders. 2nd ed. New York: McGraw Hill; 2016.

Gibson S, Downie J, Tsetsou S, et al. The evolving genetic risk for sporadic ALS. Neurology 2017;89:226–33.

Miller RG, Jackson CE, Kasarskis EJ, et al. Practice parameter update: the care of the patient with amyotrophic lateral sclerosis: drug, nutritional, and respiratory therapies (an evidence-based review): report of the quality standards subcommittee of the American Academy of Neurology. Neurology 2009;73:1218–26.

Miller RG, Jackson CE, Kasarskis EJ, et al. Practice parameter update: multidisciplinary care, symptom management, and cognitive/behavioral impairment (an evidence-based review): report of the quality standards subcommittee of the American Academy of Neurology. Neurology 2009;73:1227–33.

Vajda A, McLaughlin RL, Heverin M, et al. Genetic testing in ALS. Neurology 2017;88:991–9.

其他运动神经元病及运动神经病

Doreen T. Ho, James A. Russell

临床案例 一位 35 岁的男性因下肢无力就诊。他首先发现自己难以从低矮的椅子上起身以及上楼梯。10 年前,他在餐厅里蹲着刷踢脚板时试图站立时遇到了一些困难,不得不靠推大腿才能伸直膝盖。他否认手臂无力,咀嚼和吞咽也没有问题,没有感觉障碍。他诉说腿部偶尔出现肌肉痉挛和抽搐。查体示双侧肩外展肌轻度无力,双腿近端中度无力,以髋关节屈肌、髋关节伸肌和膝关节伸肌为著。面部和舌肌的肌力正常,腱反射和感觉检查也正常。包括感觉电位的神经传导检查正常。肌电图显示弥漫性、以慢性失神经支配改变为主和存活的运动神经元(SMN)基因检测显示 SMN1 基因纯合缺失,有 5 个 SMN2 拷贝,符合脊髓性肌萎缩症 4 型的诊断。10 年后,他仍然可以工作和独立行走。

在本章中,我们讨论除肌萎缩性侧索硬化症(ALS)以外的运动神经元病(MND)。MND 是一种由前角细胞和选择性脑神经核变性导致的无痛性肌无力、肌萎缩、痉挛和束颤为主要表现的疾病。我们也探讨多灶性运动神经病(MMN)和遗传性痉挛性麻痹(HSP)。MMN 和 HSP 被认为是 MND 的单独类别,因为 MMN 和 HSP 主要分别针对运动神经和皮质脊髓束,而不是运动神经核。然而,这些疾病可能有重叠的临床表型,MMN 有时类似于下运动神经元为主的 ALS 而 HSP 类似于原发性侧索硬化(PLS),因此在本章中也对这两种疾病进行讨论。

本章中讨论的许多疾病均已知或怀疑与遗传机制有关。脊髓性肌萎缩症(SMA)多数被定义为遗传性疾病,表现为前角细胞和选择性脑运动神经核变性。在儿童的 SMA 中,单基因突变和单基因产物紊乱是大多数患者的病因,相应的表型是比较一致的。在其他的疾病中,如遗传性痉挛性截瘫(HSP),存在许多已发现的基因型,且与表型的异质性相关。

存活运动神经元相关的脊髓性肌萎缩症

Ⅰ~Ⅳ型脊髓性肌萎缩症(SMA)是位于染色体 5q12.2-q13.3 上的存活运动神经元(SMN)基因 1 的等位基因疾病。当家系中有一个以上受影响的患者时,该表型通常是同质性的,但在某些病例中可能是各种各样的。在正常的个体中,SMN1 和 SMN2 基因各有两个拷贝,尽管这两个基因都产生相似的蛋白质,但 SMN2 基因似乎会产生不稳定且迅速降解的蛋白质,从而在不同程度上弥补了 SMN1 蛋白质的缺乏。单独的 SMN2 基因突变没有已知的临床后果。

据估计,95% 的 SMA Ⅰ~Ⅲ型患者是由于 SMN1 基因的外显子 7 和 8 的纯合缺失突变所致,其余的患者被认为是复合杂合子突变,在一个等位基因上没有外显子 7 和 8,而在另一个 SMN1 等位基因上没有点突变。SMA 临床表型的严重性似乎与可用于补偿缺失的 SMN1 基因的 SMN2 基因拷贝数有关。没有 SMN1 的纯合子携带两个 SMN2 拷贝倾向于表现为 SMA Ⅰ型。越来越多的 SMN2 拷贝数与该疾病成比例的较轻(SMA Ⅱ~Ⅵ型)表型相关。据报道,具有 5 个 SMN2 基因拷贝的 SMN1 突变纯合个体为无症状型。为什么运动神经元仍然选择性地易受 SMN 缺陷的影响仍然未知。

SMA 被认为是常染色体隐性遗传疾病中婴儿死亡的最常见原因。SMA 的自然病史是可变的。因此,历史上已经基于在发育期间获得的最佳运动功能来定义临床亚组。SMA Ⅰ型婴儿不能独立坐下,SMA Ⅱ型个体可以坐在某个位置但不能行走,SMA Ⅲ型儿童和成人在童年时期可以独立行走。

在多个 SMA 表型中,婴儿型和儿童型最为常见。SMA Ⅰ型或 Werdnig-Hoffman 病是最严重的表型(图 63.1)。根据研究人群的不同,其发病率在(4~10)/10 万。患儿临床表现在出生后的前 6 个月内即变得明显。在某些情况下,运动减少在子宫内或出生后的最初几天内即可被识别。患儿会出现对称性张力低,全身或近端为主的无力。类似 ALS 患者,面肌无力通常较轻且眼外肌通常不受累。舌肌可及纤颤但肉跳较少累及四肢肌肉,这可能是因为新生儿皮下组织较为丰富。很少出现以Ⅱ型和Ⅲ型 SMA 为特征的手部震颤。肌腱反射一般消失。腹式呼吸、哭声弱和吮吸差较为常见。通气困难主要源于肋间肌而非膈肌无力。因此,可见漏斗胸和胸部前后径减小。可能会发生轻度挛缩,但关节挛缩不是典型表型的一部分。患儿智力发育正常。在无机械通气辅助条件下,死亡是不可避免的,且几乎发生在 1~2 年内。发病年龄越早,预期寿命越短。

中间型或 SMA Ⅱ型通常在 6~18 个月龄之间发病。该病患儿临床表现为可坐但无法独立行走。姿势性手部震颤是该病与 Werdnig-Hoffman 病的唯一显著的临床不同。广泛的或以近端为主、对称性的肌无力均与 SMA Ⅰ型的临床表型类似。约 98% 的患儿可存活至 5 岁,2/3 可存活至 25 岁。鉴于病程较长且需依赖轮椅,SMA Ⅱ型和 SMA Ⅲ型患者常出现脊柱侧后凸畸形和关节挛缩(图 63.2)。

SMA Ⅲ型或 Kugelberg-Welander 综合征与中间型仅在起病年龄、阶段性活动里程碑和预期寿命方面有所不同。患儿可具有站立和行走的能力。发病年龄通常为 18 个月或以上。某些作者试图根据发病年龄将 SMA Ⅲ型分成 a 型和 b 型,以便能更好地界定患者的自然病程。在 SMA Ⅲa 型(定义为在 3 岁前

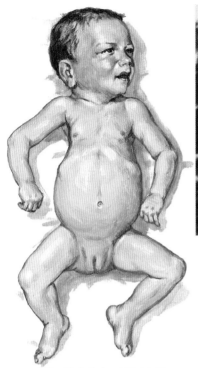

具有典型钟状胸廓,蛙腿及上肢
"壶手样"姿势

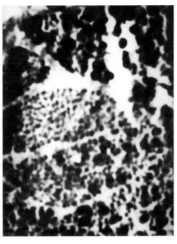

肌活检标本显示小的萎缩的肌纤维和
正常或肥大的肌纤维成组化(群组化样
萎缩)(trichrome染色)

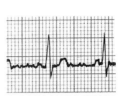

心电图上显示基线震颤

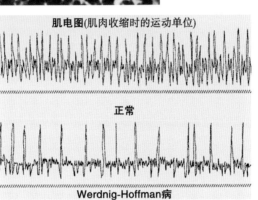

具有轻度、晚发
疾病形式的男孩
(Kugelberg-Welander
病)。明显的脊柱
前凸和足外翻

图 63.1   脊髓性肌萎缩症 Ⅰ 型

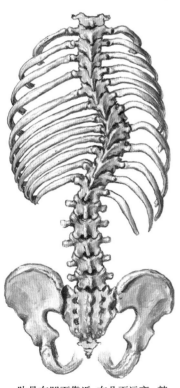

肋骨在凹面靠近,在凸面远离。棘
突和椎弓根向凹面发生椎体扭转

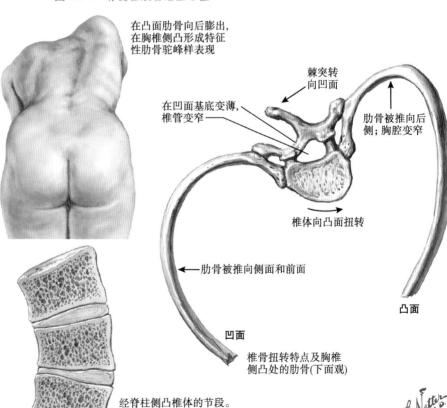

在凸面肋骨向后膨出,
在胸椎侧凸形成特征
性肋骨驼峰样表现

棘突转
向凹面

在凹面基底变薄,
椎管变窄

肋骨被推向后
侧;胸腔变窄

椎体向凸面扭转

肋骨被推向侧面和前面

凹面

凸面

椎骨扭转特点及胸椎
侧凸处的肋骨(下面观)

经脊柱侧凸椎体的节段。
缩短的椎体高度及在凹
面的间盘增厚

图 63.2   脊柱侧凸的病理解剖

发病）中，据估计 70% 的患儿在症状发作后 10 年仍可行走，20% 的患儿在症状出现后 30 年后仍可行走。SMAⅢb 型（定义为在 3 岁后发病）中，几乎所有的患儿在 10 年内仍可行走，有 60% 的患者在症状出现的 40 年后仍可行走，患儿的预期寿命延长到了 60 岁，且许多患儿可接近正常寿命。最初的症状通常是近端无力。手部震颤、腱反射消失和舌肌纤颤较为常见。四肢肌肉肉跳较 SMAⅠ 型和 SMAⅡ 型更加明显。

成人发病的 SMAⅣ 型是一种罕见的、异质性的疾病。SMAⅣ 型患者运动的发育与正常人相同。在隐性遗传病例中，无力通常是在 30 或 40 岁时出现。最初的症状通常是下肢近端，特别是髋部屈肌、髋部伸肌和伸膝肌无力。肩外展肌和肘伸肌是的上肢最常受影响的上肢肌肉。可能出现舌肌纤颤、手部震颤以及小腿肥大。SMAⅣ 型的预期寿命正常。与 SMA1 Ⅲ 型不同，SMAⅣ 型可能为常染色体显性或隐性遗传。

与 ALS 一样，SMA 中使用多学科护理模式来解决社会情感、营养、骨科、物理/职业治疗和通气问题。建议家庭进行遗传咨询。在这些患者中，骨科同事对患者的共同管理非常重要，特别是在患者变得不活动时监测脊柱弯曲和骨骼健康方面。

2016 年，美国食品药品管理局（FDA）在多项研究（包括假对照 3 期试验）后批准了第一种药物诺西那生钠（nusinersen）用于 SMN 相关的 SMA。Nusinersen 是一种反义寡核苷酸，可鞘内注射并允许 SMN2 产生全长蛋白质。希望正在进行的研究能够深入了解其对儿童的长期安全性和有效性。迄今为止，对于婴儿期和儿童期 SMA 的治疗，疗效证据似乎最高，而对老年 SMA 患者的益处仍不清楚。

X 连锁的延髓脊肌萎缩症（SBMA）——Kennedy 病

1968 年，肯尼迪（Kennedy）及其同事首次描述了 X 连锁延髓脊髓性肌萎缩症，2001 年，拉斯帕达（Lasaspada）及其同事在雄激素受体基因外显子 1 上鉴定了相关的三核苷酸重复突变。这种相对罕见的疾病通常会影响 40 多岁的男性。最初的症状通常是非特异性的，包括肌肉痉挛、震颤和延髓或近端肌肉的轻微无力；由于症状可能缓慢而隐袭，因此诊断可能会延迟。

顾名思义，该病的临床表现主要与后组脑神经运动核和脊髓前角细胞的变性有关。无力症状进展隐匿，主要以肢体近端对称性无力为主。通常开始累及下肢的症状最明显。大约 10% 的初始症状与吞咽、说话或咀嚼困难有关，并可能导致下颌下垂。面肌无力很常见，口周和舌肌纤颤很常见，对诊断是有用的临床线索。与几乎所有 MND 一样，不存在上睑下垂和眼延髓性麻痹。与其他 SMA 一样，姿势性震颤也很常见。有相关但经常无症状的感觉神经病，只有通过神经传导检查才能识别。存在临床异质性，一些作者强调了起病时肌无力的不对称性。偶尔会出现快速进行性无力。轮椅依赖的中位年龄为 61 岁，或无力发作后约 15 年。肯尼迪病基因杂合突变的女性很少有症状。

X 连锁延髓脊髓型肌萎缩症（BSMA）的影响不限于神经肌肉系统。受影响的男性遭受雄激素不敏感的表现，包括男子乳房女性化、阳痿、睾丸萎缩和潜在的不育。糖尿病的发病率也有所增加。

良性局灶性肌萎缩

平山病

1963 年，平山（Hirayama）描述了一种缓慢进行性局灶性 MND，影响一个上肢，有时影响双上肢。男性占 60%。平山病最好被认为是 MND 的节段性或区域性类型。发病通常在 15～25 岁。尽管最常见于亚洲血统的人群，但它也可能发生在任何种族背景的人群中。

该疾病的特征是隐匿性进展的、导致 C7-T1 支配的手和前臂的肌肉无力和萎缩。它从单侧起病，通常在优势肢体发病。在数月至数年的过程中，无力可能逐渐蔓延，累及更多的近端肌肉。在 1/3 的病例中，对侧肢体存在临床上的肌无力。双侧上肢受累的电生理诊断检查中的比例更高。尽管没有明显的锥体束或延髓受累，但受累肢体的腱反射可以存在。腱反射的保留可能反映出该疾病的局限性以及缺乏可靠的 C8-T1 肌肉牵张反射。与可遗传的 SMA 一样，可能会发生震颤。在大多数病例中，病程达 6 年或更短时间后病情会停止进展。尽管在所有 MND 中，在寒冷中受影响的肢体功能显著下降都很常见，但在该人群中更加强调"冷麻痹"。还描述了受累肢体的多汗症。

一例平山病尸检病例的颈脊髓缺血性改变导致了压迫机制的假说。2000 年，Hirayama 报告了 73 例患者和 20 例对照的动态影像学结果。在颈部屈曲时，有 94% 的患者颈髓后表面明显向前移位和变平（图 63.3）。在颈椎的动态磁共振成像（MRI）上，有时会看到颈椎和胸椎硬脑膜的前移，并伴有静脉丛充血。推测的机制是脊髓的血液供应受到机械损害，脊髓前角是一个特别容易受到缺血性损伤的分水岭区域。支持该假设的其他观察结果包括认识到在这种疾病中脊髓通常不对称地变平，较无力的手臂与最大的脊髓压迫侧相关；据信在具有不同颈脊髓压迫机制的患者中可能发生类似的表型。具体而言，已经报道了与慢性脊髓 CSF 渗漏相关的硬膜外脑脊液（CSF）收集的患者中缓慢进行性、不对称的双臂肌萎缩表现。

肩胛腓骨综合征

肩胛腓骨肌无力表现可能是由神经源性或肌病性疾病引起的。肩胛腓骨综合征的神经源性形式已被缩写为 Davidenkow 病。尽管远端感觉丧失在 Davidenkow 的原始系列中很常见，但它仍被认为是表现为 SMA 的一种变异型。症状发作通常发生在儿童晚期，与肩胛固定肌或足背屈肌的不对称无力有关。无力通常会发展为更广泛的模式。已发现一些神经源性肩胛腓骨综合征患者在 PMP22 基因内具有突变。这表明该疾病可能更正确地表征为一种遗传性神经病。

良性腓肠肌萎缩

良性腓肠肌萎缩综合征（BCA）是一种表现为下肢远端（通常是小腿）缓慢进行性无力和萎缩的疾病。在 8 例小样本系列的 BCA 患者中，50% 例为单侧症状。症状在 1～3 年后稳定。肌电图（EMG）主要显示远端大于近端 S1 肌节的慢性神经再支

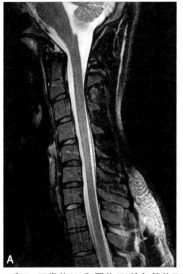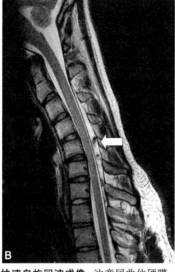

A.和B. 正常位(A)和屈位(B)的矢状位T2快速自旋回波成像。注意屈曲位硬膜外后部空间的扩大提示增大的静脉。C. 前臂和手内肌的萎缩(C7、C8和T1节段)。(Dr. Devon Rubin, Mayo Clinic.)

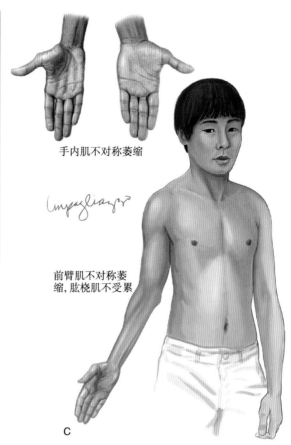

手内肌不对称萎缩

前臂肌不对称萎缩，肱桡肌不受累

C

图 63.3 平山病

配变化，尤其是在小腿中。BCA 的机制尚不清楚。

远端脊髓性肌萎缩症

远端脊髓性肌萎缩症(dSMA)在 1/3 的病例中表现为显性遗传模式，其余为隐性或 X 连锁遗传模式。有许多遗传基因位点(表 63.1)。像遗传性痉挛性截瘫一样，基于其他神经系统受累，远端 SMA 可以表现为"单纯型"或"复杂型"。复杂的表型可能包括膈肌麻痹、声带麻痹和关节挛缩。

表 63.1 脊髓性肌萎缩症(SMA)基因型

分型	染色体	基因
SMA I ~ IV 型	5q12. 2-q13. 3	SMN1
SMARD I 型	11q13. 2-q13. 4	IGHMBP2
SBMA(Kennedy 病)	X	雄激素受体基因
青年型节段性 SMA（平山病）	未被识别	未被识别
肩胛腓骨综合征	17p11. 2	PMP22

Harding 和 Thomas 在 1980 年引入了 dSMA 的概念。dSMA 被认为是进行性遗传性疾病，在缺乏感觉丧失的临床或电生理诊断证据的情况下会产生远端对称性肌无力。SMA 的病因源于其纯运动表型和推测定位于前角细胞，但考虑到其长度依赖性对称表现，它们经常被描述为遗传性运动神经病。远端 SMA 与 Charcot-Marie-Tooth(CMT) 疾病非常相似，没有感觉受累。实际上，至少 3 种形式的 dSMA 与隐性遗传形式的 CMT 等位基因。SMA 远端的无力通常主要发生在踝背屈肌、外翻肌和脚趾伸肌中。CMT 的足部畸形特征也很常见，手部肌肉最终可能会受累。

脊髓灰质炎

麻痹性脊髓灰质炎

脊髓灰质炎是脊髓和脑干的病毒感染，具有影响运动神经核。从历史上看，它是麻痹性脊髓灰质炎的同义词，但该综合征可能是其他肠道病毒或黄病毒感染的结果。由脊髓灰质炎病毒引起的脊髓灰质炎可以是单相或双相病程。最初的症状是非特异性的，持续 1~2 天，并且主要是体质上的和/或胃肠道的症状，它们包括发热、全身不适、咽炎、头痛、恶心、呕吐和腹部绞痛(图 63.4)。在大多数感染者中，病程是自限性的，并在这些症状上结束。在遭受"重大"疾病困扰的患者中，脑部或脊髓受累的症状在最初症状出现后 3~10 天出现。"重大"疾病的定义是中枢神经系统(CNS)受累，主要是脑膜脑炎，伴有或不伴有瘫痪症状。颈部僵硬、背部疼痛和发热明显，还可以看到精神状态改变的脑炎。

在注定要发展为麻痹性疾病的患者中，肌痛和痉挛迅速演变为肌无力。在发病后 48 小时内进展达到最低点，瘫痪通常是不对称的。半数患者仅限于四肢和躯干。腰骶段和近端比

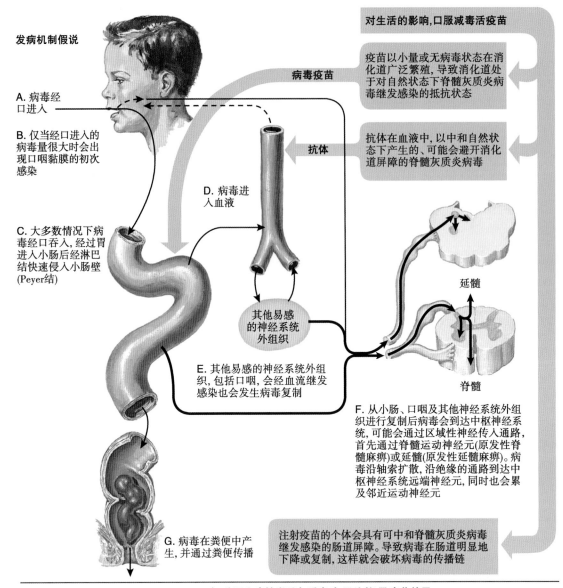

发病机制假说

A. 病毒经口进入

B. 仅当经口进入的病毒量很大时会出现口咽黏膜的初次感染

C. 大多数情况下病毒经口吞入,经过胃进入小肠后经淋巴结快速侵入小肠壁(Peyer结)

D. 病毒进入血液

其他易感的神经系统外组织

E. 其他易感的神经系统外组织,包括口咽,会经血流继发感染也会发生病毒复制

G. 病毒在粪便中产生,并通过粪便传播

对生活的影响,口服减毒活疫苗

病毒疫苗

疫苗以小量或无病毒状态在消化道广泛繁殖,导致消化道处于对自然状态下脊髓灰质炎病毒继发感染的抵抗状态

抗体

抗体在血液中,以中和自然状态下产生的、可能会避开消化道屏障的脊髓灰质炎病毒

延髓

脊髓

F. 从小肠、口咽及其他神经系统外组织进行复制后病毒会到达中枢神经系统,可能会通过区域性神经传入通路,首先通过脊髓运动神经元(原发性脊髓麻痹)或延髓(原发性延髓麻痹)。病毒沿轴索扩散,沿绝缘的通路到达中枢神经系统远端神经元,同时也会累及邻近运动神经元

注射疫苗的个体会具有可中和脊髓灰质炎病毒继发感染的肠道屏障。导致病毒在肠道明显地下降或复制,这样就会破坏病毒的传播链

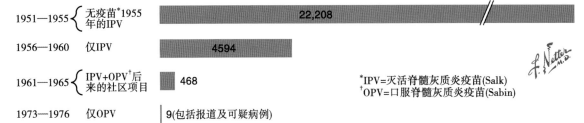

1951—1976年,美国麻痹性脊髓灰质炎(年平均数)及疫苗效果

1951—1955	无疫苗*1955年的IPV	22,208
1956—1960	仅IPV	4594
1961—1965	IPV+OPV†后来的社区项目	468
1973—1976	仅OPV	9(包括报道及可疑病例)

*IPV=灭活脊髓灰质炎疫苗(Salk)
†OPV=口服脊髓灰质炎疫苗(Sabin)

图63.4 脊髓灰质炎的发病机制

远端肌肉更易受累(图63.5)。10%的病例只有延髓肌无力。儿童特别容易患延髓脊髓灰质炎。脑神经Ⅶ、Ⅸ和Ⅹ的运动神经功能最有可能受到影响。10%的患者会表现出脊髓和延髓的肌无力,呼吸衰竭在该组中更常见。受累的肢体呈弛缓性瘫痪和腱反射消失。与几乎所有的运动神经元病一样,脑神经Ⅲ、Ⅳ和Ⅵ也不会受累。感觉体征和症状是非典型的。在病理符合脑干被盖部和下丘脑受累的脑炎病例中,可能发生自主神经功能障碍的临床表现,包括血压波动、心律失常和过度出汗。

麻痹性脊髓灰质炎的自然病史是可变的,很大程度上取决于最初疾病的严重程度和范围。与吉兰-巴雷综合征(GBS)一样,只有不到10%的患者会在急性期死亡。急性期死亡通常由呼吸衰竭或瘫痪的并发症引起。那些幸存者的肌力通常会恢复,与初始疾病严重程度成反比。这种恢复大部分发生在数周至数月的病程中,可能是由于不受该疾病影响的邻近运动单位的神经再支配。

脊髓灰质炎后综合征(PPS)自1875年以来一直得到认可,但直到1981年才受到粗略的关注,当时人们的兴趣逐渐增加,以应对20世纪40年代和50年代流行病影响的大量人群

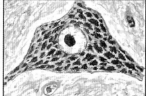
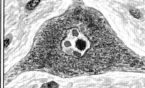
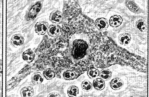
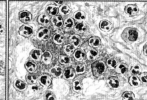

脊髓灰质炎病毒对运动神经元破坏的阶段染色显示脊髓灰质炎病毒破坏的运动神经元

A. 正常运动神经元　　　B. 弥漫的溶解；核周3个嗜酸性包涵体　　　C. 多形核细胞侵入坏死的神经元　　　D. 完全的噬神经现象

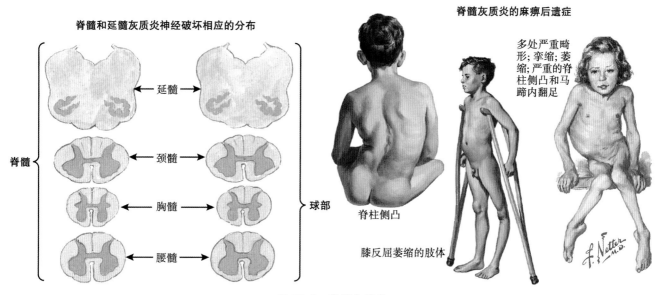

脊髓和延髓灰质炎神经破坏相应的分布

脊髓　　延髓　　颈髓　　胸髓　　腰髓　　球部

脊髓灰质炎的麻痹后遗症

多处严重畸形；挛缩；萎缩；严重的脊柱侧凸和马蹄内翻足

脊柱侧凸

膝反屈萎缩的肢体

图 63.5　脊髓灰质炎

当时正在出现新的症状。据报道,PPS 的体征和症状最早在发病后 8 年或最晚 71 年开始,平均 35 年。发生 PPS 的可能性似乎与初次患病时患者的年龄及其严重程度相关。

　　脊髓灰质炎后肌萎缩(PPMA)被认为是 PPS 患者的亚型,其症状和体征可归因于额外的运动神经元丢失。目前的证据提示,出现脊髓灰质炎后肌萎缩的患者是由于脊髓前角细胞发生正常老化并与储备耗竭相叠加的结果。有证据表明,一些既往患有脊髓灰质炎的患者在经过一段时间后,可能会出现缓慢进行性无力(平均每年下降 1%)。这些出现 PPS 临床表现的脊髓灰质炎后肌萎缩(PPMA)发生的频率目前仍有争议。一项研究从 300 名患者队列中选择了 50 名既往脊髓灰质炎患者,并进行了 5 年的随访。其中 60% 的患者出现了症状。在症状组中,只有 1/3 是与肌肉骨骼疾病相关的症状,但没有一个具有可测量的进行性肌肉萎缩和无力的证据。PPMA 多发生于最初症状最严重的部位。通气功能可能会下降,一项研究表明,随着病情的缓慢进展,肺活量大约每年下降 2%。目前已经建立明确的 PPMA 诊断标准。这些措施包括在脊髓灰质炎样疾病基础上的肌力下降、肌肉萎缩和疲劳客观指标。这些必须发生在较长期的稳定期之后且没有其他可能的解释。

西尼罗河病毒和其他病毒

　　西尼罗河病毒(WNV)是一种由蚊子传播的黄病毒科病毒病原体。与脊髓灰质炎一样,大多数感染者都会患上轻微的非特异性症状,除了潜在的神经症状外,通常还包括发热、胃肠道不适、背痛和皮疹。许多报道将 WNV 与脊髓灰质炎样表型联

系在一起,包括会影响面部和四肢肌肉,伴或不伴有相关的脑膜脑炎。约 50% 的患者会在 3~8 天内发展出弛缓性瘫痪,多为近端和非对称性分布。电生理和病理提示无力是由于脊髓前角细胞损伤引起的。与上述观察不太一致的是一些报道提示 WNV 可能会产生吉兰-巴雷和横断性脊髓炎的表型。与脊髓灰质炎病毒类似,该病毒可导致不同程度的不可逆瘫痪。其他已报道可引起脊髓灰质炎的病原体包括肠道病毒 71 型、急性出血性结膜炎、柯萨奇病毒 A 组 7 型、埃可病毒 6 型和日本脑炎病毒。20% 的狂犬病也可能表现为瘫痪,且瘫痪通常开始在咬伤肢体处。

多灶性运动神经病

　　大多数现有证据表明 MMN 是一种免疫介导的神经病变。在 30%~80% 的 MMN 患者中检测到针对 GM1 的血清免疫球蛋白 M(IgM)抗体水平升高。从理论上讲,GM1 神经节苷脂是一种在周围运动神经的结节旁区域发现的糖脂,通过稳定结节旁在轴突修复和紧密连接的维持中发挥作用。尽管如此,GM1 自身抗体在 MMN 中的致病作用仍未得到证实。抗神经节苷脂抗体水平的降低与所有患者的疾病治疗的反应性均不相关。相反,血清阴性的 MMN 表型患者似乎对免疫调节治疗反应同样好。

　　尽管 MMN 是一种神经疾病,但在 MND 的鉴别诊断中更可能考虑 MMN。与肌萎缩侧索硬化症类似,它表现为单肢无痛性无力,通常出现在上肢远端肌肉。垂腕、手无力和足下垂可能是早期症状。虽然 20%~25% 的 MMN 患者可能出现振动感

缺失,但感觉症状通常不存在。可能发生痉挛和肉跳,与 ALS 的表型重叠。肌肉牵张反射通常被保留下来。最有助于区分 MMN 和 ALS 的临床特征包括缓慢的、通常是逐渐的进展、缺乏明确的上运动神经元体征、不伴萎缩的无力、按神经性而非节段性的肌无力,且不存在脑神经功能障碍的体征。后者仅罕见报道见于 MMN 中。不幸的是,随着疾病的进展,这些诊断线索可能变得模糊不清。除了检测 GM1 自身抗体外,深入的电生理诊断(EDX)检查评估神经传导阻滞、MRI 或超声波寻找局灶性神经损伤的证据也有助于诊断。

遗传性痉挛性截瘫(HSP)

迄今为止,已经有超过 56 个 HSP 基因位点和 41 个 HSP 相关基因与 HSP 表型相关。常染色体显性、隐性和 X 连锁遗传方式得到认可。HSP 的多种基因型表明,存在一种共同的机制,通过该机制,不同蛋白质的突变可转化为相同或几乎相同的表型。但是,尚未确定统一的最终共同途径。提出的机制包括轴突运输障碍、高尔基体功能受损、线粒体功能障碍、髓磷合成障碍和皮质脊髓束成熟障碍。这些假设中的一些基于受影响蛋白质的细胞内定位。HSP 的病理学将支持其概念化为"垂死的脊髓病"。

HSP 是一种缓慢进展性遗传性疾病,其中可能无法轻易识别其他受影响的家庭成员。如果症状仅限于下肢痉挛、膀胱功能紊乱和下肢振动觉缺失,则 HSP 被分类为"单纯型"或"不复杂型"。在"复杂型"的 HSP 中,不复杂的 HSP 的神经功能缺损伴有其他神经系统或系统性异常,例如周围神经病变、痴呆或锥体外系症状。

HSP 常出现与对称性下肢痉挛相关的问题。由于下肢伸肌张力增高以及无法轻松地弯曲髋关节或膝关节,患者在病程早期失去跑步或跳跃的能力。于是,步幅会缩短。由于大腿内收肌的张力增高,双腿倾向于"剪刀步",即行走中双腿相互交叉。画圈,即以圆周运动而非直线运动推进腿部运动,这个代偿动作的目的是避免维持倒置和跖屈姿势的脚绊倒。腿部力量可能减弱,如果出现无力,则表现为"上运动神经元"瘫痪,髋屈肌、膝屈肌和足背屈肌受到的影响最大。下肢腱反射亢进是一个普遍的特征,几乎总是伴随伸性跖反射。提示上肢反射亢进的霍夫曼征和反射扩散也很常见。单纯型 HSP 患者很少出现上肢无力、肌张力增高、协调障碍以及脑神经功能障碍,因此应考虑其他鉴别诊断。下肢后柱受累伴振动觉缺失,呈长度依赖性,即使是在单纯型中尿频、尿急和急性尿失禁是常见的症状。直肠急迫感、尿失禁和性功能障碍不常见,但也会发生。高弓足和锤状趾畸形是许多慢性神经系统疾病的特征,也是该病的常见特征。HSP 的发病和严重程度在家系内部和家系之间都有很大差异。最初的症状可以在任何年龄出现。尽管推测其他"疾病修饰"基因也起作用,但目前还不清楚同一基因型家系内和家系之间疾病发病率和疾病严重程度的差异原因。

运动神经元病的其他原因

MND 表型已与其他疾病相关联,可以理解的是,对这些不同且相对罕见的疾病的发病机制知之甚少。放疗照射后病变通常是纯运动综合征,目前的证据包括一些患者在 MRI 检查中神经根增强的报道,支持多发性神经根病作为所提出的机制。周围神经系统的放射损伤的发病通常延迟,暴露与症状之间的平均潜伏期为 6 年。然而,时间范围非常广泛,发病潜伏期在 4 个月至 25 年之间变化。这些患者的辐射剂量通常超过 4 000cGY。

鉴别诊断

发病年龄是 MND 鉴别诊断中的重要考虑因素。婴儿 SMA I 型的鉴别诊断是松软无力的婴儿。这些低张力的新生儿中的大多数将患有中枢神经系统疾病。一个机敏且适当互动的儿童,其深部肌腱反射减弱或缺失,会增加神经肌肉引起肌张力低下的可能性。在这一类别中,新生儿或先天性肌无力、新生儿强直性营养不良、庞贝病、杆状体、肌管或其他先天性肌病、婴儿肉毒中毒和罕见的髓鞘减少性神经病是主要考虑因素。

儿童期 MND 的鉴别诊断包括多种肌病性疾病:肌营养不良症、肢带型、肌强直性肌营养不良和 Emery-Dreifuss 肌营养不良、皮肌炎、先天性肌病、线粒体疾病以及脂质和糖原贮积症。慢性炎症性脱髓鞘性多发性神经根神经病将是主要的神经病理学考虑因素。

无力的模式也有助于指导某些 MND 的鉴别诊断。肯尼迪病的延髓无力模式的鉴别诊断包括 ALS,尤其是进行性延髓麻痹变异型和重症肌无力。患有肌肉特异性酪氨酸激酶(MUSK)肌无力的患者可能具有固定的延髓肌无力。散发性包涵体肌炎和眼咽肌营养不良等肌病通常可表现出明显的吞咽困难。具有肢带无力模式的 SMA Ⅳ 型鉴别诊断很广,包括肢带肌营养不良症(LGMD)、其他肌病、重症肌无力、Lambert-Eaton 肌无力综合征和慢性炎症性脱髓鞘性多发性神经病(CIDP)。

MND 的局灶性肢体发病通常被误认为是单神经病、神经根病或神经丛病。没有疼痛和感觉症状应该将考虑排除这些疾病。发病年龄、疾病进展速度以及是否存在"延髓"功能障碍和上运动神经元体征都将有助于确定 ALS、MMN、良性局灶性肌萎缩或包涵体肌炎是否是主要考虑因素。

远端型 SMA 经常被误诊为更常见的 CMT 疾病。

脊髓灰质炎和其他"嗜前角细胞性"病毒侵入引起的疾病与其他原因引起的急性全身性肌无力进行鉴别诊断,其中肌无力重于感觉症状。GBS、肉毒杆菌中毒、低钾血症和低磷血症以及许多中毒性神经病变是这方面的主要考虑因素。

HSP 的鉴别诊断包括痉挛性截瘫的其他原因。压迫性和炎症/免疫介导的脊髓病,如多发性硬化症、视神经脊髓炎,甚至是僵人综合征都值得考虑。PLS 与 HSP 的典型区别在于其进展更快、不对称、多累及上肢和延髓。此外,PLS 中不会出现高弓足畸形。维生素 B_{12} 和铜缺乏症应被视为痉挛性截瘫的潜在可治疗的病因。在这两种疾病中,这些疾病通常起病更快,且脊髓后柱受累体征更为突出。皮质脊髓束可受逆转录病毒感染的影响。人类免疫缺陷病毒(HIV)和人类 T 细胞白血病毒 1 型(HTLV1)需要在适当的临床背景下加以考虑。其他影响的皮质脊髓束的遗传性神经退行性疾病包括脑白质营养不良,尤其是年轻成年女性出现肾上腺脑白质营养不良的和 SCA 也需考虑。

诊断方法

由于本章讨论的大多数疾病都是可遗传的,并且考虑到基因检测的快速发展性质,对这些疾病的诊断方法代表了一个移动的目标。

通常,当表型与单个基因(如儿童 SMA)之间存在很强的相关性时,应该对单个基因(*SMN1*)进行突变分析。在许多情况下,可以避免其他更具侵入性的检查,例如肌电图和肌肉活检。

相反,当表型与单个或少数突变(如 HSP)之间相关性较差时,可能需要进行更广泛的基因检测。如果在这类疾病中寻求基因确认,目前建议使用已知 HSP 突变的基因包,以提供足够的分析深度。据推测,当这些技术进一步发展时,全外显子组测序或全基因组测试最终将用于这一角色。

对于目前没有改变疾病自然史的治疗方法的患者,是否应通过基因检测来确认临床诊断,这是一个超出本章范围的哲学辩论。

临床上怀疑的 MND 的大多数检查都是为了排除其他可能的诊断。电生理检测(EDX)用于识别与 MND 一致的模式,同时排除定位于其他部位的特征。该 MND 模式包括运动神经传导异常和涉及神经损伤的肌电图一个或多个身体区域内的多个神经和节段分布。同时,提示可能存在 MMN(传导阻滞或其他脱髓鞘特征)、肌病[短时程、低波幅运动单位电位(MUP)]、神经肌肉传导障碍(异常重复电刺激)的特征,或肯尼迪病[MND 情况下感觉神经动作电位(SNAP)波幅降低]应排除在外(图 63.6)。体感诱发电位(SSEP)形式的电生理测试可能在区分 HSP 和 PLS 方面发挥作用。

当体征或症状似乎来自单一或有限数量的解剖部位时,怀疑 MND 的影像学检查经常在早期使用。延髓起病患者的

脑部 MRI 检查是合理的,累及四肢的上运动神经元综合征的颈椎和/或胸椎 MRI 检查也是合理的。如前所述,周围神经的 MRI 或超声成像可能有助于发现疑似 MMN 的局灶性神经病变。

组织学分析在疑似 MND 中的历史作用正在减弱。仅在突变分析无法确定诊断且肌病仍在鉴别诊断的范围内的情况下,才应进行肌肉活检。如果在 MND 中进行肌肉活检,则可以预期为典型的神经源性损害模式,包括肌纤维成组化和萎缩。神经活检在这些疾病中几乎没有作用。

SMA 的基因筛查是一个复杂的问题,超出了本章的范围。由于全基因组测序和无创性产前检测的进步,可以进行孕前、产前和新生儿筛查。与任何遗传疾病一样,应在遗传咨询的支持下谨慎解释结果。由于 SMA Ⅰ~Ⅲ型是隐性遗传,因此在大多数情况下,单亲的突变不会影响后代,但是在极少数情况下,由于自发突变和假亲子关系等因素,SMA 儿童只有一个已鉴定的杂合子携带者。

管理和治疗

对 SMA Ⅰ~Ⅳ型中缺陷基因产物的了解以及疾病严重程度与功能性 SMN2 蛋白之间的相关性已导致诺西那生钠(nusinersen)的发展,诺西那生钠是 SMA 的第一种有效疗法。2016 年,FDA 基于 3 期试验中运动里程碑的改善,批准了这种鞘内 SMN2 定向反义寡核苷酸用于治疗儿童和成人 SMA。迄今为止,费用对患者的可及性以及鞘内注射的实用影响仍然是重要因素。关于青少年/成人 SMN/SMA 患者的功效和安全性仍然未知。其他新疗法,如病毒载体基因疗法和口服小分子药物也在研究中。

支持性照护在 SMA 中仍然至关重要。监测骨骼健康对瘫痪的患者很重要。脊柱后凸畸形的发展是坐轮椅的 SMA 儿童的常见问题。通常建议曲线超过 50 度且肺活量超过预期值 40% 的患者进行脊柱稳定处理。这种干预的目标是使患者舒适度和限制性肺功能障碍达到可能的稳定。对于有夜间通气受损症状的高度怀疑指数患者,必要时应用气道正压通气治疗。SMA Ⅰ 和 Ⅱ 型的呼吸衰竭是不可避免的,气管切开术进行长期机械通气和经皮胃造瘘术是对患病儿童父母产生巨大情感后果的决定。无创正压通气可以提供改善生活质量和延长生存时间,直到需要决定是否行气管切开术。

在平山病患者中,一般不建议进行颈脊髓减压术,因为目前还不清楚这种干预是否有意义地影响疾病的自然史。来自一小部分患者的数据表明,简单的颈项圈可能有助于阻止病情进展。

HSP 的治疗是支持性的。减少痉挛的方法有许多不同的选择,包括口服替扎尼定、巴氯芬、丹曲林、苯二氮䓬类药物、鞘内注射巴氯芬或直接注射到痉挛肌肉中的肉毒杆菌毒素。治疗的目标是改善患者的活动能力、增加运动范围、并减轻与痉挛性肌肉相关的不适。也考虑到潜在无力的患者,伸肌张力的增加可能是抗重力阻力的主要来源,抑制这种张力可能会剥夺患者的站立能力。

MMN 是一种免疫介导的神经病变疾病,其主要治疗方法是静脉注射免疫球蛋白(IVIG)2g/kg 体重,每月 2~5 天,至少

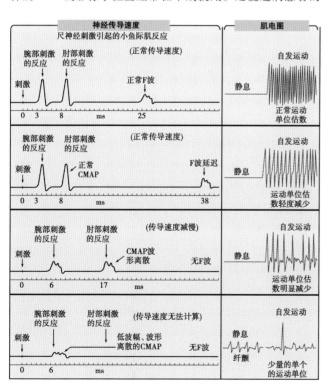

图 63.6 多灶性运动神经病:神经传导检查中的传导阻滞

连续 3 个月。最佳治疗剂量、间隔时间和治疗持续时间尚不清楚。

一般来说，家庭改造和耐用医疗设备是慢性神经肌肉疾病患者管理的重要组成部分。目标是同时保持独立的活动能力和患者的安全。踝足矫形器对个别患者有很大益处。它们的主要目的是通过将脚保持在部分背屈位置来防止绊倒。熟练的物理治疗师在决定手杖、Lofstran 拐杖、助行器或轮椅是否是个体患者的最佳解决方案方面是无价的。电动踏板车或电动轮椅是缺乏推动手动椅子能力的患者的选择。尽管踏板车对患者更具吸引力，但它们通常不方便，因为它们需要更大程度的上肢功能来操作，提供更少的躯干支撑，并且允许更少的附加设备安装在它们上面。对于住在多层住宅的患者，楼梯电梯提供了安全的选择。熟练的职业治疗师也是维持日常生活活动独立性的宝贵帮助。

未来发展方向

由于这些疾病的大多数都是遗传性的，因此有效的治疗可能取决于未来的技术进步，这些技术进步可能有助于鉴定和修复子宫内受影响的基因。从药理学上截断突变基因的作用并阻止疾病进展似乎是另一种干预策略，至少在某些疾病中，在不久的将来可能是可行的。逆转这些突变的既定后果将是一个更艰巨的挑战。

（马妍 译）

推荐阅读

Spinal Muscular Atrophy

http://www.mda.org/disease/.
www.nlm.nih.gov/medlineplus/spinalmuscularatrophy.html.
http://www.ncbi.nlm.nih.gov/sites/entrez?db=omim.

Hereditary Spinal Paraparesis

Amato AA, Russell JA. Neuromuscular disorders. 2nd ed. New York: McGraw Hill; 2016.

Bertini E, Burghes A, Bushby K, et al. 134th ENMC international workshop: outcome measures and treatment of spinal muscular atrophy 11-13 February 2005. Naarden, The Netherlands. Neuromuscul Disord 2005;15:802–16.

Chahin N, Klein C, Mandrekar J, et al. Natural history of spinal-bulbar muscular atrophy. Neurology 2008;70:1967–71.

Corey D. Nusinersen, an antisense oligonucleotide drug for spinal muscular atrophy. Nat Neurosci 2017;20:497–9.

Felice K, Whitaker C, Grunnet M. Benign calf amtryotrophy: clinicopathologic study of 8 patients. Arch Neurol 2003;60:1415–20.

Harding AE. Inherited neuronal atrophy and degeneration predominantly of lower motor neurons. In: Dyck PJ, Thomas PK, Griffin JW, et al., editors. Peripheral neuropathy. 3rd ed. Philadelphia: W. B. Saunders; 1993: 1051–64.

Kumar A, Patwa H, Nowak R. Immunoglobulin therapy in the treatment of multifocal motor neuropathy. J Neurol Sci 2017;190–7.

Irobi J, Dierick I, Jordanova A, et al. Unraveling the genetics of distal hereditary motor neuropathies. Neuromolec Med 2006;8:131–46.

National Ataxia Foundation 2600 Fernbrook Lane Suite 119 Minneapolis, MN 55447 Phone: 763-553-0020 Fax: 763-553-0167 naf@ataxia.org.

Spastic Paraplegia Foundation, Inc. 209 Park Rd. Chelmsford, MA 01824 Phone: 703-495-9261 community@sp-foundation.org sp-foundation.org.

神经肌肉活动过度障碍

Jayashri Srinivasan

64

僵人综合征

Michal Vytopil, Jayashri Srinivasan, Ted M. Burns, H. Royden Jones, Jr.

临床案例 一位 48 岁的医院管理人员在开会的时候开始遇到困难，每次被要求站起来讲话时，她背部都会出现僵硬。随后，她出现焦虑发作，伴随左腿收紧。她的内科医生认为这些事件是"情绪因素驱动"，将她转诊到一位心理咨询师。然而，这些症状出现越来越频繁，通常发生在她工作时站立着与人交谈时。她形容自己的腿感觉就像"踩着高跷"走路。有一次，当她开始笑的时候，她的左腿变得僵硬并"像个锡兵"一样摔倒。检查的主要发现是她对任何感觉刺激出现的自发反应，其中有她的背部变僵硬。她存在脊柱前凸和膝反射亢进，其他神经系统检查正常。脑部和脊柱的磁共振成像（MRI）正常。针极肌电图检查发现在僵硬发作期间，收缩的肌肉出现痉挛放电，但在其他方面正常。免疫沉淀分析显示血清谷氨酸脱羧酶 65（glutamic acid decarboxylase 65，GAD-65）抗体水平升高（47nmol/L；参考范围：≤0.02nmol/L）。她被诊断为僵人综合征（stiff-person syndrome，SPS）。给予每日剂量为 40mg 的地西泮可显著缓解症状。对是否给予糖皮质激素或静脉注射免疫球蛋白（intravenous immunoglobulin，IVIg）治疗进行了仔细考虑，但由于对症治疗效果明显，最终无须进行这类治疗。在随访的 5 年里，她成功地减停了苯二氮䓬类药物。

僵人综合征（SPS）是一种中枢神经系统自身免疫性疾病，主要累及部位为脑干和脊髓。其特征是波动性肌肉僵硬并叠加痉挛，常伴有过度的惊吓反射。可能的临床表现包括典型的 SPS、僵肢综合征（SLS）和罕见的部分或全部的进行性脑脊髓炎伴强直和肌阵挛（PERM）。此外，越来越多的人认识到 SPS 的变异型，可出现小脑性共济失调、癫痫或边缘叶脑炎等其他神经症状。最近引入的术语"僵人综合征谱系障碍"（SPSD）反映了这种最近逐步显现的疾病的临床异质性。

SPS 是一种罕见疾病，估计患病率为 1/1 250 000。女性比男性更易受累。SPS 通常出现在 40~70 岁。最近才发现有儿童发病，发病时间可以早到 1 岁。由于其罕见且症状多变，SPS 仍然经常被误诊为心因性运动障碍或肌张力障碍。因此，延误诊断并不少见。

发病机制

目前认为 SPS 是一种自身免疫性疾病，其靶向蛋白与脊髓和脑干中的 γ-氨基丁酸（GABA）或甘氨酸相关抑制途径有关。SPS 患者最常出现针对 GAD-65 的抗体；而甘氨酸受体（glycine receptor，GlyR）和双载蛋白（amphiphysin）是不太常见的抗原；此外，可能还有其他抗原尚待鉴定。特异性抗体的确切病理生理作用尚不清楚。SPS 与其他自身免疫疾病如 1 型糖尿病（几乎 50% 患者）、甲状腺炎、白癜风和恶性贫血的频繁关联进一步支持了 SPS 的自身免疫基础。罕见情况下，SPS 是副肿瘤性自身免疫病的一种表现，在部分病例中可检测到双载蛋白抗体，最常见于患有乳腺癌的老年妇女。

60%~80% 的经典型 SPS 患者中可发现 GAD-65 抗体，而在其他亚型如 PERM 中发现率较低。抗体滴度通常较高（>20nmol/L）。在 90% 的 1 型糖尿病患者中检测到相同的 GAD-65 抗体，但滴度较低。GAD-65 抗体对 SPS 无特异性，它与免疫介导的小脑共济失调、边缘叶脑炎和颞叶癫痫有关。由于 GAD-65 抗体是直接针对细胞质的抗原，因此它可能并不致病，而更可能是细胞毒性 T 细胞引起的器官特异性自身免疫攻击的标志物。因此，清除 GAD-65 抗体的治疗效果是不一致的，很少能达到完全治愈。

抗 GlyR 抗体与 PERM 相关。与 GAD-65 不同，GlyR 表达于脑干和脊髓运动神经元的表面。因此，GlyR 抗体更可能是病因。这可能可以解释为什么 PERM 患者如果得到早期诊断，与 GAD-65 抗体患者相比，抗体清除疗法可能有更好的疗效反应。

临床表现

经典型僵人综合征（SPS）

经典型 SPS 以脊柱和腿部僵硬为特征，以腰椎前凸为主要特点（图 64.1）。患者走路时步基较宽、腿部伸直、易以倾向于类似硬板的方式跌倒，称为"Frankenstein 步态"。患者会出现由突然的噪声、焦虑或触摸引起的叠加疼痛痉挛。这些痉挛的突然发作和力量强大可能会使患者意外地突然跌倒。患者很快会意识到情绪压力常引起痉挛，可能会因害怕在公共场所摔倒而患上广场恐怖症。

神经系统检查通常显示脊柱前凸、腿部僵硬、椎旁肌和腹部肌肉"板状"僵硬，这些表现可能在疾病晚期才会出现，还可观察到肌肉牵张反射活跃。

僵肢综合征（SLS）

这种变异的 SPS 类型表现为局限性僵硬和痉挛，可累及一条或多条肢体，常为远端受累。与经典型 SPS 相比，身体轴性

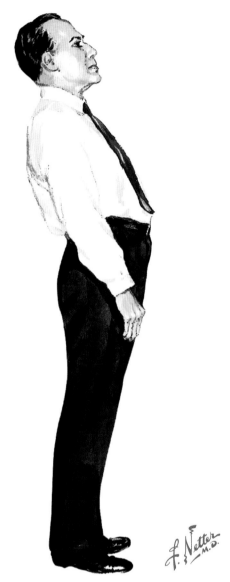

图 64.1 经典型僵人综合征常出现腰椎过度前凸姿势

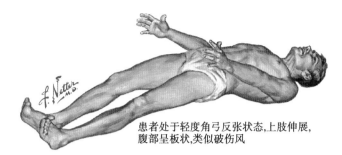

患者处于轻度角弓反张状态,上肢伸展,腹部呈板状,类似破伤风

图 64.2 晚期僵人综合征或进行性脑脊髓炎伴强直和肌阵挛患者中可见到全身强直

副肿瘤性僵人综合征

出现 GAD-65 抗体的经典型 SPS 几乎从来都不与副肿瘤相关。出现 GAD-65 抗体的罕见副肿瘤病例有重叠的临床表现,如小脑共济失调或边缘叶脑炎,并经常与其他副肿瘤抗体共存。报道的恶性肿瘤包括小细胞肺癌、胸腺瘤和淋巴瘤。与自身免疫性 GAD-65 不同,双载蛋白抗体是典型的副肿瘤性抗体,与乳腺癌或小细胞肺癌相关。与典型的 SPS 病例相比,双载蛋白抗体阳性的患者更多地出现颈部和手臂僵硬,并可能伴有脊髓病和感觉神经病或神经元病。当双载蛋白抗体阳性时,仔细随访非常重要。一名患者在 1 年内接受了两次乳腺钼靶检查呈阴性,但不久后自行发现乳腺肿块。

鉴别诊断

SPS 患者常有多次就诊于各科医生的病史,包括神经科医生。他们通常被不恰当地贴上了转化或躯体形式障碍的标志,导致反复的精神疾病评估。

强直性脊柱炎可能表现为躯干僵硬和疼痛,尤其是在早晨。但不同于 SPS,强直性脊柱炎会在白天或者仅仅因温暖而改善。脊髓疾病的可能性是出现显著腿部症状的 SPS 患者的一个重要考虑。基底节疾病包括帕金森病,可能出现躯干僵硬和步态障碍,但缺乏 SPS 特征性的痛性痉挛和过度惊吓反射。

在任何急性起病情况下,必须考虑破伤风的可能性,因为破伤风患者腹部呈板状僵硬、肌肉痉挛严重。而 SPS 患者不累及下颌肌肉、没有牙关紧闭,可以与破伤风鉴别。

遗传性过度惊吓症或伴惊吓诱发痉挛的惊吓病是一种由 GlyR 突变引起的罕见疾病。惊吓诱发痉挛也可见于局灶性脊髓病变,如肿瘤或脊髓空洞症。

心因性肌肉收缩或痉挛的患者通常表现不一致且多变;只有经过长时间的仔细观察和反复的实验室检查后,才能考虑该诊断。肌肉强直的其他原因包括神经肌肉过度兴奋性疾病。在鉴别诊断中需要考虑两种出现肌肉强直的通道病,即先天性肌强直和 Isaac 综合征,但这两种疾病没有 SPS 常见的疼痛表现。有些病例中还需考虑鉴别多发性硬化症、脊髓灰质炎、莱姆病、脊髓肌阵挛、肿瘤,甚至番木鳖碱中毒。

诊断方法

SPS 主要是临床诊断,由抗体检测和电生理检查结果支

部位肌肉受累不太明显。但是,这种 SPS 的局灶性变异型如果不及早诊断和治疗,最终会出现明显的近端肌肉受累。我们的一位患者因出现自发性股四头肌痉挛导致车祸,就是一个例证。这些自发的、急剧的肌肉收缩,导致他有一次突然对油门施加过大的压力,而另一次施加在刹车上。诊断需要高度的怀疑;而与传统 SPS 相比,这类患者的 GAD 抗体滴度升高的比例较低。

进行性脑脊髓炎伴强直和肌阵挛(PERM)

PERM 是 SPS 亚型中最严重的一种,通常与 GlyR 抗体有关。除了肌肉强直和僵硬外(图 64.2),它还表现为脑干功能障碍,伴有动眼神经和延髓功能障碍,以及脑病、癫痫、肌阵挛、感觉和自主神经功能障碍。临床表现常不完全,并可能发展为脊髓病和下运动神经元功能障碍。如果不加以治疗,PERM 是一种持续发展的致命疾病。高度怀疑并得到早期诊断可以挽救生命;早期免疫治疗有效,而且常常有显著的改善。

持。磁共振成像(MRI)检查是正常的。

以下一系列临床特征通常被认为是诊断经典型 SPS 所必需的：

1. 轴性部位和四肢肌肉僵硬,通常导致步态和/或轴性姿势异常,伴有腰椎过度前凸。

2. 由过度惊吓或突然运动引起的叠加疼痛性间歇性痉挛。

3. 对苯二氮䓬类药物有明确的疗效。

血清检测对这些患者的评估很重要。GAD-65 抗体的高滴度升高见于大多数经典型 SPS 患者,但在变异型患者中不太常见。根据检测方法的不同,GAD-65 抗体高滴度升高定义为大于 20nmol/L 或大于 2 000IU/ml。低滴度的升高需要谨慎解释,因为这种情况可能存在于健康个体、1 型糖尿病患者和其他自身免疫性神经系统疾病中。在具有 PERM 特征的患者中,可能存在 GlyR 抗体。如果怀疑有副肿瘤背景,应寻找双载蛋白以及其他副肿瘤抗体。相当一部分 SPS 患者的血清检测为阴性。

脑脊液检测通常是正常的,但偶可出现蛋白升高或寡克隆带阳性。对于血清阴性或 GAD 抗体滴度低的患者,脑脊液特异性寡克隆带的存在提供了中枢神经系统自身免疫病的有用线索。

常规神经传导检测和针极肌电图通常是正常的。在一个诊断具有挑战性的血清阴性病例中,有时可以发现僵硬肌肉的正常运动单位动作电位(MUAP)持续发放,或主动肌和拮抗肌肌群的同时激活。我们使用同步双通道记录,检测股四头肌和股二头肌或腰椎椎旁肌和腹直肌。检测结果必须谨慎解释,在神经紧张的患者中 MUAP 的持续发放并不少见,患者也可凭借意愿产生同时的协同收缩。

治疗方法

大部分 SPS 管理推荐都不是基于证据的;IVIg 和利妥昔单抗是唯一的来自随机试验的治疗方法。

地西泮、另一种苯二氮䓬类药物或巴氯芬的对症治疗通常是一线治疗,尤其是在轻型患者中。作为 GABA 受体激动剂,这些药物有助于减轻症状,但它们不能改变潜在的自身免疫过程。地西泮起始用量通常是每天 2 或 3 次,每次 5mg。部分 SPS 患者可能需要非常大的剂量来控制症状,可高达每天 100~200mg。严重的副作用包括长期的身体依赖。如果考虑停用苯二氮䓬类药物,应格外小心,戒断反应可能危及生命。

对于病情较重或对症治疗反应不佳的患者,需要进行免疫治疗。为了快速控制症状,通常采用 IVIg 进行急性治疗。在随机安慰剂对照试验中,IVIg 已被证明可改善僵硬和行走能力。

甲泼尼龙静脉冲击(IVMP)或血浆置换也可考虑使用于急性治疗,但如果使用糖皮质激素,可能会增加糖皮质激素诱导或加重糖尿病的风险。为了快速控制症状,IVIg 在随机安慰剂对照试验中被证明能改善僵硬和行走。如果使用糖皮质激素,需要考虑糖皮质激素诱导或加重 GAD-65 阳性患者糖尿病的风险。如果有效,急性治疗可以持续 6~12 周,目的是诱导长期缓解。对于第一次尝试的治疗反应有限或无反应的患者,可以使用其他静脉治疗。对于慢性治疗,需要逐渐减少 IVIg 或 IVMP 剂量,使用或不使用长期免疫抑制剂。硫唑嘌呤、吗替麦考酚酯、甲氨蝶呤或口服环磷酰胺可用于维持病情缓解或减少对糖皮质激素或 IVIg 的依赖。难治性病例可考虑使用利妥昔单抗或静脉注射环磷酰胺。利妥昔单抗是一种攻击 B 淋巴细胞的抗 CD-20 单克隆抗体,据报道可使得 SPS 患者包括部分难治性患者的临床改善。然而,最近公布的一项针对 GAD-65 阳性患者的安慰剂对照试验并未证实这一点。这可能是因为只有一部分患者可受益于利妥昔单抗。

（杨琼 译）

推荐阅读

Moersch FP, Woltman HW. Progressive fluctuating muscular rigidity and spasm ("stiff-man" syndrome): report of a case and some observations in 13 other cases. Mayo Clin Proc 1956;31:421–7.

The initial and very classic paper with exquisitely detailed patient history.

Murinson BB, Fuarnaccia JB. Stiff-person syndrome with amphiphysin antibodies: distinctive features of a rare disease. Neurology 2008;71(24):1955–8.

Description of paraneoplastic SPS cases associated with amphiphysin antibodies.

Clardy SL, Lennon VA, Dalmau J, et al. Childhood onset stiff-man syndrome. JAMA Neurol 2013;70(12):1531–6.

Case series providing description of pediatric SPS cases.

McKeon A, Tracy J. GAD65 neurological autoimmunity. Muscle Nerve 2017;56:15–27.

Clinically oriented review of conditions associated with GAD autoimmunity.

Martinez-Hernandez E, Arino H, McKeon A, et al. Clinical and immunologic investigations in patients with stiff person spectrum disorder. JAMA Neurol 2016;73(6):714–20.

Clinico-immunologic correlations were studied in this group of 121 patients with SPS spectrum disorders.

Dalakas MS, Rakocevic G, Dambrosia JM, et al. A double-blind, placebo-controlled study of rituximab in patients with stiff person syndrome. Ann Neurol 2017;82:271–7.

The largest controlled trial conducted in SPS patients demonstrated no statistically significant difference between rituximab and placebo.

Dalakas MC, Fujii M, Li M, et al. High-dose intravenous immune globulin for stiff-person syndrome. N Engl J Med 2001;345(26):1870.

In this small randomized placebo-controlled trial, patients who received IVIg had improved measures of stiffness, startle, and ambulation.

其他周围神经过度兴奋综合征

Michal Vytopil

周围神经过度兴奋(PNH)综合征表现为由于运动轴突的高兴奋性而引起的非自主、持续的肌肉过度活动。PNH 综合征是一组具有明显临床和电诊断特征的异质性疾病。肌肉痉挛是这些疾病的特征,同时伴有肌肉抽搐(束颤和肌颤搐)和假性肌强直(收缩后松弛延迟)。Isaac 综合征是这些疾病中最为人所知的,而痉挛-束颤综合征可能更为常见。PNH 还包括 Morvan 综合征,其中枢神经系统受累特征为脑病和失眠。

针极肌电图的特点是运动单位动作电位(MUAP)以束颤、

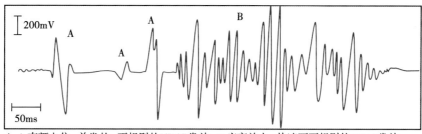

1. A,束颤电位:单发的、不规则的MUAP发放;B,痉挛放电:快速而不规则的MUAP发放,常突然发作和停止

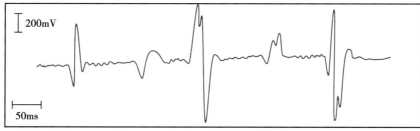

2. 束颤电位

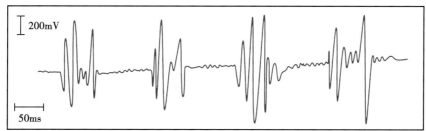

3. 肌颤搐电位:节律性或半节律性MUAP成组发放

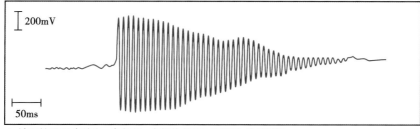

4. 神经性肌强直放电:高频的、有规律的MUAP发放,快速消失

图 65.1　Isaac 综合征和其他周围神经过度兴奋综合征的肌电图放电表现。MUAP,运动单位动作电位

肌颤搐和神经性肌强直放电的形式持续发放。神经性肌强直放电是 Isaac 综合征的定义性特征,使得该综合征被命名为获得性神经性肌强直,成为其众多名称之一(图 65.1)。神经性肌强直放电在肌电图上是频率非常高(100~300Hz)、并逐渐减低的单个运动单位重复放电,有特征性的"砰砰"声,其在各种类型放电中是频率最高的。

发病机制

大多数 PNH 病例是获得性的,通常是由于自身免疫病因(如电压门控钾通道[VGKC]抗体)。可能存在副肿瘤性自身免疫,最常见的是胸腺瘤和肺癌。接触响尾蛇等特定毒素、辐射诱发神经病变或遗传性运动神经病是较少见的机制。高达 50% 的 Isaac 综合征患者出现 VGKC 抗体,该抗体在 PNH 的其他类型中出现比例较低。该抗体针对电压门控钾通道不同亚型的各种相关蛋白。最具特征性的两种抗原是中枢神经系统的富含亮氨酸的胶质瘤失活蛋白 1(Lgi1)和周围神经系统的接触蛋白相关蛋白 2(Caspr2),后者与 Isaac 综合征有关。

Isaac 综合征/获得性神经性肌强直

Isaac 综合征的特征是周围运动轴突持续放电,导致运动单位持续激活。患者的肌肉痉挛随着主动收缩而加重。还可以出现过度出汗、肌肉肥大和体重减轻。体格检查中可见到广泛的束颤、肌颤搐。束颤是属于同一运动单位的一组肌纤维的不规则地自发收缩,导致表面皮肤的运动。相比之下,肌颤搐是可见的皮肤下的波动性波浪状活动。可以观察到有趣的假性肌强直现象(收缩后松弛延迟)。力量和腱反射通常正常。肌电图显示正常 MUAP 持续发放,特别是以神经性肌强直放电的形式,提示该诊断。这些放电在睡眠期间持续存在,并可以被神经肌肉阻滞剂消除,表明发生器可能位于运动轴突中。Isaac 综合征的自身免疫发病机制是通过其与其他自身免疫疾病(最显著的是重症肌无力和甲状腺炎)的关联,以及在大部分患者中检测出抗 VGKC 的抗体而提出的。与恶性肿瘤的关联是公认的,尤其是胸腺瘤和肺癌。

各种药物被用于缓解症状,包括卡马西平、苯妥英钠、加巴喷丁和美西律,但它们不能解决潜在的自身免疫问题。血浆置换、糖皮质激素和免疫抑制剂(如硫唑嘌呤)的各种组合治疗都是有效的。

Morvan 综合征

除了与 Isaac 综合征相同的神经肌肉表现外,Morvan 综合征患者还表现为波动性脑病、失眠和幻觉。Morvan 综合征和 Isaac 综合征与 VGCC 抗体和胸腺瘤具有相同的相关性。通常需要先进行血浆置换,然后使用免疫抑制剂治疗。

痉挛-束颤综合征

痛性痉挛是该综合征的特征,常伴有运动不耐受和肌肉抽搐。针极肌电图显示束颤电位,但在其他方面正常,神经传导检测可能显示重复神经刺激的后发放。不同于 Isaac 综合征,肌电图缺乏肌颤搐和神经性肌强直放电。有些患者可检测到钾通道抗体。如果需要,这种良性疾病的治疗类似于 Isaac 综合征的对症治疗。

良性束颤综合征

该综合征患者出现发病相对较快的散在束颤。通常是医生或医学生意识到束颤与肌萎缩侧索硬化症(ALS)之间存在的联系,并逐渐被罹患该病的恐惧所影响。然而,如果没有伴随的肌肉无力和/或肌肉萎缩,这种情况几乎都是良性的。如果临床检查和肌电图都正常,患者可以放心,他们没有发生 ALS 的风险。

肌颤搐

肌颤搐的特征是肉眼可见的皮肤下蠕动的蠕虫状肌肉活动。其肌电图为肌颤搐放电,由一个或多个 MUAP 的成组发放的半节律性放电组成,产生类似于士兵行进的声音。最常见的情况是放射性神经病患者。乳腺癌放射治疗多年后出现的放射性臂丛神经病变是典型的情况。头颈肿瘤、脑桥胶质瘤放射治疗后的脑神经病变,甚至良性贝尔麻痹是导致面部肌颤搐的不常见原因。

(杨琼 译)

推荐阅读

Ahmed A, Simmons Z. Isaacs syndrome: a review. Muscle Nerve 2015;52:5–12.
A clinically focused review of Isaac syndrome, including evaluation and management.
Hart IK, Maddison P, Newson-Davis J, et al. Phenotypic variants of autoimmune peripheral nerve hyperexcitability. Brain 2002;125:1887–95.
One of the seminal papers on autoimmune PNH syndromes.
Vernino S, Lennon VA. Ion channel and striational antibodies define a continuum of autoimmune neuromuscular hyperexcitability. Muscle Nerve 2002;26:702–7.
This paper characterized PNH forms as a continuum of conditions defined by autoimmunity against components of voltage-gated potassium channels.

第二十一篇

多发性神经病

Jayashri Srinivasan

遗传性多发性神经病

Obehi Irumudomon, Michal Vytopil

临床案例 一名13岁男孩经常绊倒。他喜欢打棒球,但本赛季多次摔倒,其中一次导致脚踝骨折。他足月出生,早期生长发育正常,13个月会走(正常)。经检查,他的下肢远端轻度力弱,无挛缩。他可以用足尖行走,但足跟行走不能,足背屈和外翻轻度力弱,踝反射消失,但其他反射保留,感觉查体正常。无神经肌肉疾病家族史。陪同他看病的父亲同意接受体格检查,发现他有高弓足和四肢反射消失。对患者和父亲进行神经生理学检查,发现尺神经运动传导明显减慢(18m/s),感觉神经传导未测出。基因检测显示17号染色体上带有的*PMP22*基因的重复突变,证实了腓骨肌萎缩症1A型的临床诊断。

遗传性感觉和运动神经病(hereditary sensory and motor neuropathy,HSMN)约占慢性神经病的三分之一,又称腓骨肌萎缩症(Charcot-Marie-Tooth disease,CMT),每2 500人中就有1人患有这种疾病,是最常见的遗传性神经病。CMT1A,即上面描述的病例,是CMT最常见的形式,几乎占所有CMT病例的一半。CMT是一个遗传异质性很大的疾病,目前已发现70多个致病基因,预计这个数字还会上升。

分类

CMT既往是根据其遗传方式和电生理结果进行分类的,最常见的是常染色体显性遗传,X连锁和隐性病例则相对少见。大约三分之二的CMT为脱髓鞘性;其余的主要是轴索性。1型(CMT1)是指常染色体显性遗传的脱髓鞘性神经病,而2型(CMT2)指常染色体显性遗传的轴索性神经病。常染色体隐性遗传的神经病被定义为4型(CMT4),可以是脱髓鞘性或轴索性。X连锁性CMT(CMT-X)可以是脱髓鞘性或"中间型"。

在CMT疾病中,运动和感觉纤维都受到影响。这与单纯运动型或单纯感觉型遗传性多发性神经病——远端遗传性运动神经病(dHMN)和具有显著自主神经受累的遗传性感觉和自主神经病(HSAN)不同。少见的遗传性多发性神经病与系统性遗传性退行性疾病和先天性代谢障碍相关(表66.1)。其中,家族性淀粉样多发性神经病(familial amyloid polyneuropathy,FAP)的周围神经受累可能是一个早期而明确的临床特征。遗传性压迫易感性周围神经病(hereditary neuropathy with liability to pressure palsies,HNPP)和遗传性神经痛性肌萎缩(hereditary neuralgic amyotrophy,HNA)独具特殊的临床表型,可以将其从遗传性多发性神经病中单独分出。

表66.1 遗传性多发性神经病分类

	遗传方式	主要的神经病理表现
腓骨肌萎缩症和相关的神经病		
CMT1	AD	脱髓鞘性
CMT2	AD 或 AR	轴索性
CMT3	AD 或 AR	脱髓鞘性
CMT4	AR	脱髓鞘性或轴索性
中间型 CMT	AD 或 AR	混合性
CMT-X	X 连锁	混合性
遗传性感觉和自主神经病(HSAN)	AD 或 AR	轴索性
遗传性运动神经病(HMN)	AD、AR 或 X 连锁	轴索性
遗传性压迫易感神经病(HNPP)	AD	脱髓鞘性
与先天性脂质代谢紊乱相关的神经病		
脑腱黄瘤病	AR	混合性

表 66.1 遗传性多发性神经病分类（续）		
	遗传方式	主要的神经病理表现
无 β 脂蛋白血症	AR	混合性
维生素 E 缺乏性共济失调	AR	混合性
Tangier 病	AR	脱髓鞘性，混合性
植烷酸贮积症	AR	脱髓鞘性
肾上腺脊髓神经病（AMN）	X 连锁	轴索性
线粒体代谢病		
NARP	线粒体遗传	混合性
MNGIE	AR	混合性
Leigh 病	AR、线粒体遗或 X 连锁	混合性
溶酶体贮积病		
球形细胞脑白质营养不良症	AR	脱髓鞘性
异染性白质营养不良	AR	脱髓鞘性
Fabry 病	X 连锁	轴索性
鞘磷脂脂类病		
尼曼匹克症 C 型	AR	脱髓鞘性
Farber 病（脂肪肉芽肿病）	AR	脱髓鞘性
卟啉病		
急性间歇性卟啉病	AD	轴索性
遗传性粪卟啉病	AD	轴索性
变异性卟啉病	AD	轴索性
家族性淀粉样周围神经病（FAP）		
FAP Ⅰ 和 Ⅱ（转甲状腺素相关）	AD	轴索性或脱髓鞘性
FAP Ⅲ（载脂蛋白 A1 相关）	AD	轴索性
FAP Ⅳ（凝胶蛋白相关）	AD	轴索性
DNA 合成或修复缺陷的疾病		
共济失调毛细血管扩张症	AR	轴索性
Cockayne 综合征	AR	脱髓鞘性
伴脊髓小脑共济失调的神经病		
Friedreich 共济失调,其他遗传性小脑性共济失调	AR	轴索性
神经棘红细胞增多症	X 连锁	轴索性
其他遗传性神经病		
遗传性痛性肌萎缩	AD	轴索性
巨轴索神经病	AD	轴索性
婴儿型神经轴索营养不良症	AR	轴索性
安德森综合征	AR	轴索性

AD,常染色体显性；AR,常染色体隐性；CMT,腓骨肌萎缩症；MNGIE,线粒体神经胃肠道脑病；NARP,神经病、共济失调和视网膜色素变性。

临床表现

典型的 CMT 患者在 20 岁之前出现足部畸形和步态异常（图 66.1）。这被称为"经典"表型。少见症状包括婴儿期肌张力过低和运动发育延迟（"婴儿期起病"表型）或成年出现腿部无力（"成人期起病"表型）。症状出现隐袭，不能确定日期。患者可能还记得小时候运动时比较"笨拙"。经常不能滑冰或溜冰，认为是由于"脚踝无力"所致。患者很少主诉感觉症状，如果有感觉症状，则阴性症状（如麻木）胜过阳性症状（如蚁走、刺痛）。检查时可见肢体远端无力、消瘦、反射消失和远端感觉受损。常见足部畸形，在大多数情况下，可检测到高弓（高弓足）和脚趾卷曲（锤状趾）。较弱的前群肌肉（胫骨前肌和腓骨短肌）和较强的后群肌肉（胫骨后肌、腓骨长肌和趾长伸肌）之间的不平衡被认为是 CMT 中典型足部外观的原因。某些 CMT 类型伴随骨骼异常，如脊柱侧凸或髋关节发育不良、视神经萎缩（CMT2A）或震颤（CMT1）。一种罕见但有趣的表现是，轻度或未确诊 CMT 患者暴露于神经毒性药物后出现症状，例如化疗药物紫杉醇和长春新碱。

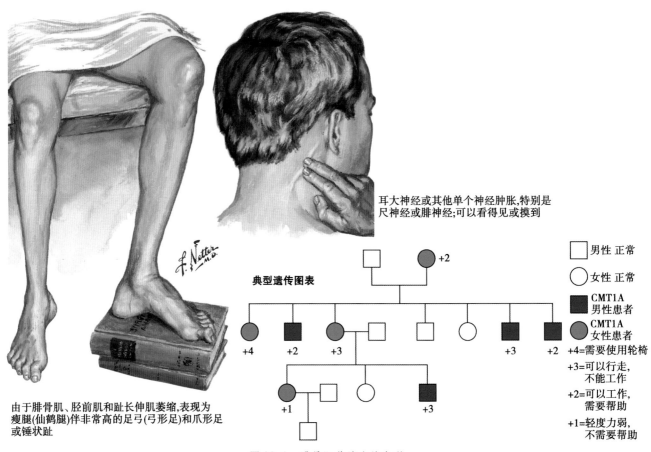

耳大神经或其他单个神经肿胀，特别是尺神经或腓神经;可以看得见或摸到

典型遗传图表

由于腓骨肌、胫前肌和趾长伸肌萎缩，表现为瘦腿(仙鹤腿)伴非常高的足弓(弓形足)和爪形足或锤状趾

□ 男性 正常
○ 女性 正常
■ CMT1A 男性患者
● CMT1A 女性患者

+4=需要使用轮椅
+3=可以行走，不能工作
+2=可以工作，需要帮助
+1=轻度力弱，不需要帮助

图 66.1　腓骨肌萎缩症的表现

腓骨肌萎缩症 1 型

CMT1——常染色体显性脱髓鞘性 CMT——是最常见的 CMT 类型（表 66.2）。CMT1A——CMT 中最常见的亚型，大约占 CMT1 的 70% 和整个 CMT 的 40% ~ 50%，被认为是一种原型遗传性神经病。几乎所有的 CMT1A 患者在 20 岁前都会出现症状，典型表现为弓形足和步态不稳。虽然感觉丧失不是常见的主诉，但检查中发现所有感觉形式都降低。神经传导速度均匀减慢，通常在 15 ~ 35m/s 范围内。很少需要做神经活检查，如果做活检则显示神经增粗，"髓鞘发育不良"性神经病，并伴有"洋葱球"形成。家族史阴性者并不少见，大约 10% 的 CMT1A 病例是散发的。在一些表现为散发的病例中，陪同孩子看病的父母之一可能有高弓足或运动传导缓慢，提示未诊断的 CMT。Roussy-Levy 综合征是指伴有体位性震颤的 CMT1A。少数 CMT1A 病例表现为 Dejerine-Sottas 综合征（DSS），这是一种严重的"婴儿"表型，伴有严重传导速度减慢（MCV<15m/s）。CMT1A 是由 17 号染色体上的外周蛋白 22 基因（PMP22）的重复突变引起的。有趣的是，同一区域的杂合缺失导致 HNPP，稍后将进一步讨论。一部分 CMT1 病例——CMT1E——是由 PMP22 基因的点突变引起的，可能出现严重的 DSS 表型。在 CMT1 相关的基因中，髓鞘蛋白零（MPZ）是第二常见的（占 CMT1 的 10% ~ 15%）。MPZ 突变与一系列表型相关，从最严重的婴儿型（DSS）到经典的 CMT 和轻度成人起病的患者，仅表现为传导速度轻度减慢。剩余的 CMT1 亚型罕见。

腓骨肌萎缩症 2 型

CMT2 是显性轴索性 CMT，大约是 CMT1 的一半（表 66.3）。电生理检查对于区分 CMT2 和 CMT1 是必要的，因为临床表现通常是相似的。然而，一般来说，CMT2 患者出现全身反射消失的情况比 CMT1 患者少见，并且他们往往发病更晚。在

表 66.2 显性脱髓鞘性 CMT(CMT1)

	% of CMT1	基因位置	基因名称	临床表型
CMT1A	60%~70%	17p12	*PMP22*(重复突变)	经典型 CMT
CMT1B	10%~15%	1q23.3	*MPZ*	经典型 CMT 婴儿起病/DSS 成人起病
CMT1C	1%~2%	16p13.13	*LITAF/SIMPLE*	经典型 CMT
CMT1D	<1%	10q21.3	*EGR2*	经典型 CMT 婴儿起病/DSS
CMT1E	1%~2%	17p12	*PMP22*(点突变)	伴有耳聋 婴儿起病/DSS
CMT1F	<1%	8p21	*NEFL*	婴儿起病/DSS CMT2E 等位基因(轴索性,成人起病)
Roussy-Levy 综合征			*MPZ PMP22*	CMT1A 伴有震颤

"经典型 CMT"临床表现:发病在 20 岁之内,会走的时间正常(<15 个月);"婴儿起病的"临床表现:会走的时间延迟(>15 个月),20 岁需要助步器行走;"成人起病"的临床表现:起病较晚的下肢无力和感觉丧失;(常常>40 岁);CMT,腓骨肌萎缩症;DSS,Dejerine-Sotas 综合征;EGR2,早期生长反应 2;LITAF,脂多糖诱导的肿瘤坏死因子 α;MPZ,髓鞘蛋白零;NEFL,神经丝轻链。

表 66.3 显性轴索性 CMT(CMT2)

	频率	基因	临床表型
CMT2A	CMT2 的 20%~30%	*MFN2*	远端明显无力,视神经萎缩
CMT2B	多个家系	*RAB7*	溃疡性截肢
CMT2C	多个家系	*TRPV4*	声带麻痹 膈肌受累
CMT2D	多个家系	*GARS*	手部萎缩 dHMN 基因
CMT2E	多个家系	*NEFL*	听力丧失 CMT1F 基因
CMT2F	多个家系	*HSPB1*	运动为主 t/dHMN
CMT2I CMT2J	多个家系	*MPZ*	听力丧失/瞳孔异常 CMT1B 基因
CMT2K	多个家系	*GDAP1*	AD 或 AR CMT4A 基因(声带麻痹)
CMT2L	多个家系	*HSPB8*	运动为主 dHMN 基因
CMT2M	多个家系	*DNM2*	震颤,眼肌麻痹
CMT2N	多个家系	*AARS*	典型 CMT2 dHMN 基因
CMT20	多个家系	*DYNC1H1*	学习障碍
CMT2P	一个家系	*LRSAM1*	轻度,感觉为主
CMT2Q	一个家系	*DHTKD1*	典型 CMT2
CMT2U	一个散发	*MARS*	晚期起病

表 66.3   显性轴索性 CMT(CMT2)(续)

	频率	基因	临床表型
CMT2V	一个家系	*NAGLU*	晚期起病,疼痛 感觉为主
CMT2W	多个家系,一个家系	*HARS*	典型 CMT2 dHMN 基因
CMT2Y	一个散发	*VCP*	典型 CMT1 ALS14 基因,IBMPFD1
CMT2Z	多个家系	*MORC2*	锥体束征

AARS,丙氨酰-tRNA 合成;ALS14,家族性肌萎缩侧索硬化 14;CMT,腓骨肌萎缩症;dHMN,远端遗传性运动神经病;DHTKD1,脱氢酶 E1 和含有酶 1 的转酮酶结构域;DNM2,动力蛋白-2;DYNC1H1,细胞质动力蛋白-1 重链 1;GARS,甘氨酰-tRNA 合成酶 GDAP1,神经节苷脂诱导分化相关蛋白 1;HARS,组氨酸 tRNA 合成酶;HSPB1,小分子热休克蛋白 1;HSPB8,小分子热休克蛋白 8;IBMPFD1,包涵体肌炎伴 Paget 病和痴呆;LRSAM1,富含亮氨酸的重复序列和 α 元件包含 1;MARS,甲硫酰-tRNA 合成酶;MFN2,丝裂融合蛋白 2;MORC2,MORC 家族 CW 型锌指蛋白 2;MPZ,髓鞘蛋白零;NAGLU,a-N-乙酰氨基葡萄糖苷酶;NEFL,神经丝轻链;RAB7,Ras 相关 GTP 结合蛋白 7;TRPV4,瞬时受体电位阳离子通道亚家族 V,成员 4;VCP,含缬酪肽蛋白。

CMT2 中,神经传导检查显示传导速度正常或接近正常(>38m/s),感觉和运动神经的波幅减低。与 CMT1 不同,CMT2 的致病基因数量更多,且大多罕见。CMT2A——最常见的 CMT2 亚型,约占 CMT2 的 20%～30%——由线粒体融合蛋白,丝裂原融合蛋白-2(*MFN2*)突变引起。MFN2 突变可能与严重的早期出现的肢体无力、视神经萎缩和/或听力丧失有关,但也可能出现典型的 CMT 表型。其他一些特殊 CMT2 类型包括声带麻痹(TRPV4)、手部运动障碍(GARS)或严重感觉丧失伴残缺性关节病(RAB7)。

腓骨肌萎缩症 X 型

CMTX1 是第二常见的 CMT,占所有病例的 10%～15%(表 66.4)。X 连锁性 CMT 的其他亚型也存在,但罕见。CMT-X1 是由缝隙连接蛋白-32(*CX32*)的错义突变引起的,该基因也被称为缝隙连接 β1(*GJB1*)基因。与大多数 X 连锁疾病一样,男性比女性更容易受到影响,尽管三分之一的女性发病情况与男性相似。典型的发病时间为青少年或成年早期起病。随着病情发展,小腿远端和手部小肌肉萎缩逐渐明显。一些患者可能会出现听力丧失、震颤以及中枢神经系统病理改变,其特征是白质和胼胝体病变,可由劳累或高海拔促发。传导速度通常在中等范围内(30～45m/s)。与 CMT1 不同,传导异常可能是不均匀和不对称的,有些患者会出现时间性离散和传导阻滞,类似慢性炎性脱髓鞘性多发性神经根神经病(CIDP)。

表 66.4   显性 X 连锁性 CMT

	频率	基因	临床表型
CMTX1	CMT 的 10%～15%	*GJB1*	部分脱髓鞘 听力丧失,CNS 脱鞘 中间型 MCV(35～45m/s) 1/3～1/2 的女性有症状
CMTX6	一个家系	*PDK3*	典型 CMT2

CMT,腓骨肌萎缩症;GJB1,缝隙连接 β1;MCV,运动传导速度;PDK3,丙酮酸脱氢酶激酶。

遗传性压迫易感性神经病(HNPP)

临床案例   一名 16 岁男孩踢足球时摔断了右胫骨,整个赛季都被打上石膏。他不得不用左臂背着沉重的书包去学校,他注意到偶尔难以把书放在高书架上。划船 8km 后,他发现了类似的力弱。他没有疼痛或麻木。检查显示左侧三角肌、肱二头肌、冈上肌和冈下肌无力和萎缩。男孩的母亲有腕管综合征和踝反射消失的病史。据说他的舅舅从 20 多岁就患有"神经病"。神经传导检查令人惊讶地发现患者双手的腕管综合征以及肘部尺神经运动传导速度减慢的证据。针极肌电图显示左侧冈下肌和三角肌在较小程度上的失神经支配和再支配表现特征。遗传分析显示 PMP22 缺失,证实了 HNPP 的诊断。

HNPP 是 CMT1A 的一种等位基因疾病。也是显性遗传,它是由 CMT1A 中重复的 PMP22 基因相同片段的缺失引起的。临床特征是非常独特的。HNPP 患者表现为可逆性无痛性单神经病变,通常由受累神经的轻微机械性压迫或拉伸引起。跷二郎腿或将手臂靠在椅子上,即使是很短的时间,也可能导致足或腕下垂。自然地,存在生理性嵌压区域(手腕的正中神经或肘部的尺神经)或靠近骨骼(桡神经沟的桡神经或腓骨头的腓神经)的神经更容易受到影响。剧烈的体育锻炼也可诱发。由于臂丛神经及其近端分支受累而导致的上臂无力,如上述病例,可以在背沉重的书包("背包麻痹")后出现。大多数患者在 20～30 岁发病,但儿童期发病并不少见。郎飞节旁髓鞘过度折叠的香肠样结构——腊肠样改变是 HNPP 的特征性病理表现。电生理学检查通常表现为弥漫性混合性脱髓鞘和轴索多发性神经病,其特征是脱髓鞘加重(即神经传导速度减慢、时间性离散,或传导阻滞)在生理性压迫部位。经过多年反复发作的单神经病变,每次发作都会导致继发性轴索丢失,最终会出现轻度不对称和长度依赖性"汇合性"多神经病。

CMT 其他类型

CMT3 或 DSS 也称为先天性低髓鞘性神经病。它是一种严重的"婴儿"表型神经病,神经传导速度非常慢(<15m/s)。DSS 在出生时或儿童早期出现,受累患儿可以表现为低张力症状。随着病情的发展,许多患者只能坐在轮椅上。由于经常缺乏家族史,历史上认为大多数 CMT3 病例是隐性遗传,事实上,大多数 CMT3 病例是由 PMP22(重复或错义)、MPZ、EGR2 或 SIMPLE/LITAF 基因的显性但自发突变引起的。

CMT4 指常染色体隐性遗传性神经病,包括脱髓鞘性和轴索性。这些神经病变罕见且通常比较严重,发病于儿童时期,诊断时应考虑患者的血缘关系。其他特征如声带麻痹、膈肌无力和耳聋可在部分患者中发生。

CMT 及其相关疾病包括感觉和自主神经症状为主的 HSAN 和 dHMN。最常见的 HSAN 是由丝氨酸棕榈酰转移酶长链碱基 1 基因(SPTLCI)突变引起的。显性遗传,通常 20~40 岁发病,小纤维为主的感觉丧失是主要临床特点。某些患者可见力弱和弓形足。远端 HMN(dHMN),顾名思义,是一种长度依赖性的纯运动轴索综合征,有时被称为远端脊髓肌萎缩症(dSMA)。dHMN 和轴索性 CMT(CMT2)之间存在相当大的遗传和临床重叠,因为多个基因的突变能够产生两种表型。一些 dHMN 有轻微的感觉障碍,这一事实进一步证实了这种重叠,表明基于基因的诊断比基于临床特征的分类更容易混淆。

遗传性神经痛性肌萎缩(HNA),也称为遗传性臂丛神经病变,是一种由 17 号染色体 SEPT9 基因突变引起的常染色体显性遗传病。它表现为疼痛、力弱,臂丛神经分布呈斑片状萎缩,类似于更常见的特发性臂丛神经炎(Parsonage-Turner 综合征)。尽管有望恢复,但影响两侧的反复发作最终会导致一些残余的永久性力弱。与特发性类型不同,HNA 可伴有形态异常特征,如低张力、内眦赘皮或腭裂。

另一种 HNPP 的临床表现,尤其是儿童和青少年,表现为臂丛神经病变或上臂单神经病变。与 HNA 不同,HNPP 相关的症状通常是无痛的。

家族性淀粉样多发性神经病(FAP)

转甲状腺素(TTR)基因突变是大多数 FAP 病例的原因。早期诊断很重要,因为目前正在开发多种新疗法来治疗这种进展性且最终致命的疾病。患者通常在 30~40 岁时出现以小纤维为主的隐匿性感觉神经病变和自主神经功能障碍。最终,淀粉样蛋白在心脏中的沉积引起肥厚型心肌病导致心力衰竭而死亡。存在较轻的 TTR-FAP 形式,表现为腕管综合征、轻度感觉神经病变和轻度自主神经功能障碍。需要注意多发性神经病患者的"危险信号",以避免发生误诊,如果多发性神经病存在阳性家族史、系统受累(心脏、胃肠道和肾脏)、自主神经功能障碍或体重减轻的情况,应怀疑 TTR-FAP。重要的是,TTR-FAP 可以类似 CIDP,具有脱髓鞘性电生理表现、感觉运动受累、反射消失和高 CSF 蛋白;因此,任何对足量免疫治疗没有反应的 CIDP 患者都应该考虑这种情况。诊断是通过组织活检和/或 TTR 基因检测来完成的。活检通常表现为淀粉样沉积,但由于斑片状受累,许多患者活检是正常的。因此如果强烈怀疑,TTR 基因检测是必要的。由于肝脏产生身体的大部分 TTR,因此肝移植已被用于治疗 TTR-FAP。最近研究了一系列激动人心的、侵入性较小的治疗方法,如 TTR 稳定剂(二氟尼柳、氯苯唑酸)和基因修饰疗法,包括反义寡核苷酸(inotersen)和小干扰 RNA(patisiran)。

更为罕见的 FAP 类型与载脂蛋白 1(apolipoprotein 1)和凝胶蛋白(gelsolin)基因突变有关。凝胶蛋白相关的 FAP 表现为格子状角膜营养不良、下脑神经(Ⅶ)病变和异常松弛的皮肤。

其他遗传性多发性神经病

在一长串的其他遗传性神经病中(见表 66.1),只有少数可以治疗。溶酶体储存障碍是由于突变导致酶缺陷,导致溶酶体产物(鞘脂、黏脂等)在神经元中异常积聚。虽然中枢神经系统表现通常占主导地位,但周围神经病变是一些患者的重要特征。Fabry 病值得关注,因为重组 α-半乳糖苷酶 A 的酶替代疗法(ERT)是可行的。这种 X 连锁疾病通常表现在年轻男性,手和脚的痛性神经病变和血管角化瘤。大多数发病是由于血管内异常鞘脂的积累,最终导致肾功能衰竭和卒中。

肾上腺脊髓神经病(AMN)和肾上腺脑白质营养不良是 X 连锁等位基因疾病,典型发生在年轻男性,女性携带者较少出现。虽然疾病主要表现为中枢神经系统脑白质营养不良,但是感觉运动性多发性神经病,有时是脱髓鞘,也可见于 AMN 患者。骨髓移植已经被提议用于治疗一些病人。

急性运动神经病的发作与腹痛、精神病和自主神经障碍相结合,增加了卟啉症的可能性。发作可由药物、饮食或激素变化而诱发。诊断需要尿液或粪便中血红素前体排出增多的证据(如卟啉原、δ-氨基乙酰丙酸),可通过 DNA 检测确诊。

鉴别诊断

遗传性神经病中的 CMT 谱与获得性疾病不同,往往起病隐匿,儿童期发病,进展缓慢,伴有足部畸形,对称性肢体无力且不伴有明显的感觉症状。而获得性神经病患者往往病史较短,起病时间明确,感觉症状较明显且常为阳性症状。如果患者出现严重的电生理异常而临床表现相对较轻,提示患者可能是先天性的神经病,如 CMT。远端肌病罕见,但可能被误诊为是 CMT,感觉查体和电生理检查可以区分这两种疾病。

诊断方法

遗传性神经病的诊断首先要确定遗传方式和潜在的神经病理表现,然后再进行遗传检测。尽管 CMT 基因数量巨大且不断扩大,但须记住超过一半的病例由 5 种基因突变(PMP22 重复、PMP22 点突变、GJB1、MFN2 和 MPZ)引起(见表 66.2~表 66.4)。

仔细询问家族史是决定遗传方式的关键。家族史通常是阴性的,可能因为是散发突变,或者是家属受累程度较轻没有引起临床重视。请记住,X 连锁疾病中不应出现男性-男性的传播,而隐性遗传的患者,父母通常无症状。隐性遗传的神经病变更可能出现在近亲婚配高发的人群中。

神经传导检查有助于区分脱髓鞘和轴索病变(图 66.2)。脱髓鞘疾病表现为传导速度减慢,而轴索性感觉运动神经病运动和感觉动作电位的波幅都下降。由于继发性轴索丢失常见,且长度依赖性周围神经病变远端神经可能测不出,因此测

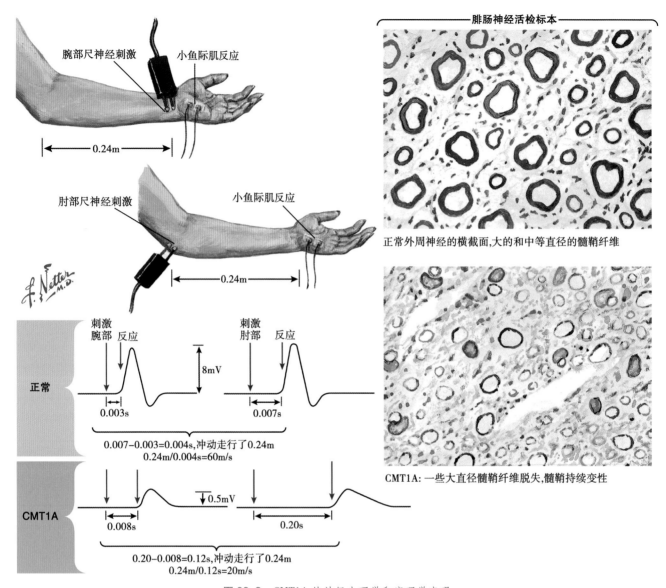

腓肠神经活检标本

正常外周神经的横截面,大的和中等直径的髓鞘纤维

CMT1A:一些大直径髓鞘纤维脱失,髓鞘持续变性

腕部尺神经刺激 小鱼际肌反应

0.24m

肘部尺神经刺激 小鱼际肌反应

0.24m

刺激腕部 反应 刺激肘部 反应

正常

8mV

0.003s 0.007s

0.007−0.003=0.004s,冲动走行了0.24m
0.24m/0.004s=60m/s

CMT1A

0.5mV

0.008s 0.20s

0.20−0.008=0.12s,冲动走行了0.24m
0.24m/0.12s=20m/s

图 66.2 CMT1A 的神经生理学和病理学表现

量近端神经(如尺神经前臂段)的运动传导速度更可靠。遗传性脱髓鞘神经病的特征是神经传导速度均匀减慢,而获得性脱髓鞘病变(如 CIDP)的特征是非均匀的斑片状脱髓鞘,伴时间性离散和传导阻滞。明显的例外是 HNPP,还有部分CMT-X1。

已经提出了几种方法来指导遗传性神经病诊断中的基因检测策略。虽然二代测序(NCS)的出现可能最终使这些选择方法变得没有必要,但它仍然对不同 CMT 类别的概念化有临床应用价值。

大多数策略基于患者的临床类型、遗传方式和运动传导速度。大多数 CMT 可分为 3 种表型:①经典表型的儿童,在正常年龄(12~15 个月)行走,其神经病变出现在 20 岁以内;②严重的婴儿起病表型,行走延迟(>15 个月),通常在 20 岁时需要助步器辅助行走;③成人起病表型,通常在 40 岁以后发病。

基因检测方法

1. 如果患者的尺神经运动传导速度在 15~35m/s,并且在

15 个月之前开始行走(经典表型),大多数病例证实为具有PMP22 重复突变的 CMT1A 型。基于 CMT1A 是最常见的 CMT类型,这一步检测可以确诊将近一半的 CMT 患者。GJB1 和MPZ 基因分别是 CMT-X1 和 CMT-1B 的致病基因,也占此类CMT 患者的一小部分。

2. 如果患者的运动传导速度处于中间范围(35~45m/s),遗传方式是 X 连锁,且发病在 20 岁之前(经典表型),则应首先检测 GJB1(CMT-X1);另一方面,如果患者成年起病,则 MPZ基因(CMT1B)更可能异常。

3. 如果患者运动传导速度非常慢(<15m/s),通常表现为严重的婴儿期起病表型,并且在 15 个月之前不会行走,PMP22重复(CMT1A)、PMP22 点突变(CMT1E)和 MPZ 基因缺陷(CMT1B)是该组中最常见的遗传异常。

4. 如果患者是轴索性神经病变和运动传导速度正常(>45m/s),应检测最常见的轴索性 CMT(CMT2A)的基因 MFN2。少见情况下,CMT-X1 和由 MPZ 突变引起的 CMT2B 也可能具有正常的传导速度。

管理和治疗

目前没有针对 CMT 的疾病矫正疗法。治疗主要为支持性的,旨在维持或改善患者的生活质量。这些患者发病的主要原因与渐进性活动受限、步态障碍和挛缩的发展有关。

精心设计的康复计划有助于预防关节畸形和跌倒。日常伸展运动、连续固定和夜间夹板可能有助于延缓脚踝挛缩。矫形器,如踝足矫形器,通过稳定踝关节来改善步态。矫形外科手术有助于治疗严重的弓形足和锤状趾畸形。可能需要进行软组织手术,如肌腱转移、再平衡手术和足底筋膜松解术。合适的患者可考虑进行截骨和关节融合术。

CMT 患者可能合并其他疾病,进一步损害周围神经。因此对糖尿病、维生素缺乏、副蛋白血症和酒精中毒等疾病需要特别注意。CMT 患者暴露于神经毒素尤其令人关注。CMT 患者的周围神经易受神经毒性药物(如长春新碱或顺铂)的影响。这些药物可加重既往存在的神经病变,其剂量在无 CMT 患者中被视为无毒。服用长春新碱或其他神经毒性药物后的急性神经病变可能是尚未确诊的 CMT1A 的首发症状。CMT 患者必须谨慎使用的其他药物包括秋水仙碱、紫杉醇、沙利度胺和胺碘酮。

（刘小璇　译）

推荐阅读

Saporta ASD, Sottile SL, Miller LJ, et al. Charcot Marie Tooth (CMT) subtypes and genetic testing strategies. Ann Neurol 2011;69(1): 22–33.

Based on the analysis of clinical, electrodiagnostic, and genetic data from more than 1000 of their CMT patients, the authors determine the frequencies of CMT subtypes and propose cost-effective strategies to guide a parsimonious selection of genetic tests.

Rossor A, Kalmar B, Greensmith L, et al. The distal hereditary motor neuropathies. J Neurol Neurosurg Psychiatry 2012;83:6–14.

The authors provide a review of clinical features of dHMN subtypes to help focus genetic testing for practicing clinician.

Siskind C, et al. A review of genetic counseling for Charcot Marie Tooth disease (CMT). J Genet Counsel 2013;22:422–36.

A comprehensive review of the classification of CMT disease, its clinical features, and molecular genetic testing as well as issues pertaining to genetic counseling.

Rossor AM, Tomaselli PJ, Reilly MM. Recent advances in the genetic neuropathies. Curr Opin Neurol 2016;29(5):537–48.

An update on recent advances in our understanding of CMT genetics and pathogenesis as well as their implications for developing rational therapies.

Plante-Bordeneuve V. Thansthyretin familial amyloid polyneuropathy: an update. J Neurol 2018;265(4):976–83.

A review focused on recent developments in the diagnosis and treatment of TTR-related familial amyloid polyneuropathy.

67

获得性神经病

Michal Vytopil, Ted M. Burns, Michelle Mauermann, Jayashri Srinivasan

诊断方法

> **临床病例** 65 岁,男性,开始脚趾出现刺痛,很快就变成了痛性麻木感。在接下来的几个月里,感觉异常上升到大腿远端和指尖。6 个月内,由于腿部无力,需要助行器行走。在系统回顾时,他描述曾出现视力模糊和站立时头晕目眩,至少晕倒过两次,曾考虑与新诊断的心肌病有关。2 个月前出现排尿困难而留置了尿管。在此之前,患者的健康状况良好,除了患有 IgG-κ 单克隆丙种球蛋白病(MGUS)外,并定期监测。神经系统检查显示后肩、手和大腿弥漫性肌萎缩。由于水肿,无法评估远端肌容积。腿部中等程度无力,主要是远端无力。双手大鱼际肌肉萎缩无力,腱反射消失。大腿远端以下深浅感觉消失,手部正中神经分布区深浅感觉消失。实验室检查显示有蛋白尿。神经传导检查显示严重的长度依赖感觉运动多发性神经病,以轴索损害为主,但腓神经运动传导速度有中等程度下降(33m/s),提示合并脱髓鞘病变的可能性。此外,还证实了双侧腕管综合征。强烈怀疑原发性淀粉样变性伴感觉运动和自主神经病变。腹部脂肪垫抽吸显示血管周围有特征性淀粉样沉积。

对多发性神经病进行病因评估极具挑战性,因为造成神经病变的病因很多,可能有 100 多种。最终,三分之一的病例(框 67.1)确诊为获得性多发性神经病(即由某些其他疾病或暴露

> **框 67.1 与周围神经病有关的系统性疾病**
> - 糖尿病和糖耐量受损
> - 中毒(酒精,药物,化疗,重金属)
> - 代谢综合征(肥胖,高血糖血症)
> - 营养缺乏(维生素 B_{12},维生素 B_1,维生素 B_6,铜)
> - 维生素(B_6)过量
> - 结缔组织病
> - 副蛋白血症
> - 血管炎
> - 淀粉样病变
> - 重大疾病
> - 尿毒症
> - 感染(HIV 感染,麻风,VZV 感染,莱姆病)
> - 恶性肿瘤/副肿瘤
> - 结节病
>
> HIV,人类免疫缺陷病毒;VZV,水痘带状疱疹病毒。

引起),三分之一为遗传性,其余三分之一为特发性。为了将病因寻找集中于一个较小的列表,以便简化评估,我们认为临床医生最好首先描述多发性神经病的特征。本章基于神经病变和患者的 4 个简单临床问题:"什么?""哪里?""何时?"和"在何种情况下?"提出了一种易于记忆的神经病变特征的描述方法。

什么?

"什么?"是指何种神经纤维(运动、感觉、自主或混合)受累。感觉神经受累,即使程度很轻,也可以帮助临床医生排除一些不会引起感觉功能障碍的神经肌肉疾病,如前角细胞病变(如肌萎缩侧索硬化症)、神经肌肉接头疾病(如重症肌无力)或肌肉传递(肌病)。当出现感觉症状和体征时,将神经病理性感觉症状分为"阳性"或"阴性"是很有用的,因为获得性神经病通常伴有阳性的神经病理性感觉症状,而遗传性神经病通常不会出现。阳性感觉症状可能是痛性的(如"灼烧""冰冻"或"射击样"),通常表明小纤维受累,或症状可能是无痛的(如"刺痛"或"肿胀感")。疼痛的存在有助于区分疾病特征,因为它限制了可能的病因种类(框 67.2)。阳性感觉症状和疼痛是糖尿病、血管炎、酒精性神经病或吉兰-巴雷综合征(GBS)患者的常见主诉。疼痛刺激(痛觉过敏)和非疼痛刺激(痛觉超敏)可以引起患者的感觉过度不适。无痛性症状,无论是阴性("麻木""发木")还是阳性("袜套感""肿胀感")在大纤维受累的患者中更为常见。感觉性共济失调是另一种阴性神经病理性感觉症状,其原因是本体感觉大纤维缺失,患者描述在黑暗中或淋浴时闭上眼睛后出现平衡障碍。

自主神经受累的识别可能是一条重要线索,因为只有少数神经病变过程同时影响自主神经和躯体神经(如 GBS、副肿瘤性神经病变、糖尿病性神经病变、淀粉样神经病变)(框 67.3)。自主神经症状包括头晕、晕厥、腹泻、便秘、餐后腹胀、早饱、尿潴留、勃起功能障碍、出汗异常或不出汗、口干和眼睛干燥(图 67.1)。在前面的病例中,我们的患者出现烧灼性麻木和自主神经功能障碍的症状,提示早期有小的无髓感觉和自主神经纤维受累,这种情况常见于淀粉样变相关的神经病变。

哪里?

"哪里?"指神经损伤的分布范围。一个重要的诊断分水岭是确定该过程是否为"长度依赖性"(如远端)或非长度依赖性。长度依赖性神经病变首先表现在足部,并且是对称的。非长度依赖性神经病变最初足部不一定明显,可能是不对称的、

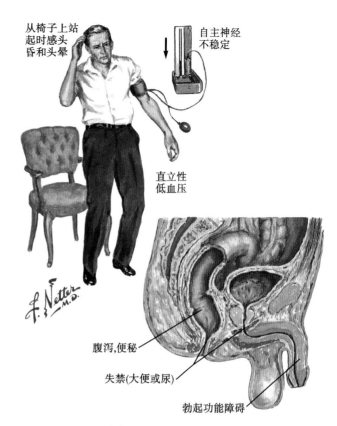

图 67.1　多发性神经病伴有自主神经功能障碍

框 67.2　痛性多发性神经病

小纤维神经病变或长度依赖性多发性神经病

- 糖尿病和糖耐量受损
- 代谢综合征(肥胖和血脂异常)
- 酒精
- 其他毒素(包括化疗药物)
- 维生素 B 缺乏:B_1,B_{12},B_6
- 干燥综合征和其他结缔组织病(长度依赖性和非长度依赖性)
- 淀粉样病变——原发性系统性和遗传性
- 丙型肝炎和冷球蛋白血症
- HIV 神经病
- 遗传性(遗传性感觉神经病,Fabry 病,Tangier 病)

多灶性神经病或长度依赖性多发性神经病

- 血管炎(25% ~ 30% 患者为 LDPN,典型表现为多数性单神经病)
- 糖尿病
- 感染(麻风,莱姆病,VZV 感染)
- 浸润性病变(恶性肿瘤,结节病,淀粉样病变)
- Lewis-Sumner 综合征(MADSAM)

多发性神经根神经病

- 吉兰-巴雷综合征
- 浸润性过程(恶性肿瘤,结节病)
- 感染(莱姆,VZV 感染,CMV 感染,EBV 感染)

　　CMV,巨细胞病毒;EBV,Epstein-Barr 病毒;HIV,人类免疫缺陷病毒;LDPN,长度依赖性多发性神经病;MADSAM,多灶性获得性脱髓鞘性感觉和运动神经病;VZV,水痘带状疱疹病毒。

框 67.3　伴有自主神经受累的多发性神经病

长度依赖性多发性神经病

- 糖尿病
- 淀粉样病变(遗传性或原发性)
- 中毒(化疗药物,重金属)
- 免疫介导(干燥综合征,结缔组织病)
- 免疫介导/副肿瘤
- 遗传性感觉和自主神经病
- HIV 相关多发性神经病

多发性神经根神经病

- 吉兰-巴雷综合征
- 卟啉症

　　HIV,人类免疫缺陷病毒。

局灶性或多灶性的。长度依赖性神经病变的病因通常为遗传性、代谢性/中毒性或特发性,而非长度依赖性神经病变通常由免疫介导或感染引起。非长度依赖性神经病变的一些例子包括多发性神经根性神经病(如 GBS)、神经丛病(通常为炎症性),感觉神经节病(例如,小细胞肺癌中的副肿瘤性亚急性感觉神经元病)和多数性单神经病(例如,血管炎引起的多数性单神经炎)。我们的病例患者有两种模式的组合:长度依赖性多发性神经病和腕部局灶性正中神经病变(腕管综合征),均由淀粉样纤维浸润引起。

何时?

　　"何时?"指神经病变的时间演变。由于"急性""亚急性"和"慢性"的定义有时比较含糊,通常最好明确神经病理症状是否具有突发的,非常确切的发病时间。发病时间明确,往往提示急性或亚急性发病,多为免疫介导或感染性原因导致。发病时间不明确表明病情逐渐或隐匿起病,提示遗传性、特发性或中毒/代谢性病因。症状出现后的病情进展速度也是一个重要考虑因素。由于潜在的作用机制影响,症状出现和进展速度通常相互关联,可以预测。例如,由系统性血管炎引起的多数性单神经炎通常表现为一系列急性发作的疼痛性单神经病,一个接一个地发生,并迅速发展为严重的病情状况。另一方面,在我们的患者中,发病时间不太明确,但病情进展速度相对较快,使患者在短短几个月内明显致残。这种节奏对于糖尿病或遗传性神经病变来说发展太快,对于感染性病因来说太慢,而与免疫介导或浸润过程相当一致。

在何种情况下?

　　"在何种情况下?"是指仔细确定每个患者的独特临床情况,这是通过了解患者既往史、用药史、社会史、家族史、相关的系统回顾去实现的(图 67.2)。了解这些重要的临床情况需要对神经病变的危险因素和与周围性神经病可能相关的系统性疾病的知识储备。例如,不明原因的体重减轻需考虑血管炎或恶性肿瘤(如小细胞肺癌),两者都会引起免疫介导的神经病变。恶性肿瘤继发的神经病变(如副肿瘤性神经病变)通常表现为不同于血管炎性神经病变,因此,通常不太难区分这两种病因(图 67.3)。已知糖尿病或

病因学

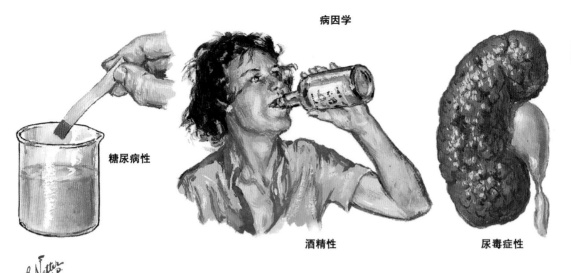

糖尿病性

酒精性

尿毒症性

药物相关性:
异烟肼、二磺胺、
长春新碱、水杨
酸、其他药物

图 67.2　周围神经病：代谢、中毒和营养性病因学

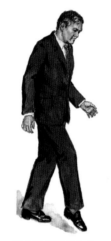

行走时突然发生的
足下垂(腓神经)

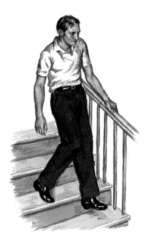

下楼时突然发生的
膝部弯曲(股神经)

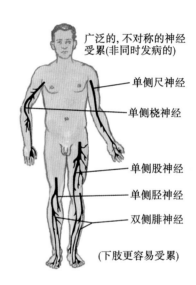

广泛的，不对称的神经
受累(非同时发病的)

单侧尺神经

单侧桡神经

单侧股神经

单侧胫神经

双侧腓神经

(下肢更容易受累)

结节性多动脉炎伴特征性多系统受累

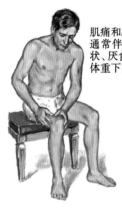

肌痛和/或关节痛
通常伴有腹部症
状、厌食、发热和
体重下降

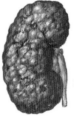

肾病，最严重的影响；尿中
的红细胞、白细胞和管型，
最终导致肾功能衰竭

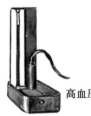

高血压常见

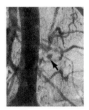

血管造影显示肠
系膜小动脉微动
脉瘤

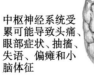

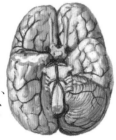

中枢神经系统受
累可能导致头痛、
眼部症状、抽搐、
失语、偏瘫和小
脑体征

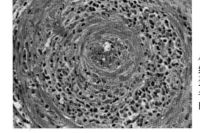

小动脉壁的炎性
细胞浸润和纤维
蛋白样坏死导致
各种器官或组织
的梗死

图 67.3　由系统性血管炎导致的多数性单神经炎

已知肾脏疾病的临床病史会提高这些共病的鉴别诊断。重金属中毒或其他中毒虽然罕见，但在有全身症状（如恶心、呕吐）和其他可疑中毒症状的患者中必须考虑（图 67.4）。在我们的

案例中，已知的意义未明的 IgG-κ 单克隆丙种球蛋白病（MGUS）是一条重要线索，提醒检查者注意与副蛋白血症相关的神经病变的可能性。

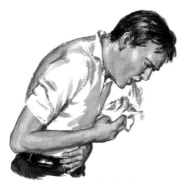

周围神经病变患者伴有恶心
呕吐病史可能提示砷中毒

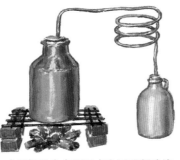

古董铜器(如仍用于走私酒)和铜冶炼
厂排出的废物可能是砷中毒的来源

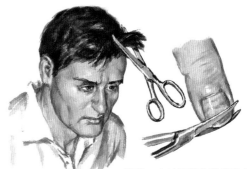

虽然24小时尿液分析是砷中
毒的最佳诊断方法，但头发和指甲分析也可能有帮助

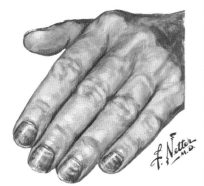

指甲上的Mees纹是砷中毒的特征

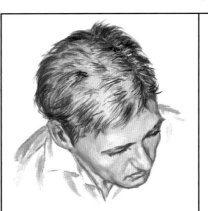

与周围神经病变相关的斑点性
脱发是铊中毒的特征

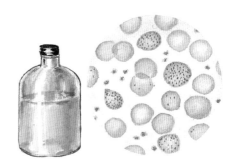

铅中毒，现在比较罕见，会导致嗜碱性红细胞点染。
24小时尿液分析是诊断手段

图 67.4　由重金属中毒导致的周围神经病

电生理诊断

　　确定周围神经特征的第五步是进行神经传导（NCS）和肌电图（EMG）检查。NCS 和 EMG 可以在"什么"和"哪里"两方面对临床特征提供帮助（或很少不一致），以及提供时间演变的另一佐证（"何时"）。NCS 和 EMG 也可以区分神经病变主要是轴索或脱髓鞘改变。轴索损害的神经病变比脱髓鞘病变更常见，但脱髓鞘的识别非常重要，因为获得性脱髓鞘性多发性神经病（如 GBS、CIDP、MMN）通常是免疫介导和可以治疗的（框 67.4）。然而，既往我们将周围神经病变分为髓鞘或轴索损害可能过于简单，现在观点认为，在一些免疫介导的神经病变中，主要靶点是郎飞结区域的蛋白质和离子通道（图 67.5）。急性运动轴索性神经病（AMAN），GBS 的运动轴索变异型，是典型的神经节病，抗GM1 神经节苷脂——一种轴索神经节抗原——的抗体会导致钠通道的破坏。最终结果可能表现为从完全可逆的传导阻滞到不可逆的轴索变性的临床谱系病。

框 67.4　原发性脱髓鞘性多发性神经病

获得性/免疫介导
- 长度依赖性多发性神经病
  - 抗-MAG 神经病
- 多发性神经根神经病
  - 吉兰-巴雷综合征/AIDP 变异型
  - CIDP
  - 糖尿病
  - POEMS 综合征
- 多灶性神经病
  - 多灶性运动神经病伴有传导阻滞（MMN）
  - 多灶性 CIDP（Lewis-Sumner 综合征，MADSAM）

遗传性
- 长度依赖性多发性神经病
  - 腓骨肌萎缩症（1、3 和 4 型）
  - 异染性白质营养不良
  - 球形细胞性白质营养不良
- 多灶性神经病
  - 遗传性压迫易感性神经病
  - CMTX

　　AIDP，急性炎症性脱髓鞘性多发性神经根神经病；CIDP，慢性炎症性脱髓鞘性多发性神经根神经病；CMT，腓骨肌萎缩症；CMTX，X 连锁性 CMT；MADSAM，多灶性获得性脱髓鞘性感觉运动神经病；MAG，髓鞘相关糖蛋白；POEMS，神经病、脏器肿大、内分泌改变、单克隆丙球病和皮肤改变。

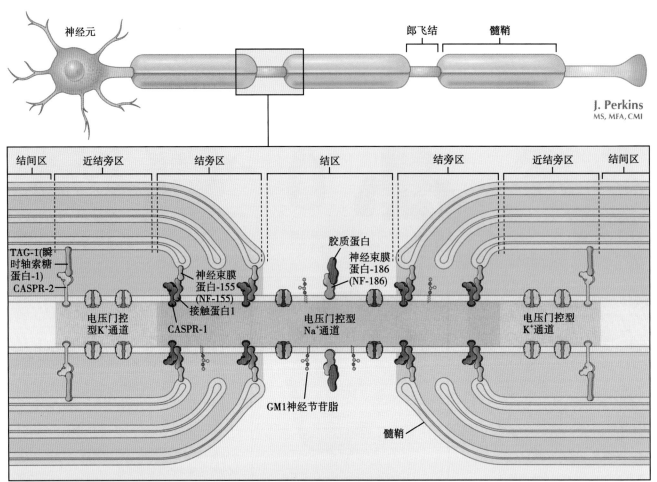

有髓纤维的4个结构域及其分子结构: 郎飞结具有高密度的电压门控Na⁺通道,其激活允许神经动作电位的快速跳跃传播。Na⁺通道通过神经束膜蛋白-186(NF-186)和胶质蛋白复合物锚定在轴索和细胞外基质上。神经节苷脂如GM1存在于郎飞结和结旁区轴索细胞膜上,可成为自身免疫性神经病(如AMAN)的攻击靶点。结旁区被非致密的髓鞘环包围。位于结旁轴索细胞膜上的接触蛋白-1和CASPR-1(接触蛋白相关蛋白-1)与结旁髓鞘的神经束膜蛋白-155(NF-155)相连。由Contactin-1/CASPR-1/NF-155复合物形成的隔膜状连接将结区的Na⁺通道与近结旁区的K⁺通道分开。近结旁区包含高密度的K⁺通道,锚定有CASPR-2和TAG-1(瞬时轴索糖蛋白-1)

图67.5　髓鞘神经纤维的解剖结构和分区

临床病例　一名65岁的妇女主诉脚趾烧灼样疼痛10个月,尤其是晚上双脚接触床单时。手或面部没有症状,也无自主神经障碍或系统性疾病的表现。她没有无力的表现。既往史有高血压和高血脂,目前服用利尿剂和复合维生素。神经系统检查显示体重超标,体重指数(BMI)为36,腱反射上肢正常,膝反射和踝反射存在但减弱,痛、温、触觉呈袜套样感觉丧失,但振动觉和本体感觉完好。神经传导(NCS)和肌电图(EMG)检查正常。患者的实验室检查显示高甘油三酯血症和轻度糖化血红蛋白A1c升高(5.7%)。打孔皮肤活检显示远端表皮神经纤维异常。踝关节处的密度为2/1mm(性别和年龄的第五个百分位=3.3),而近端密度正常。诊断为小纤维神经病变(SFN)合并代谢综合征。她被转诊到医学减肥门诊,并接受关于定期有氧运动和低脂饮食的健康教育。

点评:双脚对称性的烧灼样疼痛,腱反射、肌力和大纤维感觉正常,符合SFN的诊断。类似很多情况与糖尿病前期和代谢综合征有关,主要是肥胖和血脂异常。

长度依赖性多神经病

临床表现

多发性神经病是最常见的神经系统疾病之一,其中长度依赖性是最普遍的,也被称为远端对称性多发性神经病(DSP),大多数是轴索性、对称性和感觉为主的。神经轴突的营养和其他功能依赖于其胞体(背根神经节或前角细胞)的代谢活动和有效的轴浆运输。当这些机制被破坏时,最长轴突的最远部位(即脚趾)变得最脆弱敏感、容易变性,导致感觉和运动症状自远端到近端梯度发展("逆行性死亡")。在多发性神经病患者中展示长度依赖性模式是临床神经病学的基本练习之一。在典型患者中,直到下肢症状上升到膝盖水平,神经症状才出现在手指。晚期病例累及头皮顶点和躯干中线。类似的远端到近端的梯度变化同样适用于运动检查和反射检查。

长度依赖性多神经病(LDPN)的典型患者会出现

脚趾和脚的刺痛、麻木或疼痛。他们描述为一种肿胀的感觉，好像袜子在脚下捆成一团，或者脚趾间有棉花的感觉。运动受累通常出现在肌电图上，而临床症状不明显。如果从临床上看，大脚趾伸肌是最先受累的肌肉。踝反射可能消失或减弱。

像我们的这例临床案例一样，分离性感觉障碍可能会提供有价值的线索。双足烧灼样疼痛提示小纤维感觉神经病（SFN），患者疼痛和温度觉受损而振动和本体感觉保留。肌电图结果正常。大多数SFN没有可识别的病因机制，但需要仔细评估糖尿病、糖尿病前期和其他代谢综合征（见框67.2）。

大多数但并非所有的感觉性LDPN在肌电图上都有亚临床的运动受累。单纯感觉神经病变可见于糖尿病、肾病、维生素缺乏、各种毒素、干燥综合征和淀粉样变性。有些可能表现为远端占优势的原发性感觉神经节病。根据潜在的病因，神经病理性疼痛和自主神经功能障碍的表现各不相同（见框67.3）。

以运动为主的LDPN主要是遗传性的［即CMT和远端遗传性运动神经病（dHMN）］，或少见情况下，免疫获得性多灶性运动神经病可表现为融合后的LDPN样症状。

诊断方法

长度依赖性多发性神经病与非长度依赖性多发性神经病的鉴别诊断差异很大。一般来说，非长度依赖性神经病变，尤其是急性发作和快速进展的神经病变，需要比典型的LDPN更积极地寻找病因。约60%的LDPN可以找到病因，其余为特发性（框67.5）。

在确定神经病变为LDPN后，临床医生必须寻找鉴别诊断的特殊线索。根据个人和家族史评估患者的风险因素非常重要。诊断通常是在与之相关的基础疾病上进行的，没有绝对的因果关系证据。根据直截了当的药物、成瘾（包括酒精和烟草）、易患丙型肝炎和冷球蛋白血症的静脉注射（IV）药物以及职业或环境暴露（如吸胶毒或莱姆病的典型牛眼疹）的病史，可以指向特定的LDPN诊断。详细的体格检查可能发现提示CMT的弓形足、Sjögren综合征的口干和眼干、砷中毒的Mees线、冷球蛋白血症的雷诺现象和紫癜性皮肤疹、淀粉样变的夹点性紫癜、Fabry病的腹股沟血管角化瘤、丹吉尔（Tangier）病的扩大的黄橙色扁桃体。

在了解患者的病史和体格检查后，鼓励系统和有针对性地开展实验室检查。特别需要重视可治疗性病因的识别，根据AAN（美国神经病学学会）指南，所有LDPN的实验室检测应包括维生素B_{12}（含或不含甲基丙二酸）、血糖水平和血清蛋白免疫固定。其他体征，如疼痛、自主神经障碍或系统性疾病有助于缩小病因巡查的范围（见框67.1~框67.3）。

电诊断检查用于确认大纤维神经病变的存在，评估神经病变的模式和严重程度，并区分脱髓鞘和轴索损害。如果只有小的神经纤维受累，肌电图检查是正常的。自主神经系统检查、定量感觉测试和皮肤活检有助于支持诊断。腓肠神经或腹部脂肪垫活检可能有助于疑似淀粉样变的LDPN患者，例如直立

框67.5　长度依赖性多发性周围神经病

遗传性
- 腓骨肌萎缩症（遗传性运动和感觉神经病）
- HSN和HSAN
- DHMN
- FAP
- 线粒体疾病

代谢性
- 糖尿病和糖耐量受损
- 重大疾病多发性神经病
- Celiac相关神经病
- 甲状腺减低
- 尿毒症
- 营养不良（B_{12}，B_1，B_6或其他维生素缺乏）
- 维生素过量（B_6）

免疫介导/炎症性
- 原发性淀粉样变
- MGUS，包括抗糖蛋白周围神经病
- 结缔组织病（包括干燥综合征，类风湿性关节炎和SLE）
- 结节病（LDPN是最常见的类型，可能产生MM、脑神经病变，通常发生在已确定的疾病中）
- 血管炎（25%~30%表现为LDPN而不是多数性单神经炎）
  - 原发性（Church-Strauss、结节性多动脉炎、肉芽肿性多血管炎）
  - 继发性（结缔组织病，药物，感染）

特发性
感染
- HIV
- 莱姆病

中毒
酒精
吡哆醇（B_6）中毒（感觉神经元病，类似LDPN）

环境或工业暴露
- 砷
- 六碳化合物
- 铅
- 汞
- 有机磷酸盐
- 铊

药物
- 化疗药（紫杉醇、沙利度胺、长春新碱）
- 二价阳离子药物（胺碘酮、氯喹、哌克昔林）
- 秋水仙碱（神经肌肉病）
- 二硫仑
- 肼水杨酸
- 异烟肼
- 甲硝唑
- 呋喃妥因
- 一氧化二氮
- 核苷（ddC，ddI，d4T用于治疗AIDS）

AIDS，获得性免疫缺陷综合征；DHMN，远端遗传性运动神经病；FAP，家族性淀粉样多发性神经病；HIV，人类免疫缺陷病毒；HNPP，遗传性压迫易感性周围神经病；HSAN，遗传性感觉和自主神经病；HSN，遗传性感觉神经病；LDPN，长度依赖性多发性神经病；MGUS，意义未明的单克隆丙球病；MM，多数性单神经炎；SLE，系统性红斑狼疮。

性低血压患者，更可能发生淀粉样变。

鉴别诊断

获得性代谢紊乱是LDPN的常见原因。糖尿病可能产生许多神经病理表型，最常见的是感觉为主的痛性LDPN。

存在许多潜在的外周神经毒素，包括酒精和治疗药物。化疗药物因可引起严重、疼痛的神经病变而令人生畏。对于某些

药物,神经毒性是剂量限制性的。由隐蔽病因如重金属等引起的神经病不常见或不易发现(见图 67.4)。

免疫介导的神经病变可能与抗周围神经成分的单克隆蛋白和/或抗体有关。单克隆蛋白在多发性神经病患者中比年龄匹配的无多发性神经病的对照组中更常见。然而,精确的因果关系尚未得到证实。其中 IgM-k 单克隆蛋白伴或不伴抗髓鞘相关糖蛋白(MAG)抗体的相关性最强。

系统性血管炎通常表现为多数性单神经炎(MM),但如果累及大多数下肢神经,则该类型与 LDPN(汇合性 MM)难以区分。

由感染引起的 LDPN 很少见;远端对称且通常疼痛的多发性神经病与人类免疫缺陷病毒(HIV)感染或 HIV 抗逆转录病毒药物治疗有关。莱姆病引起多发性神经根神经病或多发性单神经炎比 LDPN 常见。

治疗

令人沮丧的是,仅很少有人能获得特异性治疗。治疗尿毒症、营养缺乏症和甲状腺功能减退症可能会稳定或逆转神经病变。去除神经毒性药物可能会完全逆转轻度神经病变或阻止严重病例的进一步发展。试验性使用泼尼松、静脉免疫球蛋白(IVIG)或血浆置换术对精心选择的免疫介导所致的患者可能有显著效果。此类试验前,应与患者仔细讨论治疗目标和持续治疗的具体标准。多进行足部护理对预防无法识别的伤口引起的继发感染并发症,尤其是骨髓炎,其重要性怎么强调也不为过。治疗神经病理性疼痛的药物包括加巴喷丁、普瑞巴林、度洛西汀、文拉法辛和曲马多。

神经病变的潜在病因决定了预后。特发性感觉为主的 LDPN 通常进展缓慢,且很少致残。尤其是,大多数 LDPN 不需要明显的步行支持或轮椅,患者及其家属通常会寻求医生在这方面的反复保证。

与糖尿病相关的神经病变

多发性神经病是糖尿病相关的最常见并发症,在其一生中影响 50% 以上的患者。对于个体患者而言,糖尿病性神经病变通常意味着生活质量的大幅下降,尤其是出现疼痛、步态失衡、跌倒和截肢相关的情况。

糖尿病性神经病变是一种异质性疾病,临床表现为多种形式(图 67.6)。虽然长度依赖性远端对称性多发性神经病(DSP)最常见,但糖尿病性神经病变可能发生在近端和远端、大或小纤维、躯体神经或自主神经纤维。我们发现临床上有助于糖尿病神经病变的分类方法是基于疾病的发病时间;慢性发展包括 DSP、小纤维神经病变(SFN)和自主神经病变;急性发展包括糖尿病腰骶神经根神经病(DLRPN)、治疗相关神经病变和糖尿病恶病质。糖尿病性神经病变的发病机制尚不清楚。多种病理过程可能起作用,包括代谢、微循环、变性和/或炎症。代谢综合征,特别是高血糖、肥胖和血脂异常,越来越被认为是 DSP 发病机制中的独立因素。炎症和微循环变化在某些急性形式中可能很重要,如 DLRPN。

远端对称性多发性神经病

糖尿病相关的以感觉为主的远端对称性多发性神经病(DSP)约占所有糖尿病神经病变的 75%。感觉丧失从脚趾尖开始,并以可预测的长度依赖形式逐渐向近端发展。约 20% 的患者主诉疼痛,通常为灼痛、疼痛和射击样痛,在傍晚或夜间比较严重。保护性感觉丧失与糖尿病血管病变相结合可导致溃疡不愈、脚趾坏疽需要截肢或关节畸形(图 67.7)。由于本体感觉丧失而导致的跌倒风险是 DSP 患者残疾的一个未被充分认识的原因。肌力通常是正常的,尽管大脚趾背屈无力并不罕见。糖尿病 DSP 患者的运动功能保留是一条重要的临床线索,如果患者有明显的运动受累,应该考虑除糖尿病以外的其他病因。电生理检查显示为长度依赖的感觉为主的轴索损害。小纤维神经病变(SFN)的 NCS 和 EMG 是正常的,可以认为是 DSP 的一个亚型或早期阶段。这些患者皮肤内无髓小纤维的早期损伤表现为严重的足部烧灼痛和麻木,有时伴有痛觉超敏(对非疼痛刺激的疼痛反应,如足部与床单的接触)。通过打孔皮肤活检测量表皮内神经纤维密度(IENFD)可确认诊断(图 67.8)。

DSP 和 SFN 的治疗包括控制血糖和关注代谢综合征的其他表现,如超重和高脂血症。加巴喷丁、普瑞巴林、三环类抗抑郁药等药物可用于治疗神经病理性疼痛。

糖尿病自主神经病变

糖尿病自主神经病变(DAN)可能与 DSP 同时发生或单独发生,它的重要性在于它与死亡风险的升高有关。症状通常是多变的,也可能是不易察觉的。如果患者出现直立后头晕,则直立性低血压很容易被识别,但当它表现为疲劳、视力模糊或后颈部疼痛(衣架综合征)时,诊断就颇具挑战性。用力后心率不增加可导致劳累不耐受、早期疲劳和呼吸困难。勃起功能障碍可能是最常见的症状,但受累男性不会愿意主动说出。

糖尿病腰骶神经根神经病(糖尿病性肌萎缩)

糖尿病腰骶神经根神经病(DLRPN)是一种急性、不对称、疼痛性神经病,通常见于血糖控制良好的 2 型糖尿病患者(图 67.9)。DLRPN 作为糖尿病的第一个表现并不少见,甚至可能在糖尿病前期被诊断出来。典型表现开始于严重的单侧大腿疼痛,通常在夜间更严重。患侧的膝反射常常消失。疼痛在几天或几周内消退,随后出现近端萎缩和力弱。虽然近端肌肉最常受累,但远端肌无力并不少见,甚至可以单独出现。许多患者发展为对侧肌无力,但大多数患者的表现仍然不对称。大多数患者出现体重减轻。可并发胸神经根病,导致严重的腹痛或胸痛。这是一种自限性疾病;预计将在数月内逐步改善,然而,许多患者留有后遗症。神经传导检查和 EMG 可提示腰神经根、神经丛和周围神经受累。神经活检显示血管周围炎性浸润(微血管炎)和缺血性神经损伤的表现,提示免疫介导的发病机制。免疫修饰疗法,如糖皮质激素或 IVIG,有时可经验性尝试,但尚未进行系统研究。

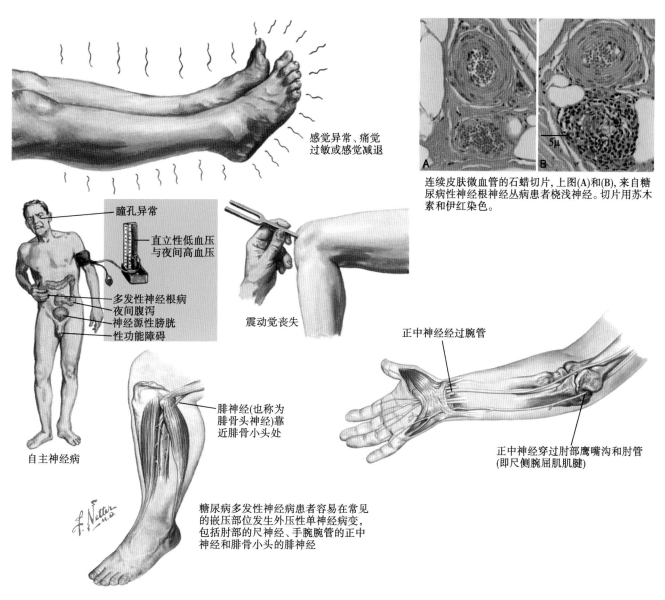

连续皮肤微血管的石蜡切片，上图(A)和(B)，来自糖尿病性神经根神经丛病患者桡浅神经。切片用苏木素和伊红染色。

感觉异常、痛觉过敏或感觉减退

瞳孔异常

直立性低血压与夜间高血压

多发性神经根病
夜间腹泻
神经源性膀胱
性功能障碍

自主神经病

震动觉丧失

正中神经经过腕管

腓神经(也称为腓骨头神经)靠近腓骨小头处

正中神经穿过肘部鹰嘴沟和肘管(即尺侧腕屈肌肌腱)

糖尿病多发性神经病患者容易在常见的嵌压部位发生外压性单神经病变，包括肘部的尺神经、手腕腕管的正中神经和腓骨小头的腓神经

图 67.6 糖尿病性神经病相关的症状谱

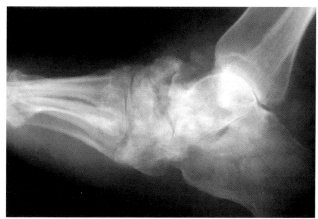

踝关节和足部的侧位平片显示严重的增生性退行性改变，这是由于感觉缺失而引起的多发性损伤的典型表现

图 67.7 神经病足（Charcot 关节）

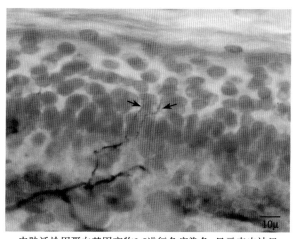

皮肤活检用蛋白基因产物9.5进行免疫染色，显示表皮神经纤维(箭)

图 67.8 小纤维神经病的皮肤活检

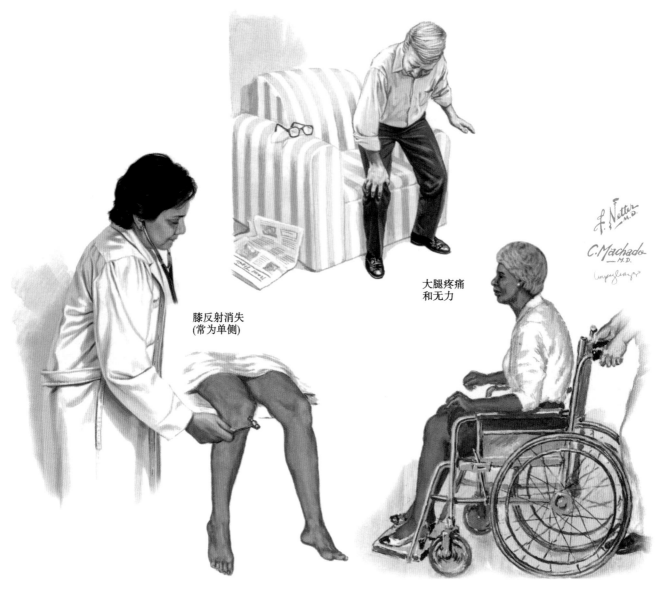

膝反射消失
(常为单侧)

大腿疼痛
和无力

图 67.9　糖尿病腰骶神经根神经丛病

治疗相关的神经病变

以前被称为"胰岛素神经炎",这是一种急性、疼痛性、小纤维和自主神经病变,在先前控制不佳的糖尿病患者严格血糖控制后数周内出现。这在 1 型糖尿病和有为了减肥而故意停用胰岛素史的患者(糖尿病性厌食症)中更为常见。数周内会自发好转是可以预期的。

中毒性和营养性神经病

周围神经病变有许多与中毒和营养性病因有关(见框 67.5)。酒精可能是这一类中最常见的毒性物质。酒精性神经病的患病情况与一生中饮酒的时间和数量有关。对神经的直接毒性作用似乎是主要机制,维生素缺乏也可能在某些情况下起作用。典型的表型为远端对称性感觉为主的疼痛性神经病变,有时伴有自主神经功能障碍。

在神经毒性药物中,化疗药物值得特别关注。尽管大多数(长春新碱、紫杉醇)会产生典型的疼痛、长度依赖性多发性神经病,但也有例外,铂类药物常导致感觉神经节病变,而沙利度胺可导致近端受累。

钴胺素(维生素 B_{12})缺乏的常见病因是恶性贫血、饮食不均衡(素食主义者)、肠切除术、胃旁路手术和一氧化二氮滥用。钴胺素缺乏可表现为足部麻木,提示远端神经病,与其他毒性/代谢性病因相似。然而,合并脊髓病(神经脊髓病)的非长度依赖性表现可能更常见,这些患者表现为手部开始的感觉症状,以及由于后索本体感觉传入受损而导致的感觉性共济失调步态。足部麻木患者伴有锥体束征阳性,尤其是在黑暗中步态不稳,应提醒临床医生注意营养性神经脊髓病的可能性。

周围神经病变,典型表现为远端、对称、疼痛、感觉或感觉运动症状,是硫胺素(B_1)缺乏症(干燥性脚气病)的众多神经表现之一。酗酒者和减肥手术后的患者都有风险。

吉兰-巴雷综合征与慢性炎性脱髓鞘性多发性神经根神经病

吉兰-巴雷综合征(GBS)和慢性炎性脱髓鞘性多发性神经根神经病(CIDP)是一种自身免疫性神经病,其共同特点是周围神经广泛受累,通常包括神经根(图67.10),有时还包括脑神经。因此,这些疾病被归类为多发性神经根神经病,而不是多发性神经病。GBS和CIDP的共同特征是主要影响肢体的运动症状,感觉症状不太一致。GBS和CIDP的主要区别是时间进程,GBS是一种急性发作的单相疾病,通常在1~4周内达到高峰,然后逐渐改善(图67.11)。CIDP起病较慢,病程较长,可能是进行性的或复发性的。有时CIDP可以急性出现("急性CIDP"),类似GBS,只有在临床复发或进一步进展发生后才能正确诊断。由于一些GBS患者在康复期间也会复发(称为治疗相关波动),因此GBS和急性CIDP之间的鉴别可能存在困难,有时只有经过仔细观察和治疗试验后才能解决。一般来说,GBS的复发预计为康复早期,通常在4~8周内。人们普遍错误地认为时间进程是GBS和CIDP之间唯一的区别,事实上还有很多其他差异,包括发病机制和对治疗的反应二者均有不同。GBS和CIDP是临床异质性的,存在很多亚型,将在下文中描述。

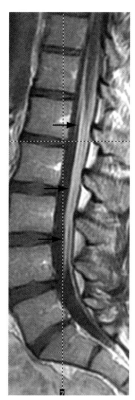

矢状位T1钆增强MRI显示马尾弥漫性增强(箭)

图67.10　吉兰-巴雷综合征:腰骶神经根增强

发病机制

细胞免疫和体液免疫似乎都参与了GBS和CIDP的发病机制。这两种疾病的免疫攻击都比较广泛,发生在近端的神经根和远端的运动轴索末端。从理论上讲,这两个部位更容易受到伤害,因为它们的血神经屏障较不完整。淋巴细胞和巨噬细胞是损伤髓鞘和相邻轴索的效应细胞(图67.12)。在某些情况下,郎飞结及其轴索是自身抗体的初始目标,导致钠通道破坏和传导阻滞(图67.5)。无力和感觉障碍都是由于神经纤维动作电位传导阻滞(继发于脱髓鞘)或传导不能(由于轴索功能障碍)所致。

GBS的发病机制与免疫系统对外来分子(如病毒或细菌)首先做出启动反应有关(图67.13)。随后,免疫系统不适当地攻击与外来分子具有相同抗原的宿主组织,如存在于某些细菌细胞壁上的神经节苷脂,与宿主的周围神经髓鞘上的相同。这种病理过程被称为分子模拟。大约2/3的GBS患者在神经病变发病前1~3周有先兆感染史。空肠弯曲菌和巨细胞病毒最常见,通常表现为胃肠炎或呼吸道感染。

前驱感染在CIDP中不太常见。与GBS相比,CIDP的发病机制知之甚少。细胞成分在CIDP中可能更为重要;针对未知外周神经抗原的抗体驱动的T细胞攻击被认为是这种慢性疾病的基础。与GBS一样,郎飞结区域的抗原(接触蛋白-1和神经束膜蛋白)也与少数病例有关。

临床表现

GBS

GBS是一种典型的急性免疫介导性神经病变。其特征是在既往健康的患者中突然出现相对对称的感觉异常和疼痛。通常在发病前1~3周有一次普通的感染,如腹泻或上呼吸道疾病。感觉症状伴随或很快出现进行性力弱。与本体感觉丧失相关的共济失调步态或疼痛可能是一个重要的早期特征。然而,在疾病的早期阶段,即使患者有明显的感觉症状和疼痛,客观异常也可能非常轻微,此类患者经常被多名医生忽略,但几天后,当出现无力和反射消失—GBS的典型症状时,才得到正确的诊断。无力可表现为爬楼梯困难、从椅子上站起困难、步态不稳、跌倒或手臂使用困难。脑神经受累在GBS中常见,超过一半的患者出现面部无力,通常为双侧。也会发生眼肌麻痹、构音障碍和吞咽困难。膈神经受累导致的膈肌无力是常见的,这与呼吸辅助肌无力和口咽肌无力一起,导致某些患者出现通气功能障碍。大约四分之一的住院患者需要机械通气。自主神经系统也经常参与GBS的发病,尤其是在严重病例中。心血管自主神经障碍最常表现为窦性心动过速,心率范围为100~120次/min,呼吸时搏动间变化很小。虽然这本身并不是一种危险因素,但它提醒人们注意其他可能危及生命的心律失常或血压不稳定的可能性,并需要密切观察。有时会出现尿潴留和肠梗阻。

神经系统检查显示近端和远端无力,通常为对称性。早期可以看到不对称,但在完全发病的综合征中罕见。更加精细的近端无力检查应该让患者从椅子上站起来,蹲着站起来,或用脚跟或脚尖行走。感觉检查在早期也是正常的,即使患者已经有明显的感觉异常,这可能误导某些经验不足的临床医生。腱反射减弱或消失,但腱反射也可能在疾病的第一周保留。

表型和变异。　GBS有几种公认的表型。脱髓鞘性、急性炎性脱髓鞘性多发性神经根神经病(AIDP)是北美和欧洲最常见

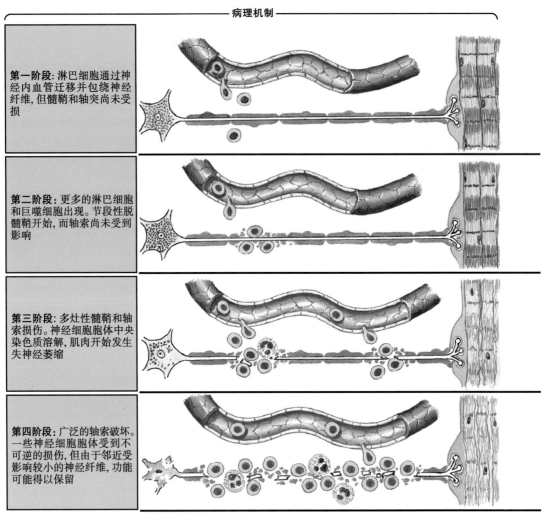

病理机制

第一阶段: 淋巴细胞通过神经内血管迁移并包绕神经纤维, 但髓鞘和轴突尚未受损

第二阶段: 更多的淋巴细胞和巨噬细胞出现。节段性脱髓鞘开始, 而轴索尚未受到影响

第三阶段: 多灶性髓鞘和轴索损伤。神经细胞胞体中央染色质溶解, 肌肉开始发生失神经萎缩

第四阶段: 广泛的轴索破坏。一些神经细胞胞体受到不可逆的损伤, 但由于邻近受影响较小的神经纤维, 功能可能得以保留

From Ashbury, Arnason, and Adams

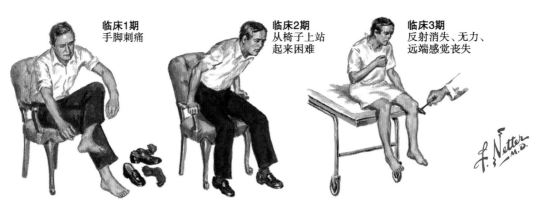

临床1期
手脚刺痛

临床2期
从椅子上站起来困难

临床3期
反射消失、无力、远端感觉丧失

图 67.11　吉兰-巴雷综合征:电生理和临床表现(见图 67.12)

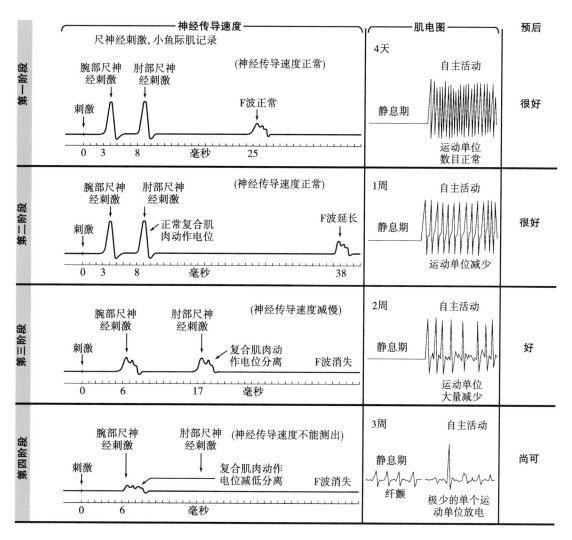

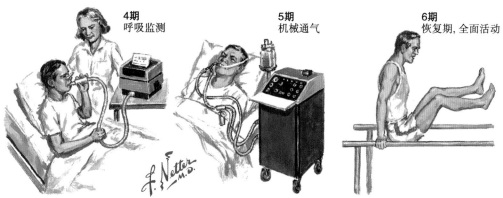

图 67.12 吉兰-巴雷综合征:发病机制和临床表现(见图 67.11)

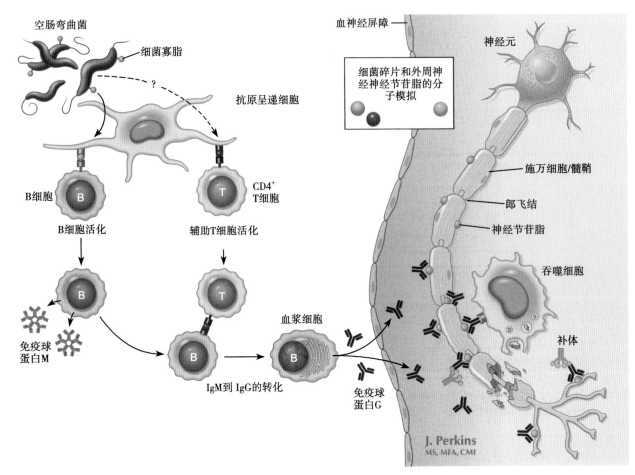

图67.13   吉兰-巴雷综合征的免疫病理机制

的一种类型。GBS 的轴索性,急性运动轴索性神经病(AMAN),与空肠弯曲菌引起的胃肠炎相关,最初在中国报道,亚洲更为常见。AMAN 患者并没有感觉症状,但在其他方面与 GBS 患者相似。空肠弯曲菌和郎飞结运动纤维轴索上的 GMl 神经节苷脂之间的分子模拟机制,被认为是 AMAN 的发病基础。抗 GMl 的抗体破坏钠通道功能,导致传导不能或阻滞。在某些轴索性 GBS 病例中,免疫治疗后症状快速改善可以解释为在轴索变性发生之前抗体介导的传导功能障碍的逆转。急性运动感觉轴索性神经病(AMSAN)与 AMAN 有许多共同特征,但伴有感觉受累。Miller-Fisher 综合征(MFS)表现为外眼肌麻痹、共济失调和腱反射消失,尽管不需要所有症状同时存在。由 MFS 和其他特征(如面部或四肢无力)组成的重叠综合征,抗 GQ1b 抗体存在于大约 95% 的 MFS 患者中。类似球部重症肌无力的咽-颈-臂变异型和急性自主神经功能障碍,是 GBS 的罕见变异型。

CIDP

典型的临床表现,也称为典型的 CIDP,是指年龄在 40~60 岁,四肢对称性近端和远端无力的患者(图 67.14)。通常情况下,无力呈亚急性进展(即数周或数月)。远端感觉症状和无力很常见,但患者总是强调近端的力弱。与 GBS 相反,疼痛和自主神经功能障碍是罕见的,而脑神经受累仅见于少数患者,通常是脑神经Ⅶ。病程呈进行性、复发性,很少呈单相病程。与 GBS 不同,系统性疾病多与 CIDP 相关,包括 HIV、淋巴瘤和黑

色素瘤等肿瘤、MGUS、丙型肝炎或结缔组织病。

神经系统检查显示对称的近端和远端无力。近端无力是诊断经典 CIDP 的线索之一,即使远端无力通常更严重。

腱反射减弱或消失。大多数患者都有感觉症状,但通常被运动症状所掩盖。步态不稳和震颤可能是由有髓大纤维本体感觉障碍引起的。临床确诊依赖于电诊断检查和脑脊液结果,详见下文。大多数情况下不需要进行神经活检,但如果做了神经活检,可以显示神经的髓鞘再生(洋葱球)和神经内血管的炎症细胞情况。

临床案例   一名 64 岁健康女性,主诉足部感觉异常和平衡障碍 2 年。开始脚趾麻木,逐渐蔓延到脚踝和小腿远端,无明显疼痛,仅为不适感,因为她常常不知道"她的脚在哪里"。最初发现平衡障碍是在闭上眼睛淋浴时,最近她开始使用拐杖,现在不敢离开房子。神经系统查体显示脚趾和脚踝本体感觉受损,闭着眼睛站立时,有明显的向后跌倒的倾向。腱反射消失、脚趾伸肌轻度无力、膝以下感觉丧失和手指振动觉丧失是其他明显体征。患者双手有粗大、不规则的震颤伴假性手足徐动症。肌电图检查显示远端运动潜伏期明显延长,下肢感觉神经电位消失,上肢减弱。实验室检查显示 IgMλ 副蛋白中度升高和高滴度的抗髓鞘糖蛋白(MAG)抗体。诊断为抗 MAG 神经病变。在 IVIG 和利妥昔单抗试验性治疗失败后,决定不接受额外的治疗。

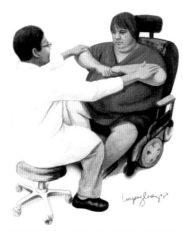

CIDP的主要表现为四肢无力,伴有手脚的感觉异常。在检查中,患者肢体无力(肩外展测试),反射消失,手脚感觉丧失。NCS/EMG显示主要为脱髓鞘性感觉运动多发性神经根神经病

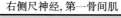

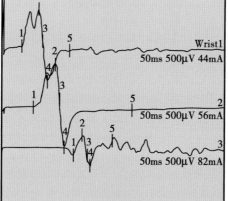

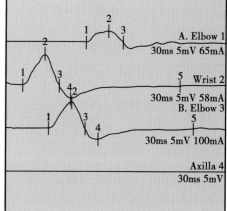

CIDP患者尺神经的运动神经传导检查。波形(左)显示了时间性离散。在肘部上方的近端刺激(下部)中,CMAP的时限明显增加,波幅明显下降,称为时间性离散。波形(右)显示了传导阻滞。在肘部上方的近端刺激(顶部)与远端刺激引起的CMAP相比,波幅明显下降。时间离散和传导阻滞都显示获得性脱髓鞘,发生在肘部上方和下方刺激之间的某处神经

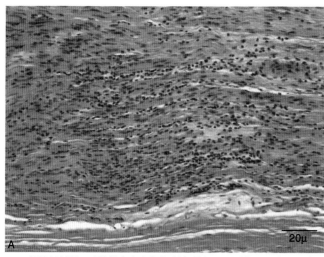

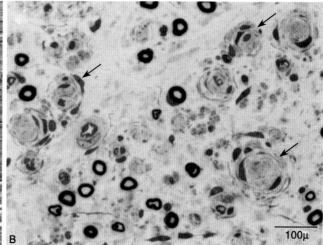

CIDP的神经活检: 石蜡苏木素和伊红制备纵切,坐骨神经活检显示神经内膜炎症(A)。甲苯胺蓝染色横切,腓肠神经活检显示一些纤维有大洋葱球,中心没有有髓纤维(B,箭),而有些有髓纤维没有洋葱球(CIDP的典型表现)

图67.14 慢性炎症性脱髓鞘性多发性神经根神经病(CIDP)

点评:本体感觉受损导致感觉性共济失调步态和Romberg征(+)(在没有视觉代偿的情况下无法保持平衡)是MAG抗体相关神经病的核心特征。治疗反应令人失望,只有一小部分患者对免疫疗法有效(IVIG、利妥昔单抗、糖皮质激素、环磷酰胺)。

表型谱和变异。"经典型"CIDP,其特征是对称性近端无力,占所有CIDP病例的一半以上。其余为区域性CIDP变异型,包括远端获得性脱髓鞘性感觉神经病(DADS)和多灶性获得性脱髓鞘性感觉运动神经病(MADSAM)。相关表型为抗髓鞘相关糖蛋白(MAG)神经病;多发性神经病、器官肿大、内分泌改变、单克隆丙种球蛋白病和皮肤变化(POEMS);多灶性运动神经病。

DADS神经病变被认为是CIDP的一种变异型,以远端无力和感觉丧失为主要表现,常伴有共济失调步态。神经传导检查显示远端运动潜伏期显著延长,证实有远端脱髓鞘的表现。

远端共济失调性神经病的类似表型通常与IgM单克隆蛋白相关。如前所述,这些患者中约有一半患有抗MAG神经病,具有高滴度的抗MAG抗体(外周神经成分)。MADSAM,又名Lewis-Sumner综合征,是一种重要的CIDP变异型,临床上类似多发性单神经病综合征。

多灶性运动神经病(MMN)是一种罕见的免疫介导的神经病,表现为慢性、缓慢进行性或渐进性无力,无感觉障碍。上肢比下肢更容易受累,不对称居多,以单个神经分布区的远端无力为主。脑神经通常不受累。肌电图可显示运动传导阻滞,脑脊液蛋白通常正常。约半数患者检测到抗GM1的IgM抗体。MMN是一种罕见但重要的疾病,作为一种可治疗的非致命性疾病,必须与肌萎缩侧索硬化症(ALS)的下运动神经元表现相鉴别,后者可以与MMN非常类似。MMN对IVIG和环磷酰胺有效,但对糖皮质激素或血浆置换无反应。

与IgG或IgA MGUS相关的CIDP通常与没有单克隆蛋白的CIDP相似,且治疗反应相似。然而,IgG-λ或IgA-λ(lambda)单克隆丙种球蛋白病提示POEMS综合征的可能性,尤其是伴

有色素沉着过度的情况。多发性神经病与 CIDP 极为相似,具有对称的近端和远端无力和多种感觉丧失,可作为临床症状。通常骨硬化性骨髓瘤,有时是溶骨性骨病变,可通过 X 线骨扫描进行“骨转移”排查来确定的。POEMS 患者血清中的血管内皮生长因子(VEGF)水平至少比正常水平高 3~4 倍。聚焦束放射治疗肿瘤可以显著改善神经病变。血浆置换和 IVIG 是无效的。这些患者可能需要异基因干细胞移植来治疗潜在的血液系统恶性肿瘤。

鉴别诊断

感觉症状的出现有利于 GBS 或 CIDP 的诊断,排除肌肉或运动单位疾病,包括肌病、神经肌肉接头疾病或运动神经元病。由于脊髓病也会出现感觉症状,因此必须始终考虑急性或亚急性脊髓病伴脊髓压迫的可能性,尤其是在患者临床病程的早期。对于非压迫性急性脊髓病,横贯性脊髓炎(TM)是 GBS 鉴别诊断中最常见的疾病。脊髓病可能的重要线索包括腱反射保留或活跃、巴宾斯基征、脊髓感觉平面和括约肌功能障碍。尽管早期 GBS 偶尔会出现尿潴留,但如果存在括约肌功能障碍,则必须始终考虑脊髓病、脊髓圆锥和/或马尾神经疾病可能。GBS 中常见背痛,但 CIDP 中不常见。然而,当疼痛具有放射性时,尤其是在胸部分布时,必须考虑胸椎占位性病变、硬脑膜 AVM 或 TM。

GBS 和 CIDP 的急性或亚急性发作与许多其他获得性或遗传性多发性神经病形成对比,后者常为隐匿发作,以至于患者无法回忆其确切的发病时间。

多数性单神经炎(MM)患者通常伴有系统性或原发性周围神经系统血管炎。逐渐进展的病程和不对称分布是主要的诊断线索,这与 CIDP 形成直接对比,CIDP 病程多为对称性进展。典型的 MM 患者为突发急性单神经病变,通常在 2~6 周内影响多条单个神经,尤其是腓神经、正中神经和尺神经。之后如果多条神经受累,一个汇总的临床表型就会出现,类似对称性全身性多发性神经病。红细胞沉降率和 C 反应蛋白(CRP)升高以及周围神经活检显示血管炎提供了重要的诊断信息。建议立即进行大剂量免疫抑制治疗,如每天 60~100mg 的泼尼松。

在蜱麻痹症中,一种不明蜱唾液毒素很可能与神经钠通道相互作用,或损害突触前膜末端乙酰胆碱的释放,产生一种类似 GBS 的急性麻痹性疾病。检查人员必须始终在急性弛缓性麻痹患者身上寻找蜱虫。在北美,蜱虫被清除后,症状恢复迅速且完全。

一些毒素,包括一些海洋来源的毒素(赤潮、雪卡毒素)、金属(砷、铊)、溶剂(六碳化合物)、杀虫剂(有机磷酸盐)和沙棘等天然植物可能会产生急性全身无力。

GBS 可能是 HIV 的症状之一。脑脊液检查显示淋巴细胞增多是获得 HIV 诊断的线索。嗜神经病毒(即西尼罗河病毒和一些肠道病毒)感染前角细胞通常表现为多灶性和不对称性,并以脑脊液淋巴细胞增多为特征。肌电图显示节段性分布的轴索丢失,与前角细胞定位一致。

急性间歇性和变异性卟啉病可出现急性全身感觉运动神经病,类似 GBS。既往发作史、类似症状的家族史、伴随腹痛和精神状态变化是这种罕见的生化疾病的典型临床线索。

肉毒杆菌中毒和重症肌无力可导致全身无力。肉毒杆菌中毒通常急性起病,而重症肌无力通常更为隐袭,尽管也可能出现相对快速的延髓受累和呼吸衰竭。二者都不产生感觉症状。肉毒杆菌中毒可能有胆碱能自主神经障碍的显著表现,可能需要肌电图来区分 GBS。Lambert-Eaton 肌无力综合征(LEMS)类似 CIDP,出现亚急性发作的近端无力和腱反射消失。吸烟史和口干都提示 LEMS。

严重的电解质紊乱,如高镁血症、低钾血症、高钾血症和低磷血症,可导致急性全身肌无力。在钾含量低于 2mol/L,磷酸盐含量低于 1mg/ml 之前,会出现类似 GBS 的表现。Addison 病成为高钾血症的重要诊断因素。

诊断方法

电生理诊断检查为评估周围神经病变过程的存在提供了明确的手段,排除了其他原因,如神经肌肉接头疾病或肌病。它可以显示脊髓神经根和周围神经广泛受累。在完全发病的病例中,区分脱髓鞘或轴索损害是很简单的,但在早期阶段可能很困难,甚至不可能,有时需要再次检查将二者区分出来。在脱髓鞘的 GBS 或 CIDP 中,运动和感觉传导速度异常缓慢,远端运动潜伏期和 F 波潜伏期延长,H 反射消失。脱髓鞘性 GBS 和 CIDP 中常见传导速度不均匀减慢、非嵌压部位的传导阻滞和异常的时间离散,但大多数遗传性脱髓鞘性多发性神经病中不常见。近端与远端刺激复合肌肉动作电位波幅和面积显著降低时,存在传导阻滞。时间离散的特征是复合肌肉动作电位的时限在近端而非远端刺激下异常延长,这是获得性脱髓鞘病变的强烈信号。常规神经传导检查中的传导速度可能是正常的,尤其是当炎症病变更靠近近端,如在神经根或病程早期。F 波消失有助于早期 GBS 的诊断,此时广泛的传导减慢尚未出现。在早期 GBS 中,神经传导检查正常并不少见。在这种情况下,我们依靠针刺肌电图记录临床上无力的肌肉中是否存在运动单位的脱落(“神经源性”或募集减少),这是一种非特异但非常有用的明确地将无力的来源定位到周围神经的方法。电生理检查的另一个重要特征是“腓肠神经逃逸”,这意味着腓肠神经感觉检查正常而正中神经异常,这可在 CIDP 中见到。

GBS 和 CIDP 中的脑脊液检查显示脑脊液蛋白水平升高(>50mg/dl),而无细胞数增多(<10 个细胞/mm³)。脑脊液检查通常在 GBS 的第一周内正常(约 50% 的患者);然而,到第二周结束时,超过 90% 的 GBS 患者的脑脊液蛋白水平升高。同样的脑脊液蛋白变化也见于超过 90% 的 CIDP 患者。尽管 GBS 患者的脑脊液中可能出现 10~50 个细胞/mm³,但超过 50 个细胞/mm³ 必须考虑其他诊断,包括莱姆病神经病、HIV 相关多发性神经根性神经病、脊髓灰质炎或淋巴瘤性脊膜神经根炎。

磁共振成像(MRI)和其他成像检查在 GBS 和 CIDP 中的作用有限,主要用于排除其他类似疾病,如脊髓病,在某些情况下,可见多发性神经根的均匀和对称强化,与恶性脑膜炎的多灶性和结节性强化不同(见图67.10)。

治疗和预后

GBS

GBS 患者的护理从严密观察到紧急干预差别很大,但最初总是需要住院进行观察,因为可能会迅速出现呼吸系统受累的情况。能够行走的轻症 GBS 患者通常不需特殊治疗,护理以观察为主。那些不能行走、呼吸系统受累或进展快速的患者,需要采用血浆置换(PE)或 IVIG 治疗。在发病 2 周内进行治疗可最大获益。IVIG 以 2.0g/kg 的剂量给予 2~5 天。PE 在 9~10 天内进行 5 次血浆置换,每次置换一个血浆体积。血浆置换后给予免疫球蛋白没有额外获益。在静脉免疫球蛋白之后联合血浆置换尚未进行研究,但不建议这样做,因为血浆置换可能会洗脱之前免疫球蛋白的效果。糖皮质激素对 GBS 治疗无效。有时,在经验的基础上,对病情未能改善和复发的重症患者重复 IVIG 或 PE 治疗。

呼吸衰竭在 GBS 中很常见,20% 的患者需要机械通气。在 GBS 早期,必须密切监测所有患者的负吸气力和肺活量。注意自主神经功能障碍是至关重要的,主要是不稳定高血压和心律失常,需要在重症监护病房进行观察和管理。支持性护理,包括情感和营养支持,积极的疼痛管理,以及预防住院卧床患者的常见并发症(如深静脉血栓形成和压疮)非常重要。

大多数 GBS 患者在几个月内康复,尤其是那些没有明显轴索损害的患者。超过 20% 的患者在诊断后 12 个月留有明显的后遗症。有些人会遗留力弱和麻木,而另一些人可能会有慢性疼痛。疲劳很常见,在运动能力显著改善后可以持续数年。疲劳的病因似乎是多因素的,强化物理治疗可能有效。

CIDP

CIDP 的一线治疗是使用糖皮质激素、IVIG 或 PE。必须密切监测以下指标,如力量、步态和反射,以评估治疗效果。

糖皮质激素对 60%~70% 的患者有效,但必须考虑与其相关的副作用,尤其是长期口服泼尼松。口服泼尼松可以从每天 1mg/kg 开始,持续到缓解,然后根据患者的反应逐渐减量。脉冲口服地塞米松或脉冲静脉甲泼尼龙(IVMP)也可能有效,并且可能比口服泼尼松的副作用更少。口服地塞米松 40mg,连续 4 天,每月 1 次,连续 6 个月。合理的 IVMP 方案包括每天 500~1 000mg,持续 3~5 天,然后每周 500~1 000mg,持续 6~12 周,随后进行个体化减量。

总的来说,IVIG 通常是许多临床医生使用的一线治疗,因为它的疗效和不良反应的风险很低。主要缺点为成本高、血栓栓塞并发症和需要在输液中心给药。常见的初始治疗方案是 2g/kg 体重,用 2~5 天,然后每隔 3 周 1g/kg 体重,1 天,持续数月。维持剂量和治疗间隔差异很大,通常是个体化的。皮下免疫球蛋白正在成为一种有前途的替代品。

PE 对于 CIDP 的使用频率不如口服激素或 IVIG,因为它是有创的,也没有更有效的效果。尽管如此,如果需要快速改善,PE 仍然是一种选择,如在严重的住院患者中。

对一线治疗无效的患者可能对其他治疗方式有效。对于难治性患者或需要长期激素治疗的患者,可能需要长期免疫抑制治疗。硫唑嘌呤、吗替麦考酚酯、甲氨蝶呤、环磷酰胺和利妥昔单抗已经在这种情况下使用。

接受常规治疗的 CIDP 患者的长期预后各不相同。大多数患者恢复到正常肌力,尽管有些患者需要间歇性使用 IVIG 或长期免疫抑制以维持疗效。不幸的是,尽管进行了积极的免疫治疗,患者仍可能进展。

感觉神经元病

临床病例　一位 69 岁的终生吸烟者出现排尿困难。两周后,他的前腹部出现麻木,手臂动作变得笨拙,即使是戴眼镜这样简单的事情也完成费力。随后维持平衡越来越难,不到 8 天,行走摇摇晃晃,无法独立行走。没有肢体疼痛,但已经 10 天没有排便了。体重减轻 6.45kg,自认为"胃口不好"

神经系统查体:最初手动肌力检测显示用力不完全,通过让他直接目视检查身体部位,这一点得到了纠正。全身腱反射消失,有广泛的感觉丧失,包括手指和膝盖以下的本体感觉。手臂有明显的假性手足徐动症。无眼球震颤,说话正常。轻度注意力不集中。接受医学生检查时,观察到有 25 秒的表达性失语。肌电图检查显示全身感觉神经动作电位消失。运动传导和针极 EMG 检查结果正常。随后抗 Hu 抗体结果回报呈阳性。胸部计算机断层扫描(CT)未显示任何相关占位病变,但全身正电子发射断层扫描(PET)-CT 显示左侧纵隔淋巴结内有一个小的高代谢病变。活检证实为小细胞肺癌。

点评:该患者出现了一种急性且快速致残的感觉神经和自主神经病变。非长度依赖性感觉丧失,伴有严重的本体感觉丧失,表现为手臂假性徐动症和早期丧失行走能力,提示感觉神经元病。对吸烟者来说,快速进展病程是一个特别不祥的迹象,提示与抗 Hu 抗体和小细胞肺癌(SCLC)相关的副肿瘤性感觉神经元病(PSN)相关。同时出现膀胱失张力、肠梗阻,可能还有边缘脑炎伴失语症发作,提示存在更广泛的副肿瘤综合征。肿瘤诊断具有挑战性,PSN 通常在 SCLC 处于早期阶段时发生,并且无法在最初的放射影像学中证实。这些患者进行全身 PET-CT 可以显示出来,就像在上述病例中一样。不幸的是,这是一种致命性疾病,通常导致死亡的原因是与患者卧床不起导致的相关并发症,而不是癌症进展本身。

临床表现与鉴别诊断

出现感觉症状的患者的病理过程主要针对背根神经节(DRG)内的感觉神经元细胞(与更常见的长度依赖性神经病变如 LDPN,影响远端神经轴突形成对比)(图 67.15)。此类患者被描述为患有原发性感觉神经元病或神经节病变。区分感觉神经元病和感觉 LDPN 很重要，因为他们重点关注的疾病谱不同(框 67.6)。

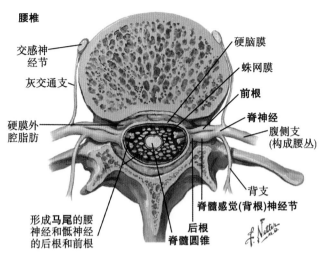

腰椎

交感神经节
灰交通支
硬膜外腔脂肪
形成马尾的腰神经和骶神经的后根和前根

硬脑膜
蛛网膜
前根
脊神经
腹侧支(构成腰丛)
背支
脊髓感觉(背根)神经节
后根
脊髓圆锥

图 67.15 脊神经的起源：感觉部分

框 67.6 感觉神经元病
副肿瘤性自身免疫(最常见的小细胞肺癌)
结缔组织病(Sjögren 综合征，硬皮病)
中毒性(铂类药物，吡哆醇过量)
遗传性(Friedreich 共济失调)
特发性

感觉神经元病的典型特征是感觉丧失，有时是疼痛，呈非长度依赖性分布。急性或亚急性发病常见，尤其是在自身免疫病中，与大多数 LDPN 的无痛性发病相对比。当大感觉纤维受到影响时，会发生位置感不成比例的丧失，导致闭眼时出现假性手足徐动症。经常出现严重的感觉性共济失调，与小脑性疾病不同，没有眼球震颤和构音障碍。在神经传导检查中感觉神经动作电位消失可以证实临床怀疑的诊断。

在副肿瘤感觉神经元病(PSN)中，有人提出 DRG 和癌细胞(通常为小细胞肺癌(SCLC))中类似的抗原成分，支持分子模拟学说。PSN 通常急性至亚急性发病，并不断进展。与上述案例一样，患者在几周内卧床并不罕见。大多数患者出现更广泛的受累，包括边缘性脑炎和自主神经功能障碍。SCLC 是最常见的相关肿瘤，这些患者通常有抗 Hu 抗体。治疗令人失望，抗癌治疗比免疫调节更有效。偶尔的患者可以通过早期癌症治疗和免疫疗法稳定下来。

Sjögren 综合征是一种与多种神经病变表型相关的自身免疫疾病。典型的感觉神经元病并不常见。临床上类似于其他 DRG 病变，尤其是副肿瘤性感觉神经元病。可发生三叉神经和自主神经病变。诊断结果为 sicca 综合征，即眼干和口干，存在抗 Ro 和抗 La 抗体(也称为 SS-A 和 SS-B)，唇腺活检时有唾液腺炎性病变，或者两者的组合。感觉神经元病也可能与其他炎症性疾病有关，如硬皮病或红斑狼疮。

由顺铂和卡铂毒性引起的感觉神经元病已被广泛认识。

大剂量的吡哆醇(>200mg/d)具有神经毒性，可能导致不可逆的感觉神经元病。

Friedreich 共济失调是一种常染色体隐性遗传的神经退行性疾病，可表现为感觉神经元病的临床和电生理表现。此外，还存在不同程度的锥体系、锥体外系和脊髓小脑束的受累。

一些感觉神经元病即使在仔细排除隐匿性癌症、风湿性疾病和中毒性病因后仍然是特发性的，有些可能为尚未发现的恶性肿瘤引起。

维生素 B_{12} 缺乏和脊髓痨在感觉性共济失调的鉴别诊断中很重要。两者都有影响后索和/或后根(感觉)的倾向。

诊断方法

肌电图检查提供了区分 LDPN 和感觉神经元病的方法。许多 LDPN 患者，甚至那些没有临床力弱的患者，在运动传导检查或针极肌电图上都有运动受累的证据。原发性感觉神经元病的患者只有感觉神经传导异常，而这些并不遵循长度依赖的模式。

当感觉神经元病确诊时，随后的辅助检查仅限于已知导致此类情况的疾病(见框 67.6)。血清抗 Hu 抗体检测非常重要，尤其是对于有吸烟史的患者。对于抗 Hu 抗体阳性的患者和没有找到明确病因的患者，胸部 CT 或全身 PET-CT 可排除隐匿性恶性肿瘤。疑似 Sjögren 综合征的患者需要结合血清学检查，特别是 SS-A 和 SS-B 抗体、泪液 Schirmer 试验和小唾液腺(通常为唇腺)活检。应常规进行维生素 B_{12} 水平和梅毒血清学检查。感觉神经元病患者通常不需要神经活检。

治疗和预后

感觉神经元病的治疗是针对潜在原因的治疗，但结果通常令人失望。在与 Sjögren 综合征相关的感觉神经元病中，IVIG、血浆置换或利妥昔单抗在某些病例中有效。副肿瘤综合征通常对治疗效果不好，对潜在肿瘤的特异性治疗结合强化免疫治疗，在极少数病例中可以稳定神经系统症状。不幸的是，大部分患者通常表现为不可逆的进展病程。神经毒素，包括维生素 B_6，需要识别和随后的清除治疗。

预后取决于神经病变的根本原因和治疗开始前轴索损伤的程度。严重的病例可能不能独立行走，即使用助步器辅助。

（刘小璇 译）

推荐阅读

Mauermann ML, Burns TM. The evaluation of chronic axonal neuropathies. Semin Neurol 2008;28:133–51.

Lauria G, Hsieh ST, Johansson O, et al. EFNS/PNS guideline on the use of skin biopsy in the diagnosis of small fiber neuropathy. Report of a joint task of the European Federation of Neurological Societies and the Peripheral Nerve Society. J Neurology 2010;17:903–12.
Review of guidelines focusing on use of skin biopsy to diagnose small fiber neuropathy. Normative data for age and gender are proposed.

Gibbons CH, Freeman R. Treatment-induced neuropathy of diabetes: an acute, iatrogenic complication of diabetes. Brain 2015;138:43–52.

Description and definition of the clinical entity previously known as "insulin neuritis."

Uncini A, Kuwabara S. Nodopathies of the peripheral nerve: an emerging concept. JNNP 2015;86:1186–95.

A discussion of anatomic, pathophysiologic, and clinical features of nodopathies.

Callaghan BC, Xia R, Banerjee M, et al. Metabolic syndrome components are associated with symptomatic polyneuropathy independent of glycemic status. Diabetes Care 2016;39(5):801–7.

One of many papers supporting emerging evidence for the role of metabolic syndrome components other than hyperglycemia on the development and progression of polyneuropathy.

Gwathmey KG. Sensory neuronopathies. Muscle Nerve 2016;53(1):8–19.

Verboon CH, Van Doorn PA, Jacobs BC. Treatment dilemmas in Guillain-Barre syndrome. JNNP 2017;88:346–52.

A clinically oriented discussion and review of available evidence with respect to treatment controversies in Guillain-Barre syndrome (e.g., how to treat patients who do not improve or relapse, among others).

Lewis RA. Chronic inflammatory demyelinating polyneuropathy. Curr Opin Neurol 2017;30(5):508–12.

Mauermann ML. The peripheral neuropathies of POEMS syndrome and castleman disease. Hematol Oncol Clin North Am 2018;32(1):153–63.

Russell JA. General approach to peripheral nerve disorders. Continuum (Minneap Minn) 2017;23(5):1241–62.

Van Shaik IN, Bril V, Van Geloven N, et al. Subcutaneous immunoglobulin for maintenance treatment in chronic inflammmatory demyelinating polyneuropathy (PATH): a randomised, double-blind, placebo-controlled, phase 3 trial. Lancet Neurol 2018;17:35–46.

In this well-designed trial, subcutaneous immunoglobulin administered weekly at doses of 0.2 g/kg or 0.4 g/kg, showed that both doses were efficacious for maintenance treatment of CIDP.

第二十二篇

神经肌肉传导性疾病

Jayashri Srinivasan

68

重症肌无力

Allison Crowell, Ted M. Burns, Kelly G. Gwathmey

临床案例 一位 65 岁既往体健男性,因近几个月来逐渐出现双上肢近端无力和视物模糊就诊于急诊。他诉说在过去的 3 个月里,拉小提琴和修剪草坪时出现费力,做这些活动的时间越长,手臂无力的症状越明显。他自觉手和前臂依旧很有力量。陪伴他的哥哥注意到患者的眼睑在傍晚时会下垂得更明显。眨眼后也会更明显。当他躺平时会感到气短。患者被送到神经科做进一步检查。在住院期间对呼吸参数进行监测,并维持稳定。神经系统检查显示明显的不对称性,右眼睑下垂重于左眼睑,明显的眼闭合不紧和脸鼓腮无力,以及上下肢近端肢体的无力。肌电图检查发现重复神经电刺激脊副肌的复合肌肉动作电位波幅递减 30%。

患者诊断重症肌无力,给予静脉注射免疫球蛋白治疗以改善眼睑下垂和肌无力症状。胸部计算机断层扫描(CT)未发现胸腺瘤或胸腺增生。治疗给予患者服用泼尼松和溴吡斯的明。1 个月后随访,他的乙酰胆碱受体抗体回报为阳性。由于症状持续,增加泼尼松的剂量,并开始使用吗替麦考酚酯进行免疫抑制治疗。

病因学和病理生理学

重症肌无力(MG)是由自身抗体直接作用在神经肌肉接头(NMJ)的突触后膜而引起的。大量功能性乙酰胆碱受体(AChR)的缺失减少了运动神经末梢去极化过程中激活的肌纤维数量,导致肌纤维动作电位和肌纤维收缩的减少。当大量肌纤维受影响时,会阻断神经肌肉的传导,从而导致临床无

力的现象(图 68.1)。获得性 MG 的最常见原因(约 85%)是突触后膜上产生针对烟碱型 AChR 的自身抗体。AChR 由 5 条蛋白链(2α、β、δ和 γ)组成,它们排列在突触后膜的跨膜离子通道上(图 68.2)。抗 AChR 自身抗体作用在一个亚单位上,该亚单位具有乙酰胆碱的结合位点。另一个 MG 自身抗体的靶点是肌肉特异性酪氨酸激酶(MuSK)突触后膜蛋白。MuSK 将乙酰胆碱受体锚定在突触后膜上。抗 MuSK 抗体在所有 MG 患者中约占 5%~7%。最近在 AChR 和 Musk 血清阴性的 MG 患者中发现了更多其他的抗体。这些包括抗低密度脂蛋白受体相关蛋白 4(LRP4)、聚集蛋白和皮层蛋白的自身抗体。LRP4 是聚集蛋白和 Musk 的受体。LRP4 与聚集蛋白的结合增加了聚集蛋白对 Musk 的亲和力。该蛋白复合物反过来会使 AChR 激活并聚集在 NMJ 处。此外,Musk 还会在突触基底层锚定乙酰胆碱酯酶。皮层蛋白在聚集蛋白/MuSK 复合物的下游起作用,从而促进 AChR 聚集;其临床意义仍在研究中(图 68.3)。

AChR 自身抗体通过以下 3 种方式之一来破坏神经肌肉传递:①补体介导的激活反应导致突触后膜破坏;②AChR 的内噬作用;③不太常见的乙酰胆碱结合位点的直接阻断作用。这样,功能性乙酰胆碱受体的缺失会减少能去极化的肌纤维数量,从而减少肌纤维动作电位的产生和随后的肌肉收缩。这会导致功能性肌肉无力。

胸腺是一个免疫系统器官,产生许多幼稚 T 细胞,并在 MG 的发病机制中起着明显的作用。患者可能患有滤泡增生或胸腺瘤,两者的存在都会影响疾病的进展和治疗。胸腺瘤性 MG 通常更严重,需要行胸腺切除术(图 68.4)。

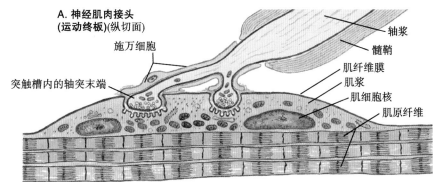

A. 神经肌肉接头
(运动终板)(纵切面)

施万细胞

突触槽内的轴突末端

轴浆

髓鞘

肌纤维膜

肌浆

肌细胞核

肌原纤维

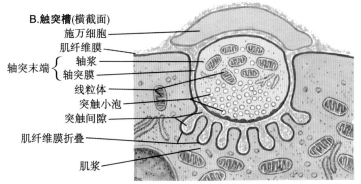

B.触突槽(横截面)

施万细胞

肌纤维膜

轴突末端 { 轴浆
         { 轴突膜

线粒体

突触小泡

突触间隙

肌纤维膜折叠

肌浆

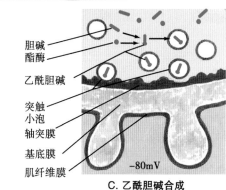

胆碱

酯酶

乙酰胆碱

突触
小泡

轴突膜

基底膜

肌纤维膜

−80mV

C. 乙酰胆碱合成

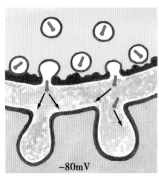

−80mV

D. 乙酰胆碱释放(由突触前膜运动
电位启动)

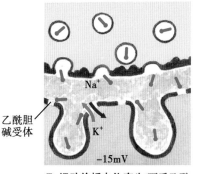

Na⁺

乙酰胆
碱受体

K⁺

−15mV

E. 运动终板电位产生(而后乙酰
胆碱释放于突触后膜的受体)

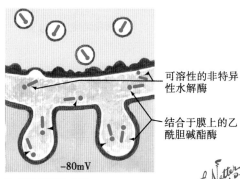

可溶性的非特异
性水解酶

结合于膜上的乙
酰胆碱酯酶

−80mV

F. 乙酰胆碱的水解

图 68.1　躯体神经肌肉传递

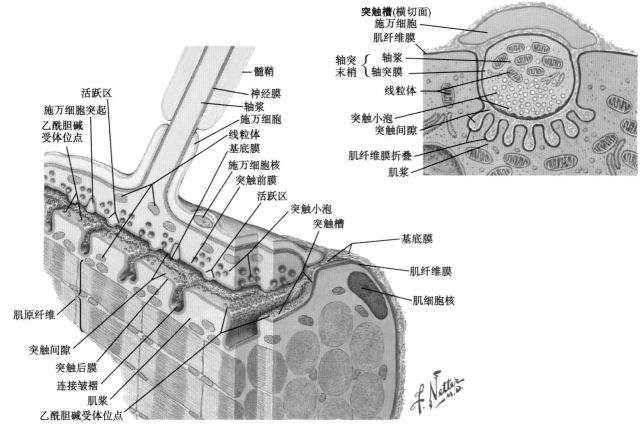

图 68.2　神经肌肉传递

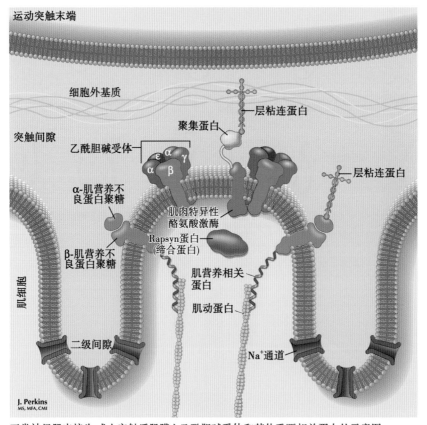

正常神经肌肉接头,成人突触后肌膜上乙酰胆碱受体和其他重要相关蛋白的示意图

图 68.3　乙酰胆碱受体和神经肌肉接头

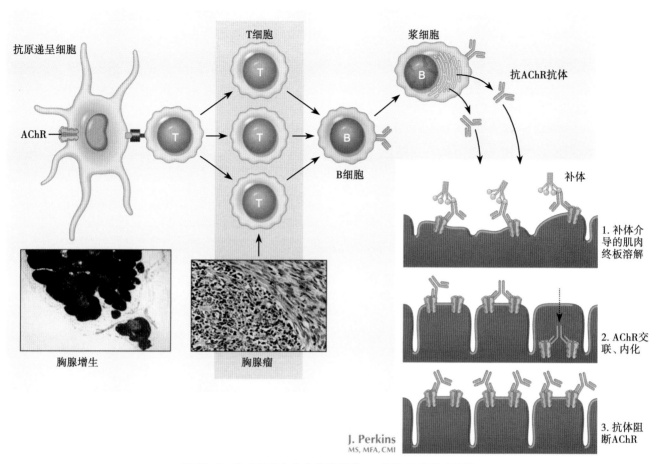

图 68.4　重症肌无力的免疫病理学。AChR,乙酰胆碱受体

临床表现

根据临床症状、血清学、胸腺状态和发病年龄,MG 分为全身型、眼肌型、新生儿型、先天型或药物诱发型。MG 最常见的首发症状是复视和/或上睑下垂。在 1~2 年内,85%~90% 的患者发展为全身型无力。如果在头 2 年内没有出现延髓或全身无力,则进一步发展为全身型 MG 的可能性显著降低,这类患者被归类为眼肌型 MG(OMG)。MG 的特征是无力症状的波动性和易疲劳性,在傍晚、运动期间或运动后更为严重(图 68.5)。休息后会改善,症状通常会在一天中恶化。近端肌肉群最常受累,随着疾病的发展,患者在抬举手臂过头或爬楼梯时越来越困难。颈伸肌无力会导致抬头困难。面肌无力表现

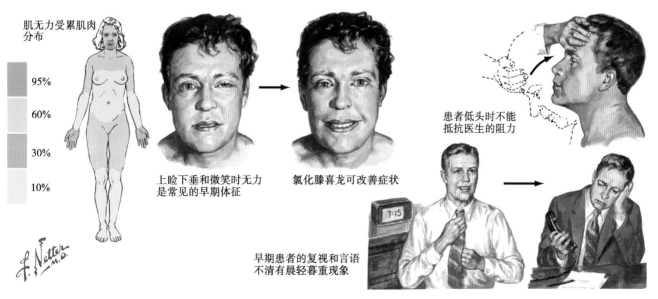

图 68.5　重症肌无力:临床表现

为眼和嘴的闭合无力，导致面部无表情。临床上，上睑下垂通常是不对称的，并可通过持续的上视引起。持续水平凝视时，眼肌无力表现为眼球运动的中断和复视。和其他神经肌肉传导障碍如肉毒杆菌中毒不同的是，MG 患者的瞳孔对光反射总是正常的。延髓症状表现为吞咽无力（吞咽困难），可能在刚进餐时不出现，但在进餐的过程中出现，尤其是在吃难以咀嚼的食物时。其他延髓症状包括鼻音构音障碍或口齿不清，患者长时间说话后声音会变得柔和并会发出呼吸的"twang"。罕见发生单独的呼吸衰竭，通常伴有其他延髓症状和体征。呼吸肌受累可导致换气不足，并可能危及生命。当患者出现呼吸衰竭时，他或她被认为处于"危象"中。

无力可在几周或几个月内进展。MG 病情恶化很常见，可以有诸多因素参与。炎热的天气、反复感染或疾病、妊娠均是潜在加重病情的因素。许多作用于 NMJ 的药物（如氨基糖苷类抗生素）会加重症状，甚至在初期会加重 MG。肌无力危象在 Musk 阳性患者的发作频率较高，会出现呼吸衰竭，需要辅助通气，以及血浆置换、静脉输注免疫球蛋白（IVIg）和糖皮质激素治疗。虽然 MG 的死亡率过去很常见（40%~50%），但是随着免疫调节治疗的发展和有效的呼吸支持，死亡率已下降至 5%~14%。大多数患者在 1~2 年后症状会改善，仅有 4% 的患者会恶化。

各种引起 MG 的自身抗体可能会影响其临床表现。例如，Musk 阳性 MG 可表现为与 AchR 阳性 MG 很相似，也可表现为头颈部分布的无力、萎缩和束颤，主要影响颈、肩和舌。

> **临床病案** 一名 35 岁的非裔美国妇女，因长期构音障碍和复视就诊。她的症状开始于 20 岁时，一整天都有波动，但主要在晚上更为严重。她说话时出现了鼻音，并且在傍晚时经常出现视物模糊或重影。她之前的乙酰胆碱受体抗体检测呈阴性，但尺神经的重复神经刺激检查提示复合肌肉动作电位波幅下降超过 10%。神经系统检查出现显著的疲劳性上睑下垂，长时间侧视后的复视，明显的下面部无力，以及颈屈无力。
>
> 在过去的几年里，患者因呼吸窘迫和构音障碍恶化而住院，诊断为重症肌无力（MG）危象。在接受血浆置换治疗后，反应良好。初期泼尼松治疗非常有效，但由于焦虑加剧和自杀意念的副作用，患者不得不停用。最终检测了肌肉特异性酪氨酸激酶（MuSK）抗体，并确诊为 MuSK 阳性 MG。因 Musk 阳性，患者开始服用利妥昔单抗，疗效非常好。

总体来说，女性比男性更容易发病。女性发病高峰是在第二或第三个 10 年；男性更常见于第五或第六个 10 年。女性 MG 患者有 15%~20% 的概率生下 MG 的新生儿。由于 AChR 抗体经胎盘传播，婴儿有短暂的无力、吮吸不良和持续数月的呼吸障碍。暂时性的新生儿重症肌无力应与罕见的先天性肌无力相区分，先天性肌无力是一种由 NMJ 结构或功能改变引起的遗传病。

诊断方法

患者的病史和神经系统检查应引起临床对 MG 的怀疑。

在临床上，冰袋试验可用于易疲劳的上睑下垂患者。其方法就是将冰袋放在受影响的眼睛上 2~5 分钟，然后评估是否可以改善上睑下垂。确认诊断必须进一步检查。确诊的第一步是检测血清 AChR 或 MuSK 抗体。一些血清阴性的患者只有通过细胞检测才能检测到聚集性 AChR 抗体。这些患者往往更年轻，病情较轻。85% 的全身性 MG 患者血清 AChR 抗体呈阳性。大约 50% 的单纯眼肌型 MG 患者 AChR 抗体阳性。另外 5%~7% 的全身性 MG 患者 MuSK 抗体阳性。值得注意的是，最初血清阴性的 MG 患者中有 15% 在 12 个月后重复检测时会出现 AChR 抗体。LRP4 抗体现已上市。最近发现的其他抗体（集聚蛋白和 cortactin）尚未上市检测，可能是导致其余 8% 的"血清阴性"全身型 MG 患者的原因。

MG 的标志性电生理诊断是在低频（即 2Hz 或 3Hz）重复运动神经刺激时复合肌肉动作电位（CMAP）的波幅出现递减。在正常人，神经肌肉传递的固有功能具有储备能力，使在重复刺激过程中能够保持 CMAP 的波幅。然而，在 MG 患者中，AChR 功能的缺失会导致重复刺激时第一个和第四个 CMAP 之间的波幅有 10% 或以上的递减。重频电刺激检查常选择尺神经和脊髓副神经，有时也会选择面神经。如果这些检查正常时，则可能需要进一步行单纤维肌电图（EMG）检查。单纤维 EMG 用于记录单个肌纤维的放电，是对 NMJ 功能的检测，对技术要求比较高。要求患者主动的活动肌肉，直到找到匹配的同一运动单位的肌纤维动作电位。在 MG 中，单个肌纤维放电（或抖动）之间的时间间隔变化是增加。如果神经肌肉传递明显受损，则可能会间歇性阻断神经肌肉的传递。单纤维 EMG 在眼肌型和全身型 MG 中的敏感性均超过 90%。

一旦确诊为 MG，所有患者都应行纵隔成像以评估是否存在胸腺瘤或胸腺增生。增强计算机断层扫描（CT）是首选的成像方式。10%~15% 的 MG 患者有胸腺瘤；这些胸腺瘤可能是良性的（75%~90%）或恶性的（图 68.6）。没有胸腺瘤的患者中，70% 有胸腺淋巴滤泡增生。每 3~4 小时服用 120mg 的溴吡斯的明可引起反常的胆碱能危象，患者出现更严重的无力、流涎、腹部绞痛、腹泻和肌肉束颤。AChE 抑制剂通常在 MuSK 阳性患者中疗效较差。AChE 不能治疗潜在的自身免疫介导的过程，因此，大多数 MG 患者需要某种形式的免疫抑制或免疫调节治疗。

糖皮质激素是首选的免疫抑制剂。口服泼尼松通常能有效缓解症状或至少能显著改善症状。然而，口服糖皮质激素可在开始治疗后几天引起反常性 MG 症状恶化。因此，糖皮质激素的初始滴定必须根据患者当前的临床状况决定。住院的危重患者建议从较高的剂量（每天 40~60mg）给药，因为可以密切监测其恶化情况。症状稳定的门诊患者，神经科医师倾向于从低剂量（每天 10~20mg）开始，然后每 3~4 天逐渐增加 10mg，直到达到最大剂量（40~80mg）。一旦 MG 患者症状缓解 1~2 个月之后，泼尼松可逐渐减量，以减少长期使用糖皮质激素的副作用，如股骨头无菌性坏死、骨质疏松、糖尿病、白内障、抑郁症和情绪不稳。最大获益的平均反应时间为 5~9 个月。减量的成功是与减量的缓慢程度和最终糖皮质激素的剂量

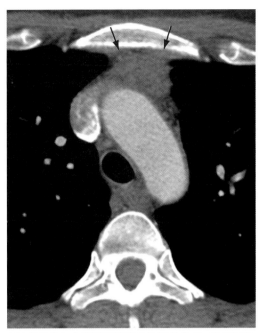

上胸部轴位CT扫描显示增强主动脉前方有一软组织肿块(箭)

图 68.6　胸腺瘤

相关。

有几种非糖皮质激素药物是针对异常免疫反应的。这些药物包括硫唑嘌呤、吗替麦考酚酯、甲氨蝶呤、环磷酰胺、环孢素、他克莫司和利妥昔单抗。它们作为非糖皮质激素药物,有明显的治疗潜伏期。所以,它们在糖皮质激素治疗时添加,这样在糖皮质激素逐渐减量后,由这些药物来维持长期的免疫抑制作用。

硫唑嘌呤和吗替麦考酚酯长期以来被用作 MG 的一线免疫抑制治疗。硫唑嘌呤通过减少核酸合成来非特异性地阻止 B 细胞和 T 细胞增殖。剂量为 100~150mg/d。通常其耐受性良好,常见的副作用包括白细胞减少和流感样反应。吗替麦考酚酯通过破坏嘌呤合成从而抑制 B 细胞和 T 细胞增殖。通常每日两次,每次 1 000~1 500mg,且一般耐受性良好。这两种药物都存在延迟的临床疗效,最佳疗效可能需要连续服用长达 1 年的时间。

用于 MG 治疗的其他免疫抑制药物包括环孢素、他克莫司、甲氨蝶呤和环磷酰胺。目前一些回顾性和有限的临床试验支持这些药物的疗效,仍是研究领域的热点。他克莫司被认为是中度至重度 MG 患者替代的二线用药,但对于病情相对稳定的患者,其获益似乎不太明显。环磷酰胺和环孢素都有明显的副作用,通常用于三线治疗。最近的一项前瞻性随机对照试验未证实在不使用糖皮质激素的情况下,甲氨蝶呤治疗 12 个月会有获益。该研究和吗替麦考酚酯试验强调,MG 的研究设计具有挑战性。患者单用泼尼松症状会改善,结果指标必须标准化,并且必须了解跨结果指标的反应性。

血浆置换和 IVIg 均用于 MG 恶化或危象的急性患者,也可用于胸腺切除术或其他外科择期手术之前改善症状。少见的情况是用于难治性患者的维持治疗。两种治疗被认为同样有

效;因此,在两者之间选择时要根据患者的并发症、费用和潜在的副作用。血浆置换会清除血液中的 AChR 抗体,能快速但短暂地改善临床症状。经典的治疗是隔日交换,共做 4~6 次。潜在的副作用包括低血压、感染、血栓并发症和出血倾向。IVIG 是来自捐赠者的混合多克隆 IgG,具有抗炎和免疫调节作用,在开始治疗后 5~10 天内临床症状有明显改善。患者通常按 2g/kg 在 2~5 天内分次给药。常见的副作用与输液反应有关,包括发热、恶心和头痛,但也可能出现更严重的副作用,包括无菌性脑膜炎、血栓性事件和肾功能衰竭。

一项观察性研究的荟萃分析显示,难治性患者应用利妥昔单抗可有显著的疗效。利妥昔单抗是一种针对 B 细胞表面 CD20 抗原的嵌合单克隆抗体,干扰 B 细胞活化、分化和生长。尽管有人认为利妥昔单抗对 Musk 阳性 MG 更有效,但一项观察性研究的荟萃分析显示无论是哪种抗体呈阳性,其免疫调节作用对 80% 以上的 MG 患者有效。虽然起效比 IVIg 或血浆置换慢,但其作用可持续 6 个月至 5 年。最常见的副作用是输液反应(恶心、发热或低血压)。进行性多灶性白质脑病(PML)也是潜在的并发症。利妥昔单抗治疗 MG 的其他前瞻性随机研究正在进行中。2017 年,美国食品药品管理局批准了一种新药依库珠单抗,用于一线治疗失败的难治性全身性 AChR 抗体阳性 MG 患者。依库珠单抗是一种针对末端补体蛋白 C5 的人源化单克隆抗体,破坏了末端补体级联反应。尽管脑膜炎球菌病是潜在的严重风险,但适当的预处理接种疫苗大大降低了这种风险。费用是使用依库珠单抗的最大障碍之一。

MG 胸腺切除术治疗可追溯到 20 世纪 30 年代末。在 10% ~ 15% 的胸腺瘤患者中,无论年龄大小,建议行胸腺切除术,因为高达 25% 的胸腺瘤是恶性的。对于非胸腺瘤 AChR 阳性患者,现在建议 65 岁以下的患者行胸腺切除术,尤其是对于中度至重度疾病负担的患者,可以提高症状改善率、药物缓解率和生存率。胸腺切除术在血清阴性和 Musk 或 LRP4 抗体阳性 MG 患者的作用尚不确定。胸腺切除术后症状改善可能需要 1~2 年的时间。

OMG 的治疗方法通常比全身性 MG 更谨慎,因为 OMG 的症状不会危及生命。但是,OMG 会导致严重的残疾,应权衡药物的风险和获益。当症状可以控制时,最好将治疗推迟到功能衰弱时。使用溴吡斯的明是合理的,尽管这在 OMG 中通常无效。泼尼松通常非常有效,低剂量起始缓慢滴定到最低的有效剂量,从而最大限度地减少长期使用糖皮质激素的副作用。如果单用泼尼松不能达到最佳疗效,则可以考虑使用其他非糖皮质激素的免疫抑制剂。

未来发展方向

MG 未来的研究在于识别与疾病过程相关的其他自身抗体。这主要影响少数难治性患者,这些患者不太适合当前的免疫调节策略。通过这种方式,我们可以更好地了解个别患者确切的疾病机制,并根据研究结果制定更具体的免疫调节方式。从而制定更有效的长期治疗策略,有望减少病情恶化、危象发

生以及与全身免疫抑制相关的潜在副作用。

（孙阿萍 译）

推荐阅读

Howard JF Jr. Electrodiagnosis of disorders of neuromuscular transmission. Phys Med Rehabil Clin N Am 2013;24(1):169–92.

Iorio R, Damato V, Alboini PE, et al. Efficacy and safety of rituximab for myasthenia gravis: a systematic review and meta-analysis. J Neurol 2015;262(5):1115–19.

Oger J, Frykman H. An update on laboratory diagnosis in myasthenia gravis. Clin Chim Acta 2015;449:43–8.

Sanders DB, Wolfe GI, Benatar M, et al. International consensus guidance for management of myasthenia gravis: executive summary. Neurology 2016;87(4):419–25.

This is an international consensus statement created by 15 myasthenia experts to guide clinicians who care for myasthenia gravis patients.

Silvestri NJ, Wolfe GI. Treatment-refractory myasthenia gravis. J Clin Neuromuscul Dis 2014;15(4):167–78.

Wolfe GI, Kaminski HJ, Aban IB, et al. Randomized trial of thymectomy in myasthenia gravis. N Engl J Med 2016;375(6):511–22.

其他神经肌肉传导性疾病

Allison Crowell, Ted M. Burns, Kelly G. Gwathmey

Lambert-Eaton 肌无力综合征

临床案例 一位 61 岁女性,既往史无特殊,几个月来出现双腿无力,难以从椅子上站起和爬楼梯费力。她还出现严重的疲劳感。症状持续 6 个月后,出现构音障碍、轻度吞咽困难、视力模糊和轻度上肢近端无力。近 1 年,她还有眼干和口干的症状。

脑神经检查正常,运动系统检查示屈颈和髋关节屈曲呈中度无力,双侧肱二头肌、肱三头肌、肱桡肌、膝腱和跟腱反射对称性减低,肌肉在最大收缩 10 秒后则更容易引出反射,步态正常。

右侧正中神经和尺神经的重频神经刺激检查显示复合肌肉动作电位波幅降低,在等长运动 10 秒后则波幅增高。乙酰胆碱受体和肌肉特异性酪氨酸激酶抗体均为阴性。电压门控钙通道抗体升高。胸部计算机断层扫描(CT)未见显著异常。[18]F-氟脱氧葡萄糖正电子发射断层扫描(FDG-PET)正常。

该患者自发病至今已 3 年,未发现有任何恶性肿瘤。她一直在接受 3,4-二氨基吡啶治疗,且病情显著好转。现在检查均正常。

Lambert-Eaton 肌无力综合征(LEMS)是成人最常见的突触前膜神经肌肉传递障碍疾病,年发病率约为 $0.5×10^{-6}$。其发病率比重症肌无力低 10 倍,MG 是最常见的突触后膜神经肌肉传递障碍疾病。大约 50% 的 LEMS 患者有潜在的恶性肿瘤,通常为小细胞肺癌(SCLC)。无恶性肿瘤的患者要怀疑散发性自身免疫的病因。副肿瘤和非副肿瘤均与 P/Q 型电压门控钙通道(VGC)抗体相关。其他与 LEMS 相关的突触前蛋白抗体包括 ERC1、突触结合蛋白 I、层粘连蛋白 $β_2$ 和突触前毒蕈碱乙酰胆碱受体。SOX-1 抗体已在大多数副肿瘤性 LEMS 患者中发现,但与非副肿瘤性 LEMS 无关。副肿瘤性 LEMS 和非副肿瘤性 LEMS 的发病年龄各不相同。副肿瘤性 LEMS 的平均发病年龄为 60 岁。非副肿瘤性有双峰发病率,一个峰值约为 35 岁,另一个峰值约为 60 岁。在副肿瘤性中,LEMS 通常先于肿瘤出现。引起 LEMS 的免疫反应在肿瘤演变的早期就开始了。

病因学和病理生理学

神经肌肉接头由突触前膜、突触间隙和突触后膜肌肉终板组成,后者含有乙酰胆碱受体(图 69.1)。当动作电位沿着运动轴突传递到运动神经末梢时,去极化打开 VGCC,导致钙内流进入突触前膜。VGCC 是异聚多亚基复合物,其组成包括 Ca^{2+} 选择性成孔的 α1 亚单位、细胞外的 α2δ 亚单位、细胞内的 β 亚单位,有时还有 γ 亚单位。自身抗体靶向多个 VGC 亚单位,包括 α 和 β 亚单位。有时也会靶向 α2δ 亚单位,但不会是单独的。细胞内钙与钙调蛋白结合并激活钙依赖性信号通路,从而将乙酰胆碱囊泡从"活性区"动员到突触间隙。乙酰胆碱与乙酰胆碱受体结合,使钠和钾在终板膜上跨膜移动。当终板电位去极化达到阈值时,启动肌纤维的动作电位,引起肌肉收缩。在 LEMS,抗体阻断 VGCC 的 P/Q 亚型,阻止钙内流,运动和自主胆碱能神经末梢的乙酰胆碱囊泡释放减少。达到终板去极化阈值和产生肌纤维动作电位的可能性就会降低。

临床表现

无论是否存在潜在的恶性肿瘤,LEMS 都有相似的表现(图 69.2)。LEMS 的临床三联征是近端肌无力、自主神经功能障碍和腱反射消失。最常见的症状是腿部无力,其次是全身无力、肌肉疼痛或僵硬和口干。很少有患者出现手臂无力、复视或构音障碍。一些患者在手动运动测试的检查时可以检测不到无力。医生必须依靠无力的病史或从椅子站起或爬楼梯困难作为证据。患者常常有明显的易疲劳性。大多数 LEMS 患者会出现自主神经功能障碍,包括口干、视力模糊、少汗、便秘和直立性低血压。口干是最常见的自主神经症状。近半数的患者出现典型的腱反射减弱,在短暂的运动后反射又变得明显了。呼吸道症状并不常见,但可能在病程后期出现。有趣的是,一些 LEMS 患者会以模糊的感觉症状就诊,如麻木和刺痛。

LEMS 的主要鉴别诊断是重症肌无力。与 LEMS 患者腿无力相比,大多数重症肌无力患者首先出现眼部症状,包括复视和上睑下垂。LEMS 的肌无力常常向头部扩散,而重症肌无力是向下扩散,腱反射减弱和自主神经功能障碍也是 LEMS 的显著特征。由于 LEMS 通常表现为近端肌无力,这与肌病相似。肌病患者通常不会出现反射消失或自主神经功能障碍。LEMS 表现为无力和腱反射消失会与慢性炎症性脱髓鞘性多神经根神经病(CIDP)相混淆。缺乏感觉受累和自主神经功能障碍是 LEMS 与 CIDP 的鉴别点。

诊断方法

LEMS 的血清学检查包括肌酸激酶和副肿瘤指标,其中包括 P/Q 型 VGC 抗体。尽管近 90% 的 LEMS 患者会有 P/Q 型 VGC 抗体,但仍有 10%~15% 的患者血清阴性。多达 40% 的

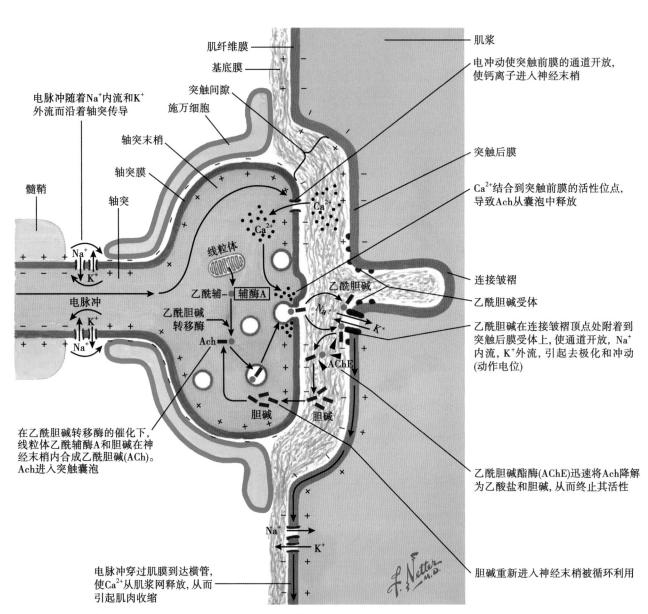

图 69.1 神经肌肉接头的生理学

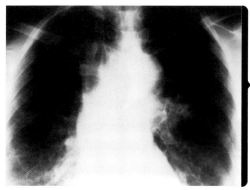

X线片示肺门巨大肿瘤

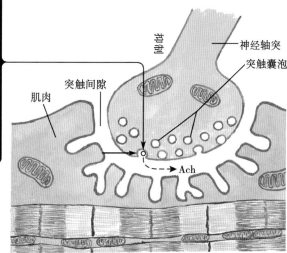

乙酰胆碱(Ach)在神经肌肉接头处释放减少；Ach释放稀疏、无序活动区

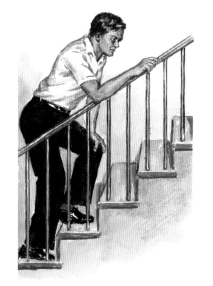

上楼梯或从椅子上起身困难常常是骨盆带肌无力的早期症状

唾液腺分泌减少引起口干

反射消失

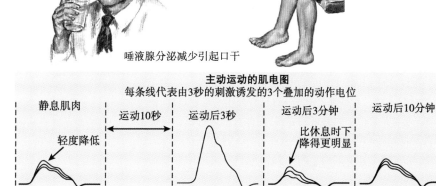

主动运动的肌电图
每条线代表由3秒的刺激诱发的3个叠加的动作电位

静息肌肉	运动10秒	运动后3秒	运动后3分钟	运动后10分钟
轻度降低			比休息时下降得更明显	
低波幅反应		反应大大增高(>200%)没有降低	抑制反应	恢复到静息时反应

图 69.2　Lambert-Eaton 综合征

SCLC 患者具有 P/Q 型 VGC 抗体,而无 LEMS 的临床或电生理学证据。有必要通过胸部增强计算机断层扫描(CT)或磁共振成像(MRI)对潜在恶性肿瘤进行评估。如果这些结果为阴性,则建议使用¹⁸F 氟脱氧葡萄糖(FDG)正电子发射断层扫描(PET)。对于有 LEMS 和吸烟史的患者,建议胸部影像学随访检查以进行癌症的监测。SOX-1 是 SRY 家族中高迁移率组盒蛋白的转录因子。SOX-1 抗体对 SCLC 具有高度特异性。67%的副肿瘤性 LEMS 和 5%的非副肿瘤性 LEMS 患者中有 SOX-1抗体表达。

电生理检查对 LEMS 诊断至关重要。有 3 个关键发现:静息时复合肌肉动作电位(CMAP)波幅降低,低频(2~3Hz)重复神经刺激时 CMAP 振幅递减,高频重复神经刺激或 10 秒自主运动后 CMAP 振幅增加 100%以上。突触前膜和突触后膜神经肌肉接头传递障碍之间的电生理差异在于突触后膜病变(重症肌无力)患者缺乏 CMAP 振幅的易化性。常规神经传导检查时,重症肌无力患者不会出现 CMAP 波幅降低。LEMS 和重症

肌无力患者的低频重复神经刺激检查均会出现 CMAP 波幅的递减。重症肌无力患者 CMAP 出现持续递减,而 LEMS 患者减量模式逐渐变大。可以筛选 2 块或 3 块肌肉进行易化,包括拇短展肌、小指展肌和趾短伸肌。单纤维肌电图出现抖动增多和传导阻滞。电生理检查前 12 小时应停止使用改善症状的药物。

治疗

SCLC 相关和其他副肿瘤性 LEMS 的治疗不同于非副肿瘤性 LEMS 的治疗。用化疗、放疗和手术治疗潜在的恶性肿瘤通常会使 LEMS 的症状改善。免疫抑制剂治疗副肿瘤性 LEMS 可能会使肿瘤不受正常免疫的抑制而促使其生长。然而,一般来说,免疫抑制药物并不是 LEMS 患者的禁忌。

LEMS 对症治疗的目的是改善神经肌肉传递。抗胆碱酯酶药溴吡斯的明可阻止神经肌肉接头处乙酰胆碱的分解。与重症肌无力相比,溴吡斯的明对 LEMS 的作用不是很有效,但由

于其相对良性,因此通常会被使用。3,4-二氨基吡啶(3,4-DAP)是一种钾通道阻滞剂,通过延长 VGCC 的开放时间来促进突触前膜处乙酰胆碱的释放。患者的肌力和自主神经功能障碍会有所改善。经典的剂量为 10mg,每日 3 次,治疗开始后 23 天出现最大反应。药效持续 4 小时。目前可通过治疗研究新药(IND)获得 3,4-DAP,并被列入孤儿药范畴。它也可以通过扩大研究计划获得,正在 3 期临床试验研究中。Amifampridine 是 3,4-DAP 的盐形式,与 3,4-DAP 碱相比具有更好的稳定性,其药物含量可变。Amifampridine 最近在一项针对 38 名患者的 3 期双盲随机研究中被证实对 LEMS 有效。主要副作用之一是中枢神经系统的并发症,包括癫痫发作。3,4-DAP 和溴吡斯的明联合使用时,可能具有协同作用。

免疫疗法用于调节或抑制免疫系统针对神经肌肉接头突触前膜的反应。已经使用的免疫疗法包括糖皮质激素、免疫球蛋白和血浆置换。这些疗法通常用于散发性自身免疫性(非副肿瘤性)LEMS。静脉注射免疫球蛋白和血浆球蛋白治疗的获益是短暂的。利妥昔单抗是一种抗 B 淋巴细胞的单克隆抗体,也已用于短期治疗。泼尼松和硫唑嘌呤的联合治疗是已被认可的一种长期治疗方法。

某些损害神经肌肉传递的药物可能会加重 LEMS 症状。这些药物包括氨基糖苷类抗生素、柠檬酸镁、锂和奎宁。应避免使用心脏药物,包括钙通道阻滞剂和抗心律失常药物,如普鲁卡因胺和奎尼丁。

副肿瘤性 LEMS 的预后比非副肿瘤性差,并且还取决于恶性肿瘤的分期。大多数患者的寿命只有几年。也就是说,由于 LEMS 通常是恶性肿瘤的最初表现,因此对其进行识别可能会帮助早期诊断和治疗。非副肿瘤性 LEMS 的患者在确诊后可存活 20 年以上。他们通常对免疫调节和对症治疗有确切的效果。

未来发展方向

非副肿瘤性 LEMS 患者的病理机制尚不清楚,需要进一步研究,为发现有效的对症治疗方法奠定基础。由于 10%~15% 的 LEMS 患者没有 P/Q 型 VGC 抗体,因此假设存在其他尚未发现的自身抗体。其他针对神经传递相关分子(如突触蛋白)的非致病性抗体已经被发现。一种新型钙通道激动剂 GV-58 被认为是 LEMS 的可能替代治疗策略。在小鼠模型中,它与 3,4-DAP 联合会起到超增效反应,可逆转突触前膜的神经递质释放的缺陷。与单独使用 GV-58 或 3,4-DAP 相比,联合使用产生更强大的效果。

肉毒中毒

肉毒中毒是一种罕见的且可能致命的疾病,由肉毒梭菌释放的神经毒素所引起。这种毒素阻止突触前膜的乙酰胆碱释放,导致对称性动眼-球部肌无力,随后是向下发展的骨骼肌无力、呼吸衰竭和自主神经功能障碍。婴儿型肉毒中毒比成人型肉毒中毒更常见。鉴于疾病的严重性,早期识别可快速治疗并改善预后。

> **临床案例** 一名既往体健的 5 个月龄的女孩因肌张力减退、吞咽困难和便秘入院。4 天前她有一次稀便,此后一直没有大便。她的母亲否认接触过蜂蜜、罐头食品或建筑工地。发病前 2 天曾去了一个室内水上公园玩水。3 天前因吞咽困难、哭声微弱和嗜睡就诊于儿科。由于呼吸嘈杂和声音嘶哑,考虑可能的喉炎给予布洛芬和地塞米松治疗,并返回家中。当她没有好转时,去急诊室进行静脉补液。之后发现四肢肌张力低,哭声微弱,吮吸力弱。四肢活动减弱,腱反射减弱。考虑到婴儿肉毒杆菌中毒可能导致呼吸衰竭,她被送入儿科重症监护病房。使用高流量鼻导管以保持气道畅通。给予静脉注射人类肉毒杆菌免疫球蛋白(Baby-BIG)的治疗。她慢慢好转,恢复了正常的肌张力和哭泣。她的大便变得更加频繁。鼻胃管喂食 9 天,在出院前 1 天拔掉鼻胃管。最终粪便检测显示 B 型肉毒梭菌毒素阳性。

病因学和病理生理学

美国疾病预防控制中心(CDC)将肉毒杆菌毒素的传播分为 4 种类型,包括婴儿、食源性、伤口和其他。另一类包括成人肠道定植和吸入雾化毒素的生物恐怖主义威胁。婴儿型肉毒杆菌中毒约占 75%,食源性肉毒杆菌感染 15%,伤口性肉毒杆菌感染 5%,其他原因或未知原因肉毒杆菌感染 5%。已知有 7 种不同血清型(A~G)的肉毒杆菌毒素。普遍存在于土壤和水中。在婴儿肉毒中毒,绝大多数是由 A 型或 B 型毒素引起的。婴儿的这种细菌倾向是由于肠道菌群的未成熟和无法阻止肉毒杆菌的定植。食源性肉毒杆菌中毒通常发生在家庭罐装食品、发酵鱼和其他海洋动物中。阿拉斯加每年都有许多食源性肉毒杆菌中毒的病例报告。通常,摄入肉毒杆菌孢子可以从人体肠道排出,不会发芽或产生毒素。食源性肉毒杆菌中毒最常由毒素 A(50%)和毒素 B 或 E(各 25%)引起。肉毒杆菌形成孢子,可抵抗常规烹饪和食品加工技术。毒素在 80℃ 以上的温度下变性,但孢子只有在 120℃ 以上的温度暴露数分钟才能被破坏。伤口肉毒中毒最常发生在注射吸毒者,尤其是使用黑焦油海洛因。它发生在受伤的组织被梭状芽孢杆菌污染时。常常形成伤口脓肿。80% 的伤口肉毒杆菌中毒是由毒素 A 引起的,20% 是由毒素 B 引起的。潜伏期为受伤后 4~14 天。成年人会因正常肠道菌群破坏而使胃肠道的定植发展为肉毒杆菌中毒,常见于克罗恩病、胃肠手术或抗生素治疗。每年 CDC 大约收到 110 例肉毒杆菌中毒的报告。

肉毒杆菌中毒的病理生理学是突触前膜的功能障碍。当充满乙酰胆碱的囊泡与突触前膜融合时,它们依赖于融合复合物,该融合复合物由 3 种可溶性 N-乙基马来酰亚胺敏感因子附着蛋白受体(SNARE)蛋白组成:突触蛋白、突触体相关蛋白 25(SNAP-25)和囊泡相关膜蛋白(VAMP,也称为突触体蛋白酶)。当肉毒杆菌毒素在突触前膜被吸收后,它会裂解成一种 SNARE 蛋白,破坏融合复合物的形成,并阻止乙酰胆碱释放到突触间隙中。然后,毒素通过逆行神经运输或血行传播。毒素的重链与突触结合蛋白 II 或另一种蛋白结合,导致毒素进入突触前膜的囊泡内。在囊泡内,连接重链和轻链的二硫键断裂。轻链离开囊泡进入神经末梢,通过与蛋白 SNARE 复合物相互作用,导致不可逆性破坏乙酰胆碱的释放。为了恢复功能,必须形成一个新的终端和突触。

临床表现

　　传播机制决定了临床表现。婴儿肉毒杆菌中毒是最常见的肉毒杆菌中毒形式,发生在 1~6 个月大的儿童中(图69.3)。典型的接触是受污染的土壤(建筑工地)或蜂蜜。只有 20% 的美国婴儿肉毒杆菌中毒是由摄入蜂蜜引起的。所有主要的儿科和公共卫生组织都建议不要给 12 个月以下的婴儿喂食蜂蜜。婴儿肉毒中毒的潜伏期为接触后 3~30 天。加利福尼亚州是婴儿肉毒中毒发病率最高的地区。临床症状包括延髓症状(哭声微弱、进食困难)、瞳孔反射迟钝和四肢肌无力。通常不发热。几天后,孩子们无法控制头部,肌张力变低,自主活动减少。在反复检查中发现疲劳几乎是特征性症状。与 LEMS 相似,也会发生自主神经功能障碍,表现为尿潴留、口干、心动过速和血压不稳定。便秘是一个重要的临床特征。

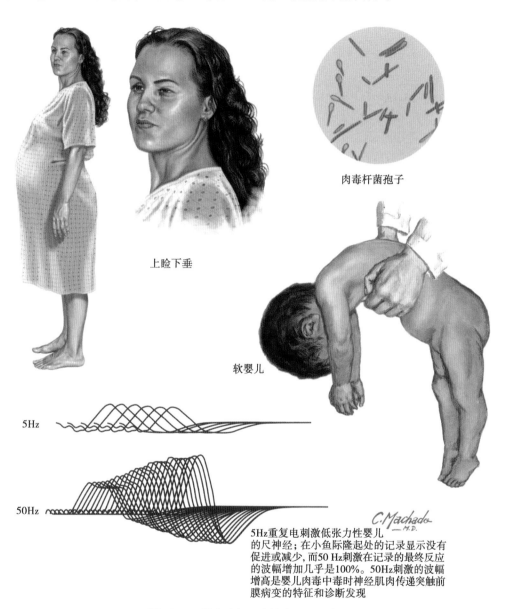

肉毒杆菌孢子

上睑下垂

软婴儿

5Hz

50Hz

5Hz重复电刺激低张力性婴儿的尺神经;在小鱼际隆起处的记录显示没有促进或减少,而50 Hz刺激在记录的最终反应的波幅增加几乎是100%。50Hz刺激的波幅增高是婴儿肉毒中毒时神经肌肉传递突触前膜病变的特征和诊断发现

图 69.3　婴儿神经肌肉接头(NMJ)障碍

　　食源性肉毒杆菌中毒发生在 12~48 小时的潜伏期之后。患者因瞳孔扩大导致视力模糊。一半的患者会出现瞳孔扩大。与重症肌无力相似,他们以眼部症状(复视和上睑下垂)和延髓功能障碍(吞咽困难和构音障碍)就诊。随后出现对称性向下发展的肌无力。可能会出现胃肠道症状,如恶心、呕吐和腹泻。经常出现流泪和流涎减少的自主神经功能障碍。患者心率和血压会有波动。肠动力障碍和膀胱收缩无力很常见。由于肉毒杆菌毒素不会透过血脑屏障,因此神志不受影响。严重中毒时,会出现呼吸衰竭,通常需要机械通气。早期发现可给予支持治疗、抗毒素治疗从而降低死亡率。食源性肉毒杆菌中毒在全世界 10% 的病例中是致死性的。

诊断方法

　　详细询问临床病史,包括神经系统症状的进展时间和排便习惯的改变,可提醒医生肉毒杆菌中毒的可能性。婴儿肉毒中毒,需送检粪便样本检测孢子。这些孢子至少需要 6 天才能生长,毒素的检测需要1~4天。婴儿肉毒中毒的血清毒素仅在发病早期能检测到。因此,粪便样本是培养和毒素检测的首选。鉴于许多婴儿有便秘,可以使用无菌水灌肠来收集样本。对于食源性肉毒杆菌中毒,可以使用小鼠中和试验检测血清中的毒素,该试验仍然是最敏感和最特异的。血清和粪便也可以进行细菌培养。在使用抗毒素之前,应收集所有样本进行检测。

电生理检查有助于确诊。运动神经传导检查会出现低频重复神经刺激时波幅递减,高频重复神经刺激时或10秒等长运动后的波幅增高至少20%。与LEMS相比,这种增高的反应将持续40分钟。单纤维肌电图出现抖动和阻滞增多。

治疗

由于呼吸衰竭是死亡的主要原因,因此需要密切监测并进行重症支持治疗。对于1岁以上的患者,可使用马源性抗毒素。1岁以下的儿童使用人源性肉毒杆菌免疫球蛋白(Baby-BIG)。应立即给予抗毒素治疗。使用抗毒素可缩短住院时间、机械通气时间、肠外营养或管饲的时间,并改善预后。由于存在血清病、过敏反应和可能对马蛋白过敏的风险,所以不给婴儿使用马源性抗毒素。抗毒素能中和血液中循环的毒素,但不能逆转神经肌肉接头处的损伤。神经末梢再生是恢复的必要条件。尽管可能会持续数月,但大多数婴儿都能完全康复。与其他形式的肉毒中毒不同,伤口肉毒中毒应使用抗生素,此外,还需伤口清创。

未来发展方向

目前,有新的体外试验检测肉毒杆菌毒素的存在,正在研发以取代小鼠中和生物测定法。其中一种方法是,利用人类诱导多能干细胞衍生的神经元和酶联免疫吸附试验(ELISA)技术来确定毒素暴露后肉毒杆菌毒素对SNAP-25的切割。另一种新型肉毒杆菌毒素检测方法是在多电极阵列上培养小鼠胚胎干细胞衍生神经元。

(孙阿萍 译)

推荐阅读

Antoine JC, Camdessanché JP. Treatment options in paraneoplastic disorders of the peripheral nervous system. Curr Treat Options Neurol 2013;15(2):210–23.

This is a nice review of the medications used to treat paraneoplastic neurologic syndromes including Lambert-Eaton myasthenic syndrome. The dosage, contraindications, and drug interactions are discussed.

Oh SJ, Shcherbakova N, Kostera-Pruszczyk A, et al. Amifampridine phosphate (Firdapse®) is effective and safe in a phase 3 clinical trial in LEMS. Muscle Nerve 2016;53(5):707–25.

Phase 3 clinical trial demonstrating efficacy of amifampridine, a salt form of 3,4-DAP, in Lambert-Eaton myasthenic syndrome.

Rosow LK, Strober JB. Infant botulism: review and clinical update. Pediatr Neurol 2015;52(5):487–92.

Excellent review article on infantile botulism.

Sabater L, Titulaer M, Saiz A, et al. Sox1 antibodies are markers of paraneoplastic Lambert-Eaton myasthenic syndrome. Neurology 2008;70(12):924–8.

Article discussing that the presence of SOX-1 antibodies in patients with Lambert-Eaton myasthenic syndrome predicts the presence of small cell lung cancer.

Schoser B, Eymard B, Datt J, et al. Lambert-Eaton myasthenic syndrome (LEMS): a rare autoimmune presynpatic disorder often associated with cancer. J Neurol 2017;264(9):1854–63.

An up-to-date detailed review of Lambert-Eaton myasthenic syndrome including a diagnostic and oncologic screening algorithm.

肌病

Jayashri Srinivasan

遗传性骨骼肌疾病

Doreen T. Ho, Jayashri Srinivasan

本章我们讨论遗传性骨骼肌疾病。遗传性骨骼肌疾病是一组进行性加重的肌病,可以分为离子通道病、代谢性肌病和线粒体肌病、肌营养不良和先天性肌病(表 70.1)。

表 70.1 遗传性肌病

肌病	类型	基因定位	基因产物
强直性肌营养不良			
经典远端型肌营养不良	1[a]	AD19q13	肌强直蛋白激酶
近端型肌营养不良 （PROMM）	2[a]	AD3q21	锌指蛋白 9
肢带型肌营养不良	1A	AD5q22-34	肌缩素
	1B	AD1q11-21	核纤层蛋白 A/C
	1C	AD3p25	小窝蛋白 3
	1D	AD7q36	DNAJB6
	1E	AD	结蛋白
	1F	AD	转运蛋白 3
	1G	AD 4q21	?
	1H	?	?
	2A	AR15q15	钙蛋白酶 3
	2B[b]	AR2p13	奇异不良素
	2C[b]	AR13q12	γ-肌聚糖蛋白
	2D[b]	AR17q12	α-肌聚糖蛋白
	2E[b]	AR4q12	β-肌聚糖蛋白
	2F[b]	AR5q33	δ-肌聚糖蛋白
	2G	AR17q11	肌动蛋白链接素
	2H	AR9q31-33	E3 泛素连接酶
	2I	AR19q13.3	福山素相关蛋白
	2J	AR2q31	肌联蛋白
	2K	AR 9q34.1	POMT1
	2L	AR	Anoctamin-5
	2M	AR	福山素
	2N	AR	POMT2
	2O	AR	POMGnT1
	2P	AR	α-肌养蛋白聚糖
	2Q	AR	Plectin-1
	2R	AR	结蛋白
	2S	AR	TRAPPC11

表 70.1　遗传性肌病(续)

肌病	类型	基因定位	基因产物
进行性肌营养不良			
	Duchenne	XRXp21	肌营养不良素
	Becker		
面肩肱型肌营养不良	[b]	AD4q35	?
肩胛腓骨肌营养不良		AD12	?
Emery-Dreifuss 肌营养不良	1[b]	XXq28	伊默菌素
	2	AD1q11-q21	核纤层蛋白 A/C
眼咽型肌营养不良	[b]	AD14q11.2-q13	多聚 A 结合蛋白 2
Bethlem 病		AD21q22,2q37	Ⅵ型胶原
			亚单位 α1 或 α2
		AD2q37	Ⅵ型胶原
			亚单位 α3
先天性肌营养不良			
	经典 CMD[b]	AR6q22-23	层粘连蛋白 α2 链
	α7 整合素 CMD	AR12q13	整合素 α7
	福山型	AR9q31-33	福山素
	沃瓦型	AR?	?
	肌肉-眼-脑病型	AR1p32-34	O-甘露糖基-β-1,2-N-乙酰葡糖氨基转移酶
	脊柱强直综合征	AR1p35-36	硒蛋白 N1
先天性肌病			
	中轴空	AD19q13.1	斯里兰卡肉桂碱受体
	杆状体	AD1q21-23	α-原肌球蛋白
	杆状体	AR2q21.2-22	伴肌动蛋白
	杆状体	AR1q42	α-肌动蛋白
	杆状体	AD9p13	β-原肌球蛋白
	杆状体	AR19q13	慢肌钙蛋白 T
	中央核	AD19p13.2	Dynamin-2
	肌管	XXq28	肌管素
	肌管	AR?	?
	CFTD	?	?
	肌原纤维肌病	AD11q22	α,β-晶状体蛋白
	肌原纤维肌病	AD2q35	结蛋白
	肌原纤维肌病	AR?	?
代谢性肌病			
糖原沉积症	Ⅱ——酸性麦芽糖缺乏[c]	AR17q21-23	α-1,4 糖苷酶
	Ⅲ——脱枝酶缺乏[c]	AR1p21	淀粉-1,6-糖苷酶
	Ⅳ——分枝酶缺乏[c]	AR3	分枝淀粉-1,4-1,6-转糖苷酶
	Ⅴ——肌磷酸化酶缺乏		
	Ⅶ——磷酸果糖激酶缺乏		
脂质沉积症	肉碱缺乏	AR/AD	

[a] DNA 突变分析(可购买商业化检测)。

[b] 免疫组织化学(可购买商业化检测)。

[c] 生化分析。

AD,常染色体显性;AR,常染色体隐性;CFTD,先天性纤维型比例失调;CMD,先天性肌营养不良;X,X 连锁;?,遗传模式不清楚。

离子通道病

周期性瘫痪与先天性强直性肌病

> **病例案例**　患者男性,56岁,主诉反复发作性肌强直和肌无力。患者回忆,幼时曾有一次参加夏令营,饮用大量葡萄汁后出现肌无力。近10年,患者在进食某些食物,或者在寒冷环境下活动(如铲雪,锻炼)时会诱发无力。另外,患者与人握手后难以松拳。当时做了钾负荷试验诊断为高钾型周期性瘫痪(HyperkPP),但未做基因检测。随后,基因检测结果为骨骼肌电压门控钠离子通道 Nav1.4基因突变(染色体17q23-25 上 SCN4A 基因编码)。服用乙酰唑胺预防发作,美西律控制肌强直。虽然近来患者出现上下肢近端持续性无力,但总体状态一直维持得很好。最近,他开始服用二氯苯甲酰胺(已获批适应证),停用乙酰唑胺;乙酰唑胺除了疗效较低外,还可引起肾结石。
>
> **点评:**这个患者是一个周期性瘫痪的典型病例,首发症状始于少年期,碳酸酐酶抑制剂初期减少了肌无力发作的频率,50～60 岁后,开始出现进行性近端肢体无力,日常生活能力(activities of daily living,ADL))下降。

由于不同基因异常导致不同的骨骼肌肌膜离子通道异常而表现为低钾性或者高钾性离子通道病,其临床表现相似。经典的临床表现正如本病例描述。鉴别低钾性或者高钾性离子通道病通常很困难,因为多数情况下,很难在发作(当异常值通常出现时)期进行检查。

已经发现几个编码骨骼肌肌膜离子通道的基因与周期性瘫痪和其他肌强直性疾病相关(表70.2)。多数病例为常染色体显性遗传。在肌无力发期,骨骼肌肌膜兴奋性暂时消失。

肌无力的程度在家族成员间差异很大。

高钾型周期性瘫痪和先天性副肌强直是钠离子通道病,而低钾型周期性瘫痪是电压门控性钙离子通道病。先天性肌强直是氯离子通道病,分为显性遗传(Thomsen 病)或隐性遗传(Becker 病)。

临床表现

虽然多数情况下周期性瘫痪的力弱为对称性分布,但偶尔个别病例的力弱分布可以为局灶或不对称性,主要见于一些被过度使用的特殊肌肉,例如,一个珠宝商的症状局限于他的优势手,而患者是在铲雪时发现自己的优势手无力。低钾型周期性瘫痪患者一般在运动后,大量摄入碳水化合物之后,饮酒后或者寒冷天气时出现麻痹症状。球部和呼吸肌通常不受累。发作性症状在中年时停止发作,部分患者遇到上述诱因后持续力弱。

与 HypoKPP 不同,HyperKPP 可以出现临床或者电生理肌强直(肌肉松弛异常),或者伴发先天性副肌强直。临床上肌强直可通过叩击眼睑肌、指伸肌或大鱼际肌极其通过其收缩活动来发现。特别是叩击指伸肌容易诱发出肌强直。

先天性肌强直是一种氯离子通道病,不运动即可出现肌强直,但运动和温暖可以缓解肌强直。检查时可诱发肌强直。常染色体显性遗传先天性肌强直(Thomsen 病)一般不出现持续力弱。Thomsen 病的变异型的独特临床表现为全身骨骼肌假性肥大,貌似运动健将(图 70.1)。这种体型如此强大,健身教练常鼓励这些患者参加体育运动。不幸的是,部分患者会出现轻度进行性力弱。先天性肌强直的一个临床特征是:休息后突然运动会诱发短暂的力弱,继续运动力弱减轻。有趣的例子包括一名棒球运动员击球后无法奔跑,或一名地铁乘客,他希望在地铁停下来时下车,但在站起来离开地铁时被冻结或摔倒。

表 70.2　影响骨骼肌的通道病

	发病年龄	发作持续时间	肌无力	肌强直	加重因素	缓解因素	基因突变/遗传方式和离子通道
高钾型周期性瘫痪	婴儿～儿童早期	数分钟～数小时	发作性,晚期可持续	可能出现(在肌无力发作期)EMG(+)	钾负荷、寒冷、禁食、休息、运动后	碳水化合物负荷、运动	CN4A 17q23:AD 钠通道
先天性副肌强直	婴儿	数分钟	罕见	存在 EMG(+)	重复运动、寒冷、禁食	保暖	SCN4A 17q23:AD 钠通道
钠通道肌强直	儿童～青春期	变化	罕见	出现(常伴疼痛)	运动后休息、钾负荷、禁食	—	SCN4A 17q23:AD 钠通道
低钾型周期性瘫痪	青春期	数小时～数天	发作性,晚期可持续	无	寒冷、运动后休息、碳水化合物负荷	钾负荷、运动	CACNLA3,SCN4A 17q23:AD 钙通道
先天性肌强直	婴儿～儿童早期	数分钟	不常见	出现 EMG(+)	休息后运动、寒冷	重复运动	CLC-1 7q:AD(Thomsen),AR(Becker) 氯通道
Anderson-Tawil 综合征	儿童期～青春期	变化	发作性,可伴发心律失常和显著的骨骼畸形	无	发作期血钾可以低、正常或者高钾血症	无	KCJN2(ATS1)编码 Kir2.1

AD,常染色体显性遗传;AR,常染色体隐性遗传。

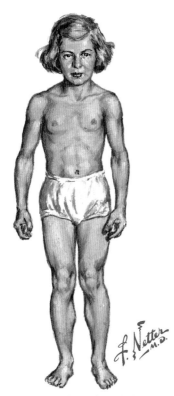

肌强直伴骨骼肌肥大,男女均可罹患

图 70.1 先天性肌强直(Thomsen 病)

先天性副肌强直(paramyotonia congenita, PMC)是一种更为罕见的高钾血症,常与周期性瘫痪有关。与先天性肌强直(MC)相似,寒冷天气会加剧 PMC 患者的肌肉僵硬。与 MC 相反,休息可以改善 PMC 患者的无力,运动会加剧僵硬。

恶性高热

恶性高热(malignant hyperthermia, MH)是一种与离子通道病相关的临床异质性综合征,是由于 ryanodine 受体(*RYR1*)基因(位于染色体 19q13.1)突变导致肌浆网钙释放异常而致病。在 MH(见图 70.3,下图)中,吸入麻醉剂和肌肉松弛剂后,患者可能会出现严重危及生命的高热发作;这种发作的特点是僵硬、肌球蛋白尿、心脏并发症,如果诊断和治疗出现延误,甚至死亡。

鉴别诊断

周期性瘫痪患者的鉴别诊断包括神经-肌肉接头疾病,尤其是重症肌无力(myasthenia gravis, MG)。MG 的典型临床表现有:波动性症状,通常有昼夜变化,主要局限于累及眼外肌、球部肌肉和典型的肢体近端肌肉。后天获得性肌病有时会表现为肌肉僵硬、肌痛以及无力(如皮肌炎)。

在评估任何急性、全身无力的高钾血症患者时,需要紧急考虑艾迪生病。甲状腺毒症可与一些患者的周期性瘫痪有关,尤其是年轻的亚洲男性;因此,这类患者还必须接受甲状腺功能不全的临床症状和实验室检查。

诊断方法

临床病史是诊断离子通道病的最佳手段。对于有阳性家族史的患者,这可能是相对简单的,同时检查有症状并记录有异常的血清钾水平,或临床或电生理学诊断发现有明显的肌强直。在散发病例中,诊断可能更困难,尤其是当临床检查结果正常且激发试验未显示任何生化或神经生理学异常时。

无论潜在的离子通道病是导致高钾血症还是低钾血症,发作间歇期的血清钾是正常的,临床医生很少有机会在事件期间获得血清样本。然而,在 HyperKPP 发作期间,血清钾升高。冷诱导和肌电图(EMG)定义的肌强直发生在两个事件之间。同样,低钾型周期性瘫痪患者的血清钾水平较低,也仅限于瘫痪的确切时间。在自发无力发作或周期性瘫痪发作(如果复发)期间观察到的任何患者,都需要测量血清钾水平。

基因检测大大增强了周期性瘫痪患者诊断评估的特异性。其中包括对 HyperKPP 中骨骼肌钠通道的 DNA 检测,以及对 HypoKPP 特异的骨骼肌钙通道的 DNA 检测。因此,由于基因检测的推行,以前使用的诱发试验,例如碳水化合物负荷使患者诱发低钾的试验今天不再使用。

神经传导的检查有时显示复合运动动作电位波幅降低,这在罕见的情况下,临床医生有机会在周期性瘫痪发作期间检查患者;否则这些检查都是正常的。在肌电图实验室,让潜在的周期性瘫痪患者长时间运动可能会导致复合运动动作电位波幅的逐渐减小。更罕见的是,当患者在周期性瘫痪的个别发作期间接受评估时,针电极肌电图将显示,当受累肌肉完全去极化时,它们处于电不活动状态。肌强直性放电发生在钠通道病 HyperKPP 和氯通道病患者的肌电图上。这一电生理结果在高钾型周期性瘫痪、先天性副肌强直和没有肌强直电位的低钾型周期性瘫痪的鉴别诊断中特别有用。临床肌强直在 HyperKPP 中通常不明显,尽管患者暴露于寒冷时,副肌强直也可能如此。

在周期性瘫痪和强直性肌病患者中,血清肌酸激酶水平通常正常或轻微升高。在周期性瘫痪的早期,肌肉活检是正常的。然而,当患者进展为持续性力弱时,活检可表现为伴管聚集的空泡肌病。然而,肌肉活检很少有必要用于诊断。

治疗和预后

对于周期性瘫痪急性发作的患者,首选的治疗方法是纠正异常钾水平。严重的高钾血症需要静脉注射葡萄糖和胰岛素进行紧急治疗。不太严重的发作的患者可吸入 β-肾上腺素能药物或摄入碳水化合物。对于任何第一次出现高钾相关瘫痪的患者,首先要考虑艾迪生病;因此,在获得血清皮质醇水平后,建议静脉输入糖皮质激素。静脉补钾或轻症患者口服补钾是治疗低钾型周期性瘫痪患者的最佳方法。通过避免饮食中的碳水化合物负荷,可以防止此类发作。

乙酰唑胺、氢氯噻嗪或二氯苯酰胺的维持治疗通常用于预防发作。当还需要治疗肌强直时,美西律或其他膜稳定剂通常是有效的。

通常中年后,周期性瘫痪发作频率和严重程度会降低。然而,部分患者(比如本章开头的病例)随着年龄的增长,发作性无力会进展为持续的近端肢体无力。

代谢性肌病

病例案例　患者女性,14岁,高中生,因田径训练后出现肌肉疼痛伴尿色变深来急诊室。检查发现患者的CK水平高于正常50倍,且尿中肌红蛋白升高。患者收治入院,给予强化水化治疗,症状数天内缓解。

前臂缺血试验出现运动后乳酸不能升高,但血氨显著升高,提示患者已经成功地提高了他的肌肉代谢,这样的结果(乳酸无变化和血氨水平升高的组合)是糖原沉积症的经典表现。肌肉活检PAS染色出现肌膜下空泡被充填提示糖原沉积。生化检查肌肉磷酸化酶水平降低,确诊为McArdle病。

点评:本例患者是肌肉磷酸化酶缺乏症(McArdle病)的经典病例(见图70.2),最常见的GSD。

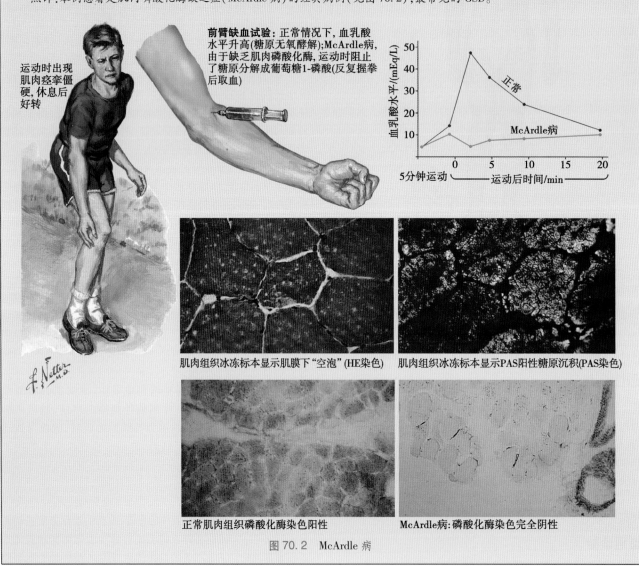

图 70.2　McArdle 病

病理生理学

GSD是相当少见的疾病实体。GSD是一类运动诱发的肌肉疼痛伴肌红蛋白尿的疾病。但并非所有患者均出现肌红蛋白尿,也不是每次发作均与过量运动相关。通常,GSD表现出两组症状,动态症状(比如:运动后肌痉挛、肌肉疼痛和肌红蛋白尿)和静态症状(如持续进展的肌无力)。罕见情况下,反复过度使用某个肢体,偶然发现潜藏的GSD。实验室检查CK显著升高伴肌红蛋白尿高度提示先天性代谢缺陷(碳水化合物或脂肪代谢酶缺陷)(图70.3和表70.3)。

病理生理学

骨骼肌的功能发挥极度依赖能量代谢。正常肌肉代谢依赖

于循环中的葡萄糖和游离脂肪酸(图70.4和图70.5)。休息状态下,肌肉利用游离脂肪酸满足基础代谢需要。当一个人开始剧烈运动时,通常在前10分钟内,已经储存于肌肉的糖原进行糖酵解作为主要的能量来源,分解产生葡萄糖,但持续时间较短。当剧烈运动继续进行,超过最初的数分钟后,机体转向无氧糖酵解。这种机制可以解释临床上的“二阵风”现象。这时,脂肪储备动员,以游离脂肪酸的形式作为主要的能量来源。有效的糖酵解被多种肌肉糖原生成酶抑制。骨骼肌利用葡萄糖的需求被抑制,未充分利用的糖原在骨骼肌中沉积。实际上,对于大多数健康人来说不算剧烈的运动,在患者则出现异常痉挛。

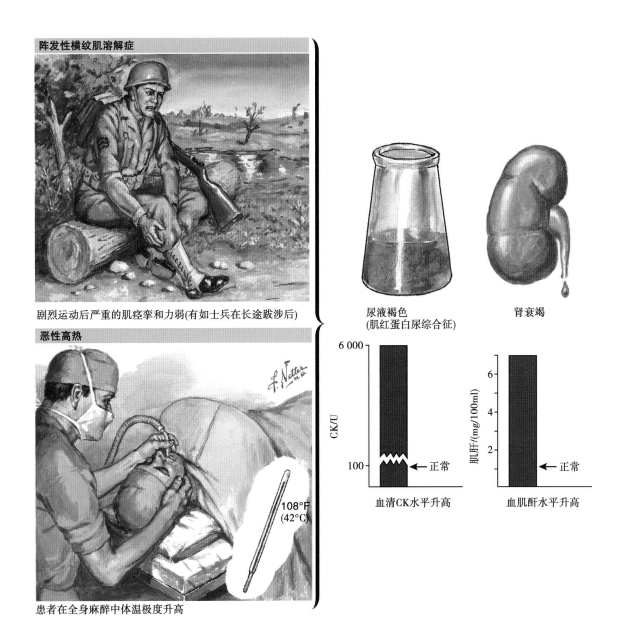

图 70.3 肌红蛋白尿综合征。CK,肌酸激酶

表 70.3 运动不耐受性肌病		
糖原病	呼吸链缺陷	脂质代谢障碍
磷酸化酶缺乏（McArdle 病）——V 型	复合物 1 缺乏	肉碱缺乏
磷酸化酶激酶缺乏（Tauri 病）——Ⅶ型	辅酶 Q10 缺乏	肉毒碱棕榈酰基转移酶缺乏
磷酸化酶 B 激酶缺乏——Ⅷ型	复合物Ⅲ缺乏	极长链、长链、中链或短链脂酰辅酶 A 脱氢酶缺乏
磷酸甘油酸酯激酶缺乏——Ⅸ型	复合物Ⅳ缺乏	短链 3-羟酰辅酶 A 脱氢酶缺乏
磷酸甘油酸变位酶缺乏——X 型	复合物Ⅴ缺乏	戊二酸尿症Ⅱ型（电子转运黄素蛋白和辅酶 Q 氧化还原酶缺乏）
乳酸脱氢酶缺乏——Ⅺ型	Ⅰ~Ⅴ组合	中性脂肪沉积伴肌肉病;中性脂肪沉积伴鱼鳞病
β 烯醇酶缺乏——Ⅻ型		

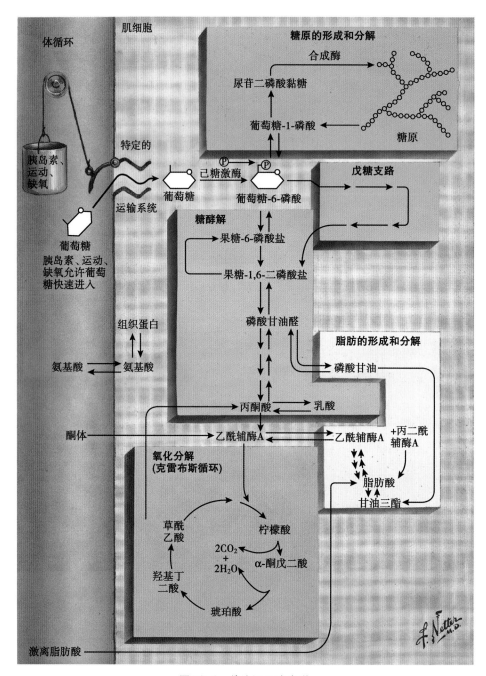

图 70.4　骨骼肌细胞代谢

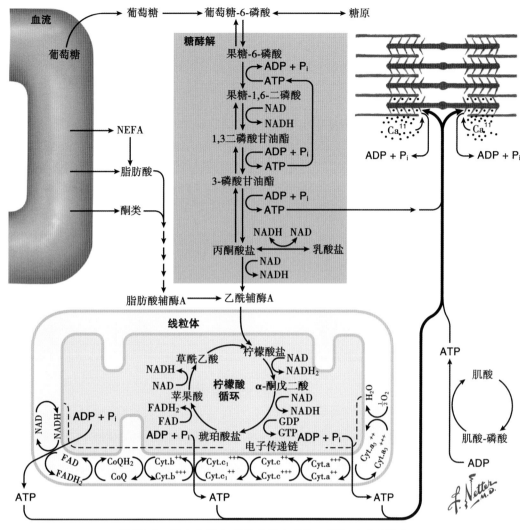

图 70.5 肌肉收缩中 ATP 的再生供能。ATP,三磷酸腺苷

遗传学

肌磷酸化酶缺乏症是由糖原磷酸化酶缺陷引起的常染色体隐性遗传病,编码肌磷酸化酶是由肌肉相关(PYGM)基因。相比之下,更罕见的磷酸甘油酸激酶缺乏症通常是 X 连锁遗传的。其他的糖原沉积症、各种脂质代谢异常性疾病、呼吸链缺陷和腺苷酸脱氨酶缺乏症通常是常染色体隐性遗传。根据特定的酶缺乏症,糖原沉积可以分为 15 型(0~XV 型)。McArdle 病(V 型)是其中最常见的亚型,表现为经典的运动诱发的痛性综合征(图 70.2),类似的症状也可见于糖原沉积症Ⅶ、Ⅸ、Ⅹ和Ⅺ型。

临床表现

运动诱发的严重肌肉痛性痉挛和僵直是酶缺陷导致的糖原或脂质沉积症的典型表现。"二阵风"现象是这类疾病的特征性表现,即肌肉痛出现后,短暂休息可以减轻症状,可以继续进行运动。休息可以缓解症状(图 70.3)。反复肌红蛋白尿是常见的表现,老年患者可能会出现永久性肌无力。患者出现肌肉痛和运动不耐受,伴或不伴高 CK 血症,通常由神经肌肉专家进行评估。运动诱发性肌肉痛(非关节或软组织痛)、肌肉僵直

和肌红蛋白尿提示是代谢性肌病的临床表现。尽管已经找到了一些肌肉能量代谢的特殊酶缺陷,但遗憾的是,更多的此类疾病尚未找到明确的酶缺陷。

部分糖原沉积症患者,尤其是成年酸性麦芽糖酶缺乏症患者,表现为固定的、通常进行性的无力,而没有典型的发作性症状。

骨骼肌腺苷酸脱氨酶缺乏(Myoadenylate deaminase,MAD)是一种有争议的"疾病",因为目前还不清楚它是否仅仅是一种生化异常。这些患者会出现运动诱发的肌肉痉挛、僵硬、力弱和肌痛;但是,骨骼肌腺苷酸脱氨酶缺乏与临床症状之间关系不明。与糖原沉积症不同的是,前臂运动后血氨水平不升高,而血乳酸水平升高,提示患者糖原代谢正常。肌红蛋白尿可以出现,但相对罕见。骨骼肌腺苷酸脱氨酶缺乏可能是一种嘌呤代谢缺陷病。神经肌肉检查通常正常。

肉碱棕榈酰转移酶 Ⅱ 缺乏症是最常见的脂质代谢紊乱。动态症状有肌痛,但没有肌肉痉挛。最常见的情况是,青年男性在长时间的中等强度运动后即出现复发性肌红蛋白尿。短时间的运动通常可以耐受。禁食、寒冷或者紧张亦可诱发发作。与糖原沉积症不同的是,本病没有"二阵风"现象,不会进展为持续性力弱,发作间歇期血 CK 正常。

诊断方法

确诊糖原沉积症需要有前臂缺血试验的生化异常。首先检测血浆乳酸、丙酮酸及氨的基础水平。然后患者强烈运动手臂1~2分钟(图70.5)。在运动后即刻、1、3、6和10分钟,连续检测血乳酸,氨的水平。正常情况下,血乳酸水平升高5倍,血氨水平升高10倍。糖原沉积症患者血乳酸水平不能相应升高。骨 MAD 患者运动后血氨水平没有预期的升高,而血乳酸水平正常升高。试验的敏感性取决于患者的用力程度。

肌肉组织组织化学染色在代谢性肌病的检查中也可能很重要。肌肉活检后进行特定染色,检查是否存在肌磷酸化酶。如果正常,则考虑其他糖原沉积症,或者更少见的先天性脂质代谢异常。如果临床高度怀疑 CPT2 基因异常的脂质沉积症,并且前臂缺血试验正常,可以进行基因检测,而不必进行肌肉活检。

特发性高 CK 血症

健康人在中等强度运动后会出现 CK 轻度升高,一般不高于正常上限的5倍,3~8天内恢复为正常。多数实验室的"正常"CK 值可能过于严苛,使得有些人群即使没有运动,也会出现 CK 轻度升高。

在没有临床表现出肌无力或特定肌电图异常的情况下,对有非特异性症状或偶然发现 CK 升高的患者的评估往往令人沮丧。即使进行了广泛的组织化学染色和 DNA 检测,肌肉活检寻找糖原或脂质沉积变化的效率也相对较低。肌肉活检标本常规分析中发现的异常不能准确预测生化检测中的异常。有些代谢性肌病是骨骼肌特有的。这里需要专门研究相关的肌肉。肌肉的其他代谢紊乱更具系统性,可以通过对成纤维细胞或白细胞的酶检测来检测。

EMG 检查对于各种能量代谢异常性疾病的诊断价值不高,因为代谢性肌肉病的 EMG 表现常常正常。唯一例外的是,当患者在急性发作期,伴发痛性痉挛的当时有机会行 EMG 检查的话,会发现完全的电静息。这种异常是糖原沉积症的独特表现。糖原沉积症Ⅱ型,酸性麦芽糖酶(α-葡萄糖苷酶)缺乏,是另一个例外情况,其经典 EMG 表现为急性活动性肌肉病,类似于多发性肌炎的表现,这样的 EMG 表现也可见于椎旁肌。而且,成年起病的酸性麦芽糖酶缺乏症患者的临床表现也类似于多发性肌炎。所以,这一组代谢性肌病的 EMG 检查是为了除外其他运动单位异常性疾病。

淋巴细胞或培养的皮肤成纤维细胞分析在某些代谢性肌病中可以取代肌肉活检。可用于诊断许多糖原病和脂质代谢紊乱。

肌肉活检

对肌肉活检标本进行过碘酸-希夫或油红 O 染色可以分别检测糖原或脂质的异常沉积。在代谢性肌病中可以通过特殊的酶染色诊断肌磷酸酶、磷酸果糖激酶或肌腺苷酸脱氨酶缺乏。肉毒碱棕榈酰基转移酶Ⅱ缺乏时,脂质染色可以是正常的或呈现轻度脂质沉积。一些肌病可采用肌肉的生化检查(表70.4)。

表70.4 特异性代谢性肌病的生化分析

糖原沉积	脂质沉积	线粒体	嘌呤
酸性麦芽糖酶	肉毒碱	NADH 脱氢酶	肌腺苷酸脱氨酶
中性麦芽糖酶	肉毒碱棕榈酰基转移酶	NADH 细胞色素 C 还原酶	腺苷酸激酶
磷酸果糖激酶		琥珀酸脱氢酶	
磷酸化酶		琥珀酸细胞色素 C 还原酶	
磷酸化酶 β 激酶		细胞色素 C 氧化酶	
磷酸甘油酸酯激酶		柠檬酸合成酶?	
磷酸甘油酸变位酶		延胡索酸酶	

?,传播方式不明。

治疗和预后

大多数代谢性肌病患者可以逐步适应一定量的运动。大多数代谢性肌病无特异性治疗。个别报道糖原沉积症患者进行有氧训练、高蛋白饮食及补充肌酸有益。然而,尚无已证实的可靠疗法。肉毒碱棕榈酰基转移酶Ⅱ缺乏症患者,在耐力运动前或者发热期间,增加碳水化合物的摄入,可以预防发作。

肌红蛋白尿需要重视,因为肌红蛋白可能沉积于肾小管,是急性肾衰竭的主要危险因素。肌肉代谢中糖原沉积症和脂质沉积症均与肌红蛋白尿密切相关。高达50%的复发性肌红蛋白尿患者会出现急性肾功能不全。建议肌红蛋白尿高危患者在急性发作时急诊就医,治疗包括利尿和碱化尿液。如果有效控制发作,有望完全康复。

代谢性肌病通常是非进展性疾病。但是某些糖原沉积症患者随着年龄增长,出现持续力弱。酸性麦芽糖酶缺陷患者临床上可模拟多肌炎或肢带型肌营养不良。酸性麦芽糖酶缺陷的中年患者,可能会出现早期严重的呼吸衰竭。更罕见的情况下,肉毒碱棕榈酰基转移酶Ⅱ缺乏症患者,也会出现呼吸肌受累,在严重肌无力发作期,需要机械通气辅助呼吸。一般来说,积极的通气支持治疗后,这种肌无力发作可以逆转。

肌营养不良

肌营养不良与先天性肌病都是遗传因素导致的肌病,两者的区别在于:肌营养不良通常为临床上进行性加重的病程和特征性肌营养不良组织学特点,即肌纤维变性、再生和纤维化、脂肪化(图70.6,下图)。轻症的肌营养不良如眼咽型肌营养不良,可以不表现出经典的肌营养不良组织学特点。

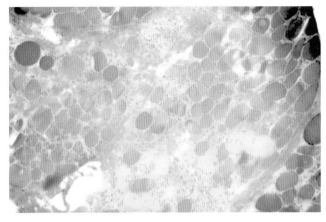

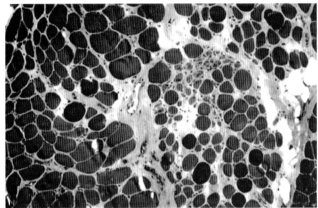

肌肉活检标本显示肌纤维坏死,被周围小吞噬细胞吞噬(上图,三色染色)纤维化和脂肪化(下图,HE染色)

图70.6 Duchenne 肌营养不良:肌肉活检

病例案例 患者女性,32岁,厨师,进行性肌无力5年余。5年前患者注意到双下肢力弱,爬楼梯困难,自此开始就医,但不确定具体什么时间开始出现症状。神经系统检查:双上睑下垂,颞肌萎缩,轻度近端力弱和双足下垂。全身腱反射减弱。感觉检查正常。用力握拳试验松开缓慢(临床肌强直)。EMG显示神经传导正常。所检肌肉肌强直放电伴窄小电位。基因检测:19q13的肌强直蛋白激酶(myotonin protein kinase,DMPK)的CTG重复序列达1 200拷贝。患者回忆,父亲有类似的斧头脸,50岁出头猝死,查看患者父亲照片证实有斧头脸表现。

点评:本例是确诊的强直性肌营养不良1型患者。强直性肌营养不良是最常见的成年起病的肌营养不良,本章后续会介绍。强直性肌营养不良(myotonic muscular dystrophy)分为强直性肌营养不良1型(DM1)和强直性肌营养不良2型(DM2),DM2也称为近端型强直性肌营养不良。

强直性肌营养不良1型(DM1)

经典型为常染色体显性遗传,通常在成人早期发病,但部分病例可以在新生儿阶段就表现为软婴儿,与一些先天性肌病和先天性肌营养不良相似(图70.7)。肌无力症状由远端进展至近端肌肉。肌强直是指骨骼肌放松延迟,检查方法有用力握拳或者叩击小鱼际肌,前臂伸肌出现肌丘。颞肌、咀嚼肌和胸锁乳突肌萎缩,额顶秃发和上睑下垂这些构成了特征性肌强直面容(图70.8)。面肌、咽肌、舌肌和颈肌也会受累。肢体无力以远端伸肌无力为主,并进展到近端。

在DM1中同时有多系统受累:胃肠动力失调、肺泡低通

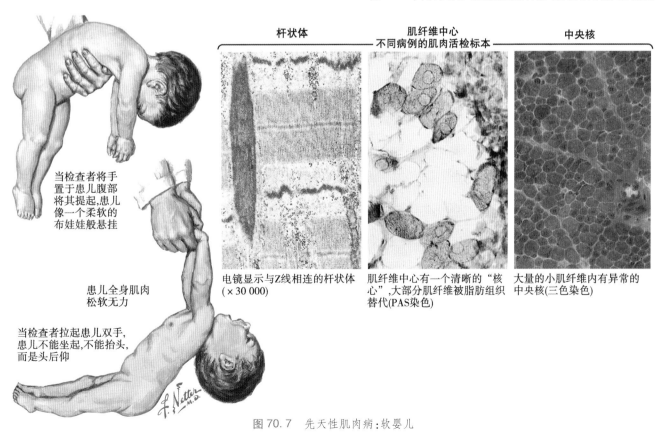

杆状体 | 肌纤维中心 | 中央核

不同病例的肌肉活检标本

当检查者将手置于患儿腹部将其提起,患儿像一个柔软的布娃娃般悬挂

患儿全身肌肉松软无力

当检查者拉起患儿双手,患儿不能坐起,不能抬头,而是头后仰

电镜显示与Z线相连的杆状体(×30 000)

肌纤维中心有一个清晰的"核心",大部分肌纤维被脂肪组织替代(PAS染色)

大量的小肌纤维内有异常的中央核(三色染色)

图70.7 先天性肌肉病:软婴儿

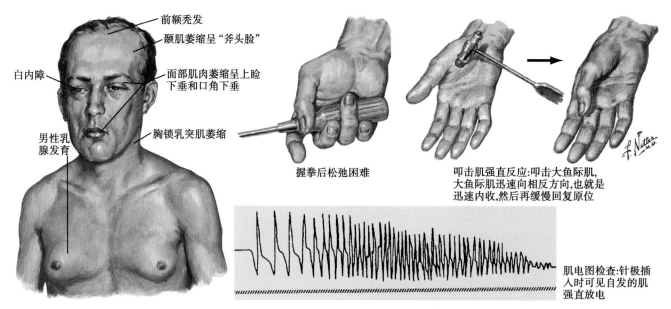

前额秃发

颞肌萎缩呈"斧头脸"

白内障

面部肌肉萎缩呈上睑下垂和口角下垂

男性乳腺发育

胸锁乳突肌萎缩

握拳后松弛困难

叩击肌强直反应:叩击大鱼际肌,大鱼际肌迅速向相反方向,也就是迅速内收,然后再缓慢回复原位

肌电图检查:针极插入时可见自发的肌强直放电

图 70.8　强直性肌营养不良

气、心脏传导异常和心肌病。后 3 种情况可缩短患者的寿命。精神行为异常包括嗜睡、冷漠、抑郁、人格改变和认知障碍。后囊膜下早发性白内障是常见的临床表现,是早期诊断 DM1 的线索。男性有睾丸萎缩和阳痿,妊娠女性有高流产率。

实验室检查显示 CK 轻度升高。神经传导检查正常。针极 EMG 显示肌强直放电。肌肉活检显示:核内移增多,肌纤维萎缩,肌浆块和环状肌纤维。基因检测:位于染色体 19q13.2 的肌强直蛋白激酶(DMPK)CTG 重复序列超过 37 拷贝。重复序列的长度与病情轻重呈正比。DM1 母亲所生的新生儿可以检测到 CTG 重复序列异常扩增导致的先天性肌营养不良。

强直性肌营养不良 2 型(DM2)

DM2 又称近端型强直性肌病(proximal myotonic myopathy,PROMM),是另一种常染色体显性遗传性肌强直性肌病,常见于成年人起病,表现为肌强直、肌痛和近端无力。以腿部无力起病,并缓慢进展。患者描述肌无力具有周期波动性和严重的肌痛。上睑下垂、面肌无力和呼吸肌无力在 DM2 中不常见。多系统受累可表现为白内障、心律不齐和睾丸萎缩。近端无力并缺少特异性表现,使得 DM2 的诊断比 DM1 更为困难。

血 CK 轻度升高。EMG 显示肌强直,这是这种近端型肌病诊断的重要线索。DM2 基因检测:3 号染色体锌指蛋白 9 的 CCTG 重复序列拷贝数超过 177。

肢带型肌营养不良

肢带型肌营养不良(limb-girdle muscular dystrophies,LG-MD)是遗传异质性的一组疾病,由于相同的基因突变可以出现不同的临床表型,所以,目前还没有精确的分类。尽管不同的基因型会出现不同的力弱表现或其他临床特征,但是,临床相很难分辨 LGMD 的临床亚型。LGMD 以数字(1 代表显性遗传,2 代表隐性遗传)和字母(先后发现染色体定位的顺序)分亚型(见表 70.1)。最近,由于发现临床表型的异质性与许多已知基因突变相关,所以,LGMD 可以用基因检测诊断。

LGMD 患者肌无力的分布形式为特征性对称性肢带肌无力,通常先侵犯下肢近端肌肉,然后侵及肩胛带。面肌、咽肌、眼肌和颈肌较少波及。临床表型可以提供诊断线索。翼状肩胛可以是钙蛋白酶病,肌聚糖病或者面肩肱型肌营养不良(FSHD)的临床表现。关节挛缩可以出现在肌原纤维肌病,钙蛋白酶病,也可以出现在 Bethlem 病和 Emery-Dreifuss 肌营养不良(EDMD)患者中。肌肉假性肥大可见于肌聚糖肌病,福山素肌病,也可见于抗肌萎缩蛋白肌病中。心肌病可见于抗肌萎缩蛋白肌病,肌原纤维肌病和福山素肌病。肢带型肌营养不良患者通常在 20 岁前就开始发病,但经常在中年早期诊断出来。男性女性均可罹患。合并其他多系统损害并不多见。

CK 可正常也可增高 20 倍。但常染色体隐性遗传的 LG-MD 患者 CK 正常罕见,如果患者 CK 正常,应该考虑其他诊断。Dysferlin 病和 Anoctamin 病患者 CK 非常高。大腿或小腿肌肉磁共振、肌肉活检、肌电图和基因检测是常用的辅助检查。基因检测可用于诊断部分 LGMD。Anoctomin 5 基因突变多见于男性。不同的 LGMD 的发病频率与地域相关。

抗肌萎缩蛋白病

抗肌萎缩蛋白病(dystrophin 病)是最常见的肌营养不良,常见儿童起病,少数成年患者。抗肌萎缩蛋白(dystrophin)是存在于骨骼肌和心肌肌膜下蛋白。抗肌萎缩蛋白与肌膜下其他蛋白质构成抗肌萎缩蛋白-肌聚糖复合体(图 70.9)。

Duchenne 肌营养不良

Duchenne 肌营养不良(Duchenne muscular dystrophy,DMD)是性连锁隐性遗传性肌营养不良病。1/3 患者散发性,在儿童早期起病,表现为近端无力和行走困难(图 70.10)。未治疗的患者,通常是男孩,在青少年中期依靠轮椅助行。小腿肥大、跟腱短缩和智力发育迟缓有助于与其他肌肉病相鉴别。常见的初始体征为笨拙步态、经常跌倒和下肢近端肌肉无力。病儿不能由蹲位站起,必须用手撑腿(图 70.11)。多数患者 12 岁前需要轮椅助行。

DMD 常伴有心肌病,可引起心律失常和充血性心力衰

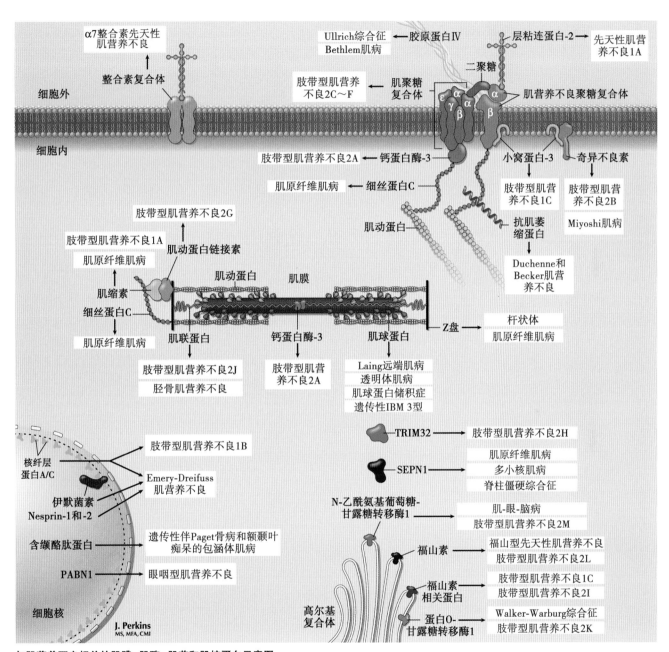

与肌营养不良相关的肌膜、肌酶、肌节和肌核蛋白示意图

图70.9　肌聚糖复合体和肌节蛋白

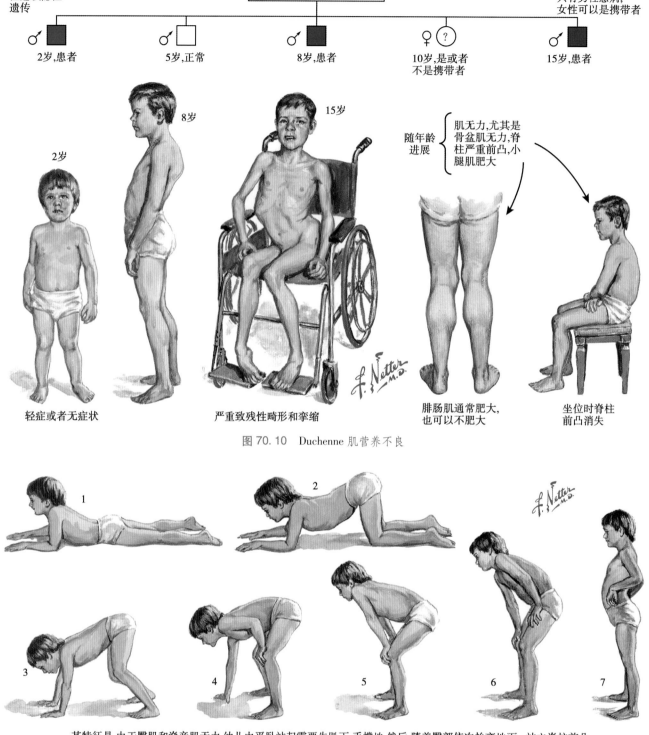

图 70.10   Duchenne 肌营养不良

其特征是,由于臀肌和脊旁肌无力,幼儿由平卧站起需要先趴下,手撑地,然后,膝盖臀部依次抬离地面。站立脊柱前凸

图 70.11   Duchenne 肌营养不良:Gower 征

竭。呼吸衰竭是由于呼吸肌力弱,脊柱畸形和挛缩加重病情。除非选择长期机械通气,否则大多数患者在 20~30 岁死于呼吸衰竭或者心脏并发症。平滑肌也可受累,如肠梗阻和胃松弛。

CK 异常升高,可达正常的 30~50 倍。当患者怀疑 DMD 的诊断时,首先考虑做抗肌萎缩蛋白基因检测。如果基因检测阴性,需要肌肉活检进行抗肌萎缩蛋白免疫染色、免疫印迹法或者 Western 印迹法。DMD 患者多数肌纤维抗肌萎缩蛋白免疫染色阴性。一旦 DMD 诊断确立,电生理诊断和肌肉活检并非必须。针极 EMG 显示肌源性损害伴纤颤电位。鉴别诊断主要需要排除 LGMD。

Becker 肌营养不良

Becker 肌营养不良(BMD)是另一个 X 连锁抗肌萎缩蛋白病,与 DMD 是共基因病,通常临床症状较轻。临床表现与 DMD 相似但发病延迟,一般在 10 岁左右出现行走困难。BMD 有时表现为用力后肌痛、心肌病和无症状的 CK 增高。早期 CK 可正常,一些患者在 20 多岁时才会有 CK 增高。预期寿命缩短,但显著长于 DMD。表内的基因突变与 BMD 表型相关。

女性携带者(如 BMD 患者的女儿)可以表现为无症状高 CK 血症,极罕见的情况下,表现为成年起病的肌肉病。然而,CK 可以正常。基因检测对于发现携带者很重要,可疑者推荐进行基因检测,并且进行出生前检测。

BMD 患者和罕见的女性携带者,肌肉活检抗肌萎缩蛋白染色显示阳性肌纤维和阴性肌纤维混合存在。肌肉活检抗肌萎缩蛋白免疫印迹和免疫染色可以定性和定量诊断 BMD。

抗肌萎缩蛋白病治疗

长期激素治疗对于能行走的患者可以减缓 DMD 病程进展。激素治疗通常伴随着激素的副作用,患者需要检测体重增长、发育缓慢、骨质疏松和情绪变化。Ataluren 是在欧洲已上市的药物,促进无义突变的核糖体通读,适用于有行走能力的无义突变(占 DMD 男孩的 10% ~ 15%)的男性患儿。2016 年,美国食品药品管理局(FDA)批准 Eteplirsen 用于部分 DMD 患者的治疗,适应证是表内外缺失突变 DMD 患者,Eteplirsen 通过外显子 51 跳跃进行修正(这类突变占 DMD 缺失突变的 13% ~ 15%)。进一步的临床试验正在进行,DMD 和 BMD 的生物标志物研究也在进行中。积极治疗心力衰竭,必要时可以考虑心脏移植,这对于伴有心肌病的 BMD 患者更为重要。多学科的联合支持性治疗包括:体能训练,心肺并发症治疗,心理学治疗,以及遗传咨询,同时对患者及家属进行康复训练、职业培训、语言治疗和呼吸治疗培训。

面肩肱型肌营养不良

面肩肱型肌营养不良(facioscapulohumeral,FSH)是外显率不同的常染色体显性遗传病。患者在 20 ~ 50 岁出现面肌无力和翼状肩胛(图 70.12)。肱二头肌、肱三头肌萎缩和无力,而三角肌和前臂肌群肌力相对保留。踝关节背屈无力是最早出现的下肢症状。力弱的不对称性是常见的临床表现。腹肌无力会出现 Beevor 征(头前倾时头侧腹肌和尾侧腹肌相对运动,使脐运动)。少见临床变异型包括无面肌力弱型。一种婴儿型病情快速进展,在 10 岁左右就需依靠轮椅。

EMG 显示肌源性损害。基因检测发现 FSHD1 患者的 4q35 染色体区域发生突变(染色体 4q35 上的 D4Z4 重复序列短缩),占 FSHD 患者的 95%。FSHD2 患者没有 D4Z4 重复序列短缩,而是在染色体 18p11.32 上有 SMCHDI 基因突变,并且显示出与 D4Z4 区域低甲基化相同的下游效应。FSHD 患者的治疗主要是支持对症治疗。三角肌肌容积肌力良好者,可考虑肩胛骨固定术(肩胛骨固定到胸壁),其他患者并不常用。

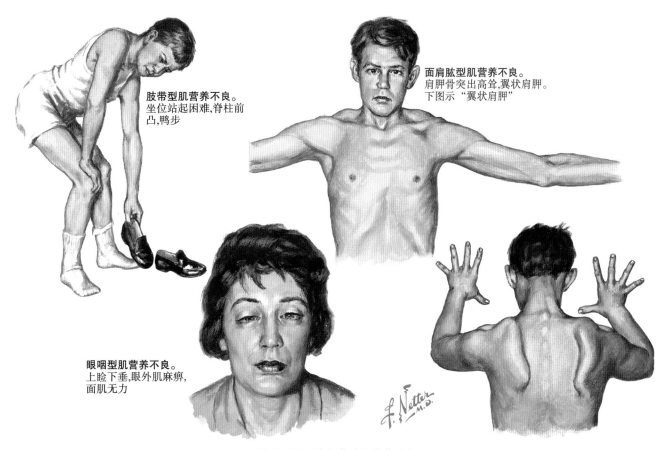

肢带型肌营养不良。坐位站起困难,脊柱前凸,鸭步

面肩肱型肌营养不良。肩胛骨突出高耸,翼状肩胛。下图示"翼状肩胛"

眼咽型肌营养不良。上睑下垂,眼外肌麻痹,面肌无力

图 70.12 其他类型肌营养不良

肩胛综合征

面肩肱型肌营养不良的鉴别诊断需要考虑肩胛综合征这一组疾病。肩胛综合征的遗传方式可以是常染色体显性遗传或隐性遗传，有时为 X 连锁遗传或者散发。通常，患儿首先出现手臂无力，然后出现足下垂。大多数患者有正常寿命和相对轻微的残疾。

Emery-Dreifuss 肌营养不良

Emery-Dreifuss 肌营养不良的遗传方式是 X 连锁或常染色体显性遗传。特征性临床表现包括肱骨肌和腓骨肌（肘屈伸，足背屈）无力和挛缩（特别是跟腱、肘和颈后肌肉）。大多数患者挛缩明显导致伸肘和足背屈困难。

心脏传导异常是卒中和致死性心律失常的主要原因，有时，心脏异常是本病的突出临床表现。基因检测：X 连锁遗传型为定位于 Xq28 的 Emerin 基因突变，常染色体显性遗传型为定位于 1q11-23 的 Lamin A/C 基因突变，常染色体显性遗传或者散发病例是 nesprin-1 和 nesprin-2 基因突变。

Bethlem 肌病

Bethlem 肌病与 Emery-Dreifuss 肌营养不良相似，也是儿童早期起病的常染色体遗传疾病。它是非进展性肌病，伴显著的屈肘挛缩，但不伴有心脏的并发症。

眼咽型肌营养不良

眼咽型肌营养不良是常染色体显性遗传肌病，生活在北美的法国-加拿大血统的人群中高发。大多数患者在成年的中、晚期发病，表现为上睑下垂和吞咽障碍。可出现轻度近端肌无力和眼外肌麻痹。基因检测发现 14q11.1 的 PABN1 基因的 GCG 重复序列异常可确诊（图 70.12，右下）。

肌原纤维肌病

根据基因型和表现型不同，肌原纤维肌病（MFM）可分为肌纤维内 Desmin 沉积或者其他蛋白质沉积。电镜（EM）显示肌原纤维断裂（可能是由于 Z 盘断裂）。临床相异质性。诊断依赖于特征性的组织学变化。可以表现为任何年龄起病的近端或远端无力，伴发心肌病、心律失常、通气功能障碍或者两者同时存在。已经确认 myotilin、ZASP、filamin-C、desmin、selenoproteinn、alphabeta crystallin、FHL-1、titin、transportin-3 和 bag-3 基因异常。遗传方式异质性。

先天性肌营养不良

先天性肌营养不良是一组隐性遗传、临床异质性的先天性肌肉病，常常与先天性肌病混淆，特别是当婴儿肌张力低下（称为松软婴儿）时。先天性肌营养不良患者常常有关节挛缩或者关节炎。一些类型还伴有相关的脑及眼肌的异常。临床特点为 CK 值增高和组织病理学上肌纤维营养不良的改变，这两者同时出现使其与先天性肌病和其他婴儿神经肌肉病相鉴别开来。

远端型肌病或远端型肌营养不良

远端型肌病是罕见的进行性远端无力的疾病，可以散发或者与遗传有关。远端型肌病根据遗传方式、肌无力分布方式和组织病理学特点进行分类（表 70.5）。提醒大家注意的是，还有一些其他肌病肌无力呈远端分布模式，如 DM1、EDMD、FSHD、肩胛综合征、杆状体肌病和中央核肌病（dynamin-2 基因突变）。

表 70.5　远端型肌病

	临床表现				染色体		
	起病年龄	首先侵犯的肌群	血清 CK	肌肉活检	遗传方式	染色体	基因
Nonaka（家族性包涵体肌病 1 型）	成年早期	下肢前群肌	正常或轻度升高	镶边空泡	AR	9p1-q1	GNE
Miyoshi 肌病	成年早期	下肢后群肌	升高 10 ~ 150 倍	肌病改变，偶尔伴发炎症	AR	2p13	Dysferlin
Laing 肌病	成年早期	下肢前群肌、颈屈颈	升高 1 ~ 3 倍	肌病性改变	AD	14q11	MYH7
肌原纤维肌病（Desmin 肌病）	儿童至成年	手肌或下肢前群肌	正常或轻度升高	肌病性改变伴空泡或胞浆体	AD，散发，？AR？ X 连锁	2q35，11q21-23，12q，10q22.3	几个基因
Welander 肌病	成年晚期	伸指与伸腕	正常或轻度升高	肌病性变化、空泡	AD	2p13	

表 70.5 远端型肌病(续)

	临床表现				染色体		
	起病年龄	首先侵犯的肌群	血清 CK	肌肉活检	遗传方式	染色体	基因
Udd 肌病	成年晚期	下肢前群肌,可以高度异质性	正常或轻度升高	肌营养不良,可出现镶边空泡	AD/AR		2q31,肌联蛋白基因突变
Markesbery-Griggs 肌病	成年晚期	下肢前群肌	正常或轻度升高	肌原纤维肌病和镶边空泡	AD		ZASP(Z 线选择性剪切 PDZ 主体蛋白)
声带和咽部无力的远端肌病	成年晚期	下肢前群肌,指伸肌,晚期声带和咽部无力	正常或升高 3~6 倍	空泡肌病	AD	5q31[a]	

AD,常染色体显性遗传;AR,常染色体隐性遗传;CK,肌酸激酶;?,传播方式不明。
[a] 之前认为定位于 5q31,现在认为与 X 染色体上的 *MATR3* 基因相关。

先天性肌病

先天性肌病在出生后或婴儿期起病。这类疾病非常严重,但如果患儿能够存活至婴儿期后,疾病的进展相对缓慢。患儿常常体力活动受限,但多数可以生存至成年。这些肌病因为它们组织学的特点而命名,如杆状体肌病。

最常见的先天性肌病是中央核(肌管性)肌病、中轴空病和杆状体肌病(图 70.7 图下方)。它们是临床表现明确和具有遗传异质性的疾病。先天性肌病常伴发先天性骨骼异常,较为常见有高足弓和脊柱后侧凸,这些临床表现提示这类疾病是遗传性疾病。尽管多数病例表现为松软婴儿综合征,但也有一些病例受累可轻微,可以成年早、中期才起病。婴儿期存活下来的患儿进展缓慢,相对生存期较长。

中央核肌病,旧称肌管性肌病,以病理上出现中央核为特征的肌病,是性连锁隐性遗传新生儿疾病,通常在婴儿期因呼吸衰竭导致死亡,偶有至儿童期或成年早期起病的惰性型。上睑下垂和眼外肌麻痹是与其他先天性肌病相鉴别的临床特征。肌肉活检显示肌核位于肌纤维中央,有时形成长链。肌管或肌动蛋白 2 基因突变与本病相关。

中轴空肌病表现为婴儿或儿童期起病的全身力弱。肌肉活检显示在 NADH 染色可见 1 型肌纤维中央的染色缺失区(轴空区)。Z 线呈水波纹样和肌原纤维破坏形成轴空区。本病增加恶性高热风险,尤其是使用吸入性麻醉药或者去极化神经肌肉阻滞剂时。

杆状体肌病可以任何年龄起病,从婴儿期至成年期,临床相和基因型均呈现异质性。患儿运动发育里程碑延迟,但一般可以存活至婴儿期后直至获得某种程度的自理功能。肌肉活检显示:1 型肌纤维占优势,Gomori 三色染色可见肌膜下杆状体。电镜对于确认杆状体很有帮助。杆状体是由破坏的 Z 线结构组成。

先天性肌病的诊断需要详尽的临床相,并经肌肉组织化学病理染色确诊。少数代谢性肌病也可以通过肌肉活检组织化学染色诊断,但更多的是需要肌肉或其他组织标本的生化分析诊断。

遗传性包涵体肌病

遗传性包涵体肌病(h-IBM)很难分类。本病一般在 20~30 岁起病,组织学与散发的 IBM 相近,但不伴有炎症改变。常染色体显性或常染色体隐性遗传。两种类型均与远端型肌病是等位基因病。H-IBM2,或者 GNE 肌病,为编码酶复合物 UDP-N-乙酰葡糖胺-2-表异构酶-N-乙酰甘露糖胺激酶(*GNE*)基因异常,该酶在唾液酸合成的限速步骤发挥作用。常染色体显性遗传型 IBM 伴发额颞叶痴呆和骨 Paget 病,其基因检测发现编码含缬酪肽蛋白(VCP)基因异常。另一种伴发关节挛缩的类型基因检测到 *MYH2* 基因异常。最后,一种罕见的隐性遗传的 h-IBM 伴发脑髓鞘发育不良。

遗传性肌病的诊断策略

全身性慢性肌病患者要根据不同的临床表现选择检查,表 70.6 提供了常规和选择性检查的指南。许多诊断工具对评估有症状的肌肉病患者是有帮助的。只有当临床高度怀疑时,才需要进行肌肉的进一步检查。

治疗

慢性肌肉病治疗的总体目标是支持治疗(见框 70.1)。

表 70.6 可疑肌病患者的评估

普遍筛查	部分患者需要评估
• EMG • CK	• 肌肉活检 • 血钾 • 醛酸酶 • 血乳酸 • 甲状腺功能,电解质 • 乙酰胆碱受体抗体 • 前臂运动试验(乳酸,氨) • 前臂运动试验(静脉 O_2) • 酸性粒细胞计数 • 免疫固定电泳(血清) • Dystrophin 病基因检测 • FSH 肌营养不良基因检测 • 眼咽型肌营养不良基因检测 • 特殊线粒体病基因检测 • 强直性肌营养不良 1 型和 2 型基因检测 • 肌炎特异性抗体 • 用力肺活量 • 心电图,超声心动图 • 裂隙灯检查

CK,肌酸激酶;EMG,肌电图;FSH,面肩肱。

框 70.1 慢性近端/广泛性肌肉病的管理目标

- 通过医疗设备辅助、作业治疗评估和干预,尽可能长时间地保持最佳的、自理的神经肌肉功能
- 通过家庭设施改造、医疗设备辅助或物理治疗指导降低跌倒和受伤的风险
- 维护患者的舒适度
- 预防和矫正关节挛缩,尤其是脊柱畸形和脊柱后侧凸型心肺疾病
- 保证足够的营养(对于喂养困难者保证充足的卡路里,对于肥胖者限制卡路里)
- 进行遗传咨询
- 进行出生前诊断
- 需要预防吸入性肺炎,一旦发生需要紧急治疗
- 心/肺支持:认识和治疗充血性心力衰竭,症状性心脏传导异常和肺动脉高压。
- 恶性高热预防:患者应该在术前与麻醉师沟通警惕致死性恶性高热。
- 当疾病严重程度显著缩短患者的预期寿命时,确认患者(或父母)的目标(给予适当的咨询)

糖皮质激素常常应用于具有行走能力的 DMD 或 BMD 患者,有证据表明这些药物可延缓男性患者依赖轮椅的年限。尽管有激素潜在的副作用,特别是那些身体未完全成熟或易于出现激素并发症的患者,但获益是明确的。必须严格监测药物副作用。Ataluren 适用于有行走能力的无义突变男性患儿。Eteplirsen 适用于阅读框外删除突变的 DMD 患者脑,可以通过第 51 号外显子跳跃改善症状。治疗对生命质量的影响,以及治疗费用等因素,均需要考虑。DMD 和 BMD 患者均需要多学科联合支持治疗。

少数脂质沉积性肌病患者肉碱补充治疗有效,推测患者原发性肉碱缺乏而非继发性肉碱缺乏。

DM1 和 DM2 患者可出现症状性肌强直。美西律可能是最有效的药物,但是要高度警惕加重心脏传导障碍的副作用。

心肌病,无论有无心脏传导异常,都会发生在这些疾病中。在患者的病史或症状高度怀疑伴发心脏异常时,连续的 ECG 监测和超声心动图检查非常重要。在以充血性心力衰竭为主要症状的 BMD 或其他肌病中,很少考虑心脏移植。

预后

尽管缺少疾病的特异治疗,为了判断预后和进行遗传咨询,准确的诊断依然十分重要。精确的遗传形式尤其重要,特别是那些严重影响日常生活能力和预期寿命下降的严重肌肉病,此时尤其应该进行产前检查。患者以及部分家属应该被告知疾病的所有并发症,但医师应该注意措辞温暖得体。当面对患儿时,合理处置面临更大的挑战。许多患者和家属经常会有一些错误的观念,他们认为所有肌肉病的病程都类似于 DMD。对于轻症肌肉病,包括一些先天性肌病和肌营养不良的轻型患者应该树立信心,其预期的自然病程进展会缓慢,寿命接近正常。

(张英爽 译)

推荐阅读

Amato AA, Russell JA. Neuromuscular disorders. 2nd ed. New York: McGraw-Hill; 2016.

Domingos J, Sarkozy A, Scoto M, et al. Dystrophinopathies and limb-girdle muscular dystrophies. Neuropediatrics 2017;48:262–72.

Moxley R. Channelopathies affecting skeletal muscle in childhood. In: Jones HR, De Vivo D, Darras BT, editors. Neuromuscular disorders of infancy, childhood, and adolescence. Philadelphia, PA: Butterworth-Heinemann; 2003:783–812.

North K, Goebel HH. Congenital myopathies. In: Jones HR, De Vivo D, Darras BT, editors. Neuromuscular disorders of infancy, childhood, and adolescence. Philadelphia, PA: Butterworth-Heinemann; 2003:601–32.

North K, Jones K. Congenital muscular dystrophies. In: Jones HR, De Vivo D, Darras BT, editors. Neuromuscular disorders of infancy, childhood, and adolescence. Philadelphia, PA: Butterworth-Heinemann; 2003:633–48.

Snyder R. Bioethical issues. In: Jones HR, De Vivo D, Darras BT, editors. Neuromuscular disorders of infancy, childhood, and adolescence. Philadelphia, PA: Butterworth-Heinemann; 2003:1279–86.

获得性骨骼肌疾病

Doreen T. Ho, Jayashri Srinivasan

> **临床案例** 患者女性,55岁,近期有间质性肺病病史。主诉四肢无力。近来,患者难以从地下室爬上10级台阶,难以从高橱柜的架子上拿起罐子,也无法用手捂着头梳头。无吞咽困难。体格检查:双侧髂腰肌、三角肌、肱二头肌和肱三头肌显著力弱,腱反射减弱,感觉检查无异常。
> CK升高至1 200IU/L(正常值的6倍)。EMG示神经传导正常,但针极EMG异常,大量的短时限、低波幅的多相电位,伴少量纤颤电位和复杂重复放电。
> 点评:该患者的表现是典型的肌病过程,临床表现为近端肌无力、血清CK升高和肌电图异常。

常见的获得性肌肉病分为原发性炎症性肌肉病、内分泌疾病伴发的肌肉病、中毒性肌肉病或系统性疾病伴发的肌肉病。

一些病原体,如旋毛虫病,可能会导致原发性肌病,这种情况要少见得多。肌病的典型临床表现为对称性四肢近端和脊旁肌无力(图71.1)。某些不同的肌病,如散发性包涵体肌炎(sIBM),也会出现不对称、远端、全身或区域性肌无力。较不常见的是呼吸肌或心肌主要受到影响。肌病偶尔表现为周期性肌无力、运动诱发肌痛或僵硬直。

某些其他的神经肌肉疾病可以模拟肌病的表现。肌病需要与神经肌肉接头疾病、运动神经元病和罕见的慢性炎症性脱髓鞘性多发性神经病(CIDP)相鉴别。肌病的腱反射通常正常或减弱,原发性肌病患者的感觉通常不受影响。某些明显的临床特征可能有助于肌病的诊断,包括肌无力的受累模式(如上睑下垂、眼外肌麻痹、呼吸肌无力、翼状肩胛、头下垂和对称性的近端与远端无力)或其他临床特征(如挛缩、骨骼畸形、腓肠肌肥大、肌强直性心脏受累或轻微到显著的皮肤改变)。另一

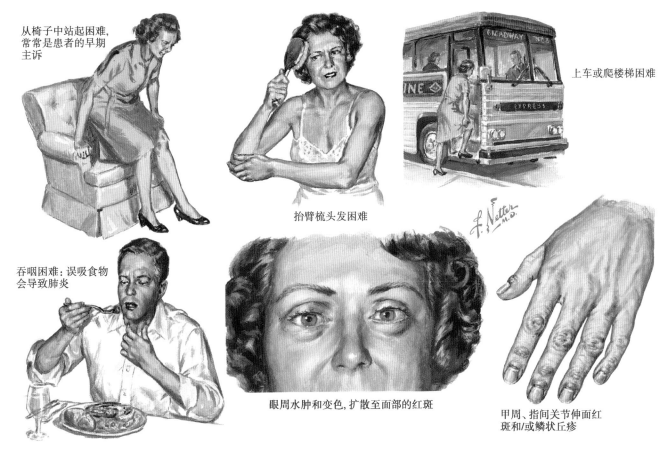

从椅子中站起困难,常常是患者的早期主诉

抬臂梳头发困难

上车或爬楼梯困难

吞咽困难:误吸食物会导致肺炎

眼周水肿和变色,扩散至面部的红斑

甲周、指间关节伸面红斑和/或鳞状丘疹

图71.1 多发性肌炎和皮肌炎

695

个非常重要的诊断决定因素是临床时间特征(例如,进展速度)、复发性(周期性)肌无力的病史、肌无力的晨暮变化和运动诱发的肌无力症状。其他重要的因素有遗传易感性、药物和毒物暴露,以及其他脏器系统受累。

诊断方法

在临床实践中,患者主诉有肌痛和肌无力症状,但肌力检查正常、血清肌酸激酶(CK)水平正常或轻度升高很常见。这类患者在诊断和治疗上都具有挑战性。在缺乏客观临床、实验室或电生理异常的情况下,出现肌肉疼痛、疲劳或运动不耐受的患者中,可定义的肌病性疾病并不常见。

实验室检查

许多肌病患者血清 CK 显著升高,这可能会增加 2~50 倍,尽管在大多数肌病中,CK 通常在 500~5 000IU/mL 范围内(图71.2)。血清 CK 水平异常升高与疾病的严重程度或活动性并不密切相关。肌病患者的血清醛缩酶水平也经常升高,其升高程度通常与 CK 的升高相平行,因此,许多临床神经肌肉专家并不定期检查醛缩酶水平。CK 水平可能有助于区分某些肌肉状况。例如,坏死性肌病的 CK 值通常显著升高(>10 倍正常值)。sIBM 的 CK 值通常升高(高达正常值的 5~10 倍),但也可能正常。

CK 升高并非特异性指标。其他下运动单位疾病(肌萎缩侧索硬化症或脊肌萎缩症)和系统性疾病(特别是黏液水肿)也常伴有 CK 2~5 倍升高。相反,某些皮肌炎(DM)和散发性包涵体肌炎(sIBM)患者的血清 CK 也可以正常。某些人群的CK 值会更高一些,男性较女性 CK 稍高。

患者出现持续性 CK 升高,有时伴有肌痛,但没有临床上确定的肌无力、家族史或者潜在毒物暴露史,此类患者诊断为高CK 综合征。尽管进行了全面的临床和实验室检查,也很难确定高 CK 综合征患者的病理生理机制,高 CK 综合征的诊断是临床难点。但值得注意的是,高 CK 综合征患者恶性高热的风险升高,在接触某些麻醉剂的时候,要警惕这种罕见并发症。

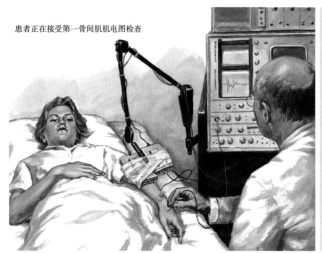

患者正在接受第一骨间肌肌电图检查

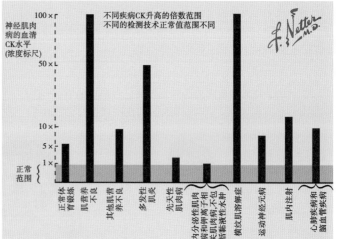

图 71.2　神经肌肉病的实验室检查:EMG 和血清酶学检查

血清天冬氨酸和丙氨酸氨基转移酶(AST 和 ALT)在许多肌病中经常升高,因为这些酶是由患病肌肉释放的。当发现AST 和 ALT 升高且未检查 CK 时,一些临床上未被怀疑患有肌病的患者很少会接受不必要的肝脏评估。其他肝功能指标(如γ-谷氨酰转肽酶和凝血酶原时间)在肌病中正常,为原发性骨骼肌而非肝脏疾病的可能性提供了另一条线索。

肌病患者的常规生化和血液的实验室检查通常正常。应检查血清钾水平,以排除伴有高钾血症的艾迪生病。以发作性周期性瘫痪为特征的各种肌肉疾病,如果在明显的麻痹期进行检测,有时可能会出现低钾血症或高钾血症。然而,如果在间歇期检测,通常血钾正常。某些急性肌病患者的血清炎症标志物,如血沉(ESR)和 C 反应蛋白(CRP)可能升高。所有急性或慢性肌病患者必须考虑甲状腺功能评估(血清促甲状腺激素[TSH]水平)。甲状腺功能减退和罕见的甲状腺功能亢进都可能表现为原发性肌肉受累。病因不清的肌病患者进行适当的内分泌评估是必要的。这些疾病还包括垂体-肾上腺疾病,如库欣综合征或艾迪生病,以及极少数甲状旁腺功能亢进症。在

某些种族中,甲状腺毒症可能与低钾血症和类似周期性瘫痪的近端肌病有关。

血清肌炎特异性抗体和肌炎相关抗体是评估某些肌病患者有用的其他检测指标。抗 Jo-1(组氨酸 t-RNA 合成酶抗体)抗体的存在表明可能存在终末器官共病,如间质性肺病(ILD;图71.3)。因此,在这些患者中,不建议使用甲氨蝶呤。信号识别粒子(SRP)抗体通常与坏死性肌病有关,可能提示一个难治性病程。抗细胞浆 5′核苷酸酶 la(cNla)抗体可能有助于 sIBM的诊断。抗-3-羟基-3-甲基戊二酰辅酶 A 还原酶(抗 HMGCR)抗体已在对免疫抑制有效的坏死性肌病患者中被描述,可能与他汀类药物的使用有关。

有时多发性肌炎(PM)与潜在的结缔组织疾病有关。在这些患者中,潜在疾病的血清学标志物可能是阳性的。这些包括抗核抗体(ANA)和/或类风湿因子。有时,这些抗体的存在可以帮助诊断病史尚不确定的偶发患者。尤其是鉴别获得性炎性肌病和遗传性肌营养不良时,这些指标很有帮助。当 PM 和不太常见的 DM 与其他胶原血管疾病相关时,这种组合被称为

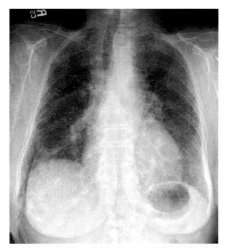

A. 胸部正位片显示广泛的肺纤维化,呈典型的蜂窝状

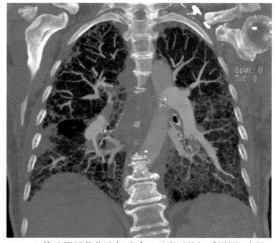

B. CT血管造影冠状位胸部重建显示广泛的间质增厚、囊性改变,双侧蜂窝样改变,囊性改变累及上肺多于下肺。右侧可见融合性胸膜增厚

图 71.3　重症肺纤维化

重叠综合征。系统性红斑狼疮(SLE)、系统性硬化症、类风湿性关节炎和干燥综合征可能是其众多症状和体征的组成部分。在这些病例中,肌肉无力超出了关节炎本身所能解释的范围。其特点是硬皮病、干燥综合征、SLE 或混合性结缔组织病患者的抗 U1/U2 核糖核蛋白抗体、PM-Scl 抗体或抗干燥综合征相关抗原 A(SSA)抗体滴度升高。除硬皮病外,糖尿病很少与其他胶原血管疾病相关。在高达 15% 的 sIBM 病例中,与潜在的自身免疫性疾病(如 SLE、硬皮病、干燥综合征)有关。

副肿瘤抗体的检查有时可能有助于近端无力的鉴别诊断。Lambert-Eaton 肌无力综合征(LEMS)患者尤其如此,他们通常表现出类似肌病的症状。这些患者的电压门控钙通道抗体水平升高。除了典型的 LEMS 肌电图神经传导检查外,这个抗体对于诊断 LEMS 具有特异性。此外,在与小细胞肺癌相关的肌病患者中,抗 HU 抗体可能呈阳性。

在某些情况下,如果要鉴别淀粉样肌病或散发性晚发性丝状体肌病(SLONM),则需要进行免疫蛋白固定电泳以寻找血清单克隆蛋白的存在。大约 20% 的 sIBM 患者也有不明意义的单克隆丙种球蛋白病(MGUS)。未明确病因的肌病患者进行

适当的内分泌检查是必要的。

维生素 D 水平也很重要。低维生素 D 很少会出现肌病。同样,原发性或继发性骨软化症患者可能表现为近端无力。升高的血清碱性磷酸酶和较低的血清钙值可能提示这些未被认识到的疾病。

肌电图

疑似肌病患者的肌电图检查很重要(图 71.4 和图 71.2)。肌病患者的常规神经传导检查结果正常,但重度疾病患者的复合肌肉动作电位波幅降低。肌病的主要肌电图异常通常在针极 EMG 检查时发现。肌病的典型异常表现包括低波幅、短时程和多相运动单位电位(MUP)。在肌病患者中,肌肉激活的早期,患者既有早期募集,也有 MUP 数量增加。然而,慢性肌病(如 sIBM)患者有时会出现类似于慢性神经源性损害的针极肌电图检查结果,这增加了诊断难度。肌原纤维或肌膜的破坏导致异常插入电位,尤其是纤颤电位和复杂的重复放电。炎症性肌病、肌营养不良和强直性肌病可通过针极肌电图上出现强直性肌病电位与神经源性肌病相区别。

A. 肌电图

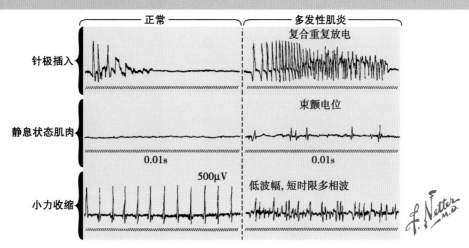

图 71.4　多肌炎/皮肌炎

B. 肌肉活检

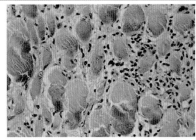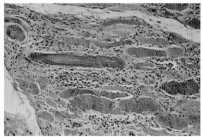

横切面 ◄———— **肌肉活检标本** ————► 纵切面
炎症反应: 肌纤维坏死和再生

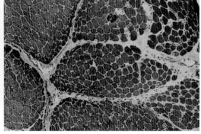

冰冻肌肉组织抗IgG抗体
免疫荧光染色显示血管壁
阳性,提示皮肌炎的免疫
基础

儿童皮肌炎患者的
束周肌肉萎缩

图 71.4(续)

　　同时,肌电图有助于排除周围运动单位内其他解剖部位的疾病,尤其是那些具有类似肌病的对称性近端无力的疾病。这些疾病包括运动神经元疾病,如肌萎缩侧索硬化症和脊髓性肌萎缩3型和4型、慢性炎症性脱髓鞘性多神经病(CIDP)、神经肌肉接头疾病(尤其是LEMS)和重症肌无力。各种内分泌、线

粒体和先天性肌病的肌电图结果通常正常。

影像学检查

　　肌肉的磁共振成像(MRI)除了用于寻找信号变化异常的肌电图外,对炎性肌病患者也很有用,因为它可以突出优先受

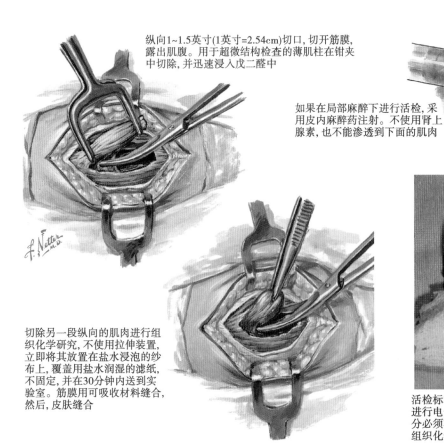

纵向1~1.5英寸(1英寸=2.54cm)切口,切开筋膜,
露出肌腹。用于超微结构检查的薄肌柱在钳夹
中切除,并迅速浸入戊二醛中

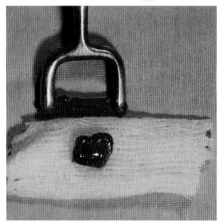

如果在局部麻醉下进行活检,采
用皮内麻醉药注射。不使用肾上
腺素,也不能渗透到下面的肌肉

切除另一段纵向的肌肉进行组
织化学研究,不使用拉伸装置,
立即将其放置在盐水浸泡的纱
布上,覆盖用盐水润湿的滤纸,
不固定,并在30分钟内送到实
验室。筋膜用可吸收材料缝合,
然后,皮肤缝合

活检标本的夹紧部分必须立即用戊二醛固定,并
进行电子显微镜处理。盐水浸泡纱布上的游离部
分必须在30分钟内冷冻,冷冻切片,并染色以进行
组织化学研究

图 71.5　肌肉活检:技术

累的模式(如sIBM中的股四头肌),并有助于选择病灶肌肉作为肌肉活检的部位。肌肉MRI也可能对某些肌肉活检禁忌证的患者有所帮助。

肌肉活检

肌肉活检是许多肌病的最终诊断手段(图71.5)。活检部位的选择很重要;应避免未受累的肌肉和受累非常严重的肌肉,因此可能仅显示终末期变化的肌肉,或最近接受过针极肌电图检查的肌肉。通常活检的肌肉包括股外侧肌、三角肌、股直肌和肱二头肌。由于偶然发现神经源性萎缩的可能性,通常

避免使用腓肠肌。腰骶上部肌肉、胸椎旁肌(如多裂肌)和颈部椎旁肌(不太常见)为活检提供了备选部位。

肌肉活检标本分成几份,分别用甲醛固定、石蜡固定和立即冰冻(标本在异戊烷中预处理,然后储存在液氮中)。甲醛固定标本用于苏木精和伊红染色(hematoxylin and eosin,HE),这是肌肉标本快速的染色方法,用于初始评估,尤其是诊断炎症性肌肉病的有用方法,尽早诊断有可能有效治疗。冰冻标本适合进行其他染色,包括烟酰胺腺嘌呤二核苷酸脱氢酶(NADH))、改良的Gomori三色、腺苷三磷酸酶及脂质和糖原染色(图71.6和图71.4)。

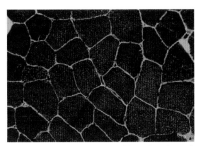

正常成人肌肉超低温切片苏木精和伊红染色。肌纤维大小均匀,被伊红染成粉红色;肌膜核是位于周边,被苏木精染成蓝色

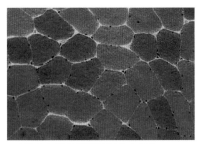

正常成人肌肉超低温切片改良的Gomori三色染色。肌纤维呈蓝绿色,肌膜核呈深红色

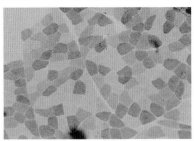

正常成年男性肌肉超低温切片(ATP酶染色,pH 4.6)。Ⅱ型肌纤维,含较少酸性ATP酶,可以分出2种亚型,ⅡA(最浅色)和ⅡB(中间色)。Ⅰ型肌纤维(最深色)含大量酸性ATP酶。这3型肌纤维大致各占1/3

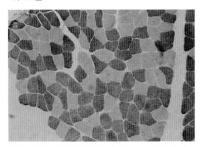

正常成年男性肌肉超低温切片(ATP酶染色,pH 9.4)。显示典型棋盘格样肌纤维分布,Ⅱ型肌纤维大约占2倍,因为含高浓度碱性ATP酶而染成深色

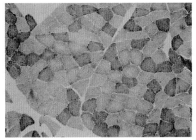

正常成年男性肌肉超低温切片,NADH染色,一种与线粒体,肌浆内质网,和T管反应的氧化酶,Ⅰ型肌纤维染色较深

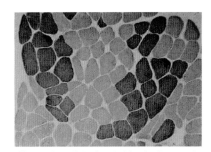

神经再支配的骨骼肌超低温切片,ATP酶染色(pH 9.4)。两型纤维呈群组化:Ⅰ型肌纤维(浅色),Ⅱ型肌纤维(深色)。与上面正常骨骼肌ATP酶(pH 9.4)相比较

图71.6 肌肉标本染色

肌肉标本也可能需要进一步的生化分析、基因检测和电镜检查。遗传性肌肉病,如各种肌营养不良,可以进一步进行免疫组织化学染色、免疫印迹检查,包括钙蛋白酶(calpain)、小窝蛋白(caveolin)、dysferlin、抗肌萎缩聚糖蛋白(dystroglycans)、抗肌萎缩蛋白(dystrophin)、层粘连蛋白-2(laminin-2)和肌聚糖蛋白(sarcoglycans)。

特异性炎性肌病

有3种获得性炎症性肌病:多发性肌炎(PM)、皮肌炎(DM)和散发性包涵体肌炎(sIBM)。坏死性肌病由于是由免疫介导的,通常归类为炎症性肌病;然而,它们在肌肉活检上无炎症或者有轻微的炎症。

多发性肌炎

多发性肌炎是一种相对少见的炎症性肌病,多见于成年人,亚急性病程,数周至数月达高峰。临床上,区分 PM 和 DM 的一个重要手段是 PM 中没有皮肤受累。然而,然而,皮肌炎有时也会无皮肤损害(无皮损皮肌炎)。多肌炎的诊断标准有多种版本。通常 PM 患者表现为对称性近端无力,累及上肢和下肢。伴轻度吞咽困难、肌痛和系统性症状,如多关节痛。少见症状有垂头综合征或者呼吸肌力弱。以呼吸肌受累起病的患者应该首先考虑到酸性麦芽糖酶缺乏导致的糖原沉积症Ⅱ型。PM 与 sIBM 的鉴别点为,PM 是近端对称性肌无力,而 sIBM 的典型表现为非对称性肌无力。过去,sIBM 容易被误诊为 PM,但事实上,sIBM 比 PM 常见。

EMG 检查通常有异常表现,特征性表现有,肌源性损害伴插入电位增多(纤颤电位和复杂重复放电)。实验室检查显示 CK 升高。肌肉活检显示,肌束膜和肌内膜炎症细胞浸润,伴 CD8$^+$T 细胞浸润非坏死肌纤维(图 71.4)。间质性肺病见于 10%~20% 的多发性肌炎患者,而且常伴抗 Jo-1 抗体阳性。心脏受累(心肌病和充血性心力衰竭)很常见,但这些相关疾病的发病率尚不清楚。

皮肌炎

皮肌炎在儿童和成人均可见。隐匿起病,近端肌无力进展数周。特征性皮疹可伴发或者早于肌肉病变(图 71.1)。皮疹多见于脸、颈、上肢的暴露部位。其他皮肤表现有眼睑的淡紫色皮疹和关节红斑,称为 Gottron 丘疹(图 71.1,下图)。甲床检查常显示毛细血管扩张。有时,皮肌炎并不出现典型皮疹,此时与多发性肌炎的鉴别诊断为皮肌炎在肌肉活检出现典型的束周萎缩的病理相。相反,有些患者出现典型的皮肌炎皮疹,但是不出现肌肉损害(无肌炎的皮肌炎)。其他系统性损害包括钙沉积症、吞咽困难、心肌病和间质性肺病(图 71.3)。正如在多发性肌炎中一样,间质性肺病也常伴抗 Jo-1 抗体阳性。

成人皮肌炎多伴发潜在恶性肿瘤。在皮肌炎诊断后的 1 年恶性肿瘤的累积发生率约为 20%,5 年时接近 30%。成人皮肌炎应详细检查潜在的恶性肿瘤,检查的强度应个体化。强烈提示副肿瘤综合征的因素包括:诊断时年龄超过 45 岁,快速出现的皮肤和/或肌肉症状,皮肤坏死或甲周红斑,炎症标志物升高,以及特定的肌炎特异性抗体(如抗 p-155/140 抗体)阳性。这些与恶性肿瘤相关的因素不出现于青年皮肌炎患者,很少出现于多发性肌炎患者。应该进行全面的体格检查,全面的系统回顾,肺 X 线检查或 CT 检查,乳腺检查(女性),血常规,尿液化验和粪便检查,结肠镜检查,女性巴士涂片检查,腹部和骨盆 CT 检查,以及肿瘤标志物筛查。

实验室检查 CK 通常升高,但 DM 的 CK 可能正常。ANA 和抗 Jo-1 抗体可能升高。EMG 显示典型的肌源性改变。皮肌炎的特征性病理改变为束周肌萎缩,但早期可能不出现(图 71.4)。炎症细胞浸润不明显,如果出现,多见于束周和血管周围。

皮肌炎的病理表现提示微血管病。膜攻击复合物(MAC)可以出现在毛细血管上。电镜显示:血管内皮细胞出现管网样包涵体。

特异性药物治疗

多发性肌炎、皮肌炎对免疫调节治疗有效。虽然没有一项设计良好的前瞻性试验证实泼尼松的治疗效果,但泼尼松仍是治疗的金标准。通常,泼尼松起始剂量为 1~1.5mg/(kg·d)。为了减轻糖皮质激素的副作用,可以选用隔天给药方式,而且一旦症状充分控制后立即开始减量。二线药物,如硫唑嘌呤、甲氨蝶呤、吗替麦考酚酸酯或利妥昔单抗,可作为激素的助减剂。后续 CK 水平的检测非常有意义,CK 水平的再次升高预示疾病的复发。激素治疗前必须排除肺结核感染。激素治疗的患者,尤其是女性,需要常规补充维生素 D 和钙。对于骨质疏松高危患者,应该检测骨密度。血糖和血钾水平需要定期检测,必要时给予相应治疗。其他免疫调节治疗包括静脉丙种球蛋白(IVIG)或血浆交换。

包涵体肌炎

> **临床案例** 患者女性,61 岁,双下肢、双手无力 5 年。当患者坐在地上跟孙儿们玩耍后,发现站起困难。近 6 个月内跌倒数次,均是由于"膝盖发软屈曲,双腿无力"。之后,患者发现手指无力,使用牙线困难。医生问诊时,患者回忆起自己进食沙拉时经常有哽噎感。
>
> 神经系统检查发现显著的双侧指屈肌力弱,伴严重的非对称性伸膝力弱,双前臂腹侧和双股四头肌萎缩。右侧腕屈、踝关节背屈、颈屈肌轻度力弱,双侧面肌轻度力弱。踝反射减弱,其余的腱反射和感觉检查均正常。
>
> 血清 CK 升高至 900IU/L。神经传导检查正常。EMG 显示肌源性损害伴神经源性损害,且插入电位增加和出现纤颤电位。左股四头肌活检显示:肌内膜炎症细胞浸润,伴肌纤维萎缩和肥大。改良 Gomori 三色染色法可见镶边空泡。电镜显示病变肌纤维内出现管丝样包涵体。

包涵体肌炎是 50 岁以上患者最常见的炎症性肌病。通常隐袭起病,缓慢进展,多年后仍仅有轻微症状。由于起病非常隐匿,从发病到确诊的平均间隔时间可能为 5~10 年。男性更常见(男:女为2:1~3:1)。sIBM 的特征性临床症状为非对称性肌无力,通常影响上肢远端的指屈和腕屈肌,以及下肢的膝伸肌和足背屈肌(图 71.7)。sIBM 患者有时也表现为肢带肌无力,这种表现比较罕见。吞咽困难在 sIBM 中很常见(高达 60%患者出现)。大约 30%患者出现面肌无力。sIBM 患者可能会出现相关的感觉神经病变,EMG 可检测为轻度轴索感觉神经病变。通常不累及其他系统。与多发性肌炎和皮肌炎不同,sIBM 患者不伴发间质性肺病、心肌炎或恶性肿瘤。但是,sIBM 患者可能伴发自身免疫性疾病(如干燥综合征、系统性红斑狼疮)。大约 20%患者有 MGUS。

实验室检查显示 CK 从正常到升高(通常高达正常值的 10 倍)。神经传导检查可能显示相关的感觉神经病变。EMG 通

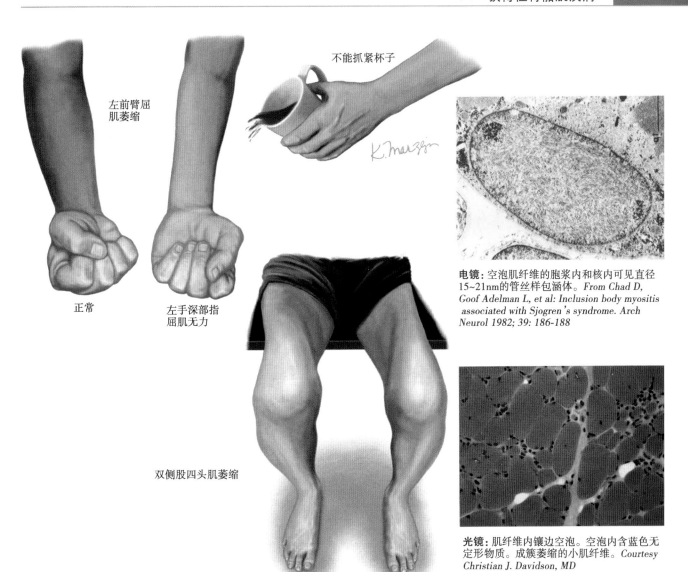

左前臂屈肌萎缩

正常

左手深部指屈肌无力

不能抓紧杯子

双侧股四头肌萎缩

电镜: 空泡肌纤维的胞浆内和核内可见直径15~21nm的管丝样包涵体。*From Chad D, Goof Adelman L, et al: Inclusion body myositis associated with Sjogren's syndrome. Arch Neurol 1982; 39: 186-188*

光镜: 肌纤维内镶边空泡。空泡内含蓝色无定形物质。成簇萎缩的小肌纤维。*Courtesy Christian J. Davidson, MD*

图 71.7 包涵体肌炎

常表现为肌纤维膜受激惹的肌源性损害。然而,由于疾病的慢性病程,针极肌电图可能显示慢性神经源性运动单位动作电位(大多相运动单位动作电位)或肌源性损害伴神经源性损害。肌肉活检可显示肌内膜炎症细胞浸润和特征性镶边空泡,有时可能会发生采样错误,未见镶边空泡,并不排除 sIBM 的可能性。有时会有破碎红纤维。电镜检查可见细胞核内和细胞质内管丝样包涵体。大约三分之二的 sIBM 患者中可能存在针对胞浆 5'-核苷酸酶 1A 的抗体。

IBM 的发病机制尚不清楚。肌肉活检可能显示有炎症成分和慢性肌病性改变。sIBM 可能与自身免疫相关。然而,尽管对多种免疫抑制药物进行了治疗性试验,但传统的免疫调节疗法没有一种是有益的,迄今为止的治疗是支持疗法。sIBM可能是一种退行性疾病。

sIBM 患者的总体预后是缓慢加重的病程,但一般不影响寿命。sIBM 会出现不同程度的伤残,尤其是由于手指屈肌无力,这会损害精细操作,如系衣服扣、书写和将钥匙插入锁中。随着时间的推移,逐渐出现吞咽困难加重,导致并发症。主要

基于轶事证据,可以考虑行食管扩张术和下食管括约肌内注射肉毒杆菌毒素。对于一些患者,吞咽困难发展到需要经皮内镜胃造瘘术的程度。物理和职业治疗以及牙套是这些患者支持性护理的重要方面。

免疫介导的坏死性肌病

免疫介导的坏死性肌病(IMNM)由于其可疑的自身免疫机制,常被归类为获得性炎症性肌病。然而,值得注意的是,IMNM 在肌肉活检中缺乏炎症。患者有近端无力和 CK 显著升高(如高于正常上限的 10 倍)。IMNM 可能起源于副肿瘤,建议彻底检查恶性肿瘤。极少数 IMNM 也可能由他汀类药物触发,即使停用他汀类药物,也需要长期使用免疫抑制剂。与他汀类药物相关的免疫介导坏死性肌病患者具有抗 HMGCR 自身抗体(见下文)。

IMNM 的检查往往与 PM 或 DM 类似,均需要全面排查恶性肿瘤。IMNM 的治疗可使用类固醇、IVIG 和类固醇替代剂(如硫唑嘌呤、吗替麦考酚酸酯)。在难治性病例中,可以考虑使用利妥昔单抗。

其他获得性肌肉病

中毒性肌病

许多药物的罕见副作用可能会导致肌病(框71.1)。几乎广泛使用的3-羟基-3-甲基戊二酰辅酶A(HMG-CoA)还原酶抑制剂(他汀类)类降脂药可能会在一小部分患者中引发IMNM。严重受累患者的肌肉活检显示肌纤维坏死而无炎症。这些患者往往需要对其IMNM进行免疫抑制治疗,因为即使在停用他汀类药物后,症状也不会缓解。

框71.1 中毒性肌肉病	
酒精	亮丙瑞林
氨基己酸	锂剂
胺碘酮	L-色氨酸
氯喹/羟基氯喹	神经-肌肉接头阻滞剂
降胆固醇药	奥美拉唑
西咪替丁	青霉胺
秋水仙碱	普鲁卡因胺
糖皮质激素	异丙酚
环孢霉素	利福平
埃米汀	他克莫司
违禁药物(肌内注射)	甲苯(吸入)
长春新碱	维生素E
吐根	齐多夫定
拉贝洛尔	
拉莫三嗪	

更常见的情况是,服用他汀类药物的患者中有稍大比例出现无症状的高CK血症。这被认为与临床下的肌肉炎症有关。在其他情况下,一些服用他汀类药物的患者出现肌痛和/或近端无力。在这种情况下,横纹肌溶解症很少发生。同时接触多种潜在肌毒性药物的患者,肌肉毒性风险增加。纤维酸衍生物和烟酸偶尔也表现出肌毒特性。通常情况下,这些患者的症状会随着停药而改善,只需要对症治疗即可。

氯喹可能导致神经肌肉病。这些患者典型表现为周围神经病变和肌病。在这种情况下,血清CK水平通常会适度升高。肌肉活检特征性地显示自噬空泡化,酸性磷酸酶染色显著增加。

长期服用类固醇,通常剂量高于30mg/d,也可能导致肌病。类固醇肌病可急性或亚急性起病,典型表现为优先累及下肢近端肌肉。延髓肌和远端肌肉、感觉和反射通常不受影响。重要的是,CK是正常的。神经传导和针刺肌电图通常正常,肌肉活检可能显示Ⅱ型肌纤维(尤其是ⅡB肌纤维)萎缩,Ⅰ型肌纤维内有脂滴,少数病例电镜上可见线粒体异常。

胺碘酮是一种抗心律失常药物,可引起类似氯喹导致的神经肌肉病。它还可以通过诱导甲状腺功能减退间接引起肌病。

秋水仙碱也可能引起肌病或神经病变,这可能与秋水仙碱诱导的微管功能改变有关。CK通常升高,肌肉活检显示自噬空泡。症状随着停药而改善。

免疫抑制剂,包括环孢素和他克莫司,可能会在开始治疗后数月内引起全身性肌痛和近端肌无力。这种作用的致病基础尚不清楚;有人认为,环孢素肌毒性可能与他汀类药物的发病机制相似。当患者同时服用环孢素和他汀类药物时,患肌病的风险进一步增加。

拉贝洛尔是一种降压药物,与坏死性肌病的罕见报道有关。停药后症状改善。

丙泊酚是一种相对较新的麻醉药,越来越多地用于麻醉机械通气患者。有报道在儿童有出现横纹肌溶解和肌红蛋白尿,但在成人中未见报道。长春新碱是一种化疗药,其作用是破坏微管蛋白向微管的聚合,可以导致典型的感觉运动轴索性周围神经病,但偶尔会导致伴肌痛的近端肌无力。

齐多夫定(AZT)是治疗人类免疫缺陷病毒(HIV)感染的主要药物,可诱发与线粒体功能障碍相关的肌病。齐多夫定和HIV感染引起的肌病在临床上无法区分。肌酸激酶值通常升高,肌电图不能区分AZT毒性肌病和HIV肌病。肌肉活检显示肌内膜炎症细胞浸润,显著的破碎红纤维表明AZT诱导的线粒体异常。AZT肌病通常在停药后改善。

重症肌病

重症肌病(CIM)也称为急性四肢瘫痪肌病或与粗纤维(肌球蛋白)丢失相关的肌病。这可能是在重症监护病房(ICU)长期住院患者全身无力的最常见原因。CIM常见于接受大剂量糖皮质激素或神经肌肉阻滞药物治疗的患者。通常这些患者最初是败血症,并发展为多器官衰竭。它可能与感觉运动轴突多发性神经病(重症周围神经病)有关,某些患者可能因重症而具有神经病的特征。

在CIM中,这些患者的无力会持续几天。在尝试让患者脱离呼吸机之前,通常无法识别。临床检查显示严重、有时不对称的肌无力,腱反射减弱,但感觉检查正常。不到一半的患者血清CK升高。肌肉活检可显示肌纤维坏死、1型和2型肌纤维萎缩,以及ATP酶染色可见小灶状肌纤维丢失;电子显微镜显示后者与粗肌丝(肌球蛋白)丢失相关。这种疾病的发病机制尚不清楚。

低钾性肌病

低钾血症是急性肌病罕见的代谢原因(图71.8)。临床表现可能类似吉兰-巴雷综合征。由于严重低钾血症可能诱发潜在的严重心律失常,建议入住ICU观察。鉴别诊断包括使用各种失钾性利尿剂、糖皮质激素和其他药物(如泻药、锂剂或两性霉素)。慢性酒精中毒、罕见的醛固酮增多症或结肠绒毛状腺瘤以及过量摄入甘草是低钾血症引起肌无力的其他重要原因。

内分泌性肌病

临床案例 患者女性,41岁,主诉为四肢无力。她的丈夫指出,患者的情绪更不稳定。神经系统检查显示中度近端肌无力。血清CK正常,但醛缩酶轻度升高。当她回来做肌电图检查时,神经科医师注意到患者全身瘀伤,类似于服用糖皮质激素,尽管她没有服用任何药物;此外,没有库欣综合征的其他明显的共同特征。患者的肌电图显示肌源性损害伴纤颤电位。

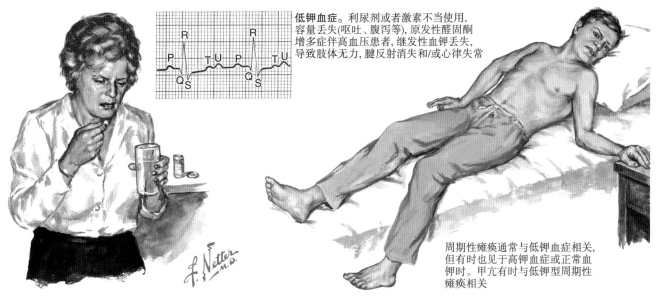

低钾血症。利尿剂或者激素不当使用，容量丢失(呕吐、腹泻等)，原发性醛固酮增多症伴高血压患者，继发性血钾丢失，导致肢体无力，腱反射消失和/或心律失常

周期性瘫痪通常与低钾血症相关，但有时也见于高钾血症或正常血钾时。甲亢有时与低钾型周期性瘫痪相关

图 71.8　低钾血症相关肌病

由于患者有典型的皮肤损害，在出现慢性进行性肌病时，鉴别诊断需要考虑库欣综合征。血皮质醇水平，尤其是尿游离皮质醇水平和 24 小时 17-OH 皮质醇水平升高。内分泌医师发现患者近期血压升高，面部毛发轻度增多，轻度满月脸，但没有腹纹和驼峰肩。促肾上腺皮质激素(ACTH)水平升高诊断为促肾上腺皮质激素分泌的垂体肿瘤。

点评：患者的临床相显示近端肌病，检查发现皮肤容易擦伤，故怀疑库欣综合征。患者的库欣综合征临床表现很轻微。患者的 EMG 结果令人意外，因为大多数内分泌性肌病，包括糖皮质激素诱导的肌病，均不出现肌源性 MUP 和插入电位异常。尽管如此，本例患者的实验室检查证实了库欣病的诊断。

肾上腺、甲状腺、甲状旁腺和垂体的疾病可导致亚急性或不太常见的急性肌病。有趣的是，在患者出现原发性内分泌疾病的典型临床表现之前，这种情况下的肌肉受累可能很明显。前面的病案很好地说明了这一点。

库欣综合征是由于肾上腺皮质功能亢进所致，可以是原发性的、医源性的或者极少数继发于垂体 ACTH 分泌过多(图 71.9)。这是内分泌性肌病的常见原因之一。库欣综合征患者，无论什么病因，近端肌无力肌萎缩通常起始于骨盆带肌肉。远端肌肉、球部肌肉和眼外肌通常不受累。女性患者多于男性。隔日服用糖皮质激素和高蛋白饮食可降低医源性库欣综合征的易感性。血清 CK 水平通常正常。EMG 在医源性类固醇肌病患者中正常，但在真正的库欣综合征患者中有时可以出现肌源性改变。肌肉活检显示非特异性 Ⅱ 型肌纤维萎缩。肌病的发病机制尚不清楚，但可能与蛋白质分解代谢增加有关。

原发性肾上腺皮质功能不全或艾迪生病可能与肌病有关。艾迪生病的特点是体重减轻、皮肤变黄、低血压和高钾血症(见图 71.9)。肌无力可能是这种疾病的早期症状，可能是由相关的高钾血症引起的。

甲状腺功能不全是成人起病的肌病鉴别诊断的另一个重要考虑因素。甲状腺功能减退相关肌病的特征是近端无力、疲劳、运动和腱反射减慢、僵硬、肌痛和肌肉痉挛(图 71.10)。在甲状腺功能减退患者中，常见 CK 升高，有时高达正常值的 10 倍。

骨软化症,维生素 D 缺乏性肌病

维生素 D 缺乏会导致钙和磷吸收减少，继发性甲状旁腺功能亢进，最终导致骨软化。这与一种罕见但非常可治疗的肌病有关，伴有骨痛、矮小和脊柱后凸畸形。

虽然骨软化性肌病通常被认为是慢性肾功能衰竭，但长期服用苯妥英钠或患有各种吸收不良综合征的患者也可能发生骨软化性肌病。服用他汀类药物的患者更容易继发于低维生素 D 的症状性肌炎。补充维生素 D 可完全缓解疼痛性肌病的症状，同时可继续使用他汀类药物。血清维生素 D 水平可能很低，而 CK 和肌电图检查正常。肌肉活检显示 Ⅱ 型肌纤维萎缩。补充维生素 D 和钙可以显著改善症状。

甲状腺功能亢进诱发的肌肉病可以表现为肌无力，而且肌无力在甲状腺中毒症患者中的发生率很高(高达 82%)。甲状腺中毒症患者更多见近端肌无力，疲劳是突出的主诉(图 76.11)。血酶学水平，包括 CPK 和 AST，均正常。

与典型肌肉病不同，甲状腺功能亢进患者腱反射活跃、突眼征和眼外肌麻痹。而且，大约 5% 的甲状腺中毒症患者会发生重症肌无力。亚洲男性甲状腺功能亢进患者更容易发生低钾型周期性瘫痪。血 CK 和常规 EMG 通常正常。

甲状旁腺功能亢进可以伴发痛性肌肉病，这可能与维生素 D 代谢和骨软化症相重叠。

肉芽肿性肌病

虽然结节病患者通常在肌肉组织中有肉芽肿，但这些患者通常没有肌病的临床证据。然而，当这些症状出现时，可以看到局部疼痛、萎缩或广泛的近端肌无力。诊断需要结节病通常累及的其他终末器官的证据，尤其是肝脏或肺。非特异性炎性肉芽肿性肌病很少见，但也可见于潜在的重症肌无力和胸腺瘤。重症肌无力导致的眼肌和延髓肌症状可能伴有近端肌无力，极少数患者可能有远端肌无力。

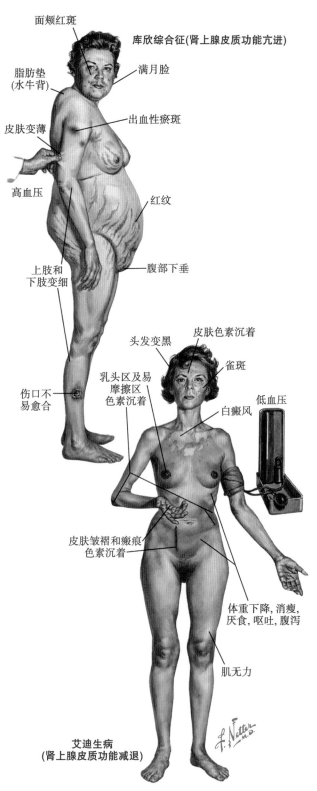

库欣综合征(肾上腺皮质功能亢进)

面颊红斑

脂肪垫
(水牛背)

满月脸

皮肤变薄

出血性瘀斑

高血压

红纹

腹部下垂

上肢和
下肢变细

头发变黑

皮肤色素沉着

雀斑

乳头区及易
摩擦区
色素沉着

低血压

白癜风

伤口不
易愈合

皮肤皱褶和瘢痕
色素沉着

体重下降,消瘦,
厌食,呕吐,腹泻

肌无力

艾迪生病
(肾上腺皮质功能减退)

图71.9　库欣综合征(肾上腺皮质功能亢进)和艾迪生综
合征(肾上腺皮质功能减退)

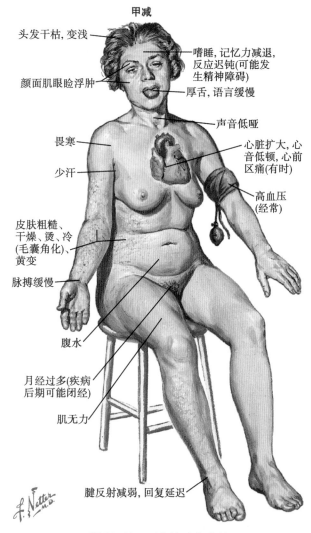

甲减

头发干枯,变浅

嗜睡,记忆力减退,
反应迟钝(可能发
生精神障碍)

颜面肌眼睑浮肿

厚舌,语言缓慢

声音低哑

畏寒

心脏扩大,心
音低顿,心前
区痛(有时)

少汗

高血压
(经常)

皮肤粗糙、
干燥、烫、冷
(毛囊角化)、
黄变

脉搏缓慢

腹水

月经过多(疾病
后期可能闭经)

肌无力

腱反射减弱,回复延迟

图71.10　甲状腺功能减退

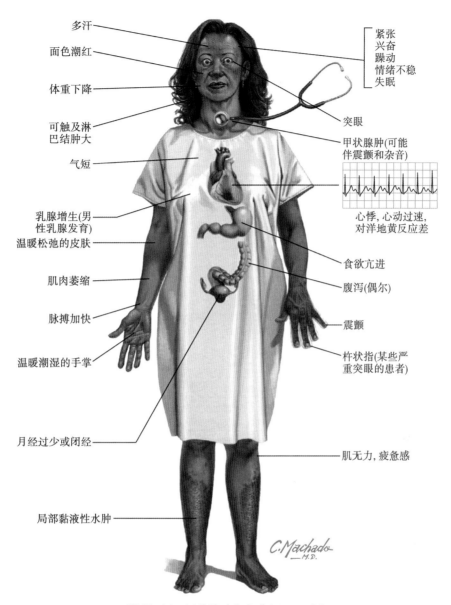

多汗

面色潮红

体重下降

可触及淋巴结肿大

气短

乳腺增生(男性乳腺发育)

温暖松弛的皮肤

肌肉萎缩

脉搏加快

温暖潮湿的手掌

月经过少或闭经

局部黏液性水肿

紧张
兴奋
躁动
情绪不稳
失眠

突眼

甲状腺肿(可能伴震颤和杂音)

心悸,心动过速,对洋地黄反应差

食欲亢进

腹泻(偶尔)

震颤

杵状指(某些严重突眼的患者)

肌无力,疲惫感

图 71.11　甲状腺功能亢进(Graves 病)

酸性粒细胞性肌病

这种肌病通常作为酸性粒细胞增多综合征的一个组成部分出现。肌无力的分布模式与炎症性肌病很难区分。酸性粒细胞增多综合征的全身特征累及心脏、肺、皮肤、肾脏和胃肠道。

感染性肌病

HIV 感染可导致原发性炎症性肌病,为亚急性或慢性近端肌无力和肌痛。通常见于 CD4 计数低于 $200/mm^3$ 的患者,HIV 肌病可能难以与 PM 鉴别。

非特异性病毒综合征,尤其是与肠道病毒和流感病毒有关的非特异性病毒综合征,通常会在前驱期引起严重的肌痛。儿童偶尔会发生急性相对特异性病毒性肌炎,主要表现为小腿疼痛和踮着足尖行走。CK 水平通常升高;肌电图可能显示肌源性改变,肌肉活检显示散在的坏死和再生纤维。病程为自限性

的。很少会出现严重的横纹肌溶解症、伴有 CK 显著升高、肌红蛋白尿和随后的代谢紊乱。

旋毛虫是最常见的肌肉寄生虫感染,通常由食用未充分煮熟的猪肉引起。一些患者在感染后几天内出现恶心、呕吐和眶周水肿的前驱症状。严重的患者出现剧烈的肌痛、无力、发热,有时还会出现脑病。旋毛虫病偶尔会引起慢性肌病。通常伴有酸性白细胞增多。血清 CK 水平可能升高。肌肉活检有时显示有病原体和酸性粒细胞浸润。

化脓性肌炎是一种罕见的原发性细菌感染,以局灶性肌病为特征。这主要见于热带地区。在免疫缺陷患者中更为常见。多种革兰氏阳性和革兰氏阴性微生物与此有关。肌肉疼痛、压痛和发热尤为突出。中性粒细胞增多和菌血症也会发生。肌肉的 CT 和 MRI 可显示肌肉脓肿。

肌病的治疗

PM、DM 和坏死性肌病通常对免疫抑制剂有效。到目

前为止，尚没有已知的 sIBM 治疗方法，治疗是支持对症性的。大多数中毒性肌病和 CIM 通常在去除致病因素后数周至数月内痊愈。在这种情况下，治疗是支持对症性的，大多数患者会恢复肌力。然而，在他汀类药物引发的 IMNM 中，停用他汀类药物不会导致改善；通常需要使用一种或多种免疫抑制剂。

内分泌肌病对过量或不足的激素治疗有效。糖皮质激素诱导的内分泌肌病通常对停止类固醇治疗或治疗原发性垂体或肾上腺病变有效。一些感染性肌病，如旋毛虫病，可能对抗生素、糖皮质激素或两者都有效。化脓性肌炎的治疗包括适当的抗生素和脓肿的手术引流。

支持治疗

所有治疗的目标都是使患者功能最大化。许多肌病患者在疾病早期可能受益于物理治疗师和职业治疗师的参与。康复专家最有能力决定哪种形式的辅助支持最适合患者，包括支架、手杖、拐杖、步行器、轮椅、升降椅、楼梯升降机、电梯、床栏杆和升降装置。升降椅对近端无力的可走动患者有益，因为近端无力使他们无法从椅子上独立站起来。当上楼时，电梯和楼梯电梯很有价值。言语和吞咽治疗师对伴有吞咽功能障碍的肌病患者很有帮助。

预后

控制症状而不是立即治愈往往是最现实的初始管理目标。DM 和 PM 最终稳定或达到良好到极好的缓解，但可能需要数月或数年的药物治疗。sIBM 患者通常不影响寿命，但有些患者在确诊后 10～15 年内需要轮椅或小型摩托车。内分泌、代谢、感染性、中毒性和维生素 D 缺乏性肌病患者通常可以接受治疗，通常预后良好。副肿瘤坏死性肌病的预后取决于潜在恶性肿瘤的预后。

（张英爽 译）

推荐阅读

Ahmed W, Khan N, Glueck CJ, et al. Low serum 25 (OH) vitamin D levels (<32 ng/mL) are associated with reversible myositis-myalgia in statin-treated patients. Transl Res 2009;153(1):11–16.

Al-Said YA, Al-Rached HS, Al-Qahtani HA, et al. Severe proximal myopathy with remarkable recovery after vitamin D treatment. Can J Neurol Sci 2009;36(3):336–9.

Amato AA, Barohn RJ. Inclusion body myositis: old and new concepts. J Neurol Neurosurg Psychiatry 2009;80:1186–93.

Amato AA, Russell JA. Neuromuscular disorders. 2nd ed. New York: McGraw-Hill; 2016.

Davies NP, Hanna MG. The skeletal muscle channelopathies: distinct entities and overlapping syndromes. Curr Opin Neurol 2003;16:559–68.

DiMauro S, Lamperti C. Muscle glycogenoses. Muscle Nerve 2001;24:984–99.

Engel AG. Metabolic and endocrine myopathies. In: Walton NJ, editor. Disorders of voluntary muscle. 5th ed. Edinburgh: Churchill-Livingstone; 1988.

Engel AG, Banker BQ, editors. Myology. New York: McGraw-Hill; 1986.

Fardet L, Dupuy A, Gain M, et al. Factors associated with underlying malignancy in a retrospective cohort of 121 patients with dermatomyositis. Medicine (Baltimore) 2009;88(2):91–7.

Felice KJ, Schneebaum AB, Jones HR. McArdle's disease with late onset symptoms. J Neurol Neurosurg Psychiatry 1992;55:407–8.

Ferrante MA, Wilbourn AJ. Myopathies. In: Levin KH, Luders HO, editors. Comprehensive clinical neurophysiology. Philadelphia, PA: WB Saunders; 2000:268–81.

Griggs RC, Engel WK, Resnick JS. Acetazolamide treatment of periodic paralysis. Ann Int Med 1970;73:39–48.

Griggs RC, Mendell JR, Miller RG. Evaluation and treatment of myopathy. Philadelphia, PA: FA Davis Co; 1995.

Haller RG, Knochel JP. Metabolic myopathies. In: Johnson RT, Griffin JW, editors. Current therapy in neurologic disease. St. Louis, MO: Mosby-Year Book; 1993:397–402.

Jones HR, Darras B, De Vivo DC. Neuromuscular disorders of infancy, childhood, and adolescence: a clinician's approach. Elsevier Health Sciences; 2002.

Kassardjian C, et al. Clinical features and treatment outcomes of necrotizing autoimmune. JAMA Neurology 2015;72(9):996–1103.

Moxley RT III. Channelopathies affecting skeletal muscle in childhood: myotonic disorders including myotonic dystrophy and periodic paralysis. In: Jones HR, De Vivo DC, Darras BT, editors. Neuromuscular disorders of infancy, childhood, and adolescence. Philadelphia, PA: Butterworth-Heinemann; 2003:1017–35.

Simmons A, Peterlin BL, Boyer PJ, et al. Muscle biopsy in the evaluation of patients with modestly elevated creatine kinase levels. Muscle Nerve 2003;27:242–4.